HANDBUCH DER EXPERIMENTELLEN PHARMAKOLOGIE

BEGRÜNDET VON A. HEFFTER

FORTGEFÜHRT VON W. HEUBNER

ERGÄNZUNGSWERK

HERAUSGEGEBEN VON

O. EICHLER UND **A. FARAH**

PROFESSOR DER PHARMAKOLOGIE
AN DER UNIVERSITÄT HEIDELBERG

PROFESSOR DER PHARMAKOLOGIE
AN DER STATE UNIVERSITY OF NEW YORK

ZWÖLFTER BAND

MORPHIN UND MORPHINÄHNLICH WIRKENDE VERBINDUNGEN

VON

O. SCHAUMANN

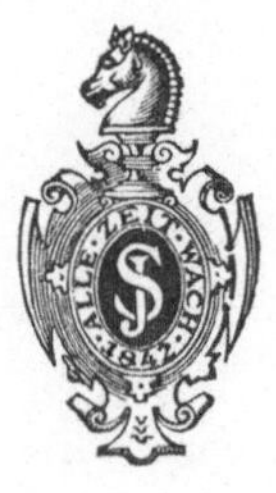

SPRINGER-VERLAG BERLIN HEIDELBERG GMBH

1957

MORPHIN
UND MORPHINÄHNLICH WIRKENDE VERBINDUNGEN

VON

O. SCHAUMANN

MIT 19 ABBILDUNGEN

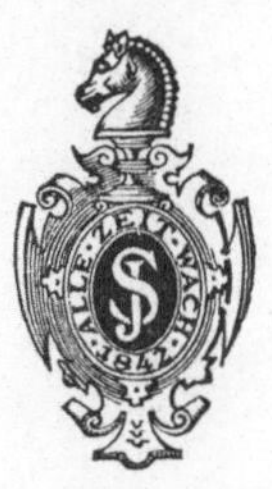

SPRINGER-VERLAG BERLIN HEIDELBERG GMBH

1957

ISBN 978-3-662-23553-9   ISBN 978-3-662-25630-5 (eBook)
DOI 10.1007/978-3-662-25630-5

BRÜHLSCHE UNIVERSITÄTSDRUCKEREI GIESSEN

Vorwort

Um den Umfang der vorliegenden Monographie in erträglichen Grenzen zu halten und eine größere Übersichtlichkeit zu wahren, wurden von der Literatur bis zum Jahre 1940 nur diejenigen Arbeiten besprochen, die wesentliches zur Pharmakologie des Morphin beitrugen und auch heute noch Geltung besitzen. Diese Beschränkung war um so eher möglich, als in der ausgezeichneten Monographie von KRUEGER, EDDY und SUMWALT aus dem Jahr 1941 "The pharmacology of the opium alcaloids" die Weltliteratur bis zu diesem Zeitpunkt fast lückenlos gesammelt und kritisch besprochen worden ist.

Dagegen wurde die Literatur nach 1940 bis Anfang 1957 nach Möglichkeit vollständig bearbeitet, wobei von klinischen Arbeiten allerdings nur diejenigen Berücksichtigung fanden, die für die Pharmakologie von Bedeutung sind.

Das Jahr 1940 ist durch die Entdeckung der vollsynthetischen, morphinähnlich wirkenden Verbindungen ein Markstein in der Pharmakologie dieser wichtigen Therapeutica. Da infolge der fast unbegrenzten Variationsmöglichkeit der chemischen Grundtypen jetzt Hunderte von Verbindungen mit morphinähnlicher Wirkung verfügbar wurden, konnte versucht werden, gemeinsames im chemischen Aufbau und in der Pharmakodynamie herauszuarbeiten. Dabei zeigte sich, daß die schmerzstillende Wirkung nicht die einzige, vielleicht nicht einmal die wichtigste therapeutisch verwertbare Eigenschaft dieser Verbindungen ist. Deshalb wurde mit Absicht im Titel das Wort „Analgetica" vermieden und der allgemeinere Ausdruck „morphinähnlich wirkende Verbindungen" gewählt.

Obwohl die vorliegende Literatur so weit als möglich besprochen wird, soll durch Anführung zahlreicher Versuchsdaten in Tabellenform dem Leser ermöglicht werden, sich selbst ein Urteil über die einander mitunter widersprechenden Ansichten verschiedener Autoren zu bilden, ohne die Originalarbeiten einsehen zu müssen. Dem Suchtproblem, das trotz intensiver weltweiter Bemühungen von einer Lösung noch weit entfernt ist, wurde besondere Aufmerksamkeit zugewandt. Da auch manche andere Fragen nicht befriedigend gelöst erscheinen, wurde in einem Nachwort zu ihnen Stellung genommen und die eigene Ansicht zur Diskussion gestellt.

Den Farbwerken Hoechst bin ich für die Beschaffung zahlreicher, schwer zugänglicher Literaturstellen zu großem Dank verpflichtet. Besonders herzlich möchte ich auch an dieser Stelle Frl. G. OBRUSCHKA danken für ihre wertvolle unermüdliche Hilfe bei der Fertigstellung des Manuskriptes und der Register sowie beim Lesen der Korrekturen.

Innsbruck, im Juli 1957 O. SCHAUMANN

Inhaltsverzeichnis

Seite

Historische Einleitung 1
  Nomenklatur 3
  Opium- und Morphinproduktion 4
  Vorkommen 7
Chemie 7
  Morphin 7
    Biogenese 9
    Chemisch-physikalische Eigenschaften des Morphin 9
    Löslichkeit 9
    Salze des Morphin 11
  Halbsynthetische Morphinderivate 11
  Vollsynthetische Verbindungen 13
    Morphinanderivate. 13
    Pethidin-Klasse 13
    Methadon-Klasse 16
      1. Ketone S. 17. — 2. sekundäre Alkohole S. 18. — 3. Ketimine S. 18. — 4. Sulfone S. 18. — 5. Carbonsäureester S. 19. — 6. Carbonsäureamide S. 19. — 7. Kohlenwasserstoffe S. 19. — 8. Tertiäre Carbinole S. 19.
    Dithienylbutenylamine 19
  Konstitution und Wirkung 20
Analytik 21
  Qualitative Reaktionen auf Morphin 21
    I. Fällungsreaktionen 21
    II. Farbreaktionen 24
      A. Reaktionen auf die Phenolgruppe 24
      B. Oxydative Reaktionen 24
      C. Aldehydreagentien 25
      D. Teste an Umwandlungsprodukten 26
        Apomorphinteste 26
      E. Reduktionsteste 28
  Qualitative Teste für Pethidin u. Methadon. 28
  Farbreaktionen 29
  Mikro-Schmelzpunkt 30
  Quantitative Bestimmung 30
  Morphin 30
    Fällungsmethoden 30
    Colorimetrische Methoden 32
    Morphinbestimmung im Opium 33
      Die Kalkmethoden S. 33. — Methode nach Mannich S. 34.
  Quantitative Bestimmung der synthetischen Analgetica 36
  Papierchromatographie. 37
  Andere physikalische Bestimmungsmethoden 39
    Polarographie S. 39. — Elektrodialyse, Elektrophorese S. 39. — Isotopenmethode S. 39. — Röntgenspektra S. 39. — Ultraviolett-Spektrophotometrie S. 40. — Infrarot-Spektrometrie S. 40.
  Biologische Bestimmungsmethoden 41
    Mäuseschwanzreaktion 41
    Mäusepupille 42
    Blutegelmuskel 42
    Isolierter Meerschweinchendarm 42
Schicksal im Organismus 43
  Morphin 43

Seite

Morphinanderivate 52
Pethidin 54
Methadon 56
Phenadoxon 60
Dithienylbutene 60
Wirkung auf Fermente 60
Wirkung auf niedere Organismen 64
Wirkung auf Blut und Blutbestandteile 65
Stoffwechsel 70
  Wirkung auf den Wasser- und Salzstoffwechsel 70
  Blutzucker 73
  Stickstoff-Stoffwechsel 79
  Fettstoffwechsel 79
  Grundumsatz 80
Zentralnervensystem 81
  Elektroencephalogramm 84
  Nausea und Erbrechen 85
  Temperaturregulation 87
  Rückenmarksreflexe 88
  Sinnesorgane 90
  Pupille 91
Lokalanaesthetische Wirksamkeit 92
Vegetatives Nervensystem 94
Entzündungshemmende Wirkung 95
Analgesie 97
  Methodik 97
  Mechanischer Reiz 98
  Elektrischer Reiz 99
  Thermischer Reiz 101
    I. Wärmestrahlung 101
      a) Reizdauer konstant, Reizstärke variabel S. 101. — b) Konstante Reizstärke,
      variable Reizdauer S. 101. — c) Reiz von konstanter Dauer und Intensität;
      Maß: Prozentsatz der nicht mehr reagierenden Tiere S. 102.
    II. Wärmeleitung 102
      a) Konstante Reizdauer, variable Reizstärke S. 102. — b) Konstante Reiz-
      stärke, variable Reizdauer S. 102.
  Verschiedene Methoden 103
  Kritik der Methodik 104
Resultate der vergleichenden Analgesieprüfung 109
Angriffspunkt und Wirkungsmechanismus 117
Allgemeines, spezifische und unspezifische Wirkungen, antiprotektive Wirkung . . . 117
Protektives System 118
Lokalisierung des Angriffspunktes 119
Wirkungsmechanismus 123
Adrenerger Mechanismus der Analgesie 123
Spezifische Antagonisten 125
  Eigenwirkungen des Nalorphin 131
  Synergismus — Antagonismus (Narkotica, Phenothiazine) 132
  Cholinerge Verbindungen (Prostigmin) 134
  Anticholinerge Verbindungen (Scopolamin) 136
  Lokalanaesthetica, basische Ester, Verschiedenes 137
Atmung 140
  Wirkung auf die Normalatmung 140
  Wirkung auf die Atmung bei erhöhter Kohlensäurespannung 144
  Gasstoffwechsel 146
  Blutgase und Alkalireserve 148
  Synergismus — Antagonismus 149
  Angriffspunkt und Wirkungsmechanismus 151
Hustenreflex 155
  Methoden 156
  Experimentelle Ergebnisse 156
Kreislauf 160
  Isoliertes Herz 160
  Herz in situ 161

Seite

Gefäße 163
Blutdruck 165
Kreislaufregulation 166
Drüsen des Verdauungsstraktes 167
Endokrine Organe 168
Wirkung auf glattmuskelige Organe 170
Magen-Darm-Kanal 170
Methodik 170
Analyse der Wirkung 170
Oesophagus 170
Magen 171
Dünndarm 172
Hund S. 172. — Katze S. 176. — Kaninchen S. 176. — Meerschweinchen S. 177.
Ratte S. 180. — Mensch S. 181.
Dickdarm 182
Defäkation 183
Mechanismus der Wirkung auf den Darm 185
Schlußbetrachtungen 187
Uterus 190
Ureter 191
Harnblase 191
Gallensystem 193
Bronchialnuskel 193
Andere glattmuskelige Organe 193
Spasmolyse 194
Skelettmuskel 195
Toxicität 195
Todesursache 202
Chronische Vergiftung 202
Vergiftungen am Menschen 204
Sucht (Suchtkrankheit) 208
Nomenklatur und Definitionen 209
Toleranz (Gewöhnung) 211
Abstinenz 216
Mechanismus von Toleranz und Abstinenzerscheinungen 222
Oxydimorphin („Pseudomorphin") 222
Bildung eines Antitoxins 222
Vermehrte Entgiftung 223
Abnahme der cellulären Empfindlichkeit 225
Phasische Wirkung, chronische Vergiftung 226
Änderung des Teilungskoeffizienten 227
Auswaschwirkung (exodic action) 227
Steigerung der Gegenregulationen 228
Allgemeines zur Sucht 229
Euphorie 232
Der „Lexington-Test" 233
Somatische Folgen des chronischen Mißbrauches 233
Stellung der Suchtkranken in der menschlichen Gesellschaft 234
Behandlung der Suchtkranken 236
Suchtstatistik 239
Suchtkranker und Suchtgiftgesetz 249
Nachwort 250
Therapeutische Breite 251
„Atemlähmende" Wirkung 251
Analgetische-antiprotektive Wirkung 252
Therapeutisch induzierte Suchtkrankheit 256
Literatur 257
Namenverzeichnis 329
Sachverzeichnis 357

Historische Einleitung

Nach den historischen Studien von Tschirch (1924) dürfte Opium, der eingetrocknete Milchsaft der unreifen Früchte von Papaver somniferum, als Therapeuticum bei den klassischen Ärzten des Altertums erst im 3.—4. Jh. v. Chr. in Gebrauch gekommen sein; Hippokrates (460—370 v. Chr.) erwähnt es jedenfalls noch nicht. Die erste einwandfreie Erwähnung als δάκου μήκονος, als „Mohnträne" geht auf Nikander (geb. 135 v. Chr.) zurück. Als schmerzstillendes und schlafförderndes Mittel wird es unter der Bezeichnung „Lacrymae papaveris" von Celsus (25 v. bis 50 n. Chr.) verwendet, während Scribonius Largus in einer etwa 47 n. Chr. geschriebenen Rezeptsammlung Opium, das er als den eingedickten Milchsaft von Papaver somniferum ausdrücklich vom minderwertigen „Meconium", dem Extrakt aus den Blättern, unterscheidet, auch schon bei Koliken und Diarrhoe empfiehlt. Seit dieser Zeit verschwindet das Opium nicht mehr aus den Arzneibüchern der westlichen Welt. Die wahrscheinlich im 13. Jh. zusammengestellte Arzneimittelliste der „Alphita" erwähnt drei Sorten von Opium, von denen wohl nur das Opium thebaicum unserem offizinellen Opium entsprach. Die erste amtliche Pharmakopoe, in der Opium angeführt wird, ist das im Auftrag des Magistrates der Stadt Nürnberg zusammengestellte „Dispensatorium" des Valerius Cordus (1515—1544), dessen erste Ausgabe 1546 in Nürnberg bei Joh. Petreius gedruckt erschien. Die älteste, auch in der Schulmedizin verwendete Opiumzubereitung, die sich bis auf den heutigen Tag erhalten hat, ist die etwa 1664 von dem Londoner Arzt Thomas Sydenham in die Therapie eingeführte Tinctura opii crocata (Laudanum liquidum Sydenhami). Lange Zeit gebräuchliche Synonyma für Opiumzubereitungen waren außerdem: Tinct. Thebaica, Syr. Sedativus, Saidischer Syrup, Syr. diacodii.

Über die Frage, wem die Priorität für die Isolierung des Morphin aus dem Opium gebühre und welche Jahreszahl als Datum dieser Entdeckung anzunehmen wäre, hat sich ein langer Meinungsstreit entwickelt (vgl. Tschirch 1924, Coenen 1954).

Im Jahre 1803 teilte der Pariser Apotheker Charles Derosne mit, daß es ihm gelungen wäre, aus dem Opium ein in Prismen mit rhomboidaler Basis kristallisierendes „Salz" darzustellen, das an einen geringen Teil Alkali aus dem Darstellungsprozeß gebunden wäre. Es wäre in Wasser schwer, in Säuren leicht löslich und als neuer Bestandteil aus dem Pflanzenreiche anzusehen. Dieses «sel d'opium» sei hauptsächlich für die therapeutischen Eigenschaften des Opium verantwortlich.

Am 24. Dezember 1804 hielt der Pariser Chemiker Armand Séguin einen Vortrag über seine Untersuchungen an Opium, in dem er unter anderen Bestandteilen eine kristallisierte «matière végéto-animale toute particulière» beschrieb, «qu'on ne peut jusqu'ici considérer que comme une substance nouvelle»; im Druck erschien dieser Vortrag jedoch erst 1814.

Inzwischen veröffentlichte im Jahr 1806 der junge deutsche Apotheker Friedrich Wilhelm Adam Sertürner in Trommsdorffs Journal der Pharmacie seine Arbeit: „Darstellung der reinen Mohnsäure nebst einer chemischen Untersuchung des Opiums mit vorzüglicher Hinsicht auf einen darin neu entdeckten

Stoff und die dahin gehörigen Bemerkungen." Diese neue Substanz, auf deren alkalischen Charakter er hinwies, bezeichnete er als das „schlafmachende Prinzip" des Opiums, dem er in einer weiteren, 1811 erschienenen Mitteilung den Namen „Morphium" gab. In seiner zusammenfassenden Arbeit vom Jahr 1817 in Gilberts Annalen der Physik „Über das Morphium, eine neue salzfähige Grundlage und die Mekonsäure als Hauptbestandteile des Opium" bezeichnet er dann das Morphin als eine „neue alkalische, salzfähige Grundlage, eine der sonderbarsten Substanzen, welche sich dem Ammoniak zunächst anzuschließen scheint". Diese Erkenntnis macht SERTÜRNER auch zum Begründer der ganzen Alkaloidchemie. Aus verschiedenen Stellen seiner schriftlichen Aufzeichnungen und solcher seiner Zeitgenossen glaubt COENEN entnehmen zu können, daß SERTÜRNER bereits im Jahr 1803 das erste Mal reines Morphin in Händen gehabt hat.

In den Jahren 1803—1804 haben also fast gleichzeitig und unabhängig voneinander drei Forscher aus dem Opium eine kristallisierte Substanz abgeschieden, die sie als das wirksame Prinzip bezeichneten, DEROSNE, SÉGUIN und SERTÜRNER. DEROSNE dürfte als Entdecker des Morphin wohl ausscheiden, da er mit größter Wahrscheinlichkeit keine reine Substanz, sondern ein Gemisch von Morphin mit Nebenalkaloiden, vor allem Narkotin, in Händen hatte; mit dem gleichen Recht könnte man auch BOYLE als den Entdecker bezeichnen, der bereits 1694 durch Pottasche aus Opium einen sehr wirksamen Niederschlag abgeschieden hatte. SEGUIN und SERTÜRNER dürften wohl ziemlich gleichzeitig und unabhängig voneinander das Morphin in reiner Form isoliert haben. Die Charakterisierung des Morphin als Pflanzenbase sowie die Feststellung der Wirkung durch Tierversuch und Selbstversuch geben aber den Arbeiten SERTÜRNERs das größte Gewicht.

Dies hat auch das Institut de France anerkannt, das SERTÜRNER über Antrag CUVIERs den «Prix Montyon» von 2000 Fr. zusprach, «pour avoir reconnu la nature alcaline de la morphine et avoir ainsi ouvert une voie qu'a produit de grandes découvertes médicales». Heute wird daher auch in der Weltliteratur allgemein SERTÜRNER das größere Verdienst zugeschrieben und ihm die „Priorität" für die Entdeckung des Morphin zugebilligt, wenn auch rein zeitlich gesehen SÉGUINs Verdienste nicht übersehen werden dürfen.

Die heute übliche offizinelle Bezeichnung Morphin(um) anstelle von Morphium wurde von GAY-LUSSAC vorgeschlagen.

Ein weiterer Markstein in der Geschichte des Morphin ist der Nachweis, daß in seinem Molekül das Kohlenstoffskelett des Phenanthrenringes enthalten ist, durch VONGERICHTEN und SCHRÖTTER im Jahre 1881. Trotzdem dauerte es noch bis zum Jahre 1924, in dem GULLAND und ROBINSON die richtige Konstitutionsformel aufstellen konnten. Ihren Abschluß fand die Geschichte des Morphin in seiner Totalsynthese durch GATES und TSCHUDI im Jahr 1952, nachdem bereits 1946 GREWE die Synthese des N-Methyl-morphinan gelungen war.

Den vielen mühevollen Versuchen, durch Vereinfachung des Moleküls zu synthetisch zugänglichen Modellsubstanzen mit morphinähnlicher Wirksamkeit zu gelangen, ein Weg, der von Cocain zu den Erfolgen der synthetischen Lokalanaesthetica geführt hatte, ist ein Erfolg versagt geblieben; das Naturprodukt und die aus ihm (bzw. dem Thebain) halbsynthetisch dargestellten Abwandlungsprodukte beherrschten konkurrenzlos die Therapie, bis ihnen durch relativ einfach gebaute vollsynthetische Verbindungen unerwartet eine ernsthafte Konkurrenz entstand.

In die Jahre 1937—39 fällt die Synthese von Derivaten des 1-Methyl-4-phenylpiperidin mit einem zentralen quartären C-Atom durch O. EISLEB und der Nachweis ihrer morphinähnlichen Eigenschaften durch O. SCHAUMANN. In einer kurzen Mitteilung wurden die Ergebnisse dieser Arbeiten, die zum *Dolantin* (EWZ) als erster in die Therapie eingeführter vollsynthetischer Verbindung mit morphinähnlicher Wirksamkeit führten, von EISLEB und SCHAUMANN erstmalig im Juli 1939 bekannt gegeben.

Die Arbeiten von EHRHART (1938) sowie BOCKMÜHL, EHRHART und SCHAUMANN (1949) über basisch substituierte Diphenylalkane mit zentralem quartären C-Atom in den Jahren 1938 bis 1942 erschlossen dann eine weitere Klasse leicht zugänglicher, vollsynthetischer Verbindungen mit morphinähnlichen Eigenschaften.

In Tab. 1 sind die Daten der Darstellung und pharmakologischen Prüfung der wichtigsten Verbindungen aus der Pethidin- und Methadonklasse in den wissenschaftlichen Laboratorien der Hoechster Farbwerke aufgezeichnet, die von der "Field Information Agency Technical" allgemein zugänglich gemacht worden sind (Publication Board, Dep. of Commerce, Washington D. C. Rep. 981).

Schließlich haben noch ADAMSON und GREENE (1949) in den Dithienylalkenylaminen eine weitere Gruppe morphinähnlich wirkender Analgetica aufgefunden.

Tabelle 1.

Phenylpiperidine	Hoechst Nr.	EISLEB u. SCHAUMANN
Pethidin	8 909	1937[1]
Bemidon	10 446	1940
Ketobemidon	10 720	1941
Diphenylalkane		BOCKMÜHL, EHRHART u. SCHAUMANN
Piperidinoäthyl-carbäthoxy-diphenylmethan	9 496	1938[2]
Phenadoxon	10 600	1941[3]
Methadon.	10 820	1942[3]

Nomenklatur

Die Entwicklung der pharmazeutischen Industrie in den letzten Jahrzehnten hat dazu geführt, daß die gebräuchlichsten Arzneimittel als „Spezialitäten" unter den verschiedensten geschützten Wortmarken in den Arzneiverkehr gebracht wurden. Es ist daher sehr zu begrüßen, daß für die wichtigsten der therapeutisch gebrauchten Verbindungen einheitliche internationale Bezeichnungen ("international non-proprietary names") eingeführt wurden, die keinem Markenschutz unterliegen und es ermöglichen, eine Verbindung eindeutig zu bezeichnen, ohne die oft langatmige chemische Nomenklatur benutzen zu müssen. Besonders wichtig ist die Einführung einer solchen einheitlichen internationalen Bezeichnung für die strengen gesetzlichen Einschränkungen unterliegenden morphinähnlich wirkenden Verbindungen, von denen einige von der pharmazeutischen Industrie aller Kulturstaaten unter zahlreichen, nicht mehr übersehbaren Wortmarken auf dem Arzneimittelmarkt sind.

In Tab. 2 sind daher die internationalen Freizeichen, die chemische Bezeichnung und eine Reihe von synonymen Markennamen für die wichtigsten morphinähnlich wirkenden Verbindungen zusammengestellt. Bei den eingetragenen Warenzeichen (EWZ) wurden aus historischer Gerechtigkeit die Namen der deutschen Originalpräparate an die Spitze gestellt, während die anderen alphabetisch geordnet sind.

---

[1] EISLEB, O.: DRP 679 281 vom 8. 8. 1937.
[2] EHRHART, G., u. M. BOCKMÜHL: DRP 711 009 vom 11. 9. 1938.
[3] EHRHART, G., u. M. BOCKMÜHL: DRP 865 314 vom 5. 8. 1941.

Im weiteren Text der vorliegenden Monographie werden im allgemeinen die internationalen Freizeichen benutzt, um trotz Verwendung verschiedener Markenpräparate in den Arbeiten der zahlreichen Autoren die Einheitlichkeit wenigstens in der Nomenklatur zu wahren. Die im Text wiederholt gebrauchte Bezeichnung *„morphinähnlich wirkende Verbindungen" (mo.ä. V.)* soll alle Verbindungen — das Morphin und seine Derivate eingeschlossen — zusammenfassen, welche die spezifischen, für das Morphin charakteristischen pharmakodynamischen Eigenschaften in mehr oder weniger großem Ausmaße besitzen.

Tabelle 2

Internationale Freizeichen	Warenzeichen	Chemische Bezeichnung
Diamorphin	Heroin	3,6-Diacetylmorphin
Desomorphin	Permonid	Dihydrodesoxymorphin
Hydromorphone	Dilaudid	Dihydromorphinon
Metopon	—	7-Methyl-dihydromorphinon
Hydrocodone	Dikodid	Dihydrocodeinon
Oxycodone	Eukodal	Dihydro-10-oxycodeinon
—	Paracodin	Dihydro-Codein
Nalorphin	Nallin Lethidron	N-allyl-nor-morphin
Levorphan(ol)	Dromoran	L-3-Oxy-N-methylmorphinan
Racemorphan	Citarin	DL-3-Oxy-N-methylmorphinan
Methorphan	—	DL-3-Methoxy-N-methylmorphinan
Dextrometorphan	Romilar	D-3-Methoxy-N-methylmorphinan
Levallorphan	—	L-N-allyl-3-oxy-morphinan
Pethidin	[1]	1-Methyl-4-phenylpiperidin-4-carbonsäureäthylester
Bemidon	—	1-Methyl-4-(3-oxyphenyl)-4-carbonsäureäthylester
Ketobemidon	Cliradon	1-Methyl-4-(3-oxyphenyl)-piperidyläthylketon
Alphaprodine	Nisentil	α 1,3-dimethyl-4-phenyl-4-propion-oxypiperidin
Methadon	[2]	4,4-Diphenyl-6-dimethylaminoheptanon-3
Isomethadon	—	4,4-Diphenyl-5-methyl-6-dimethyl-aminohexanon-3
Phenadoxon	[3]	4,4-Diphenyl-6-morpholinoheptanon-3
—	Hexalgon, Hoe 10495	4,4-Diphenyl-6-piperidino-hexanon-3
Methadol	—	3-Oxy-4,4-diphenyl-6-dimethyl-aminoheptan
Methadylacetat	—	3-Acetoxy-4,4-diphenyl-6-dimethyl-aminoheptan
Pipidon	—	4,4-Diphenyl-6-piperidinoheptanon-3
Diethyl-thiambutene	—	3-Diäthylamino-1,1-di(2'-thienyl)-1-buten
Methylethyl-thiambutene	—	3-Methyläthylamino-1,1-di(2'-thienyl)-1-buten

Opium- und Morphinproduktion

Obwohl durch die Totalsynthese von GATES und TSCHUDI (1952) das Morphin heute vollsynthetisch zugänglich ist, wird das synthetische Produkt rein kostenmäßig mit dem aus dem Opium gewonnenen Naturprodukt nicht konkurrieren

[1] Pethidin, Synonyma: Dolantin, Adolens, Alodan, Antiduol, Biphenal, Centralgin, D-140, Demerol, Dispadol, Dodonal, Dolantal, Dolantol, Dolaren, Dolarenil, Dolarin, Dolatol, Dolental, Dolestine, Dolinal, Dolisina, Dolopetin, Dolor, Dolosal, Dolosil, Dolvanol, Eudolat, Felidin, Gratidine, Isonipecaine, Lydol, Meperidine, Mephedina, Mephedine, Operidine, Pantalgine, Piridosal, Precedyl, Sauteralgyl, Sinesalgina, Spasmedal, Suppolosal, Spasmodolin.

[2] Methadon, Synonyma: Polamidon, Hoechst 10820, Adanon, Algidon, Algil, Algolysin, Algoxale, Amidone, Amidosan, Butalgin, Depridol, Diaminon, Dianone, Dolafin, Dolamid, Dolosona, Dolophine, Dorexol, Fenadone, Heptadon, Heptanal, Ketalgin, Mecodin, Mepecton, Mephenon, Miadone, Moheptan, Phenadon, Physeptone, Sin-Algin, Symoron, Turanone, Vermonyl.

[3] Phenadoxon, Synonyma: Heptalgin, Heptalin, C. B. 11, Hoechst 10600.

können, so daß die Opiumproduktion neben der Extraktion des Mohnstrohs auch weiterhin als Ausgangsmaterial für Morphin und die halbsynthetischen Morphin-Derivate interessant bleiben wird.

Nach den Unterlagen der Welt-Gesundheitsorganisation [Bull. on Narcot. 6, Nr. 1, 39 (1954)] betrug die Opiumproduktion — soweit sie erfaßt wurde — in den Hauptproduktionsländern für die Jahre 1948—1952 die in Tab. 3 angegebenen Mengen.

Tabelle 3. *Opiumproduktion in Tonnen*

Land	1948	1949	1950	1951	1952
Türkei	380,2	10,4	184,8	357,8	463,6
Indien	342,2	220,0	230,7	526,7	349,7
Iran	21,5	199,7	480,9	32,2	130,6
USSR	75,0	76,0	85,7	93,8	104,3
Jugoslawien . . .	21,5	0,5	19,2	22,0	12,1
Bulgarien	4,4	0,7	1,0	0,9	6,7
Andere Länder . .	10,1	—	0,5	—	—
	844,7	507,3	1002,8	1033,4	1067,0

Um die für die Bekämpfung des Opiumschmuggels wichtige Frage des Herkunftslandes einer Opiumprobe zu entscheiden, sind von der Suchtgiftkommission des Völkerbundes in Genf große Untersuchungsreihen veranlaßt worden. Eines der einfachsten Merkmale scheint nach BARTLET und FARMILO (1954) die Zusammensetzung der Asche zu sein; vor allem das Verhältnis K/Ca kann sehr wichtige Hinweise geben.

Die Weltproduktion von Morphin für das Jahr 1951 betrug [Bull. on Narcot. 5, Nr. 1, 52 (1953)] rund 77000 kg, von denen 84%, d. i. 64700 kg auf Codein, und etwa 10% auf halbsynthetische Morphin-Derivate weiterverarbeitet wurden, so daß nur etwa 6%, d. i. 5000 kg, als Morphin selbst zur Verwendung gelangten. Für das Jahr 1952, in dem auch das Codein unter internationale Kontrolle gestellt wurde, ging der für die Codeinproduktion verbrauchte Anteil des Morphin auf 82% und der in andere halbsynthetische Morphin-Derivate umgewandelte Teil auf 8% zurück, so daß der als Morphin selbst übrig bleibende Anteil auf 10% anstieg [Bull. on Narcot. 6, Nr. 1, 39 (1954)].

Diese Zahlen sind insofern ergänzungsbedürftig, als zu dem aus dem Opium stammenden Morphin noch das aus Mohnstroh gewonnene hinzukommt, das mit einem Gehalt von 0,25—0,5% Morphin für die westlichen Länder eine wichtige Grundlage für die Morphin-Versorgung bietet und vor allem während des 2. Weltkrieges die Mittelmächte vor Morphin-Mangel schützte. Die Menge des anfallenden Mohnstrohs und damit die daraus gewinnbare Morphinmenge läßt sich aus der bekannten Menge des geernteten Mohnsamens recht genau schätzen.

Tabelle 4. *Morphinproduktion aus Mohnstroh. 1950*

Land	Geerntete Samen t	Morphin aus Stroh	
		möglich kg	tatsächlich kg
Österreich . . .	1645	3300	—
Deutschland . .	42000	84000	4620
Tschechoslowakei	12500	24900	812
Ungarn	2000	3900	4500

Für das Jahr 1950 finden sich im Bull. on Narcot. 5, Nr. 3, 16 (1953) die in Tab. 4 angeführten Zahlen.

Die gesamte erfaßte, aus Mohnstroh gewonnene Morphinmenge betrug im Jahr 1951 11700 kg, das ist 18% der gesamten Morphinproduktion; im Jahr 1952 stiegen diese Zahlen auf 16900 kg bzw. 22% an.

Der kontrollierte legale Verbrauch von Morphin selbst betrug für die USA, Großbritannien und Frankreich die in Tab. 5 angegebenen Mengen.

Im Jahre 1951 erreichte die Weltproduktion an Morphin 72000 kg, von denen aber etwa 85% auf Codein und etwa 10% auf andere Morphinderivate weiter verarbeitet wurden. Von Morphin als solchem standen somit 1951 nur 5% der gesamten Produktion (etwa 3600 kg) zur Verfügung. Demgegenüber betrug der Verbrauch bzw. die Produktion der synthetischen mo.ä. V. die auf Tab. 6 angegebenen Mengen.

Tabelle 5. *Legaler Verbrauch von Morphin* (kg)

Land	1936	1948	1949
USA	2226	1582	1605
Großbritannien .	709	747	876
Frankreich . . .	329	206	135

Tabelle 6. *Weltproduktion in kg von Pethidin und Methadon* [Bull. on Narcot. 8, Nr. 1, 11 (1956)]

	1949	1950	1951	1952	1953	1954
Pethidin . . .	6600	7423	12154	11612	10320	12555
Methadon . . .	210	510	521	381	395	609

Für 1955 werden als Weltproduktion folgende Mengen in Kilogramm angegeben [Bull. on Narcot. 9, Nr. 1, 41 (1957)]: Morphin 88340 (davon als Morphin verbraucht 4500), Codein 76785, Dihydrocodein 1013, Hydrocodon 755, Oxycodon 383, Hydromorphon 125, Acetyldihydrocodeinon 103; Pethidin 14543, Methadon 461.

Von Interesse ist die Abnahme der Produktion des Diamorphin (Heroin) von 381 kg im Jahr 1951 auf 120 kg im Jahr 1952; in diesem Jahre wurde es legal nur mehr in 5 Ländern erzeugt: Großbritannien 88 kg, Belgien 16 kg, Argentinien 9 kg, Frankreich 5 kg und Ungarn 2 kg. Dementsprechend hat auch der Verbrauch stark abgenommen: Von 2651 kg im Jahr 1929 auf 266 kg im Jahr 1952 [Bull. on Narcot. 6, Nr. 1, 39 (1954)]. 1954 wurde nur noch in 3 Staaten Heroin hergestellt: Großbritannien 120 kg, Belgien 8 kg und Portugal 4 kg. Der Weltverbrauch fiel im Jahr 1954 auf 147 kg und stieg 1955 wieder auf 166 kg.

Den Verbrauch an Pethidin und Methadon in den Jahren 1949—1954 gibt Tab. 6 und den Verbrauch von Pethidin und Methadon im Jahre 1954 in den einzelnen Staaten in Kilogramm pro Million Einwohner gibt Tab. 7 wieder [Bull. on Narcot. 8, Nr. 1, 11 (1956)]. Ketobemidon wurde im Jahr 1954 noch in der Schweiz und in Dänemark produziert; der Weltverbrauch betrug 64 kg. Die Weltproduktion für 1954 betrug ferner: Alphaprodine 52 kg, Phenadoxon 38 kg und Levorphan 12 kg.

Tabelle 7. *Verbrauch von Pethidin in kg pro Million Einwohner*
[nach Bull. on Narcot. 8, Nr. 1, 11 (1956)]

Land	Verbrauch kg	Land	Verbrauch kg	Land	Verbrauch kg
Chile	1	Niederlande . . .	4,8	Irland	15,5
Mexiko	1	Belgien	5	Kanada.	22,5
Jugoslawien . . .	1	Frankreich . . .	5,3	Großbritannien .	23,5
Schweden	1	Italien	7,5	Australien . . .	32
Tschechoslowakei .	1,3	Schweiz	8	Dänemark. . . .	41,5
Österreich . . .	2,5	Südafrik. Union .	9,5	Neuseeland . . .	42
Finnland	2,6	Deutschland. . .	10,2	USA	44,2
Uruguay	4	Norwegen	12	Island	71,4

Vorkommen

Die einzigen Pflanzen, in denen bisher Morphin mit Sicherheit nachgewiesen wurde, sind *Papaver somniferum* und *Papaver setigerum*, eine in den Mittelmeerländern wild wachsende Mohnart. In 26 anderen Mohnarten oder diesen nahestehenden Papaveraceen konnte entgegen älteren Literaturangaben nach den Untersuchungen von FARMILO u. Mitarb. (1953) kein Morphin nachgewiesen werden. Dabei ist von besonderem Interesse, daß Papaver somniferum 22 Chromosomen, Papaver setigerum 22 oder 44 Chromosomen enthalten — also ein Vielfaches von 11 —, während die anderen untersuchten Papaveraceen 7 Chromosomen oder ein Vielfaches von 7 enthalten (DARLINGTON u. Mitarb. 1945). Bemerkenswert ist, daß der als Ziermohn gezogene *Papaver orientale* zwar kein Morphin, aber dessen Dimethyläther, das Thebain, während der Vegetationsperiode in einer Menge von etwa 0,2—0,3% enthält, was ungefähr dem Morphin-Gehalt der gesamten Pflanzen von Papaver somniferum entspricht (KLEE 1914). Als Chromosomenzahl wird hier im Chromosomen-Atlas von DARLINGTON u. Mitarb. (1945) 42 angegeben, also ebenfalls ein Vielfaches von 7. Es wäre aber bei der Unsicherheit der Chromosomenzählung bei so großen Chromosomenzahlen nicht ausgeschlossen, daß dem Papaver orientale 44 Chromosomen zugehören. Damit würde dieser doch auch in dieser Beziehung dem Papaver somniferum nahestehen.

Chemie

Morphin

Nach vielen Fehldeutungen haben erstmalig GULLAND und ROBINSON im Jahre 1924 die richtige Konstitutionsformel des Morphin aufgestellt. Das Morphin bereitete schon deshalb der Konstitutionsermittlung besonders große Schwierigkeiten, weil in seinem Molekül ein System von nicht weniger als 5 konjugierten

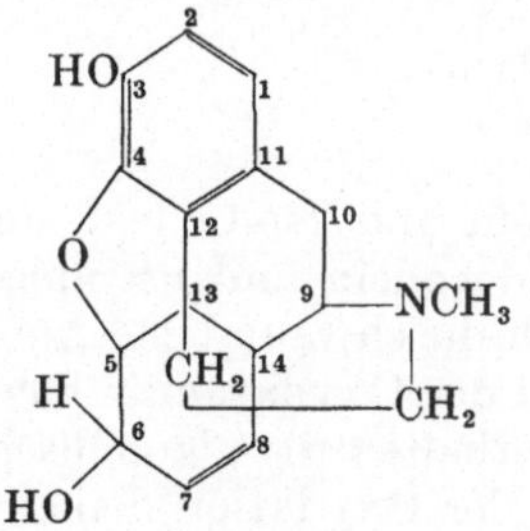

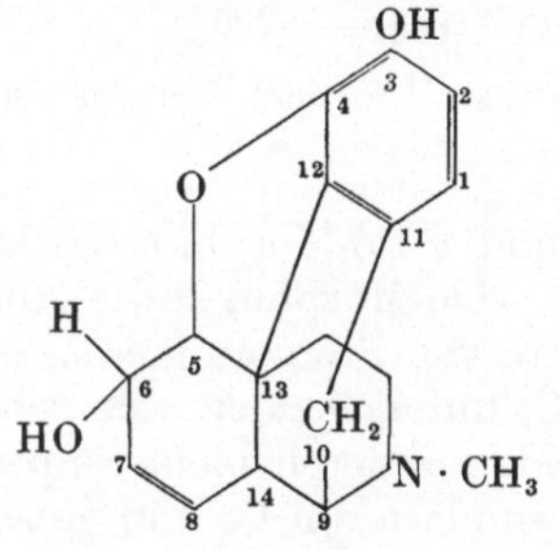

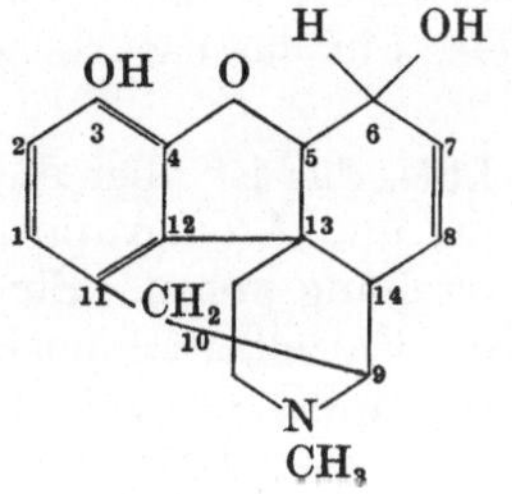

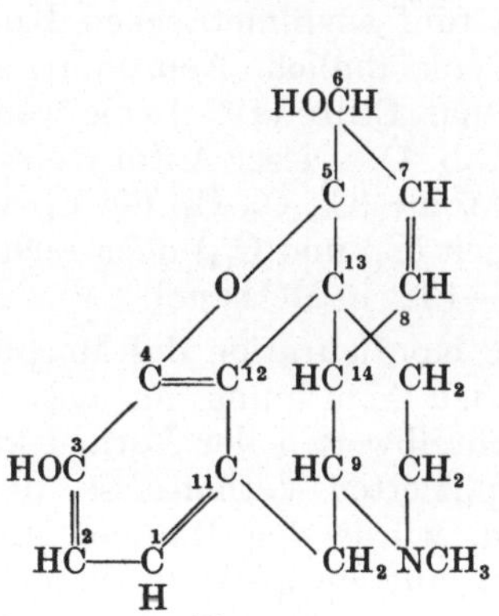

Abb. 1

Ringsystemen vorliegt und vor allem der stickstoffhaltige Ring in befriedigender Weise schwer unterzubringen war. Für das in einer Ebene schwer wiederzugebende Formelbild des Morphin sollen einige der vorgeschlagenen Schreibweisen angeführt werden, von denen jede ein anderes Ringsystem als Grundlage wählt.

Die Phenanthrenformel von ROBINSON deutet darauf hin, daß als erster größerer Molekülkomplex durch VONGERICHTEN und SCHRÖTTER (1881) aus dem Morphin durch Zinkstaubdestillation Phenanthren erhalten wurde. Die Formulierung nach AWE (1934), die das Morphin als Derivat eines hydrierten Isochinolin darstellt, läßt am besten die dreidimensionale Anordnung erkennen, während die Phenylpiperidinformel von SCHAUMANN (1940) die für die Wirkung maßgebliche Gruppierung hervorheben soll, wie sie sich auf Grund der morphinähnlichen Wirkung des Pethidin herausschälen läßt.

Sowohl beim Morphin, wie dementsprechend auch beim Codein sind von den zahlreichen möglichen Isomeren einige bekannt, über die folgende Tabelle eine Übersicht gibt.

Tabelle 8

Morphin	α-Isomorphin	β-Isomorphin	γ-Isomorphin
Fp.253°, $(\alpha)_D = -133°$	Fp.247°, $(\alpha)_D = -167°$	Fp.183°, $(\alpha)_D = -216°$	Fp.278°, $(\alpha)_D = -94°$
↓	↓	↓	↓
Codein	Isocodein	Allopseudocodein	Pseudocodein
Fp.255°, $(\alpha)_D = -135°$	Fp.172°, $(\alpha)_D = -155°$	Öl, $(\alpha)_D = -228°$	Fp.181°, $(\alpha)_D = -94°$
↘	↙	↘	↙
Codeinon		Pseudocodeinon	
Fp.187°, $(\alpha)_D = -205°$		Fp.174°, $(\alpha)_D = -25°$	

Nach P. KARRER, Lehrbuch der organischen Chemie.

Morphin und α-iso-Morphin, sowie Codein und Iso-Codein einerseits, β-Iso-Morphin und γ-Iso-Morphin sowie Allopseudocodein und Pseudocodein andererseits sind Paare von Stereoisomeren, die sich durch räumliche Anordnung von H und OH am C_6 unterscheiden; sie gehen bei der Oxydation in das gleiche Keton über. Die beiden anderen Isomerenpaare enthalten die alkoholische OH-Gruppe nicht am C_6, sondern am C_8 und geben bei der Oxydation dementsprechend ein anderes „Pseudo"-Keton.

Um den fünf asymmetrischen Kohlenstoffatomen des Morphin (C_5, C_6, C_9, C_{13} und C_{14}) eine ähnliche Anordnung zu geben wie bei der üblichen Schreibweise der Zucker, hat EMDE (1930) eine weitere Schreibweise der Morphin-Formel angegeben (Abb. 1). Dieser Autor stellte die Hypothese auf, daß drei der asymmetrischen C-Atome (C_5, C_6, C_9) die Ebene des polarisierten Lichtes nach links, die zwei restlichen (C_{13} und C_{14}) nach rechts drehen. Für das natürliche Alkaloid ist die $(\alpha)_D = -132°$ in Methanol.

Über die Konfiguration des Morphin-Moleküls, das ist über die Einzelheiten der räumlichen Anordnung der einzelnen Atome und Atomgruppen, können die üblichen Schreibweisen der Formel keine Vorstellung geben. Eine Darstellung dieser komplizierten Verhältnisse, die in ihren Einzelheiten noch nicht völlig geklärt sind, würde den Rahmen dieser Monographie überschreiten. Es muß diesbezüglich auf die Spezialliteratur verwiesen werden (BARTON und HOLNESS 1952, RAPOPORT und PAYNE 1950, GATES und TSCHUDI 1953, GINSBURG 1954).

Biogenese

Als Weg für die Biogenese des Morphin in der Pflanze stellt Schoepf (1952) die Bildung des hypothetischen Enols (I) des Morphinon aus dem 3',4',6-Trioxytetrahydroisochinolin (II) (Abb. 2) durch Dehydrierung und Ringschluß zur Diskussion. Letzteres ist wie die anderen Tetrahydroisochinolinalkaloide des Opiums aus der auch unter physiologischen Bedingungen möglichen Kondensation des Dioxyphenylacetaldehyds mit Oxyphenyläthylamin entstanden. Dadurch lassen sich sämtliche Alkaloide des Opiums auf die Aminosäure Phenylalanin zurückführen; durch Decarboxylierung entsteht aus dem Phenylalanin das Phenyläthylamin, das seinerseits durch oxydative Desaminierung Phenylacetaldehyd gibt. Auf den genetischen Zusammenhang zwischen den verschiedenen Alkaloiden des Opiums weist Awe (1934) hin.

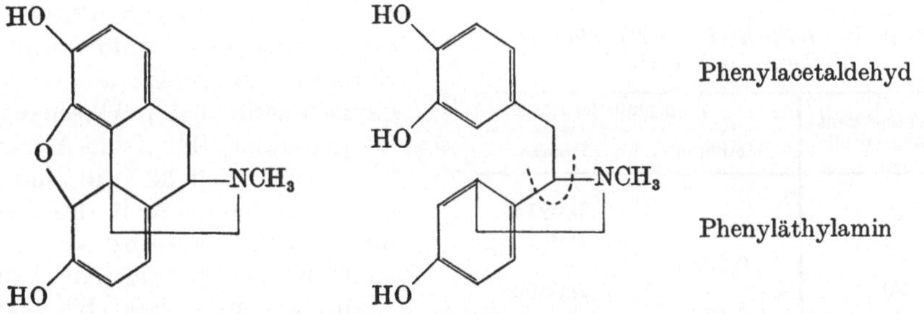

Abb. 2

Der Ort der Morphin-Bildung dürfte auch bei Papaver somniferum in die Wurzel zu verlegen sein. Nach Wegner (1951) ist bei Keimpflänzchen des Mohns das Morphin zuerst in der Wurzel nachzuweisen, um sich dann bei der weiteren Entwicklung im Sproß von unten nach oben auszubreiten. Während der Reife konzentriert sich das Morphin immer mehr in der Fruchtkapsel. Zur Zeit der Samenreife enthält die ganze Mohnpflanze im Durchschnitt 33 mg Morphin, wovon 24 mg allein auf die Samenkapsel entfallen.

Chemisch-physikalische Eigenschaften des Morphin

Die Morphinbase ($C_{17}H_{19}NO_3 \cdot H_2O$; M = 303,35; $\alpha_D = -132°$ in Methanol bei 25°) kristallisiert nach L. u. A. Kofler (1933) in drei verschiedenen Kristallformen, die alle dem rhombischen System angehören, und zwar einer kristallwasserhaltigen und zwei wasserfreien Formen. Die durch Sublimation erhältliche wasserfreie Form kristallisiert in zwei Modifikationen, von denen die metastabile scharf bei 197°, die stabile über 240° unter Zersetzung schmilzt. Der letztere Schmelz- bzw. Zersetzungspunkt ist von der Schnelligkeit des Temperaturanstiegs abhängig; er beträgt 240° bei einem Anstieg um 2° pro Minute und etwa 248° bei einer Steigerung der Temperatur um 8° pro Minute. Die übliche, mit einem Molekül Wasser kristallisierende Form verliert am Mikro-Heiztisch ab 130° das Kristallwasser und geht dabei größtenteils in die stabile Form über.

Löslichkeit

Morphinbase: Nach den neueren sorgfältigen Untersuchungen von Baggesgaard-Rasmussen und Reimers (1935) wurde die Löslichkeit zu 0,14 g wasserfreier Base in 1000 g frisch destilliertem Wasser gefunden, ein Wert, der in guter Übereinstimmung mit denjenigen früherer Autoren (siehe bei Kolthoff

1925) ist. Die Löslichkeit ist stark von der p_H abhängig (Tab. 9) und hat ihr Minimum beim isoelektrischen Punkt des Morphin, der von KOLTHOFF bzw. BAGGESGAARD in guter Übereinstimmung bei p_H 8,96 bzw. 8,89 angegeben wird. Die Löslichkeit in Gemischen von Methanol bzw. Äthanol und Wasser ergab für 20° C nach BAGGESGAARD die in Tab. 10 angegebenen Werte.

Tabelle 9. *Löslichkeit des Morphin bei verschiedener* p_H

p_H	6,8	7,0	7,5	8,0	8,5	9,0	9,5	10,3
mM/l	10,0	7,0	2,0	1,1	0,68	0,51	0,9	2,0

Tabelle 10. *Löslichkeit des Morphin in Methanol und Äthanol*

Gewichtsprozent Lösungsmittel	g Morphin/100 g	
	Methanol	Äthanol
10	—	0,0214
20	—	0,0325
26	0,0388	—
30	—	0,0596
50	0,135	0,178
70	—	0,294
75	0,373	—
90	0,710	0,342
99,1	—	0,995
100	5,382	2,549

Auffallend ist die starke Zunahme der Löslichkeit zwischen 90—100 g-% des Lösungsmittels und vor allem die Zunahme um mehr als das Zweieinhalbfache beim Übergang von 99%igem zu 100%igem Äthanol.

Bei der Löslichkeit in Chloroform ist der Äthanolgehalt des handelsüblichen Chloroforms von großem Einfluß; sie beträgt in Handelschloroformen 1:3000 bis 5000, in reinem alkoholfreien Chloroform 1:9500. Auf den großen Einfluß der Reinheit des Lösungsmittels sind wahrscheinlich die Differenzen in den Angaben verschiedener Autoren zu beziehen.

Weitere Löslichkeitsangaben: SCHÄFER (1913): Äthanol 1:258, Methanol 1:15, Chloroform 1:2500.

BECKURTS und MÜLLER (1903): Äther 1:7632, Chloroform 1:1525, Petroläther 1:1170, Tetrachlorkohlenstoff 1:6396, Äthylacetat 1:537, Wasser 1:3523.

Nach PRESCOTT (1875) ist frisch gefällte Morphin-Base in Benzol 1:2000, nach Kristallisation dagegen 1:8930 löslich; in Amylalkohol von 78° ist Morphin 1:50 löslich.

In Gemischen von Äthanol (99,35%) bzw. Isopropanol und Handelschloroform fanden BAGGESGAARD u. Mitarb. (1935) die in Tab. 11 angegebenen Löslichkeiten.

Tabelle 11

Gewichts-Prozent Alkohol in CHCl$_3$	100	80	75	60	50	35	25	20	15	10	0
g Morphin/100 g bei Äthanol . .	1,16	1,32	—	1,73	2,01	2,24	—	1,89	—	0,99	0,02
g Morphin/100 g bei Isopropanol	0,21	—	0,37	—	0,57	0,65	0,56	—	0,39	—	0,01

Obwohl bei Chloroform-Isopropanol-Gemischen die größte Löslichkeit bei 35 Gew.-% Isopropanolzusatz erreicht wird, empfehlen die Autoren zum Ausschütteln ein Gemisch mit nur 15 Gew.-% Isopropanol, entsprechend 3 Vol. Chloroform und 1 Vol. Isopropanol, weil bei dem höheren Gehalt an Isopropanol fast doppelt so viel von dem organischen Lösungsmittelgemisch in die wäßrige Phase übergeht (22% gegenüber 12—15%).

Zum Ausschütteln des Morphin aus wäßrigen Lösungen wurden noch folgende Gemische vorgeschlagen: Phenol/Chloroform 1:4 (KLJATSCHKINA 1933), Benzol/Butanol 1:1 (KÜSSNER 1940), Amylalkohol/Chloroform 1:3 (OBERST 1938), Isobutylalkohol/Chloroform 1:4 (GOLDBAUM 1952), Benzylalkohol/Chloroform 2:3 (DOWZARD 1937).

In organischen Basen ist Morphin relativ leicht löslich; so lösen bei 20° nach SCHOLZ (1912) je 100 g: Anilin 6,5 g Morphin, Pyridin 19 g, Piperidin 66 g und Diäthylamin 8 g.

Salze des Morphin

Morphin-hydrochlorid [$C_{17}H_{19}NO_3 \cdot HCl \cdot 3H_2O$; $M = 375,84$; Fp. 265—275° unter Zersetzung; $(\alpha)_D = -111°$ in Wasser bei 25°].

Kristallisiert mit 3 Mol Kristallwasser in weißen, seidenglänzenden, oft büschelförmig vereinigten Kristallnadeln. Es ist löslich in 50 Teilen Äthanol von 90 Vol.-% bzw. 25 Teilen Wasser (DAB 6); nach SCHÄFER (1913) beträgt die Löslichkeit in Äthanol 1:165, in Methanol 1:25 (FARMILO 1954).

Morphin-hydrojodid [$C_{17}H_{19}NO_3 \cdot HJ \cdot 2H_2O$; $M = 449,29$; $(\alpha)_D = -115,8°$ in Wasser bei 25°].

Bei Vorheizung auf 80—120° schmilzt das Salz bei 180—185°, um bei 200° wieder zu erstarren und dann bei 250—253° nochmals unter Zersetzung zu schmelzen; bei Vorheizung auf 139° liegt der Fp. bei 140—141°, was dem wahren Schmelzpunkt des Hydrates entsprechen dürfte (FARMILO 1954).

Morphin-sulfat [$(C_{17}H_{19}NO_3)_2 \cdot H_2SO_4 \cdot 5H_2O$; $M = 758,82$; $(\alpha)_D = -94,5°$ in Wasser bei 25°; Fp. 235—250° unter Zersetzung].

Das Pentahydrat geht beim Liegen an trockener Luft und hoher Raumtemperatur leicht in das Dihydrat über. Löslichkeit: Wasser 1:24, Äthanol 1:560, Methanol 1:50 (FARMILO 1954).

Halbsynthetische Morphinderivate

Ausgehend vom Morphin bzw. Thebain als Ausgangsmaterial sind eine Reihe von Derivaten dargestellt worden (siehe beifolgende Formelübersicht). Es handelt

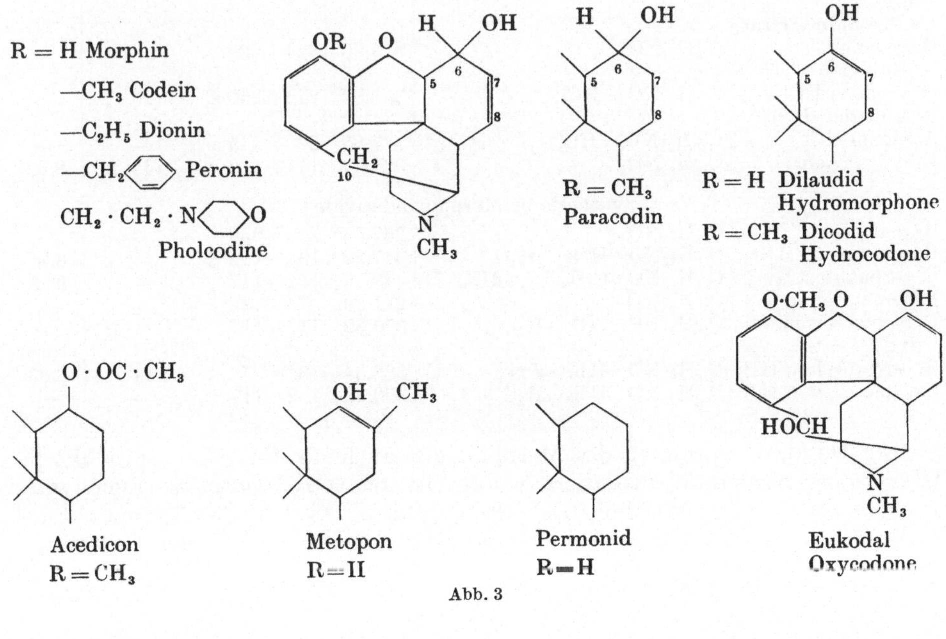

Abb. 3

sich dabei fast durchweg um Veränderungen am hydrierten Isochinolinring; das Kohlenstoffgerüst des Morphin bleibt dabei unverändert. Die wichtigsten physikalischen Daten dieser Verbindungen sind aus beifolgender Tab. 11 (FARMILO u. Mitarb. 1954) zu entnehmen.

Tabelle 12

Verbindung	Summenformel	M.-Gew.	Fp. °C[1]	$(\alpha)_D$	pK_A
Morphin	$C_{17}H_{19}NO_3 \cdot H_2O$	303,35	248—252 z.	—132, 25° Methanol	9,85
Morphin, HCl	$C_{17}H_{19}NO_3 \cdot HCl \cdot 3 H_2O$	375,84	265—275 z.	—111, 25° Wasser	8,05
Morphin, H_2SO_4	$(C_{17}H_{19}NO_3)_2 \cdot H_2SO_4 \cdot 5 H_2O$	758,82	235—250 z.	—94,5,25° Wasser	8,02
Codein	$C_{18}H_{21}NO_3$	299,36	155—156	—136, 15° Alkohol	—
Codein H_3PO_4	$C_{18}H_{21}NO_3 \cdot H_3PO_4 \cdot 1,5 H_2O$	424,38	233—236 z.	—134	8,22
Dionin	$C_{19}H_{23}NO_3 \cdot H_2O$	331,40	60—63	—	—
Dionin HCl	$C_{19}H_{23}NO_3 \cdot HCl \cdot H_2O$	385,88	123 z.	—	8,20
Peronin HCl	$C_{24}H_{25}NO_3 \cdot HCl$	411,91	205—235 z.	—88,9 Wasser	8,07
Heroin	$C_{21}H_{23}NO_5$	369,40	168—173 z.	—166, 25° Methanol	—
Heroin HCl	$C_{21}H_{23}NO_5 \cdot HCl \cdot H_2O$	423,88	228—232	—156, 24°	7,83
Hydromorphon (Dilaudid)	$C_{17}H_{19}NO_3$	285,33	266—270 z.	—194, 25° Dioxan	—
Hydromorphon HCl (Dilaudid HCl)	$C_{17}H_{19}NO_3 \cdot HCl$	321,79	280—295 z.	—133, 25°	8,15
Metopon	$C_{18}H_{21}NO_3$	239,36	235—240 z.	—141, 24° Äthanol	—
Metopon HCl	$C_{18}H_{21}NO_3 \cdot HCl$	335,82	315—318 z.	—105, 24° Äthanol	8,08
Nalorphin HCl	$C_{19}H_{21}NO_3 \cdot HCl$	347,83	242—243 z.	—	7,83
Hydrokodone (Dikodid)	$C_{18}H_{21}NO_3$	299,36	197—200	—	—
Hydrokodon-bitartrat (Dikodidbitartrat)	$C_{18}H_{21}NO_3 \cdot C_4H_6O_6 \cdot 2,5 H_2O$	494,47	119—125 z.	—	—
Oxycodone (Eukodal)	$C_{18}H_{21}NO_4$	315,36	224—225	—	—
Oxycodone HCl (Eukodal HCl)	$C_{18}H_{21}NO_4 \cdot HCl$	351,82	242—250 z.	—125, 20°	—
Acedicon HCl	$C_{20}H_{23}NO_4 \cdot HCl$	377,85	226—245 z.	—	—
Dihydrocodein	$C_{18}H_{23}NO_3$	301,37	111—112	—145, 20°	8,68
Synthetische Morphinanderivate					
Racemorphan	$C_{17}H_{23}NO$	257,36	245—256	—	—
Racemorphan HBr	$C_{17}H_{23}NO \cdot HBr \, ^1/_2 H_2O$	347,29	186—192 z.	—	8,97
Levorphantartrat	$C_{17}H_{23}NO \cdot C_4H_6O_6 \cdot 2 H_2O$	443,48	112—117	—	8,18
Racemetorphan	$C_{18}H_{25}NO$	271,39	75—78	—	—
Dextrometorphan HBr	$C_{18}H_{25}NO \cdot HBr \cdot H_2O$	370,32	112—117	—	—
Racemetorphan HBr	$C_{18}H_{25}NO \cdot HBr \cdot 2 H_2O$	388,34	82—85	—	8,83
Levometorphan HBr	$C_{18}H_{25}NO \cdot HBr \cdot H_2O$	370,32	112—117	—	—

Ein Oxydationsprodukt des Morphin, das auch als Entgiftungsprodukt im Organismus wiederholt diskutiert wurde, ist das *Oxydimorphin* (Synonyma: Pseudomorphin, Oxymorphin, Dehydromorphin). Es hat die Summenformel $C_{34}H_{36}O_6N_2 \cdot 3 H_2O$ und kristallisiert in kleinen farblosen Nadeln, die bei 150° das

---

[1] z. = unter Zersetzung.

Kristallwasser verlieren und dann einen Zersetzungspunkt von 327° haben. GOTO und KITASATO (1930) nehmen als mögliche Konstitution die eines 2,2'-bis-morphin an. Es ist analgetisch unwirksam (TRAVELL 1932, SCHMIDT und LIVINGSTON 1932).

Vollsynthetische Verbindungen
Morphinanderivate

Das Grundskelett des Morphin, das Morphinan, wurde erstmalig durch die Synthese von GREWE (1946, 1947, 1948) zugänglich. Die Schlüsselstellung bei dieser Synthese nimmt ein Benzyl-octa-hydroisochinolin (Formel I) (Abb. 4) ein, das durch energische Behandlung mit konzentrierter Phosphorsäure oder HBr zum Morphinanring (Formel II) geschlossen wird Im Prinzip ganz ähnliche Wege gehen die Synthesen von SCHNIDER u. Mitarb. (1940, 1950), sowie von HENECKA (1953) für das 3-Oxy-N-methylmorphinan, wobei die letztere durch Kondensation von Cyclohexenyläthylamin mit p-Methoxyphenylacetaldehyd der wahrscheinlichen Biogenese des Morphin am engsten folgt. Zur Darstellung der als Zwischenprodukte wichtigen Benzyl-octa-hydroisochinoline hat auch GREWE (1953) noch andere Wege angegeben.

Der Morphinanring enthält 3 asymmetrische C-Atome (C_9, C_{13} und C_{14}), so daß — abgesehen von anderen Isomeriemöglichkeiten — auch eine Reihe von optischen Isomeren möglich ist. Eines dieser Isomerenpaare ist aus dem synthetischen Racemat des 3-Oxy-N-Methylmorphinan dargestellt worden, für welches die Asymmetrie am C_9 maßgeblich ist (SCHNIDER u. Mitarb. 1954). Diese Autoren zerlegten das p-Methoxyderivat des Octahydroisochinolin, das nur ein asymmetrisches C-Atom enthält, welches dem C_9-Atom des Morphinanringes entspricht, in seine optischen Antipoden und erhielten durch den Greweschen Ringschluß aus dem rechtsdrehenden Isomeren das L-3-oxy-N-methylmorphinan und aus dem linksdrehenden das D-3-oxy-N-methylmorphinan. Das linksdrehende Isomere (Levorphan) ist als Dromoran (EWZ), das Racemat (Racemorphan) als Cetarin (EWZ) im Handel.

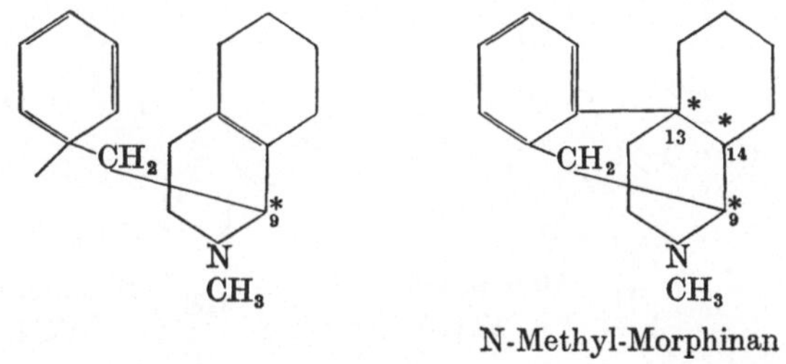

N-Methyl-Morphinan

Abb. 4

Pethidinklasse

Die ursprüngliche Synthese von EISLEB (1937), Kondensation von Benzylcyanid (I) mit bis(Chloräthyl)-methylamin wurde für die technische Darstellung wegen der Gefährlichkeit des Stickstofflost durch schrittweisen Aufbau des Piperidinringes mehrfach abgewandelt (EHRHART 1942, BERGEL u. Mitarb. 1944, KAEGI und MIESCHER 1949). Das zunächst entstehende Nitril (II) wird dann in üblicher Weise in den Ester (III) bzw. das Keton (V) umgewandelt.

Die erste Verbindung dieser Klasse, an der auch erstmalig bei einer vollsynthetischen Verbindung morphinähnliche pharmakologische Eigenschaften festgestellt wurden (SCHAUMANN 1940), war der 1-Methyl-4-phenylpiperidin-4-carbonsäureäthylester (III), der unter dem Markennamen Dolantin (EWZ) in den Handel kam und später den internationalen Freinamen „Pethidin" erhielt.

(Synonyma siehe Tab. 2 S. 4.)

*Pethidin*hydrochlorid ist sehr leicht löslich in Wasser, leicht löslich in 90%igem Alkohol und Chloroform, unlöslich in Äther. Es hat in folgende Pharmakopoen

Pethidin-Klasse

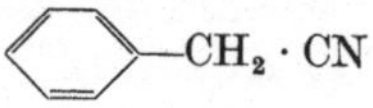

I 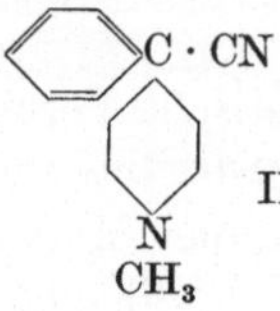   II 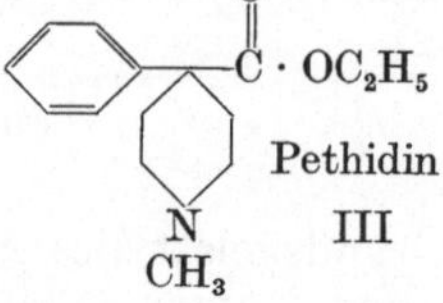   Pethidin III

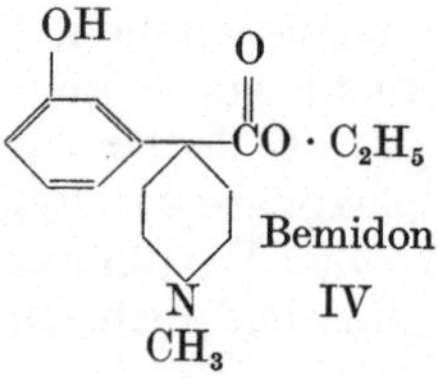

Bemidon IV   Ketobemidon V   VI

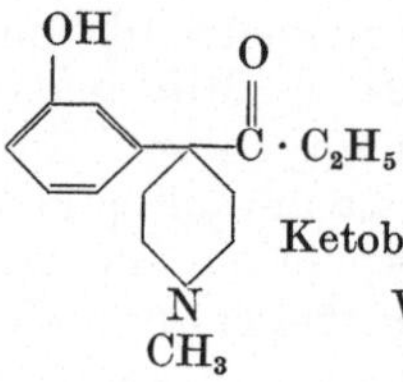

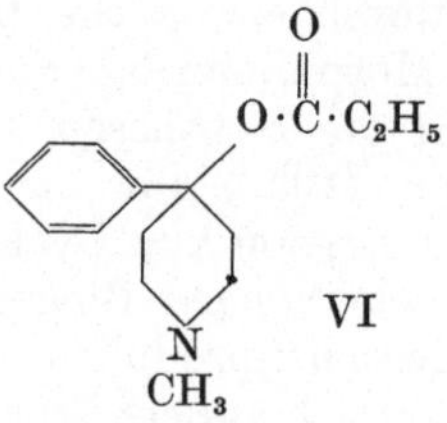

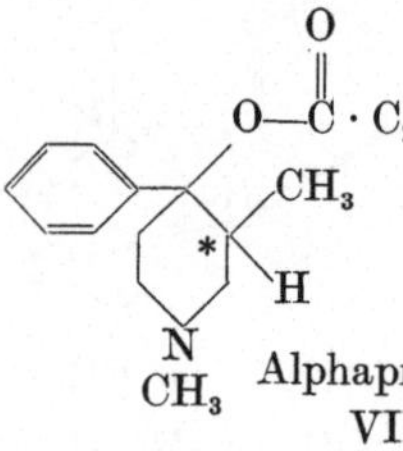

Alphaprodine VII   Betaprodine VIII   Betameprodine IX

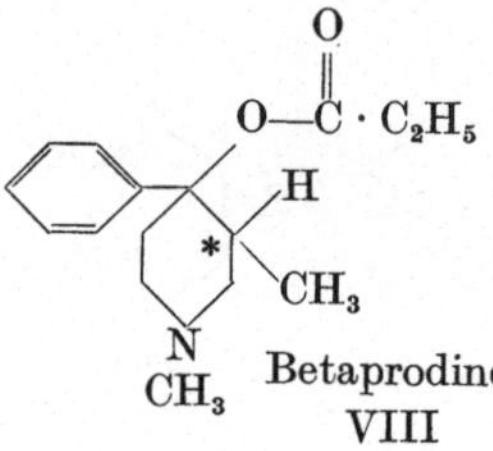

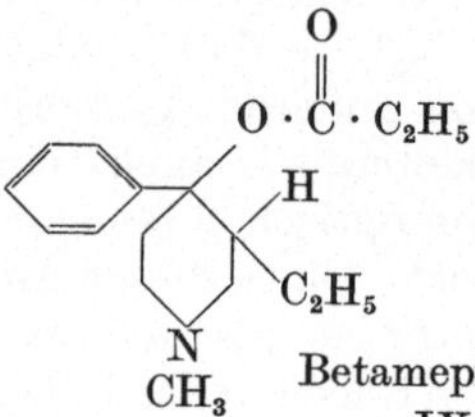

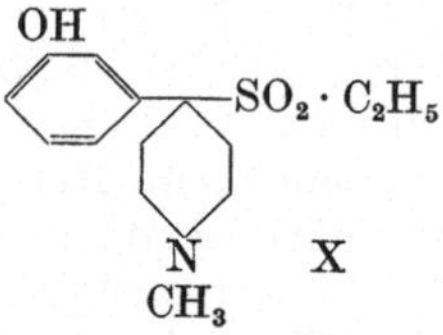

X 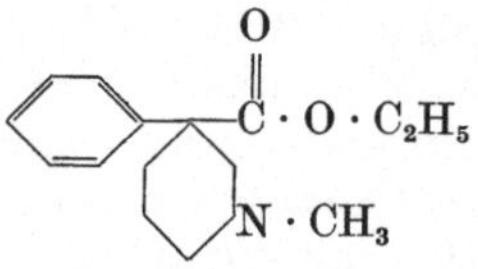   XI

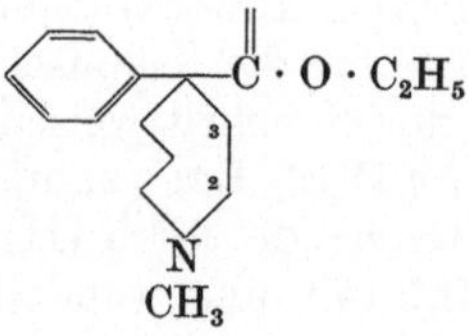

XII 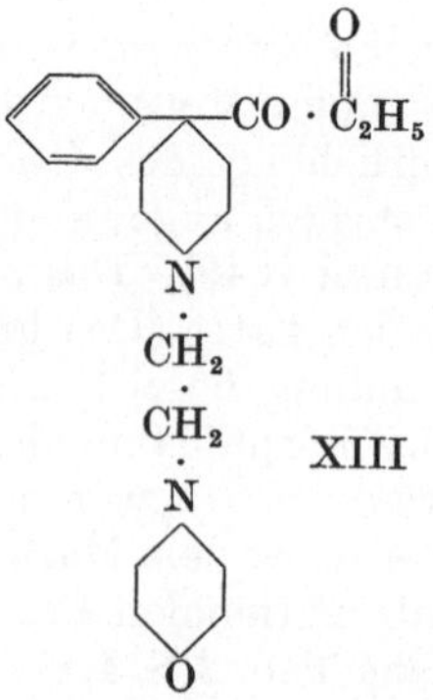   XIII

Abb. 5

Aufnahme gefunden: Pharmacopoea internationalis, Ph. Danica, Brit. Ph., USA Ph., Codex Français, Ph. der U.d.S.S.R.

Bemidon [1-Methyl-4-(3-oxyphenyl)-piperidin-4-carbonsäureäthylester (IV)] (Synonyma: Hoechst 10446, Hydroxy-Pethidin) unterscheidet sich vom Pethidin durch eine metaständige phenolische OH-Gruppe im Phenylkern.

Im *Ketobemidon* [1-Methyl-4-(3-oxyphenyl)-4-piperidyläthylketon (V)] (Synonyma: Hoechst 10720, Cliradon EWZ, K-4710, Win. 1539) ist die Estergruppe des Bemidon durch die entsprechende Ketogruppe ersetzt.

Durch Umkehrung der Estergruppe im Pethidin, nämlich durch Veresterung des entsprechenden 1-Methyl-4-phenyl-4-oxypiperidin mit Propionsäure erhielt JENSSEN (1943) ebenfalls eine stark wirksame Verbindung (VI), die wegen ihrer leichten Verseifbarkeit jedoch keine praktische Bedeutung erlangte. Eine größere Anzahl von Verbindungen des gleichen Typs wurde auch von FOSTER und CARMAN (1947) dargestellt.

Beständiger ist die entsprechende Verbindung des 1,3-Dimethyl-4-oxypiperidin, die in zwei durch die räumliche Stellung der 3-Methylgruppe bedingten stereoisomeren Formen existiert (VII und VIII). [Chemie: ZIERING und LEE (1947), Konfiguration: BECKETT und WALKER (1955), Pharmakologie: HOLLAND und GROSS (1948)]. Die Transform (VII), das α-1,3-Dimethyl-4-phenyl-4-propionoxypiperidin hat als Alphaprodine (Synonyma: Nisentil, Nisintil, Prisilidine, Nu-1196) Eingang in die Therapie gefunden. Die weniger wirksame cis-Verbindung (VIII) findet sich in der Literatur unter der Bezeichnung Nu-1779; als internationaler Name wurde Betaprodine gewählt. Das Allylhomologe des α-Prodine,das DL-1-Methyl-3-allyl-4-phenyl-4-propionoxypiperidin (Ro 2-7113) ist nach BENSON u. Mitarb (1957) wesentlich wirksamer als Alphaprodine.

Der Vollständigkeit halber sei noch die dem Betaprodine entsprechende Verbindung des 1-Methyl-3-äthyl-piperidin erwähnt, für dessen cis-Isomeres (IX) der Name Betameprodine — in der Literatur Nu 1932 — vorgeschlagen wurde.

Infolge der leichten synthetischen Zugänglichkeit und der großen Variationsmöglichkeit des Pethidinmoleküls sind seit Bekanntwerden seiner morphinähnlichen Wirkung Hunderte von verwandten Verbindungen aufgebaut und untersucht worden. Diesbezüglich muß hier auf einige zusammenfassende Arbeiten verwiesen werden (SCHAUMANN 1940, EISLEB 1942, MORRISON und RINDERKNECHT 1950, LEE 1951, BRAENDEN u. Mitarb. 1954, 1955).

Erwähnenswert ist im Vergleich zur anschließend zu besprechenden Methadonklasse, daß beim Ketobemidon der Ersatz der Ketogruppe durch die Sulfongruppe (X) nach BÜCHI u. Mitarb. (1953) zum Wirkungsverlust führt, der durch Acetylierung oder Methylierung der phenolischen OH-Gruppe wieder teilweise aufgehoben wird. Ferner wird im Gegensatz zum Methadon der Wirkungsverlust, der bei Reduktion der Ketogruppe des Ketobemidon zum Alkohol eintritt, durch Acetylierung nicht aufgehoben (MORRISON und RINDERKNECHT 1950).

Beim 1-Methyl-3-phenylpiperidin-3-carbonsäureäthylester (β-Pethidin, Iso-Pethidin, Methadine) (XI) (BERGEL u. Mitarb. 1944) sind die morphinähnlichen Eigenschaften verschwunden; die von MCDONALD u. Mitarb. (1946) gefundene analgetische Wirksamkeit muß daher auf einem anderen Wirkungsmechanismus beruhen.

Von Homologen, in denen die N-Methylgruppe durch verschiedene tertiäre Alkylgruppen ersetzt wurde, hat sich das Morpholinoäthylderivat (XIII) als dreimal stärker analgetisch wirksam erwiesen als Pethidin (MILLAR und STEPHENSON 1956, GREEN und WARD 1956).

Von SEIFTER u. Mitarb. (1954) wurde eine von Pethidin durch Ringerweiterung des Piperidinringes zum Hexamethylenimin abgeleitete Verbindungsreihe

Methadon-Klasse

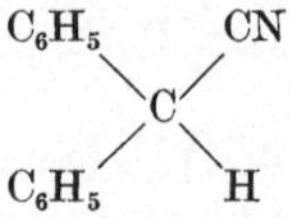

I

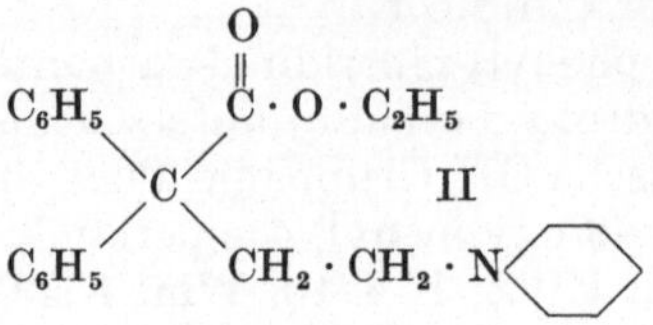

II
Hoe 9496

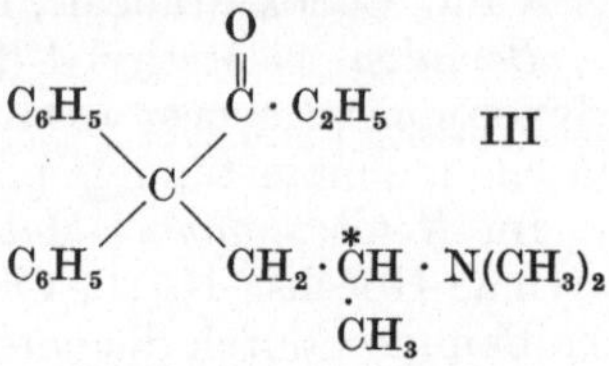

III
Methadon (Polamidon)

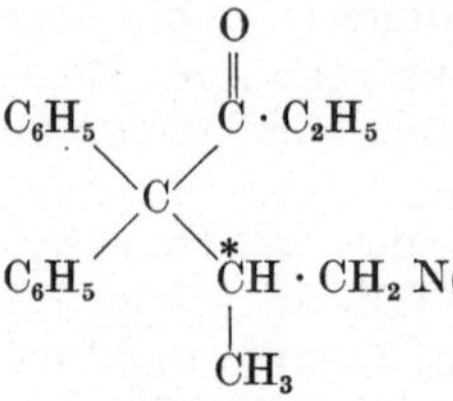

IV
Isomethadon

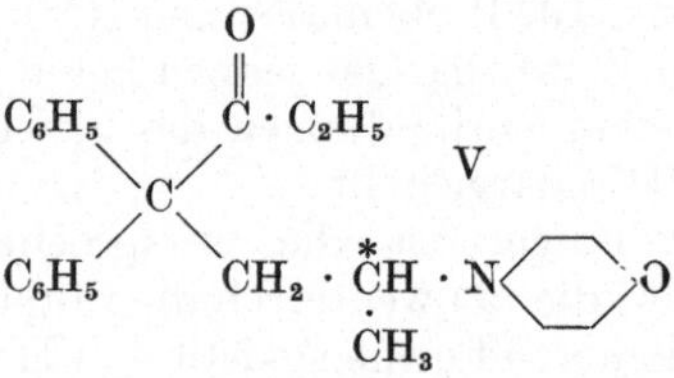

V
Phenadoxone

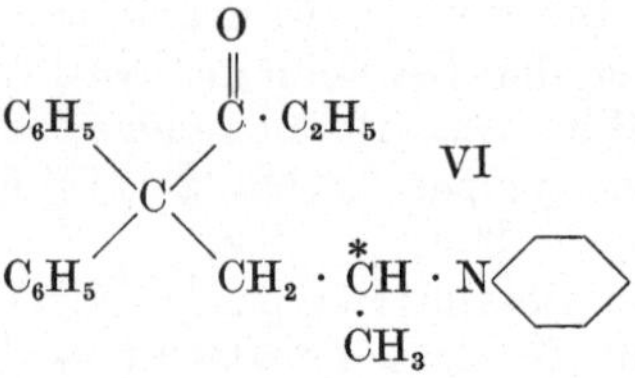

VI
Pipidone

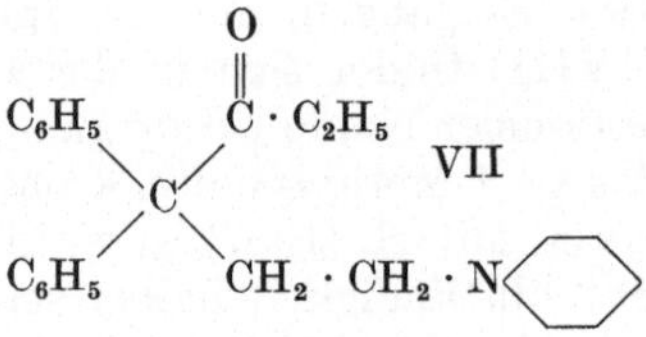

VII
Hexalgon

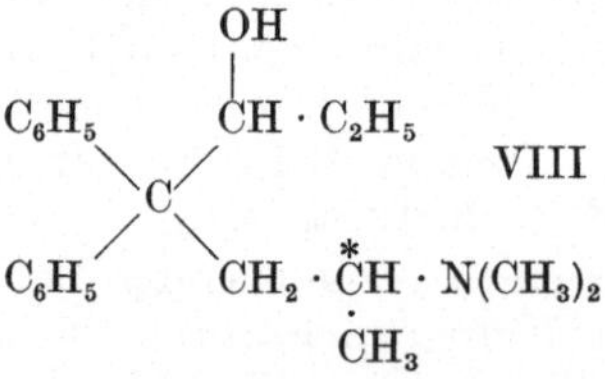

VIII
Methadol

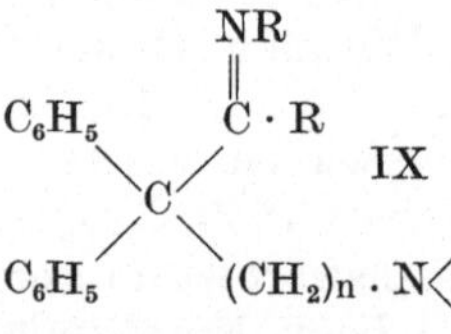

IX
Ketimine

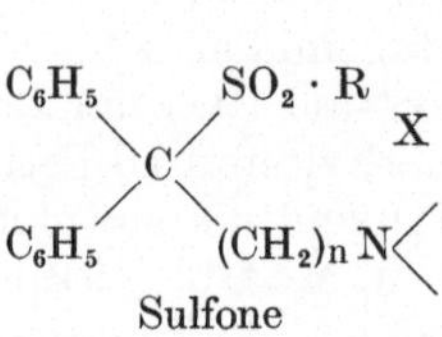

X
Sulfone

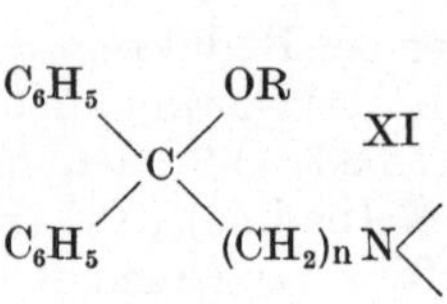

XI

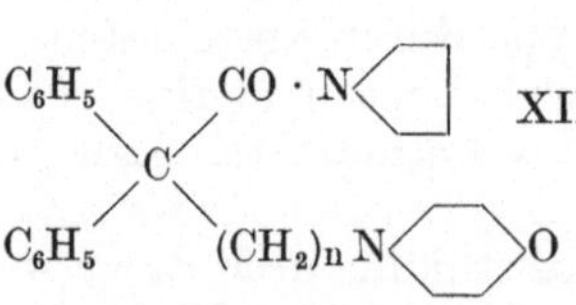

XII

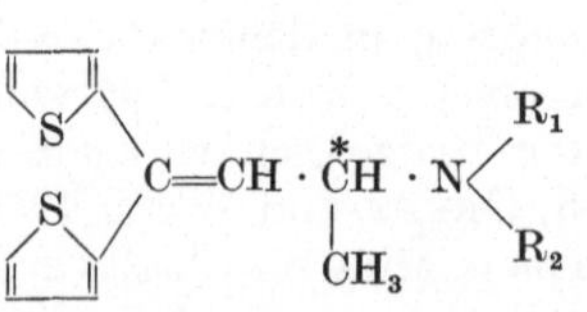

XIII

Abb. 6

synthetisiert und auf ihre analgetische Wirksamkeit untersucht. Die dem Pethidin analoge Verbindung (XII) hat etwa $1/3$ der Wirksamkeit des Pethidin, während die dem Ketobemidon analoge Verbindung praktisch wirkungslos ist. Dagegen ist das 3-Methyl-Derivat von XII etwa 2,5mal wirksamer als Pethidin.

Die physikalischen Daten der wichtigsten Verbindungen der Pethidinklasse sind auf Tab. 13 nach FARMILO u. Mitarb. (1954) zusammengestellt.

Tabelle 13. *Pethidinklasse*

Verbindung	Summenformel	M.-Gew.	Fp. °C	$(\alpha)_D$	pK_A
Pethidin (Dolantin)	$C_{15}H_{21}NO_2$	247,32	K.P. 80—100 0,02 mm Hg	—	—
Pethidin HCl (Dolantin HCl)	$C_{15}H_{21}NO_2 \cdot HCl$	283,79	186—188	—	8,72
Bemidon (Oxydolantin)	$C_{15}H_{21}NO_3$	263,33	111—112	—	—
Bemidon HCl	$C_{15}H_{21}NO_3 \cdot HCl$	299,79	174—177	—	8,62
Ketobemidon (Cliradon)	$C_{15}H_{21}NO_2$	247,33	157—159	—	—
Ketobemidon HCl (Cliradon HCl)	$C_{15}H_{21}NO_2 \cdot HCl$	283,79	202—203	—	8,67
DL-Alphaprodine	$C_{16}H_{23}NO_2$	261,35	K.P. 70—75 0,02 mm Hg	—	—
DL-Alphaprodine HCl	$C_{16}H_{23}NO_2 \cdot HCl$	297,82	223—225	—	8,73
DL-Betaprodine HCl	$C_{16}H_{23}NO_2 \cdot HCl$	297,82	193—194	—	—

Methadonklasse

Die Synthesen in dieser Verbindungsklasse gehen vom Diphenylacetonitril (I) aus, dessen bewegliches H-Atom durch die entsprechende Chlorbase mit Hilfe von Natriumamid ersetzt wird (EHRHART 1938, BOCKMÜHL und EHRHART 1949).

Als erste Verbindung dieser Klasse hat EHRHART 1938 den Diphenylpiperidino-äthyl-essigsäureäthylester (Hoechst 9496) (II) dargestellt, der in seiner analgetischen Wirksamkeit dem Pethidin etwa gleichkam.

Auch in der Methadonklasse ist eine überaus große Zahl von verwandten Verbindungen vom Typus

$$
\begin{array}{c}
C_6H_5 \diagdown \qquad X \\
\qquad C \\
C_6H_5 \diagup \qquad (CH_2)_n{-}N
\end{array}
$$

aufgebaut worden. In einer Übersicht über mehr als 200 Verbindungen dieser Klasse unterteilt sie SANDER (1954) je nach Funktion des Substituenten X in folgende 8 Gruppen:

1. Ketone (und Aldehyde); $X = \overset{O}{C} \cdot R$; $(-\overset{O}{C} \cdot H)$
2. a) sekundäre, b) primäre Alkohole, c) Acylderivate; $X = CH(OH)R$ und CH_2OH bzw. $CH \cdot (O \cdot COR){-}R$
3. Ketimine (und Acylderivate); $X = C(=NH) \cdot R$ bzw. $C(=N \cdot COR){-}R$
4. Sulfone; $X = SO_2 \cdot R$
5. Karbonsäureester; $X = COOR$
6. Karbonsäureamide; $X = CO \cdot NH_2$
7. Basische Kohlenwasserstoffe; $X = H$ oder R oder CH_2NH_2
8. Tertiäre Alkohole und Acylderivate; $X = OH$ bzw. $OOC \cdot R$.

1. Ketone. Der bisher wichtigste Repräsentant dieser Gruppe ist das 2-Dimethylamino-4,4-diphenyl-heptanon-5 (III), für das als internationale Bezeichnung *Methadon* vorgeschlagen wurde (Synonyma: siehe Tab. 2, S. 4). Methadon hat in folgende Pharmakopoen Aufnahme gefunden: Pharmacopoea internationalis, Brit. Ph., Ph. Danica, Ph. U.d.S.S.R.

Infolge eines asymmetrischen C-Atoms existiert das Methadon in zwei optisch aktiven Formen und der entsprechenden Racemverbindung; letztere ist in den Handelspräparaten vorhanden. Für das wirksamere L-Isomere wurde der Name *Levadone* vorgeschlagen. In seiner Konfiguration dürfte das linksdrehende Isomere dem D-(−)-Alanin entsprechen. BECKETT und CASY (1954) ist es nämlich gelungen, vom D-(−)-Alanin ausgehend direkt zum linksdrehenden Methadon zu gelangen, das dementsprechend korrekt als D-(−)-Methadon zu bezeichnen wäre.

Isomethadon (1-Dimethylamino-2-methyl-3,3-diphenylhexanon-4) (IV); Synonyma: Isoadanon, Isoamidon.

Dieses durch Stellung der CH_3-Gruppe in der basischen Seitenkette vom Methadon verschiedene Isomere entsteht bei der üblichen technischen Methadonsynthese als Nebenprodukt. Synthesen, die Isomethadon direkt als einziges Produkt ergeben, sind von SLETZINGER und TISHLER 1951, sowie CHAMBERLIN und TISHLER 1952, ausgearbeitet worden. Auch das Isomethadon existiert infolge seines asymmetrischen C-Atoms in zwei optisch isomeren Formen.

Diese Isoverbindungen sind allgemein weniger wirksam. Am größten ist dieser Unterschied beim Iso-phenadoxon (BOCKMÜHL, EHRHART und SCHAUMANN 1949); das Isophenadoxon ist etwa zehnmal weniger wirksam als das Phenadoxon, während das Wirkungsverhältnis zwischen Isomethadon und Methadon sich etwa auf 3:4 beläuft (THORP, WALTON und OFNER 1947).

Phenadoxone (2-Morpholino-4,4-diphenylheptanon-5) (V). Synonyma: Hoechst 10600, Heptalgin, Heptalin. Bezüglich der optischen Isomerie gilt das gleiche wie für Methadon. Trotz der im Tierversuch im Vergleich zum Methadon verstärkten Wirksamkeit bei verminderter Toxicität (WINTER und FLATAKER 1949, BASIL und EDGE 1950) wird diese Verbindung von NATHAN (1952) sowie KEATS und BEECHER (1952) wegen ihrer unzuverlässigen Wirkung klinisch nicht günstig beurteilt.

Aus der Gruppe der Ketone sind noch das 2-Piperidino-4,4-diphenylheptanon-5 (VI) (Pipidone) und das 1-Piperidino-3,3-diphenylhexanon-4 (Hexalgin EWZ) zu erwähnen.

2. Sekundäre **Alkohole.** Die *Methadole* (VI) (2-Dimethylamino-4,4-diphenyl-heptanol-5). Synonyma: Amidol, NJH-2933.

Durch Reduktion der Ketogruppe des Methadon entsteht der sekundäre Alkohol, der nun zwei asymmetrische C-Atome besitzt und daher in vier isomeren Formen existiert, die als α-(−)-, α-(+)-, β-(−)- und β-(+)-Methadol bezeichnet werden. Bei der Hydrierung mit Lithium-Aluminiumhydrid entsteht aus dem (−)-Methadon das α-(+)-Methadol, aus dem (+)-Methadon das α-(−)-Methadol (POHLAND, MARSHALL und CARNEY 1949). Bei der Reduktion mit Na in Propanol entsteht dagegen vorwiegend aus (−)-Methadon das β-(−)-Methadol und aus (+)-Methadon das β-(+)-Methadol (EDDY, MAY und MOSETTIG 1952).

Acetylmethadole (2-Dimethylamino-4,4-diphenyl-5-acetoxyheptan). Synonyma: Amidolacetat, Methadylacetat, NIH-2953.

Durch Acetylierung des alkoholischen Hydroxyls der Methadole entstehen die entsprechenden Acetylmethadole, von denen daher die gleichen optischen Isomeren existieren wie von den Methadolen (MAY und MOSETTIG 1948). Ein wesentlicher Unterschied in der analgetischen Wirksamkeit besteht zwischen den α- und β-Isomeren nicht (LEIMBACH und EDDY 1954).

3. **Ketimine.** Die Verbindungen dieses Typus (IX) (CHENEY, SMITH und BINKLEY 1949) unterscheiden sich in ihrer Wirkung nicht wesentlich von derjenigen der entsprechenden Ketone; Acylierung der Iminogruppe schwächt die Wirkung ab.

4. **Sulfone.** Auch der Ersatz der Ketogruppe durch die Sulfongruppe (X) ändert die Wirksamkeit nicht wesentlich (KLENK u. Mitarb. 1948). Die Verbin-

dungen sind aber in wäßriger Lösung schlecht haltbar und vor allem nicht sterilisierbar, da durch Abspaltung der Sulfongruppe die entsprechenden tertiären Carbinole entstehen, die unwirksam sind.

5. Carbonsäureester. Die Verbindungen dieser Gruppe, in der zuerst am Diphenyl-piperidinoäthyl-essigsäureäthylester (II) von EHRHART und SCHAUMANN die morphinähnliche Wirksamkeit festgestellt wurde, sind allgemein um ein Vielfaches schwächer wirksam als die entsprechenden Ketone (BOCKMÜHL, EHRHART und SCHAUMANN 1949).

6. Carbonsäureamide. Von den Amiden ist das primäre Amid analgetisch unwirksam, hat aber eine dem Atropin mindestens gleichkommende vagolytische Wirkung (SCHAUMANN und LINDNER 1951). Dagegen sind die tertiären Amide analgetisch wirksam. Das 2,2-Diphenyl-3-Methyl-4-morpholinobutyryl-pyrrolidin (XII) ist im Tierversuch 5—20 mal wirksamer als Methadon (JANSSEN 1956, 1957).

7. Kohlenwasserstoffe. Die bisher untersuchten Kohlenwasserstoffe der Methadonklasse waren analgetisch unwirksam.

8. Tertiäre Carbinole. (XI) Die Barbinole sind analgetisch unwirksam; zum Unterschied von der Pethidinklasse wird hier durch Acylierung die Wirksamkeit nicht wieder hergestellt (MORRISON und RINDERKNECHT 1950).

Die physikalischen Daten der wichtigsten Verbindungen aus der Methadonklasse sind auf Tab. 14 nach FARMILO u. Mitarb. (1954) zusammengestellt.

Tabelle 14. *Methadonklasse*

Verbindung	Summenformel	M.-Gew.	Fp. °C [1]	$(\alpha)_D$	pK_A
DL-Methadon (Polamidon)	$C_{21}H_{27}NO$	309,44	74—80	—	—
DL-Methadon HCl (Polamidon HCl)	$C_{21}H_{27}NO \cdot HCl$	345,90	230—249 z.	—	8,25
L-Methadon	$C_{21}H_{27}NO$	309,44	98—99	—26, 25° Äthanol	—
L-Methadon HCl	$C_{21}H_{27}NO \cdot HCl$	345,90	237—247 z.	—127, 25° Wasser	—
D-Methadon	$C_{21}H_{27}NO$	309,44	98	+26, 25° Äthanol	—
D-Methadon HCl	$C_{21}H_{27}NO \cdot HCl$	345,90	225—246 z.	+126, 25° Wasser	—
Phenadoxone	$C_{23}H_{29}NO_2$	351,47	76—77	—	—
Phenadoxone HCl	$C_{23}H_{29}NO_2 \cdot HCl$	387,94	204—213 z.	—	6,89
DL-Isomethadon	$C_{21}H_{27}NO$	309,44	K.P. 139 0,03 mm Hg	—	—
DL-Isomethadon-HCl	$C_{21}H_{27}NO \cdot HCl \cdot H_2O$	363,91	130—135	—	8,07
DL-α-Metadylacetat HCl	$C_{23}H_{31}NO_2 \cdot HCl$	389,95	213—214	—	—
L-α-Metadylacetat HCl	$C_{23}H_{31}NO_2 \cdot HCl$	389,95	211—213	—60, 25° Äthanol-Äther	—
D-α-Metadylacetat HCl	$C_{23}H_{31}NO_2 \cdot HCl$	389,95	211—214	+61, 25° Äthanol-Äther	—
Pipidone	$C_{24}H_{31}NO$	349,52	K.P. 135 0,03 mm Hg	—	—
Pipidone HCl	$C_{24}H_{31}NO \cdot HCl$	386,00	189—196	—	6,80

Dithienylbutenylamine

Die analgetische Wirksamkeit der 3-Dialkylamino-1,1-di-(2′-thienyl)-1-butene (XIII) (ADAMSON 1949) reicht im Tierversuch etwa an diejenige des Morphin heran (GREEN 1953), geht aber bei p.o. Darreichung sehr zurück (EDDY

---

[1] z. = unter Zersetzung.

und LEIMBACH 1953). Auch klinisch haben die Verbindungen dieses Typus nicht befriedigt; sie sind p.o. unwirksam und führen zu Nebenwirkungen bei parenteraler Darreichung (FLINTAN und KEELE 1954). Am wirksamsten ist das Methyläthylaminoderivat (siehe Tab. 53, S. 116). BECKETT und CASY (1955) konnten bei den wirksameren optischen (+)-Isomeren dieser Verbindungsklasse nachweisen, daß sie die gleiche Konfiguration wie das (−)-Methadon besitzen und in dieser Hinsicht wie dieses zum D-(−)-Alanin konfigurativ in Beziehung stehen.

Konstitution und Wirkung

Die Erkenntnis, daß sowohl im Pethidin, wie auch im Morphin die gleiche Gruppierung eines 1-Methyl-4-phenyl-piperidin mit einem zentralen quartären C-Atom enthalten ist und daß jede Störung dieser Gruppierung zur Aufhebung der analgetischen Wirkung führt, hat SCHAUMANN (1940, 1949) dazu geführt, in ihr die „analgiphore" Gruppe zu sehen (Abb. 7). Die Durchbrechung dieser Regel bei der Methadonklasse und den Dithienylbutenylaminen ist nach BERGEL (1949), sowie GERO (1954) nur scheinbar, da durch den zweiten Phenylring die offene basische Seitenkette infolge räumlicher Behinderung in ihrer Beweglichkeit so eingeschränkt wird, daß sie funktionell einem Piperidinring entspricht. Durch ein genaues Atommodell konnte GERO zeigen, daß der offene Spalt in diesem „Pseudoring" 2,1 Å breit und somit nur 38% breiter ist als eine einfache C−C-Bindung.

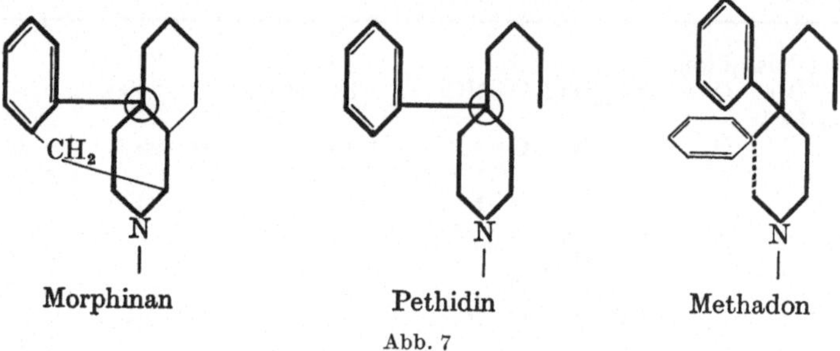

Abb. 7

SCHUELER u. Mitarb. (1949) stellten die Theorie auf, daß zumindest ein Teil der analgetischen Wirkung der mo.ä. V. über das autonome Nervensystem vermittelt wird und die gleichzeitige Anwesenheit einer sympathicomimetischen und einer vagomimetischen Wirkgruppe, die durch das gleiche N-Atom verknüpft sind, Voraussetzung für die analgetische Wirksamkeit sind.

Im einzelnen haben die Beziehungen zwischen chemischer Konstitution und analgetischer Wirksamkeit BRAENDEN, EDDY und HALBACH (1955) zusammengefaßt. Die diesbezüglichen Angaben erstrecken sich auf 74 Morphinderivate, 15 synthetische Morphinderivate, 82 Verbindungen der Pethidinklasse, 28 Hexamethylenimine, 232 Verbindungen der Methadonklasse und 36 Dithienylbutenylamine; sie können daher im einzelnen hier nicht wiedergegeben werden. Bezüglich der verschiedenen Verbindungsklassen lassen sich folgende Allgemeinangaben machen:

Morphinabkömmlinge. Veresterung oder Verätherung der phenolischen OH-Gruppe vermindert, die der aliphatischen OH-Gruppe verstärkt die Wirkung. Ersatz der aliphatischen OH-Gruppe durch Cl verstärkt die Wirkung beträchtlich, ebenso Oxydation zum Keton. Die größte Wirkungsverstärkung wird bei den Desoxyverbindungen erreicht.

Hydrierung der Doppelbindung zwischen C_7 und C_8 erhöht meist, aber nicht immer die Wirkung. Der Stickstoff muß tertiär sein; nor-Morphin und die quarternäre Base sind unwirksam. Aufspaltung des Piperidinringes vernichtet die Wirksamkeit. Einführung weiterer Substituenten in das Morphinmolekül vermindert fast immer die Wirksamkeit; nur die Methylierung des Dihydromorphinon am C_5 verstärkt die Wirkung.

Synthetische Morphinane. Auch hier muß der Stickstoff tertiär sein. Die Wirkung des N-Methylmorphinan wird durch Einführung einer phenolischen OH-Gruppe in 3-Stellung um mindestens das Fünffache gesteigert, durch Einführung in 2- oder 4-Stellung aufgehoben.

Pethidinklasse. In Analogie zu den Morphinanverbindungen wird die Wirkung durch Einführung einer phenolischen Hydroxylgruppe in meta-Stellung erhöht, durch Einführung in para-Stellung aufgehoben. Die direkte Verbindung des Phenylringes mit dem quartären C-Atom des Piperidinringes ist Bedingung für die Wirksamkeit. Der Stickstoff muß auch hier tertiär sein. Methylierung des Piperidinringes in 3-Stellung wirkt günstig, Öffnung des Piperidinringes hebt die Wirkung auf, ebenso Verengerung zum Pyrrolidinring oder Erweiterung auf mehr als 7 Glieder. Umwandlung der Estergruppe in die Ketogruppe vermindert die Wirksamkeit mit Ausnahme der 3-Oxyphenylverbindung, wo sie auf das Fünf- bis Sechsfache gesteigert wird. Die Umkehrung der Estergruppe, das ist Acylierung des 4-Phenyl-4-oxy-1-methylpiperidin, vermag unter Umständen die Wirkung zu verstärken.

Methadonklasse. Die wichtigsten Modifikationen des Moleküls und ihr Einfluß auf die Wirksamkeit wurden bereits S. 17 besprochen.

Über den Einfluß der verschiedenen Änderungen im Aufbau auf die analgetische Wirkung und die Fähigkeit, die Abstinenzerscheinungen aufzuheben, gibt die Tab. 15 nach EDDY, HALBACH und BRAENDEN (1956) eine gute Übersicht.

Analytik

Qualitative Reaktionen auf Morphin

Über die zahlreichen qualitativen Identitätsreaktionen, die für Morphin angegeben wurden, hat FULTON (1937) eine durch persönliche Erfahrung besonders wertvolle Übersicht gegeben, der im nachstehenden weitgehend gefolgt wird.

I. Fällungsreaktionen

1. Mayers Reagens (Kalium-Quecksilberjodid); eine 2%ige KJ-Lösung gesättigt mit HgJ_2. Das Reagens gibt eine weiße amorphe Fällung, die bei Morphin-Lösungen über 1:500 in ein fahlgelbes, durchsichtiges Gel übergeht. Bei verdünnteren Lösungen (1:2000) sind unter dem Mikroskop Kristallrosetten zu erkennen.

2. Wagners Reagens (Jodjodkalium). 1 g J und 2,75 g KJ in 100 cm³ Wasser. Das Reagens gibt einen rotbraunen amorphen Niederschlag, aus dem sich charakteristische federförmige Kristalle von roter, rotbrauner oder schwarzroter Farbe bilden, am deutlichsten aus einer Morphin-Lösung 1:200. Sie sind deutlich unterscheidbar von den kristallinen Niederschlägen mit anderen Alkaloiden oder Aminen. Empfindlichkeit bis 1:3000.

3. Marmés Reagens. 5 g CdJ_2, 4,5 g KJ in 100 cm³ Wasser. Lange weiße Nadeln, bei Konzentrationen von 1:200—2000 meist scheibenförmig angeordnet; bei höherer Konzentration zunächst amorph.

Tabelle 15. *Einfluß von Änderungen in der chemischen Konstitution auf die Wirkung*
(Nach EDDY u. Mitarb. 1956)

Verbindungen	Analgetische Wirkung ED_{50} mg/kg	Substitutions-dosis an Sucht-kranken (mg)
Methylierung einer phenolischen OH-Gruppe		
Morphin	2,1	50
Codein	14,2	>259
α-Isomorphin	3,8	40
α-Isocodein	33,8	200
Dihydromorphin	1,8	15
Dihydrocodein	12,4	175
Dihydro-α-isomorphin	1,7	18
Dihydroisocodein	11,1	>194
Dihydrohydroxymorphinon	0,17	5
Dihydrohydroxycodeinon (Oxycodon)	0,6	66
Dihydromorphinon (Hydromorphon)	0,3	7
Dihydrocodeinon (Hydrocodon)	3,2	>50
L-3-Hydroxy-N-Methylmorphinan (Levorphan)	0,5	>7,5—<25
L-3-Methoxy-N-Methylmorphinan (Levomethorphan)	3,0	21,5
Methylierung oder Acetylierung einer alkoholischen Hydroxylgruppe		
Dihydromorphin	1,8	15
Dihydroheterocodein	0,6	14
Dihydrocodein	12,4	175
Dihydrocodeinmethyläther	3,3	72
α-DL-4,4-Diphenyl-6-dimethylamino-3-heptanol	18,9	>120
α-DL-4,4-Diphenyl-6-dimethylamino-3-acetoxyheptan	1,2	>15—<50
Entfernung einer alkoholischen Hydroxylgruppe oder ihre Umwandlung in eine Ketogruppe		
Dihydromorphin	1,8	15
Dihydrodesoxymorphin-D	0,18	10
Dihydrocodein	12,4	175
Dihydrodesoxycodein-D	2,9	70
Dihydromorphin	1,8	15
Dihydromorphinon (Hydromorphon)	0,3	7
Dihydrocodein	12,4	175
Dihydrocodeinon (Hydrocodon)	3,2	>50
α-DL-4,4-Diphenyl-6-dimethylamino-3-heptanol	18,9	>120
DL-4,4-Diphenyl-6-dimethylamino-3-heptanon (Methadon)	1,6	12
β-DL-4,4-Diphenyl-6-dimethylamino-3-heptanol	7,2	keine
DL-4,4-Diphenyl-6-dimethylamino-3-heptanon (Methadon)	1,6	12
Hydrierung einer Doppelbindung		
Morphin	2,1	50
Dihydromorphin	1,8	15
α-Isomorphin	3,8	40
Dihydro-α-isomorphin	1,7	18
Codein	14,2	>259
Dihydrocodein	12,4	175
Isocodein	33,8	200
Dihydroisocodein	11,1	>194
Diacetylmorphin	0,9	18
Diacetyldihydromorphin	1,6	25
Kernsubstitution an einem Morphinderivat		
Dihydromorphinon (Hydromorphon)	0,3	7
Dihydrohydroxymorphinon	0,17	5
Dihydrocodeinon (Hydrocodon)	3,2	>50
Dihydrohydroxycodeinon (Oxycodon)	0,6	66

Tabelle 15 (Fortsetzung)

Verbindungen	Analgetische Wirkung ED_{50} mg/kg	Substitutions-dosis an Sucht-kranken (mg)
Dihydromorphinon (Hydromorphon)	0,3	7
Methyldihydromorphinon (Metopon)	0,5	7
Dihydromorphin	1,8	15
6-Methyldihydromorphin	5,4	>50

Änderung in der Substitution am Stickstoff

Verbindungen		
Morphin	2,1	50
N-Allylnormorphin (Nalorphin).	73,0	keine
L-3-Hydroxy-N-methylmorphinan (Levorphan)	0,5	>7,5—<25
L-3-Hydroxy-N-allylmorphinan (Levallorphan)	keine	keine
L-3-Hydroxy-N-methylmorphinan (Levorphan)	0,5	>7,5—<25
L-3-Hydroxy-N-phenäthylmorphinan	0,14	1,5
1-Methyl-4-phenyl-4-carbäthoxypiperidin (Pethidin)	9,9	>120
1-(β-Hydroxy-β-phenyläthyl)-4-phenyl-4-carbäthoxypiperidin)	3,0	>150
1-Methyl-4-phenyl-4-carbäthoxypiperidin (Pethidin)	9,9	>120
1-[β-(p-Aminophenyl)-äthyl]-4-phenylcarbäthoxypiperidin . .	3,1	143
DL-4,4-Diphenyl-6-dimethylamino-3-heptanon (Methadon) . .	1,6	12
DL-4,4-Diphenyl-6-piperidino-3-heptanon.	2,0	50
DL-4,4-Diphenyl-6-dimethylamino-3-heptanon (Methadon) . .	1,6	12
DL-4,4-Diphenyl-6-morpholino-3-heptanon (Phenadoxon) . .	1,1	<60
DL-Äthyl-2,2-diphenyl-4-dimethylaminobutyrat	9,3	fast keine
DL-Äthyl-2,2-diphenyl-4-morpholinobutyrat	6,4	143
3-Diäthylamino-1,1-di-(2′-thienyl)-1-buten (Diäthylthiambuten)	4,2	50
3-Äthylmethylamino-1,1-di-(2′-thienyl)-1-buten (Äthylmethyl-thiambuten)	2,4	50

Änderung in der Kohlenwasserstoffseitenkette in der Methadonklasse

Verbindungen		
DL-4,4-Diphenyl-6-dimethylamino-3-heptanon (Methadon) . .	1,6	12
DL-4,4-Diphenyl-5-methyl-6-dimethylamino-3-hexanon (Isomethadon)	2,5	37
DL-4,4-Diphenyl-6-dimethylamino-3-heptanon (Methadon) . .	1,6	12
DL-4,4-Diphenyl-6-dimethylamino-3-hexanon	2,5	50
DL-Äthyl-2,2-diphenyl-4-dimethylaminovalerat	18,0	wie Codein
DL-Äthyl-2,2-diphenyl-4-dimethylaminobutyrat	9,3	fast keine

Umwandlung eines Äthylketons in einen Äthylester

Verbindungen		
1-Methyl-4-(m-Hydroxyphenyl-4-piperidyläthylketon (Ketobemidon)	1,6	50
1-Methyl-4-(m-Hydroxyphenyl)-4-carbäthoxypiperidin) . . .	6,6	>500
DL-4,4-Diphenyl-6-dimethylamino-3-heptanon (Methadon) . .	1,6	12
DL-Äthyl-2,2-diphenyl-4-dimethylaminovalerat	18,0	wie Codein
DL-4,4-Diphenyl-6-dimethylamino-3-hexanon	2,5	50
DL-Äthyl-2,2-diphenyl-4-dimethylaminobutyrat	9,3	fast keine

Zwei gleichzeitige Änderungen bei Pethidin oder in der Hexamethyleniminklasse

Verbindungen		
1-Methyl-4-phenyl-4-carbäthoxypiperidin (Pethidin)	9,9	>120
DL-α-1,3-Dimethyl-4-4-propionoxypiperidin (Alphaprodin) . .	1,9	>75
DL-β-1,3-Dimethyl-4-phenyl-4-propionoxypiperidin (Betaprodin)	0,7	35—70
DL-α-1-Methyl-3-äthyl-4-phenyl-4-propionoxypiperidin (Alphameprodin)	1,3	50—70
1-Methyl-4-phenyl-4-carbäthoxyhexamethylenimin	12,6	keine
DL-α-1,3-Dimethyl-4-phenyl-4-propionoxyhexamethylenimin .	1,0	200

4. Stannobromid nach FULTON. 4,5 g NaBr werden in 10 cm³ einer Lösung von SnCl$_2$ gelöst (3 g Sn in 25 cm³ konzentrierter HCl und 75 cm³ Wasser aufgelöst; ein Stückchen Sn wird zur Erhaltung der Sn¨-Form zugegeben). Haltbarkeit etwa 1 Monat. Das Reagens gibt mit Morphinlösungen bis zu 1:400 farblose Kristallkörner, die zu Rosetten oder farnkrautähnlichen Formen aneinander gelagert sind.

5. Goldbromid in konz. HCl *nach* FULTON

a) Für festes Morphin oder Morphin-Lösungen in konz. HCl: Kristallisiertes „Goldchlorid" 1,5 g, NaBr 1,5 g, konz. HCl 90 cm³ und, um das Eintrocknen der Testtropfen zu vermeiden, syrupöse H$_3$PO$_4$ 10 cm³. Das Reagens gibt braungelbe oder orangefarbene federförmige oder unregelmäßig zu Rosetten angeordnete Plättchen, die bei Morphinlösungen 1:200 sich binnen 10—15 min abscheiden. Bei einer Konzentration von 1:3000 dauert die Kristallbildung 30 min, bei 1:8000 oder 0,004 mg festem Morphin bis zu 2 Std.

b) Für wäßrige Morphinlösungen: Kristallisiertes „Goldchlorid" 5 g, NaBr 5 g und konz. HCl 100 cm³. Empfindlichkeit bis 1:3000.

Außer diesen Reagentien geben noch uncharakteristische Kristallfällungen: Eine gesättigte Lösung von Reineckes Salz (Empfindlichkeit 1:6000), sowie konzentriertes Dragendorffs Reagens (Empfindlichkeit 1:6000).

II. Farbreaktionen

A. Reaktionen auf die Phenolgruppe

6. Eisenchlorid. Mit neutralen wäßrigen Morphinlösungen rein blaue Färbung; Empfindlichkeit 1:50 (ein grünlicher Farbton wird noch mit Morphinlösungen bis 1:500 erhalten).

7. Test nach LEFORT. Versetzen mit 1—2 Tropfen einer 5%igen HJO$_3$-Lösung führt unter Freisetzung von J$_2$ zu einer braungelben Farbe, die durch 10%ige NH$_4$OH-Lösung in Mahagonibraun umschlägt. Empfindlichkeit bis 1:7500. Nicht spezifisch für Morphin.

8. Peroxydtest nach FULTON. 1—2 Tropfen 5%iger HJO$_3$-Lösung, 2—3 Tropfen 3%iges H$_2$O$_2$ und 2—3 Tropfen 10%iges NH$_4$OH geben eine rosa (1:7500) bis rote (1:500) Färbung. Phenoltest; nicht spezifisch für Morphin.

Werden die Teste 7. oder 8. im Reagenzglas ausgeführt, so läßt sich das freiwerdende Jod durch Chloroform mit rosaroter Farbe ausschütteln.

9. Kupfertest nach DENIGÉS. Zugabe von 2—3 Tropfen 3%igem H$_2$O$_2$, 1 bis 2 Tropfen 10%igem NH$_4$OH und Umrühren mit einem Kupferdraht gibt eine Rosafärbung; Empfindlichkeit 1:3000.

10. Salpetersäure. Konz. HNO$_3$, zu festem Morphin oder Morphinsalzen zugesetzt, ruft eine rasch verblassende, tiefrote Farbe hervor. Empfindlichkeit: 0,05 mg. Ähnliche Reaktionen geben: Bruzin, Brenzkatechin, Vanillylalkohol, Arbutin und Adrenalin.

B. Oxydative Reaktionen

11. Frödes Reagens. 0,5 g Natrium- oder Ammoniummolybdat werden in 100 cm³ konz. H$_2$SO$_4$ unter gelindem Erwärmen gelöst. Mit Morphinbase oder Morphinsulfat entsteht eine tiefpurpurrote Farbe, die nach einigen Minuten abblaßt und über einen bräunlichen Farbton in ein tiefes Grün übergeht. Bei Zutritt von Luftfeuchtigkeit geht das Grün allmählich in ein bräunliches Olivgrün über; bei Feuchtigkeitsabschluß ist die Endfarbe ein tiefes Blau, das bei Beschleunigung der Reaktion durch Erwärmen auch auf der Tüpfelplatte als Endfarbe auftritt. Bei Morphinhydrochlorid beginnt die Reaktion mit violetter Farbe, die Endfarbe ist auch bei Feuchtigkeitsausschluß olivgrün. Empfindlichkeit: 0,001 mg für die Purpurfärbung, 0,003 mg für den ganzen Reaktionsablauf.

Diese Reaktion wird ganz allgemein von phenolischen Verbindungen gegeben, doch ist die Farbfolge für Morphin spezifisch. POE und STEHLEY (1933) fanden unter 450 organischen Substanzen aus den verschiedensten Verbindungsklassen 29, die ähnliche Reaktionen geben wie Morphin. Von diesen können folgende Verbindungen die Morphinreaktion mit Froehdes Reagens vollkommen vortäuschen: Azoxybenzol, p-Aminophenol, p-Aminoazobenzol, Adrenalin, Benzalacetophenon, Benzhydrol, β-Naphthylamin, Nitrosodiäthylamin, Nicotinsäurenitrat, Piperin, Phenolphthalein und Sanguinarinnitrat.

12. Meckes Reagens. 0,5 g Selensäure werden in 100 cm³ konz. H_2SO_4 gelöst. Das Reagens gibt mit Morphinbase oder Morphinsulfat eine reine Blaufärbung, die über ein dunkleres Blaugrün und Olivgrün allmählich in Braun übergeht. Mit Morphinhydrochlorid entsteht zuerst Gelbfärbung, die rasch über Olivbraun in Grün und schließlich Blaugrün übergeht. Für den vollständigen Ablauf der Reaktion sind etwa 0,05 mg Morphin nötig; die blaugrüne Farbe wird noch mit 0,004 mg erhalten. Codein, Dionin und Heroin geben die gleiche Reaktion. Phenole reagieren ganz allgemein, aber mit anderen Färbungen.

13. Flückigers Reagens. 0,2—0,5 g Titansäure werden mit 100 cm³ konz. H_2SO_4 einige Stunden bei 140—160° digeriert. Purpurne oder braunrote Färbung, die in reines Rot übergeht. Für den vollständigen Ablauf der Farbfolge sind 0,04 mg Morphin nötig, für die braunrote Farbe genügen 0,001 mg. Codein und Dionin geben eine ähnliche, aber viel schwächere Reaktion. Phenole geben meist eine orange bis scharlachrote Färbung. Besonders Thymol und 4-Oxy-1,2-dimethylbenzol geben fast die gleiche Reaktion wie Morphin.

14. Mandelins Reagens (0,5 g Ammoniumvanadat in 100 cm³ H_2SO_4) gibt eine rotviolette, in blauviolett übergehende Färbung.

C. Aldehydreagentien

15. Marquis Reagens (2 Tropfen 40%iger Formaldehyd in 3 cm³ konz. H_2SO_4). Purpurrote Färbung, die allmählich in Blau übergeht. Nach FULTON einer der besten, charakteristischsten und empfindlichsten Teste für Morphin. 0,01 bis 0,03 mg Morphin geben die blaue Endfarbe, 0,002 mg Morphin die purpurrote Anfangsfärbung. Beim Morphinhydrochlorid tritt zuerst eine orangerote Färbung auf, die über Rot und Purpur in Blau übergeht. Nach FULTON geht die Reaktion am besten mit 87%iger H_2SO_4, nur ist die Endfarbe dann violett statt blau. Die meisten anderen Phenole geben rote oder braune Farben; nur Brenzkatechin, Vanillylalkohol, Guajakol und Veratrol können zu Verwechslungen führen.

16. Wasickys Reagens (0,3 g p-Dimethylaminobenzaldehyd in 10 cm³ 87%iger H_2SO_4). Rotgelbe bis scharlachrote Färbung, ohne Auftreten einer Farbfolge. Reines Morphin gibt noch mit 0,001 mg eine rotgelbe Färbung. Die Reaktion wird aber leicht durch eine von Verunreinigungen herrührende bräunliche Verfärbung überdeckt. Heroin, Codein und Dionin geben die gleiche, verschiedene phenolische Verbindungen eine ganz ähnliche Reaktion.

17. Reagens „C₂" nach FULTON (zu einem Tropfen 40%igem Formaldehyd werden unter Kühlung 6 cm³ konz. H_2SO_4 und 0,2 cm³ einer 10%igen Ferrisulfatlösung gegeben). Beim Auftropfen auf festes Morphin entsteht eine purpurrote Färbung, die sofort in Grün mit violetten Flecken übergeht; bei möglichst raschem Umrühren wird die Lösung hellgrün mit schnellem Übergang in Dunkelblau, das nach kurzer Zeit über Purpurrot in Dunkelrot und schließlich Grünbraun übergeht. Die volle Reaktionsfolge wird mit 0,03 mg Morphin, eine leichte blaugrüne Farbe noch mit 0,002 mg erhalten. Phenole geben ebenfalls Färbungen, doch ist eine Verwechslung mit Morphin nicht möglich.

D. Teste an Umwandlungsprodukten

18. Test nach GUARINO *(1946).* Im Reagenzglas werden zu 2—5 cm³ Morphinlösung 1—2 Tropfen 5%iger HJO_3-Lösung und 1—2 Tropfen 1%iger Ferrisalzlösung gegeben.

a) 1—2 cm³ dieser Lösung geben mit einem Überschuß von $NaHCO_3$ eine rosa bis tiefrote Färbung. Empfindlichkeit bis 1:20000.

b) Zu 1—2 cm³ der Lösung werden 1 Tropfen konz. H_2SO_4 und so viel Ammoniumacetat gegeben, als sich leicht löst. Es entsteht eine Blaufärbung. Grenzkonzentration 1:10000. Der Test beruht auf Oxydation des Morphin zum Pseudomorphin.

Apomorphinteste

19. Pellagris Test. Die Morphinprobe wird in einem Reagenzglas in einigen Tropfen 85%iger H_3PO_4 gelöst und kurz aufgekocht. Nach Abkühlen und Zugabe von 2—3 cm³ Wasser werden 1—2 Tropfen 5%iger HJO_3-Lösung zugesetzt, wobei eine rotgelbe bis hellrote Färbung auftritt. Zusatz von Na- oder Ammoniumacetat wandelt die Farbe in Hellgrün bis Blaugrün um. Der Farbstoff läßt sich durch Äther mit roter, durch Amylalkohol mit rein blauer und durch Äthylacetat mit violetter Farbe ausschütteln. Empfindlichkeit 0,03 mg.

Die Oxydation kann auch durch $HgCl_2$ erfolgen (GRIMBERT und LECLÉRE 1913). Die erhitzte Lösung in H_3PO_4 (s. o.) wird mit 2—3 cm³ konz. Na-Acetatlösung verdünnt; nach Zugabe einiger Tropfen 5%iger $HgCl_2$-Lösung wird kurze Zeit zum Kochen erhitzt. Es entsteht das gleiche grüne Oxydationsprodukt des Apomorphin, das mit organischen Lösungsmitteln ausgeschüttelt werden kann. Bei dieser Ausführungsform stört das Jod, das sich bei der Originalmethode von PELLAGRI bildet, nicht, so daß auch apolare Lösungsmittel (Chloroform, Benzol oder Xylol) verwendet werden können. Empfindlichkeit 0,03 mg Morphin.

20. Umwandlung in Apomorphinsulfosäure (Sulfomorphid). Erwärmen von trockenem Morphin mit einigen Tropfen konz. H_2SO_4 auf 40° für 7—8 min und Zusatz von je 1 cm³. Wasser für je 3—4 Tropfen H_2SO_4. Das weitere Vorgehen erfolgt wie beim Pellagri-Test. Der Farbstoff ist aber hier nur mit Amylalkohol und anderen niedrigen Alkoholen, nicht aber mit Äther oder anderen organischen Lösungsmitteln extrahierbar. Wird der grünen wäßrigen Lösung das halbe Volumen von konz. Ammoniak zugesetzt, so entsteht eine purpurblaue Färbung, die purpurn in Amylalkohol übergeht. Empfindlichkeit 0,04 mg Morphin.

21. Oxydation mit Brom (PESEZ 1937). Die trockene Probe wird im Reagenzglas mit etwas NaBr und 8—10 Tropfen konz. H_2SO_4 versetzt. Nach Durchmischen wird im Wasserbad einige Minuten erhitzt. Nach Abkühlen werden pro Tropfen H_2SO_4 0,5 cm³ Wasser zugesetzt, wobei eine blaugrüne Farbe entsteht und ein dunkelgrüner Niederschlag ausfällt. In Amylalkohol geht der Farbstoff grün, in Benzol oder Äthylacetat tiefblau bis violett und in Chloroform blaugrün bis blau in Lösung. Codein, Dionin und Thebain geben die gleiche Reaktion. Empfindlichkeit 0,02—0,04 mg Morphin.

22. Oxydation mit Arsenat. Morphinbase oder -sulfat werden im Reagenzglas in 8 Tropfen konz. H_2SO_4 gelöst; dazu werden 4 Tropfen einer Lösung von 0,5 g Na-Arsenat in 10 cm³ konz. H_2SO_4 gegeben. Das Reagenzglas wird dann in ein Glycerinbad gestellt und langsam erwärmt; bei 30—40° entwickelt sich eine grüne Farbe, die bei 60—70° in Blau übergeht; ab 115° wechselt die Farbe wieder in Dunkelgrün zurück. Bei etwa 130° wird das Reagenzglas herausgenommen und die dunkelgrüne Lösung langsam mit Wasser verdünnt. Bei 0,1 cm³ Wasser auf je 2 Tropfen H_2SO_4 wechselt die Farbe in ein tiefes Rot, das bei weiterem Verdünnen in ein dunkles Blau übergeht, wobei alsbald ein dunkler Niederschlag ausfällt. Amylalkohol extrahiert den Farbstoff mit violettblauer, Chloroform mit violetter, Äther mit magentaroter, Benzol oder Äthylacetat mit lavendelblauer bis purpurner Farbe. Empfindlichkeit bis 0,02 mg Morphin.

Tabelle 16. (Nach Farmilo u. Mitarb. 1952)

	Marquis Reagens			Wasickys Reagens		
	sofort	nach 1–3 min	nach 5 min	sofort	nach 1–3 min	nach 5 min
Acedicon	gelb	purpur	purpur-blau	orange-gelb	orange-rot	orange-rot
Codein	purpur-blau	blau-purpur	blau-purpur	orange-gelb	orange-rot	orange-rot
Dicodid	purpur-rot	purpur	purpur-blau	farblos	orange-gelb	orange
Dilaudid	gelb	orange-rot	purpur-rot	farblos	orange-gelb	orange
Dionin	orange-rot	purpur	purpur-blau	orange-rot	rot-orange	rot-orange
Eucodal	gelb	purpur	purpur-blau	farblos	hell-orange	orange
Heroin	purpur-rot	purpur	purpur-blau	orange-gelb	orange-rot	orange-rot
Metopon	gelb-orange	rot-purpur	purpur	farblos	orange-gelb	orange-gelb
Morphin	purpur-rot	purpur	purpur-blau	orange-gelb	orange-rot	orange-rot
Thebain	rot-orange	rot-orange	rot-orange	orange-gelb	gelb-orange	orange

	Frödes Reagens			Meckes Reagens		
Acedicon	grün	gelb-orange	gelb-grün	gelb	grün	blau-grün
Codein	hellgrün	grün	grünblau	grün	blau	blau
Dicodid	gelb-orange	gelb-orange	orange-rot	blau-grün	blau	blau
Dilaudid	purpur-blau	orange-rot	orange-gelb	gelb	blau-grün	blau-grün
Dionin	gelb-orange	grün	grün-blau	grün	blau-grün	blau-grün
Eucodal	gelb-orange	gelb-orange	farblos	gelb	olivgrün	blau-grün
Heroin	purpur-rot	orange-rot	grün	grün-blau	blau-grün	blau-grün
Metopon	purpur-blau	hell-purpur	grün	orange-gelb	grün	blau
Morphin	purpur-rot	farblos	grün	blau	blau-grün	blau-grün
Thebain	orange-rot	orange-gelb	orange-gelb	orange-gelb	grün	orange-gelb

	Flückigers Reagens			Zernicks Reagens		
Acedicon	farblos	blaß-orange	blaß-orange	gelb-grün	gelb-grün	blaß-grün
Codein	farblos	blaß-purpur	purpur-blau	gelb	gelb-grün	grün
Dicodid	farblos	farblos	farblos	farblos	blaß-gelb	blaß-gelb
Dilaudid	rot-orange	rot-orange	rot-orange	gelb	gelb-orange	gelb-orange
Dionin	farblos	hell-purpur	purpur	farblos	gelb	blaß-gelb
Eucodal	farblos	blaß-purpur	blaß-purpur	farblos	blaß-gelb	blaß-gelb
Heroin	purpur-rot	purpur-rot	orange-rot	blaß-gelb	blaß-gelb	hell-grün
Metopon	rot-orange	rot-orange	rot-orange	gelb	blaß-gelb	blaß-gelb
Morphin	purpur-rot	purpur-rot	rot-orange	orange-rot	orange	gelb
Thebain	orange	orange	orange	gelb	blaß-gelb	blaß-gelb

Tabelle 17. (Nach Farmilo u. Mitarb. 1952)

Methadon		Pethidin	
Reagens	Empfindlichkeit	Reagens	Empfindlichkeit
$HgBr_2$ in HCl	1:51 200	„Platinchlorid"	1:10 000
$HgCl_2$ in HCl	1:50 000	Pikrinsäure	
Platincyanid.	1:51 200	Pikrolonsäure	1: 5000
Jod in 10% HBr	1:25 600	Styphninsäure	
CdJ_2 in KJ (1:2).	1:25 600	Ammon.-Reineckat.	1: 3200
HgJ_2 in KJ (1:2)	1:20 000	KJ (5%)	1: 2000
„Goldchlorid" in HJ	1:16 000	„Goldchlorid" in HCl. . . .	10 γ

E. Reduktionsteste

Auf der reduzierenden Wirkung des Morphin beruhen folgende Reaktionen:

a) Jodsäure wird zu Jod reduziert, das mit Schwefelkohlenstoff oder Chloroform mit bläulichroter Farbe ausgeschüttelt wird.

b) Eine Mischung von Ferricyankalium mit einer Ferrisalzlösung gibt Berlinerblau.

c) Phosphormolybdänsäure wird reduziert und gibt mit Ammoniak eine blaue Färbung.

d) Ammoniakalische Silberlösung wird zu Silber reduziert.

Nach den praktischen Erfahrungen von FULTON sind die Teste 1—3, 6—8 und 10—15 als „Routine"-Teste, die Teste 2, 5, 11, 12, 15 und 17 als toxikologische und forensische Teste geeignet. Die Teste 7, 8 und 18 lassen sich auch bei Opiumlösungen ohne Isolierung des Morphin anwenden.

Die Farbreaktionen des Morphin und der halbsynthetischen Morphinderivate mit den Reagentien nach MARQUIS, FRÖDE, FLÜCKIGER, MECKE, WASICKY und ZERNICK haben FARMILO u. Mitarb. (1952) in einer Tabelle zusammengestellt, die beifolgend wiedergegeben sei.

Eine empfindliche Reaktion auf Diamorphin gibt WACHSMUTH (1953) an: Nach Behandlung mit Hydroxylamin in alkalischer Lösung gibt Eisenchlorid nach Neutralisierung der Lösung eine Violettfärbung; andere Morphinderivate sollen die Reaktion nicht stören (Empfindlichkeit 10^{-6}).

Qualitative Teste für Pethidin und Methadon

Von der großen Zahl der in der Literatur angegebenen Fällungsreagentien seien nach der Zusammenstellung von FARMILO u. Mitarb. (1952) in beifolgender Tab. 17 nur die wichtigsten angeführt.

Außerdem sind für Methadon und Pethidin von einigen Autoren mit einer Reihe von Reagentien charakteristische Kristallfällungen beschrieben worden. Diesbezüglich muß auf das ausführliche Referat von FARMILO u. Mitarb. (1952) verwiesen werden, das auch die entsprechenden Abbildungen und Literaturhinweise bringt.

Tabelle 18. (Nach FISCHER und KARAWIA 1953)

Fp. des Salzes °C	Analgetikum bzw. Alkaloid	Kristallform	Fp. °C	Eutektische Temperatur mit		
				Acet-anilid °C	Phen-acetin °C	Salophen °C
285— 300	Morphin	regelmäßige Prismen	169—174	102	122	155
200— 216	Heroin	kleine Prismen	161—163	107	126	146
295— 307	Permonid	feine kurze Nadeln	158—160	93	113	148
145— 150	Dionin	kleine Prismen	157	108	125	152—153
115— 118	Dromoran	feine Prismen und Nadeln	173—175	101	118	149
250— 260	Eucodal	feinkristallines Pulver	155	104	113	147
163— 173	Dicodid	kleine körnige Kristalle	150	100	123	147
230— 233	Acedicon	Nadeln und Prismen	170	104	124	152
186— 188	Dolantin	kleine Prismen u. Spieße	139—140	81	109	133
193— 200	Ketobemidon	kleine Prismen u. Schuppen	150—151	84	105	137
228— 232	Polamidon	feine Körner	86	62	78	
185— 200	Phenadoxon	feine Körner	91—93	69	82	
171— 173,5	1-Dimethyl-amino-4,4-diphenyl-hexanon-3	kurze Nadeln	144	102	121	139

Tabelle 19. (Nach FISCHER und KARAWIA 1953)

| | Pikrolonate | | | Styphnate | | Trinitroresorzinate | |
	Fp. °C	Eutektika mit Benzanil	Eutektika mit Salophen	Fp. °C	Eutektika mit Styphninsäure	Fp. °C	Eutektika mit Trinitroresorcin
Morphin	190—191	132	155	176—178	125	196—200	125
Heroin	205—215	171	170	209—216	135	196—200	125
Permonid	177—181	126	151	123—126	106	200—206	132
			Phenacetin				
Dionin	143—145	111	102	218—225	140	170—176	140
Dromoran	144—146	109	99	198—205	134		
		Salophen	Dicyandiamid				
Eucodal	245—255	183	190	208—212	135		
Dicodid	235—250	180	190	229	150 tr.	226	141
Acedicon	228—233	170	176	188—200	125	195—200	127
			Benzanilid				
Dolantin	182—190	160	134	183—185	132	190	120
			Dicyandiamid				
Ketobemidon	232	174 tr.	184	177—180	129	182—187	121
		Phenacetin	Benzanilid				
Polamidon	156—160	113	121	150—153	111 tr.	178—183	120
		Salophen	Dicyandiamid				
Heptalgin	190—195	156	168	152—155	115	162—164	112
			Benzanilid				
1-Dimethyl-amino-4,4-diphenyl-hexanon-3	187—189	156	136	124	96	164—167	111 tr.
Scopolamin HBr	174—178	154	141	amorph		amorph	
Pilocarpin	179 (170—180)	141	133	179—182	133	143—145	103

Nach FISCHER und KARAWIA (1953) sind zur Identifizierung der mo.ä. V. auch die Tetraphenylborate und die Addukte mit Pikrolonsäure, Styphninsäure und Trinitroresorcin geeignet, deren Fp. und Eutektika auf den Tab. 18 u. 19 wiedergegeben sind. Die Addukte mit den Nitrokörpern lassen sich auch zur Reinigung benützen. Läßt man ihre Lösung in Chloroform oder Chloroform-Alkoholgemischen über eine Säule von Aluminiumoxyd nach BROCKMANN laufen, so werden die Addukte gespalten, die Nitrokörper in der Säule zurückgehalten, und im Eluat finden sich quantitativ die Basen.

Farbreaktionen

Pethidin, Methadon und Phenadoxon geben nach FARMILO u. Mitarb. (1952) mit den Reagentien nach FRÖDE, MARQUIS, WASICKY, FLÜCKIGER und ZERNICK keine verwendbaren Farbreaktionen. Erst bei größeren Mengen von über 1 mg geben Pethidin, Ketobemidon und Methadon mit Formalin-Schwefelsäure in der Hitze kirschrote Färbungen, wobei beim Methadon im U. V.-Licht eine starke orangerote Fluorescenz auftritt (BREINLICH 1953). Ebenso unempfindlich und auch wenig charakteristisch ist die Rotfärbung, die man nach HOFFMANN (1953) durch Erwärmen mit konz. H_2SO_4 und Zusatz von HNO_3 erhält.

Ein Sprühreagens zum Nachweis des 3-Dimethylamino-1,1-di(2-thienyl)-buten-1 für die Papierchromatographie gibt NARIYUKI (1955) an; es entsteht eine violette Färbung. Das Reagens ist folgendermaßen zusammengesetzt: 1 cm³ 10%ige Platinchloridlösung wird mit 25 cm³ einer 4%igen KJ-Lösung versetzt und mit Wasser auf 50 cm³ aufgefüllt.

Mikro-Schmelzpunkt

Für die wichtigsten der synthetischen mo.ä. V. gibt BRANDSTÄTTER (1953) nach den Mikromethoden von L. u. A. KOFLER (1954) folgende Daten an:

Tabelle 20. (Nach BRANDSTÄTTER 1953)

Substanz (Hydrochlorid)	Fp. der stab. Modif. °C	Eutektikum mit Salophen °C	Brechungsindex	
			der Schmelze	bei °C
Pethidin	190—192	135	1,5203	91— 95
Ketobemidon . .	200—206	162	1,5301	199—202
			1,5400	162
			1,5502	122
Methadon	232—233	153	1,5301	188—189
			1,5400	162—163
			1,5502	128—130
Phenadoxon . . .	210—218	145	1,5400	166—169
			1,5502	128—130

Nach OPFER-SCHAUM (1952) kann man Pethidin auch nachweisen, indem man es durch Mikrosublimation in einen hängenden Tropfen einer Styphninsäure-lösung mit überschüssiger ungelöster Styphninsäure hineinsublimiert und nach Absaugen des überschüssigen Wassers das Eutektikum des Pethidinstyphnates mit der überschüssigen Styphninsäure bestimmt, das bei 133° liegt.

Quantitative Bestimmung

Morphin

Für die quantitative Bestimmung des Morphin sind zahlreiche Methoden ausgearbeitet worden. Dies hat seine Ursache einerseits in der praktischen Wichtigkeit einer quantitativen Bestimmung für die Beurteilung und Kontrolle des Opiums als Ausgangsmaterial für die Morphingewinnung, zu dem heute noch das Mohnstroh hinzukommt, andererseits in der Schwierigkeit, nur das Morphin neben einer großen Zahl von Nebenalkaloiden und Verunreinigungen verläßlich quantitativ zu erfassen. Daraus ergibt sich, daß die Morphinbestimmung im Opium zweierlei Aufgaben zu erfüllen hat: 1. eine möglichste Befreiung des Morphin von Begleitsubstanzen, 2. eine möglichst spezifische Bestimmungsmethode.

Es sollen daher im nachfolgenden zunächst die wichtigsten Verfahren zur quantitativen Bestimmung reinen Morphins referiert werden und anschließend die Übertragung solcher Methoden auf die Morphinbestimmung im Opium. Als Anhang sollen dann noch einige biologische Methoden zum Nachweis und zu einer annähernd quantitativen Bestimmung kleinster Morphinmengen, vor allem in Organen und Exkreten angeführt werden.

Fällungsmethoden

Unter den Verfahren, bei denen eine Ausfällung des Morphin die Grundlage für seine quantitative Erfassung bildet, stehen heute die Methoden von MANNICH (1935) für größere Mengen und von DECKERT (1938) für die Mikrobestimmung an erster Stelle.

Methcde nach MANNICH. Das Morphin wird in evtl. entsprechend vorgereinigter Lösung bei ammoniak-alkalischer Reaktion mit einer Lösung von 0,25 g 1-Chlor-2,4-dinitrobenzol in 30 cm³ Aceton als gut kristallisierender Dinitrophenoläther ausgefällt, der abgesaugt, mit wenig Aceton gewaschen und gewogen wird. Durch Multiplikation mit 0,632 rechnet man auf Morphinbase um. (Bezüglich der Fehlerquellen der Methode siehe unter „Bestimmung im Opium", S. 35.)

AWE und REINECKE (1951) sowie DANN und WIPPERN (1951) haben an Stelle des Chlordinitrobenzols das analoge Fluordinitrobenzol vorgeschlagen, da infolge der größeren Reaktionsfähigkeit des letzteren die Bildung des Morphinäthers bereits nach 1—2 Std. statt nach 6—12 Std. vollständig ist.

Wegen der allerdings geringen Löslichkeit des Morphinäthers ist die Mannichsche Methode nur bei größeren Morphinmengen, wie sie vor allem bei der Bestimmung im Opium vorliegen, verwendbar. Für den Nachweis und eine annähernd quantitative Bestimmung kleinster Morphinmengen, die vor allem für die Kontrolle suchtverdächtiger Personen von Wichtigkeit ist, hat sich die Fällung des Morphin als Vanadin-Molybdän-Komplex nach DECKERT (1936) als gut brauchbare Methode erwiesen.

Das Prinzip dieser Methode besteht darin, daß bereits durch Molybdänsäure die meisten Alkaloide ausgefällt werden, während der Komplex mit Morphin relativ löslich ist, so daß im Filtrat der Molybdatfällung der äußerst schwer lösliche Morphin-Vanadin-Molybdän-Komplex [$V(OH)_5 \cdot 2\,MoO_3 \cdot C_{17}H_{19}NO_3$] ausgefällt und nephelometrisch bestimmt werden kann. In der endgültigen Ausführungsform (DECKERT 1938) wird folgendermaßen vorgegangen: 25 cm³ Harn werden mit $NaHCO_3$ alkalisiert und dreimal mit dem doppelten Volumen Essigester ausgeschüttelt. Der Rückstand nach dem Verdampfen des Essigesters wird in 2,2 cm³ H_2O unter Zusatz von 0,05 cm³ 20%iger HNO_3 aufgenommen und mit 0,05 cm³ 10%iger Ammonmolybdatlösung versetzt. Nach einstündigem Stehen wird filtriert und der evtl. noch vorhandene Trübungsgrad gemessen. Dann werden 0,2 cm³ einer gesättigten Lösung von Ammoniumvanadat zugesetzt und nach einstündigem Stehen abermals der Trübungsgrad bestimmt. Aus der Differenz der Trübungsmessungen läßt sich nach einer Eichkurve der Morphingehalt bestimmen. Unter Berücksichtigung der zehnfachen Anreicherung durch die Extraktion lassen sich noch Mengen zwischen 0,6—4 mg Morphinbase pro 1000 cm³ Harn quantitativ erfassen. Zu Täuschungen können nach DECKERT (1938) nur Chinin, Dilaudid und Heroin Veranlassung geben. Nach FORST (1949) stören jedoch außerdem noch Codein, Eukodal, Dicodid und Paracodin. Von den synthetischen Analgeticis gibt Pethidin eine positive Reaktion (FORST 1949), während Methadon nach SOEHRING und FRAHM (1949) die Bestimmung nicht stört. OBERST (1938) empfiehlt zur Ansäuerung statt HNO_3 eine 2,5 n H_2SO_4 und zur Sicherheit noch Einschaltung der Farbreaktion mit den Reagentien nach MARQUIS oder FRÖHDE. Letzteres empfiehlt auch GRUENER (1943). BREINLICH (1953) findet eine Erhöhung der Empfindlichkeit durch Zusatz von Bromwasser bei der Vanadatfällung. VIDIC (1952) kann die nach DECKERT reagierenden Morphinabkömmlinge in Gruppen trennen, indem er zum Filtrat der Molybdatfällung wechselweise entweder Vanadat allein oder Vanadat und Brom oder Brom allein oder Brom und Jod oder Jod allein zusetzt. GRÜNER (1951) schlägt zur Sicherung des Morphinnachweises vor, die Deckertsche Methode mit der Farbreaktion nach FRÖHDE in einem Arbeitsgang zu kombinieren.

Gegenüber diesen Verfahren von MANNICH bzw. DECKERT haben die älteren Fällungsmethoden ihre Bedeutung verloren: die Fällung mit Phosphor-Wolframsäurc und jodometrische Bestimmung im Niederschlag nach WACHTEL (1921), die gravimetrische Bestimmung der Molybdatfällung nach TAKAYANAGI (1924), die

gravimetrische Bestimmung mit Phosphormolybdänsäure nach ELLINGER und
SEEGER (1933) und die Ausfällung des Morphin mit einer gemessenen Menge von
Kalium-Quecksilberjodid, Oxydation des überschüssigen Kalium-Quecksilber-
jodids mit Bromwasser und Titration des ausgeschiedenen Jod mit Thiosulfat.

Colorimetrische Methoden

Die schon von MARQUIS (1896) zu annähernd quantitativer Bestimmung
kleinster Morphinmengen verwendete Reaktion mit Formalin-Schwefelsäure
(s. S. 25) wurde wegen ihrer Empfindlichkeit auch von GAUSS (1921) verwendet.
Bei Abwesenheit anderer Phenolbasen kann Morphin durch Kupplung mit
Diazobenzol-Sulfosäure in carbonatalkalischer Lösung nach LAUTENSCHLÄ-
GER (1919) als roter Azofarbstoff zwischen 0,05—0,5 mg/cm^3 gut colorimetrisch
bestimmt werden, ein Verfahren, dessen sich auch PLANT und PIERCE (1927),
sowie OBERST (1938) bedienten. Letzterer findet bessere Werte, wenn die Lösung
des Azofarbstoffes 15 min im siedenden Wasserbad erwärmt wird, da sich die
Farbe noch vertieft und die beim Colorimetrieren störenden Gasblasen entfernt
werden. Auf den Phenolcharakter des Morphin beruht auch die colorimetrische
Bestimmung mit dem Phenolreagens nach FOLIN und DENIS (1912) (100 g Na-
Wolframat und 20 g Phosphormolybdänsäure werden durch zweistündiges
Kochen in 750 cm^3 Wasser und 50 cm^3 85%iger Phosphorsäure gelöst und auf
1000 cm^3 aufgefüllt), das ebenfalls OBERST (1938) benützte. Empfindlichkeit
0,05 mg Morphin in 50 cm^3; Phenole, Harnsäure und andere reduzierende Substanzen stören. Auf dem gleichen Prinzip beruht auch die colorimetrische Bestimmung mit Phosphormolybdänsäure nach FLEISCHMANN (1929). Einen gewissen Vorteil soll nach F. u. M. BERNHEIM (1944) die Verwendung der Silicomolybdänsäure (SNELL 1935) zur colorimetrischen Morphinbestimmung, vor allem
in biologischem Material dadurch bieten, daß hier andere reduzierende Gewebs-
bestandteile nicht stören. Eine Halbmikro-Ausführung von SHIDEMAN und
KELLY (1947) gestattet so die quantitative Bestimmung von 0,2—0,7 mg Morphin.
Auch FUJIMOTO u. Mitarb. (1954) benützen die colorimetrische Bestimmung des
Morphin mit Silicomolybdänsäure bei p$_H$ 5,8 nach Vorreinigung des Untersuchungsmaterials durch Ausschütteln mit n-Butanol in stark alkalischer Lösung. Morphin
kann nach RIZZOTTI (1934) auch analog der Blutzuckermethode von FOLIN und
MARMROSS durch Reduktion von Ferricyankalium und Colorimetrie des beim
Versetzen mit Ferrisalzlösung entstehenden Berlinerblau bestimmt werden.

Die Rotfärbung des durch Oxydation mit HJO$_3$ aus Morphin erhaltenen
Pseudomorphin durch Komplexbildung mit Fe$^{...}$-Salzen haben GUARINO (1946)
sowie MARIANI, GUARINO und MARELLI (1951) zu einer quantitativen Morphinbestimmung ausgebaut. Nach CRAMER und VOERMAN (1949) sowie PRIDE und
STERN (1949) läßt sich diese Methode noch verbessern, wenn man zur Colorimetrie den grünen Komplex des Pseudomorphin mit Ni-Salzen verwendet.

Morphinbestimmung nach PRIDE und STERN: 10 cm^3 einer Morphinlösung in
0,05 n HCl werden mit 2 cm^3 einer 4,5%igen HJO$_3$-Lösung versetzt. Nach genau
10 min werden 10 cm^3 des frisch bereiteten Ni-Reagens zugesetzt; 90 min später
wird colorimetriert. (Ni-Reagens: 8 g Ammoncarbonat werden mit einer Mischung
aus 25 cm^3 einer 21,4%igen Chlorammoniumlösung, 20 cm^3 n-Ammoniak und
10 cm^3 einer 1%igen NiCl$_2$-Lösung geschüttelt und die Lösung auf 100 cm^3 aufgefüllt.) Empfindlichkeit bis 0,005% Morphin; Genauigkeit ± 2% bei 0,03%
Morphin.

Nach Überführung in Apomorphin kann nach COLE (1947) das Morphin durch
Kondensation in alkalischer Lösung mit 2,6-Dibromchinon-chlorimid colori-

metrisch bestimmt werden: 1 cm³ der Apomorphinlösung (0,02—0,2 mg/cm³) werden mit 0,1 cm³ einer frischen Lösung von 23 mg des Chlorimids in 5 cm³ absolutem Alkohol und 0,5 cm³ einer 5%igen Na-Carbonatlösung versetzt. Nach 30 min wird der gebildete Farbstoff mit 2 cm³ Butylalkohol extrahiert und colorimetriert.

Die nach GRIMBERT und LECLÉRE (1913) modifizierte Pellagri-Reaktion (s. S. 26) benützten CAHEN und FEUER (1939) zur colorimetrischen Morphinbestimmung.

Nach Umsetzung mit p-Nitrobenzoylchlorid in Dichloräthylen kann laut COCHIN u. Mitarb. (1952) das Morphin auch nach der Methylorangemethode von BRODIE (1947) (s. S. 36) bestimmt werden. Diese Methode ist auch zur Bestimmung kleiner Mengen in biologischem Material geeignet (WOODS u. Mitarb. 1954a). Nach Reduktion des p-Nitrobenzoylesters mit TiCl₃ in wäßriger Lösung kann die colorimetrische Bestimmung auch durch Kupplung mit diazotiertem N-(1-Naphthyl)-äthylendiamin erfolgen.

Levorphan kann nach FISHER und LONG (1953) direkt nach der Methylorange-Methode bestimmt werden.

Morphinbestimmung im Opium

Unter allen Morphinanalysen kommt der quantitativen Bestimmung im Opium die größte praktische Bedeutung zu. Sie hat wegen der gestellten Anforderung an Zuverlässigkeit und durch die vielen im Opium enthaltenen Begleitstoffe mit erheblichen Schwierigkeiten zu kämpfen. Aus diesen Umständen erklärt sich die große Anzahl der veröffentlichten Methoden, deren lückenlose Anführung sich erübrigt, da diesbezüglich kritische Zusammenstellungen von GRÄNICHER (1936) sowie GRIFFITH und WHALLEY (1940) vorliegen. Allerdings bedeutet es eine große Erleichterung für die Erfüllung der gestellten Anforderung, daß infolge des hohen Morphingehaltes des Opiums an die Empfindlichkeit der Methode keine besonders hohen Anforderungen gestellt werden.

Für die Morphinbestimmung im Opium stehen heute vor allem zwei Grundmethoden in Konkurrenz: 1. die sogenannten „Kalkmethoden", 2. die Methode nach MANNICH.

Die Kalkmethoden. Das Prinzip dieser Methoden beruht darauf, daß das Morphin durch Ca(OH)₂ als Phenolat in Lösung gehalten wird, während die meisten Begleitalkaloide bei der p_H des Ca(OH)₂ in Wasser kaum löslich sind. Nach weiterer Reinigung wird das Morphin dann bei seinem isoelektrischen Punkt ausgefällt und titrimetrisch bestimmt. Fehlerquellen dieser Methoden sind, daß das Morphin nicht in genügender Reinheit isoliert wird oder daß andererseits bei umständlichen Reinigungsmanipulationen Morphin verloren geht. Beide Fehlerquellen sind bei den heute üblichen Ausführungsformen praktisch ausgeschaltet.

Die ursprüngliche Kalkmethode wurde von RUSTING (1931, 1932, 1934) dadurch verbessert, daß durch Zusatz von MnCl₂ bei der Extraktion des Opiums mit Ca(OH)₂-Lösung die durch Oxydation von Begleitstoffen bedingte Verunreinigung des abgeschiedenen Morphin verhindert wird. WINTERFELD, GÖRLE und RAUCH (1937) verbesserten die Methode weiterhin, indem sie zur Freisetzung des Morphin das Ammonchlorid durch Ammonsulfat ersetzten.

Eine weitere Verfeinerung der Rustingschen Methode erzielten EDER und WÄCKERLIN (1940) durch eingeschaltete Reinigungsmethoden. Sie extrahieren das Opium wie RUSTING mit Ca(OH)₂-Lösung unter Zusatz von MnSO₂ und schütteln den alkalischen Extrakt zur Entfernung von Nebenalkaloiden und von Verunreinigungen mit einem Gemisch aus Benzol und Tetrachlorkohlenstoff aus.

In der so vorgereinigten Morphin-Phenolatlösung wird das Morphin mit Ammonsulfat in Freiheit gesetzt und mit einem Gemisch von Chloroform und Isopropylalkohol (3:1) ausgeschüttelt. Durch Filtration über basisches Aluminiumhydroxyd werden weitere, die Kristallisation des Morphin hemmende Verunreinigungen entfernt. Die Lösung wird dann zur Trockene gebracht und der Rückstand in n/10 NaOH unter Zusatz von etwas Alkohol und Äther wieder gelöst. Aus dieser Lösung wird schließlich das Morphin durch Zusatz von Ammonsulfat in kristallisierter Form abgeschieden und mit n/10 HCl gegen Methylrot titriert.

Ähnlich sind die Methoden der britischen und schweizerischen Pharmakopoe und der Pharmakopoea internationalis.

Bei der Methode der USA-Pharmakopoe XIV (1950) wird das Opium mit Wasser erschöpfend extrahiert, der Extrakt auf etwa $^1/_{10}$ eingeengt und mit Calciumhydroxyd versetzt. Nach dem Filtrieren wird unter Zusatz von Äther durch Ammonsulfat unter häufigem Umschütteln das Morphin zur Abscheidung gebracht. Nach Stehen über Nacht werden die Morphin-Kristalle abfiltriert und in Methanol gelöst. Die Methanollösung wird nach Zusatz von Wasser und einer genau gemessenen Menge von n/10 H_2SO_4 wieder auf etwa $^1/_3$ eingeengt und mit n/10 Lauge gegen Methylrot zurücktitriert.

Bei der heute veralteten Methode des DAB 6 wird der filtrierte wäßrige Opiumauszug direkt mit Ammoniak alkalisch gemacht, wobei vor dem Morphin die Hauptmenge des Narkotin ausfällt und durch Filtrieren entfernt wird. Der Rest der Nebenalkaloide sowie die Kristallisation störender Stoffe werden dann durch Äthylacetat ausgeschüttelt. Die nun auskristallisierende Morphinbase wird gesammelt, gewaschen und titrimetrisch bestimmt.

Eine chromatographische Vorreinigung des Opiumauszuges geben GROSFELD-NIR u. Mitarb. (1954) an. Der wäßrige Opiumextrakt wird nach Alkalisieren mit Ammoniak auf eine Säule von „Celite" (Diatomeenerde) aufgegeben; aus dem Adsorbat werden die Nebenalkaloide durch Benzol und hinterher das Morphin durch ein Chloroform-Alkohol-Gemisch 3:1 eluiert. Letztere Lösung wird abdestilliert und das Morphin im Rückstand titrimetrisch bestimmt.

Eine Vorreinigung methanolischer Opiumextrakte durch „Florisil" geben KEE und KIRCH (1953) an.

Zur Abtrennung des Morphin von Begleitstoffen und den meisten Nebenalkaloiden wird auch die Säulenchromatographie mit Ionenaustauschern verwendet. Der basische „Amberlite XE 75" hält nach GRANT und HILTY (1953) das Morphin quantitativ zurück, jedoch nicht das Codein. HAMLOW u. Mitarb. (1954) haben eine Reihe weiterer Amberlite-Sorten auf ihr Verhalten gegenüber Morphin untersucht. Amberlite IR 120 adsorbiert Morphin quantitativ; die restlose Elution kann durch 4 n-methanolisches Ammoniak erfolgen. Amberlite IR 50 adsorbiert aus methanolischer Lösung nur Morphinbase, nicht aber Morphinsulfat. Durch Amberlite IRA 400 oder Nalcite SAR kann Morphin aus methanolischer Lösung von den nichtphenolischen Begleitalkaloiden getrennt werden. Die Elution erfolgt hier mit n-HCl.

Die „Kalkmethoden" in ihren verschiedenen Ausführungsformen geben in der Hand des Geübten gut reproduzierbare Werte. Sie benötigen jedoch relativ große Opiummengen (5—6 g pro Bestimmung), sind recht zeitraubend und umständlich und können in der Hand des weniger Geübten durch die zahlreichen Manipulationen zu Fehlern führen.

Methode nach MANNICH. Diese Nachteile scheint die *Methode nach* MANNICH in ihrer letzten Ausführungsform (1943) zu vermeiden. Sie besteht in der Ausfällung des Morphin als Dinitrophenyläther (S. 31) in einem durch Bleiacetat gereinigten wäßrigen Opiumauszug. Sie benötigt nicht mehr als 1—1,5 g Opium und ist vor allem bei Verwendung des rascher reagierenden Fluordinitrobenzols in wenigen Stunden durchführbar.

Eine der von MANNICH vorgeschlagenen Ausführungsformen für festes Opium ist folgende: Man reibt 1,5 g Opium mit 1,5 cm³ Wasser aufs feinste an, fügt 4,5 cm³ 10%ige Bleiacetatlösung hinzu, spült quantitativ in einen tarierten Kolben und bringt das Gewicht mit Wasser auf 45,7 g (45 g Wasser + 0,7 g ungelöste Bestandteile). Man läßt eine Stunde unter öfterem Umschütteln stehen und filtriert durch ein Filter von 9 cm Durchmesser. Die ersten 5 cm³ des Filtrates werden verworfen. 30 g Filtrat (= 1 g Opium) werden in einem Erlenmeyerkolben von 100 cm³ abgewogen. Darin löst man 0,5 g Citronensäure, um das Blei als Komplexsalz in Lösung zu halten, fügt eine Lösung von 0,25 g Chlordinitrobenzol (bzw. Fluordinitrobenzol) in 30 cm³ Aceton und schließlich 10 cm³ Ammoniak in 10%iger Lösung hinzu. Nach 24 Std. (beim Fluordinitrobenzol nach 2 Std.) saugt man den kristallisierten Niederschlag auf einer gewogenen Glasfilternutsche G 3 ab, wäscht zweimal mit Aceton und zweimal mit Wasser, trocknet bei 70—80° und wiegt. Das Gewicht des Niederschlags mit 0,632 multipliziert gibt die gefundene Menge Morphin an.

Die Fehlerquellen der Methode beruhen einerseits darauf, daß der Morphinäther doch eine gewisse Löslichkeit besitzt und daher beim Ausfällen und Auswaschen eine geringe Menge Morphin verloren geht, andererseits darauf, daß die rasch ausfallenden Kristalle des Morphinäthers geringe Mengen von Nebenalkaloiden einschließen können. Nach den Untersuchungen von MANNICH gleichen sich diese an sich geringen Fehler gegenseitig fast aus. Um sie trotzdem zu vermeiden, haben VAN PINXTEREN und SMEETS (1950) vorgeschlagen, eine modifizierte Kalkmethode mit der Mannichschen Fällungsmethode zu kombinieren. Die Autoren extrahieren das Opium nach RUSTING (s. S. 33) mit Ca(OH)$_2$ und MnCl$_2$ und fällen das überschüssige Ca im Filtrat in natronalkalischer Lösung mit Oxalat. Nach abermaligem Filtrieren wird nach MANNICH der Morphinäther gefällt.

Eine chromatographische Vorreinigung für die Fällung des Morphin als Reineckat oder als Dinitrophenyläther haben BÖHM und STROHECKER (1953) ausgearbeitet. Der Wasserextrakt aus 0,2 g Opium wird zunächst über eine Säule von „saurem Aluminiumoxyd Woelm" laufen gelassen. Aus dem eingedampften und in Methanol gelösten Filtrat wird dann das Morphin an „basisches Aluminiumoxyd Woelm" adsorbiert, das mit n-Essigsäure eluiert und nach Alkalisierung durch Ammoniak mit einer Butanol-Chloroform-Mischung ausgeschüttelt wird. Aus der organischen Phase wird das Morphin mit 10%iger Essigsäure wieder ausgeschüttelt und in der sauren Lösung dann als Reineckat oder nach MANNICH gefällt.

Diese etwas komplizierte Methode wurde mit vollauf befriedigendem Ergebnis von FISCHER und FOLBERTH (1955) wesentlich vereinfacht. Diese Autoren lassen den wäßrigen Opiumextrakt nur über eine Säule aus „saurem Aluminiumoxyd Woelm" laufen und fällen das Morphin in dem Filtrat direkt nach MANNICH. SVENDSEN und AARNES (1955) adsorbieren zur Vorreinigung die Morphinbase an Aluminiumhydroxyd von BROCKMANN und eluieren sie mit einem Chloroform-Isopropanolgemisch im Verhältnis von 180:60. Als Ionenaustauscher zur Vorreinigung benützen BERGGREN und BJÖRING (1953) „Decalso", GUNDERSEN u. Mitarb. (1953), sowie ACHOR und GEILING (1954) „Dowex II". Eine Übersicht über die Verwendung von Ionenaustauschern bei Alkaloidanalysen gab JINDRA (1955).

Quantitative Bestimmung der synthetischen Analgetica

Zur quantitativen Bestimmung der synthetischen mo.ä. V., vor allem von Pethidin und Methadon, wird von den meisten Autoren das von LEHMANN und AITKEN (1942) in die Analytik organischer Basen eingeführte Prinzip verwendet. Dieses besteht darin, daß die Salze organischer Basen mit sauren Farbstoffen in organischen Lösungsmitteln leicht, in Wasser dagegen sehr schwer löslich sind, während der Farbstoff allein in das organische Lösungsmittel nicht übergeht. Die in das organische Lösungsmittel als Salz der betreffenden Base übergegangene Farbstoffmenge gibt daher direkt das Maß für die Menge der zu bestimmenden Basen. Als Farbstoffkomponente verwenden LEHMAN und AITKEN Bromthymolblau, CROHNHEIM und WARE (1948) Bromkresolpurpur und VIDIC (1950) Bromkresolgrün, während WAY u. Mitarb. die von BRODIE u. Mitarb. (1945, 1947) angegebene Technik mit Methylorange verwenden.

Der prinzipielle Unterschied zwischen der Methylorangemethode und denjenigen mit den Bromsulfophthaleinen besteht darin, daß beim Methylorange die Farbvertiefung zur Colorimetrie durch Säurezusatz, bei den Phthaleinen durch Ausschütteln mit verdünnter NaOH in der wäßrigen Lösung erzielt wird. Dies hat bei den Phthaleinmethoden den Vorteil, daß in die alkalisch wäßrige Phase nur der Farbstoff übergeht, während die Base fast quantitativ in der organischen Phase verbleibt und für weitere Untersuchungen verwendet werden kann. Die häufigste Anwendung finden diese Methoden zum Nachweis kleinster Mengen in biologischem Material, vor allem im Harn zur Kontrolle bei Suchtverdächtigen.

LEHMAN und AITKEN (1942), die zuerst die Bromthymolblau-Methode zur quantitativen Bestimmung des Pethidin im Harn angaben, extrahieren zunächst die Base bei p_H 7,5 mit Benzol und schütteln dann die benzolische Lösung mit der ebenfalls auf p_H 7,5 abgepufferten Farbstofflösung. Die dabei als Addukt mit dem Pethidin in das Benzol übergehende Farbstoffmenge wird mit n/20 NaOH ausgeschüttelt und colorimetriert. Die Genauigkeit beträgt bei 0,08—0,4 mg Pethidin pro 10 cm³ Harn ± 2,7%. Morphin stört die Bestimmung nicht, wohl aber Codein, Chinin, Pyramidon, Ephedrin oder Nicotin.

Bei der in verschiedenen Modifikationen am häufigsten verwendeten Methode von CRONHEIM und WARE (1948) wird die erste alkalische Ausschüttelung vermieden und der auf p_H 5,3 gepufferte Harn direkt mit der Farbstofflösung versetzt; der Farbstoffkomplex wird dann mit Benzol ausgeschüttelt.

Pufferlösung: 9,078 g KH_2PO_4 nach SÖRENSEN (I) und 11,876 g Na_2HPO_4 nach SÖRENSEN (II) werden in je 1000 cm³ Wasser gelöst; die Mischung von 9,75 cm³ I mit 0,25 cm³ II hat ein p_H von 5,29 (SOEHRING und LOEHR 1950).

Farblösung: 0,2 g Bromkresolpurpur werden in 15 cm³ Wasser gelöst und nach Zufügen von 3,2 cm³ n/10 NaOH auf 250 cm³ aufgefüllt.

Durchführung der Bestimmung: In einem Schütteltrichter von 100 cm³ Inhalt werden 10 cm³ Harn mit 5 cm³ Pufferlösung und 5 cm³ Farbstofflösung versetzt und zweimal mit je 50 cm³ Benzol ausgeschüttelt. Die vereinigten Benzolextrakte werden dann zweimal mit je 10 cm³ n/20 NaOH extrahiert. Nach Auffüllen auf 25 cm³ wird bei 580 mμ colorimetriert. Zur Bestimmung des Leerwertes, der subtrahiert werden muß, wird in 20 cm³ Harn das Methadon bzw. Pethidin durch Schütteln mit 0,4 g Superfiltrol adsorbiert und das Filtrat in gleicher Weise wie oben angegeben behandelt und colorimetriert.

Die Genauigkeit der Bestimmung beträgt im Bereich von 0,01—0,1 mg/10 cm³ ± 3%. Zur Erreichung dieser Genauigkeit ist es nach SÖHRING und LÖHR (1950) nötig, den Harn vorher auf p_H 5,5 einzustellen. Zur Verminderung des Leerwertes empfehlen die gleichen Autoren zuerst den Harnstoff bei p_H 7,0—7,5 durch

Urease zu zerstören. Mit der gleichen Methode kann auch Pethidin bestimmt werden. Durch Kombination mit dem Morphinnachweis nach DECKERT (s. S. 31) kann zwischen Pethidin, Methadon und Morphin nach folgendem Schema unterschieden werden.

DECKERT positiv — CRONHEIM, WARE positiv = Pethidin
DECKERT positiv — CRONHEIM, WARE negativ = Morphin
DECKERT negativ— CRONHEIM, WARE positiv = Methadon

Eine Unterscheidung zwischen Methadon und Pethidin kann nach VIDIC (1953) auch dadurch getroffen werden, daß man eine zweite Harnprobe vor der colorimetrischen Bestimmung bei p_H 5,6 einer Vorextraktion mit Benzol unterzieht. Der nunmehr gefundene colorimetrische Restwert liegt bei Methadon zwischen 12 und 25%, bei Pethidin dagegen zwischen 70—87%.

Eine Trennung vom Morphin und anderen, die Bestimmung störenden, nicht flüchtigen Basen (z. B. Chinin) kann nach MILOS (1945) bzw. VIDIC (1950) durch Überdestillieren der freien Basen des Pethidin bzw. Methadon mit Wasserdampf erfolgen.

VIDIC (1950) empfiehlt statt Bromkresolpurpur das Bromkresolgrün. Nach dem gleichen Autor (1953) läßt sich das Ketobemidon nach CRONHEIM-WARE direkt nur schlecht als Farbkomplex in Benzol überführen, wohl aber wenn es vorher durch ein Bromatgemisch bromiert wird. Es fällt bei Zusatz von $AgNO_3$ mit dem AgBr quantitativ aus und kann nunmehr nach Auflösen des AgBr-Niederschlages mit konz. Thiosulfatlösung der colorimetrischen Bestimmung zugeführt werden.

Zur colorimetrischen Bestimmung des Phenadoxon verwenden PAGE und KING (1950) die Brom-Thymolblau-Methode bei p_H 4,0.

Die Methylorange-Methode kann nach FISHER und LONG (1953) auch für die Bestimmung von Levorphan verwendet werden, das sich nach KAISER und JORI (1954) auch als Azofarbstoff mit p-Nitroanilin in einem Bereich von 10 bis 200 γ colorimetrisch bestimmen läßt.

Eine colorimetrische Bestimmung von Methadon durch Nitrierung geben RICKARDS, BOXER und SMITH (1950) an. Das Methadon wird zuerst in geeigneter Weise in das trockene Hydrochlorid übergeführt und dann bei 100° mit einer Lösung von 10% KNO_3 in konz. H_2SO_4 nitriert. Das Nitrierungsprodukt gibt mit Methyläthylketon eine zur Photometrie geeignete Färbung. Aus Organbrei konnten mit dieser Methode 1—30 γ Methadon zu 97% ± 2,5% wiedergefunden werden.

Eine allerdings wenig empfindliche und nur für reine Methadonlösungen anwendbare colorimetrische Bestimmung, welche die Reaktion der $-CH_2 \cdot CO \cdot CH_2$-Gruppe mit m-Dinitrobenzol zur Grundlage hat, gibt FABER (1950) an.

Papierchromatographie

Ein Verfahren zur Trennung und Bestimmung der mo.ä. V. durch Papierchromatographie gibt JATZKEWITZ (1953) an. Als Papiersorte verwendet der Autor Schleicher & Schüll Nr. 2043b, als Lösungsmittel für die aufsteigende Chromatographie ein Gemisch von Butanol : 15%iger Ameisensäure : Wasser = 12 : 1 : 7. Als Sprühreagentien zum Sichtbarmachen dient einerseits Kalium-Wismut-Jodid, andererseits eine carbonatalkalische Lösung von Diazobenzol-Sulfosäure. Mit letzterem Reagens können Morphin, Dilaudid und Ketobemidon durch die gelbrote bis rote Färbung erkannt werden. Die unter diesen Bedingungen gefundenen R_f Werte für die einzelnen Analgetica sind in beifolgender Tab. 21 angeführt.

Bei der Ausführungsform im Harn wird dieser mit Natriumcarbonat auf p_H 9—10 gebracht und mit Amylacetat ausgeschüttelt. Aus dem Amylacetat wird mit 5 Tropfen einer 15%igen Ameisensäure rückextrahiert und die saure Lösung mit einer Capillarpipette auf die Startlinie des Chromatogramms aufgebracht.

KAISER und JORI (1954) verwenden für die aufsteigende Papierchromatographie zum Nachweis von Morphin und Levorphan ebenfalls Schleicher & Schüll Nr. 2043b, als Entwickler jedoch n-Butanol. Als Sprühreagens verwenden die Autoren eine Ferrichlorid-Kaliumferricyanidlösung (0,1 g Kaliumferricyanid in 2 cm³ Wasser werden mit je 10 cm³ Alkohol und Äther sowie 5 Tropfen einer Eisenchloridlösung nach DAB VI versetzt). Durch die reduzierende Wirkung von Morphin und Levorphan entsteht eine Fällung von Berlinerblau, die durch Auswaschen des überflüssigen Reagens mit Wasser fixiert werden kann. Der R_f-Wert für Morphin wurde zu 0,31, für Levorphan zu 0,77 gefunden.

Tabelle 21. *R_f-Werte nach* JATZKEWITZ (1953) *bzw.* VIDIC (1955)

	I	II	III
Morphin	0,31	0,22—0,25	0,08—0,09
Dilaudid	0,32	0,25—0,28	0,18—0,20
Eukodal	0,34	0,28—0,32	0,38—0,41
Codein	—	0,32—0,36	0,33—0,38
Dikodid	0,39	0,33—0,39	0,58—0,63
Acedicon	—	0,42—0,46	0,61—0,64
Cliradon	0,61	0,56—0,63	0,30—0,34
Pethidin	0,70	0,66—0,70	0,72—0,78
Levorphan . . .	0,71	0,69—0,74	0,36—0,40
Methadon . . .	0,80	0,77—0,80	0,72—0,78

I = JATZKEWITZ:
    Butanol:Ameisensäure:Wasser = 12:1:7
II = VIDIC:
    Butanol:Ameisensäure:Wasser = 12:1:7
III = VIDIC:
    Dichloräthan:Eisessig:Wasser = 20:8:2

SEIBERT u. Mitarb. (1954) empfehlen vor der Papierchromatographie im Harn zuerst den Harnstoff mit Urease zu zerstören.

Eine papierchromatographische Trennung und annähernd quantitative Bestimmung von 5 Morphinanderivaten geben BROSSI, HÄFLIGER und SCHNIDER (1955) an. Sie nehmen Whatman-Filterpapier Nr. 1, das entsprechend dem Vorgehen von CURRY und POWELL (1954) mit einer Pufferlösung imprägniert ist und arbeiten mit dem absteigenden Verfahren. Zur sicheren Identifizierung werden zwei Chromatogramme mit verschieden gepufferten Papieren und verschiedenen Laufmittelgemischen entwickelt. Zur Sichtbarmachung des Chromatogramms wird als Sprühreagens eine Jod-Platinatlösung nach MUNIER und MACHEBOEF (1949) verwendet (0,2 g Platinchlorid in 2 cm³ Wasser werden mit einer Lösung von 1 g KJ in 24 cm³ Wasser vermischt und nach Filtrieren mit Wasser auf 50 cm³ aufgefüllt). Die entsprechenden R_f-Werte der beiden Chromatogramme, die Laufmittelgemische und die Pufferlösungen zur Imprägnierung des Papiers sind aus Tab. 22 zu entnehmen. Als Bezugssubstanz läßt man am besten Morphin mitlaufen.

REICHELT (1955) imprägniert das Papier mit einem Gemisch von gleichen Teilen Formamid und Alkohol. Bei Entwicklung des Chromatogrammes mit Benzol lassen sich Morphin, Codein, Dionin und Dioxycodeinon, bei Entwicklung mit einem Gemisch von Benzol und Chloroform im Verhältnis von 2:3 Codein, Dionin, Dicodid und Eukodal voneinander trennen. WAGNER (1955) verwendet zur Trennung der Morphinderivate gepufferte Papiere in drei p_H-Bereichen: Für p_H 2—4 einen 0,1 m-Natriumcitrat/HCl-Puffer, für p_H 5—8 einen Phosphatpuffer und über p_H 9 einen 0,1 m-Glykokoll/NaOH-Puffer. Auch MANNERING u. Mitarb. (1954) sowie SEIFERT u. Mitarb. (1955) benützen zum Nachweis geringer Mengen der mo.ä. V. in Harn und Gewebe die Papierchromatographie.

Tabelle 22. R_f-Werte für Morphinanderivate nach BROSSI u. Mitarb.

	Laufmittel A Puffer A	Farbe nach Trocknen	Laufmittel B Puffer B	Farbe nach Trocknen
Morphin	0,13	grau-braun	0,68—0,73	grau-gelb
3-Oxymorphinan	0,37—0,41	grau	0,55—0,59	violett
3-Methoxy-morphinan	0,45—0,49	grau	0,74—0,78	grau
3-Oxy-N-methyl-morphinan . .	0,37—0,41	violett	0,84—0,88	violett
3-Oxy-N-allyl-morphinan . . .	0,67—0,70	violett	0,94—0,96	violett
3-Methoxy-N-methyl-morphinan	0,47—0,52	violett	0,88—0,92	violett

	Amylenhydrat	Di-n-butyl-äther	Wasser	Merkmale
Laufmittel A	80 Teile	7 Teile	13 Teile	klar
Laufmittel B	50 Teile	7 Teile	43 Teile	2 Phasen

Pufferlösungen:

Puffer A: 15,6 g prim. Natriumphosphat ($NaH_2PO_4 \cdot 2\,H_2O$) werden in Wasser gelöst, mit 3,5 cm³ 30% NaOH versetzt und auf 1 l verdünnt. ($p_H = 6{,}32$; die p_H-Bestimmung erfolgte elektrometrisch.)

Puffer B: 3,3 cm³ einer 0,1 mol. Citronensäurelösung (19,2 g in 1 l Wasser) und 116,7 cm³ einer 0,2 mol. sek. Natriumphosphatlösung (71,64 g $Na_2HPO_4 \cdot 12\,H_2O$ in 1 l Wasser) werden gemischt. ($p_H = 8{,}09$; die p_H-Bestimmung erfolgte elektrometrisch.)

Andere physikalische Bestimmungsmethoden

Polarographie. BAGGESGAARD-RASMUSSEN (1947), HOLUBEK (1955) sowie PFEIFER u. Mitarb. (1956) geben polarographische Bestimmungsmethoden für Morphin in Mohnstroh an. Nach PAGE und KING (1950) läßt sich auch Phenadoxon polarographisch bestimmen; in n/10 KCl liegt die charakteristische Stufe bei $-1{,}75$ V.

Elektrodialyse, Elektrophorese. Nach PREUSS (1955) lassen sich Morphin, Pethidin und Methadon durch Elektrodialyse aus Blut in wesentlich besserer Ausbeute isolieren als durch Extraktion mit Trichloressigsäure oder mit dem Verfahren nach STAAS-OTTO.

SANO u. Mitarb. (1955) können die Trennung der mo.ä. V. auf Grund ihrer verschiedenen Wanderungsgeschwindigkeit im elektrischen Feld bei der Methode der Papierelektrophorese durch Anlegung einer Hochspannung (120 V/cm) auf etwa 35 min verkürzen.

Isotopenmethode. Es ist verständlich, daß die Isotopentechnik auch in den Dienst der Analytik der mo.ä. V. gestellt wurde. Ihr Nachteil ist, daß mit ihr in noch viel weitgehenderem Maße als bei den colorimetrischen Bestimmungen mit der Methode der Farbstoffaddukte auch unwirksame Umwandlungsprodukte, ja selbst kleine Bruchstücke des Moleküls, miterfaßt werden, wenn sie nur das markierte Atom tragen. Wegen ihrer von den anderen Methoden nicht erreichten großen Empfindlichkeit ist die Isotopenmethode vor allem herangezogen worden, um das Schicksal der mo.ä. V. im Organismus zu verfolgen. Die betreffenden Arbeiten und Autoren sollen daher erst in dem diesbezüglichen Kapitel (S. 43) angeführt werden.

Röntgenspektra. BARNES und SHEPPARD (1954) bringen die ausführlichen Daten sowie Abbildungen der Röntgenspektra von 83 mo.ä. V., die nach der Pulvermethode aufgenommen wurden. Nach Angabe der Autoren können auf diese Weise Mengen herab bis zu 0,2 mg identifiziert werden. Nach ADLER und SHAW (1952) kann zur Identifizierung des Morphin auch das Röntgenspektrum seines Dinitrophenyläthers herangezogen werden.

Ultraviolett-Spektrophotometrie. Auch diese Methode wurde schon frühzeitig in den Dienst der Analytik des Morphin und seiner Derivate gestellt. Die ersten UV-Spektra von Morphin, Codein, Diamorphin und anderen Opiumalkaloiden gab HARTLEY im Jahr 1884 bekannt. Durch die technische Entwicklung der modernen UV-Spektrographen ist die UV-Spektrophotometrie eine brauchbare Methode zur Charakterisierung und quantitativen Bestimmung geworden, die auch bei kleinen Mengen — z. B. 0,2 mg Morphin (EISENBRAND 1926) — noch durchführbar ist. Angaben über die UV-Spektrometrie einer Reihe von Opiumalkaloiden aus neuerer Zeit finden sich bei: KITASATO (1927), ELVIDGE (1940), GOLDBAUM und KAZYAK (1952), ADLER und SHAW (1953), BIGGS (1953) sowie CLARK und McBAY (1954).

Für Verbindungen aus der Methadonklasse stammen entsprechende Angaben von STRAIT u. Mitarb. (1948), HUBACH und JONES (1950) sowie SHAW und JEFFRIES (1951). Eine Übersicht über die Entwicklung der Methode und ihre Anwendung für die Analytik der mo.ä. V. gibt FARMILO (1954).

OESTREICHER, FARMILO und LEVI haben die UV-Spektren einer großen Zahl von mo.ä. V. erneut aufgenommen und in Kurven sowie einer Übersichtstabelle über die charakteristischen Maxima und Minima niedergelegt, die nachfolgend auszugsweise wiedergegeben sei.

Tabelle 23. *UV-Spektraldata nach* ÖSTREICHER, FARMILO *und* LEVI (1954)

Verbindung	λ_{max} mμ	ε_{max}	Konz. g/l	λ_{min} mμ	ε_{min}	Konz. g/l
Morphin-HCl	209	26,200	0,0103	261	490	0,1030
	285	1,540	0,1030			
Codein	211	24,000	0,0107	263	535	0,1072
	286	1,550	0,1072			
Hydromorphone-HCl . .	280	1,220	0,1002	261	625	0,1002
Hydrocodone-Tartrat . .	280	1,220	0,1006	261	582	0,1006
Oxycodone	283	1,250	0,1008	265	730	0,1008
Oxycodone-HCl	280	1,210	0,1010	263	670	0,1010
Acedicon-HCl	280	1,410	0,1006	258	485	0,1006
Nalorphine-HCl	209	24,200	0,0101	260	483	0,1010
	285	1,520	0,1010			
Levorphan-Tartrat . . .	279	2,000	0,1064	244	32	0,1064
Dextromethorphan-HBr .	218	7,560	0,0106	215	7400	0,0102
	278	2,040	0,1016	246	135	0,1016
Pethidin-HCl	251	176	0,5080	248	147	0,5080
	257	217	0,5080	254	160	0,5080
	263	174	0,5080	261	160	0,5080
Ketobemidon-HCl	280	2,270	0,1016	251	435	0,1016
Methadon-HCl	253	499	0,5080	251	480	0,5080
	259	542	0,5080	256	492	0,5080
	264	513	0,5080	263	500	0,5080
	292	557	0,5080	274	390	0,5080
Phenadoxon-HCl	253	465	0,2580	251	448	0,2580
	259	513	0,2580	256	448	0,2580
	265	495	0,2580	263	485	0,2580
	292	581	0,2560	275	378	0,2580

Infrarot-Spektrometrie. Von LEVI, HUBLEY und HINGE (1955) wurden die I.R.-Spektra des Morphin und der mo.ä. V. als Emulsion in Mineralöl und in Chloroformlösung aufgenommen und in Form eines „Atlas" zusammengestellt. In gleicher Weise sind auch die von MANNING (1955) nach der Kaliumbromid-Methode gewonnenen I.R.-Spektren veröffentlicht worden.

Biologische Bestimmungsmethoden

So wie für andere pharmakodynamisch hoch wirksame Stoffe sind auch für Morphin und die mo.ä. V. biologische Bestimmungsmethoden entwickelt worden, die noch bei kleinsten Mengen eine annähernd quantitative Bestimmung erlauben. Sie kommen vor allem bei Bestimmungen aus biologischem Material für wissenschaftliche und evtl. auch forensische Zwecke in Frage, da die meisten der hochempfindlichen colorimetrischen Bestimmungsmethoden und vor allem die Isotopenmethode auch unwirksame Abwandlungsprodukte erfassen.

Mäuseschwanzreaktion

Die Straub-Hermannsche Mäuseschwanzreaktion (s. S. 90) läßt sich nach MAIER (1931) zu einer annähernd quantitativen Bestimmung des Morphin verwenden, wobei der Prozentsatz der reagierenden Tiere und die Dauer der Reaktion als Maß genommen wird. Nach diesem Autor lassen sich bei Verwendung von 10 Mäusen noch 0,02 mg Morphin mit einer Fehlergrenze von ± 10–20% bestimmen.

KEIL und KLUGE (1934) verwendeten die gleiche Methode zur quantitativen Bestimmung kleiner Morphinmengen und auch zur Bestimmung des Wirkungsverhältnisses gegenüber anderen halbsynthetischen Morphinderivaten. Sie fanden bei Verwendung von 50 Versuchstieren einen mittleren Fehler von 4,2%. Diese Autoren stellten auch fest, daß die Reaktion durch Scopolamin abgeschwächt wird. Die Hemmung der Mäuseschwanzreaktion beginnt bei einem Verhältnis von Scopolamin : Morphin von 1 : 40 und ist bei 1 : 10 maximal. Atropin besitzt diesen Antagonismus nicht, der auch zur annähernd quantitativen Bestimmung

Tabelle 24

mg/20 g	Mäuseschwanzreaktion Prozent positiv reagierende Tiere					Dauer der Reaktion in Minuten		
	M.	K.K.	F.	T.	J.	M.	K.K.	F.
0,01	15,6	—	—	—	—	61	—	—
0,02	53,1	8	—	—	35	123	30	—
0,04	78,6	85	—	—	—	159	190	—
0,05	91,6	100	—	20	60	159	210	—
0,06	100	—	35	—	—	165	—	70
0,10	100	—	75	70	80	270	—	94
0,12	—	—	80	80	—	—	—	131
0,20	—	—	—	—	95	—	—	—

M. = MAIER (1931); K.K. = KEIL und KLUGE (1934); F. = FICHTENBERG (1951); T. = TOFT (1945); J. = JUUL (1939).

kleinster Scopolaminmengen verwendet werden kann. JUUL (1939) konnte diese Ergebnisse bestätigen; nach diesem Autor stören Narkotin, Thyramin, Cadaverin und Putrescin die Mäuseschwanzreaktion nicht, Atropin erst bei der zehnfachen Menge der betreffenden Morphindosis.

TOFT (1945) hat die Ergebnisse der Mäuseschwanzreaktion statistisch bearbeitet, wobei er ebenfalls den Prozentsatz der reagierenden Tiere als Maß nahm. Er fand in einem Mengenbereich von 0,07—0,2 mg pro 20 g Maus bei Verwendung von 20 Tieren einen mittleren Fehler von ± 20%, bei 5 Tieren von ± 30%. Es ist zweckmäßig, für den verwendeten Mäusestamm zunächst eine Dosis-Wirkungs-Kurve als Vergleichsmaßstab aufzunehmen. Diese Empfehlung TOFTs hat ihre volle Berechtigung. Wenn man die Ergebnisse der vorgenannten Autoren vergleicht (Tab. 24), so sieht man zwar, daß jeder Autor eine entsprechende Dosis-

Wirkungs-Kurve erhält, diese aber bezüglich Steilheit und Lage bei den einzelnen Autoren weit auseinanderliegen. Neben dem Mäusestamm spielt sicher auch die Jahreszeit eine wesentliche Rolle, wie dies DÖNCH (1935) auch für die Wirkung auf die Mäusepupille festgestellt hat. Auch die Ernährung ist nicht gleichgültig; alkalische Ernährung verstärkt die Mäuseschwanzreaktion, saure schwächt sie ab (NEDZEL 1937). Auch hier gilt eben die für alle biologischen Wertbestimmungen maßgebliche Regel, stets nur am gleichen Versuchsobjekt im Vergleich mit einer Standardkurve auszuwerten. Deshalb dürfte die formelmäßige Berechnung der injizierten Menge allein aus der Dauer der Reaktion (TERADA 1935) zu großen Fehlern Anlaß geben, wenn nicht die „Konstanten" der Formel dieses Autors für den betreffenden Mäusestamm und die Jahreszeit stets erneut bestimmt werden.

Mäusepupille

Die Erweiterung der Mäusepupille benützte DÖNCH (1935), um kleine Morphinmengen quantitativ zu bestimmen. Wie bei vielen biologischen Reaktionen ist auch hier die Empfindlichkeit sehr von der Jahreszeit abhängig. Im Dezember erweitert 1 mg Morphin pro 20 g Maus die Pupille auf das 3,1fache, im März auf das 6,4fache; dementsprechend ist die kleinste wirksame Dosis im Dezember 0,4 mg pro 20 g Maus, während sie im Februar unter 0,1 mg pro 20 g liegt. Der mittlere Fehler bei Verwendung von 22 Tieren beträgt $\pm$ 12,76%.

Auch FORST und DEININGER (1949) finden diese Methode bei Dosen zwischen 0,01—0,2 mg/20 g Maus zum Nachweis im Harn brauchbar. Störend wirken: Atropin, Scopolamin, Pethidin, Sympathol, Ephedrin, Pervitin und Codein. Diese Stoffe können durch Kochen des Harns mit Barytwasser, Entfernung des Ba durch H_2SO_4 und Ausschütteln bei bicarbonatalkalischer Reaktion mit Essigester, der jetzt nur mehr das Morphin aufnimmt, ausgeschaltet werden. Auf diese Weise kann Morphin im Harn noch nach einer einmaligen Dosis von 15 mg beim Menschen nachgewiesen werden.

JANSSEN und HAGENAU (1956) konnten an einer großen Reihe von mo.ä. V. zeigen, daß Pupillenerweiterung an der Maus und analgetische Wirksamkeit streng parallel verlaufen, falls keine starke vagolytische Eigenwirkung vorhanden ist.

Blutegelmuskel

FICHTENBERG (1939, 1951) benützt die auf der Hemmung der Cholinesterase beruhende Verstärkung der Kontraktion des denervierten Blutegelmuskels durch 0,2—0,3 mg Acetylcholin pro 20 cm³ Ringerlösung durch 0,03—0,1 mg Morphin (s. S. 194) zur Bestimmung kleiner Morphinmengen mit einer erreichbaren Genauigkeit von $\pm$ 15%.

Isolierter Meerschweinchendarm

Bereits TRENDELENBURG (1917) hatte auf die Hemmung der Peristaltik des isolierten Meerscheinchendünndarms als empfindliche Nachweismethode für Morphin hingewiesen. Nach SCHAUMANN u. Mitarb. (1952b) kann man die Senkung der durch einen für die Auslösung der Peristaltik unterschwelligen Innendruck erzeugten Tonuserhöhung der Längsmuskulatur in der Trendelenburgschen Anordnung für eine annähernd quantitative Bestimmung des Morphin und der mo.ä. V. verwenden. Die Empfindlichkeit dieser Methode liegt für Morphin bei 10^{-7}—10^{-8} in der Badflüssigkeit. Sie wird von keiner der anderen biologischen Nachweismethoden auch nur annähernd erreicht. Gut geeignet dürfte auch die Methode der koaxialen Reizung des isolierten Meerschweinchendünndarms nach PATON (1956) sein. Die Abnahme der Kontraktionshöhen der Längsmuskulatur geht der Menge bzw. Wirkungsstärke parallel. Die Empfindlichkeit ist ungefähr die gleiche wie bei der oben angegebenen Methode. Siehe auch S. 180.

Schicksal im Organismus

Morphin

Bei s.c. Injektion wird Morphin rasch resorbiert. Dies ergibt sich aus Versuchen von FLEISCHMANN (1931), in denen 30 min nach der Injektion bei Kaninchen und Meerschweinchen im Blut bereits die maximale Konzentration erreicht war. Auch in den Versuchen von KEESER u. Mitarb. (1933) war bei s.c. Injektion an Meerschweinchen Morphin bereits nach 15 min in den inneren Organen nachweisbar.

Auch von intakten Schleimhäuten wird Morphin resorbiert. BACHEM (1924) appliziert einem Kaninchen mit abgebundenem Oesophagus 20 mg Morphin HCl auf die Mundschleimhaut und konnte bereits nach 5 min eine Herabsetzung der Atemleistung auf etwa zwei Drittel des Anfangswertes beobachten; das Maximum der Wirkung war nach 40 min erreicht. WALTON und LACEY (1935b) benötigten beim Hund sublingual allerdings für Morphin, Dilaudid und Codein etwa 10- bis 15mal größere Dosen als bei s.c. Injektion, um eine Allgemeinwirkung auszulösen. In Versuchen am Menschen waren Dosen bis zu 120 mg ohne deutliche Wirkung. Von der Vagina aus konnte MACHT (1917) beim Hund durch Instillation von etwa 10 mg/kg in 1%iger Lösung dagegen bereits nach 5 min Erbrechen auslösen.

Nicht sehr rasch scheint die Resorption vom Dünndarm aus zu erfolgen. Bei Injektion in eine abgebundene Dünndarmschlinge des Kaninchens konnte BABEL (1905) nach 15 min noch 83% der verabreichten 100 mg wiederfinden, während vergleichsweise vom Heroin zum selben Zeitpunkt nur mehr 57% nachweisbar waren. Die schlechte Wirksamkeit des Morphin bei oraler Verabreichung konnten auch BEECHER u. Mitarb. (1953) nachweisen; an Patienten mit postoperativen Schmerzen waren 10 mg Morphin bzw. 60 mg Codein p.o. unwirksam, während vergleichsweise 600 mg Acetylsalicylsäure eine nachweisbare analgetische Wirkung hatten. Zu der gleichen Schlußfolgerung kamen COMROE und DRIPPS (1948) sowie ISBELL und FRASER (1953).

Die Frage des Schicksals des Morphin im Organismus hat seit Beginn der experimentellen Pharmakologie immer wieder die Forschung beschäftigt. Die meisten älteren Arbeiten können jedoch nach den heutigen Erfahrungen der Kritik nicht standhalten und würden bei einfachem Referieren die gleiche Verwirrung stiften, die bis vor nicht allzu langer Zeit auf diesem Gebiet geherrscht hat. Die einander vielfach widersprechenden Ergebnisse sind auf eine Reihe von Ursachen zurückzuführen. Eine der Hauptursachen war eine ungenügende und mit mangelnder Kritik durchgeführte analytische Methodik, die einerseits zu wenig empfindlich war, andererseits durch ungenügende Spezifität zu Fehlschlüssen führte. Wenn Kontrollen über die Methodik überhaupt durchgeführt wurden, so geschah dies vielfach mit Konzentrationen des Morphin in dem zu untersuchenden Material, welche die im Tierkörper vorkommenden um das Hundert- bis Tausendfache überstiegen. So verwendeten für Kontrollanalysen TAUBER (1890) eine Konzentration im Blut von 1:1000, CLOETTA (1903) sogar eine solche von 1:200, WACHTEL (1921) 1:1200 in Muskelbrei, TAKAYANAGI (1924) 1:650 in Faeces und 1:2400—4000 in Organbrei. Die mangelhafte Analytik führte auch in den meisten früheren Untersuchungen notwendigerweise zur Anwendung übergroßer Dosierungen (bis zu 400—800 mg/kg im akuten Versuch), die bereits im toxischen Bereich liegen. Auch daß aus wenigen Versuchen (mitunter nur 1—2 Versuchstiere) verallgemeinernde Schlüsse gezogen wurden, lassen diese wenig vertrauenswürdig erscheinen.

Ein weiterer Umstand, der noch bis zum Jahr 1940 auch mit einwandfreier Methodik und an großem Material durchgeführten Versuchen viel von ihrem Wert nimmt, ist, daß das in gekoppelter Form vorhandene Morphin übersehen und nicht berücksichtigt wurde. Dies ist um so weniger verständlich, als gerade bei den älteren Untersuchungen auf diesem Gebiet hierauf ausdrücklich hingewiesen wurde. Bereits 1884 fand STOLNIKOW, daß Säurehydrolyse des Untersuchungsmaterials die Morphinreaktionen verstärkt. MARQUIS spricht 1896 in seinen auch heute noch der Kritik standhaltenden Versuchen ausdrücklich von freiem und gebundenem Morphin und weist auch auf das Vorhandensein eines dem Morphin nahestehenden Abbauproduktes hin. Schließlich hat MAYER (1899) Glucuronsäure als Kupplungspartner des Morphin wahrscheinlich gemacht. Vielleicht können manche Differenzen früherer Untersuchungen darauf zurückgeführt werden, daß manchmal nur freies Morphin, manchmal vielleicht auch z. T. gebundenes Morphin mitbestimmt wurde; letzteres könnte infolge Hydrolyse bei der Aufarbeitung der Extrakte des Untersuchungsmaterials zumindest bei der leicht spaltbaren Form (THOMPSON und GROSS 1941) des gebundenen Morphin der Fall gewesen sein.

Wie weit die Differenzen bei den älteren Untersuchern gehen, ergibt sich z. B. bei den Angaben über den Ausscheidungsweg des Morphin. So fanden LANDSBERG (1880), TAUBER (1890) und FAUST die Hauptmenge des Morphin in den Faeces, im Harn dagegen nur Spuren. Im Gegensatz dazu geben TAKAYANAGI (1924), KAUFMANN-ASSER (1913), sowie TERUUCHI und KAI (1927) an, daß die Hauptausscheidung durch die Niere erfolgt, was sich nach den neueren Untersuchungen als richtig erwiesen hat.

Es soll daher von den älteren Untersuchungen über das Schicksal des Morphin im Organismus, über die ausführliche Literaturabgaben bei STARKENSTEIN (1924), PLANT und PIERCE (1933), sowie WOLFF u. Mitarb. (1932) zu finden sind, vor allem die Arbeit von MARQUIS (1896) Erwähnung finden, der hier Pionierarbeit geleistet und auch heute noch weitgehend gültige Ergebnisse erzielt hat. Wie schon erwähnt, unterschied MARQUIS bereits zwischen unverändertem Morphin, das bei der nach ihm benannten Reaktion mit Formaldehyd-Schwefelsäure eine violette Färbung gibt, einem „umgewandelten" Morphin, welches das Reagens blau bis grünblau färbt und einem „gepaarten" Morphin, das die violette Farbreaktion erst nach Hydrolyse durch Säure oder Alkali gibt. Die von MARQUIS gefundene Verteilung des Morphin im Organismus der Katze bei der allerdings recht hohen Dosis von 60 mg i.v. ist aus beifolgender Tab. 25 zu entnehmen.

Tabelle 25. (Nach MARQUIS 1896)

		Blut	ZNS	Lunge	Leber	Niere und Harn	Magen und Inhalt	Dünndarm und Inhalt	Dickdarm und Faeces
nach min									
15	I	±	—	1,0	33,0	5	3,3	—	—
	II	1,3	1,0	—	—	—	—	—	—
	III	—	—	—	±	—	—	—	—
60	I	—	—	1,1	10,0	5	1,6	—	0,9
	II	1,3	1,1	—	—	—	—	—	—
	III	—	—	—	+	+	—	—	—
120	I	—	—	1,3	1,6	3,3	1,5	±	0,9
	II	1,3	1,3	—	—	—	—	—	—
	III	—	—	—	+ +	+	—	±	—
150	I	—	—	—	1,3	5	1	0,9	1,6
	II	1,1	1,5	—	—	—	—	—	—
	III	—	—	—	+ + +	+ +	—	±	—

Morphinverteilung bei der Katze nach 60 mg i.v. in Prozent der injizierten Menge.
I = unverändert; II = gepaart; III = umgewandelt.

MARQUIS findet also, daß schon kurze Zeit nach i.v. Injektion das Morphin zum größten Teil aus dem Blut verschwunden ist, daß seine Konzentration im ZNS zur Zeit der Hauptwirkung geringer ist als im Blut, daß die überwiegende Menge durch die Nieren ausgeschieden wird und daß in der Leber von allen Organen am reichlichsten Morphin nachzuweisen ist, wobei im Laufe von 2 Std. der Anteil an freiem Morphin zugunsten des „umgewandelten" Morphin steil abfällt. Nicht recht verständlich und mit den neueren Ergebnissen nicht in Einklang zu bringen ist, daß das gepaarte Morphin nur im Blut und ZNS, nicht aber in Leber und Harn gefunden wird.

Ähnliche Befunde über ein umgewandeltes Morphin, jedoch in Leber und Harn, das mit FRÖHDEs Reagens ebenfalls eine grünblaue statt einer violetten Färbung gab, hatten vor MARQUIS bereits ELIASSOW (1882), sowie MARMÉ (1883); letzterer nahm wegen der ähnlichen Farbreaktion das Vorliegen von Pseudomorphin an. Diese Annahme hat bereits DONATH (1886) angezweifelt; auch DORLENCOURT (1913), sowie in jüngster Zeit FICHTENBERG (1951) konnten Pseudomorphin als Umwandlungsprodukt des Morphin im Organismus nicht nachweisen.

Ein rasches Verschwinden des Morphin aus dem strömenden Blut fanden auch andere Forscher. HATCHER und GOLD (1929) studierten diese Frage in den ersten Minuten nach einer i.v. Injektion von 40 mg/kg Morphin an Katzen, wobei die Zeitdauer bis zur vollständigen Entblutung in den angegebenen Zeiten enthalten ist. Sie fanden:

Nach sec	0—45	0—240	30—60	60—180	75—240	180—240
Prozent d. gegeb. Dosis	84	34,3	24,4	10	3	Spuren

Beim Hund fanden die gleichen Autoren 30 min nach 100 mg/kg auch nur mehr 0,2% der injizierten Menge im Blut. Ähnlich sind die Befunde über die Konzentration im Blut von FLEISCHMANN nach 100 mg/kg i.v. beim Kaninchen:

Nach Minuten	2,5	11	31	104
mg-%	11,4	5,3	3,7	5,7

Nach diesen Versuchen ist das Gleichgewicht in der Verteilung zwischen Blut und Organen nach etwa 11 min erreicht. Daß der gleiche Autor bei s.c. Injektion von 800 mg/kg am Meerschweinchen im Blut noch eine Konzentration von 27 mg-% findet, ist wohl auf die hohe, bereits toxische Dosis und die Verabreichungsart zurückzuführen.

Über die Verteilung des Morphin im Organismus liegen aus neuerer Zeit einige Arbeiten vor, bei denen schwer zu entscheiden ist, ob das gebundene Morphin mitbestimmt wurde oder nicht, da die Autoren diesen Umstand nicht berücksichtigten. Am ehesten dürften noch KEESER u. Mitarb. (1933) auch das gebundene Morphin mitbestimmt haben, da diese Autoren bei Kontrollversuchen an Mäusen bei Aufarbeitung der ganzen Tiere samt ihren Ausscheidungen mit der Fällung durch Phosphormolybdänsäure nach FLEISCHMANN (1930) bei einmaliger Injektion oder bei chronischer Darreichung durch 7—19 Tage im Durchschnitt die ganze verabreichte Morphinmenge wieder fanden. Die nach 400 mg s.c. Morphin an Meerschweinchen gefundene Verteilung ist aus vorstehender Tab. 26 zu ersehen.

Tabelle 26. *Morphinverteilung nach 400 mg/kg s.c. am Meerschweinchen in mg-%.* (Nach KEESER u. Mitarb. 1933)

nach min	Blut	ZNS	Leber	Niere	Muskel
15	8,7	4,5	54	114,7	30
30	17,5	4,2	44,5	99	23,4
60	14,7	4,8	45,2	111	23,8
240	11,0	9,3	64	95	15,8
480	13,6	4,6	72	87	8

Auch in diesen Versuchen ergibt sich im ZNS durchwegs eine geringere Konzentration als im Blut, während die größten Mengen in Leber und Niere gefunden wurden.

Mit Hilfe der Mikrosublimation des Rückstandes von Chloroformextrakten aus verschiedenen Teilen des ZNS vom Kaninchen nach i.v. Gaben von 50 bis 120 mg Morphin konnten E. u. I. KEESER (1928) Morphin im Großhirn und besonders reichlich im Zwischenhirn (Corpus striatum und Thalamusgegend) nachweisen, nicht dagegen im Mittelhirn, Pons, Kleinhirn und Medulla oblongata. Bei Injektion von analgetisch wirksamen Dosen Morphin (5 mg/kg) und Codein (25 mg/kg) an Ratten konnten MILLER und ELLIOTT (1954) von den mit ^{14}C-markierten Verbindungen im ZNS einen Gehalt von 0,3—0,7 mg bzw. 8—10 mg pro kg frischen Gewebes nachweisen. Mit Hilfe der Gegenstromverteilung konnten die Autoren wahrscheinlich machen, daß beim Codein 99% der aufgefundenen Radioaktivität unverändertem Codein entsprachen. Für Morphin war dieser Nachweis infolge der Unmöglichkeit, ein geeignetes organisches Lösungsmittel für die Gegenstromverteilung zu finden, nicht zu erbringen. Bei Morphin war die größte Konzentration im Thalamus und im Rückenmark, während das Codein sich gleichmäßig auf alle Teile des ZNS, vom Rückenmark bis zum Cortex, verteilte. Die höchste Konzentration im ZNS fiel ungefähr mit dem Maximum der Analgesie zusammen.

BALLS und WOLFF (1928) bestimmten das Morphin in verschiedenen Organen durch Fällung mit Silico-Wolframsäure. Diese Autoren haben sicher nur freies Morphin bestimmt, wie sich aus der Analyse des Aschengehaltes des Niederschlages, sowie aus der Darstellung reinen Morphins aus der Fällung ergibt. In einem Versuch an einem Hund, der mit Dauerinfusion durch 5 Std. die enorme Dosis von 1,11 g/kg (insgesamt 33 g) Morphin erhalten hatte, konnten die Autoren in dem 35 min nach Beendigung der Infusion getöteten Tier folgende Mengen auffinden.

	ZNS	Lunge	Niere	Leber	Herz	Muskel	Darm	Blut	Haut	Knochen
mg-%	23	23	81	16	11	36	48	5	9	37
mg	16	14	54	49	8	2300	120	37	145	625

Außerdem wurden im Darminhalt 205 mg und im Blasenharn 896 mg wiedergefunden, insgesamt also 4,48 g, das ist 13,6% der injizierten Menge.

In Versuchen an 18 normalen Hunden und 12 Hunden, die durch 2—24 Monate chronisch Morphin erhalten hatten, fanden WOLFF u. Mitarb. (1933) bei Dosen von 2—200 mg/kg in den Ausscheidungen bei den akuten Versuchen im Durchschnitt 20% und bei den chronisch morphinisierten Hunden 17% der gegebenen Dosis wieder; bei beiden Gruppen fanden sich $^2/_3$ der gefundenen Menge im Harn und $^1/_3$ in den Faeces.

In Vergleichsversuchen an 6 normalen und 6 durch 334 bis 1786 Tage an Morphin gewöhnten Hunden fanden PLANT und PIERCE (1933) nach 50 mg/kg s.c. die in Tab. 27 angegebenen Werte.

Auch in diesen Versuchen zeigt sich wieder die relativ geringe Konzentration im ZNS und bei den normalen Hunden die etwa 10 mal größere Ausscheidung durch den Harn als durch den Kot. 24 Std. nach der Injektion wird im ganzen wesentlich weniger Morphin wiedergefunden als nach 4 Std., was auf eine weitergehende Umwandlung des Morphin im Organismus schließen läßt. Auf die etwas geänderten Verhältnisse bei den chronisch vergifteten Tieren soll noch bei Besprechung der Gewöhnung (S. 233) näher eingegangen werden.

Tabelle 27

	Gesamt-dosis	Leber	Muskel	ZNS	Herz	Lunge	Blut	Organe zusammen	Niere	Harn	Darmwand	Darminhalt	Ausschei-dungen zusammen	insgesamt gefunden	Prozent der Dosis
						Nach 4 Stunden									
a	441	5,4	51,5	1,1	1,0	1,7	4,2	*64,4*	0,9	22,2	6,2	2,3	*31,6*	96,0	21,8
b	446	4,2	31,9	0,8	0,9	1,3	6,1	*45,2*	1,0	22,3	9,9	10,8	*43,9*	89,1	19,1
						Nach 12 Stunden									
a	374	1,2	10,6	0,8	0,3	0,4	1,5	*16,4*	0,4	27,8	3,1	2,4	*33,7*	50,1	13,4
b	408	2,1	18,1	0,3	0,6	0,4	2,6	*24,0*	0,4	42,7	6,1	10,1	*59,3*	83,3	20,4

Morphinverteilung nach 50 mg/kg in mg. a = normale Hunde; b = gewöhnte Hunde. Haut und Knochen wurden nicht berücksichtigt; die gesamte Blutmenge wurde zu 7% des Körpergewichts, die gesamte Muskulatur zu 37,5% des Körpergewichts angenommen. (Nach PLANT und PIERCE 1933.)

Obwohl, wie bereits früher erwähnt (S. 44), schon einige der ersten Untersucher auf das Vorliegen einer gebundenen, durch Hydrolyse spaltbaren Form des Morphin im Organismus hingewiesen hatten, wurde dieser Umstand erst in jüngster Zeit entsprechend berücksichtigt. GROSS und THOMPSON (1940) zeigten, daß sich nach Autoclavieren mit 10% HCl in Harn und Kot bei normalen Hunden 80—92% einer gegebenen Morphindosis wiederfinden lassen, und zwar etwa 35 mal mehr im Harn als im Kot. Bei Hunden, die durch 2—3 Jahre täglich 20 mg/kg Morphin bekommen hatten, sank die Menge des gesamten nach Hydrolyse wiedergefundenen Morphin auf 34—65% der gegebenen Dosis ab, so daß nach den Versuchen dieser Autoren bei Gewöhnung ein beträchtlicher Teil des Morphin in eine mit den üblichen Methoden nicht mehr auffindbare Form umgewandelt wird.

Das gebundene Morphin liegt in zwei Formen vor (THOMPSON und GROSS 1941): Einer leicht hydrolysierbaren, die durch Kochen in salzsaurer Lösung unter Normaldruck bei p_H 1—2 gespalten wird, und einer schwer hydrolysierbaren, deren Spaltung erst nach Zusatz von 5% konz. HCl durch halbstündiges Erhitzen im Autoclaven bei 6 atü erfolgt. Im Durchschnitt verteilt sich das ausgeschiedene Morphin bei normalen und gewöhnten Hunden auf die vier Fraktionen: freies Morphin (I), leicht hydrolysables Morphin (II), schwer hydrolysables Morphin (III) und unauffindbares Morphin (IV) nach diesen Autoren folgendermaßen:

	I	II	III	IV
normal	20%	8%	66%	6%
gewöhnt	20%	16%	29%	35%

Die Verteilung des Morphin in den Organen von Hunden und Ratten zu verschiedenen Zeiten hat WOODS (1954) mit einer verfeinerten analytischen Methodik untersucht, wobei freies und gebundenes Morphin nebeneinander bestimmt wurden (Tab. 28 u. 29). Außerdem wurde nachgewiesen, daß beträchtliche Mengen, vor allem von gebundenem Morphin beim Hund in der Blasengalle enthalten sind (Tab. 30). Am Gallenfistelhund wurden innerhalb von 24 Std. im Harn von der injizierten Dosis 20% an freiem und 43% an gebundenem Morphin, in der Fistelgalle 0,9% bzw. 34%, in Galle und Harn zusammen also 98% gefunden. Die Faeces waren praktisch morphinfrei.

Auch vom Menschen wird Morphin vorwiegend in gebundener Form ausgeschieden, wie OBERST (1941, 1942) bei normalen und suchtkranken Personen

Tabelle 28. *Verteilung von freiem und gebundenem Morphin bei toleranten und nicht-toleranten Ratten.* (Nach WOODS 1954)

Organe	Morphinkonzentration (g bzw. ml) nach 150 mg/kg Morphin s.c.							
	nach 90 min[1]				nach 4 Std.[2]			
	nicht tolerant		tolerant		nicht tolerant		tolerant	
	frei	gebunden	frei	gebunden	frei	gebunden	frei	gebunden
Niere	133	158	127	156	65	213	35	35
Schilddrüse	38	17	73	15	47	13	35	—
Milz	57	<5	117	17	33	<7	44	<2
Lunge	69	16	91	14	31	55	18	<4
Leber	28	36	7	56	6	27	<4	20
Herz	38	<7	31	11	11	<9	6	<7
Muskel	72	14	39	13	20	25	9	12
Blut	19	<9	11	18	<3	23	<3	<6

Tabelle 29. *Verteilung von freiem und gebundenem Morphin beim toleranten und nicht-toleranten Hund.* (Nach WOODS 1954)

Organe	Morphinkonzentration (γ/g bzw. γ/ml) nach 30 mg/kg Morphin s.c.							
	nach 90 min				nach 4 Std.			
	nicht tolerant		tolerant		nicht tolerant		tolerant	
	frei	gebunden	frei	gebunden	frei	gebunden	frei	gebunden
Blasengalle	340	2300	52	4300	27	3500	29	7300
Niere	25	68	55	32	12	19	15	37
Milz	20	<2	33	<2	9	<2	10	<2
Lunge	12	<6	20	<5	5	<2	12	<2
Leber	<4	42	11	40	<3	17	8	21
Herz	6	<3	8	<4	—	—	6	<7
Muskel	5	<4	10	<2	—	—	<2	<4
Pankreas	25	<2	32	<4	7	<2	6	<4
Nebenniere	10	<2	19	<2	6	<3	8	<2
Jejunum	7	<3	14	<2	—	—	6	24
Colon	8	<4	32	<2	—	—	9	<2
Hirn	<3	<2	6	<2	—	—	5	<2
Blut	<2	<2	<4	<8	—	—	<2	<6

Tabelle 30. *Morphin in der Blasengalle von 10 nicht-toleranten Hunden zu verschiedenen Zeiten nach s.c. Injektion von 30 mg/kg.* (Nach WOODS 1954)

Intervall nach der Injektion	Gallenmenge	Morphin-Konzentration γ/ml		Gesamt-Morphingehalt der Galle	
	ml	frei	gebunden	mg	Prozent der gegebenen Dosis
90 Minuten	17,5	34,4	2300	39,81	11,6
	16,0	11,0	2500	40,80	10,3
4 Stunden	27,0	27,0	3500	93,8	34,6
	26	29,3	4600	122,8	29,0
12 Stunden	14	38,6	10800	150,6	37,7
18 Stunden	16	65,3	6000	97,7	17,4
24 Stunden	39	33,3	2600	102,2	25,5
	24	20,3	5400	130,0	23,3
48 Stunden	20	63,4	2700	55,5	15,1
72 Stunden	3	19,6	300	1,1	0,3

[1] Mittelwerte von 4 Bestimmungen an den Organen von mindestens 20 Ratten.
[2] Mittelwerte von 3 Bestimmungen an den Organen von mindestens 15 Ratten.

nachgewiesen hat. Mit der Dosis, also mit steigender Gewöhnung, nimmt die Menge an freiem Morphin ab, die an gebundenem zu:

Tagesdosis in mg		30—90	100—370	523—3317
gef. in Prozent d.	frei	6,7	6,6	2,2
gegebenen Dosis	gebunden	18,7	24,0	31,6

In den Faeces wurde weniger als 1% der täglichen Dosis, und zwar nur in freier Form ausgeschieden. Im Mageninhalt konnten sehr geringe Mengen Morphin nachgewiesen werden, und zwar etwa doppelt so viel gebundenes wie freies Morphin. Auch der Schweiß enthielt eine kleine Menge von freiem Morphin; auf das Vorliegen der gebundenen Form wurde hier nicht geprüft. In der Galle eines Nichtsüchtigen wurde bei einer Tagesdosis von 90 mg die sehr geringe Konzentration von 0,07 mg-% als gebundenes Morphin gefunden; freies Morphin fehlte [auch HATCHER und GOLD (1929) konnten in der Galle von Katzen und Hunden nur Spuren von Morphin nachweisen]. In Blut und Speichel konnte weder freies noch gebundenes Morphin nachgewiesen werden.

Von OBERST (1941) wurden auch einige Morphinderivate und -isomere auf ihre Ausscheidungsform an Suchtkranken geprüft. Es zeigte sich, daß auch Diamorphin (Heroin) und Codein vorwiegend in gebundener Form ausgeschieden werden, nicht jedoch der Dihydro-codein-methyläther. Es scheinen also sowohl die phenolische, wie auch die alkoholische OH-Gruppe des Moleküls an der Koppelung beteiligt zu sein. Da nach dem gleichen Autor mit der Morphindosis auch die Menge der Glucuronsäure im Harn ansteigt, hält er die Bindung an Glucuronsäure für wahrscheinlich, worauf ja bereits 1899 MAYER hingewiesen hatte. Den endgültigen Beweis hierfür lieferten SEIBERT u. Mitarb. (1954), denen es gelang, durch Papierchromatographie (Whatman Nr. 1, n-Butanol-Essigsäure-Wassergemisch) im Harn nach Zerstörung des Harnstoffs mit Urease das Glucuronid des Morphin ($R_F = 0{,}16$—$0{,}20$) vom freien Morphin ($R_F = 0{,}55-0{,}60$) zu trennen. Nach Elution des Glucuronides und Spaltung mit β-Glucuronidase konnten dann papierchromatographisch freies Morphin und freie Glucuronsäure nachgewiesen werden.

Daß Morphin beim Menschen vorwiegend durch den Harn ausgeschieden wird, konnten ELLIOTT u. Mitarb. (1952) an einem mit ^{14}C in der N-Methylgruppe markierten Morphin nachweisen. Sie fanden nach 6 Std. 29—74% und nach 24 Std. 56—91% der gesamten Radioaktivität im Harn wieder. Am zweiten Tag wurden noch 5—7%, am dritten Tag nur mehr Spuren ausgeschieden. In den Faeces fanden sich innerhalb von 3 Tagen nur 7—10% wieder. Dagegen wurden innerhalb der ersten 24 Std. 4—6% als $^{14}CO_2$ in der Atemluft mit einem Maximum in der zweiten Stunde ausgeschieden; selbst nach 4—5 Tagen waren noch Spuren in der Atemluft nachweisbar.

Zum Unterschied von diesen Versuchen am Menschen fanden MARCH und ELLIOTT (1952) bei einer Ratte mit Gallengangkanüle in den ersten 6 Std. 61% der Radioaktivität in der Galle wieder; da im Kot schließlich nur etwa 30% ausgeschieden wurden, muß ein Teil wieder rückresorbiert worden sein. Die gleichen Autoren (1954) verfolgten das Schicksal des Morphin bei Ratten mit der Isotopenmethode noch genauer. Nach einer Stunde war bei subcutaner Injektion die Resorption noch nicht vollständig, im ZNS ließen sich nur Spuren und auch im übrigen Körpergewebe nur wenig Radioaktivität nachweisen. Die größten Mengen waren — außer an der Injektionsstelle — in Harn und Darminhalt vorhanden. Nach 6 Std. waren $^2/_3$ der injizierten Radioaktivität im Harn, nach 24 Std. 99% in Harn, Faeces und Darminhalt nachzuweisen. Die Atemluft enthielt bei Böcken $C^{14}O_2$ in meßbaren Mengen, dagegen nicht bei Weibchen. Bei Tieren mit einer Gallenfistel waren binnen 6 Std. 62,6% in der Galle, über-

wiegend in gebundener Form, enthalten; im Harn wurden 18,1%, im Darminhalt
nichts aufgefunden.

An Hunden wurde das Schicksal des Morphins von COCHIN u. Mitarb. (1954)
bei i.v.-, s.c.- und p.o.-Verabreichung verfolgt. Bei i.v. und s.c. Injektion war im
Plasma sehr rasch freies und gebundenes Morphin nachzuweisen, bei p.o.-Verab-
reichung dagegen nur gebundenes Morphin. Bezüglich des Verhältnisses zwischen
freiem und gebundenem Morphin im Plasma war zwischen toleranten und nicht-
toleranten Tieren kein Unterschied aufzufinden. Auch im Harn wurde in beiden
Fällen nach 72 Std. 14% freies und 55—66% gebundenes Morphin ausgeschieden.
Die Gesamtausscheidung betrug 84±6% bei den nichttoleranten und 90±10%
bei den toleranten Tieren; ein signifikanter Unterschied war somit nicht vorhanden. Dagegen schieden die toleranten Tiere in Kot 2—3mal mehr Morphin in
freier Form aus als die nichttoleranten, was die Gesamtausscheidung aber nicht
signifikant beeinflußte. Beim Affen (Macacus mulatta) sind 2 Std. nach 30 mg/kg
Morphin s.c. im Plasma 3—4mal so viel gebundenes Morphin (etwa $27\,\gamma/ml$) nachzuweisen als freies Morphin (etwa $8\;\gamma/ml$). Die „Halbwertszeit" beträgt für das
freie Morphin $3^1/_2$ Std., für das gebundene Morphin 4—6 Std. In den Ausscheidungen werden zum Unterschied vom Hund insgesamt nur etwa 75% der
gegebenen Dosis wiedergefunden. Dies würde darauf hindeuten, daß der Affe
neben Konjugation und Ausscheidung noch einen anderen Entgiftungsmechanis-
mus besitzt. In der Verteilung im Organismus ergeben sich gegenüber anderen
Tierarten keine wesentlichen Unterschiede, ebenso auch nicht zwischen toleranten
und nicht toleranten Affen (MELLETT und WOODS 1956). Bei Ratten verschwindet
nach i.v. Injektion von 75 mg/kg das Morphin aus dem Blut entsprechend einer
Reaktion erster Ordnung mit einer Halbwertszeit von 80 min. (SZERB und
McCURDY 1956).

Der Befund von GROSS u. Mitarb. (1938), daß die Morphinausscheidung im
Darm nach Leberschädigung zunimmt, findet seine Erklärung wohl darin, daß
dabei die Menge an gebundenem Morphin abnimmt und daher die Menge an
freiem Morphin, das in diesen Versuchen nur bestimmt wurde, zunimmt.

Die Bindung des Morphins findet auch in vitro durch Leberschnitte unter
aeroben Bedingungen statt (BERNHEIM 1944). Auch FICHTENBERG (1952) findet
durch Leberschnitte die Überführung von Morphin in eine durch HCl spaltbare
Form, und zwar bei Leberschnitten von normalen Ratten zu 40—50%, bei gewöhnten Ratten zu 30—40%. Eine Abnahme der Fähigkeit der Leber, Morphin zu
kuppeln mit fortschreitender Gewöhnung geben auch ZAUDER (1952), sowie
SEEVERS u. Mitarb. (1952) an. Auch Hirnschnitte sollen nach FICHTENBERG
20—30% des zugesetzten Morphin in gebundene Form überführen. Durch-
strömen der Leber von der Vena portae aus läßt Morphin unverändert. Muskel-
oder Nierenschnitte können Morphin nicht paaren. Während sowohl BERNHEIM
wie FICHTENBERG Leberbrei im Gegensatz zu Leberschnitten unwirksam finden,
sehen HOSOYA und BRODY (1954) auch bei Leberbrei und Leberhomogenat eine
Paarung von 35% bzw. 20% des zugesetzten Morphin ($250\;\gamma$ Morphin auf
250 mg Leber). Glucose, β-Oxybuttersäure, sowie Brenztraubensäure fördern
die Paarung in gleicher Weise, während K-Glucuronat keinen fördernden Effekt
hat und 2,4-Dinitrophenol sowie der β-Diäthylaminoäthylester der Diphenyl-
propylessigsäure (SKF-525 A) hemmend wirken. Eine „Zerstörung" von Morphin
durch Leberbrei im Ausmaß von 15—45% hatte übrigens auch DORLENCOURT
bereits 1913 angegeben.

Das schon in einem Bruchteil der Morphindosis dessen spezifische Wirkungen
im Organismus aufhebende N-Allyl-nor-Morphin (Nalorphin) wird nach SEIBERT
und HUGGINS (1953) von Leberschnitten in gleichem Maße gekuppelt wie Morphin.

An Mäusen wird nach Injektion von 10 mg/kg ^{14}C-Morphin durch 25 mg/kg Nalorphin oder 2,5 mg/kg 5-Aminoacridin die Ausscheidung der Radioaktivität im Harn um etwa 2 Std. vorverlegt; dementsprechend ist die Konzentration in der Leber vermindert. Beides dürfte die Folge der Aufhebung der Diuresesperre durch die Antagonisten sein (ACHOR und GEILING 1956).

Erwähnenswert sind noch die Versuche von GRÜTER (1916) über die „Zerstörung" von Morphin, Heroin und Codein im bebrüteten Hühnerei. Dieser Autor fand, daß man von Heroin, Morphin oder Codein bis zu 20 mg in ein befruchtetes Hühnerei injizieren kann, ohne daß die Entwicklung des Embryos gestört wird. Nach völliger Entwicklung ist Heroin vollkommen und Morphin zu 50—80% „zerstört", während Codein unverändert wiedergefunden wird. Diese Umwandlung des Morphin und Heroin tritt erst in der zweiten Hälfte der Entwicklung ein.

ABOOD und KUN (1949) schließen aus einer Vermehrung des O_2-Verbrauches und Abnahme des Reduktionswertes auf eine Oxydation des Morphin durch Homogenate von Muskel, Hirn, Leber und Niere, die binnen einer Stunde 70—80% betragen soll. Da Morphinderivate mit substituierter phenolischer OH-Gruppe den O_2-Verbrauch nicht steigern und pro Molekül Morphin ein halbes Atom Sauerstoff verbraucht wird, nehmen die Autoren ein chinonartiges Oxydationsprodukt an, das noch pharmakologisch wirksam ist und nicht weiter oxydiert wird. Eine ähnliche Angabe findet sich bei LEULIER und DREVON (1931), nach der Morphin durch Blut in vitro zu Pseudomorphin (Oxy-dimorphin) oxydiert werden soll. Nach BRODY und HOSOYA (1954) wird von Leberhomogenaten bei Zusatz von Cytochrom C ein Teil des zugesetzten Morphin zu Oxydimorphin oxydiert, wobei gleichzeitig die Kupplung gehemmt wird. Sitz dieser Wirkung sind hauptsächlich die Mitochondrien. Auch Niere, Hirn und Muskel können unter diesen Bedingungen Morphin oxydieren. Eine Steigerung des O_2-Verbrauchs von Muskelbrei bei Zusatz von Morphin hatten auch SHIDEMAN und SEEVERS (1941) gefunden. Eine Stoffwechselsteigerung durch Verfütterung von Thyreoidea führt nach PLANT und SLAUGHTER (1936) jedoch zu keiner signifikanten Änderung in der Morphinausscheidung.

Nach AXELROD (1956) vermögen Enzymsysteme der Lebermikrosomen in Gegenwart von reduziertem Triphosphonucleotid, O_2 und zellfreiem Leberextrakt Morphin, seine Derivate sowie die N-Methyl-morphinane am N zu demethylieren. Von Morphin werden unter diesen Bedingungen etwa 11% der eingesetzten Menge (10 μM) demethyliert.

Im Serum von Kaninchen und auch vom Menschen ist eine Esterase enthalten, die acetyliertes Morphin desacetyliert; das Ferment ist durch Eserin hemmbar und thermolabil, aber mit Cholinesterase nicht identisch (WRIGHT u. Mitarb. 1941).

Mit dem Schicksal des *Codein* im Organismus beschäftigten sich ADLER und LATHAM (1950), LATHAM und ELLIOTT (1951), ADLER und SHAW (1952), sowie ADLER (1954) unter Verwendung der Isotopenmethode. Sie nahmen für ihre Versuche Codein, bei dem die OCH_3-Gruppe bzw. die NCH_3-Gruppe durch ^{14}C markiert waren.

Bei markierter Methoxygruppe wurde innerhalb von 24—30 Std. in den Ausscheidungen nebenstehende Verteilung der Radioaktivität gefunden.

	Atemluft %	Harn %	Kot %
Mensch .	15	74	0,7
Ratte . .	51	15	10

Von der N-Methylgruppe erscheinen beim Menschen 7% als CO_2 in der Ausatmungsluft; im Harn werden nach 6 Std. 11% als freies, 24% als gebundenes Codein und 2% als freies, 4% als gebundenes Norcodein ausgeschieden. Das durch die biologische Demethylierung der Methoxygruppe in gebundener und freier Form entstehende Morphin konnte spektrophotometrisch und durch das Röntgenspektrum des Dinitrophenyläthers sichergestellt werden. Die Demethylierung gelingt auch in vitro durch Leberschnitte; sie ist durch 0,02 n-Jodessigsäure, aber nicht durch NaF hemmbar. Auch MANNERING, DICKSON und BAKER (1954) konnten beim Menschen nach Codeingaben im Harn durch Isolierung mit Papierchromatographie einwandfrei Morphin durch Farbreaktionen, R_f-Wert, Mikrosublimation, Zersetzungspunkt und UV-Spektrum identifizieren.

In neueren Versuchen fanden ADLER u. Mitarb. (1955) am Menschen nach einmaliger Gabe von 30 mg Codein im Harn folgende Aufteilung: Morphin 1,2 bis 4 mg, nor-Codein 2,2—2,8 mg, gekuppeltes Codein 10,7—11,7 mg und unverändertes Codein 1,5—3,7 mg. Von den abgespaltenen Methylgruppen konnte nur ein Teil in der Ausatmungsluft wiedergefunden werden. Bei einer in Teildosen gegebenen Gesamtmenge von 400 mg war das Verhältnis von gebundener zu freier Base für Morphin 7,2, für nor-Codein 5,1 und für Codein 4,9.

Dagegen konnten WOODS und MUEHLENBECK (1954) beim Hund nach 20 mg/kg Codein s.c. zwar 4—11% der gegebenen Menge als freies und 42—48% als gebundenes Codein im Harn, sowie 0,8% bzw. 1,5% in den Faeces auffinden, aber kein Morphin. Dieses Ergebnis ist verständlich, da AXELROD (1955) in vitro durch das Enzymsystem der Lebermikrosomen bei Maus, Meerschweinchen und Hund im Gegensatz zu Ratte und Kaninchen keine oder nur eine sehr geringe Demethylierung von Codein zu Morphin fand.

Dagegen konnten WOODS u. Mitarb. (1956) beim Affen im Harn von einer gegebenen Codeindosis neben 3—10% freiem und 27—39% gebundenem Codein noch 0,5—2% freies und 6—10% gebundenes Morphin auffinden. Die „Halbwertszeit" für freies und gebundenes Codein im Plasma betrug bei dieser Tierart $2^1/_2$ Std.

Zusammenfassung

Morphin wird bei s.c. Injektion gut resorbiert, langsamer anscheinend vom Darm aus. Es verschwindet auch bei i.v. Injektion sehr schnell aus dem Blut. Die Konzentration im ZNS ist geringer als im Blut; eine Anreicherung in der Gesamtmasse des ZNS findet also zum Unterschied von Allgemeinnarkoticis und Lokalanaestheticis nicht statt. Dagegen dürften die hier nachgewiesenen Mengen beim Codein und Morphin zum Unterschied von den anderen Organen und den Exkreten aus den unveränderten Verbindungen bestehen. Die Ausscheidung erfolgt überwiegend durch den Harn, und zwar zum größten Teil in gebundener Form. Als Kupplungspartner wurde Glucuronsäure nachgewiesen; das Vorliegen einer anderen gebundenen Form ist zumindest wahrscheinlich. Morphin wird reichlich in der Galle ausgeschieden, und zwar zum größten Teil in gebundener Form; es wird aber fast vollständig rückresorbiert, so daß in den Faeces nur geringe Mengen erscheinen. Eine direkte Ausscheidung in den Magen ist zumindest zweifelhaft. Der Ort der Entgiftung durch Kupplung ist die Leber. Ein geringer Teil des Morphin und seiner Derivate wird demethyliert. Ein nicht geringer Teil des Morphin, der bei Gewöhnung größer zu sein scheint, wird zu bisher nicht erfaßten Verbindungen abgebaut.

Morphinanderivate

Levorphan wird von hungernden Ratten bei oraler Verabreichung binnen zwei Stunden zu 75% resorbiert (FISHER und LONG 1953). Die gleichen Autoren studierten mit einer modifizierten Methylorange-Methode auch die Ausscheidungsverhältnisse an normalen und gewöhnten Hunden. Die Grenzwerte der bei Dosen von 5—10 mg/kg in Versuchen an normalen Hunden im Harn wiedergefundenen Mengen betrugen insgesamt 15,3—63,6% der gegebenen Menge; davon wurden 10—46,7% in gebundener und 5,3—16,9% in freier Form gefunden. Ein Unterschied in der Ausscheidung zwischen normalen und gewöhnten Hunden konnte nicht festgestellt werden. Auch zwischen den optischen Isomeren bestand kein Unterschied in den Ausscheidungsverhältnissen. Im Blut waren bereits 60 sec nach der i.v. Injektion von 5 mg/kg nur mehr sehr geringe Mengen (4,7 γ/cm^3) nachzuweisen. Da im Harn durch Hydrolyse mit β-Glucuronidase nur 46—80% der durch Säurehydrolyse abspaltbaren Menge in Freiheit gesetzt werden, muß neben Glucuronsäure noch ein anderer Kupplungspartner auftreten.

Mit Hilfe ihrer Methode der Papierchromatographie (s. S. 37) haben Brossi, Häfliger und Schnider (1955) die Ausscheidungsverhältnisse einiger Morphinanderivate am Hund nach 2 Dosen von je 10 mg/kg der Tartrate untersucht. Im Blut konnten sie 1 Std. nach der Injektion kein Levorphan auffinden. Im Kot waren weniger als 0,5% der injizierten Menge nachweisbar. Die Hauptausscheidung erfolgt durch den Harn; nach Hydrolyse wurden als Gesamtausscheidung im Verlauf von 4—5 Tagen in Prozent der injizierten Menge gefunden: *Levorphan* 4—10%, wobei die Hauptausscheidung am ersten und zweiten Tag mit dem Maximum am 2. Tag erfolgte. *Dextrorphan:* 8—15%, wobei zum Unterschied vom Levorphan 85—95% der wiedergefundenen Menge bereits am ersten Tag ausgeschieden wurden. *3-Oxy-N-allylmorphinan:* Hier wurden nur 2—3% wiedergefunden mit der Hauptausscheidung am 2.—3. Tag. Bei diesen drei Morphinanderivaten konnten keine Abbauprodukte nachgewiesen werden. *Dextrometorphan:* Insgesamt wurden 11—15% der gegebenen Menge wiedergefunden, und zwar hier neben unveränderter Verbindung noch die Demethylierungsprodukte: 3-Oxy-N-Methylmorphinan, 3-Metoxymorphinan und 3-Oxymorphinan.

Daß die Autoren beim Dextrorphan eine größere Ausscheidungsquote als beim Levorphan und die Hauptmenge bereits am ersten Tag finden, dürfte wie bei den optischen Isomeren des Methadon (s. S. 59) durch das Fehlen der spezifischen Wirksamkeit beim rechtsdrehenden Isomeren verursacht sein. Auffallend ist, daß beim 3-Oxy-N-Allylmorphinan trotz der großen Harnmenge am ersten Tag die Hauptausscheidung auf den 2.—3. Tag fällt. Dies könnte eine weitere Stütze für die stärkere Bindung dieses spezifischen Antagonisten (s. S. 125) sein. Der relative geringe Prozentsatz, den diese Autoren im Vergleich zu den Ergebnissen von Fisher und Long im Harn wiederfanden, könnte darauf hindeuten, daß unter den angewandten, relativ milden Bedingungen die Konjugate nicht hydrolysiert waren.

Das Schicksal des Levorphan wurde von Shore u. Mitarb. (1955) am Hund verfolgt. Bei 10 mg/kg i.p. waren 30, 60 und 90 min nach der Injektion im Plasma 0,7, 0,4 bzw. 0,2 mg/l nachzuweisen. Im Harn wurden nach 5 mg/kg i.p. nur Spuren als freies Levorphan und 60% in gebundener Form nachgewiesen; das Schicksal der restlichen 40% konnte nicht aufgeklärt werden. Eine Demethylierung war nicht nachzuweisen. Wurden am Hund in Pentobarbitalnarkose 2 mg/kg i.v. mit anschließender Dauerinfusion von 1 mg/kg/Std. zusammen mit 2 mg/kg/Std. Histamin verabfolgt, so erreichte die Konzentration im Magensaft 12 mg/l bei einer Plasmakonzentration von 0,3 mg/l. Da nach 90 min unverändertes Levorphan im Organismus nicht mehr nachweisbar war, die Wirkung aber bis zu 4 Std. anhält, nahmen die Autoren an, daß auch Umwandlungsprodukte an der Wirkung beteiligt sind. (Nach den Versuchen von Miller und Elliott 1955, wonach bei Morphin, Codein und Methadon im ZNS zum Unterschied von den anderen Organen und den Ausscheidungsprodukten nur unveränderte Verbindung

in einer der Wirkung ungefähr proportionalen Menge aufgefunden wurde, könnte
man auch annehmen, daß unverändertes Levorphan noch länger an den spezifischen Wirkungsorten vorhanden war, sich aber wegen deren geringem Anteil an
der Gesamtmasse des ZNS dem Nachweis entzog.)

Pethidin

Die Resorption des Pethidin erfolgt auch p.o. sehr rasch; an hungernden
Ratten sind bereits nach einer Stunde etwa 80% aus dem Magen-Darm-Kanal
verschwunden; bei gefütterten Tieren sind zum gleichen Zeitpunkt noch etwa
50% vorhanden (WAY u. Mitarb. 1949a). Die gleichen Autoren finden mit der
Methylorange-Methode nach BRODIE (s. S. 36) bei zwei in einem Abstand von
einer Stunde i.p. gegebenen Dosen von 50 mg/kg 1, 2 und 4 Std. nach der zweiten
Dosis bei Ratten folgende Verteilung in den Organen in mg/kg frischen Gewebes
(Tab. 31).

Tabelle 31. *Pethidinverteilung bei 50 mg/kg i.p. bei Ratten in mg/kg frischen Gewebes.* (Nach
WAY 1949a)

Nach Stunden	Blut	Hirn	Lunge	Leber	Niere	Herz	Muskel
1[1]	3	17	11	34	46	10	7
2[1]	3	14	20	15	50	9	5
4[2]	<2	4	12	12	16	<2	4

[1] Durchschnitt von 5 Tieren. — [2] 1 Tier.

Im Speichel wurden nur Spuren, in der Milch lactierender Frauen kein Pethidin
gefunden. Im Harn von Neugeborenen, deren Mutter kurz vor der Geburt
Pethidin erhalten hatte, war dieses in 4 von 9 Fällen nicht nachzuweisen, in zwei
Fällen betrug die Menge etwa 0,1% der an die Mutter verabreichten Dosis,
zweimal 0,2% und nur einmal 0,6%. Im Harn erwachsener Versuchspersonen
wurden binnen 24 Std. etwa 4,5% der gegebenen Dosis wiedergefunden, was
etwas weniger ist als die schon früher von LEHMAN und AITKEN (1943), sowie
OBERST (1943) angegebenen Mengen von 2,2—21,2% (Durchschnitt von 273 Bestimmungen 9,1%); davon werden 72% in den ersten 7 Std. ausgeschieden.

LIEF u. Mitarb. (1952) finden ebenfalls am Menschen, daß weniger als 10%
einer gegebenen Dosis im Harn wiederzufinden sind. Durch Gegenstromverteilung
konnten Demethylierungsprodukte und die Pethidinsäure nachgewiesen werden.
Die Abnahme des Plasmaspiegels beträgt nach diesen Autoren 10—20% pro Std.
Bei Patienten, die Pethidin über lange Zeit erhalten hatten, wurden die gleichen
Verhältnisse gefunden. Bei Hund und Ratte erfolgt die Entgiftung wesentlich
rascher; bereits 40 min nach 20 mg/kg i.v. sind über 80% der gegebenen Menge
aus dem Organismus verschwunden.

Das Hauptorgan für die Entgiftung des Pethidin durch Abspaltung der Estergruppe ist die Leber. F. und M. BERNHEIM (1945) konnten nachweisen, daß Leberschnitte verschiedener Tierarten in vitro Pethidin binnen zwei Stunden zum
größten Teil verseifen, nicht dagegen Blut oder andere Organe (Niere, Muskel,
Milz, ZNS). Das wirksame Enzym ist durch 10^{-4} M Eserin oder 0,02 M NaF
hemmbar; es ist verschieden von Cholinesterase, Tropinesterase und den alipha-
tische Ester spaltenden Enzymen. WAY, SWANSON und GIMBLE (1947) konnten
diese Befunde bestätigen. Sie fanden, daß Leber bei Zimmertemperatur die Fähig-

keit zur Spaltung des Pethidin zum größten Teil verliert, nicht aber die Fähigkeit, Acetylsalicylsäure zu spalten.

Bei Verwendung eines an der N-Methylgruppe mit ^{14}C markiertem Pethidin fand PLOTNIKOFF (1951) folgende Verteilung der Radioaktivität in Prozent (Tab. 32).

Tabelle 32. *Prozentuale Verteilung und Ausscheidung von Pethidin nach Markierung mit ^{14}C.* (Nach PLOTNIKOFF, 1951)

Nach Stunden	Harn	CO_2	Carcass	Leber	Magen	Dünndarm	Dickdarm	Faeces
12	51,3	10,7	16,1	1,3	5,0	1,3	1,3	1,8
24	52,5	15,0	8,7	1,1	0,0	0,8	2,1	3,8

Von der Radioaktivität des Harnes konnten 2,2% unverändertem Pethidin und 12,1% basischen Abwandlungsprodukten (Norpethidin) zugeteilt werden. Der größte Teil wurde als Pethidinsäure ausgeschieden. Die aus dem radioaktiven CO_2 der Ausatmungsluft berechnete Demethylierung betrug in den ersten 2 Std. 1—3%.

Beim Menschen fand PLOTNIKOFF (1954) im Harn neben Pethidin und nor-Pethidin die Verseifungsprodukte dieser Verbindungen. Nach Versuchen an der Ratte können auch Blut und Niere den Ester spalten; die Leber demethyliert außerdem das Pethidin. Schließlich konnten PLOTNIKOFF u. Mitarb.(1956) beim Menschen im Harn noch die Anwesenheit von Conjugaten der Pethidin- und nor-Pethidinsäure mit unbekannten Partnern wahrscheinlich machen.

Das gleiche Enzymsystem der Lebermikrosomen, das die Morphinanverbindungen demethyliert (AXELROD, 1956), demethyliert auch Pethidin, und zwar in vitro etwa 22% der eingesetzten Menge von 10 μM.

BURNS u. Mitarb. (1955) untersuchten mit einer verfeinerten Methylorange-Methode das Schicksal des Pethidin im Organismus. Sie fanden, daß bei oraler Gabe am Menschen die höchste Konzentration im Plasma nach 90—120 min erreicht ist und zu diesem Zeitpunkt die Konzentration ungefähr gleich hoch ist wie bei dem gleichen Intervall nach i.v. Injektion. Bei dieser beträgt die Abnahme des Plasmaspiegels pro Stunde beim Menschen durchschnittlich 17%, beim Hund dagegen 70%; bei der Maus sind nach 1 Std. im Gesamtorganismus 85%, bei der Ratte nach 3 Std. 100% verschwunden. Im Plasma sind 40% in nicht dialysabler Form enthalten. Im Harn des Menschen wurden von der verabreichten Dosis wiedergefunden: 5% als unverändertes Pethidin, 5% als nor-Pethidin, 12% als Pethidinsäure und 12% als nor-Pethidinsäure.

Zusammenfassung

Die Resorption erfolgt auch bei oraler Darreichung rasch und vollständig. Die Konzentration im ZNS wurde zum Unterschied von Morphin höher gefunden als im Blut, was der leichteren Lipoidlöslichkeit der Base entspricht. Die Entgiftung erfolgt in erster Linie durch Esterspaltung in der Leber; ein geringer Teil wird auch demethyliert. Der Hauptausscheidungsweg ist der Harn, in dem neben den Abbauprodukten unverändertes Pethidin nur in sehr geringen Mengen nachweisbar ist. Über das Schicksal der anderen Verbindungen der Pethidinklasse im Organismus liegen keine näheren Angaben vor.

Methadon

Methadon erscheint bei s.c. Injektion nach den Versuchen von ADLER und EISENBRANDT (1949) bereits nach 10 min im Plasma und zum gleichen Zeitpunkt nach EISENBRANDT u. Mitarb. (1949) sowohl bei s.c. wie auch bei duodenaler Darreichung auch bereits in der Galle, so daß bezüglich der Resorption zwischen diesen beiden Resorptionswegen kein wesentlicher Unterschied zu bestehen scheint. Bei oraler Verabreichung sind nach WAY, SUNG und McKELLAWAY (1949b) nach 1 Std. etwa 40%, nach 2 Std. etwa 70% aus dem Magen-Darm-Kanal verschwunden; eine weitere Abnahme ist auch nach 4 Std. nicht festzustellen. Dabei ist zu berücksichtigen, daß diese Werte nur colorimetrisch mit der Methylorange-Methode bestimmt wurden und somit auch Abbauprodukte, die im Darm etwa 90% des colorimetrisch gefundenen Wertes ausmachen, mitbestimmt wurden und daß Methadon mit seinen Abbauprodukten bereits nach 10 min durch die Galle wieder in den Darm ausgeschieden wird. Die tatsächliche Resorption wird also wesentlich rascher und vollständiger erfolgen als man aus obigen Zahlen schließen könnte. Allerdings fanden EDDY u. Mitarb. (1953) das Methadon an der Maus p.o. 3—5mal weniger wirksam als bei s.c. Injektion. Wirksamkeit, Wirkungseintritt und Wirkungsdauer im Vergleich zum Morphin sind aus nebenstehender Tabelle zu entnehmen.

Eine vollständige Resorption ist nach ELLIOTT u. Mitarb. (1949) auch bei s.c. Injektion nach 1 Std. noch nicht erfolgt; das Gleichgewicht wird erst nach etwa 2 Std. erreicht.

Tabelle 33

	DE 50 mg/kg	DE 90 mg/kg	Wirkungs-Beginn min	Wirkungs-Max. min	Wirkungs-Dauer min
Morphin-Sulfat s.c.	2,1	3,9	13	34	129
DL-Methadon s.c. .	1,6	4,1	10	23	70
Morphin-Sulfat p.o.	3,9	13,3	13	30	174
DL-Methadon p.o. .	9,2	13,8	9	26	118

wird erst nach etwa 2 Std. erreicht. Auch RICKARDS, BOXER und SMITH (1950) fanden bei s.c. Injektion nach 1 Std. noch 47%, nach 3 Std. 16% und nach 5 Std. 3% der injizierten Menge an der Injektionsstelle.

Das Schicksal des Methadon im Organismus wurde von CROHNHEIM und WARE (1948), WAY u. Mitarb. (1949), sowie RICKARDS, BOXER und SMITH (1950) colorimetrisch, von ELLIOTT u. Mitarb. (1949) mit der Isotopenmethode verfolgt. Bei allen Methoden werden Abbauprodukte mit erfaßt, deren Abgrenzung WAY u. Mitarb. durch Gegenstromverteilung versuchten.

Mit der Methylorange-Methode nach BRODIE (s. S. 36) fanden WAY, SUNG und McKELLAWAY (1949) bei Ratten nach einer Einzeldosis von 20 mg/kg folgende Werte in mg/kg frischen Gewebes:

Tabelle 34. *Werte in mg/kg frischen Gewebes*

Nach Stunden	Leber	Niere	Lunge	Hirn	Muskel	Blut
1	35—50	12—19	29—37	4—8	2—4	4—6
2	32—50	16—20	34—47	5—7	2	<2—4
4	8—14	3—6	9—19	2—6	<2	<2

Bei einer Dosis von 15 mg/kg s.c. fanden RICKARDS u. Mitarb. (1950) mit ihrer Methode der Methadonbestimmung (s. S. 37) nach 3 Std. bei normalen und gewöhnten Ratten folgende Verteilung (Tab. 35).

Tabelle 35. *Methadonverteilung bei Ratten nach 15 mg/kg s.c.* (RICKARDS, BOXER u. SMITH, 1950)

	mg/kg frischen Gewebes				Prozent der injizierten Dosis			
	nach 3 Std.		nach 5 Std.		nach 3 Std.		nach 5 Std.	
	normal	gewöhnt	normal	gewöhnt	normal	gewöhnt	normal	gewöhnt
1 Leber	13,9	6,0	13,6	2,2	2,6	1,8	3,0	0,5
2 Lunge . . .	104,4	19,3	18,6	24,0	4,2	0,77	0,9	0,8
3 Milz	17,0	1,8	7,0	8,3	0,4	0,28	0,2	0,1
4 ZNS	4,2	0,3	0,9	0,3	0,14	0,01	0,03	0,01
5 Niere	19,2	6,8	14,7	2,9	0,9	0,36	0,9	0,13
6 Harn	38,5	—	40,0	84,5	1,9	—	1,9	2,6
7 Blut	0,6	0,2	0,7	0,3	34,4	13,1	20,2	12,3
8 Carcass . . .	8,1	3,7	5,1	3,5				
Summe 1—8					44,5	16,3	27,1	16,4
9 Eingeweide .	24,9	21,9	26,2	35,7	14,5	15,1	12,1	25,6
10 Haut	8,5	31,8	9,8	18,9	9,5	27,6	14,4	18,5
11 Fett	10,3	—	10,6	—				
12 Injektionsstelle	8,2	48,5	9,4	11,7	13,7	6,0	2,1	1,3
Summe 9—12					37,7	48,7	28,6	45,4
Summe 1—12					82,2	65,0	55,7	61,8

Wie aus Tab. 35 zu entnehmen ist, finden diese Autoren an normalen Ratten nach 3 Std. insgesamt 82% der injizierten Menge und nach 5 Std. nur mehr 56%, während bei Tötung sofort nach der Injektion 99% wiedergefunden wurden. In einer anderen Versuchsserie betrugen die Zahlen nach 3 bzw. 5 Std. 74% bzw. 46%.

Tab. 36 gibt die Verteilung der Radioaktivität wieder, wie sie ELLIOTT, CHANG, ABDOU und ANDERSON (1949) bei Injektion von 10 mg/kg eines mit ^{14}C markierten Methadon an Ratten gefunden haben. Das ^{14}C saß in der Seitenkette, benachbart der Carbonylgruppe. Die Ausatmungsluft enthielt kein radioaktives CO_2, so daß eine Abspaltung der Seitenkette nicht erfolgt. Da nach 24 Std. 98% der Radioaktivität in den Ausscheidungen (58% im Kot, 30% im Harn) und im Darminhalt wiedergefunden wurden, wird angenommen, daß das Methadon im Organismus als ganzes Molekül in freier oder gekoppelter Form vorhanden ist.

Tabelle 36

Nach	Blut	Großhirn	Hirnstamm	Muskel	Leber	Magen samt Inhalt	Dünndarm samt Inhalt	Dickdarm samt Inhalt	Niere	Nebenniere	Schilddrüse	Lunge	Abdominal-Fett	Carcass	Injektionsstelle
1 Std. a	5	33	63	20	48	64	92	9	60	285	—	139	16	10	218
b	0,5	0,5	0,5	1,0	6,0	2,5	12,6	1,0	1,3	0,5	—	1,6	1,4	17,2	41,1
a	6	11	13	26	82	48	50	22	101	95	110	222	10	17	18,1
b	0,9	0,2	0,1	2	11,2	2,6	8,1	1,9	2,2	0,13	0,03	4,1	1,4	28,7	32,5
2 Std. a	5	13	13	22	70	238	140	31	63	51	64	192	18	15	71
b	0,4	0,2	0,1	1,5	7,1	6,0	16,1	2,7	1,3	0,08	0,03	3,2	3,8	25,6	12,8
a	6	6	2	15	72	80	95	30	74	61	61	191	19	20	56
b	0,4	0,1	0,01	1,2	9,2	8,6	15,4	3,3	1,7	0,06	0,02	2,9	2,0	29,9	10,3
3 Std. a	16	12	0,3	11	46	189	349	21	24	34	—	124	8	12	49
b	0,8	0,2	0,001	0,8	5,6	11,1	39,3	1,9	0,5	0,05	—	2,0	1,1	20,5	11,0

a = mg/kg getrockneten Organs; b = Prozent der gesamten gefundenen Radioaktivität nach 1 Std. und nach 2 Std. je 2 Tiere, nach 3 Std. 1 Tier.

Die Verteilung von ^{14}C markiertem Methadon im ZNS von Ratten nach Injektion von 3 mg/kg studierten Miller und Elliott (1955). Sie fanden 0,6 bis 0,9 mg pro kg frischen Gewebes, wobei nur eine geringe Differenzierung zwischen den verschiedenen Teilen des ZNS nachzuweisen war. Durch Gegenstromverteilung konnte wahrscheinlich gemacht werden, daß die im ZNS gefundene Radioaktivität zu 90% unverändertem Methadon entsprach.

Bei s.c. Injektion von 5 mg/kg finden Eisenbrandt, Adler, Elliott und Abdou (1950) bei Ratten in der Galle binnen 3 Std. 17% der injizierten Radioaktivität wieder, wobei die Konzentration während dieser Zeit ständig ansteigt und etwa 1,5% der gegebenen Dosis wieder rückresorbiert werden. Die im Mageninhalt nachweisbaren geringen Mengen stammen aus rückgeflossenem Darminhalt. Bei trächtigen Ratten ist auch in der Placenta und in den Feten Radioaktivität nachzuweisen.

Daß das Methadon zwar keinem Abbau in kleinere Bruchstücke, aber doch eingreifenden Umwandlungen im Organismus unterliegt, ergeben die Untersuchungen anderer Autoren über die Ausscheidungsverhältnisse. Way, Sung und McKellaway (1949) fanden mit der Methylorange-Methode nach 24 Std. im Harn 4—10% und im Kot 20—24% der gegebenen Menge wieder, Rickards, Boxer und Smith mit ihrer Bestimmungsmethode, die auf einer Nitrierung der Phenylringe beruht, nach 48 Std. im Harn 11,2% und im Kot 9,0%, Cronnheim und Ware (1947) mit der Bromkresolpurpur-Methode im Harn 6—13%. Die von Scott und Chen (1946) mit der Bromthymolblau-Methode nach Lehman und Aitken (s. S. 36) am Menschen bei Einzeldosen von 7,5 mg nach 24 Std. im Harn wiedergefundenen Mengen von 20—35% dürften nach der Ansicht von Cronheim und Ware wegen Außerachtlassung der Blindwerte zu hoch sein.

Diese Ergebnisse zeigen, daß von den mit der Isotopenmethode wiedergefundenen 98% nur ein Bruchteil in einer Form vorliegt, die mit den beiden anderen, untereinander verschiedenen Methoden erfaßt werden kann, mit denen dem Untersuchungsmaterial zugesetztes unverändertes Methadon nahezu quantitativ wiedergefunden wird.

Außerdem fanden Way, Signorotti, March und Peng (1951) mit der Methode der Gegenstromverteilung, daß von den colorimetrisch erfaßten Mengen in Faeces und Galle sich nur ein geringer Teil als unverändertes Methadon charakterisieren läßt, während der größere Teil auf Abwandlungsprodukte von größerer Basizität bzw. größerer Wasserlöslichkeit entfällt. Ein solches Umwandlungsprodukt fanden in einer Menge von etwa 15% des eingesetzten Methadon Schaumann, Maiß und Mosler (1956) bei Versuchen mit Leberschnitten von Meerschweinchen in vitro. Es hatte bezüglich seiner Löslichkeitsverhältnisse und seines R_F-Wertes bei der Papierchromatographie die gleichen Eigenschaften wie das quartäre Methylmethadon.

Ein hydrolysierbares Kupplungsprodukt wie beim Morphin scheint im Harn nicht vorzuliegen, da Cronheim und Ware (1947) durch dreistündiges Kochen mit HCl kein Ansteigen der colorimetrischen Werte fanden. Auch in den Faeces fanden Rickards, Boxer und Smith (1950) keinen Unterschied in den Werten nach zweistündigem Kochen mit 60%iger KOH oder bei 18stündigem Stehen mit 2,5 n HCl bei Zimmertemperatur.

Diese Ergebnisse fanden ihre Bestätigung in Versuchen von Schaumann und W. Schmidt (1954). Diese Autoren benutzten die außerordentlich empfindliche und spezifische Wirkung auf den Längsmuskeltonus des Meerschweinchendarmes (Schaumann, Jochum und Schaumann, 1953), um den noch pharmakologisch wirksamen Anteil in Organen und Ausscheidungsprodukten nach Methadongaben zu untersuchen. Sie fanden bei s.c. Injektion von 20 mg/kg Methadon an Ratten in Leber, Niere, Lunge und Milz nach 1 Std. etwa 30% der mit der Bromkresol-purpur-Methode bestimmten Menge pharmakologisch wirksam; nach Darreichung p.o. war der Anteil nur etwa 10%. Im Harn betrug der Prozentsatz des colorimetrisch bestimmten Wertes bei oraler Darreichung 40—55%, während bei s.c. Injektion praktisch die gesamte colorimetrisch bestimmte Menge auch pharmakologisch wirksam gefunden wurde. In einem Selbstversuch konnten nach einer oralen Dosis von 20 mg im 24 Std.-Harn 8% der gegebenen Dosis colorimetrisch wiedergefunden werden, von denen 65% pharmakologisch aktiv waren. Aus dem Harn konnte Methadon als Hydrochlorid isoliert werden, das nach Reinigung durch Mikrosublimation einen Fp. von 227—229° zeigte.

Bei gewöhnten Ratten besteht nach SUNG u. Mitarb. (1953) in der Verteilung kein Unterschied gegenüber normalen Tieren; auch in der Ausscheidungsrate besteht keine wesentliche Differenz, doch ist im Harn der Anteil an umgewandeltem Methadon größer. Leberschnitte von gewöhnten Ratten scheinen Methadon etwas langsamer zu zerstören. An Suchtkranken läßt sich nach JATZKEWITZ (1954) bei Tagesdosen von 50—250 mg noch nach 6—9 Tagen Methadon nachweisen.

Nach allen diesen Versuchen erleidet das Methadon im Organismus weitgehende Abwandlungen. Von der mit der Isotopenmethode erfaßbaren Menge ist nur ein Teil colorimetrisch meßbar und von den colorimetrisch bestimmten Mengen wieder nur ein Bruchteil als unverändertes Methadon anzusprechen. Über die Natur des colorimetrisch nicht erfaßbaren Anteils können derzeit nur Vermutungen ausgesprochen werden. Aus dem Befund von ELLIOTT u. Mitarb. (1949) mit der Isotopenmethode geht hervor, daß das Methadon nicht in kleine Bruchstücke zerschlagen oder z. T. vollständig verbrannt wird. Nach MILLER und ELLIOTT (1954) enthalten Leber und Galle neben Methadon noch mindestens zwei ^{14}C-haltige Umwandlungsprodukte. Es muß also z. T. in Verbindungen umgewandelt werden, die weder mit der Methylorange- (WAY u. Mitarb.) bzw. Bromkresolpurpurmethode (CROHNHEIM und WARE), noch auch mit der Nitrierungsmethode (RICHARDS u. Mitarb.) erfaßbar sind. Von den colorimetrisch erfaßten Mengen ist wieder nur ein Teil pharmakodynamisch wirksam (SCHAUMANN und SCHMIDT). Nach AXELROD (1956) wird durch ein Enzymsystem der Lebermikrosomen das Methadon zu etwa 7,5% zum pharmakodynamisch unwirksamen primären Amin demethyliert. Die Demethylierung erfolgt beim L-Methadon rascher als beim D-Isomeren.

Daß der Hauptort der Entgiftung die Leber ist, schlossen BONNYCASTLE und DELLA (1950) daraus, daß bei partiell hepatektomierten Ratten seine analgetische Wirkung wesentlich länger anhält. Zum gleichen Schluß führten Versuche von SUNG und WAY (1950), ebenfalls an teilweise hepatektomierten Ratten, bei denen sowohl die Toxicität des Methadon, wie auch die in den Organen nachweisbaren Mengen signifikant größer waren als bei normalen Tieren. Die gleichen Autoren fanden, daß auch in vitro Schnitte von Leber, nicht aber von Niere oder anderen Organen zugesetztes Methadon bei p_H 7,5—8,5 unter aeroben Bedingungen binnen 2 Std. zu 18% in eine nach der Methylorange-Methode nicht mehr nachweisbare Verbindung umwandeln. Reduzierende Substanzen — z. B. Hydroxylamin, Ascorbinsäure oder Glutathion — sowie auch Natriumacid hemmen diese Umwandlung stark, relativ wenig dagegen Natriumfluorid. Diese Ergebnisse wurden von RICKARDS u. Mitarb. (1950) bestätigt.

Das Schicksal der optischen Isomeren des Methadon im Organismus der Ratte wurde von SUNG und WAY (1953c) untersucht. In vivo wurde bei gleicher Dosierung in Lunge, Leber, Niere und Milz der Gehalt von L-Methadon höher gefunden als von D-Methadon. Im Harn wurden beim L-Methadon 8—11% der gegebenen

Dosis mit 60−80% an unverändertem Methadon wiedergefunden, beim D-Methadon 4%, davon nur etwa 33% unverändert. Da nach AXELROD (1956) bei Versuchen in vitro zumindest die Demethylierung beim L-Methadon stärker ist, dürften die gegenteiligen Befunde von SUNG und WAY bei Versuchen in vivo wohl auf die stärkere Allgemeinwirkung, vor allem die stärkere Depression der Atmung durch das wirksamere L-Isomere zurückzuführen sein. SUNG und WAY fanden übrigens in ihren vitro-Versuchen mit Leberschnitten zum Unterschied zu ihren in vivo-Versuchen keinen Unterschied in der Abbaurate der beiden Isomeren.

Das α-Acetylmethadol wird nach SUNG und WAY (1954) sowohl p.o. als auch s.c. sehr langsam resorbiert; nach 13 Std. wurden noch nennenswerte Mengen an der Injektionsstelle bzw. im Magen gefunden. Die höchste Konzentration wurde in den Lungen, die geringste im Blut und ZNS gefunden; in Faeces, Galle und Harn waren nur Spuren nachzuweisen. In vitro wird vom Gewebsbrei etwa doppelt so viel festgehalten, als von dem rascher, aber kürzer wirkenden Methadon; ein Unterschied zwischen den optischen Isomeren besteht dabei nicht.

Phenadoxon

Über eine relativ geringe und unsichere Wirkung des Phenadoxon, vor allem bei oraler Darreichung am Menschen, berichten KEATS und BEECHER (1952), sowie NATHAN (1952). Trotz seiner im Tierversuch dem Methadon überlegenen analgetischen Wirksamkeit werden im klinischen Versuch Dosen benötigt, die mitunter bereits zu schweren Nebenerscheinungen führen können. Ob die Ursache hierfür in den Resorptionsverhältnissen oder in der Entgiftung zu suchen ist, wurde noch nicht untersucht. Bei Katzen fanden BASIL u. Mitarb. (1950) nach 5 mg/kg i.v. binnen 6 Std. 30% im Harn wieder.

Dithienylbutene

Über das Schicksal dieser Verbindungen im Organismus liegen noch keine speziellen Untersuchungen vor. Auffallend ist die große Differenz in der analgetischen Wirksamkeit zwischen parenteraler und enteraler Darreichung; p.o. sind diese Verbindungen nach EDDY und LEIMBACH (1953) 10−50mal schwächer wirksam als bei s.c. Injektion (siehe Tab. 43 auf S. 106). Bezüglich der Toxicität ist der Unterschied zwischen beiden Darreichungsarten jedoch wesentlich geringer. Die wahrscheinlichste Erklärung hierfür wäre, daß diese Verbindungen in der Leber sehr rasch in analgetisch unwirksame Derivate umgebaut werden, deren Allgemeintoxicität jedoch nicht wesentlich geringer ist.

Wirkung auf Fermente

Da für den Wirkungsmechanismus der mo.ä. V. die Hemmung irgendwelcher an der Reizübertragung beteiligter Fermentsysteme eine maßgebliche Rolle spielen könnte, wurde diese Frage wiederholt experimentell untersucht. Bei der Bedeutung, die dem Acetylcholin bei der Übertragung von nervösen Impulsen zugesprochen wird, stand bei diesen Untersuchungen die *Cholinesterase* im Vordergrund des Interesses.

F. und M. BERNHEIM (1936), die mit einer gereinigten Cholinesterase aus Rattenhirn arbeiteten, fanden durch $3 \cdot 10^{-5}$ Morphin eine Verlängerung der Hydrolysezeit von Acetylcholin auf das Doppelte; das analgetisch unwirksame Apomorphin wurde etwa 1,5mal stärker wirksam gefunden. Zur Bestimmung des Acetylcholins wurde das Ileum des Meerschweinchens verwendet. Auf Grund der Kinetik dieser Hemmung nehmen die Autoren an, daß durch Morphin das Acetylcholin von der Enzymoberfläche verdrängt wird.

Auch KUHN und SURLES (1938) fanden für Morphin, Dilaudid, Codein, Dionin, aber auch für Apomorphin, Narkotin und Emetin eine hemmende Wirkung auf die Cholinesterase des Gehirns von Ratte, Meerschweinchen, Kaninchen, Katze und Hund von ähnlicher Größenordnung; diese Autoren finden eine Parallelität zwischen Cholinesterasehemmung und brechenerregender Wirkung.

Ebenfalls an der spezifischen Hirncholinesterase prüften DENYS und LEVY (1947) Morphin und Eukodal im Vergleich zu Eserin; sie fanden Morphin 150mal und Eukodal 100mal schwächer wirksam (Procain wurde 100mal, Percain 5mal schwächer als Eserin gefunden). An der Pseudocholinesterase des Serums war die Hemmwirkung des Morphin deutlich schwächer. Zur Prüfung der Hemmwirkung wurde der Antagonismus gegen die erschlaffende Wirkung der Cholinesterase auf den durch Acetylcholin kontrahierten Froschrectus verwendet (SCHEINER, 1939). Als hemmende Grenzkonzentration für die Cholinesterasen von Hirn und Serum gibt WRIGHT (1941) für Morphin, Dilaudid und Desoxydihydromorphin 1:10000 mit einem Wirkungsmaximum bei 1:1000 an. Von ungefähr gleicher Größenordnung sind die Werte von GREIG und HOWELL (1948) für die Esterasen von Hundeserum bzw. Katzenserum; die hemmende Grenzkonzentration für Morphin lag bei etwa 0,5 mM (etwa 1:6000); 2,1 mM (etwa 1:1550) hemmten um 39% bzw. 36%.

Eine etwas schwächere Wirksamkeit fanden CAHANE und LEVI (1936) gegenüber der Cholinesterase des Pferdeserums. Nach diesen Versuchen war Morphin mit einer hemmenden Konzentration von 1:2500 etwa 4000mal schwächer wirksam als Eserin. Auch GAUTRELET und SCHEINER (1939) fanden Morphin bei Verwendung von Pferdeserum etwa 2000mal schwächer als Eserin. Eine noch geringere Wirksamkeit für Morphin geben mit 1:400 RANDALL und LEHMANN (1948) für die Cholinesterase des Zitteraals, sowie HAAS u. Mitarb. (1953) für die Rattenhirnesterase an, wo sie die Grenzkonzentration für Morphin, Codein, sowie Dicodid zu $2 \cdot 10^{-3}$ und für Dilaudid zu 10^{-3} fanden; Levorphan war mit 10^{-5} in diesen Versuchen relativ stark wirksam. SLAUGHTER und LACKEY (1940) fanden, daß die Cholinesterase des Hundeblutes durch Morphin in vitro bis 1:500 überhaupt nicht gehemmt wird. Dagegen konnten sie in vivo nachweisen, daß 20 min nach 5 mg/kg Morphin s.c. die Aktivität der Blutesterase um etwa 20% gesenkt war. YOUNG u. Mitarb. (1955) verglichen die hemmende Wirkung von Morphin, Codein, Nalorphin, Levorphan, Dextrorphan, Racemorphan, Levallorphan, Dextrallorphan, Levo- und Dextrometorphan auf die „echte" und die „Pseudo"-Cholinesterasen von Serum, Blutkörperchen, Hirn- und Darmwand mit der analgetischen und darmtonisierenden Wirkung. Sie fanden keinerlei Parallelität; der Morphinantagonist Levallorphan hatte sogar die größte cholinesterasehemmende Wirkung. Nach RANDALL u. Mitarb. (1953) sind Levo- und Dextromethorphan zum Unterschied von Levorphan und Levallorphan und ihren optischen Isomeren ohne Wirkung auf die Cholinesterase.

Eine sehr starke, ähnlich wie Eserin am Blutegelmuskel für Acetylcholin und andere durch die Cholinesterasen spaltbare Cholinester sensibilisierende Wirkung konnten KAHANE und LEVI (1939) für das Morphin mit Grenzkonzentrationen von $5 \cdot 10^{-7}$ bis 10^{-5} feststellen. Zu ähnlichen Ergebnissen gelangten auch DODEL u. Mitarb. (1939) für Morphin und Codein mit einer wirksamen Konzentration von $2,5 \cdot 10^{-6}$ und vor allem für Dihydrooxycodeinon, das mit $2 \cdot 10^{-8}$ gleich wirksam war wie Eserin. Demgegenüber waren Dionin mit 1:5000 und vor allem Heroin mit 1:1000 auffallend wenig wirksam. DASTUGUE (1940) nimmt an, daß die Hemmung der Cholinesterase bei der Sensibilisierung des Blutegelmuskels nur eine sekundäre Rolle spielt, da Dihydrooxycodeinon gegenüber der Cholinesterase des Pferdeserums und auch derjenigen aus Extrakten von Blutegelmuskeln mehr als 100 mal schwächer wirksam ist als Eserin. Auch die pulsverlangsamende Wirkung des Acetylcholin am isolierten Herzen von *Helix pomatia* wird durch Morphin, Diamorphin, Codein und Dionin verstärkt. Das Wirkungsverhältnis ist hier fast das gleiche wie am Blutegelmuskel (DASTUGUE und DUPUIS, 1948).

Auch am isolierten Froschherzen läßt sich nach CHUVAEV (1938) eine eserinähnliche Wirkung des Morphin nachweisen. Rasche Erwärmung führt hier nach einer vorübergehenden Beschleunigung des Herzschlages zu Bradykardie und schließlich Herzstillstand. Die 2. Phase wird durch Eserin verstärkt und wird als eine durch Acetylcholin vermittelte Selbststeuerung des Herzens gedeutet. Morphin verstärkt diese Hemmung wie Eserin. Auch am Hund wird die Blutdrucksenkung nach Reizung des peripheren Vagusstumpfes durch Morphin verstärkt.

Beim *Pethidin* differieren die Angaben verschiedener Autoren bezüglich seiner Hemmwirkung auf die Esterase ebenfalls ganz beträchtlich. RANDALL und LEHMANN (1948) fanden Pethidin praktisch unwirksam, BRINDLEY (1944) gab bei einer Konzentration von 1:5000 eine etwa 60%ige Hemmung an, während HAAS u. Mitarb. (1953) 1:500 als Grenzkonzentration bestimmten. Von besonderem Interesse sind die Untersuchungen mit den optischen Isomeren des *Methadon*, da man hier einen Anhaltspunkt für die Spezifität dieser Wirkung erhoffen konnte. Leider sind auch diesbezüglich die Angaben der Literatur nicht sehr bedriedigend. HAAS u. Mitarb. (1953) fanden für das DL-Methadon gegenüber der Rattenhirncholinesterase 1:5000 als wirksame Grenzkonzentration. RANDALL und LEHMANN (1948) benötigten für eine 50%ige Hemmung der gereinigten Cholinesterase aus dem Zitteraal eine Konzentration des DL-Methadon von 1:600. Auch EADIE u. Mitarb. (1948) konnten erst von 0,005 m Methadon an eine Hemmung der Cholinesterase des Rattenhirns nachweisen; ein Zusammenhang mit der analgetischen Wirksamkeit ist nach Ansicht dieser Autoren wenig wahrscheinlich. Von den optischen Isomeren des Methadon fanden GREIG und HOWELL (1948) bei einer Konzentration von 0,87 mM/l (etwa 1:3500) gegenüber den Cholinesterasen des Rattenhirns und des Hundeserums das L-Isomere etwa 1,5—2 mal wirksamer als die D-Verbindung. Beim Isomethadon betrug diese Differenz für die Serumesterase das 10—15 fache, für die Hirnesterase sogar das 30 fache.

Die zitierten Versuche in vitro zeigen, daß Morphin und die mo.ä. A. so wie zahlreiche andere Verbindungen die verschiedenen Cholinesterasen zu hemmen vermögen, daß diese Wirkung aber erst bei Konzentrationen eintritt, wie sie in vivo bei analgetisch wirksamen Dosen nie erreicht werden, und daß sie mit der analgetischen Wirksamkeit keinesfalls parallel gehen. Letzteres gilt auch für die optischen Isomeren, wo GREIG und HOWELL (1948) zwar sowohl beim Methadon, wie auch beim Isomethadon das L-Isomere wirksamer fanden als die D-Verbindung, das Wirkungsverhältnis — zumindest bei den Isomeren des Methadon — aber nicht dem für die analgetische Wirkung gefundenen entspricht.

In den zitierten Versuchen von KAHANE und LÉVY sowie DODEL u. Mitarb. (s. S. 194) am Blutegelmuskel und von SLAUGHTER und LACEY am Hund, lösen allerdings schon kleine Morphindosen Wirkungen aus, die man als Folge einer Hemmung der Cholinesterase auffassen könnte; ein Parallelismus mit der analgetischen Wirksamkeit fehlt aber auch hier.

Sehr großes Interesse wurde auch der Beeinflussung der *Gewebsatmung*, vor allem des ZNS, durch die mo.ä. A. zugewandt. Morphin hat auf den O_2-Verbrauch des Hirngewebes einen sehr geringen Einfluß. GROSS und PIERCE (1935) konnten erst mit 0,12% Morphin in Gegenwart von Glucose eine hemmende Wirkung feststellen, ebenso bei gleicher Konzentration in Gegenwart von Lactat SEEVERS und SHIDEMAN (1941). Dagegen konnten ELLIOTT, SUTHERLAND und BOLDREY (1949), sowie ELLIOTT, WARRENS und JAMES (1947) auch in Gegenwart von Glucose bis zu einer Konzentration von 0,3% keine Hemmung des O_2-Verbrauchs beobachten. Nach den gleichen Autoren hemmen auch Pethidin und Methadon erst in sehr großen Konzentrationen (1:400—800 bzw. 1:600—3000) die Glucose-oxydation durch Hirngewebe. Dabei besteht kein Unterschied zwischen den optischen Isomeren des Methadon (THORP 1949, WATTS 1950). Geringere Konzentrationen von Methadon (1:6000—15000) erhöhen dagegen den O_2-Verbrauch, aber ebenfalls nur in Gegenwart von Glucose (ELLIOTT u. Mitarb. 1947, 1949). Diese diphasische Wirkung des Methadon — Steigerung des O_2-Verbrauchs bei geringer, Hemmung bei höherer Konzentration — ist an die basische Gruppe gebunden und nicht für Methadon spezifisch; auch andere sekundäre und tertiäre Amine mit offener Kette haben die gleiche Wirkung (MILLER und ELLIOTT, 1954).

Nach SEEVERS und SHIDEMAN (1941) hemmt Morphin (0,06—0,24%) auch die Citronensäuredehydrase, nicht dagegen die Bernsteinsäure- und Alkohol-dehydrase. Die Dehydrierung von Brenztraubensäure und Bernsteinsäure durch Rattenhirn wird durch Methadon gehemmt; diese Hemmung läßt sich durch Hefekochextrakt aufheben (GREIG und HOWELL, 1948).

Während die Glykolyse durch Rattenhirn von Morphin oder Pethidin nicht beeinflußt wird, hemmen hier Methadon und Isomethadon. Da die Glykolyse von Glykogen, Fructose-6-phosphat oder Hexosediphosphat nicht gehemmt wird, nimmt GREIG (1948) die Hexogenase als Angriffspunkt an. Ein Unterschied in der Hemmwirkung zwischen den optischen Isomeren des Isomethadon besteht hier zum Unterschied zur Hemmung der Cholinesterase nicht (GREIG und HOLLAND, 1949). Nach WOLPERT u. Mitarb. (1956) hat 1 mM Morphin auf die oxydative Phosphorylierung durch Mitochondrien des Rattenhirns zum Unterschied von Barbituraten keinen Einfluß.

Auch an Leber- und Nierenschnitten hemmt Methadon (1:6000) in vitro den O_2-Verbrauch. Leberschnitte von Ratten, die 40 min vorher 10 mg/kg Methadon erhalten hatten, zeigten ebenfalls eine verminderte Atmung (EISENBRANDT und ELLIOTT, 1949). Bei Lebern mit hohem Glykogengehalt führt die gleiche Methadon-konzentration dagegen zu einer mit vermehrter Glykogenolyse verbundenen Erhöhung des Sauerstoffverbrauches (ELLIOTT und SUTHERLAND, 1950).

Die Hefeinvertase wird durch Morphin stets gehemmt, wobei die Hemmung proportional dem Logarithmus der Konzentration und der p_H ansteigt (RONA, EWEYK und TENNENBAUM, 1924). Auch Methadon hemmt die Hefegärung proportional dem Logarithmus der Konzentration; bei p_H 7,3 ist sie etwa viermal stärker als bei p_H 6,3. Ein Unterschied in der Wirksamkeit der optischen Isomeren ist nicht nachzuweisen. Die Unspezifität der Wirkung geht auch aus den nötigen hohen Konzentrationen hervor; 3.10^{-3} hemmt um etwa 60% (W. SCHAUMANN 1951).

AHLGREN (1930) fand, daß die Entfärbung von Methylenblau nach der Tunberg-Methode durch geringe Morphinkonzentrationen gefördert, durch größere gehemmt wird. SHIDEMAN, STAWE und SEEVERS (1939) konnten zeigen, daß die „Cytochromoxydation" von Adrenalin, p-Aminophenol, Brenzkatechin und Ascorbinsäure, nicht aber von Hydrochinon oder p-Phenylendiamin durch Morphin gehemmt wird.

Nach WATTS (1949) beruht die Hemmung der oxydativen Kohlenhydrat-verwertung auf einer Hemmung der Cytochrom C-Reduktase. Noch genauer haben WANG und BAIN (1953) die Einwirkung der mo.ä. A. auf die Enzyme der Cytochromkette studiert. Am empfindlichsten ist die DPN-Cytochrom C-

Reduktase. Auf die Cytochrom-Oxydase hat Methadon die stärkste Wirkung; es fördert in Konzentrationen bis 5.10^{-4} und hemmt in größeren Konzentrationen. Die Morphinanderivate mit freier phenolischer OH-Gruppe beschleunigen außerdem die Übertragung von Elektronen vom reduzierten DPN auf Ferri-Cytochrom-C.

KEESER (1932) untersuchte die Beeinflussung einer Reihe von Fermenttypen durch Morphin, wobei er sowohl Förderung als auch Hemmung fand. Nach seinen Untersuchungen zeigen Pepsin, Trypsin, Erepsin, Kathepsin und Phenolase nur ein geringe Empfindlichkeit; wesentlich empfindlicher sind: Urease, Lecitase, Lipasen, Phosphatasen und Tyrosinase. Als hemmende Grenzkonzentrationen des Morphin-HCl wurden gefunden: Für Urease 0,91 mg-%, für Rinderblut-Phosphatase und Serumlipase 5 mg-%, für Tyrosinase 12—48 mg-% und für Lecitase 50 mg-%. Die Wirkung der Reduktase in Muskelbrei, gemessen nach der Dinitrophenolmethode von LIPSCHITZ, wird durch 2—4 mg-% gefördert.

Im Gehirnbrei konnte STAMM (1925) keinen Einfluß des Morphins auf die Abspaltung von anorganischem Phosphat nachweisen. Auch MEINERT (1933) fand keinen spezifischen Einfluß von Morphin oder Codein auf die Spaltung von Hexosediphosphat und Glycerophosphat durch Phosphatasen aus Leber, Niere, Herz oder Muskel. Gegenüber Fumarase ist Morphin bis zu einer Konzentration von 500 mg-% wirkungslos (JACOBSOHN und PEREIA, 1933). Die Harnstoffbildung durch Leberbrei wird durch Morphin herabgesetzt (ZANDA, 1912).

Die vorliegenden Untersuchungen über den Einfluß der mo.ä. A. auf die am Energiestoffwechsel beteiligten Fermente lassen keine Wirkungen erkennen, die man mit dem Mechanismus ihrer spezifischen Wirksamkeit beweiskräftig in ursächlichen Zusammenhang bringen könnte.

Wirkung auf niedere Organismen

Irgendeine spezifische Wirkung der mo.ä. V. wurde hier bisher nicht festgestellt. So wird z. B. nach ZIRPOLO (1920) das Leuchten von Kulturen des Bacillus Pierantonii selbst durch eine 10%ige Morphinlösung nicht unterdrückt. Nach Versuchen von F. EHRLICH (1916) scheinen Hefen und besonders Schimmelpilze Morphin sogar als N-Quelle für ihr Wachstum verwenden zu können. Empfindlicher sind Grünalgen, die durch 0,1% Morphin z. T. abgetötet werden (BOCKORNY 1896).

Die Keimung von Samen höherer Pflanzen wird durch Lösungen von Morphin-HCl 1:400 an gehemmt; 0,75%ige Lösungen führen bei Weizen, Wicken und Senf zur Verkümmerung der Keimpflanzen (SIGMUND 1914).

Für Vorticellen (OSTERMANN, 1903) und Trypanosomen (PICK und WASICKY, 1916) ist Morphin praktisch ungiftig. Auch Paramaecium caudatum wird nach BILLS und MACHT (1924) durch Morphin 1:300 bei p_H 5,7 erst nach 100 Std. getötet. Codein und Dionin haben ungefähr die gleiche Toxicität, während Heroin siebenmal, der Benzyläther des Morphin etwa 100mal toxischer ist. Durch Erhöhung der p_H auf 7,2 wird die Toxicität des Heroin auf etwa das Zehnfache, die des Codein auf das Dreißigfache gesteigert, während die des Morphin ab p_H 6,6 deutlich abnimmt. An Paramäcien ist Pethidin wesentlich toxischer als Morphin; nach DUGUID und HEATHCOTE (1940) werden sie durch Pethidin 1:2000 binnen 3 Std. und 1:4000 binnen 24 Std. abgetötet.

Askariden (SCHROEDER 1885) und Muscheln (PAWLOV 1885) sind gegen Morphin außerordentlich unempfindlich. Schnecken und Blutegel werden durch Morphinacetat 1:20000 erst nach 5 Tagen getötet; Insektenlarven ertragen 1:1000 durch mehr als 6 Std. (BOKORNY 1896). Relativ empfindlich ist die Feldheuschrecke. BECKER (1923) führte nach Decapitierung Morphinlösungen in den Darmkanal ein und beobachtete noch bei einer Morphinlösung 10^{-4} heftiges Beugen und Strecken der Sprungbeine, das binnen 3 min begann und nach etwa 30 min in eine Lähmung überging.

DRUCKREY, DANNEBERG und SCHMÄHL (1953) zeigten, daß Morphin und Codein bis zu einer Konzentration von 0,3 mg/cm³ keinen Einfluß auf die Zellteilung des Seeigeleies haben. Selbst die Entwicklung des Hühnerembryos wird nach GRÜTER (1916) durch Injektion von 20 mg Morphin, Diamorphin oder Codein in das bebrütete Ei nicht gestört.

Gewebskulturen des Irisgewebes (KUBO 1939) oder von Fibroblasten (SEMURA 1931, SASAKI 1938, HEUBNER u. Mitarb. 1952) vom Hühnerembryo sind gegen Morphin, Diamorphin, Codein und Oxycodon bzw. Pethidin und Methadon ebenfalls verhältnismäßig unempfindlich; die im akuten Versuch schädigenden Grenzkonzentrationen liegen zwischen $^1/_{10}$—$^1/_{30}$mM pro Liter.

Wirkung auf Blut und Blutbestandteile

Kleine i.m. Mengen von Morphin (0,2 mg/kg), Codein (0,6 mg/kg), Dilaudid (0,01 mg/kg) und Methadon (0,05 mg/kg), die ungefähr den am Menschen üblichen therapeutischen Dosen entsprechen, führen am Hund zu keiner Veränderung des zirkulierenden Blutvolumens. Erst bei etwa 100mal höherer Dosierung tritt eine vorübergehende Verminderung um 10—20% ein, die auf einer peripheren Gefäßerweiterung beruhen dürfte (ZOBOLI 1952). Auf den Hämatokritwert hat Morphin auch in relativ großer Dosierung nach GREEN u. Mitarb. (1943) keinen bemerkenswerten Einfluß.

MACHT (1953) untersuchte am Kaninchen den Einfluß einer großen Zahl von Verbindungen auf die Gerinnungszeit des durch Herzpunktion gewonnenen Blutes. Von den mo.ä. V. hatten keinen Einfluß: Codein, Dicodid, Dilaudid, Methadon und Levorphan. Verkürzt wurde die Gerinnungszeit durch: Morphin, Dionin, Nalorphin und Pethidin; dabei wirkt Nalorphin additiv und nicht antagonistisch zu Morphin. Diamorphin führt bei einmaliger Dosis von 1 mg/kg zu einer Verkürzung der Gerinnungszeit; bei wiederholten Gaben oder bei sehr großer einmaliger Dosis wird das Blut dagegen für mehrere Stunden ungerinnbar. Die gleiche diphasische Wirkung fand MACHT auch beim Procain. DOYON (1920) hat schon beobachtet, daß beim Hund nach Injektion von 30 mg Morphin in die Vena mesenterica das Blut mitunter für mehrere Stunden ungerinnbar bleibt und bei Zusatz zu normalen Blutproben in vitro auch diese ungerinnbar macht. Eine Abnahme der Gerinnbarkeit des Blutes fand BUGLIESE (1900) auch nach großen i.v. Morphingaben. FINNEGAN u. Mitarb. (1948) beobachteten bei Hunden nach täglichen durch 100 Tage durchgeführten Injektionen von 2 mg/kg Morphin bzw. 5 mg/kg Methadon ausgedehnte Blutungen in Magen oder Lungen, ohne daß Gefäßschädigungen nachweisbar gewesen wären. Untersuchungen über die Gerinnungsfaktoren des Blutes wurden nicht angestellt.

Diese Wirkungen auf die Gerinnungszeit sind wohl als unspezifisch anzusehen. Dafür spricht in den Versuchen von MACHT der verschiedene Effekt von Methadon und Codein einerseits und von Morphin und Pethidin andererseits, ferner der Synergismus von Morphin und Nalorphin und schließlich die gleichlaufende Wirkung von Diamorphin und Procain. Die Beobachtungen von DOYON könnten darauf hindeuten, daß durch sehr große Dosen von Morphin und Diamorphin ein gerinnungshemmender Faktor ins Blut ausgeschüttet wird.

In vitro fand RI (1937) eine Beschleunigung der Gerinnungszeit von normalem Kaninchenblut durch Zusatz von 1% Morphin um 40—50%. MUCH (1929) schreibt dem Morphin eine „kinaseähnliche" Wirkung zu, da es Citratplasma vom Kaninchen ohne Ca-Zusatz zum Gerinnen bringt. Diese Beobachtungen sind für die Morphinwirkung in vivo wohl ohne Bedeutung.

Morphin führt praktisch zu keiner *Hämolyse*; eine solche tritt erst bei Konzentrationen über 4% auf (RHODE 1923). Auch Pethidin hämolysiert in Konzentrationen bis 1:1000 nicht (DUGUID und HEATHCOTE 1940). Von Interesse ist, daß nach GREIG und HOLLAND (1949) die in einem isotonischen Medium, das Na:K im Verhältnis von 1:9 enthält, eintretende Hämolyse von Hundeblut durch L-Isomethadon stärker gehemmt wird als durch das D-Isomere, daß also unter diesen Bedingungen die beiden Isomeren gegenüber der Hämolyse sich ähnlich verhalten wie gegenüber der Cholinesterase (s. S. 62).

Eine Zunahme von Erythrocyten und Hämoglobin um durchschnittlich 12—13% sah HOLM (1923) beim Hund nach der allerdings enormen Dosis von 40 mg/kg. Aber auch bei täglicher Injektion von 2 mg/kg kehrte bei einem Aderlaß von 20 cm³/kg beim Hund die Erythrocytenzahl etwa doppelt so rasch zur Norm zurück als ohne Morphingabe. Nach Aussetzen der Morphinbehandlung sinkt allerdings die Erythrocytenzahl wieder ab. Auf eine Reizung des Knochenmarks durch Morphin deuten die Ergebnisse von MA (1936) hin, der 20—30 min nach Morphin im Knochenmark eine besonders lebhafte Umwandlung von Normoblasten in Erythrocyten und nach 24 Std. eine Hyperplasie der Erythroblasten beobachten konnte.

Im akuten Versuch wurde nach Morphin eine Herabsetzung der Leukocytenzahl mit nachfolgender Hyperleukocytose gesehen (CLOETTA 1903). Diese nach 90—120 min eintretende Leukocytose fehlt bei hyperthyreotischen Kaninchen, während sie bei Hypothyreose wesentlich gesteigert ist (DONNINI 1937). Sie ist in der Vena portae und Vena cava viel ausgeprägter als in der Vena jugularis (MATZUOKA 1931). Im Knochenmark soll sich nach 6—8 Std. eine Vermehrung der neutrophilen Myeloblasten und nach 24 Std. eine Hyperplasie derselben nachweisen lassen (MA 1936). 10 mg/kg Morphin s.c. führen bei Mäusen im strömenden Blut zu einer Senkung der Eosinophilen, die nach Entfernung der Nebennieren ausbleibt. Auch am Menschen kommt es nach 10 mg Morphin, 30 mg Codein oder 50 mg Pethidin zu einem Abfall der Eosinophilen. Es ist noch unentschieden, ob dies auf einer Ausschüttung von Cortison über die Hypophyse beruht oder eine Folge der Adrenalinausschüttung (s. S. 77) ist (SZERB 1953).

Bei chronischer Morphindarreichung an Hunden konnten PIERCE und PLANT (1928) keine wesentliche Änderung im Blutbild feststellen; während der Abstinenz trat eine vorübergehende Verminderung von Leukocyten, Erythrocyten und Hämoglobin auf. Ähnliche Beobachtungen machte MA (1932) an Ratten: Während der Gewöhnung waren die Erythrocyten normal färbbar, Makro- und Mikrocyten traten nur in geringer Zahl auf, die Gesamtzahl der Erythrocyten nahm zunächst etwas ab, später in geringem Grad zu, wobei zahlreiche Reticulocyten auftraten. Während der Entwöhnung waren die Erythrocyten schlecht färbbar, es trat eine Poikilocytose mit viel Mikro- und wenig Makrocyten auf, die Gesamtzahl der Erythrocyten nahm zunächst stark ab, um dann später wieder langsam zuzunehmen. Pethidin und Methadon führten bei chronischer Fütterung an Hunden oder Ratten zu keiner Änderung des roten oder weißen Blutbildes (SCOTT und CHEN 1946). Bei Morphinisten konstatierten CHARTIER und MORRAT (1909) am 1.—3. Tag der Entwöhnung einen raschen Anstieg der vorher verminderten Erythrocytenzahl und eine Leukocytose mit prozentualer Abnahme der mononucleären Zellen, die nach 2—3 Wochen zur Norm zurückkehrte. Auch SUO (1930) stellte bei Morphinisten eine Verminderung der Erythrocyten fest. Morphininjektion führte bei Morphinisten wie bei Normalen zu einer vorübergehenden

Leukocytose mit Überwiegen der Lymphocyten, während beim Absetzen des Morphin eine polynucleäre Leukocytose auftrat.

Die Senkungsgeschwindigkeit wird bei Morphinisten und Morphin gewöhnten Hunden erhöht gefunden und kehrt bei Entwöhnung allmählich zur Norm zurück. Nach CHOPRA und MUKHERJI (1934) ist die Viscosität des Serums Opiumsüchtiger vermindert, während sie im Gesamtblut infolge Quellung der Blutkörperchen erhöht ist. Albumin und Euglobulin sind erhöht, Pseudoglobulin vermindert. Dagegen gibt KOOPMAN (1934) an, daß bei chronisch morphinisierten Kaninchen auch die Viscosität des Serums ansteigt.

Auch die Funktion der Leukocyten wird durch Morphin beeinflußt. So fand OKUDA (1933a), daß die Beweglichkeit von Hühnerleukocyten in vitro durch Morphin, Codein, Diamorphin, Eukodal und Dionin — nach steigender Wirksamkeit geordnet — gehemmt wird, so daß eine Parallelität mit der analgetischen Wirksamkeit nicht vorhanden ist. Nach dem gleichen Autor (1933b) wandern Leukocyten von morphingewöhnten Hühnern im Serum von gewöhnten Hühnern wie Leukocyten von normalen Hühnern in Normalplasma. Dagegen ist die Aktivität morphingewöhnter Leukocyten in Normalplasma geringer und umgekehrt. Da morphingewöhnte Leukocyten in vitro gegen zugesetztes Morphin weniger empfindlich sind als normale, letztere dagegen, auch wenn sie in Plasma von morphingewöhnten Hühnern gezüchtet werden, morphinempfindlich bleiben, schließt der Autor, daß die Gewöhnung cellulär ist.

Die Wirkung des Morphin auf die Phagocytose wurde von REYNOLDS (1910) studiert. Er mischte Citratblut mit einer Aufschwemmung von Staphylococcus aureus und bestimmte nach Inkubation durch 15 min bei 37° die Zahl der im Durchschnitt von je 25 Leukocyten phagocytierten Kokken; sie betrug bei einem Hund vor Morphin 125, dagegen 90 min nach 32 mg s.c. Morphin nur 29. Am Meerschweinchen injizierte REYNOLDS i.p. eine Aufschwemmung von abgetöteten Staphylokokken und zählte 30 min später im Punktat des Bauchraums ebenfalls die pro 25 Leukocyten aufgenommenen Kokken. Die Zahl betrug beim Normaltier 168, 3 Std. nach 32 mg Morphin s.c. nur 89. Auch wenn nur sterile Bouillon i.p. injiziert wurde und die Leukocyten des Punktats gewaschen wurden, nahm ihre phagocytäre Wirksamkeit gegenüber in vitro zugesetzten Staphylokokken ab, wenn das Tier vorher s.c. 16 mg Morphin erhalten hatte.

Ähnliche Ergebnisse hatte schon früher CANTACUZENE (1898). Dieser Autor injizierte gegen Cholera immunisierten Meerschweinchen s.c. Opiumtinktur und gleichzeitig i.p. subletale Dosen von Choleravibrionen. Es trat keine Diapedese von Leukocyten auf, die Vibrionen blieben beweglich und vermehrten sich. Nach Abklingen der Opiumwirkung war zwar wieder Diapedese und Phagocytose vorhanden, die Tiere erlagen aber trotzdem der Infektion, da die Vibrionen wohl phagocytiert, aber nicht abgebaut wurden und sich innerhalb der Leukocyten vermehrten.

Auch die Resistenz von Kaninchen gegen die Septicämie durch Streptococcus haemolyticus wurde nach KRAFT und LITCH (1921) durch den 6. Teil der tödlichen Morphindosis herabgesetzt.

In vitro fand ARKIN (1913) bei Menschenblut eine Herabsetzung des Phagocytoseindex gegen Streptokokken bei Zusatz von Morphin herab bis zu einer Verdünnung von 1:10000.

Alkalireserve und p_H des Blutes sinken nach Morphin zunächst ab (LEAKE und KOEHLER 1923, SCHOEN 1924, MATTHES 1929, RAKIETEN u. Mitarb. 1934); später kommt es zu einer Alkalose (SCHOEN 1924, MATTHES 1929, ATKINSON und ETS 1922, HJORT und TAYLOR 1919, GAUSS 1920, ENDRES 1924, HAZARD und VAILLE 1936, CHOPRA und MUKHERJI 1934, FORMENTE 1937).

Nach SCHOEN (1924) sinkt die p_H des Blutes beim Menschen nach therapeutischen Morphindosen in den ersten Stunden um 0,1—0,2 ab, um dann später um 0,04—0,13 über den Normwert anzusteigen. Beim Hund sank in Versuchen von RAKIETEN, HIMWICH und DU BOIS (1934) bei der vergleichsweise sehr hohen Dosis von 25 mg/kg die p_H des Blutes nach $2^1/_2$ Std. von 7,32 auf einen Minimalwert von 7,09. p_H-Änderungen von etwa gleicher Größenordnung waren bei 30 mg/kg s.c. am Hund auch von MARENZI (1926) gefunden worden. Nach SCHOEN müssen an dieser Acidose außer der CO_2-Anhäufung infolge der Depression der Atmung noch andere saure Stoffwechselprodukte als Folge einer verminderten Verbrennung in der Peripherie beteiligt sein, da nach wiederholten Morphingaben schon nach 5—7 Tagen die Acidose verschwindet, während die depressive Wirkung auf die Atmung noch vorhanden ist. Eine Erhöhung des Milchsäurespiegels, an die SCHOEN dachte und die HOENIGHAUS (1932) bei Kaninchen allerdings erst bei der hohen Dosis von 10 mg/kg gleichzeitig mit der Blutzuckersteigerung fand, konnten RAKIETEN u. Mitarb. in ihren Hundeversuchen jedoch nicht nachweisen; dagegen fanden LEAKE und KÖHLER (1923) eine Vermehrung der Acetonkörper.

Nach HOLLÓ u. Mitarb. (1925) erfolgt 40—50 min nach Morphin trotz Ansteigen der alveolaren CO_2-Spannung um 15—20% und Abnahme der Alkalireserve im Plasma um 5% keine meßbare Verschiebung der p_H im Blut. Die Autoren schließen daraus, daß nach Morphin ein Teil der CO_2 nicht durch einen physikalischen Prozeß, sondern durch eine „aktive Zellfunktion" der Lunge ausgeschieden wird. (Nach den heutigen Kenntnissen wäre dabei an die Carboanhydrase zu denken.)

SCHOEN (1924) fand am Menschen während der acidotischen Phase in der 1. Std. nach einer therapeutischen Morphingabe eine Erhöhung des Cl-Gehaltes der Blutkörperchen bei unverändertem Plasmaspiegel, in der anschließenden alkalotischen Phase ein Absinken unter die Kontrollwerte. Diese Wanderung der Cl-Ionen wird als Puffereffekt gedeutet. Auch HAZARD und VAILLE (1936) stellten am Kaninchen nach 10—20 mg/kg Morphin eine Zunahme der Cl-Ionen in den Blutkörperchen fest; eine Abhängigkeit von der Alkalireserve konnten sie in ihren Versuchen nicht beobachten. Im Serum fanden RAKIETEN u. Mitarb. (1934) auch bei Hunden nach 25 mg/kg Morphin s.c. keine Änderung des Cl-Spiegels im Serum oder des Gehaltes an basischen Ionen.

Nach FELDBERG und PATON (1951) setzen Morphin, Codein und Thebain, aber auch Apomorphin und Papaverin im Organismus *Histamin* in Freiheit, das sich bei intraarterieller Injektion in den isoliert durchströmten Gastrocnemius der Katze in der ausfließenden Durchströmungsflüssigkeit nachweisen läßt; ebenso ist am Ganztier bei i.v. Injektion von Morphin oder Codein im Plasma Histamin nachweisbar. Auch Pethidin erhöht nach SCHACHTER (1952) bei Katzen den Histaminspiegel im Blut. Mit dieser Histaminfreisetzung hängt wohl auch zusammen, daß Morphin und Codein bei intracutaner Injektion am Menschen den dreifachen Effekt der H-Substanzen auslösen. (SOLLMANN und PILCHER 1917). Am Menschen, aber nicht an Meerschweinchen oder Ratte hat Pethidin bei intracutaner Injektion die gleiche Wirkung. Antihistamine heben diese Hautreaktion auf (NASMYTH und STEWART 1950). Eine Vermehrung des Histamingehaltes im Plasma nach Morphin konnten auch EICHLER und SPEDA (1940) an der Katze nachweisen. Diese Autoren fanden einen Zusammenhang zwischen der Histaminvermehrung und der Depression der Atmung; bei künstlicher Beatmung blieb sie aus (Tab. 37). Für die Ergebnisse an der isolierten Extremität könnte dieser Mechanismus infolge der mangelhaften Sauerstoffversorgung auch beteiligt sein.

In durchströmten Organen setzt Morphin auch 5-Hydroxytryptamin in Freiheit (PHATTACHARYA und LEWIS 1956). Der Glutathiongehalt des Blutes sinkt bei chronischen Morphingaben ab (CAHEN 1936). Die Phospholipoide nehmen im Blut nach Morphin ab (ATKINSON u. Mitarb. 1922, BARBOUR u. Mitarb. 1930, KEESER 1933).

Tabelle 37. *Histamingehalt des Plasma der Katze in γ/cm^3 (gerechnet als Dihydrochlorid)*

	Vor Morphin			Nach 5 mg/kg Morphin				
Atemvolumen cm³/min		450	375	375	300	150		
Minuten nach Morphingabe ..			4	6	14	44		
Histamingehalt		0,04	0,04	0,04	0,04	1,04		
Atemvolumen cm³/min	300	300	45	45	120	60	60	
Minuten nach Morphingabe ..			2	4	16	18	19	
Histamingehalt	0,032	0,032	0,04	0,2	0,12	0,08	0,12	
Atemvolumen cm³/min	375	540	225	225	60	255		
Minuten nach Morphingabe ..			1	4	11	24		
Histamingehalt	0,032	0,04	0,064	0,08	0,12	0,104		
Atemvolumen cm³/min	375	450	75	0	195	450	180	
Minuten nach Morphingabe ..			2	5	10	15	16	
Histamingehalt	0,056	0,04	0,032	0,08	19,2	7,6	3,2	
				Nach 1 mg/kg Morphin				
Atemvolumen cm³/min	375	380	135	135	75			
Minuten nach Morphingabe ..			2	6	15			
Histamingehalt	0,032	0,032	0,04	0,08	0,12			
Atemvolumen cm³/min	480	150	225	100	150	85	75	260
Minuten nach Morphingabe ..			6	10	30	40	3	6
Histamingehalt	0,04	0,078	0,065	0,08	0,065	0,096	1,5	0,8
Atemvolumen cm³/min	525	490	150	250	30	90	225	225
Minuten nach Morphingabe ..			1	5	6	11	53	60
Histamingehalt	0,04	0,04	0,056	0,056	6,66	0,4	0,16	0,08

Bei künstlicher Atmung

	Vor Morphin			nach 5 mg/kg Morphin				
Frequenz/min			24	24	24	24	24	24
Minuten nach Morphingabe ..				2	5	10	25	60
Histamingehalt	0,024	0,024	0,024	0,024	0,024	0,024	0,024	0,024
Frequenz/min		47	47	47	47	47	47	47
Minuten nach Morphingabe ..				1	5	19	1	3
Histamingehalt	0,04	0,008	0,008	0,008	0,024	0,024	0,008	0,008

Nach O. EICHLER und G. SPEDA (1940).

Daß nach SLAUGHTER und LACKEY (1940) durch 5 mg/kg Morphin beim Hund der Gehalt des Blutes an Cholinesterase gesenkt wird, wurde bereits erwähnt (S. 61). GROSS u. Mitarb. (1951) sowie BOGOCH u. Mitarb. (1954) fanden nach Morphin eine Erhöhung der Amylase und der Lipase im Serum. PFEIFFER u. Mitarb. (1953) konnten zeigen, daß Morphin die Serumamylase nur dann erhöht, wenn das Pankreas sekretorisch tätig ist; Codein und Pethidin sind auch dann ohne Einfluß. WAPSHAW (1953) hatte ganz ähnliche Ergebnisse und hält eine Sekretstauung infolge eines Krampfes des Sphinkter Odii für die Ursache. Nach CHO (1936) führen Morphin und Diamorphin, sowie in geringem Maße auch

Codein und Dionin zu einer Erhöhung des Katalasegehaltes in Blut, Leber und Niere, nicht aber im Muskel. Bei chronischen Gaben nimmt diese Erhöhung allmählich ab.

Stoffwechsel
Wirkung auf den Wasser- und Salzstoffwechsel

Es ist schon lange bekannt, daß Morphin die Harnmenge beim Tier (FREY 1907, GINSBERG 1912) und auch am Menschen (FREY und KUMPIESS 1914) vermindert. Nach BONSMANN (1930) führen Morphin, Eukodal, Acedicon und Dicodid in Dosen von 0,2—2 mg/kg, Codein in 4—8 mg/kg am Hund zu einer langdauernden Verminderung der Harnmenge. Auch an der Maus (KLEMT 1934, BONSMANN und BRAKHAGE 1935) wirkt Morphin diuresehemmend, dagegen nach HICKS und SMIRK (1930) nicht am Kaninchen. In Versuchen am Menschen fanden BAHN, ISERBECK und LINDEMANN (1930) beim Wasserstoß nach 20 mg Morphin im Durchschnitt von drei Versuchen nach $3^1/_2$ Std. 12% und nach 12 Std. 32% der ohne Morphin ausgeschiedenen Harnmenge.

Nach MEIDINGER (1945) soll Pethidin an Ratten, Kaninchen und Hunden, bei denen er die diuresehemmende Wirkung des Morphin bestätigen konnte, nicht antidiuretisch wirken. Auch GIARMAN u. Mitarb. (1953) fanden an Ratten nach 10 mg/kg Pethidin bzw. 0,5 mg/kg Methadon keine Hemmung der Diurese. Die diuresehemmende Wirkung des Dromoran wurde von SIEGEL (1950) geringer gefunden als diejenige des Morphin. Phenadoxon hemmt bei einer Dosis von 2,5 mg/kg die Diurese um etwa 30% (BASIL u. Mitarb. 1950). (Bei gleicher Dosierung wirkt auch Methadon an Ratten diuresehemmend.)

Die ersten Versuche zur Analyse des Wirkungsmechanismus unternahm FEED (1928). Er wies zunächst am Hund durch intraduodenale Wassergabe nach, daß eine Verzögerung der Wasserresorption durch Pylorusverschluß keine Rolle spielt und daß zum Unterschied von den ebenfalls zu einer Diuresehemmung führenden Allgemeinnarkoticis die NaCl-Konzentration im Harn während der Diuresehemmung stark ansteigt. Er stellte bereits einen über die Hypophyse gehenden Wirkungsmechanismus zur Diskussion. Ferner wies der gleiche Autor (1929) nach, daß Decortizierung oder Decerebrierung keinen Einfluß auf die Diuresehemmung durch Morphin haben. Auch DSIKOWSKY (1936) konnte zeigen, daß hohe Rückenmarksdurchschneidung oder Vagotomie ohne Einfluß sind. Die von ihm am Hund gefundenen Schwellendosen bei s.c. Injektion betrugen für Morphin und Diamorphin 0,25—0,5 mg/kg, für Codein, Dionin und Peronin 2—6 mg/kg.

Eine eingehende Analyse des Wirkungsmechanismus der Morphin-Antidiurese brachten die Versuche von DE BODO (1944). Zunächst konnte dieser Autor zeigen, daß weder Inaktivierung des Nebennierenmarkes, noch auch Entfernung von Vorderlappen und Hinterlappen der Hypophyse, die auch zu keinem permanenten Diabetes insipidus führt, die antidiuretische Wirkung des Morphin aufheben. Wird jedoch durch hohe Durchtrennung des Hypophysenstieles und Schädigung des Hypothalamus mit nachfolgender Degeneration des Hinterlappens die gesamte Neurohypophyse bei erhaltenem Vorderlappen ausgeschaltet, so entwickelt sich ein permanenter Diabetes insipidus und Morphin hemmt die Diurese weder nach oraler, noch auch i.v. Wasserbelastung. Für die diuresehemmende Wirkung des Morphin ist nach diesen Versuchen ein intaktes neurohypophysäres System unerläßlich. DE BODO konnte auch die Angaben früherer Autoren bestätigen, daß während der Diuresehemmung die Cl-Konzentration im Harn stark ansteigt, so daß ähnlich wie nach einer Pituitrininjektion trotz verminderter Harnmenge die insgesamt ausgeschiedene Chlormenge zunimmt. Er fand als Durchschnitt aus 7 Versuchen an normalen Hunden folgende Werte für die Cl-Ausscheidung:

Kontrollen		Morphin-Tiere	
mg-%	mg/Std.	mg-%	mg/Std.
4,0±0,45	6,77±0,49	197,8±23,4	14,6±1,6

Da die Wirkung von injiziertem Pituitrin durch Morphin nicht gesteigert wird, nimmt DE BODO eine erhöhte Ausschüttung des Hinterlappenhormons als Ursache für die Diuresehemmung durch Morphin an.

HANDLEY und KELLER (1950) sowie HANDLEY und MOYER (1952) glauben auf Grund ihrer Versuche noch einen zweiten Mechanismus annehmen zu dürfen. Diese Autoren fanden während der Morphin-Antidiurese auch eine Verminderung der Nierendurchblutung, der Filtratmenge und der maximalen Glucoseresorption in den Tubuli. Sie schließen daraus, daß unter der Morphinwirkung eine Anzahl von Nephronen ausgeschaltet wird. Sie finden ferner, daß Morphin auch an Hunden mit zerstörter Neurohypophyse und permanentem Diabetes insipidus noch diuresehemmend wirkt und der Harn an einem zweiten Tier ebenfalls zu Diuresehemmung führt. Sie nehmen daher an, daß außer dem neurohypophysären System noch ein „akzessorisches", antidiuretischen Wirkstoff produzierendes Gewebe vorhanden sein muß.

BROWN u. Mitarb. (1949) schlossen aus klinischen Versuchen über die Clearance von p-Aminohippursäure und Natriumthiosulfat nach 16 mg Morphin i.v. auf eine Umschaltung in der Nierendurchblutung als Ursache für die vermehrte tubuläre Rückresorption. Auch CRAWFORD und PINKHAM (1955) nahmen auf Grund von Rattenversuchen an, daß die antidiuretische Morphinwirkung bei hyposthenurischen Ratten auf hämodynamischen Ursachen beruht. Bei hypersthenurischen Ratten käme dazu noch eine Verstärkung der Wirkung des antidiuretischen Hormons, nicht aber eine vermehrte Ausschüttung. Die Autoren konnten nämlich — im Gegensatz zu BODO — zeigen, daß an hyposthenurischen Ratten die Wirkung einer Kombination von Morphin mit Pitressin (1 mg Morphin und 0,1 mE pro Tier) auf die Harnsekretion

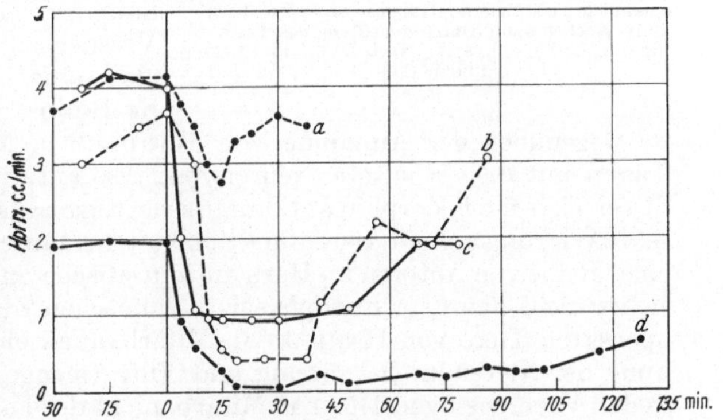

Abb. 8. Wirkung einer Injektion von Morphinsulfat in die Nuclei supraoptici auf die Wasserdiurese. Dosierung: a 4 γ, b 8 γ, c 16 γ, d 32 γ. (Nach DUKE, PICKFORD und WEATT)

über eine additive Wirkung hinausgeht. Als mögliche Erklärung möchten die Autoren eine verminderte Zerstörung des antidiuretischen Hormons unter dem Einfluß des Morphin annehmen.

Zu den Versuchen von BODO, sowie von HANDLEY u. Mitarb. nehmen DUKE, PICKFORD und WATT (1951) auf Grund eigener Versuche mit verfeinerter Technik kritisch Stellung. Diese Autoren versuchten zur Ausschaltung irgendwelcher unspezifischer Mechanismen mit möglichst kleinen Morphindosen direkt vom vermuteten Angriffspunkt aus die Wirkung auszulösen. Sie injizierten an narkotisierten Hunden, deren Nieren überdies denerviert waren, 4—32 γ Morphinsulfat in 0,002 cm³ 0,9%iger NaCl-Lösung direkt in die Nuclei supraoptici. Die Harnausscheidung sank sofort ab, wobei Intensität und Dauer der Diuresehemmung mit steigender Dosis zunahmen (Abb. 8).

Änderungen an Blutdruck oder Nierenclearance waren mit der Wirkung nicht zwangsläufig verbunden. Eine zweite Versuchsserie wurde an nicht narkotisierten normalen Hunden mit i.v. Injektion kleinster Mengen angestellt. Bereits Dosen von 0,04 mg/kg und weniger i.v. führten zu einem scharfen Abfall der Harnsekretion, die nach etwa 9 min ihr Maximum erreichte. Eine Tachyphylaxie konnte bei diesen kleinen Dosen im Gegensatz zu diesbezüglichen Beobachtungen an Mäusen von BONSMANN und BRAKHAGE (1935) nicht gefunden werden. Nach Durchschneidung des Tractus supraopticus blieb diese Wirkung vollkommen aus (Abb. 9).

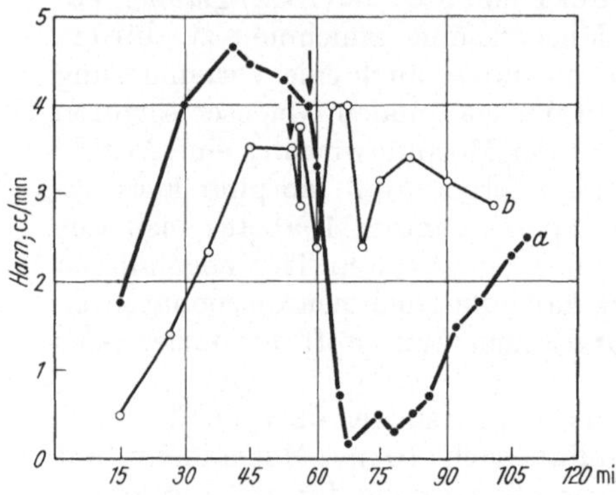

Abb. 9. Wirkung von 0,5 mg Morphinsulfat i.v. auf die Wasserdiurese (300 ml Wasser p.o. bei 0 min) eines nichtnarkotisierten Hundes von 12 kg; *A* vor, *B* 10 Wochen nach Durchschneidung des Tractus supraoptico-hypophyseus. (Nach DUKE, PICKFORD und WATT)

Eserin verstärkt die antidiuretische Wirkung nicht, so daß Acetylcholin, das an sich auch zu einer über die Hypophyse gehenden Diuresehemmung führt (DUKE, PICKFORD und WATT 1950), als Mittler nicht in Frage kommt. Für eine direkte Reizung der Zellen des Nucleus supraopticus spricht auch, daß nach Zerstörung der Cholinesterase des Nucleus supraopticus durch Injektion von DFP in denselben zwar sowohl Acetylcholin wie starke sensorische Reize ihre antidiuretische Wirkung verlieren, nicht aber Morphin. Die Versuchsergebnisse dieser Autoren sind also eine Bestätigung derjenigen von DE BODO.

Gegenüber der Annahme von HANDLEY u. Mitarb., daß Morphin auch an Tieren mit ausgeschalteter Neurohypophyse antidiuretisch wirkt, daß der Harn dieser Tiere nach Morphin antidiuretische Eigenschaften hat und daß auch eine direkte Wirkung auf die Nierenfunktion besteht, führen DUKE u. Mitarb. an, daß von einer Reihe von Autoren im Harn antidiuretische Substanzen gefunden wurden, die sicher nicht aus dem hypophysär-thalamischen System stammten, und daß die operierten Tiere von HANDLEY u. Mitarb. auch ohne Morphin bereits eine Senkung der Nierendurchströmung und Filtratmenge um 50% aufwiesen. Dies war in den Versuchen von DUKE u. Mitarb. nicht der Fall und wird auch beim menschlichen Diabetes insipidus nicht beobachtet.

Nach GIARMAN u. Mitarb. (1953) hat der von Ratten nach 1 mg/kg Morphin s.c. ausgeschiedene Harn eine antidiuretische Wirkung; 0,6 cm³ entsprachen in ihrer Wirkung ungefähr 1,5 m-E Pituitrin. Nach Hypophysektomie ist diese antidiuretische Wirkung im Harn nicht mehr nachweisbar. 10 mg/kg Pethidin oder 0,5 mg/kg Methadon führen nach diesen Autoren nicht zu Diuresehemmung. Eine antidiuretische Wirkung wurde von GIARMAN und CONDURIS (1954) an Ratten außer durch 6 mg/kg Morphin und 2,5 mg/kg Dilaudid auch nach 12 mg/kg Nalorphin, 2,5 mg/kg Apomorphin und 2,5 mg/kg Thebain gefunden. Nur Morphin und Apomorphin führten jedoch zur Ausscheidung einer antidiuretisch wirksamen Substanz im Harn, was allein bei Morphin durch Nalorphin verhindert werden kann. Auch nach MEIDINGER (1945) soll Pethidin an Ratten, Kaninchen und Hunden, bei denen er die diuresehemmende Wirkung des Morphin bestätigen konnte, nicht diuresehemmend wirken.

FERRER und SOKOLOFF (1947) fanden bei 9 Herzkranken mit Stauungserscheinungen in drei Fällen durch Morphin und in zwei Fällen durch Pethidin eine starke Verminderung der Quecksilberdiurese, wobei auch die Cl-Ausscheidung absank. Ebenso berichtet STEELE (1949) über einen Fall, in dem durch 300 bis 400 mg Pethidin pro Tag die Mercuhydrindiurese aufgehoben wurde, während äquivalente Mengen von Methadon diese Wirkung nicht zeigten. Bei der großen Einzeldosis von 30 mg Methadon sahen allerdings ISBELL u. Mitarb. (1947 b) auch am Menschen Diuresehemmung, die ihr Maximum aber erst nach 2 Std. statt wie bei Morphin nach 30 min erreichte.

Bei Versuchen an ehemals Morphinsüchtigen, die bei kochsalzarmer Diät täglich 1500 cm³ Wasser p.o. und überdies 1000 cm³ Glucose i.v. erhielten, konnte EISENMAN (1951) bei der hohen Tagesdosis von viermal 30 mg Morphin außer einer Verminderung der Diurese um $60-90\%$ auch eine Verminderung der Natriumausscheidung feststellen, wobei relativ die K-Ausscheidung, die vorher 40% der Na-Ausscheidung betrug, auf 500% der Na-Werte anstieg. In ähnlichen Versuchen konnte ISBELL (1950) nach wenigen Tagen Gewöhnung an die antidiuretische Wirkung des Morphin feststellen.

SCHOEN (1924) und ebenso ENDRES (1924) fanden bei therapeutischen Dosen am Menschen während der ersten acidotischen Phase der Morphinwirkung ein Absinken der p_H des Harnes mit Zunahme der Ammoniakausscheidung um das Dreifache (ENDRES), während UNDERHILL u. Mitarb. (1917) beim Hund bei allerdings wesentlich höherer Dosierung eine Alkalisierung des Harnes feststellten.

Die Wasserbindungsfähigkeit des quergestreiften Muskels wird im akuten Versuch durch $5-20$ mg/kg Morphin in den ersten 90 min nicht beeinflußt (GLASS 1928); bei chronischer Darreichung an Ratten steigt der Wassergehalt der Gewebe in den ersten $2-3$ Wochen an, um dann trotz weiterer Morphingaben allmählich wieder abzusinken (FLOWERS u. Mitarb. 1929). Bei chronischer Morphinvergiftung sahen auch DETRICK und THIENES (1941) während der Morphingaben eine Wasserretention im Gewebe, die beim Absetzen des Morphin zunächst zurückging mit der Tendenz, am 2. bis 3. Tag wieder aufzutreten. Ca oder Nebenschilddrüsenhormon verstärkten die Wasserabgabe der Gewebe bei der Entziehung und verhinderten die Wiederkehr des Ödems. Die von E. G. WILLIAMS (1939) auf Grund einer Abnahme des Hämatokritwertes vermutete Zunahme des Wassergehaltes im Blut bei Suchtkranken ist nach ISBELL (1947c) eher auf eine geringe Anämie zurückzuführen.

Blutzucker

Das Auftreten reduzierender Substanzen im Harn von Morphinisten ist schon frühzeitig beobachtet worden. Einer der ersten Autoren, die sich experimentell mit dem Problem des „Morphindiabetes" befaßten, dürfte 1897 ECKHARD gewesen sein, der Morphininjektionen als die sicherste Methode bezeichnete, experimentell einen „Diabetes" zu erzeugen. Er konnte bereits zeigen, daß Durchtrennung des Rückenmarkes oder Splanchnikotomie das Auftreten von Zucker im Harn verhindern.

LUZATTO (1905) fand bei Hunden nach $40-50$ mg/kg Morphin im Harn $0,5\%$ Glucose, deren Identität er als Osazon und mit der Gärungsprobe sicherstellte; im Serum eines 4 Std. nach der Morphininjektion getöteten Tieres stellte er eine Glucosekonzentration von 250 mg-% fest gegenüber etwa 25 mg-% nach seinen

Analysen bei normalen Tieren. Er wies darauf hin, daß die Ursache der Glykosurie nicht eine Störung der Nierenfunktion, sondern die Hyperglykämie ist. In den Versuchen von KLEINER und MELTZER (1916) wurden von 4 g/kg i.v. am Hund injizierter Dextrose normalerweise 17% im Harn ausgeschieden, nach 10 mg/kg Morphin jedoch 60%.

Mit der Entwicklung zuverlässiger Mikromethoden zur Blutzuckerbestimmung ließ sich dann zeigen, daß schon wesentlich geringere Dosen von mo.ä. V. zu beachtlichen Blutzuckersteigerungen, wenn auch nicht zu Glykosurie führen. So gibt BURDI (1930) als wirksame Grenzdosen für Morphin und Heroin 3—4 mg/kg an, während von Dionin noch 10 mg/kg unwirksam waren. Eine Blutzuckersteigerung um 50—70% erhielten am Hungerkaninchen KIMURA und DE BOER (1951) mit 2 mg/kg Methadon bzw. Levorphan oder mit 5 mg/kg Alphaprodine. WATTS (1951) fand am Hund nach 3 mg/kg L-Methadon eine Erhöhung des Blutzuckers um maximal 43,7 mg-%, nach der gleichen Dosis D-Methadon nur um 12,6 mg-%. Am Kaninchen führten nach SCHAUMANN (1952) 3 mg/kg L-Methadon zu einer Steigerung des Blutzuckers um 170—320%, während die gleiche Dosis D-Methadon ohne Einfluß blieb. Auch L-Isomethadon und α-Acetylmethadol bewirken Blutzuckersteigerung (PHATAK und DAVID 1953). Die Blutzuckersteigerung am Kaninchen nach 3 mg/kg Methadon läßt sich durch 0,15 mg/kg Nalorphin aufheben (FLASKAMP 1956).

Die im Tierversuch zu einer Blutzuckersteigerung führenden Dosen liegen durchwegs weit über den am Menschen im akuten Versuch anwendbaren Mengen. So konnten auch ISBELL u. Mitarb. (1948) selbst mit enorm hohen Dosen von 50—75 mg Methadon eine Erhöhung des Blutzuckers am Menschen nicht feststellen.

Auch an die blutzuckersteigernde Wirkung der mo.ä. V. tritt Gewöhnung ein, die beim Morphin nach SCHMID (1953) bereits am 3. Tag merklich ist. Volle Gewöhnung tritt nach FINNEGAN u. Mitarb. (1948) am Hund erst nach 50 bis 100 Tagen ein und zwar beim Morphin rascher als beim Methadon. Bemerkenswert an den Versuchen dieser Autoren ist, daß bei täglicher Injektion von 5 mg/kg Methadon nach 50 tägiger Gewöhnung sich an die in den ersten beiden Stunden noch vorhandene Blutzuckersteigerung in der 4.—6. Std. eine Senkung um 30—50% unter den Ausgangswert anschließt, die von den Autoren weder hervorgehoben noch kommentiert wird. Dagegen weist SCHMID (1953) in seinen Gewöhnungsversuchen mit Morphin darauf hin, daß die anfängliche Blutzuckersteigerung nach Morphin sich nach drei Wochen in eine geringe Senkung umkehrt; auch der Blutzuckerspiegel vor der Morphininjektion lag unter der Norm. Bei vorübergehendem Absetzen des Morphin war seine blutzuckersenkende Wirkung besonders deutlich. Bis zur Wiederkehr der blutzuckersteigernden Wirkung des Morphin verstrichen nach dem Absetzen 70 Tage. Ganz ähnliche Befunde konnte FLASKAMP (1956) auch am Kaninchen bei täglichen Gaben von 3 mg/kg Methadon erheben. Die am ersten Tage des Versuches sich an die Blutzuckersteigerung in der 6.—8. Std. anschließende Blutzuckersenkung trat am 16. Tag bereits in der 4.—6. Std. und am 34. Tag bereits in der 1. Std. nach der Methadongabe auf. Diese Senkung konnte durch 0,15 mg/kg Nalorphin verhindert werden. Auch bei Aufhebung der blutzuckersteigernden Wirkung des Morphin durch Entfernung der Nebennieren (CHOU und CHIU 1943, VAN DEN HEUWEL-HEYMANS 1950) oder an der Spinalkatze (BODO und BROOKS 1937) bewirkt Morphin eine Hypoglykämie. An der chronischen Spinalkatze führt Morphin nach BODO und BROOKS (1937) ebenfalls zu einer mäßigen Blutzuckersenkung.

In diesem Zusammenhang ist auch erwähnenswert, daß DANIELSON und BAKMAN (1926) am Kaninchen mit Dosen von 0,5—7,5 mg/kg Pantopon ein Ansteigen des Blutzuckers um 33—77% fanden, daß aber trotz der gleichen, an sich blutzuckersteigernden Pantopongabe der Blutzucker durch Insulin auf die gleichen Werte gesenkt wurde wie ohne Pantopon. Ähnliche Ergebnisse hatte auch ZAGANI (1931), in dessen Versuchen an Ratten und Kaninchen bei gleichzeitiger Morphingabe der Blutzucker nach Insulin rascher und tiefer absank und das Auftreten von Insulinkrämpfen begünstigt wurde. Nach RIZZOTTI (1934) haben Codein und Dionin im Gegensatz zu Morphin und Diamorphin diese Wirkung nicht. Die blutzuckersenkende Wirkung der Guanidinderivate wird nach Versuchen dieses Autors durch Morphin nicht verstärkt. AHLGREEN (1929) fand in Versuchen mit Muskelbrei in vitro, daß bei Zusatz von Glucose die Methylenblauentfärbung durch minimale Konzentrationen von Insulin (10^{-13}) gefördert wird und daß von zahlreichen untersuchten Substanzen nur Morphin, Codein und Dionin in etwa 100mal größerer Konzentration eine ähnliche Wirkung entfalten.

Es kann hier vielleicht darauf hingewiesen werden, daß vor der Insulinaera das Opium in der Diabetes-Therapie häufig verwendet wurde. So teilte KRATSCHMER schon 1871 mit, daß bei einem auf reiner Fleischdiät gehaltenen Diabetiker durch Morphin die Zuckerausscheidung im Harn stark zurückging und Gewichtszunahme erfolgte. Ferner schreibt NAUNYN (1906): „Doch gibt es meiner Kenntnis der Dinge nach kein einziges Medikament außer dem Opium, welches einigermaßen zuverlässig eine günstige Wirkung auf die Glykosurie ausübt." Ähnlich äußert sich VON NOORDEN (1917): „Den immer wiederkehrenden Angaben, daß Opium die Zuckerausscheidung vermindere, kann ich mich mit zahlreichen Beweisstücken anschließen", und ARNETH schreibt noch 1925: „daß die Insulinwirkung durch die (längst bekannte), die Entzuckerung begünstigende Opiumwirkung unverhältnismäßig stark unterstützt wird", und empfiehlt die Verwendung geringer Opiumgaben bei insulinresistenten Diabetesfällen. Auch CHOPRA erwähnt noch 1930, daß bei leichteren Diabetesfällen durch tägliche Opiumgaben die Glykosurie beseitigt werden kann; der Blutzucker wird dabei nicht gesenkt, so daß eine Erhöhung der Nierenschwelle angenommen wird.

In ähnliche Richtung würden die Versuche von KOOPMAN (1924) weisen, der bei chronisch morphinisierten Kaninchen nach 2—4 Wochen eine Verminderung der alimentären Hyperglykämie fand. Doch hatte schon BARBERA (1900) festgestellt, daß unter Morphin p.o. gegebene Glucose oder Harnstoff kaum resorbiert werden. KLERKER (1916), sowie HOLM (1923) wiesen darauf hin, daß die Hemmung der alimentären Hyperglykämie durch Morphin die Folge eines Pylorusverschlusses ist. Bei Zufuhr der Glucose mit der Duodenalsonde konnte HOLM keine Verminderung der Hyperglykämie durch Morphin finden. In diesem Zusammenhang sind aber Versuche von KOTSCHNEFF (1929) zu erwähnen, der an angiostomierten Hunden mit einer Jejunumfistel nach Morphin bei Zufuhr von Glucose ins Jejunum im Pfortaderblut gegenüber dem Femoralisblut keinen erhöhten Glucosegehalt feststellen konnte, während er in der Lebervene wesentlich vermehrt war. Er schließt daraus, daß durch Morphin auch die Resorption der Glucose aus dem Darm vermindert wird.

Beim Menschen wird übereinstimmend angegeben, daß die Diabetiker unter der Opiumbehandlung an Gewicht zunehmen. Ob bei der Verminderung der diabetischen Glucosurie eine vermehrte Insulinausschüttung durch die vagotrope Wirkung des Morphin oder eine Dämpfung der diabetogenen Funktion des Hypophysenvorderlappens eine Rolle spielen, ist noch nicht untersucht worden. Am wahrscheinlichsten ist derzeit die Annahme von CHOPRA (1930), daß die tubuläre Rückresorption erhöht und dadurch Glucose eingespart wird; dies könnte vielleicht mit der bekannten diuresehemmenden Wirkung des Morphin (s. S. 70) zusammenhängen.

Der erste Versuch, den *Mechanismus* der Morphin-Hyperglykämie zu erforschen, dürfte wie erwähnt von ECKHARD (1879) unternommen worden sein, der durch Rückenmarksdurchschneidung oder Splanchnikotomie die Glykosurie seiner Versuchstiere zum Verschwinden brachte. HOUSSAY und LEVIS (1923) fanden ebenfalls nach vollständiger Resektion des Splanchnicus eine Hemmung der Morphin-Hyperglykämie, die aber nach Vagotomie wieder auftrat. Die Durchtrennung nur der Nervi splanchnici majores genügt zur Unterdrückung der Morphin-Hyperglykämie nicht (MARENZI 1926). In weiteren Arbeiten fanden HOUSSAY u. Mitarb. (1928), daß die Exstirpation der Grenzstränge oder der Nebennierenrinde ohne Einfluß sind, die Entfernung des Nebennierenmarkes nur eine vorübergehende Hemmung zur Folge hat und auch die totale Nebennieren-entnervung die Morphin-Hyperglykämie nur vermindert, aber nicht aufhebt; erst gleichzeitige Exstirpation von Nebennieren und Sympathicus bringen sie fast völlig zum Verschwinden. 15—20 Tage nach Durchtrennung der Nerven, die mit der Leberarterie, der Vena portae und den Gallengängen zur Leber führen, sowie nach Entnervung der Nieren, ist die Morphin-Hyperglykämie eher verstärkt; an diesem Ergebnis ändert die Exstirpation der Nebenniere nur wenig. Die Autoren sind daher der Ansicht, daß die Nebennieren bei der Hyperglykämie nach Morphin wohl eine Rolle spielen, aber nicht allein für sie verantwortlich sind.

Eine Aufhebung der Morphin-Hyperglykämie bei Exstirpation der Nebennieren geben an: KATO (1928) und TADA (1932) beim Kaninchen, ANTON (1931) beim Meerschweinchen, MAEDA (1934) bei der Ratte und schließlich VAN DEN HEUVEL (1949) an nebennierenlosen Kaninchen, die durch Nebennierenrinden-hormon am Leben gehalten wurden.

Eine Analyse der hyperglykämisierenden Wirkung des Morphin unternahm auch BODO mit seinen Mitarbeitern. Zunächst wurde von BODO, CoTUI und BENAGLIA (1937) bestätigt, daß an Hunden und Katzen nach Entfernung einer Nebenniere und Denervierung sowie Entmarkung der anderen Nebenniere die Hyperglykämie viel schwächer ausfällt oder vollkommen fehlt. Dann wurde von BODO und BROOKS (1937) gezeigt, daß bei der chronischen Spinalkatze Morphin statt zu einer Hyperglykämie zu einer schwachen vorübergehenden Blutzucker-senkung führt. Auch ausgedehnte Schädigungen des hinteren Hypothalamus heben an der Katze die Morphin-Hyperglykämie auf (BROOKS u. Mitarb. 1941). Schließlich kamen BODO, CoTUI und BENAGLIA (1938) auf Grund ihrer experimentellen Ergebnisse zu dem Schluß, daß das Morphin weder direkt auf das Leberglykogen, noch auf die Nebennieren, noch auch auf sympathische Nerven-endigungen oder sympathische Ganglien wirkt und auch nicht die Insulin-produktion einschränkt. Das Morphin wirkt durch erhöhte allgemeine Sympathin-produktion über supraspinale Zentren oder den lateralen Sympathicusstrang oder im Rückenmark gelegene Bahnen.

Auch WATTS (1951) spricht sich für supraspinale vegetative Zentren als Angriffspunkt der Blutzuckerwirkung der mo.ä. V. aus, da an Hunden 10 mg/kg Pentobarbital sie vermindern und 30 mg/kg vollkommen aufheben. In ähnlicher Weise hemmen am Kaninchen 100 mg/kg Luminal die Morphin-Hyperglykämie (SAKAMOTU 1935). Auch die Verminderung der Morphin-Hyperglykämie durch Tetraäthylammonium (20 mg/kg alle 30 min) spricht nach VAN DEN HEUVEL (1949) für eine zentrale autonome Erregung als primäre Ursache.

Da durch Spartein die Morphin-Hyperglykämie nur z. T. unterdrückt wird, nehmen HAZARD und VAILLE (1935) an, daß neben dem zentralen Angriffspunkt des Morphin noch periphere Angriffspunkte direkt an Nebennieren und Leber bestehen.

Es ist unwahrscheinlich, daß die durch die Atemhemmung hervorgerufene Kohlensäureanhäufung im Blut eine Rolle spielt, wie LJVRAGA (1937) annahm, da ANTON die Hyperglykämie durch künstliche Atmung nicht verhindern konnte.

Für Sympathin als Vermittler der Blutzuckererhöhung könnte auch die gleichzeitige Zunahme der Blutmilchsäure (HOENIGHAUS 1932) sprechen, wobei gleichzeitig die Acetonkörper abnehmen (KYO 1952).

Aus den Untersuchungen von FRANK und FÖRSTER (1925), die an Hunger-kaninchen stündlich 5–10 mg/kg Morphin injizierten und laufend die Glykogen-konzentration in der Leber bestimmten, geht hervor, daß die Blutzuckererhöhung durch Mobilisation des Leberglykogen erfolgt; sie fanden, daß nach 4–5 Std. das Leberglykogen bis auf Spuren verschwunden ist und dann Morphin weiterhin keine Blutzuckersteigerung mehr auslöst. KOTSCHNEFF (1929) fand an angiostomierten Hunden nach Morphin im Blut der Lebervene eine höhere Blutzuckerkonzen-tration als in der Arteria femoralis. [Gleichlautende Befunde wurden auch von KOCHNEVA (1930), sowie ALEXANDER und RAMOS (1931) erhalten.] Während bei normalen Hunden nach Fütterung der Blutzuckergehalt der Vena portae wesentlich höher liegt als in der Arteria femoralis, verschwindet diese Differenz nach Morphin auch wenn Glucose direkt ins Darmlumen eingeführt wird. KOTSCHNEFF schließt daraus, daß Morphin die Glucoseresorption hemmt und die Glykogenolyse fördert. Auch der Glykogengehalt des Skelettmuskels, nicht aber der des Herzmuskels, wird am Kaninchen durch Morphin auf etwa 30% der Norm gesenkt (LIEBIG 1941).

Bei Glucosefütterung wird an Ratten, die mit „Purina-Rattenfutter" ernährt wurden, durch 10 mg/kg Morphin 1 Std. vor der Glucosegabe die Glykogen-synthese in der Leber um 90% gehemmt (KUN und ABOOD 1949). Bei der sehr hohen Dosis von 100 mg/kg Morphin wird der Gehalt an Hexosephosphaten durch Hemmung der Phosphorylierung stark gesenkt, während Phosphobrenztrauben-säure und Milchsäure ansteigen. Auch der Gehalt an Lipoidphosphor und Nuclein-säurephosphor nimmt stark ab. Etwas andere Resultate bezüglich der Verbin-dungen des intermediären Kohlehydratstoffwechsels finden ABOOD, KUN und GEILING (1950) an Ratten, die mit einer Spezialdiät optimal ernährt waren; dabei wurden auch Parallelversuche an gewöhnten Ratten durchgeführt, die durch 10 Wochen steigende Dosen Morphin bis zu einer Enddosis von 250 mg/kg erhalten hatten. Bei den gewöhnten Tieren war der Glykogengehalt der Leber nach Glucosefütterung eher etwas höher als bei den Normaltieren; erst nach einer zusätzlichen Dosis von 500 mg/kg Morphin sank er etwa auf die Hälfte. Während in den Muskeln unbehandelter Ratten im Vergleich zur ATP kaum ADP nach-zuweisen war, betrug im akuten Morphinversuch die ADP die Hälfte und im chronischen Versuch das Doppelte der ATP. Die von den Autoren gefundenen Werte für die Zwischenprodukte des Kohlehydratstoffwechsels in Leber, ZNS und Muskel bei akuter und chronischer Morphingabe, mit und ohne gleichzeitiger Glucosefütterung, können aus umseitiger Tabelle 38 entnommen werden.

Auf eine Adrenalinausschüttung aus den Nebennieren nach Morphin, die in diesen auf nervösem Weg ausgelöst wird, weisen die Versuche von ELLIOTT (1912) hin, in denen bei der Katze nach 20–30 mg Morphin der Gehalt an pressorisch wirksamen Substanzen in der innervierten Nebenniere gegenüber der anderen denervierten Nebenniere bis auf den siebenten Teil absank. Gegen diese Versuche wenden CROWDEN und PEARSON (1928) ein, daß ohne Denervierung der Neben-nieren ihr Adrenalingehalt nach Morphin bei Katzen unverändert bleibt, wenn die Tiere vor Abkühlung und störenden äußeren Reizen geschützt werden. Doch haben in neuerer Zeit EMMELIN und STRÖMBLAD (1952) — allerdings bei gleich-zeitiger Äthernarkose — nachgewiesen, daß nach Morphin der Adrenalin- und Noradrenalingehalt der Nebennieren bei Katzen binnen 6 Std. um etwa 70%

Tabelle 38. *Zwischenprodukte des Kohlehydratstoffwechsels bei akut und chronisch morphinisierten Ratten* (mg/kg Frischgewebe)

	Kontrollen	1	2	3	4	5	6	7
a) Leber								
Glykogen	600	20000	275	1620	680	22500	10300	700
Glucose-1-PO$_4$ . .	0	200	100	250	47	57	0	162
Glucose-6-PO$_4$ . .	2000	4300	1800	4500	3200	6550	3800	1920
Fructose-di-PO$_4$.	76	190	33	100	59	230	180	45
Triose P	48	185	303	126	44	42	65	14
Brenztraubensäure	20	20	15	15	7	24	20	50
Milchsäure . . .	83	200	162	325	305	320	252	178
ATP	152	0	194	480	152	34	38	38
ADP	128	246	162	55	128	40	52	126
Phosphokreatin .	900	1100	1050	880	460	1032	490	255
Total P	840	810	1240	1100	1150	735	835	975
Anorganischer P	325	300	360	450	292	315	252	225
b) Hirn								
Glykogen	500	420	610	820	420	400	335	615
Glucose-1-PO$_4$ . .	138	215	120	125	98	475	58	58
Glucose-6-PO$_4$ . .	2050	1900	1200	2050	1320	3400	470	1060
Fructose-di-PO$_4$.	51	150	90	160	35	110	66	55
Triose P	162	34	188	220	59	350	85	238
Brenztraubensäure	60	20	94	0	26	20	132	48
Milchsäure . . .	62	300	990	800	760	830	585	800
ATP	100	410	148	225	250	215	48	198
ADP	0	0	125	63	20	0	84	0
Phosphokreatin .	800	600	400	140	880	1490	1100	755
Total P	600	610	950	900	900	800	740	540
Anorganischer P	342	408	465	375	450	408	320	312
c) Muskel								
Glykogen	1000	1380	540	650	980	3700	3750	1780
Glucose-1-PO$_4$ . .	122	56	80	200	293	29	61	176
Glucose-6-PO$_4$ . .	2370	3700	1680	3900	1640	2950	1000	3000
Fructose-di-PO$_4$.	120	170	111	140	58	240	140	180
Triose P	268	168	236	174	130	16	100	168
Brenztraubensäure	35	20	27	18	22	23	20	20
Milchsäure . . .	100	500	1000	1000	778	760	670	500
ATP	1200	1400	950	960	255	395	180	1400
ADP	100	40	360	405	450	550	350	50
Phosphokreatin .	1700	2750	1000	1080	1150	2400	2050	2750
Total P	1110	1280	2150	2025	1200	1100	1240	1280
Anorganischer P	565	552	1080	985	590	610	675	552

1—7 bedeuten:

1. 3 cm³ gesättigte Glucoselösung 4 Std. vor der Tötung.
2. 50 mg/kg Morphin 5 Std. vor der Tötung.
3. 3 cm³ gesättigte Glucoselösung 4 Std. und 50 mg/kg Morphin 5 Std. vor der Tötung.
4. 25—250 mg/kg Morphin, wöchentlich um 25 mg/kg steigend, durch 10 Wochen.
5. Chronische Morphingabe wie unter 4. und Glucose wie unter 1.
6. Chronische Morphingabe wie unter 4., Glucose wie unter 1. und zusätzlich 500 mg/kg Morphin 4 Std. vor der Tötung.
7. Entziehung des Morphin nach chronischer Gabe wie unter 4., 2 Wochen vor der Tötung.
   (Nach ABOOD, KUN und GEILING).

abnimmt. Nach VOGT (1952) nimmt unter Morphin die Sympathinkonzentration auch im ZNS ab.

Direkt wurde die Adrenalinausschüttung aus den Nebennieren nach Morphin von STEWARDT und ROGOFF (1922) durch Bestimmung des Adrenalingehaltes im Blut der Nebennierenvene nachgewiesen. Dieser war bei Katzen nach 8—10 mg

Morphin s.c. nach 30 min etwa auf das Doppelte, nach 60—90 min auf das Sechsfache erhöht; bei i.v. Injektion war der Adrenalingehalt schon nach 2 min auf das Fünf- bis Siebenfache angestiegen. Bei Hunden führten selbst 20 mg/kg s.c. kaum zu einer Adrenalinausschüttung. Doch fanden SATO u. Mitarb. (1933, 1935), sowie WADA u. Mitarb. (1938) auch bei Hunden nach 10—40 mg Morphin s.c. bzw. 2—8 mg/kg i.v. eine Erhöhung der Adrenalinausschüttung auf das 10- bis 25fache; das Maximum trat nach etwa 30 min ein, während die Blutzuckererhöhung ihren höchsten Wert erst nach 1—2 Std. erreichte. In neuester Zeit konnten EVANS u. Mitarb. (1952) nach 4 mg/kg Morphin i.v. ebenfalls eine Erhöhung der Adrenalinausschüttung auf das 10—15fache feststellen.

Bei Hunden nimmt die Blutzuckersteigerung mit dem Alter ab, um bei senilen Tieren ganz zu verschwinden (SENDRAIL und VASSAL 1934, SANFILIPPO 1941).

Die Morphin-Hyperglykämie kann beim Menschen durch Ergotamin verhindert werden (BONANNO 1930). Die gleiche Wirkung haben die hydrierten Mutterkornalkaloide (PHATAK und DAVID 1951, 1952, 1953), ohne für sich einen Einfluß auf den Blutzucker zu haben. Die Entwicklung der Toleranz gegen die Blutzuckerwirkung des Morphin wird durch Hydergin zwar verzögert, aber nicht verhindert. Auch am Kaninchen wird die Morphin-Hyperglykämie durch 2 mg/kg Ergotamin unterdrückt (SHEN 1935). Am Hund senkt Ergotamin die Hyperglykämie nach 7 mg/kg Morphin von 195 mg-% auf 112 mg-% und den Harnzucker von 2,55% auf 0,53% (IWANAGA 1932).

Eine Sonderstellung bezüglich des Wirkungsmechanismus der Morphin-Hyperglykämie nimmt YAMAGUCHI (1931) ein. Dieser Autor ist der Ansicht, daß sie nicht über den Sympathicus, sondern über den Vagus und eine Stimulation der Schilddrüse zustande kommt.

Stickstoff-Stoffwechsel

Eine spezifisch in den N-Stoffwechsel eingreifende Wirkung scheint das Morphin nicht zu haben.

Am Menschen sinkt nach 20 mg Morphin-HCl die gesamte N-Ausscheidung ab, während die Ammoniakzahl mit der Zunahme der Harnacidität bis auf das Dreieinhalbfache ansteigt (ENDRES 1924). Auch beim Hund ist nach kleineren Morphindosen die N-Bilanz eher positiv (FREUND 1920, SCHÜBEL 1920) oder bleibt praktisch unbeeinflußt (POHL 1916, PJATNICKIJ und FEDOROV 1929). Bei hohen Dosen (LUZATTO 1905, FREUND 1920) oder in der Abstinenz nach chronischen Gaben (PJATNICKIJ und FEDOROV 1929) steigt die N-Ausscheidung über die Norm.

Die Purinkörperausscheidung wird am Hund schon durch die relativ kleine Dosis von 5 mg/kg Morphin deutlich gesteigert (POHL 1916); bei hoher Dosierung kann sie bis auf das Dreifache ansteigen (LUZATTO 1905).

Nach ZANDA (1912), sowie GIORDANO (1933a) soll durch Morphin die Fähigkeit der Leber zur Harnstoffbildung herabgesetzt werden.

Fettstoffwechsel

Bezüglich des Fettstoffwechsels berichtet SCHÜBEL (1920) das Auftreten einer Lipurie mit 2% Fett im Harn bei einem gewöhnten Hund. An chronisch morphinisierten Meerschweinchen fand DELLAVILLE (1938) den Lecithingehalt des ZNS um 15% erhöht, den der Leber um 30% vermindert, wobei aber gleichzeitig die sudanophilen Substanzen vermehrt waren.

Grundumsatz

Der Grundumsatz wird am Menschen durch therapeutische Gaben von Morphin um 20–25% gesenkt, wobei der O_2-Gehalt des Venenblutes um 7–11% zunimmt. Bei chronischer Darreichung wird vom 8.–10. Tag an diese Wirkung schwächer, um schließlich in eine Grundumsatzsteigerung umzuschlagen (SCHOEN 1924). Diese Befunde wurden von ANDERSON (1929), STARK (1929), sowie DAVID (1934) bestätigt. Nach WILLIAMS und OBERST (1946) sinkt der Grundumsatz nach kleinen Morphindosen wenig, nach größeren Morphindosen deutlich ab. Diese Senkung nimmt bei chronischen Gaben langsam deutlich zu, um beim Absetzen des Morphin am Anfang der Abstinenz in eine Steigerung über die Norm umzuschlagen. Auch Codein hat bei höherer Dosierung die gleiche Wirkung (CHEN und ANDERSON 1930). Die arteriovenöse O_2-Differenz in der Peripherie nimmt ab (KADOKURA 1939, MIZUNO 1940). KADOKURA schließt daraus auf eine Verminderung der oxydativen Prozesse im Gewebe oder auf eine vermehrte Durchströmung der Peripherie. Nach SMYTHE und GILMORE (1955) hat am Hund in Pentobarbitalnarkose 1 mg/kg Morphin i.v. keinen Einfluß auf die Leberdurchströmung, die arterionöse O_2-Differenz und den O_2-Verbrauch im Splanchnicusgebiet.

ELLIOTT u. Mitarb. (1949) bestimmten an 5 Versuchspersonen vor und 20 min nach einer i.m. Injektion von 20 mg Morphinsulfat Blutdruck, Gehirndurchströmung, Sauerstoff- und Glucoseverbrauch, sowie CO_2-Produktion des ZNS. In drei Fällen fanden sie bei praktisch unverändertem Blutdruck im ZNS eine Verminderung der Durchströmung, des O_2-Verbrauches und der CO_2-Produktion, während der Glucoseverbrauch — allerdings mit den anderen Veränderungen nicht parallel laufend — an 3 Versuchspersonen erhöht gefunden wurde. Auch Codein, Pethidin oder Methadon verursachten bei gleicher Versuchsanordnung an den genannten Größen keine einheitlichen charakteristischen Änderungen (ABREU u. Mitarb. 1950). Nach MOYER (1956) führen am Menschen 60 mg Morphin zu einer Blutdrucksenkung von 90 mm Hg auf 83 mm Hg, während die Hirndurchströmung von 52 cm³/min auf 59 cm³/min ansteigt, bei gleichzeitigem Absinken des Sauerstoffverbrauchs von 3,2 cm³/100 g/min auf 1,9 cm³/100 g/min. Der arterielle O_2-Gehalt sank von 16,3 Vol.-% auf 14,7 Vol.-%, der arterielle CO_2-Partialdruck stieg von 43 mm Hg auf 52 mm Hg. Nach 25 mg Nalorphin stieg der O_2-Verbrauch von 1,9 cm³/100 g/min auf 2,5 cm³/100 g/min.

Über eine Verminderung der CO_2-Produktion nach Morphin berichteten bereits 1874 BÖCK und BAUER, sofern nicht, wie bei Katzen durch Morphin eine Erregung hervorgerufen wird. Auch HIGGINS und MEANS (1915), CHANUTIN und LUSK (1923), sowie MELTZER und STEUBER (1928) am Hund und KREUDER (1938) sowie CHIN (1940) an Kaninchen sahen nach Morphin eine Herabsetzung des respiratorischen Gaswechsels im Ausmaß von 10–18% mit einem Maximum in der 1.–2. Std. Der respiratorische Quotient bleibt dabei unverändert (CHANUTIN und LUSK) oder sinkt leicht ab (CHIN).

An Kaninchen mit operativer Ausschaltung der zentralen Wärmeregulation setzt Morphin in Dosen von 2,7–12 mg/kg die Wärmebildung herab; da diese Wirkung aber bei motorisch gelähmten Tieren geringer ist, dürfte sie zum großen Teil eine Folge der Herabsetzung der Muskelarbeit sein (ISENSCHMID 1914).

Bei gewöhnten Hunden tritt nach BARBOUR u. Mitarb. (1930, 1935, 1939) für die auf die Morphininjektion folgenden 24 Std. eine bis 60%ige Erhöhung des Grundumsatzes ein. In diesem Zusammenhang sei darauf hingewiesen, daß SHIDEMAN und SEEVERS (1940) bei isolierten Muskeln morphingewöhnter Hunde eine Erhöhung des O_2-Verbrauches um 44% gegenüber der Norm fanden.

Bei chronisch morphinisierten Ratten ist die Steigerung des O_2-Verbrauchs im Muskelbrei durch Brenztraubensäure nur halb so groß wie bei normalen Ratten und fehlt bei gleichzeitigem Zusatz von Brenztraubensäure und Cocarboxylase vollständig. 48 Std. nach Absetzen des Morphin steigt die O_2-Aufnahme durch Muskelbrei auf das Doppelte der Norm an (SHIDEMAN und SEEVERS 1942).

Zentralnervensystem

HITZIG hat 1873 geäußert, daß sich Säugetiere nach Morphin so verhielten, als ob ihnen das Großhirn fehlte. In dieser allgemeinen Form ist dieser Ausspruch nicht haltbar, worauf auch JOEL und ARNDTS (1925) hinwiesen, da z. B. Katzen nach Morphin die bekannten Aufregungszustände zeigen, während sie nach Exstirpation des Großhirnes sich ruhig verhalten. Er wird bedingt richtig, wenn man ihn auf gewisse spezielle Funktionen des Großhirns beschränkt. Daß bei toxischen Dosen schließlich auch die Gesamtfunktionen des Großhirns erlahmen, ist keine für das Morphin und die mo.ä. V. spezifische Wirkung.

Daher hat auch der beinahe „klassisch" gewordene Froschversuch von WITKOWSKI (1877) wohl nur toxikologische Bedeutung. Dieser Autor konnte zeigen, daß nach einer großen Morphindosis (etwa 1 g/kg) der Frosch sich mit fortschreitender Intoxikation so verhält, als würden nacheinander das Großhirn, die Vierhügelregion, das Kleinhirn und schließlich die Medulla oblongata abgetragen, wobei anschließend die Erregbarkeit der Rückenmarksreflexe zunimmt. CHEN (1948) zeigte, daß diese Übererregbarkeit, die bei Fröschen und Schildkröten auch bei Methadon der primären zentralen Lähmung folgt, durch Dekapitierung aufgehoben werden kann. Daß nach GAYER (1926) durch 18 mg/kg Morphin am Frosch der Goltzsche Drehreflex aufgehoben wird, ist keine spezifische Morphinwirkung, da bei etwa der gleichen Dosierung Dial und Neuronal, Papaverin sogar mit 6 mg/kg die gleiche Wirkung haben.

Ein ähnliches Vergiftungsbild wie beim Frosch kann nach übergroßen subletalen Dosen von Verbindungen aus der Pethidin-, Methadon- oder Morphinanklasse auch am Rhesus-Affen hervorgerufen werden (IRWIN und SEEVERS, zit. bei SEEVERS und WOODS 1953). Bei diesen Tieren stellt sich nach einigen Stunden ein neurologisches Syndrom ein, das charakterisiert ist durch: Steigerung der tiefen Reflexe, Hypertonus der Flexoren und Abductoren der Hinterextremitäten und Extensoren der Vorderextremitäten mit Gangstörungen. Die Tiere können auch vollkommen gelähmt sein und ein Bild wie nach Decortizierung zeigen. Dieser Zustand kann vorübergehen oder in besonders schweren Fällen, wenn das Leben durch sorgfältige Pflege mit künstlicher Ernährung erhalten wird, zum Dauerzustand werden. Neuropathologische Untersuchungen zeigten, daß in solchen Fällen nachweisbare Schädigungen des ZNS vorhanden waren, die auf eine diffuse Demyelinisierung der Corona radiata der Hirnrinde beschränkt waren.

Bezüglich der kleineren Leistungen des ZNS fanden MACHT und MORA (1920) nach 2—5 mg Morphin eine Verschlechterung der Leistung von Ratten im Irrgarten, während nach FROMHERZ (1927) bei Mäusen, die auf Farbe dressiert waren, die gemachten Fehler selbst durch solche Morphindosen nicht vermehrt wurden, die bereits zu motorischen Störungen (spastischer Gang, Ataxie) führten. Diese Differenz dürfte wohl in der verschiedenen Reaktionsweise der beiden Tierarten gegenüber Morphin — Depression bei Ratten, Erregung bei Mäusen — beruhen.

Nach EDDY und SIMON (1932), sowie SIMON und EDDY (1935) führen Morphin und seine Derivate bei trainierten hungernden Ratten im Irrgarten zu einer geringen Erhöhung der Fehler und des Zeitverbrauches bei der Futtersuche.

Bei Katzen, bei denen bedingte Reflexe auf verschiedene Reize ausgebildet worden waren, wurden diese während der anfänglichen depressiven Phase nach

1 mg/kg Morphin in der Reihenfolge ihrer Kompliziertheit unterdrückt, um in der anschließenden Erregungsphase in umgekehrter Reihenfolge wiederzukehren. War bei Katzen durch Schreckreize eine „Neurose" erzeugt worden, so schwand das neurotische Verhalten nach 1 mg/kg Morphin. Der Angriffspunkt des Morphin für diese Wirkungen dürfte in der Hirnrinde zu suchen sein, da komplizierte Reaktionsweisen eher beeinflußt werden als einfache (WIKLER und MASSERMAN 1943). Die gleichen Versuchsergebnisse wurden auch am Hund mit 1–5 mg/kg Morphin oder 2 mg/kg Methadon erhalten (WIKLER 1948).

Nach HILL u. Mitarb. (1952a) wird die Reaktionszeit von Versuchspersonen gegenüber optischen Reizen durch Morphin verlängert. Zur gleichen Verlängerung führt auch die ängstliche Erwartung eines elektrischen Schlages, der der Versuchsperson bei Überschreitung der früher erreichten Minimalzeit verabfolgt wurde. Letztere Verlängerung wird durch 15 mg Morphin aufgehoben. Ängstliche Erwartung ("anxicty") eines Schmerzreizes läßt seine Intensität überschätzen. Morphin führt diese Überwertung zur Norm zurück, ohne die Unterscheidungsfähigkeit zwischen zwei Reizen verschiedener Intensität zu beeinflussen (HILL u. Mitarb. 1952b). BAUER und PEARSON (1956) prüften bei 69 Angehörigen der Luftwaffe an einem Modellführerstand die Reaktion auf die Anzeigen der Kontrollinstrumente. 8 mg Morphinsulfat i.v. hatten nicht den erwarteten nachteiligen Einfluß auf die Ausführung der zweckmäßigen Handlungen zur Kompensation der fingierten Ausschläge der Instrumente.

Eine „sedative" Wirkung der mo.ä. V. bei niedriger Dosierung an Mäusen wies FORST (1939) mit seiner Kipptellermethode nach. Die minimal wirksamen Dosen betrugen hier beim Morphin 0,1 mg/kg, beim Dihydrodesoxymorphin bereits 0,001 mg/kg, während die optimal wirksamen Dosen bei 1 mg/kg bzw. 0,1 mg/kg lagen. Eine Hemmung der Motilität von Mäusen im Zitterkäfig fanden HAAS u. Mitarb. (1953). Für das Verhältnis von 50% Motilitätshemmung zu 50% Analgesie geben sie folgende Zahlen an: Methadon 6,5, Morphin 4,0, Dicodid 3,0, Levorphan 0,7 und Pethidin 0,15. Während also bei den ersten drei Verbindungen für die Hemmung der Motilität wesentlich größere Dosen benötigt wurden als für die Analgesie, war dieses Verhältnis beim Levorphan und vor allem beim Pethidin umgekehrt. Allerdings liegen die von diesen Autoren für eine Hemmung der Motilität benötigten Dosen (Morphin 10 mg/kg, Dilaudid 0,5 mg/kg, Methadon 10 mg/kg) in einem Bereich, in dem von anderen Autoren (z. B. MALORNY 1955) eine Erhöhung der Motilität gefunden wurde.

STANTON (1936) sah an Ratten, bei denen durch Aufbinden in Rückenlage eine motorische Unruhe erzeugt wurde, bei Dilaudid eine zehnmal stärkere „beruhigende" Wirkung als bei Morphin. Dieses Ergebnis ist wohl eher auf die analgetische Wirkung als auf eine Hemmung der Motorik zu beziehen.

Beim Schimpansen konnte SPRAGG (1940) mit Dosen von 0,1–0,9 mg/kg Morphin s.c. keine erkennbare sedative Wirkung feststellen. Ein auffallendes Symptom war bei dieser Dosierung ein starker Drang der Tiere, sich zu kratzen, der bei Dosen von 1,0–2,9 mg/kg noch deutlicher wurde; bei dieser Dosierung traten aber bereits Schläfrigkeit und eine Inkoordination der Bewegungen auf.

Dagegen führt beim Hund Methadon in einer Dosierung von 0,3–1 mg/kg i.v. sehr rasch zu einem schlafähnlichen Zustand, aus dem die Tiere durch laute Geräusche oder Hautreize meist erweckbar sind. 1–2 mg/kg i.v. versetzen Hunde in einen für Operationen vollkommen geeigneten Zustand, der durch Morphin selbst durch Dosen bis zu 100 mg/kg nicht zu erreichen ist (LUDUENA und ANANENKO 1950). Auch BERGE und MÜLLER (1949) berichteten, daß 2–3 mg/kg Methadon i.v. beim Hund für 3–5 Std. zu einem auch für schwere Operationen geeigneten Zustand — allerdings mit erhaltenen Reflexen und unvollständiger

Muskelentspannung — führen; das Erwachen der Tiere erfolgte ohne Excitationsstadium.

Bei mittleren und größeren Dosen differiert das Bild der zentralen Wirkung bei den einzelnen Tierspecies ganz beträchtlich. Bei Schafen, Ziegen, Rindern und Pferden treten bei subtoxischen Dosen keine besonders charakteristischen Symptome auf. Bei Ratten und Kaninchen kommt es meist zu einer ausgesprochen depressiven Phase, bei Hunden ist eine vagotrope Reaktion mit Speichelfluß, Erbrechen und Defäkation vorherrschend. Für Mäuse ist bei kleinen bis mittleren Dosen die „Schwanzreaktion" typisch.

Besonders charakteristisch ist das Verhalten der Katze bei mittleren Dosen aller mo.ä. V. Die Tiere zeigen ab 2—5 mg/kg eine ausgesprochene sympathico-ergotrope Reaktion, die unter dem Bild einer „panischen Angst" abläuft. Weit aufgerissene Augen mit maximal weiten Pupillen, gesträubtes Fell, hechelnde Atmung, „kopflose" Fluchtversuche vor einem eingebildeten Feind mit Anspringen gegen die Käfigwände ohne aggressive Tendenz. Diese Reaktion der Katze rufen alle zur „Sucht" führenden Analgetika hervor (SERMET AKAD 1952). Kleine Dosen von Morphin (0,1—0,2 mg/kg) haben dagegen auch bei Katzen eine depressive Wirkung (JOEL und ARNDTS 1925).

Da diese Aufregungserscheinungen bei der Katze durch Vorbehandlung mit 20—40 mg/kg Coffein weitgehend abgeschwächt werden, nahm STARKENSTEIN (1926) an, daß es sich nicht um eine Erregung, sondern um eine Enthemmung durch Lähmung hemmender Bahnen handelt. Gegen diese Ansicht und für eine direkte Erregung traten MEHES und LUSTIG (1931) ein, da Vorbehandlung mit 0,7—1,5 g/kg NaBr die erregende Wirkung an der Katze verhindert, während die Rigidität der Extremitäten erhalten bleibt. Das ebenfalls gegen den Erklärungsversuch von STARKENSTEIN angeführte Argument von STENDER (1934), daß 50 mg/kg Morphin die Krampfwirkung des Strychnin an der Maus erhöhen, kann in Anbetracht der hohen Dosis und des Wirkungsmechanismus des Strychnin, für den auch eine Enthemmung angenommen wird, nicht als beweiskräftig angesehen werden. Nach YAMAWAKI (1928) vermindert Ca die Morphinerregung der Katze nicht, obwohl es die Wirkung von Schlafmitteln verstärkt. GIRNDT (1936) fand, daß sich die zentralen Wirkungen des Morphin an der Katze (hypokinetisch-euphorische Phase bei Dosen von 0,1—0,2 mg/kg und hyperkinetisch-dysphorische Phase bei größeren Dosen) in ähnlicher Weise auch an Tieren ohne Neocortex (Striatumtiere) auslösen lassen. Exstirpation des gesamten Großhirns bringt dagegen nach JOEL und ARNDTS (1925) die spezifische Reaktionsweise der Katze zum Verschwinden. Das gleiche fanden STEWART und ROGOFF (1922a) auch in Äthernarkose. BROOKS u. Mitarb. (1941) gaben an, daß decortizierte Katzen und solche mit Verletzungen im vorderen und hinteren Hypothalamus noch die typische Reaktion zeigen, nicht aber nach völliger Decerebrierung. Auch HAMBOURGER (1940) fand, daß die Entfernung der Hirnrinde die erregende Wirkung des Morphin bei der Katze nicht beeinflußt und bei Kauterisierung des Hypothalamus dies nur in zwei von acht Versuchen der Fall war. Nach McCRUM und INGRAM (1951) wird bei Schädigungen des Hypothalamus die charakteristische Wirkung des Morphin bei Katzen nur dann aufgehoben, wenn auch die Temperaturregulierung gestört ist. Die lokale Reizbarkeit des Hypothalamus durch eingeführte Mikroelektroden wurde in Versuchen von MASSERMAN (1939) weder durch lokale Injektion von 1—10 mg Morphin in den Thalamus, noch durch 30—100 mg Morphin i.p. beeinflußt.

An decortizierten Katzen und Hunden heben 5 mg/kg Morphin die motorische Komponente des "sham rage" auf, die Starre der vorderen Extremitäten, die Pupillenerweiterung und der Cornealreflex bleiben jedoch erhalten (WIKLER 1944).

Entfernung von Thalamus und Basalganglien ergeben ungefähr das gleiche Resultat (WIKLER 1945). Auch an Hunden ohne Neocortex und Teilen des Archicortex wird durch 5 mg/kg Morphin bzw. 3 mg/kg Methadon die motorische Komponente des Pseudo-Schmerzreflexes unterdrückt, während die vegetativen Reaktionen erhalten bleiben. Die elektrische Erregbarkeit der motorischen Rindenfelder wird durch Morphin nicht herabgesetzt, die Schwelle für den Elektroschock nicht erhöht. (TAINTER 1943, MASSERMAN 1939.) Auf diesem Mechanismus beruht auch die starke Erhöhung der narkotischen Wirkung des Morphin an Hunden durch Decortizierung (METTLER und CULLEN 1934).

Nach STEWART und ROGOFF (1922) tritt das charakteristische Aufregungsstadium der Katze auch nach Exstirpation der einen und Denervierung der anderen Nebenniere auf; er kann daher nicht alleinige Folge der bei Katzen besonders ausgeprägten Ausschüttung von Adrenalin sein.

Charakteristisch ist nach MEHES (1938) bei Katzen auch der bei intrazisternaler Injektion von 0,2 mg/kg Morphin, 0,3 mg/kg Paracodin oder 2 mg/kg Codein auftretende heftige Kratzreflex, der durch Atropin nicht verhindert, durch Ergotamin eher verstärkt wird. Diamorphin und Dionin sind merkwürdigerweise unwirksam, ebenso intralumbale Injektion. Durchschneidung der Medulla oblongata oberhalb des Acusticuskernes verhindert das Auftreten des Kratzreflexes nicht, wohl aber Durchtrennung distal vom Corpus restiforme (KÖNIGSTEIN 1939).

Eine Erregbarkeitssteigerung motorischer Zentren der Hirnrinde durch Morphin haben HITZIG (1892), sowie JOEL und ETTINGER (1926) festgestellt. RIZZOLO und CHAUCHARD (1926) fanden nach Morphin die Chronaxie der Hirnrinde, manchmal auch die Rheobase vermindert. Bei traumatischen Schädigungen der Hirnrinde am Kaninchen führt Morphin zu kontralateralen, durch mehrere Stunden anhaltenden Krampfanfällen, die auch nach Vernarbung noch nach mehreren Monaten auslösbar sind. Eine schwache faradische Reizung der Hirnrinde führt am morphinisierten Kaninchen nicht zu einfachen Bewegungen, sondern zu epileptiformen Krampfanfällen. Nach CHU und DRIVER (1945) erhöhen die mo.ä. V. nicht die Krampfschwelle für den Elektroschock. LENDLE (1936) fand allerdings eine Verminderung der Krampfwirkung des Coramin, nicht aber des Cardiazol.

MALORNY (1955) konnte bei Mäusen eine auf eine zentrale Erregung zurückzuführende Erhöhung der Lauftätigkeit nachweisen. Die Erhöhung der Laufstrecke betrug bei 5 mg/kg Morphin 1140%, bei 10 mg/kg Morphin 2450%, bei 2 mg/kg Levorphan 3320%. An Mäusen im Zitterkäfig fand FLASKAMP (1956) als motilitätssteigernde Dosen für Morphin 20 mg/kg, für Pethidin 50 mg/kg, und für Methadon 15 mg/kg. Diese Erregung wurde in den Versuchen von MALORNY, sowie von FLASKAMP durch die spezifischen Antagonisten (Nalorphin, Levallorphan) aufgehoben.

Elektroencephalogramm

Das EEG weist nach den mo.ä. V. keine für diese spezifischen Veränderungen auf. Bei kleinen, innerhalb der therapeutischen Grenzen liegenden Dosen von Morphin gleicht das EEG weitgehendst demjenigen im normalen Schlaf oder nach Barbituraten (GIBBS und MALTBY 1943, WIKLER 1952). Beim Methadon nehmen am Menschen nach 10 mg die α-Wellen an Häufigkeit und Höhe ab, was BERGER für das Morphin schon im Jahre 1943 beschrieb, so daß die frequenteren und niedrigeren β-Wellen das Bild beherrschen. Die Wirkung setzt nach etwa 5 min ein und dauert etwa 3—4 Std. Das EEG gleicht während dieser Zeit demjenigen eines Hirntraumatikers (MÜLLER-LIMMROTH 1952).

Bei großen Dosen Methadon (3 mg/kg i.v.) treten an der Katze unter Verlangsamung der Wellen zunächst vereinzelte diphasische „Spikes" im EEG auf, die später zu Gruppen zusammentreten. Das Spinogramm erleidet keine Veränderungen (LEIMDORFER 1948). Ein merklicher Unterschied in den an sich uncharakteristischen Änderungen im EEG nach Morphin oder Methadon besteht nach WIKLER und ALTSCHUL (1950) nicht (s. a. ANDREWS 1941, CAHEN und WIKLER 1944, ISBELL u. Mitarb. 1948, 1948a).

Bei ehemals Morphinsüchtigen, bei denen durch große Morphindosen wieder das Toleranzstadium herbeigeführt wurde, ergaben sich folgende Änderungen im EEG: Bei vorher geringen Amplituden und geringem Prozentsatz an α-Wellen wurde der α-Rhythmus im Toleranzstadium vermehrt. War der α-Rhythmus von vornherein gut ausgeprägt, so traten nur geringe Änderungen auf. Nur wenn die Dosierung sehr rasch bis zur Toleranzgrenze gesteigert wurde, war das Auftreten langsamer Wellen zu beobachten, die beim Konstanthalten der Dosierung wieder verschwanden. Auch beim Pethidin konnte bei freiwilligen Versuchspersonen, wenn nach etwa 2 Monaten eine Tagesdosis von etwa 3 g erreicht war, das Auftreten langsamer großer Wellen festgestellt werden. Das EEG, wie auch das Verhalten der Versuchspersonen bei diesen großen Dosierungen — Desorientiertheit, Zuckungen der Extremitäten, plötzlicher Bewußtseinsverlust, Zungenbiß — war ähnlich wie im Status epilepticus (ANDREWS 1940, 1942).

Nausea und Erbrechen

Über die Ursache der beim Hund typischen, beim Menschen als Nebenwirkung nicht zu selten beobachteten emetischen Wirkung der mo.ä. V. bestand lange Zeit keine volle Klarheit.

Kleine Dosen von Morphin (0,5 mg/kg i.v. bzw. 1—5 mg/kg s.c.) führen beim Hund fast stets zu Erbrechen. Da dieses durch Eviszeration nicht verhindert werden kann, nahmen EGGLESTON und HATCHER (1915) einen zentralen Mechanismus durch Erregung eines „Brechzentrums" an, das von THOMAS (1891) in der Medulla oblongata festgestellt und von HATCHER und WEISS (1923) in der Ala cinerea lokalisiert wurde. Bei größeren Dosen vermögen Morphin und seine Derivate das Erbrechen nach Emetin oder Apomorphin am Hund (v. ISSEKUTZ 1912, MACHT 1916, HATCHER und WEISS 1923, LEAKE 1923, EMERSON 1933 u. a.) oder nach Digitalis an Tauben (AVERBUCK 1930) zu verhindern, was als Lähmung des Brechzentrums gedeutet wurde. Dieser Hemmung geht am Hund nach Morphin, aber nicht nach Methadon (CHEN 1948), stets ein Stadium von Nausea und Erbrechen voraus. Der einleitende Speichelfluß kann bei täglichen Morphingaben am Hund nach 7—8 Tagen zu einem bedingten Reflex werden, der schon beim Erblicken des Experimentators oder der Injektionsspritze eintritt (COLLINS und TATUM 1923) und bei Absetzen des Morphins nach einigen Tagen spontan verschwindet (KLEITMAN und PALMER 1928). Beim Eintritt von Schlaf setzt der Speichelfluß aus, um beim Erwachen wieder aufzutreten (KLEITMAN 1929). Dieser bedingte Speichelreflex bildet sich auch aus, wenn die Speichelsekretion durch Atropin verhindert wird und verschwindet spontan auch dann, wenn durch Eserin die tägliche Speichelsekretion direkt ausgelöst wird (CRISLER 1930). DEMARCO (1937) äußerte die Ansicht, daß die Steigerung der zentralen Erregbarkeit durch Morphin die Ausbildung des bedingten Reflexes erleichtert, da der Speichelfluß nach Pilocarpin nicht als bedingter Reflex fixiert wird. Die Entwicklung des bedingten Reflexes nach Morphin ist von einer Steigerung des Grundumsatzes begleitet, die durch Nebennierenentfernung nicht verhindert wird. DIMATTEI (1928) hält es überhaupt nicht für sicher, daß hier ein echter bedingter Reflex vorliegt. Er meint, daß die wiederholte Reizung des für den

Speichelfluß verantwortlichen Zentrums dieses empfindlicher macht, so daß es auf jede allgemeine zentrale Erregung anspricht. Nach HEYMANS und BOUCKAERT (1933) ist der Carotissinus nicht beteiligt. Die Entwicklung eines bedingten Reflexes in Form eines gesteigerten Bewegungsdranges und einer verminderten Darmmotorik an chronisch morphinisierten Ratten beobachteten KOMLÓS und FÖLDES (1956).

Es ist eine allgemeine klinische Erfahrung, daß die mo.ä. V. bei liegenden Patienten viel seltener zu Nausea und Erbrechen führen als bei ambulanten. So gibt LEE (1942) an, daß am liegenden Patienten in 3% der Fälle Nausea und in 2,6% Erbrechen auftritt; COMROE und DRIPPS (1948) finden dagegen bei ambulanten Patienten nach 15 mg Morphin die Prozentsätze zu 40% bzw. 16%. HUGGINS, HANDLEY und LEFORGE (1949) führen dies auf eine Verminderung der Hirndurchblutung zurück, da sich nach 0,3—0,5 mg/kg Morphin an bettlägerigen Patienten durch einfaches Aufrichten wiederholt Erbrechen auslösen läßt und unter den gleichen Bedingungen am morphinisierten Hund zum Unterschied vom Normaltier eine Verminderung der Hirndurchblutung bis zu 30% nachzuweisen ist. Die Autoren führen dies auf eine Störung der kompensatorischen Kreislaufregulationen zurück. Dilaudid und Codein sollen diese Wirkung am Hund nicht haben.

Dieser Mechanismus als einzige Ursache wird durch Untersuchungen von RUBIN und WINSTON über die Rolle des Vestibularapparates bei diesen Nebenwirkungen des Morphin wenig wahrscheinlich. Diese Autoren fanden an Versuchspersonen, daß durch Morphin zwar der Nystagmus auf rotatorische und calorische Reize eine geringe, aber nach Ansicht der Autoren signifikante Abschwächung erfährt, daß aber Nausea und Erbrechen durch Vestibularisreizung nach Morphin in bedeutend verstärktem Maße auftreten. Dabei spielt die Lage der Versuchspersonen keine Rolle; auch wurden Kreislaufänderungen nicht beobachtet. Als wahrscheinlichster Mechanismus wird eine zentrale Empfindlichkeitssteigerung durch Morphin angesehen. 100 mg Dramamin vermögen Nausea und Erbrechen bei Vestibularisreizung nach Morphin zu unterdrücken. Da einerseits Morphin zu einem Pylorospasmus führt (s. S. 171), andererseits nach INGELFINGER und MOSS (1942) auch eine Vestibularisreizung, könnten sich beide Wirkungen addieren.

Am Kaninchen vermindert Morphin den calorischen Nystagmus (YASUDA 1938). Auch der postrotatorische Nystagmus wird am Kaninchen durch 10 mg/kg Morphin, 2,5 mg/kg Pethidin und 1 mg/kg Methadon gehemmt (LONGO und NAPOLITANO 1953); zu seiner vollen Unterdrückung werden 50 mg/kg Morphin, 20 mg/kg Pethidin und 2 mg/kg Methadon benötigt.

GUTNER, GOULD und BATTERMAN (1951) finden bei der allerdings wesentlich kleineren Dosierung von 50 mg Pethidin, 10 mg Morphin und 10 mg Methadon am Menschen eine erhöhte Reizbarkeit des Labyrinths gegenüber thermischer und elektrischer Reizung, gemessen an der längeren Dauer des Nystagmus bzw. der geringeren zur Reizung nötigen Stromstärke.

Neuere Untersuchungen von BORISON und WANG (1953) scheinen viele dieser Widersprüche aufzuklären. Nach diesen Autoren gibt es neben dem „Brechzentrum" (THOMAS 1891, HATCHER und WEISS 1923), das reflektorisch erregt wird, noch eine als Chemoreceptor für zentral emetisch wirkende Substanzen fungierende "trigger"-Zone, die oberflächlicher als das Brechzentrum in der Area postrema der Medulla gelegen ist. WANG und GLAVIANO (1954) konnten zeigen, daß Hunde bei Dosen von 1—5 mg/kg fast ausnahmslos erbrechen, diese emetische Wirkung aber nach Zerstörung der "trigger"-Zone ausnahmslos ausbleibt, während Kupfersulfat p.o. auch dann noch durch reflektorische Erregung des „Brechzentrums" vom Magen aus zu Erbrechen führt. Die anti-emetische Wirkung höherer Dosen von Morphin beruht auf einer dämpfenden Wirkung auf das Brechzentrum selbst.

Temperaturregulation

Am Kaninchen führen kleine, noch nicht narkotische Dosen von Morphin zur Herabsetzung der normalen und der durch Wärmestich gesteigerten Körpertemperatur, haben aber noch keinen Einfluß auf die Regulation gegenüber erhöhter Außentemperatur. Große Dosen heben auch diese auf, so daß es zur Überwärmung kommt (GOTTLIEB 1890). Auch bei Ratten wird durch Morphin die Anpassung an die Umgebungstemperatur gestört; bei normalen Tieren beträgt das Verhältnis zwischen den G.U.-Werten bei tiefer und bei überhöhter Außentemperatur rund 4:1, während es nach 5 mg Morphin auf etwa 2:1 absinkt (CHAHOVITCH u. Mitarb. 1928). HASHIMOTO (1915) fand die durch direkte Kühlung

bzw. Erwärmung des Temperaturzentrums beim Kaninchen ausgelöste gegenläufige Änderung der Köpertemperatur durch 1,5—2,0 mg/kg Morphin abgeschwächt, durch 9—14 mg/kg aufgehoben. Nach CAHEN (1935) sind chronisch morphinisierte Kaninchen empfindlicher für die temperatursteigernde Wirkung von Bakterientoxinen oder Tetrahydronaphthylamin und für die Temperatursenkung durch Antipyrin. Nach FLASKAMP (1956) geht im akuten Versuch die temperatursenkende Wirkung der Kombination von 10 mg/kg Phenadoxon und 50 mg/kg Pyramidon an Mäusen über die Summe der Einzelwirkungen hinaus. Nach HERR u. Mitarb. (1954) steigt unter Methadon oder Hexalgon bei einer Umgebungstemperatur von 36° die Körpertemperatur von Mäusen auf 40—41° an.

Dagegen soll im akuten Versuch das Tetrahydronaphthylamin-Fieber des Kaninchens durch 10 mg/kg Morphin unterdrückt werden (SKOWRONSKI 1929). Die

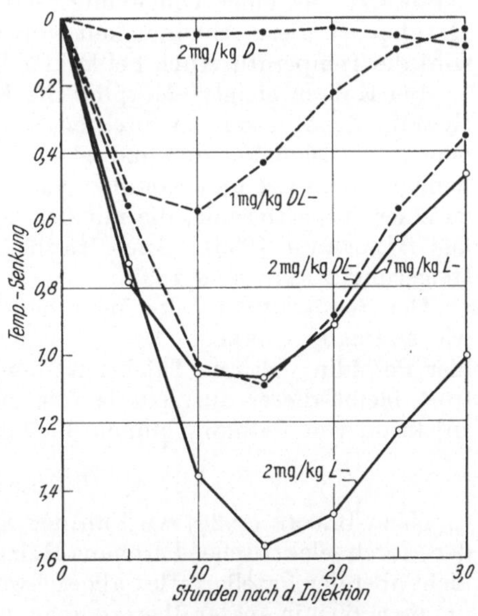

Abb. 10. Senkung der Körpertemperatur durch die optischen Isomeren des Methadon. (Nach THORP, 1949)

Temperatursenkung durch 1—20 mg/kg Morphin schwankt an normalen Kaninchen zum Unterschied von den anderen zentralen Wirkungen von Tier zu Tier stark und ist auch am gleichen Tier Schwankungen unterworfen (GIRNDT und LIPSCHITZ 1930). Auch Methadon in Dosen von 1—2 mg/kg senkt beim Kaninchen die Temperatur. Das L-Methadon ist hier etwa doppelt so wirksam als das Racemat, während das D-Methadon praktisch unwirksam ist (Abb. 10) (THORP 1949).

Am Hund bewirken 10 mg/kg Morphin eine Temperatursenkung um 2—6° (MELTZER und STÄUBER 1928). Die Hauttemperatur am Ohr steigt zunächst rasch an, um dann allmählich unter die Norm abzusinken; Hecheln der Hunde tritt nach Morphin schon bei unternormaler Körpertemperatur auf. Morphin „sensibilisiert" die temperatursenkenden Regulationen (HEMINGWAY 1938). Bemerkenswert ist jedoch, daß die Temperatursenkung nach 1 mg/kg Pikrotoxin am Kaninchen durch 10 mg/kg Morphin vermindert wird (ROSENTHAL und

WALLACH 1936). Auch WINTER und FLATAKER (1950) fanden am Hund nach
2 mg/kg Morphin s.c. ein Absinken der Haut- und Rectaltemperatur um etwa 2°
für 2—3 Std., während an Ratten bei 8 mg/kg s.c. die Temperatur der Schwanz-
haut und im Rectum für 2 Std. um 2° anstieg. Nach WIKLER u. Mitarb. (1947)
ist die Temperatursenkung am Hund durch 2—10 mg Methadon auch am chronisch decortizierten Tier noch vorhanden. Mittlere Dosen von Pethidin (30 mg/kg
s.c.) führen bei Mäusen zu einem Temperatursturz, der durch Adrenalektomie
noch verstärkt wird. Große Dosen (100 mg/kg) bewirken infolge der Erregung
eine Temperatursteigerung, die nach Adrenalektomie ausbleibt (DUTTA 1948).

Die Umgebungstemperatur spielt bei den Untersuchungen über den Einfluß
der mo.ä. V. auf die Körpertemperatur infolge Verschlechterung der zentralen
Wärmeregulation (GOTTLIEB 1890) eine maßgebliche Rolle. So fanden HERR
u. Mitarb. (1953), daß die DL 50 von Methadon, Pethidin und Hexalgon die
Körpertemperatur von Mäusen bei einer Umgebungstemperatur von 29° um 1,5°
herabsetzt, bei einer Umgebungstemperatur von 18° dagegen bis auf 22°. Bei
Morphin ist diese Abhängigkeit von der Außentemperatur nicht so groß; hier
wird die Temperatur auch bei kühler Umgebung nur um etwa 1,5° gesenkt.

Bei Katzen steigert Morphin die Körpertemperatur bis um 5°; diese Hyperthermie steht in keinem direkten Zusammenhang mit der Blutzuckersteigerung
oder der Muskelaktivität und ist auch von der Funktion der Nebennieren unabhängig (STEWART und ROGOFF 1935). Auch bei Meerschweinchen führt Morphin
zu einer Hyperthermie, die mit der Dosis zunimmt. Bei Spinalkatzen bleibt sie
aus (HELFRICH 1935). Auch Tauben reagieren auf Morphin mit Temperatursteigerung (ZEEHUISEN 1895).

Der Schüttelfrost beim Menschen kann durch Morphin unterdrückt werden,
wie erstmalig CORELLI (1941) bei Malariakuren feststellte. Noch besser wirkt
hier Pethidin; bei i.m. Injektion 15—30 min vor dem zu erwartenden Schüttelfrost bleibt dieser aus, ein bereits eingetretener Schüttelfrost wird durch i.v.
Injektion von Pethidin binnen 3—5 min unterdrückt.

Rückenmarksreflexe

Nach BLUME (1926) wird an der Spinalkatze bereits durch 1 mg/kg Morphin
der durch elektrische Peronäus-Reizung ausgelöste homolaterale Beugereflex,
nicht aber der Patellarreflex abgeschwächt und ab 15 mg/kg zunächst aufgehoben,
um etwa 60 min später übererregbar zu werden. Bei 40 mg/kg tritt von vornherein
eine starke Steigerung der Reflexerregbarkeit ein. Auch BODO u. Mitarb. (1937)
fanden an Spinalkatzen, daß durch 8 mg/kg Morphin der homolaterale Beugereflex, der gekreuzte Streckreflex und der Philippson-Reflex zunehmend schwächer
werden, um nach 30—45 min für 24—36 Std. zu verschwinden, während der
Patellarreflex nur wenig beeinflußt wird. Diese Resultate werden von WIKLER
(1944, 1945) sowie HOUDE, WIKLER und IRWIN (1951a, 1951b) bestätigt. Diese
Autoren fanden an chronischen Spinalhunden durch 5 mg/kg Morphin bzw.
3 mg/kg Methadon ebenfalls eine Schwächung bis Aufhebung der Reflexe der
hinteren Extremitäten, die durch eine ausgeprägte „Nachentladung" ("after-
discharge") charakterisiert sind: Homolateraler Beugereflex, kontralateraler
Streckreflex und Philippson-Reflex; die Reflexe ohne Nachentladung bleiben
unbeeinflußt (Patellarreflex) oder werden verstärkt (homolateraler Streckreflex).
Die Autoren nehmen daher einen Angriffspunkt des Morphin an Zwischenneuronen (internuncial neurons) an. Bei großen Dosen von Morphin (über
15 mg/kg) tritt dann auch Hemmung der kurzen Reflexe auf, während die bei
kleinen Dosen gehemmten multineuronalen Reflexe nun verstärkt werden.
Für den vom Nervus cutaneus maximus ausgelösten Hautreflex des Hundes liegt

das Receptorenfeld zwischen D_2—L_5, während der efferente Schenkel nur in der C_8-Wurzel entspringt. Nach Durchschneidung oberhalb C_8 bleibt dieser Reflex unbeeinflußt und wird durch wirksame Dosen von Morphin oder Methadon unterdrückt. Auch COOK und BONNYCASTLE (1953) fanden an der Spinalkatze durch Pethidin, Methadon, Phenadoxon und Morphin eine Hemmung des polysynaptischen Flexorreflexes, während der Patellarreflex nicht beeinflußt wird; hier wird nur eine durch Strychnin hervorgerufene Übererregbarkeit herabgesetzt. Die abweichenden Resultate von LUCKHARDT und JOHNSON (1927), wonach an normalen und Spinaltieren Morphin zu einer Hemmung des Patellarreflexes führt, sind wohl auf die hohe Dosierung (16—120 mg) und die gleichzeitige Barbituratnarkose zurückzuführen, die an sich schon alle Rückenmarksreflexe hemmt.

TAKAGI u. Mitarb. (1955) konnten zeigen, daß an Katzen durch 7 mg/kg Morphin i.v. die nach Ischiadicusreizung von den Vorderwurzeln ableitbaren Aktionspotentiale der polysynaptischen Reflexe für 10—30 min unterdrückt werden. Nach Zerstörung des gleichseitigen, vorwiegend in der Substantia reticularis des Hirnstammes gelegenen Hemmungszentrums schlägt die hemmende Wirkung des Morphin in eine fördernde um. Die nach Splanchnicusreizung von der Th_9-Vorderwurzel abgeleiteten polysynaptischen Reflexentladungen werden ebenfalls durch Morphin unterdrückt; diese Hemmung ist an Spinalkatzen viel weniger ausgesprochen. Die Verfasser schließen aus ihren Versuchen, daß die Wirkungen des Morphin auf die polysynaptischen Spinalreflexe hauptsächlich auf einer von höheren Zentren — vor allem der Substantia reticularis des Hirnstammes und z. T. des Cervicalmarkes — vermittelten Hemmung beruhen. Beim Splanchnicusreflex bestünde dabei noch eine direkte Wirkung auf die segmentalen Zwischenneurone.

FUJITA u. Mitarb. (1953, 1954) untersuchten die Wirkung des Morphin auf die durch periphere Reize ausgelösten Potentialschwankungen an verschiedenen Teilen des ZNS. Nach diesen Versuchen werden durch Morphin blockiert: afferente Bahnen des Ischiadicus im Tractus spino-thalamicus des Rückenmarks, afferente Bahnen des Splanchnicus, des Phrenicus und der unteren Herznerven im Rückenmark und wahrscheinlich auch afferente Vagusbahnen in der Medulla oblongata, außerdem noch intracorticale Zwischenneuronen. Das extralemniskale sensorische System von MAGOUN wird dagegen nicht beeinflußt.

Eine spezifische Unterdrückung der durch Zwischenneurone vermittelten Nachentladungen durch Morphin und seine Derivate wurde auch bereits von LORENTE DE NO (1938) nachgewiesen.

An Tauben von 270—340 g führen 18 mg Morphin nach 30 min zu einer Lähmung des Klammerreflexes; bei großhirnlosen Tieren ist diese Wirkung bereits durch 13 mg Morphin nach 15 min zu erreichen (WINIWARTER 1937). Am Rhesusaffen verursachen große, subletale Dosen der mo.ä. V. Steigerung der Reflexe, Hypertonus der Flexoren und Abduktoren der Hinterextremitäten sowie der Extensoren der Vorderextremitäten und Gangstörungen (IRWIN und SEEVERS, zit. nach SEEVERS und WOODS 1953). Mit dem spastischen, unkoordinierten Gang nach großen Dosen Morphin könnte zusammenhängen, daß durch größere Morphindosen an den Hinterextremitäten die Chronaxiewerte der Antagonisten herabgesetzt und einander angeglichen werden, während an den Vorderextremitäten der Unterschied durch Steigerung der Chronaxiewerte für die Extensoren auf das Zwei- bis Vierfache erhöht wird (BONVALLET und RUDEANU 1931, BONVALLET und LEBEAU 1934). Erwähnenswert ist in diesem Zusammenhang, daß nach MAZOUÉ (1927) beim Frosch durch Aufbringen einer 1%igen Morphinlösung auf das freigelegte Rückenmark die Chronaxie der zentripetalen Nerven um das Zwei- bis Vierfache zunimmt und das Gesetz der Reizsummation aufgehoben wird.

An der Strandkrabbe (Carcinus maenas) lassen 10—20 mg Morphin pro Tier von 30 g Gewicht die Scherenkraft unbeeinflußt. An den Reflexen treten die gleichen Veränderungen auf, wie nach Exstirpation des vorderen Ganglienzellpolsters (BLUME 1930).

Die Ansicht von MACHT (1920), daß die charakteristische Straub-Hermannsche *Mäuseschwanzreaktion* peripheren Ursprungs wäre und durch einen Spasmus der Sphinkter von Harnblase und Anus entstehe, läßt sich wohl nicht mehr aufrechterhalten, nachdem HEINEKAMP (1920) gezeigt hat, daß sie auch nach Exstirpation von Harnblase und Rectum auftritt. Daß sie aber auch nicht auf einer direkten Erregung des Rückenmarks beruhen kann, wie HEINEKAMP annimmt, geht daraus hervor, daß LEIMDORFER (1948) die Reaktion durch Rückenmarksdurchschneidung in der Thorakalregion aufheben konnte. Dieser Autor ist der Meinung, daß sie von subcorticalen Zentren ausgeht, deren normalerweise vorhandene Hemmung durch Morphin aufgehoben wird.

Die Mäuseschwanzreaktion tritt zwar bei allen mo.ä. V. auf, ist aber für sie nicht absolut spezifisch, da sie auch von einer ganzen Reihe anderer Verbindungen, allerdings meist erst in sehr hoher Dosierung, gegeben wird: Cocain, Coffein, Nicotin, Campher, Strychnin (HEINEKAMP 1922), Piperidin (MACHT 1920), basische Phenylessigsäureester (KLOSA 1953).

Abgeschwächt bzw. aufgehoben wird die Reaktion durch Scopolamin und große Dosen Atropin (KEIL und KLUGE 1934, JUUL 1939). Auch durch Schlafmittel wird sie abgeschwächt.

Sinnesorgane

Eine nennenswerte Beeinflussung der epikritischen Sinnesempfindungen und ihrer „geistigen" Verarbeitung erfolgt durch Morphin in analgetisch wirkenden Dosen nicht (KRAEPELIN 1892). Darauf weisen auch trotz einiger Widersprüche die wenigen vorliegenden experimentellen Untersuchungen hin. Nach RHODE (1921) sowie MULLIN und LUCKHARDT (1937) werden Tast- und Druckempfindung durch 15—30 mg Morphin nicht herabgesetzt, während HOEFER (1929) sowie DAVID (1934) das Gegenteil fanden. Andererseits sieht HÖFER keine Beeinflussung der Kälte- und Wärmeempfindung, wohl aber RHODE.

MACHT und MACHT (1939) fanden nach 10 mg Morphin eine geringe Herabsetzung der Hörschärfe, vor allem für höhere Frequenzen. Die Sehschärfe wird nicht beeinträchtigt, dagegen das Gesichtsfeld vor allem für Rot und Grün eingeschränkt.

Über eine Beeinträchtigung des Geruchssinnes bei therapeutischen Dosen ist nichts bekannt. FRÖHLICH (1852) konnte zwar im Selbstversuch eine geringe Störung des Unterscheidungsvermögens zwischen verschiedenen Gerüchen feststellen, doch waren die verwendeten Morphindosen — 50 mg von der Nasenschleimhaut aus und 80 mg p.o. — so groß, daß hier wohl andere zentrale Wirkungen mitspielten. Auch die Versuche von ALLEN (1936), der beim Hund nach 2 mg/kg Morphin eine Aufhebung des durch Lavendelgeruch ausgelösten Atemreflexes fand, obwohl die Reaktion gegen andere Reize (Gehör, Gesicht, Schmerz) noch erhalten war, sind wohl kein eindeutiger Beweis für eine Beeinträchtigung des Riechvermögens.

Auf eine Störung des Muskelgefühls könnten Versuche von FERVERS-PIRIG (1936) hindeuten. Diese Autorin trainierte Vpn. am Ergographen darauf, auf Befehl einen Zug bestimmter Stärke auszuüben. Nach Morphin fiel die befohlene Zugkraft viel schwächer aus, obwohl die Vpn. subjektiv der Ansicht waren, die gleiche Arbeit zu leisten und auch leisten zu können.

Nach neueren Untersuchungen (ANDREWS 1943, WIKLER u. Mitarb. 1945) werden die Schwellen für Berührungsempfindung, Vibrationsempfindung, Unterscheidung zwischen zwei benachbarten Berührungspunkten, Geruch und Gehör durch Morphin nicht erhöht. Dagegen wird nach HILL u. Mitarb. (1952) die Reaktionszeit bei optischen Reizen verlängert.

Pupille

Die Reaktion der Pupille auf Morphin ist bei den einzelnen Tierarten verschieden; sie scheint von der allgemeinen Reaktion gegenüber Morphin abhängig zu sein: Bei Tieren, bei denen Morphin vorwiegend zu einer Erregung führt, herrscht Dilatation vor, bei vorwiegend depressiv beeinflußten Tieren Verengerung. So findet man wie bei der Katze auch bei Mäusen Pupillenerweiterung. 2,5—25 mg/kg führen bei Mäusen zu einer Erweiterung der Pupille bis auf das 6—7fache; die Wirkung setzt nach 5—25 min ein und kann einige Stunden anhalten (PULEWKA 1927). Bei Hund und Mensch ist dagegen eine ausgesprochene Miosis vorherrschend. Beim Pferd sah MINTSCHEFF (1937) nach 10—120 mg Morphin s.c. zunächst für etwa 1 Std. eine maximal weite Pupille mit Erweiterung der Lidspalte und Exophthalmus entsprechend einer Sympaticuserregung und anschließend in einer zweiten Phase Pupillenverengerung und Zeichen eines Überwiegens des Parasympathicus.

Nach VAN DONGEN (1915) ist für die Morphinmiosis beim Hund die Reaktion auf Licht ein wesentlicher Faktor, da sie im Dunkeln wesentlich geringer ist. McCREA u. Mitarb. (1942) konnten dies dadurch beweisen, daß sie einen der beiden Sehnerven ausschalteten; am blinden Auge blieb die Miosis nach 10 mg/kg Morphin aus. Morphin verstärkt in erster Linie die Reaktion der Pupille auf Belichtung der Netzhaut; eine direkte zentrale Erregung des Oculomotorius soll nach diesen Autoren nicht in Frage kommen.

Ein anderer Erklärungsversuch der Morphinmiosis nimmt eine Lähmung sympathischer Hemmungszentren als Ursache an, eine Ansicht, die vor allem von AMSLER (1921, 1927a u. b) vertreten wurde. Diese Hemmungszentren sollen nach Ansicht dieses Autors im Cortex liegen, da die Miosis an decortizierten Tieren wesentlich schwächer ist. Auf der gleichen Ursache soll auch beruhen, daß die durch Reizung des zentralen Ischiadicusstumpfes ausgelöste Pupillenerweiterung durch Morphin abgeschwächt wird. An decortizierten Tieren ist diese reflektorische Pupillenerweiterung an sich geringer und wird durch Morphin nicht weiter abgeschwächt (AMSLER 1924). Nach HENDERSON u. Mitarb. (1926) genügt dieser Mechanismus zur Erklärung der Miosis nicht, da sie auch nach Entfernung des Cortex noch auftritt. Diese Autoren nehmen eine Erregung subcorticaler Strukturen in der Gegend der Corpora quadrigemina an. Auch KINUKAWA (1933) ist nach Versuchen am Kaninchen, das eine zweiphasische Wirkung zeigt (mit 5—20 mg/kg Morphin Miosis, mit 200—400 mg/kg Mydriasis, meist zugleich mit Krämpfen), der Ansicht, daß die Miosis durch Erregung der Oculomotoriuszentren und die Mydriasis durch Erregung subcorticaler sympathischer Zentren zustande kommt. Luminal hat nach HARAGUCHI (1933) auf die Miosis keinen Einfluß.

WIELAND und SCHOEN (1923) fanden an Mensch, Hund und Katze einen engen Zusammenhang zwischen Pupillenweite und Kohlensäurespannung des arteriellen Blutes, deren Ansteigen bei Mensch und Hund zu Pupillenverengerung, deren Abfall (bei Katzen) zu Pupillenerweiterung führt. HENDERSON u. Mitarb. (1926) konnten diesen Zusammenhang für den Hund allerdings nicht bestätigen, wohl aber scheint er beim Kaninchen eine Rolle zu spielen.

Die Morphinmydriasis der Katze ist auch an chronisch decortizierten Tieren in gleicher Weise vorhanden wie an normalen Tieren (GIRNDT u. Mitarb. 1940).

Nach Poos (1927) wird der isolierte Sphincter iridis des Kalbsauges durch 1:15000 Morphin kontrahiert, während zur Kontraktion des Dilatators bereits eine Adrenalinkonzentration von 10^{-6} genügt.

Nach BATTERMAN (1943) hat *Pethidin* in klinischen Dosen am Menschen keinen Einfluß auf Weite und Reaktionsfähigkeit der Pupille. Dagegen wird bei ungefähr 80% der Fälle der Cornealreflex und die Sensibilität der Cornea aufgehoben. (Beim Kaninchen ist letzteres allerdings selbst bei Dosen bis 10 mg/kg Pethidin nicht der Fall.)

Große Dosen von Nalorphin, die noch nicht analgetisch wirken, führen beim Menschen zur Miosis (WIKLER 1951). Allerdings haben neuestens KEATS und TELFORD (1956) in klinischen Versuchen das Nalorphin mindestens ebenso analgetisch wirksam gefunden wie Morphin.

JANSSEN und HAGENAU (1956) konnten für 20 mo.ä. V. zeigen, daß an Mäusen analgetische Wirksamkeit und mydriatische Wirkung streng parallel gehen.

Lokalanaesthetische Wirksamkeit

MACHT u. Mitarb. (1916) untersuchten die schon früher wiederholt diskutierte Möglichkeit, daß an der schmerzstillenden Wirkung des Morphin auch ein peripherer lokalanaesthetischer Effekt beteiligt sein könnte, indem sie 2%ige und 4%ige Morphinlösungen auf Handrücken, Lippe und Zunge von Vpn. einige Minuten einwirken ließen und mit elektrischen Reizen die Schmerzschwelle prüften. Sie fanden eine geringe Erhöhung, die aber bei der konzentrierteren Lösung nicht größer war. RHODE (1921) beobachtete an der Hautquaddel des Menschen mit 0,5%iger Morphinlösung eine maximal 9 min anhaltende Anaesthesie. KOCHMANN und HURTZ (1923) bestimmten die Konzentrationen verschiedener Opiumalkaloide, die am Froschischiadicus die motorische Leitung unterbrachen. Als wirksame Grenzkonzentrationen fanden sie für Morphin 1,5%, für Heroin 0,5%, für Codein 1,5%, für Dionin 0,25% und für Narkotin 0,125%; die Schwellenkonzentration für Cocain betrug vergleichsweise 0,075%. Ein Zusammenhang mit der analgetischen Wirkungsstärke bestand in diesen Versuchen nicht, da das analgetisch nur sehr schwach wirksame Dionin 6mal und das analgetisch unwirksame Narkotin 20mal stärker lokalanaesthetisch wirksam waren als Morphin. Die geringe lokalanaesthetische Wirksamkeit des Morphin könnte mit der sehr geringen Lipoidlöslichkeit der Base zusammenhängen; dafür könnte sprechen, daß das lipoidlösliche Phenylpropionat des Morphin am motorischen Froschnerven nach chronaximetrischen Untersuchungen von REGNIER u. Mitarb. (1927) 20—30mal stärker anaesthesiert als das Chlorhydrat. Dabei ist aber zu berücksichtigen, daß nach v. WERZ (1938) die Phenylpropionsäure für sich lokalanaesthetisch wirksam ist. An der Kaninchencornea fanden REGNIER u. Mitarb. (1938) 5%ige Lösungen von Morphin-Chlorhydrat unwirksam. STENDER und AMSLER (1931) fanden am Meerschweinchen, daß nach s.c. Morphindosen herab bis zu 5 mg/kg eine für sich an der Cornea unwirksame 0,07%ige Cocainlösung zu einer vollständigen Aufhebung des Cornealreflexes führt. Die Autoren glaubten darin einen Beweis für eine latente periphere Wirkung des Morphin zu sehen. Diesen Befunden gibt EDDY (1941, S. 63) folgende Deutung: "Suppose that cocaine, acting peripherally, diminished the number of impulses and morphine, acting centrally, lowers the exitability of the center. Either effect alone may not be great enough to prevent the occurrence of the motor response; yet the two may seem to bring about that result. If one can admit this possibility, the experiments of AMSLER and others fail to prove that morphine directly affects the periphery." Dieser Kritik von EDDY könnte allerdings entgegengehalten werden, daß nach

STENDER und AMSLER bei großen Morphindosen (100 mg/kg) die für Cocain „sensibilisierende" Wirkung bis zu 3 Tagen anhält, während die zentral analgetische Wirkung nach $2^1/_2$ Std. abgeklungen ist und daß gegen die analgetische Wirkung bei täglicher Injektion dieser Dosis bereits nach 17 Tagen Toleranz eintritt, gegenüber der für Cocain sensibilisierenden Wirkung aber selbst nach 37 Tagen noch nicht. Nach Untersuchungen von CHARONNAT und LECHAT (1956) ist es allerdings fraglich, ob die Wiederkehr der Lokalanaesthesie überhaupt mit einer zentralen oder einer peripheren analgetischen Wirkung der mo.ä. V. ursächlich verknüpft ist. Die Autoren fanden nämlich, daß eine ganze Reihe von Verbindungen bei i.v. Injektion zur Wiederkehr einer Cornealanaesthesie führt, die an sich weder lokalanaesthetisch noch analgetisch wirksam sind. Möglicherweise spielt dabei die Ausschüttung von Adrenalin oder Noradrenalin eine Mittlerrolle, da von diesen Verbindungen bereits 20 γ/kg i.v. zur Wiederkehr der Cornealanaesthesie führen.

In diesem Zusammenhang können auch Versuche von GRÜNTHAL (1953) am Menschen erwähnt werden, nach denen Morphin neben der akuten analgetischen Wirkung noch zu einer langdauernden Hypalgesie führt.

Für einen peripheren Angriffspunkt des Morphin im Sinne einer lokalanalgetischen Wirkung scheinen auch noch andere Versuche zu sprechen. STENDER (1931) fand — allerdings nur in einem Versuch — bei s.c. Injektion einer sehr hohen Morphindosis (30 mg/38 g) an einen Reflexfrosch, dessen eine A. iliaca unterbunden war, eine Anaesthesie der Haut am nicht unterbundenen Bein 35 min früher als an dem von der Blutzirkulation ausgeschalteten Bein; das Morphin hätte also vor Übergreifen der Wirkung auf die Rückenmarkszentren zu einer Unterbrechung der peripheren sensiblen Bahnen geführt.

Eine weitere Stütze für eine periphere lokalanalgetische Wirkung könnten auch Ergebnisse mit den optischen Isomeren des Methadon bilden. Hier fand THORP (1949) an der Meerschweinchenquaddel das L-Isomere etwa 6—7mal stärker lokalanaesthetisch wirksam als die D-Verbindung. Dieses Resultat ist insofern merkwürdig, als bei den Lokalanaestheticis wie bei den Allgemeinnarkoticis — soweit bekannt — keine Unterschiede zwischen den optischen Isomeren bestehen. HEROLD (1956) konnte die Ergebnisse von THORP insofern bestätigen, als auch er an der Kaninchencornea und an der Meerschweinchenquaddel das L-Isomere 2—3mal stärker wirksam fand. Am Ischiadicus des Reflexfrosches sowie am Nervus cruralis des Frosches konnte ein Unterschied in der lokalanaesthetischen Wirksamkeit bei der Leitungsanaesthesie jedoch nicht gefunden werden. Außerdem konnte durch Nalorphin auch an der Cornea und an der Quaddel der Wirkungsunterschied zwischen den Isomeren zum Verschwinden gebracht werden. Da sowohl in den Versuchen an der Cornea, wie auch an der Quaddel die beiden Isomeren gleichzeitig am gleichen Tier geprüft wurden, kann die Aufhebung der für die beiden Isomeren verschiedenen *zentral* analgetischen Wirkung durch Nalorphin hier keine Rolle spielen. Daher müßte sowohl die Wirkung, wie auch der Antagonismus durch Nalorphin peripherer Natur sein und an den feinsten Nervenendigungen angreifen, da am Nervenstamm beide Isomere gleich stark analgetisch wirksam gefunden wurden.

Pethidin ist ausgesprochen lokalanaesthetisch wirksam. Nach WAY (1946) beträgt die Wirkungsdauer einer 1%igen Lösung am Kaninchenauge, am Froschischiadikus und an der Hautquaddel des Meerschweinchens 0,6—0,8 derjenigen einer 1%igen Cocainlösung. Bei lokaler Aufbringung von 0,5—5%igen Pethidinlösungen auf das freigelegte Herz von Schildkröten oder Hunden wird an der behandelten Stelle die Reizschwelle für die Auslösung von Extrasystolen durch faradische Reize ebenso erhöht wie durch gleichkonzentrierte Procainlösungen (WAY und LIGON 1946). PECZENIK und WEST (1951) fanden am Zwerch-fell-Phrenicuspräparat der Ratte Pethidin fast 3mal stärker wirksam als Procain. Auch DUTTA (1949) sah am gleichen Versuchsobjekt durch 1:4000 Pethidin eine Aufhebung der indirekten Erregbarkeit.

FLECKENSTEIN u. Mitarb. (1951) stellten fest, daß Morphin an einer als Modell verwendeten Kollodiummembran nur sehr locker haftet, während Pethidin ebenso wie andere lokalanaesthetisch wirksame Verbindungen nur sehr schwer auswaschbar ist.

Noch stärker lokalanaesthetisch wirksam als Pethidin ist nach EVERETT (1948) das *Methadon*. Konzentrationen von 1—4% führen an der Kaninchencornea zu einer Anaesthesie von gleicher Dauer wie gleichkonzentrierte Cocainlösungen. Methadon ist hier stärker wirksam als Pethidin. Auch im Quaddelversuch entsprach die Wirkung von 0,25% Methadon derjenigen von 0,25% Cocain. Die Anaesthesie durch Methadon ist von einer lokalen Reizwirkung begleitet. Nach CHEN (1948) führt 1% Methadon an der Cornea zu einer Lokalanaesthesie von 13 min Dauer, an der Quaddel am Meerschweinchen unter starker Reizwirkung von 85 min Dauer. Auch *Phenadoxon* ist nach BASIL u. Mitarb. lokalanaesthetisch wirksam; an der Meerschweinchencornea entsprechen 2,1% etwa 1,3% Procain, während an der Hautquaddel Procain etwa 20mal stärker gefunden wurde.

Vegetatives Nervensystem

Wirkungen der mo.ä. V., bei denen das vegetative Nervensystem eine Rolle zu spielen scheint, werden in den Kapiteln: Blutzucker (S. 73), Kreislauf (S. 160) und Glattmuskelige Organe (S. 170) referiert. Eine spezifische Beeinflussung des vegetativen Nervensystems, die für alle sonstigen Wirkungen der mo.ä. V. eine gemeinsame Erklärung ihres Wirkungsmechanismus geben könnte, läßt sich aus diesen Beobachtungen kaum ersehen. Es scheint von der Tierart abzuhängen, welcher Teil des autonomen Nervensystems unter dem Einfluß der mo.ä. V. das Übergewicht bekommt: Bei der Katze ist es vorwiegend der sympathische Anteil, beim Hund der Parasympathicus.

Für eine direkte zentrale Dämpfung des *Sympathicus*tonus beim Menschen durch therapeutische Morphindosen scheinen Versuche von HIMMELSBACH (1944) zu sprechen. An normalen Versuchspersonen und vor allem an ehemals Süchtigen bewirkten 5—20 mg Morphin eine starke Steigerung der Hautdurchblutung an den Händen. Bei einem Patienten mit einer Sympathicusparalyse der rechten Vorderextremität trat diese Durchblutungssteigerung nur auf der gesunden Seite auf. Dies würde darauf hindeuten, daß die beobachtete Gefäßerweiterung nach Morphin zentralen Ursprungs ist und auf einer Dämpfung sympathischer Zentren beruht. Auch KRAUSE und RUHNAU (1952) schreiben dem Methadon am Hund eine zentrale sympathicusdämpfende Wirkung zu, als deren Ursache sie eine Herabsetzung der Empfindlichkeit der sympathischen Zentren für afferente Reize annehmen. ISSEKUTZ und GERGELY (1948) nehmen ebenfalls eine Dämpfung der hypothalamischen sympathischen Stoffwechselzentren an, da nach Morphin die durch Kälteeinwirkung normalerweise ausgelöste Stoffwechsel-steigerung ausbleibt.

FUJITA u. Mitarb. (1953) untersuchten die durch periphere Reizung des Splanchnicus und Vagus ausgelösten Potentialschwankungen in verschiedenen Teilen des ZNS. Auf Grund ihrer Versuchsergebnisse nehmen die Autoren an, daß Morphin und Pethidin die afferenten Splanchnicusbahnen im Rückenmark und wahrscheinlich auch die afferenten Vagusbahnen in der Medulla oblongata blockieren. Eine Blockade des Ganglion stellatum war dagegen auch durch große Morphindosen nicht zu erreichen.

MAGNUS (1906) sah bei Aufbringen von 1–4%igen Morphinlösungen auf das Ganglion cerv. sup. keine Beeinflussung seiner Funktion. HEBB und KONZETT (1949) konnten am durchströmten Ganglion selbst mit Dosen von 2 mg Morphin keine Beeinflussung der Funktion erreichen, während 10–100 γ Pethidin bzw. 1–10 γ L-Methadon die Kontraktion der Nickhaut nach elektrischer Reizung präganglionärer Fasern oder Injektion von Acetylcholin bzw. KCl verhinderten. Auch DUTTA (1949) fand bei Durchströmung des Ganglion cerv. sup. mit Pethidin Aufhebung der Effekte einer präganglionären Reizung auf die Nickhaut. Pethidin war hier etwa 25mal schwächer wirksam als D-Tubocurarin, 5mal schwächer wirksam als Atropin und etwas stärker wirksam als Novocain. (Diese „Ganglionblockade" dürfte wohl unspezifisch sein und mit der lokalanaesthetischen bzw. anticholinergen Wirkung dieser Verbindungen zusammenhängen, da diese dem am Ganglion sowie lokalanaesthetisch bzw. anticholinergisch unwirksamen, aber analgetisch stark wirksamen Morphin nach den Versuchen dieser Autoren fehlen.) Nach U. TRENDELENBURG (1954, 1956) reizen Histamin, Pilocarpin und 5-Oxytryptamin das obere Halsganglion, wenn diese Substanzen intraarteriell in die das Ganglion versorgenden Blutgefäße injiziert werden, und verstärken submaximale präganglionäre Reize. Diese Wirkungen werden durch 5–500 γ Morphin i.v. für Stunden aufgehoben, nicht dagegen die Wirkung von Histamin oder Pilocarpin auf den Blutdruck oder die direkte Wirkung von 5-Oxytryptamin auf die Nickhaut. 20–500 γ Morphin schwächen auch am normal durchströmten Ganglion die Auswirkung submaximaler präganglionärer Reize um 10–40%.

Eine Erhöhung der Erregbarkeit des *Vagus*zentrums durch Morphin wurde von JACKSON und EWING (1914), HEINEKAMP (1923), auf Grund ihrer Versuche angenommen. Über weitere, in dieser Richtung liegende Beobachtungen siehe unter Kreislauf (S. 160), Glattmuskelige Organe (S. 170) sowie Atmung (S. 140).

Entzündungshemmende Wirkung

Klinische Beobachtungen über die entzündungshemmende Wirkung des Morphin wurden schon im vorigen Jahrhundert gemacht; die ersten diesbezüglichen Mitteilungen stammen von LAURENCE (1860) und ARNOLD (1866). Auch ROSENBACH (1903, 1906) hebt die Bedeutung der entzündungshemmenden Wirkung des Morphin hervor und VOLLAND (1911) empfiehlt sogar kleine Dosen von Morphin (10–15 Tropfen einer 1%igen Lösung p.o.) als unfehlbares Mittel, einen Schnupfen zu kupieren und die Ausbreitung der Entzündung auf die unteren Luftwege zu verhindern. Er weist darauf hin, daß Morphin auch bei ernsteren Erkrankungen der Atmungsorgane nicht nur symptomatisch wirkt, sondern daß „mit seiner Darreichung ein wirklicher Heilungsvorgang eingeleitet" wird. Über die günstige Beeinflussung entzündlicher Prozesse durch Unterbrechung nervöser Bahnen durch Lokalanaesthesie berichtete ja auch SPIESS (1906), doch ist LUBARSCH (1923) der Ansicht, daß durch eine Nervenausschaltung nur das Anfangsstadium einer Entzündung verlangsamt und abgeschwächt, der weitere Verlauf jedoch verlängert und schwerer wird.

Experimentelle Untersuchungen über die antiphlogistische Wirkung des Morphin stammen von IKEDA (1916) am Mesenterium des Frosches und von MORITA (1928) an der Haut von Ratte und Kaninchen. In neuerer Zeit wurde am experimentellen entzündlichen Ödem der Rattenpfote versucht, die entzündungshemmende Wirkung verschiedener mo.ä. V. vergleichsweise zu prüfen. GROSS (1950) fand das Ketobemidon, das auch die Senfölchemosis des Kaninchenauges hemmt (GROSS und MEIER 1949), hier etwa dreimal wirksamer als Morphin. Nach THEOBALD (1955) wird durch 10 mg/kg Morphin das Formalinödem der

Rattenpfote um 37%, durch 10 mg/kg Ketobemidon um 78% gehemmt. Nach
DOMENJOZ (1955) wird diese Wirkung durch Hypophysektomie nicht vermindert,
wohl aber durch Adrenalektomie. Am Dextranödem ist das Morphin stärker
wirksam als Ketobemidon. Am Ödem nach Injektion von Silbernitrat in das
Knöchelgelenk von Ratten sahen LaBelle und Tornaben (1951) keinen sonder-
lichen Effekt von 10 mg/kg Morphin oder 100 mg/kg Pethidin. Haas u.
Mitarb. (1953) versuchten die antiödematöse Wirkung der mo.ä. V. quantitativ
zu vergleichen. Die Dosen, mit denen diese Autoren an der Ratte ein Ödem nach
Injektion von Eiweiß oder Crotonöl um etwa 50% hemmen konnten, sind in
Tab. 39 angeführt und mit den aus den Tab. 45—50 entnommenen relativen
analgetischen Wirkungsstärken verglichen worden.

Tabelle 39

| | Entzündungshemmung[1] | | Analgesie[2] |
	ED$_{50}$ mg/kg	Morphin = 1	Morphin = 1
Morphin . . .	50	1	1
Hydromorphin	3	17	8,6
Hydrocodon .	9	5,5	1,1
Codein . . .	60	0,8	0,2
Levorphan .	10	5	2,5
Pethidin . .	75	0,7	0,25
Methadon . .	15	3,3	1,9

[1] Nach Haas u. Mitarb. (1953).
[2] Mittelwerte nach verschiedenen Autoren (s. Tab. 45—50, S. 111).

Es zeigt sich, daß beide Wirkungen größenordnungsmäßig ungefähr parallelgehen.

Als Ursache für die Hemmung einer Entzündung durch Morphin nimmt AMSLER (1933) eine Fixierung von Alkali in der Zelle an, durch die „eine die Empfindlichkeit des Protoplasmas für Entzündungsreize gegenüber der Norm herabsetzende, durch Morphin bewirkte Zustandsänderung" der Zellen hervorgerufen wird. Für eine „Zellumstimmung" als Ursache der antiphlogistischen Wirkung trat auch ROSENBACH (1906) ein.

BRUCE (1910) untersuchte den Einfluß der Sensibilität auf eine Entzündung
näher. Nach seinen Versuchen wird die Senfölentzündung nicht verhindert:
1. Durch Rückenmarksdurchschneidung, 2. bei Durchschneidung der hinteren
Wurzeln, 3. durch einfache Durchtrennung eines sensiblen Nerven vor Eintritt
der Degeneration in der Peripherie. Sie wird jedoch verhindert bei Durchschneidung sensibler Nerven peripher vom Wurzelganglion und erfolgter Degeneration
der Nervenendigungen, sowie während der Dauer ihrer Ausschaltung durch
Lokalanaesthesie. Auf Grund dieser Befunde ist der Autor der Ansicht, daß die
Entzündung auf einem Axonreflex beruht. Auch nach diesen Ergebnissen müßte
die entzündungshemmende Wirkung des Morphin einen peripheren Angriffspunkt
haben. Dafür sprächen auch die recht großen Dosen der mo.ä. V., die für die
Hemmung der Auswirkung starker Entzündungsreize nötig sind (vgl. Tab. 39);
sie überschreiten nicht unbeträchtlich die zur Ausschaltung des Schmerzreflexes
am Tier erforderlichen Dosen.

Für die Mitbeteiligung eines viel weiter zentralwärts gelegenen Mechanismus
würden dagegen folgende Tatsachen sprechen: JANUSCHKE (1913) sowie HOF-
MANN (1940) konnten zeigen, daß auch im analgetischen Stadium einer Allgemein-
narkose durch Magnesiumsulfat, Äther, Chloralhydrat, Evipan, Rectidon oder
Eunarkon entzündliche Reaktionen gehemmt sind. MORITA (1928) fand im Gegensatz zu BRUCE (1910), daß die Senfölentzündung nach der Durchschneidung des
Ischiadicus oder der hinteren Wurzel erst nach 8—12 Tagen in voller Stärke auftritt, während sie kurz hinterher oder nach Rückenmarksdurchschneidung stark
gehemmt ist. Schließlich zeigen die zu Beginn des Kapitels erwähnten klinischen
Beobachtungen, daß schon sehr kleine Dosen, bei denen eine periphere Wirkung
wohl ausgeschlossen werden kann, entzündungshemmend zu wirken vermögen.

Analgesie

Ausführliche kritische Übersicht: BEECHER (1957).

Methodik

Obwohl die schmerzstillende Wirkung des Morphin seine hervorstechendste und therapeutisch am meisten gebrauchte Wirkung ist, sind quantitativ auswertbare Methoden zur experimentellen Bestimmung der „analgetischen" Wirksamkeit erst spät von wenigen Autoren bearbeitet worden. Dies hatte seine Ursache vor allem darin, daß bis zum Jahre 1939 neben dem Morphin nur wenige von diesem abgeleitete Verbindungen bekannt waren, deren Wirksamkeit durch klinische Erprobung festgestellt werden konnte. Diese Lage änderte sich mit der Entdeckung der vollsynthetischen mo.ä. V., als deren Folge Hunderte von neuen synthetischen Verbindungen auf ihren analgetischen Wirkungswert zu prüfen waren, eine Aufgabe, die nur der quantitativ auswertbare Tierversuch lösen konnte. So kommt es, daß fast sämtliche heute zur Analgesiemessung verwendeten Methoden erst nach 1939 entwickelt worden sind, über welche die beifolgende Tab. 40 eine Übersicht gibt.

Tabelle 40. *Methoden zur Analgesiemessung*

Mechanischer Reiz

Maus: HAFFNER (1929), HESSE (1930), MOLITOR und LATVEN (1937), FORST (1939), STRAUB und TRIENDEL (1940), SCHAUMANN (1940, 1939—45), OELKERS und FIEDLER (1941), BIANCHI und FRANCESCHINI (1954).
Ratte: GREEN und YOUNG (1951), BRODIE, WAY und SMITH (1952).
Meerschweinchen: HESSE, RÖSLER und BÜHLER (1930), OELKERS und FIEDLER (1941).
Katze: EDDY (1932).
Kaninchen (cornea): WEISS (1932), KEIL und HEBB (1935), KEIL und PÖHLS (1936).
Mensch: GRÜNTHAL und HÖFER (1929), MULLIN und LUCKHARDT (1935), SEEVERS und PFEIFFER (1935, 1936), WEIGMANN und WÖHLER (1952), GLAZEBROOK u. Mitarb. (1945).

Elektrischer Reiz

Maus: GREWAL (1952), HAAS, HOHAGEN und KOLLMANNSPERGER (1953), KRAUSHAAR (1953).
Ratte: SIVADJAHN (1936), MACHT (1940), DODDS, LAWSON, SIMPSON und WILLIAMS (1945), LUCKNER und MAGUN (1951), GIBSON u. Mitarb. (1955).
Meerschweinchen: RADOŬCO-THOMAS (1956)
Kaninchen: RUCKSTUHL (1939), WILHELMI (1949), FLEISCH und DOLIVO (1953), HERTLE u.a. (1957).
Hund: KOLL und REFFERT (1938), KOLL und FLEISCHMANN (1941), KIESSIG und ORZECHOWSKI (1941), SOEHRING und BECHER (1949).
Mensch: MACHT, HERMAN und LEVY (1915), MÖHRKE (1921), HEINROTH (1926), GRÜNTHAL und HÖFER (1929), GOETZL, BURRILL und IVY (1943), BJÖRN (1947), HOFMANN, GRÄF und OPITZ (1953), SIKER, SWERDLOW und FOLDES (1954), CHEMNITIUS und HOFMANN (1955).

Thermischer Reiz

I. Strahlende Wärme

Maus: POHLE und SPIEKERMANN (1931).

a) Reizdauer konstant, Reizstärke variabel

Mensch: HARDY, WOLFF und GOODELL (1940), FLODMARK und WRAMMER (1945), ANDRELL (1954).
Hund: ANDREWS und WORKMAN (1941).
Meerschweinchen: WINDER, PFEIFFER und MASON (1946).
Ratte: HOUGS-OHLSEN (1949).

Tabelle 40. (Fortsetzung)

b) Reizstärke konstant, Reizdauer variabel

Maus: GROSS (1947).
Ratte: D'AMOUR und SMITH (1941), ERCOLI und LEVIS (1945), DAVIES, RAVENTOS und
WALPOLE (1946), WINTER und FLATAKER (1949), BASS und VANDERBROOK (1952).
Meerschweinchen: FRIEBEL u. Mitarb. (1955).

c) Reizstärke und Reizdauer konstant

Maus: WIRTH (1952), HAAS u. Mitarb. (1953), KRAUSHAAR (1953).
Ratte: CAHEN, EPPSTEIN und KREMENTZ (1948), BONNYCASTLE und LEONARD (1949).

II. Wärmeleitung

Meerschweinchen: HILDEBRANDT (1934).

a) Reizdauer konstant, Reizstärke variabel

Maus: LESPAGNOL, MERCIER, BERTRAND und MERCIER (1950).
Ratte: JACKSON (1952).
Mensch: ALDOUS und WHILLIAMS (1950).

b) Reizstärke konstant, Reizdauer variabel

Maus: WOOLFE und McDONALD (1944), EDDY, TOUCHBERRY und LIEBERMANN (1950),
HERR und PÓRSZÁSZ (1950), TAKAGI und IVAMOTO (1952), EDDY und LEIMBACH (1953),
JACOB und GRASSI-GIALDRONI (1953), JACKSON (1952), HERR, TARDOS und PÓRSZÁSZ
(1953), PÓRSZÁSZ, TARDOS, HERR und NYIRI (1953).

Verschiedene Methoden

Ratte: Unterdrückung eines bedingten Reflexes (HILL, BELLEVILLE und WIKLER 1954).
Kaninchen: Sensorische Reize, Ohrdurchblutung (MOLITOR und KNIAZUG 1936).
Mensch: Miosis (FRASER, ISBELL, VANHORN und NASH 1954), Druckerhöhung in Choledochus
(GAENSLER 1951), Ischaemischer Schmerz (HEWER und KEELE 1947, KEELE 1952),
Druckschmerz am Muskel (DENEAU und GOWDEY 1952).

Die verschiedenen Methoden wurden nach der zur Auslösung des Schmerzreflexes benutzten Reizart und der verwendeten Tierart geordnet. Im einzelnen
sollen nur diejenigen der auf der Tabelle angeführten Methoden besprochen
werden, die wesentliche Modifikationen des Grundprinzipes bringen. Eine Kritik
der verschiedenen Methoden wird zweckmäßigerweise erst am Ende des Kapitels
„Analgesie" nach Anführung der mit ihnen erhaltenen Resultate versucht werden.

Mechanischer Reiz

Die älteste brauchbare tierexperimentelle Methode zur vergleichenden Prüfung
einer analgetischen Wirkung stammt von HAFFNER (1929). Als Versuchstiere
dienten weiße Mäuse, als nociizeptiver Reiz Kneifen mit einer Pinzette an der
Schwanzwurzel, als Maß für die Wirkung Abschwächung bzw. Unterdrückung der
Abwehrreaktion.

Das gleiche Prinzip benutzte SCHAUMANN (1939—1945) für seine grundlegenden
Untersuchungen bei den vollsynthetischen mo.ä. V. der Pethidin- und Methadonklasse. Um einen besseren quantitativen Vergleich zu ermöglichen, wurde die
Methode in folgender Weise modifiziert: Die analgetische Wirkung wurde in
folgende mit 0—3 bezeichnete Grade unterteilt:

0 = Sofortige Reaktion der Tiere mit Piepsen und richtig orientierten zweckmäßigen Abwehrhandlungen.

1 = Verlangsamte, aber richtig orientierte Abwehrreaktion.

2 = Verzögerte und bereits desorientierte Abwehrreaktion.

3 = Vollkommene Indifferenz gegen den Schmerzreiz.

Gruppen von je 5 Tieren erhielten die gleiche Dosis des zu prüfenden bzw. eines
Standardpräparates. [Für die Auswertung des „Dolantin" wurde Morphin, für
alle anderen untersuchten Verbindungen Dolantin (Pethidin) als Standard
benutzt.] Bei jedem Tier einer Gruppe wurde in Abständen von 10 min der

Analgesiegrad bestimmt und die einzelnen Zahlen entweder bis zur Wiederkehr der vollen Schmerzreaktion oder für 60 min zusammengezählt. Aus diesen Summen der Tiere einer Gruppe wurde dann der Mittelwert für die ganze Gruppe genommen und mit dem Mittelwert der Standardgruppe verglichen.

Mit dieser einfachen Routinemethode wurden in den Jahren 1939—1945 über 600 Verbindungen aus der Pethidin- und Methadonklasse untersucht. Die Ergebnisse wurden durch die klinische Erfahrung und von der Mehrzahl der zahlreichen Nachuntersucher mit anderen tierexperimentellen Methoden in befriedigender Weise bestätigt.

Weitere Modifikationen der Haffnerschen Methode stammen von HESSE (1930), der Schwanzwurzel und Analfalte gleichzeitig mit der Pinzette erfaßt, sowie von MOLITOR und LATVEN (1937), die eine eigens konstruierte Pinzette mit einem einstellbaren definierten Druckreiz verwendeten.

FORST (1939) sowie STRAUB und TRIENDEL (1940) setzten an der Schwanzwurzel von Mäusen durch eine aufgesetzte kleine Arterienklemme einen submaximalen Dauerreiz und nahmen als Maß der Wirkung die Abnahme der mit einer Kipptellermethode gemessenen Motilität der gereizten Tiere.

In jüngerer Zeit haben BIANCHI und FRANCESCHINI (1954) die Haffnersche Methode einer Nachprüfung und Kritik unterzogen. Als Maß der Wirkung wurde der Prozentsatz der Tiere genommen, die 30 min nach Verabreichung der zu prüfenden Verbindung eine auf die Schwanzwurzel gesetzte Arterienklemme reaktionslos vertrugen. Auch die Resultate dieser Autoren waren in guter Übereinstimmung mit den Ergebnissen anderer Methoden.

Die Haffnersche Methode wurde von BRODIE, WAY und SMITH (1952), sowie von GREEN und YOUNG (1951) auf Ratten übertragen. Letztere Autoren benutzten zur Erzeugung eines quantitativ meßbaren Druckes ein System von zwei durch einen Schlauch mit einem Gemisch von gleichen Teilen Paraffinöl und Petroleum als Übertragungsflüssigkeit gekoppelten Spritzen, von denen die eine zur Erzeugung des Druckes dient, während die andere mit ihrem Stempel den Druck auf den Schwanz des Versuchstieres überträgt. An einem parallel geschalteten Quecksilbermanometer kann der Druck abgelesen werden. Die Autoren fanden, daß die Empfindlichkeit von der Schwanzspitze zur Schwanzwurzel und außerdem mit dem Alter der Tiere abnimmt. „Analgesie" wird angenommen, wenn beim Vierfachen des Schwellendruckes unbehandelter Tiere die Schmerzreaktion ausbleibt.

Für Versuche am Schwanz der Katze hat EDDY (1932) eine eigene Presse konstruiert, die den ausgeübten Druck abzulesen gestattet. Hier dient die Höhe des zur Auslösung der Schmerzreaktion führenden Druckes als Maß für die Wirkung.

Am Menschen wurde als mechanischer Reiz von einer Reihe von Autoren (s. Tab. 40) die Freysche Reizborste verwendet.

Unter die Methoden mit mechanischer Reizauslösung kann auch die Prüfung an der Kaninchencornea nach WEISS (1932) eingereiht werden. Das Prinzip der Methode beruht darin, daß eine nach Abklingen einer Lokalanaesthesie mit Cocain oder Novocain an der Cornea zurückbleibende latente Hypaesthesie durch i.v. Injektion einer mo.ä. V. wieder zur vollen Anaesthesie wird.

Elektrischer Reiz

Die ersten Versuche, faradische Reizung der Hautnerven zur Analgesiemetrie zu benutzen, unternahmen MACHT, HERMAN und LEVY (1915) am Menschen. Die Ergebnisse, nach denen 40 mg Papaverin oder 20 mg Narkophin (entsprechend 6 mg Morphin) stärker wirksam waren als 10 mg Morphin allein, können jedoch nach den klinischen und den späteren tierexperimentellen Erfahrungen nicht befriedigen.

An Ratten verwendeten SIVADJAN (1936) sowie DODDS u. Mitarb. (1945) die Zufuhr faradischer Reize durch einen entsprechend gestalteten Drahtgitterboden des Versuchskäfigs, während MACHT und MACHT (1940) die Haut des Scrotums von Rattenböcken faradisch reizten.

LUCKNER und MAGUN (1951) reizen mit einer besonders konstruierten Doppelelektrode und rechteckigen Stromstößen von 10 msec Dauer bei einer Frequenz von 2/sec den Schwanz von Ratten. Als Schwellenreaktion dient ein reizsynchrones Piepsen der Tiere. Von SINGH GREWAL (1952) wurde diese Methode auf Mäuse übertragen, wobei als Maß der Prozentsatz der nicht reagierenden Tiere angenommen wurde.

HAAS u. Mitarb. (1953), sowie KRAUSHAAR (1953) verglichen an Mäusen die bei elektrischem Reiz erhaltenen Analgesiewerte einer Reihe von mo.ä. V. mit den bei thermischer Reizung erhaltenen Werten, wobei sie ganz beträchtliche Differenzen fanden.

MÖHRKE (1921) ließ Versuchspersonen den Zeige- und Mittelfinger einer Hand in zwei mit Kochsalzlösung gefüllte Gefäße tauchen, die über einen Widerstand in Potentiometerschaltung mit dem Lichtnetz verbunden waren. Die Stromstärke in Milliampere, bei der eine ausgesprochene Schmerzempfindung auftritt, wurde als Maß genommen. Eine analoge Methode verwendeten auch GRÜNTHAL und HOEFER (1929). HOFMANN, GRAEFE und OPITZ (1953) führen zerhackten Gleichstrom von einer Frequenz von 100 Hz mit einer Klemmelektrode dem Ohrläppchen von Versuchspersonen zu. Eine analoge Methode mit faradischem Strom geben SIKER, SWERDLOW und FOLDES (1954) an.

Eine besondere Gruppe von analgesimetrischen Methoden mit elektrischem Reiz sind diejenigen, welche die Zahnpulpa als Reizort benutzen. HEINROTH (1926) ließ Versuchspersonen die indifferente Elektrode in die Hand nehmen und legte die zweite Elektrode an die buccale Fläche eines Zahnes an. Sehr ausgedehnte Vergleichsversuche mit einer ähnlichen Methode hat BJÖRN (1946) durchgeführt.

Am Hund haben KOLL und REFFERT (1938), sowie KOLL und FLEISCHMANN (1941) eine Methode ausgearbeitet, bei der bis nahe an die Pulpa reichende Elektroden in einen Zahn einzementiert werden. Die gleiche Methode verwendeten KIESSIG und ORZECHOWSKI (1941), sowie SOEHRING und BECHER (1949); letztere Autoren bringen auch eine ausführliche Kritik dieser Methodik.

Für das Kaninchen hat RUCKSTUHL (1939) eine Methode angegeben, bei der eine zangenförmige Klemmelektrode in zwei in die oberen Nagezähne gebohrte, bis nahe an die Pulpa reichende Löcher geklemmt wird. Die gleiche Methode verwendeten WILHELMI (1949), sowie FLEISCH und DOLIVO (1953). Gemessen wird bei diesen Methoden die eine Schmerzreaktion auslösende Stromstärke. Als Maß für die Schmerzreaktion nimmt THULLIER (1956) die durch die Pulpareizung ausgelöste Blutdrucksteigerung.

Auf Grund von kritischen Betrachtungen über die bis 1943 bekannten Methoden treten GOETZL, BURRILL und IVY (1943) für die elektrische Reizung der Zahnpulpa am Hund oder Menschen ein, für die sie zur Erzielung einer konstanten definierten Reizstärke eine eigene Apparatur angeben. Diese besteht im Prinzip aus einer Wechselstrom durchflossenen Primärspule, die mit konstanter Geschwindigkeit rotiert und der die den Reizstrom liefernde Sekundärspule genähert wird. Durch die Entwicklung moderner Reizgeräte dürfte diese Anordnung wohl überholt sein. Auch RADOŮCO-THOMAS (1956) hebt in einem ausführlichen kritischen Referat über die Analgesimetrie die Vorteile der elektrischen

Reizung der Zahnpulpa — in seinen eigenen Versuchen am Meerschweinchen — hervor.

Thermischer Reiz

Die ausgedehnteste Anwendung zur Bestimmung einer analgetischen Wirkung finden Methoden, bei denen ein thermischer Reiz durch lokale Überwärmung zur Auslösung einer objektiv feststellbaren Schmerzreaktion am Tier oder eines subjektiven Schmerzgefühls am Menschen dient. Die Wärme kann dabei entweder durch Wärmeleitung oder durch Wärmestrahlung zugeführt werden. Die erste, nach dem Prinzip der Wärmeleitung arbeitende Methode stammt von HILDEBRANDT (1934), während die Wärmestrahlung einer glühenden Nadel als Reiz erstmalig POHLE und SPIEKERMANN (1931) benutzten. Ferner lassen sich diese Methoden nach der Art der Auswertung in drei Gruppen unterteilen:

1. Konstante Reizdauer bei variabler Reizstärke.

2. Konstante Reizstärke bei variabler Reizdauer.

3. Konstante Reizdauer und konstante Reizstärke; als Maß dient der Prozentsatz der nicht mehr reagierenden Tiere.

Entsprechend dieser Einteilung sollen die wichtigsten auf diesen Prinzipien beruhenden Methoden im folgenden kurz angeführt werden.

I. Wärmestrahlung

a) Reizdauer konstant, Reizstärke variabel. Methode von HARDY, WOLFF und GOODELL (1940). Diese für klinische Untersuchungen am Menschen ausgearbeitete Methode verwendet die Wärmestrahlung einer Glühlampe, die in quantitativ meßbarer Weise verändert wird, während die Reizdauer konstant gehalten wird. Reizort ist eine durch eine Blende begrenzte Fläche der geschwärzten Haut der Stirne. Die Reizstärke kann durch die der Lampe zugeführte Stromstärke gemessen und in $cal/sec/cm^2$ angegeben werden. FLODMARK und WRAMMER (1945) modifizierten diese Methode dadurch, daß sie durch Filter alle Strahlen unter 5900 Å ausschalten und die Haut nicht schwärzen.

ANDRELL (1954) verwendet eine Apparatur, die von dem Originalmodell von HARDY u. Mitarb. in folgenden Punkten differiert: 1. Konstante Spannung, 2. die Regelung der Reizintensität erfolgt durch eine längs des konvergierenden Strahlenkegels verschobene Blende, 3. die Reizdauer wird durch einen Zeitgeber automatisch reguliert, 4. die Strahlungsintensität wird thermoelektrisch gemessen. Die geprüften Hautfelder lagen meist in der Mitte der Beugeseite des Vorderarmes oder in der Mitte der Stirne. Die Reizdauer betrug konstant 1 sec für den Vorderarm und 3 sec für die Stirne. Als Schmerzschwelle wurde an der Stirne ein von der Wärmeempfindung distinktes Schmerzgefühl angenommen, am Vorderarm ein stechendes Schmerzgefühl wie bei einem Nadelstich. Durch rechnerische Extrapolation wurde eine Hauttemperatur von 43,9° als schmerzauslösende Temperatur ermittelt.

ANDREWS und WORKMAN (1941) übertrugen die Methode auf den Hund, WINDER, PFEIFFER und MASON (1946) auf das Meerschweinchen. In beiden Fällen wird die enthaarte geschwärzte Rückenhaut bestrahlt und die reflektorische Kontraktion des Musculus cutaneus maximus (skin-twich) als „Schmerzreaktion" gewertet. HOUGS-OHLSEN (1949) bestrahlte den geschwärzten Schwanz der Ratte.

b) Konstante Reizstärke, variable Reizdauer. D'AMOUR und SMITH (1941) verwenden als Versuchstiere Ratten, deren geschwärzter Schwanz mit einer konstanten Intensität bestrahlt wird, die so bemessen ist, daß die Schmerzreaktion (Wegziehen des Schwanzes, "tailflick") bei normalen Tieren nach durchschnittlich 5 sec erfolgt. Als Maß der Analgesie wird die Verlängerung der Reaktionszeit genommen. ERCOLI und LEWIS (1945) befolgen das gleiche Prinzip, bestrahlen aber die rasierte Rückenhaut und nehmen den Hautreflex als Schmerzreaktion. DAVIES, RAVENTOS und WALPOLE (1946) benutzen als Wärmequelle statt einer Glühlampe eine auf Rotglut erhitzte Drahtspirale. Auch GROSS (1947) verwendet die durch einen kippbaren Hohlspiegel focusierte Strahlung einer Hitzdrahtspirale bei seiner Methode an Mäusen; auch hier wird die Reaktionszeit bis zum Wegziehen des Schwanzes gemessen. BASS und VANDERBROOK (1952) änderten die Methode von D'AMOUR und SMITH dahin ab, daß die Reaktionszeit automatisch gemessen wird. Dies wird erreicht durch Einbau einer elektrischen Stoppuhr in den Stromkreis der elektrischen Wärmequelle und dessen automatische Unterbrechung mit Hilfe einer Photozelle, deren Belichtung durch die Reflexbewegung des Schwanzes bei Erreichung der Schmerzschwelle freigegeben wird.

c) Reiz von konstanter Dauer und Intensität; Maß: Prozentsatz der nicht mehr reagierenden Tiere. CAHEN, EPPSTEIN und KREMENTZ (1948), die nach der Methode von ERCOLI und LEWIS an Ratten arbeiten, bestimmen an größeren Gruppen von Versuchstieren für eine bestimmte Dosis eines Analgetikums den Prozentsatz der Tiere, die auf einen konstant gehaltenen Wärmereiz mittlerer Stärke nicht mehr reagieren. In gleicher Weise wurde von BONNYCASTLE und LEONARD (1949) die Rattenmethode von D'AMOUR und SMITH modifiziert. In Vorversuchen wird die mittlere Reaktionszeit für den „tailflick" einer Rattengruppe bestimmt. Als konstanter Reiz wird eine Reizdauer verwendet, die um das 2,3fache des mittleren Fehlers des Mittelwertes höher liegt als dieser. Die Auswertung erfolgt nach dem Prozentsatz der positiv oder negativ reagierenden Tiere. Nach dem gleichen Prinzip werten ferner auch WIRTH (1952), sowie KRAUSHAAR (1953) die Versuchsresultate aus.

II. Wärmeleitung

a) Konstante Reizdauer, variable Reizstärke. Die erste nach dieser Methode arbeitende Analgesiebestimmung stammt von HILDEBRANDT (1933). Als Reizort wählte er die enthaarte Rückenhaut von Meerschweinchen, als Reizgerät mit heißem Wasser gefüllte Kupferzylinder von Reagenzglasform. Die Temperatur wurde von 40°—60° in Intervallen von 5° variiert, als volle Analgesie wurde Ausbleiben der Schmerzreaktion bei 60° und 15 sec Reizdauer angenommen. Eine analoge Methode wurde am Menschen von ALDOUS und WHILLIAMS (1950) angewandt. LESPAGNOL, MERCIER und BERTRAND (1950) setzen Mäuse auf eine geheizte Platte und nehmen als Maß die Temperatur, bei der die Tiere zu flüchten versuchen. JACKSON (1952) benutzt als Heizelement einen Widerstandsdraht, der mit dem Schwanz der Ratte in innigen Kontakt gebracht wird; als Maß der Reizstärke wird die thermoelektrisch gemessene Temperatur genommen, bei der die Schmerzreaktion erfolgt. Die normale Reizschwelle liegt bei 38—40°, als Maximaltemperatur wird 48° gewählt.

b) Konstante Reizstärke, variable Reizdauer. WOOLFE und McDONALD (1944) verwenden eine auf 50° aufgeheizte Platte und messen die Reaktionszeit. TAKAGI und IVAMOTO (1952) unterzogen diese Methode einer kritischen Prüfung. Sie unterscheiden zwischen einfachen Schmerzreaktionen (Heben der Beine, aufgeregtes Herumlaufen) und einer „Sprungreaktion", die ursprünglich nur eine indirekte Beziehung zum Schmerzreiz hat, durch Training aber nach kurzer Zeit zum Reflex wird. Die Autoren nehmen an, daß an dieser „Sprungreaktion" höhere Stellen des ZNS beteiligt sind und man sie als Test für eine bewußte Schmerzempfindung benutzen kann. EDDY und LEIMBACH (1953) halten die Temperatur der Heizplatte durch ein unter Rückfluß siedendes Gemisch von gleichen Teilen Äthylformiat und Aceton konstant auf 55°. HERR, TARDOS und PÓRSZÁSZ (1953) verwenden als Schmerzreiz die Kontaktwärme einer bei Mäusen auf 53°, bei Ratten auf 56° erhitzten Metallplatte; als Schmerzreaktion werten sie das Belecken der Pfoten. Da bei decortizierten Ratten zwar Abwehrbewegungen als einfache Schmerzreaktion früher auftreten als bei normalen, während das typische Pfotenlecken ausbleibt, nehmen sie letzteres als eine eher mit der Schmerzempfindung vergleichbare Reaktion an. Auch OHLSSON (1953) empfiehlt nach seinen Erfahrungen die Heizplattenmethode (Mäuse, 60°) als beste Methode zur vergleichenden Bestimmung der analgetischen Wirksamkeit.

Verschiedene Methoden

Außer der Reaktion auf nociceptive Reize können auch andere spezifische Wirkungen der mo.ä. V. zu einer vergleichenden Wertbestimmung herangezogen werden. Dies ist beispielsweise auch mit den zum quantitativen Nachweis geringer Mengen der mo.ä. V. ausgearbeiteten biologischen Bestimmungsmethoden (s. S. 41) möglich.

Zur Auswertung am Menschen wurde von FRASER, NASH, VANHORN und ISBELL die miotische Wirkung der mo.ä. V. herangezogen. Die Pupillenweite der Versuchspersonen wird nach 15 min Adaption im Dunkeln bei $^1/_{5000}$ sec Belichtungszeit zugleich mit einem Maßstab vor und verschiedene Zeiten nach der Applikation des Präparates photographisch registriert. Die miotische Wirkung des gleichen Präparates variiert zwar zwischen verschiedenen Versuchspersonen, entspricht aber bei der gleichen Versuchsperson der Größe der Dosis bzw. bei verschiedenen Präparaten — mit gewissen Ausnahmen — ihrer Wirkungsstärke und Wirkungsdauer. Die Methode erlaubt auch einen Vergleich der Wirkung bei verschiedenen Arten der Zufuhr. Die Dauer und Stärke der miotischen Wirkung der verschiedenen Präparate entspricht ihrer Fähigkeit, die Abstinenzerscheinungen zu unterdrücken; ebenso besteht eine Korrelation zu der euphorischen Wirkung. Ein sicherer Zusammenhang mit der analgetischen Wirkung am Menschen besteht jedoch nicht. So haben z. B. Codein und Pethidin trotz guter analgetischer Wirksamkeit nur eine geringe miotische Wirkung, während umgekehrt die Acetyl-Methadole trotz starker miotischer Wirksamkeit analgetisch schwach wirksam sind.

GAENSLER (1951) erzeugte an Patienten mit einer Choledochusfistel mit einer in diese eingebundenen Kanüle eine Drucksteigerung im Gallensystem, die bei einer gewissen, beim gleichen Patienten nur um wenige Prozente schwankenden Größe einen Schmerzanfall auslöst. Die Steigerung dieser Druckschwelle durch mo.ä. V. kann zur vergleichenden Wertbestimmung benutzt werden.

Den ischämischen Muskelschmerz als Reiz verwenden am Menschen HEWER und KEELE (1947, 1948). Bei unterbrochener Blutzirkulation werden die Vorderarmmuskeln von der Versuchsperson kontrahiert, bis deutliche Schmerzen mäßigen Grades auftreten; bei fortbestehender Ischämie nimmt der Schmerz auch ohne weitere Muskelarbeit nach 10—15 min einen unerträglichen Grad an. Das Analgetikum wird in der ersten Periode des mäßigen Schmerzes i.v. injiziert und verhindert bei geeigneter Dosierung die weitere Zunahme des Schmerzes. Die Methode ergab beim Vergleich von Morphin, Pethidin und Methadon mit der klinischen Erfahrung gut übereinstimmende Werte. Nach KEELE (1952) kann die i.v. Injektion auch bei voll entwickeltem Schmerz erfolgen. Eine Abänderung der Methode, bei der nach i.m. Injektion die Zahl der den Schmerz auslösenden Muskelkontraktionen gezählt wird, ist zu sehr subjektiven Einflüssen ausgesetzt.

Auch durch direkten Druck auf die Muskulatur lassen sich heftige Schmerzen auslösen. DENEAU, WAUD und GOWDEY (1953) legen um die Wadenmuskulatur eine Blutdruckmanschette; bei einem Druck, der bei unbehandelten Versuchspersonen durchschnittlich bei 300 mm Hg liegt und beim selben Individuum nur etwa um 10% schwankt, tritt ein unerträglicher krampfartiger Schmerz auf. Auch bei dieser Methode führen jedoch subjektive Einflüsse leicht zu einer Verfälschung der Ergebnisse.

HILL, BELLEVILLE und WIKLER (1954) haben eine tierexperimentelle Methode an Ratten entwickelt, die von der Hypothese ausgeht, daß eine der charakteristischen Wirkungen eines Analgetikums die Verminderung der Angst ist, die mit der Erwartung eines Schmerzes verknüpft ist. Versuche am Menschen hatten gezeigt, daß Morphin in therapeutischer Dosierung diese Wirkung besitzt. Dieser Test wurde von den Autoren auf die Ratte übertragen. Als Maß wird die Abschwächung eines durch Erwartung eines Schmerzreizes entwickelten bedingten Reflexes genommen.

Kritik der Methodik

Die große Zahl der veröffentlichten Methoden zur Analgesimetrie hat ihre Ursache nicht nur darin, daß fast jeder Autor, der sich mit dieser schwierigen Materie beschäftigt, die Methodik durch mehr oder weniger zweckmäßige Modifikationen zu verbessern sucht, sondern vor allem darin, daß keine der experimentellen Methoden allen an eine objektive Messung einer echten Analgesie zu stellenden Forderung gerecht wird. Der Ausdruck „Analgesie" entspricht im Tierversuch keineswegs dem Inhalt, den man diesem Begriff in der Therapie am Menschen zu geben pflegt. Nach MILLER u. Mitarb. (1955) bedeutet „Analgesie" im Tierversuch nicht mehr als "an increasein reactiontime or a greater tolerance to a noxious stimulus without the loss of proprioceptive reflexes." Für das erlebte Schmerzgefühl am Menschen ist der Tierversuch durchwegs nur ein mit Vorsicht zu bewertender Modellversuch. Auch die Versuche, durch anscheinend exakte quantitative Bestimmung des Schmerzreizes zu statistisch auswertbaren Zahlen zu kommen, können hier vor Irrtümern nicht schützen, wie die Ergebnisse einiger Autoren (s. Tab. 44—53) zeigen, die, obwohl statistisch gesichert, den Resultaten der überwiegenden Mehrzahl der anderen Autoren und auch der klinischen Erfahrung widersprechen.

Wie sehr die Ergebnisse von der verwendeten Methodik abhängen können, zeigen z. B. Versuche der gleichen Autoren (HAAS u. Mitarb. 1953), in denen je nach Versuchstier und Art des Schmerzreizes

Tabelle 41

Präparat	Wärmereiz		Elektrischer Reiz	
	ED_{50} mg/kg	Morphin = 1	ED_{50} mg/kg	Morphin = 1
Dilaudid . .	0,19	12	0,07	33
Morphin . .	2,30	1	2,29	1
Methadon .	1,20	1,9	1,10	2,1
Levorphan .	0,22	10,5	0,06	38
Dicodid . .	1,20	1,9	0,26	8,9
Codein . .	4,90	0,47	2,95	0,78

Nach KRAUSHAAR (1953).

beispielsweise das Pethidin gleich wirksam bzw. 2,5mal oder 5 mal schwächer wirksam gefunden wurde als Morphin. Auch KRAUSHAAR (1953) fand, daß Dilaudid, Dicodid und Levorphan bei elektrischem Reiz in weit kleineren Dosen zu Analgesie führen als bei Wärmereiz, während beim Morphin und Methadon die wirksamen Dosen bei beiden Reizarten gleich sind (Tab. 41). Daraus wird geschlossen, daß die erstgenannte Gruppe bevorzugt höher gelegene Zentren beeinflußt, während Morphin und Methadon gleichzeitig und gleichsinnig auch die im Rückenmark gelegenen Schaltstellen unterbrechen. GREEN u. Mitarb. (1951) fanden bei elektrischem Reiz für Methadon und Pethidin eine größere Wirksamkeit als bei Reiz durch strahlende Wärme.

Eine vergleichende Studie über verschiedene Methoden der Analgesimetrie bei Tieren und bei Menschen machten BORÉUS und SANDBERG (1955). Sie verglichen Morphin, Methadon, Pethidin und Ketobemidon einerseits mit der Methode der elektrischen Reizung der Zahnpulpa am Hund und am Menschen, andererseits mit der Reizmethode durch Wärmestrahlung an der Ratte und am Menschen. Dabei fanden die Autoren bezüglich der analgetischen Wirkung die Reihenfolge der Verbindungen bei Verwendung der gleichen Methode bei Tier und Mensch verschieden, andererseits war die Reihenfolge im Tierversuch bei Verwendung verschiedener Methoden ebenfalls nicht die gleiche (Abb. 11). Die Autoren zogen daraus den Schluß, daß der Tierversuch — vor allem an der Ratte — zwar zur

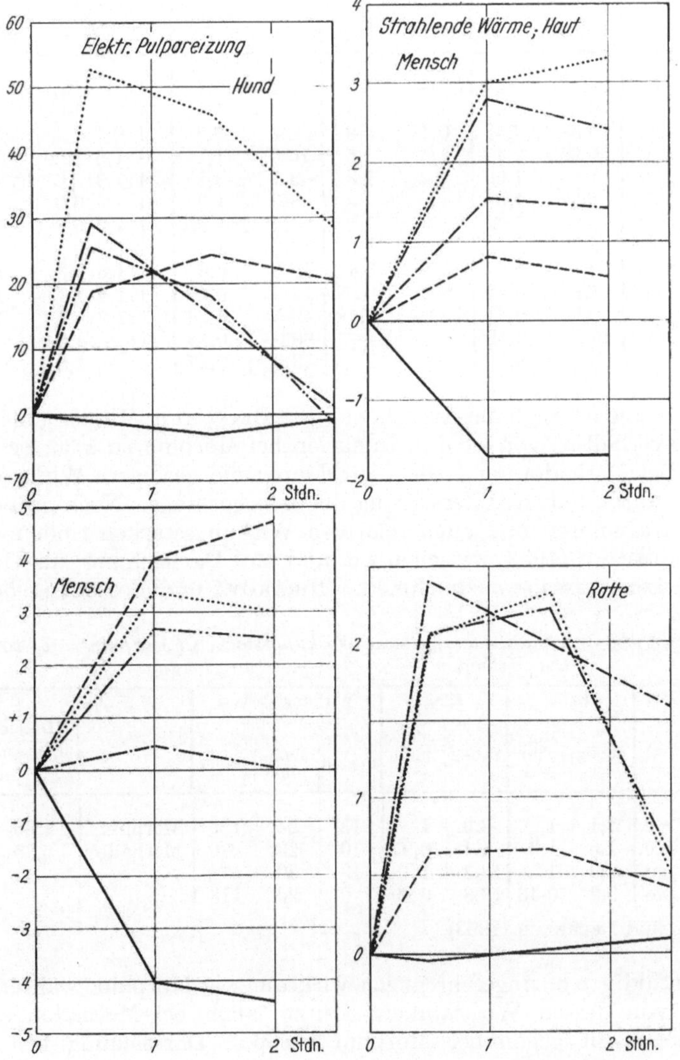

Abb. 11. ———— Kontrollen; ———— Morphin HCl 1,5 mg/kg am Hund; 5 mg/kg an der Ratte; 10 mg Mensch. ············ Methadon HCl 1,5 mg/kg Hund; 5 mg/kg Ratte; 10 mg Mensch. —·—·—·— Pethidin HCl: 10 mg/kg Hund; 33 mg/kg Ratte; 67 mg Mensch. —···—··· Ketobemidon HCl: 1 mg/kg Hund; 3,3 mg/kg Ratte; 6,7 mg Mensch. (Nach BORÉUS und SANDBERG, 1955)

routinemäßigen Prüfung neuer Verbindungen geeignet ist, daß aber zur quantitativen Auswertung der Mensch herangezogen werden müßte.

Wie aus Versuchen von FRIEBEL u. Mitarb. (1956) hervorgeht, ist die verwendete Tierart von besonderem Einfluß. Am wenigsten geeignet ist das Meerschweinchen; die mit der Erfahrung am besten übereinstimmenden Werte können bei Verwendung der Maus als Versuchstier gewonnen werden (Tab. 42).

Tabelle 42. *Ergebnisse der Analgesieprüfung bei Wärmereizung*
ED_{50} in mg/kg, relatives Wirkungsverhältnis, Morphin = 1; Verhältnis zwischen den drei Tierarten bezüglich ED_{50} und Wirkungsverhältnis. (Nach FRIEBEL und REICHLE 1956.)

Präparat	I Maus		II Ratte		III Meerschweinchen		Quotient von I:II:III bezogen auf die Maus = 1	
	mg/kg	Morphin = 1	mg/kg	Morphin = 1	mg/kg	Morphin = 1	ED_{50}	Morphin = 1
Dilaudid	0,25	9,2	—	—	3,1	3,7	1:— :12,4	1:— :0,4
Dromoran . . .	0,73	6,2	—	—	7,3	1,6	1:— :19,7	1:— :0,26
Eukodal	0,68	3,4	0,48	4,8	2,1	5,5	1:0,7:3,1	1:1,4:1,8
Cliradon	0,96	2,4	1,5	1,5	10,0	1,1	1:1,6:10,4	1:0,6:0,46
Polamidon . . .	1,4	1,65	1,8	1,3	3,7	3,1	1:1,3:2,6	1:0,8:1,9
Acedicon	1,5	1,5	—	—	9,0	1,3	1:— :6,0	1:— :0,9
Dicodid	1,6	1,4	1,9	1,2	9,2	1,25	1:1,2:5,8	1:0,85::0,9
Morphin	2,3	1	2,3	1	11,5	1	1:1:5,0	1:1:1
Hoechst 10582 .	3,7	0,6	5,8	0,4	12,25	0,9	1:1,6:3,3	1:0,7:1,5
Dolantin	5,8	0,40	8,2	0,28	12,3	0,49	1:1,4:2,1	1:0,7:2,4
Codein	10,8	0,21	13,0	0,18	48,5	0,24	1:1,2:4,5	1:0,9:1,1
Paracodin . . .	19,0	0,12	—	—	80,0	0,14	1:— :4,2	1:— :1,2
Dionin	23,8	0,1	—	—	43,0	0,27	1:— :1,8	1:— :2,7

Von Bedeutung ist auch die Art der Zufuhr; BIANCHI u. Mitarb. (1954) fanden das Wirkungsverhältnis von s.c./i.p. Injektion bei Morphin zu 1,36, bei Pethidin zu 1,44 und bei Methadon zu 1,76. Sie erklären die geringere Wirksamkeit bei i.p. Injektion durch teilweise Zerstörung der Leberpassage. Noch größere Differenzen in den absoluten und auch relativen Wirkungsstärken finden sich nach EDDY und LEIMBACH (1953) zwischen s.c. und p.o. Darreichung; als Ursache ist auch hier die Leberpassage anzunehmen. HORÁKOVÁ und VOTAVA (1955) fanden

Tabelle 43. *Dosierung und relative analgetische Wirkungsstärken (Morphin = 1) von Morphin und Methadon bei s.c. und p.o. Darreichung*

	ED_{50}		ED_{90}		Wirkungsverlauf in Minuten				$\dfrac{ED_{50}\,p.o.}{ED_{50}\,s.c.}$	$\dfrac{ED_{90}\,p.o.}{ED_{90}\,s.c.}$
	mg/kg	Morphin = 1	mg/kg	Morphin = 1	Beginn	Maximum	Dauer			
Morphin-Sulfat s.c.	2,1	1	3,9	1	13	24	129	Morphin	1,85	3,4
DL-Methadon s.c.	1,6	1,3	4,1	0,97	10	23	70	Methadon	5,75	3,36
Morphin-Sulfat p.o.	3,9	1	13,3	1	13	30	174			
DL-Methadon p.o.	9,2	0,43	13,8	0,99	9	26	118			

Nach EDDY und LEIMBACH (1953).

an Ratten Pethidin p.o. ungefähr gleich wirksam wie Morphin, während es s.c. nur etwa $1/3$ von dessen Wirksamkeit besitzt; auch bei Methadon steigt die relative Wirksamkeit gegenüber Morphin bei p.o. Darreichung fast auf das Doppelte.

Da die Steilheit der Dosis-Wirkungskurve bei den verschiedenen mo.ä. V. nicht gleich ist, ist es ferner auch nicht gleichgültig, an welchem Punkt der Kurve das Verhältnis der Wirkungsstärken bestimmt wird [GREEN u. Mitarb. (1951)].

Wie bei allen biologischen Wertbestimmungen hat auch bei der Analgesimetric nur eine relative Bestimmung im Vergleich zu einem Standardpräparat bei Verwendung der gleichen Methode und der gleichen Tierart Aussicht, brauchbare Werte zu liefern. Unter diesen Voraussetzungen halten sich die Differenzen zwischen den Resultaten der überwiegenden Mehrzahl verschiedener Autoren in durchaus erträglichen Grenzen, wie die relativen Wirkungswerte für Pethidin (Tab. 47), bzw. Methadon (Tab. 50) erkennen lassen.

Eine ausführliche Kritik der Methoden zur Analgesiebestimmung geben GOETZL, BURRILL und IVY (1943), die auch eine vollständige Bibliographie der bis 1943 auf diesem Gebiet veröffentlichten Arbeiten bringen. Da die Arbeit nicht allgemein zugänglich sein dürfte, sei der Abschnitt, in dem sich die an eine ideale Methode zu stellenden Forderungen finden, im Wortlaut angeführt:

"Algesimetric methods, to be acceptable, should fulfill certain requirements. They should yield information in quantitative terms on the relation between intensity of stimulus and intensity of pain experience. Thus:

1. Algesimetric methods should permit the quantitative determination of threshold values of stimuli.

2. Algesimetric methods should yield information in quantitative terms on the least discernible difference between the intensities of two stimuli at every point within the range of useful intensities.

3. Algesimetric methods should be applicable in both man and animals.

4. If different qualities of pain exist, the algesimetric methods should be applicable for the quantitative determination of each quality."

MILLER (1948) stellt folgende Forderung: 1. Der Reiz muß meßbar und reproduzierbar sein, 2. die Methode muß eine der Theorie entsprechende Dosis-Wirkungskurve geben, 3. sie muß empfindlich genug sein, um auch Analgetica auswerten zu können, die nicht der Gruppe der mo.ä. V. angehören, 4. die Resultate müssen mit der klinischen Erfahrung übereinstimmen. Von diesen Forderungen sind vor allem die 2. und 4. zu unterstreichen. So lassen sich z. B. mit der Methode der elektrischen Reizung der Zahnpulpa auch mit Antalgeticis aus der Reihe der Antipyretica und auch mit anderen Verbindungen Erhöhungen der Reizschwelle um 25—30% erzielen, die jedoch durch weitere Steigerung der Dosis keine weitere Erhöhung erfährt, wie dies bei den mo.ä. V. stets der Fall ist. Daß die Ergebnisse einer Auswertung von Verbindungen, die therapeutische Verwendung finden sollen, mit der klinischen Erfahrung übereinstimmen müssen, ist zwar selbstverständlich, wird aber nicht immer berücksichtigt.

Es wäre daher naheliegend, die Wertbestimmung von Analgeticis von vornherein am Menschen durchzuführen; doch haben Nachprüfungen der von HARDY, WOLFF und GOODELL speziell über die Anwendung am Menschen entwickelten Methode ergeben, daß sie zu sehr subjektiven Einflüssen unterliegt, um verläßliche Resultate zu geben. So finden DODDS, LAWSON, SIMPSON und WILLIAMS (1945), daß 11—22 mg Morphin — allerdings p.o. — die Reizschwelle nur um 5% erhöhen, Placebos dagegen bis zu 9%. Auch THORP (1946) findet nach 10 mg Morphin keine Erhöhung der Reizschwelle und lehnt daher die Methode ab. Nach KUHN und BROMILEY (1951) wechselt der nach dieser Methode bestimmte analgetische Effekt von 16 mg Morphin stark von Versuchsperson zu Versuchsperson. Auch SONNENSCHEIN und IVY (1949) messen der Suggestion einen großen Einfluß zu, nicht nur beim Test nach HARDY u. Mitarb., sondern auch bei den Methoden der Reizung der Zahnpulpa am Menschen. WHYTE (1951) vermutet, daß bei der Verwendung strahlender Wärme als Reiz nach der Methode von HARDY u. Mitarb. eher die cutane Durchblutung als die Schmerzschwelle bestimmt wird. Der Autor maß die Hauttemperatur, bei der eine Schmerzempfin-

dung auftritt, und fand, daß sie für ein stechendes Schmerzgefühl (prick-pain)
46,58 ±0,04° und für einen unerträglichen Schmerz 48,28 ±0,03° beträgt. Diese
Temperaturschmerzschwelle der Haut wird durch Morphin nicht verändert,
wohl aber die zu ihrer Erreichung nötige Wärmezufuhr. Auch mit einer Methode,
die den Reiz durch Wärmeleitung mittels erwärmter, auf die Haut aufgesetzter
Metallplatten erzeugte, konnte JACKSON (1952) am Menschen mit den üblichen
therapeutischen Dosen von Morphin oder Diamorphin s.c. oder i.m. keine Erhöhung der bei 40—44° gelegenen Schmerzschwelle erzielen; dies war bei 3 von
7 Versuchspersonen erst bei i.v. Injektion von 15 mg Morphin der Fall. WINTER
und FLATAKER (1953) fanden, daß beim Hund nach 2 mg/kg Morphin die Hauttemperatur um etwa 2° absinkt und allein dadurch die Wärmezufuhr bis zur
Reizschwelle vermehrt wird, wodurch die analgetische Wirkung zu günstig
beurteilt wird. Bei Ratten wird dagegen die Hauttemperatur des Schwanzes
durch 8 mg/kg Morphin erhöht; hier wäre nach der Ansicht der Autoren eine
Erhöhung der Reizschwelle als echter analgetischer Effekt zu werten, vorausgesetzt, daß die erhöhte Hautdurchblutung nicht auch hier z. T. eine Erhöhung
der Reizschwelle vortäuscht. Als geeignetste Methode am Menschen empfiehlt
GREGG (1951) die Methodik mit konstantem Wärmereiz und Messung der Reaktionszeit, wie sie ja auch von der Mehrzahl der Autoren im Tierversuch angewandt
wird. BENSON u. Mitarb. (1955, 1956) suchen den Fehler bei der Wärmestrahl-
methode an Ratten, der infolge Änderung der Hauttemperatur durch die zu
prüfende Substanz allein entsteht, dadurch auszuschalten, daß sie diese Tempe-
raturänderung messen und einen entsprechenden Korrekturfaktor einführen.

BEECHER (1952, 1955) hält den *gesunden* Menschen für kein geeignetes Versuchsobjekt. Nach der Ansicht dieses Autors beruht die Therapie des Schmerzes
„nicht nur auf einer Dämpfung der Perzeption des schmerzhaften Reizes, sondern
es wird die Interpretation des Schmerzes, das Schmerzerlebnis, beeinflußt.
Zweifellos gewinnt der Schmerz für den *Kranken* eine andere Bedeutung und
Relevanz wie der experimentelle Schmerz für die gesunde Versuchsperson. Aus
dieser Überlegung heraus ist es fraglich, ob das Experiment am gesunden Menschen
alle Probleme, die das Tierexperiment offen läßt, zu lösen imstande ist." Auch
JACKSON (1952b) hält die thermischen Methoden am Menschen wegen der auch
bei großen Dosen geringen Erhöhung der Schmerzschwelle und der Unsicherheit
der Reizbeantwortung bei verschiedenen Personen für die Analgesimetrie ungeeignet. Wie ungeeignet die Methode nach WOLFF-HARDY am Menschen zur
Wertbestimmung von Analgeticis ist, geht auch aus Versuchen von CHAPMAN
u. Mitarb. (1948) hervor, die zeigten, daß bei Patienten, die durch eine Lobotomie
von unerträglichen „Schmerzen" befreit worden waren, Schmerzschwelle und
Schmerzreaktion unverändert blieben. Am Tier ist dagegen der experimentell
erzeugte Schmerzreiz nach BEECHER (1956) in einem Ausmaße schwer und be-
deutungsvoll, wie niemals am Menschen. Für das Tier besteht zum Unterschied
vom Menschen zwischen einem experimentell und einem durch pathologische
Prozesse hervorgerufenen Schmerz kein Unterschied (s. a. S. 104).

In dieser Beziehung sind die tierexperimentellen Methoden mit ihrer objektiv
beobachtbaren Schmerzreaktion entschieden vorzuziehen. Die Zahlen der
Tab. 44—53 zeigen ja, daß trotz verschiedener Methodik die Differenzen der
von verschiedenen Autoren tierexperimentell bestimmten Wirksamkeiten nicht
allzu groß sind und auch mit der klinischen Erfahrung im allgemeinen übereinstimmen. Trotzdem können sie bei ungenügender Kritik zu Irrtümern Anlaß
geben. Es darf nicht übersehen werden, daß z. B. der so vielfach als Schmerzreaktion verwendete Hautmuskel-Reflex (skin-twitch) ein polyneuraler Rücken-
marksreflex ist (IRWIN und HOUDE 1951). Er hat seine afferenten Fasern von

T_2—L_7 und seine efferente Bahn hauptsächlich in der C_8-Vorderwurzel (HOUDE und WIKLER 1951). Seine Hemmung ist überdies nicht für die mo.ä. V. spezifisch, da auch Mephenesin, Benzimidazol und Thiopental den Reflex hemmen. Nach Ansicht dieser Autoren ist die Abschwächung eines Reflexes bei übermaximaler Reizung ein besseres Kennzeichen der Wirksamkeit als die Verlängerung der Reaktionszeit bei konstantem Reiz oder die Erhöhung der Reizintensität bei konstanter Dauer. Diese kritische Stellungnahme bedeutet eine weitgehende Rehabilitierung der „primitiven" Methode von HAFFNER, die vor allem in ihren Ausführungsformen nach SCHAUMANN oder BIANCHI u. Mitarb. diese Forderung erfüllt. Sie arbeitet mit übermaximalem konstantem Reiz, die Variablen sind die verabreichte Dosis und die Stärke des Abwehrreflexes bzw. der Prozentsatz der Tiere, bei denen der Reflex unterdrückt wird.

Eine sehr ausführliche kritische Übersicht über die Analgesiebestimmung mit besonderer Berücksichtigung der klinischen Versuche am Menschen gibt BEECHER (1957).

Resultate der vergleichenden Analgesieprüfung

In den beifolgenden Tabellen sind die Ergebnisse verschiedener Autoren über die Prüfung der analgetischen Wirksamkeit einer Reihe von praktisch und theoretisch interessanten mo.ä. V. zusammengestellt.

Tab. 44 enthält zunächst die in der Literatur angegebenen „analgetisch" wirksamen Dosen des Morphin, das in den meisten anderen Tabellen als Vergleichsmaßstab genommen wurde. Es ist klar, daß diese absoluten Werte zahlenmäßig nicht übereinstimmen können, da sie ja nach verschiedenen Methoden an mehreren Tierarten gewonnen wurden und außerdem das Maß der Abschwächung der Schmerzreaktion, das als „Analgesie" bezeichnet wurde, bei den verschiedenen Autoren schwankt. Größenordnungsmäßig sind die Differenzen bis auf einige, in der Tabelle eingeklammerte, wenig wahrscheinliche Zahlen, jedoch nicht so groß, daß sich nicht ein wahrscheinlicher Mittelwert errechnen ließe, der bei Berücksichtigung sämtlicher Angaben 3,7 mg/kg, unter Ausschluß der Werte unter 1 mg/kg bzw. über 10 mg/kg 3,1 mg/kg beträgt.

In den Tab. 45—54 sind die relativen Wirkungsstärken einer Reihe von halbsynthetischen Morphinderivaten, sowie der wichtigsten Verbindungen aus der Methadon- und Pethidinklasse nach den Angaben verschiedener Autoren angeführt. Für die halbsynthetischen Morphinderivate, ferner für Methadon, Pethidin und Levorphan wurde als Vergleichsbasis Morphin als Standardanalgeticum genommen, für die vom Methadon und Pethidin abgeleiteten Verbindungen die entsprechenden Stammkörper. Da diese Zahlen durch Versuche jeweils an der gleichen Tierart und nach der gleichen Methode gewonnen wurden, stimmen sie größenordnungsmäßig mit wenigen Ausnahmen untereinander gut überein. Solche herausfallende Werte, die in den Tabellen eingeklammert sind, liegen vor beim Diamorphin, Levorphan, Methadon, Pethidin und Ketobemidon. Sofern sie ein Vielfaches der Werte der überwiegenden Mehrheit der anderen Angaben betragen, wurden sie bei der Berechnung des Mittelwertes außer Betracht gelassen.

Besonders große Differenzen finden sich in den Angaben über das Wirkungsverhältnis zwischen den beiden optischen Isomeren des Methadon (Tab. 51). Dies kann hier auch darauf beruhen, daß die Verbindungen z. T. nicht in genügender Reinheit vorlagen; wenige Prozent einer Verunreinigung mit dem optischen Antipoden vermögen hier das Wirkungsverhältnis ganz beträchtlich nach kleineren Werten zu verschieben. Die größte Wahrscheinlichkeit hat ein Verhältnis von

Tabelle 44. *Morphin, analgetisch wirksame Dosen in mg/kg*

Reiz	Tier		mg/kg	Autor
M	Maus	s.c.	7,5	HAFFNER (1929)
M	Katze	s.c.	(0,75)	EDDY (1932)
M	Maus	s.c.	4,0	MOLITOR und LATVEN (1937)
M	Maus	s.c.	7,0	SCHAUMANN (1940)
M	Maus	s.c.	7,0	OELKERS (1941)
M	Meerschw.	s.c.	3,8	OELKERS (1941)
M	Maus	s.c.	5,7[1]	BIANCHI u. Mitarb. (1954)
El	Hund	s.c.	1,25[1]	KOLL und REFFERT (1938)
El	Ratte	s.c.	7,0	SIVADJAHN (1936)
El	Maus	s.c.	4,5[1]	HAAS u. Mitarb. (1953)
El	Meerschw.	s.c.	2,5[1]	RADOŬCO-THOMAS (1956)
WS	Maus	s.c.	3,6	GREWAL (1952)
WS	Maus	s.c.	1,7[1]	HAAS u. Mitarb. (1953)
WS	Maus	s.c.	2,3[1]	KRAUSHAAR (1953)
WS	Maus	s.c.	5,0	SEREMBE (1953)
WS	Maus	s.c.	2,3[1]	FRIEBEL u. Mitarb. (1956)
WS	Ratte	s.c.	2,0	THORP und WALTON (1947)
WS	Ratte	s.c.	3,0[1]	CAHEN u. Mitarb. (1948)
WS	Ratte	i.v.	2,2[1]	DAVIES u. Mitarb. (1946)
WS	Ratte	s.c.	6,0	RANDALL und LEHMANN (1948)
WS	Ratte	s.c.	3,5	HOUGS-OHLSEN (1949)
WS	Ratte	s.c.	(10,0)	LEVIS (1949)
WS	Ratte	s.c.	2,16[1]	THORP (1949)
WS	Ratte	s.c.	2,3[1]	FRIEBEL u. Mitarb. (1956)
WS	Ratte	i.p.	2,0	BONNYCASTLE u. Mitarb. (1950)
WS	Ratte	s.c.	4,0	WINTER und FLATAKER (1950)
WS	Ratte	s.c.	3,2	GREEN und YOUNG (1951)
WS	Ratte	s.c.	2,0	PETERSEN (1951)
WS	Ratte	i.v.	2,0	PASS u. Mitarb. (1952)
WL	Ratte	i.v.	2,0	JACKSON (1952)
WS	Ratte	s.c.	4,7[1]	TYE (1952)
WS	Ratte	s.c.	6,8	HAAS u. Mitarb. (1953)
WS	Ratte	s.c.	2,3[1]	FRIEBEL u. Mitarb. (1956)
WS	Ratte	s.c.	4,0	SMITH und LEHMANN (1953)
WS	Ratte	p.o.	3,9	EDDY u. Mitarb. (1953)
WS	Meerschw.	s.c.	(12,4)	WINDER (1947)
WS	Meerschw.	s.c.	(11,5)	FRIEBEL u. Mitarb. (1955)
WL	Maus	s.c.	3,19[1]	EDDY u. Mitarb. (1950)
WL	Maus	s.c.	2,3	HERR u. Mitarb. (1950)
WL	Maus	s.c.	5,0	LESPAGNOL u. Mitarb. (1950)
WL	Maus	s.c.	2,1[1]	EDDY u. Mitarb. (1953)
WL	Maus	s.c.	8,6	OHLSSON (1953)
WL	Maus	s.c.	5,0	JACOB (1953)
WL	Maus	s.c.	(11,8)[1]	JANSSEN u. Mitarb. (1956)

Mittelwert mit den eingeklammerten Zahlen: $3,7 \pm 0,4$ mg/kg. Mittelwert ohne die eingeklammerten Zahlen: $3,1 \pm 0,1$ mg/kg. M = mechanischer Reiz; El = elektrischer Reiz; WS = Reiz durch Wärmestrahlung; WL = Reiz durch Wärmeleitung.

[1] DE_{50}.

etwa 1:30, wie es auch in Versuchen von O. SCHAUMANN u. Mitarb. (1954) mit besonders sorgfältig getrennten Isomeren am isolierten Meerschweinchendarm gefunden wurde. Bei Versuchen am Ganztier könnte bei den nötigen hohen Dosen beim rechtsdrehenden Isomeren auch durch unspezifische toxische Nebenwirkungen eine „Analgesie" vorgetäuscht werden. Die abweichenden Zahlen verschiedener Autoren könnten vielleicht z. T. auch durch den verschieden hohen Dosierungsbereich erklärt werden, der bei den einzelnen Versuchsanordnungen zur Erzielung einer Analgesie benötigt wurde: W. SCHAUMANN (1956a) verglich die hemmende Wirkung der beiden optischen Isomeren des Methadon am isolierten

Tabelle 45. *Morphinderivate*
Relative analgetische Wirkungsstärke. Morphin = 1

Morphinderivat	Reiz	Tier	Mo=1	Autor
Diamorphin	M	Maus	17,5	OELKERS u. Mitarb. (1941)
(Heroin)	WL	Maus	5,9	JANSSEN u. Mitarb. (1956)
	WL	Maus	2,3	EDDY u. Mitarb. (1956)
	WL	Ratte i.v.	50,0	JACKSON (1952)
	M	Meerschw.	13,0	OELKERS u. Mitarb. (1941)
	WS	Meerschw.	8,0	PFEIFFER u. Mitarb. (1935)
	M	Katze	1,75	EDDY (1935)
	klin.	Mensch	2—3	EDDY u. Mitarb. (1956)
Hydromorphone	M	Maus	11,5	OELKERS u. Mitarb. (1911)
(Dilaudid)	WS	Maus	9,0	HAAS u. Mitarb. (1953)
	WS	Maus	12,5	KRAUSHAAR (1953)
	WS	Maus	9,3	FRIEBEL u. Mitarb. (1956)
	WL	Maus	7,0	EDDY u. Mitarb. (1956)
	EL	Maus	11,0	KRAUSHAAR (1953)
	WS	Ratte	14,0	HAAS u. Mitarb. (1953)
	M	Meerschw.	9,5	OELKERS u. Mitarb. (1941)
	WS	Meerschw.	3,7	FRIEBEL u. Mitarb. (1955)
	Cornea	Kaninchen	5,0	WEISS (1935)
	M	Katze	4,4	EDDY (1935)
	EL	Hund	7,5	KOLL u. Mitarb. (1938)
	klin.	Mensch	2—5	EDDY u. Mitarb. (1956)
Methyldihydromor-	WL	Maus	4,2	EDDY u. Mitarb. (1956)
phinon (Metopon)	klin.	Mensch	2,9	EDDY u. Mitarb. (1956)
Desomorphin	WL	Maus	11,6	EDDY u. Mitarb. (1956)
(Permonid)	WS	Ratte	5—10	STÖCKLI u. Mitarb. (1945)
	M	Katze	9,5	EDDY (1935b)
	klin.	Mensch	5—10	EDDY u. Mitarb. (1956)
Codein	WS	Maus	0,17	WIRTH u. Mitarb. (1952)
	WS	Maus	0,21	HAAS u. Mitarb. (1953)
	WS	Maus	0,47	KRAUSHAAR (1953)
	WS	Maus	0,2	FRIEBEL u. Mitarb. (1956)
	WL	Maus	0,22	JANSSEN u. Mitarb. (1956)
	WL	Maus	0,15	EDDY u. Mitarb. (1956)
	EL	Maus	0,5	KRAUSHAAR (1953)
	WS	Ratte	0,13	CAHEN u. Mitarb. (1948)
	WS	Ratte	0,3	BONNYCASTLE u. Mitarb. (1950)
	WS	Ratte	0,14	CHRISTENSEN u. Mitarb. (1951)
	WS	Ratte	0,2	MILLER u. Mitarb. (1955)
	WS	Ratte	0,1	ORAHOVATS u. Mitarb. (1955)
	WS	Ratte	0,2	FRIEBEL u. Mitarb. (1956)
	M	Meerschw.	0,45	OELKERS u. Mitarb. (1941)
	WS	Meerschw.	0,24	FRIEBEL u. Mitarb. (1955)
	M	Katze	0,1	EDDY (1934)
	M	Mensch	0,13	PFEIFFER u. Mitarb. (1935)
	WS	Mensch	0,1	HARDY u. Mitarb. (1940)
	klin.	Mensch	0,08—0,17	EDDY u. Mitarb. (1956)
Hydrocodone	M	Maus	1,15	OELKERS u. Mitarb. (1941)
(Dicocid)	WS	Maus	0,65	HAAS u. Mitarb. (1953)
	WS	Maus	1,9	KRAUSHAAR (1953)
	WS	Maus	1,4	FRIEBEL u. Mitarb. (1956)
	WL	Maus	0,7	EDDY u. Mitarb. (1956)
	EL	Maus	6,1	KRAUSHAAR (1953)
	WS	Ratte	1,2	FRIEBEL u. Mitarb. (1956)
	M	Meerschw.	1,6	OELKERS u. Mitarb. (1941)
	WS	Meerschw.	1,25	FRIEBEL u. Mitarb. (1955)
	Cornea	Kaninchen	0,7	WEISS (1935)
	M	Katze	0,6	EDDY (1934)
	EL	Hund	1,0	KOLL u. Mitarb. (1938)
	klin.	Mensch	0,7	EDDY u. Mitarb. (1956)

Tabelle 45. (Fortsetzung)

Morphinderivat	Reiz	Tier	Mo = 1	Autor
Oxycodone	M	Maus	7,0	OELKERS u. Mitarb. (1941)
(Eukodal)	WS	Maus	3,4	FRIEBEL u. Mitarb. (1956)
	WL	Maus	3,5	EDDY u. Mitarb. (1956)
	WS	Ratte	4,8	FRIEBEL u. Mitarb. (1956)
	WS	Meerschw.	5,5	FRIEBEL u. Mitarb. (1955)
	M	Meerschw.	3,8	OELKERS u. Mitarb. (1941)
	klin.	Mensch	0,7	EDDY u. Mitarb. (1956)
Acedicon	M	Maus	1,6	OELKERS u. Mitarb. (1941)
	WS	Maus	1,5	FRIEBEL u. Mitarb. (1956)
	WL	Maus	1,6	EDDY u. Mitarb. (1956)
	M	Meerschw.	1,6	OELKERS u. Mitarb. (1941)
	WS	Meerschw.	1,3	FRIEBEL u. Mitarb. (1955)
	klin.	Mensch	1,0	EDDY u. Mitarb. (1956)
Isocodein	WL	Maus	0,06	EDDY u. Mitarb. (1956)
	M	Katze	0,05	EDDY (1932)
Pseudocodein	M	Katze	0,05	EDDY (1932)
Allopseudocodein	M	Katze	0,06	EDDY (1932)
Desoxycodein	M	Katze	0,75	EDDY u. Mitarb. (1935b)
Dihydrodesoxy-codein	M	Katze	0,4	EDDY u. Mitarb. (1935b)
Dihydromorphin	M	Katze	2,9	EDDY (1934)
	WL	Maus	1,2	EDDY u. Mitarb. (1956)
Desoxymorphin	M	Katze	1,7	EDDY (1935b)
6-Methyl-desoxy-morphin	WS	Ratte	17,5	ORAHOVATS u. Mitarb. (1955)
	WL	Maus	10,5	EDDY u. Mitarb. (1956)
Dihydroheroin	M	Katze	0,4	EDDY u. Mitarb. (1935b)
	WL	Maus	1,3	EDDY u. Mitarb. (1956)
α-Monoacetyl-morphin	M	Katze	4,2	EDDY u. Mitarb. (1935b)
α-Acetyldihydro-morphin	M	Katze	0,6	EDDY u. Mitarb. (1935b)
γ-Isomorphin	M	Katze	0,1	EDDY u. Mitarb. (1935b)
Tetrahydroiso-morphin	M	Katze	0,75	EDDY u. Mitarb. (1935b)

Tabelle 46. *Morphinanderivate.* Relative analgetische Wirkungsstärke. Morphin = 1

Morphinanderivat	Reiz	Mensch/Tier	Mo = 1	Autor
Levorphan	WS	Ratte	4,0	RANDALL u. Mitarb. (1950)
	WS	Ratte	2,5	FROMHERZ u. Mitarb. (1951)
	WS	Ratte	2,3	HAAS u. Mitarb. (1952)
	WS	Maus	1,7	HAAS u. Mitarb. (1953)
	WS	Maus	(10,5)	KRAUSHAAR (1953)
	WS	Maus	6,2	FRIEBEL u. Mitarb. (1956)
	WL	Maus	3,9	JANSSEN (1956)
	WL	Maus	4,2	EDDY u. Mitarb. (1956)
	EL	Maus	6,9	KRAUSHAAR (1953)
		Meerschw. Darm	3,0	SCHAUMANN u. Mitarb. (1952)
	klin.	Mensch	3—5	EDDY u. Mitarb. (1956)
Racemorphan	WL	Maus	2,3	EDDY u. Mitarb. (1956)
	klin.	Mensch	1—2	EDDY u. Mitarb. (1956)
Dextrorphan	WL	Maus	0,04	EDDY u. Mitarb. (1956)
Levomethorphan	WL	Maus	0,7	EDDY u. Mitarb. (1956)
Racemethorphan	WL	Maus	0,26	BENSON (1953)
L-3-Hydroxy-N-phenäthyl-mor-phinan	WL	Maus	15,0	EDDY u. Mitarb. (1956)

WS = strahlende Wärme; WL = Wärmeleitung; EL = elektrischer Reiz.

Tabelle 47. *Pethidin*
Relative analgetische Wirkungsstärke. Morphin = 1

Reiz	Mensch/Tier	Mo=1	Autor
M	Maus	0,14	SCHAUMANN (1940)
M	Maus	0,25	BIANCHI u. Mitarb. (1954)
WS	Maus	0,33	GREWAL (1952)
WS	Maus	0,57	KRAUSHAAR (1953)
WS	Maus	0,19	HAAS u. Mitarb. (1953)
WS	Maus	0,4	FRIEBEL u. Mitarb. (1956)
WL	Maus	0,17	HERR u. Mitarb. (1950)
WL	Maus	0,25	LESPAGNOLE u. Mitarb. (1950)
WL	Maus	0,33	SEREMBE u. Mitarb. (1953)
WL	Maus	0,37	OHLSSON (1953)
WL	Maus	0,36	PORSZASZ u. Mitarb. (1953)
WL	Maus	0,16	WOOLFE u. Mitarb. (1945)
WL	Maus	0,21	EDDY u. Mitarb. (1956)
WL	Maus	0,42	JANSSEN u. Mitarb. (1956)
EL	Maus	(1,0)	HAAS u. Mitarb. (1953)
EL	Maus	0,7	KRAUSHAAR (1953)
EL	Meerschw.	0,3	RADOUCO-THOMAS (1956)
WS	Ratte	0,15	THORP (1947)
WS	Ratte	0,16	ERCOLI u. Mitarb. (1948)
WS	Ratte	0,14	CAHEN u. Mitarb. (1948)
WS	Ratte	0,14	BONNYCASTLE u. Mitarb. (1950)
WS	Ratte	0,24	CHRISTENSEN u. Mitarb. (1951)
WS	Ratte	0,20	GREEN u. Mitarb. (1951)
WS	Ratte	0,20	BASS u. Mitarb. (1952)
WS	Ratte	0,41	HAAS u. Mitarb. (1953)
WS	Ratte	0,3	FRIEBEL u. Mitarb. (1956)
WS	Ratte i.v.	0,47	DAVIES u. Mitarb. (1946)
WS	Ratte i.p.	0,33	DAVIES u. Mitarb. (1946)
WL	Ratte i.v.	(1,0)	JACKSON (1952)
WS	Meerschw.	0,23	WINDER (1947)
WS	Meerschw.	(0,94)	FRIEBEL u. Mitarb. (1955)
WS	Mensch	0,14	BATTERMAN u. Mitarb. (1943)
klin.	Mensch	0,1—0,2	EDDY u. Mitarb. (1956)

M = mechanischer Reiz; WS = strahlende Wärme; WL = Wärmeleitung; EL = elektrischer Reiz.

Tabelle 48. *Pethidinklasse*
Relative analgetische Wirkungsstärke. Pethidin = 1

Reiz	Mensch/Tier	Peth=1	Autor
		Bemidon	
M	Maus	1,5	SCHAUMANN (1940)
M	Ratte	1,6	SCOTT u. Mitarb. (1947)
WS	Hund	1,0	SCOTT u. Mitarb. (1947)
WL	Maus	1,0	McDONALD u. Mitarb. (1946)
WL	Maus	1,5	EDDY u. Mitarb. (1956)
		Ketobemidon	
M	Maus	10,0	SCHAUMANN (1942)
M	Ratte	8,0	SCOTT u. Mitarb. (1947)
WS	Maus	10,0	GROSS u. Mitarb. (1949)
WS	Maus	6,0	FRIEBEL u. Mitarb. (1956)
WL	Maus	6,2	EDDY u. Mitarb. (1956)
WS	Ratte	7,3	CAHEN u. Mitarb. (1948)
WS	Ratte	5,0	FRIEBEL u. Mitarb. (1956)
WL	Ratte i.v.	3,2	JACKSON (1952)
WS	Meerschw.	1,2	FRIEBEL u. Mitarb. (1955)
WS	Hund	5,0	SCOTT u. Mitarb. (1947)
klin.	Mensch	7—10	EDDY u. Mitarb. (1956)

Tabelle 48. (Fortsetzung)

Reiz	Mensch/Tier	Peth.=1	Autor
		Alphaprodine	
WL	Maus	5,3	EDDY u. Mitarb. (1956)
klin.	Mensch	1,3—3,5	EDDY u. Mitarb. (1956)
		Betaprodine	
WL	Maus	14,3	EDDY u. Mitarb. (1956)
		N-(β-Hydroxy-β-phenyläthyl)-nor-Pethidin	
WL	Maus	3,3	EDDY u. Mitarb. (1956)
		N-(β-p-Aminophenyläthyl)-nor-Pethidin	
WL	Maus	3,2	EDDY u. Mitarb. (1956)
		N-(β-Morpholinoäthyl)-nor-Pethidin	
M	Ratte	3,0	GREEN u. Mitarb. (1956)

M = mechanischer Reiz; WS = strahlende Wärme; WL = Wärmeleitung.

Tabelle 49. *Hexamethylenimine*

Reiz	Tier	Peth.=1	Autor
		1,3-Dimethyl-4-phenyl-4-carbäthoxy-hexamethylenimin	
WL	Maus	0,5	EDDY u. Mitarb. (1956)
		DL-α-1,3-Dimethyl-4-phenyl-4-propionoxyhexamethylenimin	
WL	Maus	10,0	EDDY u. Mitarb. (1956)

Tabelle 50. DL-*Methadon*
Relative analgetische Wirkungsstärke. Morphin = 1

Reiz	Mensch/Tier	Mo=1	Autor
M	Maus	1,5	SCHAUMANN (1942)
M	Maus	2,3	BIANCHI u. Mitarb. (1954)
WS	Maus	1,2	HAAS u. Mitarb. (1953)
WS	Maus	1,9	KRAUSHAAR (1953)
WS	Maus	1,6	FRIEBEL u. Mitarb. (1956)
WL	Maus	1,9	EDDY u. Mitarb. (1950)
WL	Maus	1,4	HERR u. Mitarb. (1950)
WL	Maus	1,3	GREWAL (1952)
WL	Maus	1,3	EDDY u. Mitarb. (1953)
WL	Maus	1,6	OHLSSON (1953)
WL	Maus	(5,0)	SEREMBE u. Mitarb. (1953)
WL	Maus	2,5	JACOB u. Mitarb. (1953)
WL	Maus	2,3	JANSSEN u. Mitarb. (1956)
EL	Maus	1,8	HAAS (1953)
EL	Maus	2,1	KRAUSHAAR (1953)
WS	Ratte	1,2	CAHEN u. Mitarb. (1948)
WS	Ratte	1,3	HOUGS-OHLSEN (1949)
WS	Ratte	1,3	THORP (1949)
WS	Ratte	1,2	BONNYCASTLE u. Mitarb. (1950)
WS	Ratte	2,0	WINTER u. Mitarb. (1950)
WS	Ratte	2,2	CHRISTENSEN (1951)
WS	Ratte	2,1	GREEN u. Mitarb. (1951)
WS	Ratte	1,0	PETERSEN (1951)

Tabelle 50. (Fortsetzung)

Reiz	Mensch/Tier	Mo = 1	Autor
WS	Ratte	2,0	BASS u. Mitarb. (1952)
WS	Ratte	2,5	TYE u. Mitarb. (1952)
WS	Ratte	4,0	SMITH u. Mitarb. (1953)
WS	Ratte	1,3	BASIL u. Mitarb. (1950)
WS	Ratte	3,1	ORAHOVATS u. Mitarb. (1955)
WS	Ratte	1,3	FRIEBEL u. Mitarb. (1956)
WL	Ratte	2,4	PORSZASZ u. Mitarb. (1953)
WL	Ratte i.v.	(6,5)	JACKSON (1952)
WS	Meerschw.	3,1	FRIEBEL u. Mitarb. (1956)
WS	Mensch	1,5	DENTON u. Mitarb. (1948)
WS	Mensch	2,0	ISBELL u. Mitarb. (1948)
klin.	Mensch	1,0	EDDY u. Mitarb. (1956)

M = mechanischer Reiz; WS = strahlende Wärme; WL = Wärmeleitung, EL = elektrischer Reiz.

Tabelle 51. L-*Methadon*
Relative analgetische Wirkungsstärke

Reiz	Mensch/Tier		DL-M. = 1	D-M. = 1	Autor
M	Maus	s.c.	1,5	—	SCHAUMANN (1942)
M	Maus	s.c.	1,4	12,6	BIANCHI u. Mitarb. (1954)
M	Maus	i.p.	1,5	19	BIANCHI u. Mitarb. (1954)
M	Ratte	i.p.	—	7,5	SCOTT u. Mitarb. (1946)
WS	Ratte	s.c.	2,5	82	CAHEN u. Mitarb. (1948)
WS	Hund	s.c.	—	25	SCOTT u. Mitarb. (1946)
WS	Meerschw.	s.c.	2,5	4	SCOTT u. Mitarb. (1946)
WS	Meerschw.	s.c.	2,5	4	JENNEY u. Mitarb. (1948)
WS	Ratte	s.c.	1,5	>20	THORP (1949), LUDUENA u. Mitarb. (1948)
WS	Ratte	s.c.	1,7	—	WALTON u. Mitarb. (1949)
WL	Maus	s.c.	1,95	31	EDDY u. Mitarb. (1950)
WL	Maus	s.c.	2,0	33	EDDY u. Mitarb. (1956)
WS	Ratte	s.c.	—	22	POHLAND u. Mitarb. (1949)
	Meerschw. Darm		—	36	SCHAUMANN u. Mitarb. (1954)
klin.	Mensch		1,7—2,5		EDDY u. Mitarb. (1956)

Reiz: M = mechanisch; WS = strahlende Wärme; WL = Wärmeleitung.

Tabelle 52. *Verbindungen der Methadonklasse*
Relative analgetische Wirkungsstärke. Methadon = 1

Verbindungen	Reiz	Mensch/Tier	Meth. = 1	Autor
L-Isomethadon	WS	Maus	1,4	EDDY u. Mitarb. (1950)
	WS	Ratte	0,7	CAHEN u. Mitarb. (1948)
	WS	Meerschw.	1,6	JENNEY (1948)
	klin.	Mensch	1,0	EDDY u. Mitarb. (1956)
D-Isomethadon	WS	Maus	0,04	EDDY u. Mitarb. (1950)
	WS	Meerschw.	0,4	JENNEY u. Mitarb. (1938)
DL-Isomethadon	WS	Maus	0,65	EDDY u. Mitarb. (1950)
	WL	Maus	0,84	EDDY u. Mitarb. (1956)
	WS	Ratte	0,5	POHLAND u. Mitarb. (1949)
	klin.	Mensch	0,3—0,4	EDDY u. Mitarb. (1956)
Phenadoxon	M	Maus	1—2	SCHAUMANN (1941)
	WL	Maus	4,8	JANSSEN (1956)
	WL	Maus	1,9	EDDY u. Mitarb. (1956)
	WL	Ratte i.v.	(40,0)	JACKSON (1952)
	klin.	Mensch	0,17	EDDY u. Mitarb. (1956)
Hexalgon	WL	Maus	0,84	EDDY u. Mitarb. (1956)
	WL	Ratte	0,33	PORSZASZ u. Mitarb. (1953)

Tabelle 52. (Fortsetzung)

Verbindungen	Reiz	Mensch/Tier	Meth. = 1	Autor
α-DL-Methadol	WS	Maus	0,04	EDDY u. Mitarb. (1952)
	WL	Maus	0,1	EDDY u. Mitarb. (1956)
	WS	Ratte	0,1	POHLAND u. Mitarb. (1949)
α-L-Methadol	WS	Maus	0,24	EDDY u. Mitarb. (1952)
	WS	Ratte	0,2	POHLAND u. Mitarb. (1949)
α-D-Methadol	WS	Maus	0,03	EDDY u. Mitarb. (1952)
	WS	Ratte	0,01	POHLAND u. Mitarb. (1949)
α-DL-Acetylmethadol	WS	Maus	0,7	EDDY u. Mitarb. (1952)
	WS	Ratte	0,7	POHLAND u. Mitarb. (1949)
	WL	Maus	1,8	EDDY u. Mitarb. (1956)
α-L-Acetylmethadol	WS	Maus	0,5	EDDY u. Mitarb. (1952)
	WS	Ratte	0,2	POHLAND u. Mitarb. (1949)
	WL	Maus	1,2	EDDY u. Mitarb. (1956)
α-D-Acetylmethadol	WS	Maus	2,8	EDDY u. Mitarb. (1952)
	WL	Maus	7,0	EDDY u. Mitarb. (1956)
	WS	Ratte	1,0	POHLAND u. Mitarb. (1949)
β-D-Acetylmethadol	WL	Maus	0,46	EDDY u. Mitarb. (1956)
β-DL-Methadol	WS	Maus	0,1	EDDY u. Mitarb. (1952)
	WL	Maus	0,3	EDDY u. Mitarb. (1956)
β-L-Methadol	WS	Maus	0,1	EDDY u. Mitarb. (1952)
β-D-Methadol	WS	Maus	0,01	EDDY u. Mitarb. (1952)
DL-4,4-Diphenyl-6-piperidino-3-heptanon	WL	Maus	1,1	EDDY u. Mitarb. (1956)
	klin.	Mensch	0,6	EDDY u. Mitarb. (1956)
DL-4,4-Diphenyl-6-dimethylamino-3-hexanon	WS	Maus	0,6	FRIEBEL u. Mitarb. (1956)
	WS	Ratte	0,7	FRIEBEL u. Mitarb. (1956)
	WS	Meerschw.	0,9	FRIEBEL u. Mitarb. (1956)

Tabelle 53. *Dithienylbutanklasse*

Relative analgetische Wirkungsstärke. DL-Methadon = 1

Verbindung[1] R =		DE_{90}				DE_{90}			
		mg/kg		Methadon = 1		mg/kg		Methadon = 1	
		s.c.	p.o.	s.c.	p.o.	s.c.	p.o.	s.c.	p.o.
—$N(CH_3)_2$	a)	3,5	93,3	0,46	0,1	4,2	205,5	1,0	0,07
	b)	7,8	66,1	0,2	0,14	10,6	89,4	0,56	0,14
—N<CH_3 C_2H_5	a)	2,4	>100	0,67	<0,1	6,3	—	0,65	—
	b)	12,1	82,6	0,13	0,11	17,0	125,4	0,24	0,11
—$N(C_2H_5)_2$	a)	4,2	79,1	0,38	0,12	6,1	192,2	0,69	0,07
	b)	23,4	88,5	0,07	0,1	43,1	144,5	0,1	0,1
—Pyrrolidyl	a)	5,5	160,0	0,29	0,06	7,2	—	0,57	—
	b)	11,7	120,0	0,14	0,08	14,7	—	0,28	—
—Piperidyl	a)	2,2	56,1	0,73	0,16	3,4	84,5	1,2	0,16
	b)	15,6	>150	0,1	<0,06	22,2	—	0,18	—
Morphinsulfat		2,1	3,9	0,76	2,3	3,9	13,3	1,05	1,03
DL-Methadon		1,6	9,2	1,0	1,0	4,1	13,8	1,0	1,0

[1] $C=CH \cdot CH \cdot R$ mit zwei Thienylringen (S) und CH_3.

a) = Butene;   b) = Butane. Nach EDDY und LEIMBACH (1953).

Meerschweinchenileum gegen Kontraktionen durch Nicotin und elektrische Reizung. Er fand, daß der Unterschied der Wirkungsstärke zwischen den optischen Isomeren um so geringer wurde, je höhere Konzentrationen für den Effekt notwendig waren.

Der optische Antipode des linksdrehenden Levorphan ist analgetisch praktisch unwirksam.

Tabelle 54. *Mittelwerte für die wichtigsten mo.ä. V. nach den Zahlen der Tab. 44—53.* Relative analgetische Wirkungsstärke, Morphin = 1.

Verbindung	Mittelwerte		Verbindung	Mittelwerte
Morphin	1,0		Codein	$0,2\pm0,03$
Dilaudid. . . .	$8,7\pm0,95$		Levorphan . .	$3,9\pm0,6$
Eukodal. . . .	$4,7\pm0,6$		Pethidin . . .	$0,285\pm0,028$
Acedicon . . .	$1,5\pm0,06$		Methadon . . .	$1,8\pm0,1$
Dicodid	$1,1\pm0,1$			

Angriffspunkt und Wirkungsmechanismus

Allgemeines, spezifische und unspezifische Wirkungen, antiprotektive Wirkung

Durch die Entdeckung der relativ einfach aufgebauten und vollsynthetischen mo.ä. V. ist eine große Zahl neuer solcher Verbindungen einer vergleichenden pharmakologischen Analyse zugänglich geworden. Diese hat nun ergeben, daß allen diesen Verbindungen trotz recht beträchtlicher Unterschiede im chemischen Aufbau eine Reihe von Wirkungen gemeinsam ist, die man als *„spezifisch"* bezeichnen kann, weil sie einander quantitativ parallel verlaufen und in ihrer Gesamtheit nur in dieser Verbindungsklasse zu finden sind (SCHAUMANN 1951, 1954 b). Zu dieser spezifischen Wirkung gehören neben der analgetischen Wirksamkeit u. a. auch die depressive Wirkung auf die Atmung, die Unterdrückung gewisser Formen des Hustenreflexes, die Wirkungen auf Thermoregulation, Blutzucker, Diurese, Darmmotorik und schließlich auch die Eigenschaft, zu den unter dem Ausdruck „Sucht" zusammengefaßten Erscheinungen von Toleranz, Abstinenzerscheinungen und Hörigkeit zu führen.

Für die Spezifität dieser Wirkungen spricht auch ihre große Konstitutionsempfindlichkeit; schon geringe Änderungen am Molekül können zum vollkommenen Wirkungsverlust führen (SCHAUMANN 1954 c). Als ein spezieller Fall dieser Konstitutionsempfindlichkeit kann der Wirkungsunterschied zwischen den optischen Isomeren der gleichen Verbindung angesehen werden. So sind z. B. beim D-Isomeren des Levorphan, dem Dextrorphan, die spezifischen Wirkungen praktisch verschwunden, beim D-Methadon sind alle spezifischen Wirkungen in gleicher Weise etwa 30 mal schwächer als beim L-Methadon.

Im Gegensatz zu den spezifischen besteht bei den *unspezifischen* Wirkungen weder untereinander noch mit den spezifischen Wirkungen ein quantitativer Zusammenhang. Ein typisches Beispiel hierfür ist die Allgemeintoxicität am Tier, vor allem an der Maus. So sind Codein oder Pethidin trotz wesentlich geringerer spezifischer Wirksamkeit toxischer als Morphin; die Toxicität des spezifisch unwirksamen Dextrorphan ist praktisch die gleiche wie die des spezifisch stark wirksamen Levorphan. Etwas Ähnliches gilt auch für andere, daher als unspezifisch zu bezeichnende Wirkungen. Pethidin wirkt an der glatten Muskulatur „spasmolytisch", das spezifisch wesentlich stärker wirksame

Morphin bzw. Levorphan dagegen nicht. Zwischen den optischen Isomeren des Methadon besteht in dieser Beziehung kein nachweisbarer Unterschied. Das gleiche scheint auch für eine lokalanaesthetische Wirksamkeit zu gelten: Morphin ist lokalanaesthetisch unwirksam, Pethidin wirksam; der Unterschied zwischen den optischen Isomeren des Methadon ist hier etwa 10 mal geringer als bezüglich ihrer spezifischen Wirkungen.

Hier könnten jedoch noch andere Umstände die Wirkung beeinflussen: Die Morphinbase ist in Lipoidlösungsmitteln praktisch unlöslich, die Pethidinbase dagegen leicht löslich. Für den wesentlich geringeren Unterschied in der lokalanaesthetischen Wirksamkeit zwischen den Methadonisomeren könnte die Beobachtung von W. SCHAUMANN (1956a) eine Erklärung bilden, daß der Wirkungsunterschied zwischen optischen Isomeren mit der zur Auslösung einer Wirkung nötigen Konzentration abnimmt; für die spezifische Wirkung des Methadon am Meerschweinchendarm genügen bereits Konzentrationen von 10^{-7} bis 10^{-8}, für die lokalanaesthetische Wirkung werden dagegen Konzentrationen von 10^{-3} bis 10^{-2} benötigt. Doch scheinen andererseits die Beobachtungen von O. SCHAUMANN und HEROLD (1956a), daß die Methadonisomeren am Nervenstamm gleich wirksam sind und die bei der Wirkung auf die feinsten Nervenendigungen (Cornealanaesthesie, Infiltrationsanaesthesie) auftretenden Wirkungsunterschiede sich durch Nalorphin aufheben lassen, dafür zu sprechen, daß sich hier zu einer für beide Isomere gleichen unspezifischen lokalanaesthetischen Wirksamkeit noch eine verschieden starke spezifische Wirksamkeit addiert.

Im Gegensatz zu den großen Wirkungsunterschieden bei den spezifischen Wirkungen der optischen Isomeren der mo.ä.V. besteht bei den Narkoticis und den Lokalanaestheticis eine solche Differenz nicht. Außerdem fehlt hier die für die mo.ä.V. charakteristische Konstitutionsempfindlichkeit: Alle indifferenten Stoffe wirken bei genügender Anreicherung in den Lipoiden narkotisierend und fast alle basischen Ester lokalanaesthetisch. Dies allein spricht schon nach SCHAUMANN (1953a) trotz mancher Analogien im Wirkungsbild für einen grundlegenden Unterschied in Angriffspunkt und Wirkungsmechanismus für Narkotica und Lokalanaesthetika einerseits und für die mo.ä. V. andererseits. Für erstere ist infolge der Wirkungsgleichheit der optischen Isomeren und der Abhängigkeit ihrer Wirksamkeit von physikalisch-chemischen Eigenschaften auch ein physikalisch-chemischer Wirkungsmechanismus ohne spezifische Bindungen irgendwelcher Art anzunehmen. Andererseits spricht die spezifische Konstitutionsempfindlichkeit der mo.ä. V. sowie der Wirkungsunterschied zwischen den optischen Isomeren dafür, daß hier die Wirkung von einer spezifischen Bindung an eine spezifische asymmetrisch aufgebaute rezeptive Substanz abhängig ist. Hierauf wies PASTEUR schon 1886 in einer Diskussionsbemerkung zu einem Vortrag von PIUTTI über den verschiedenen Geschmack der optischen Isomeren des Asparagin hin. Für solche spezifische „Receptoren" als Angriffspunkt der spezifischen Wirkungen der mo.ä. V. sprechen nach SEEVERS und WOODS (1953) folgende experimentelle Tatsachen: 1. der logarithmische Verlauf der Dosis-Wirkungskurve, 2. die gekreuzte Toleranz, 3. der spezifische Antagonismus des Nalorphin.

Nach SCHAUMANN (1954) bedeutet das Parallelgehen der spezifischen Wirkungen aller mo.ä. V., daß zwischen ihnen ein innerer Zusammenhang auch betreffs des Angriffspunktes und des Wirkungsmechanismus besteht. Dies ließe weiter den Schluß zu, daß auch bezüglich der durch die mo.ä. V. beeinflußten *Funktionen* des Organismus ein innerer Zusammenhang besteht, indem alle diese Funktionen die Aufgabe haben, in ihrem unbewußten reflektorischen Ablauf den Organismus vor drohenden Schädigungen zu *schützen* und durch Auslösung zugeordneter bewußter angstgefärbter Gefühle zu *warnen*. Der Schmerz in allen seinen Erscheinungsformen — vom unbewußten Schmerzreflex bis zum quälenden Schmerzgefühl — wäre somit nur eine Teilfunktion eines allgemeinen Sicherungssystems, das als *„protektives System"* bezeichnet wird. Charakteristisch und für den klinischen Gebrauch besonders wichtig ist, daß die bewußt erlebten Warnsignale dieses protektiven Systems durch viel kleinere Dosen der mo.ä. V. unterdrückt werden als seine unbewußte Automatik, und daß die epikritischen Sinnesempfindungen (Gesicht, Gehör, Getast usw.) sowie ihre geistige und seelische Verarbeitung zum Unterschied von den Allgemeinnarkoticis nicht beeinflußt werden. Zu diesen warnenden dysphorischen Gefühlen einer Erregung des protektiven Systems gehören neben dem Schmerzgefühl z. B. das Gefühl der sich bis zum Erstickungsgefühl steigernden Atemnot, das Gefühl eines unangenehm empfundenen Herzklopfens bis zur Präcordialangst, ferner Hungergefühl, Stuhl- und Harndrang.

Da die Analgesie nur eine Teilwirkung dieser „antiprotektiven" Wirkung ist, wäre es zweckmäßig, statt des Ausdrucks „Analgetika" die umfassendere Bezeichnung „Antiprotektiva" zu gebrauchen.

Nach dieser Auffassung wäre zu erwarten, daß außer für die analgetische Wirkung auch für alle anderen antiprotektiven Wirkungen der gleiche Angriffspunkt und der gleiche Wirkungsmechanismus Geltung haben und daß andererseits kaum jemals mo.ä. V. gefunden werden dürften, denen diese anderen, oft unrichtig als „Nebenwirkungen" bezeichneten Teilwirkungen fehlen. Dies gilt auch für die am meisten gefürchtete Nebenwirkung, für die Suchtgefahr.

Für die Aufklärung von Angriffspunkt und Wirkungsmechanismus der mo.ä. V. besteht nun die Aufgabe, zu untersuchen, wo die „rezeptive Substanz" für ihre spezifischen bzw. antiprotektiven Wirkungen lokalisiert ist und welcher Art sie ist.

Lokalisierung des Angriffspunktes

Infolge ihrer therapeutischen Bedeutung bezieht sich die überwiegende Mehrzahl der Versuche, den Angriffspunkt der mo.ä. V. zu bestimmen, auf die analgetische Wirkung. Die klinische Beobachtung über die Morphinwirkung legte nahe, den Angriffspunkt seiner schmerzstillenden Wirkung zunächst in der Großhirnrinde zu suchen.

AMSLER (1921, 1923) konnte an Ratten, Meerschweinchen und Kaninchen zeigen, daß Morphindosen, die am normalen Tier den Schmerzreflex aufheben, nach Dekortizierung oder Chloralhydrat nicht mehr wirksam sind. SILVER (1930) fand an Kaninchen, daß die durch Pernocton hervorgerufene erhöhte Reaktion auf Schmerzreize durch 30 mg/kg Morphin, Eukodal oder Codein, aber auch durch 400 mg/kg Coffein, 30 mg/kg Cardiazol oder 250 mg/kg Euphyllin wieder zur Norm zurückgeführt wird. Der Autor nimmt an, daß alle diese Verbindungen „durch Erregung einer corticalen Hemmung die Reaktion des subthalamischen Pseudo-Schmerzzentrums aufheben", da nach Dekortizierung die Wirkung ausbleibt und auch durch die Hirnrindennarkotica Paraldehyd und Chloralhydrat aufgehoben werden kann.

Nach IRWIN u. Mitarb. (1951) sind die nocifensiven Haut- und Schwanzreflexe Spinalreflexe, die durch die mo.ä. V. direkt gehemmt werden. Doch können auch nach Ansicht dieser Autoren die größeren Dosen, die hierfür bei Spinaltieren notwendig sind, darauf hindeuten, daß beim Normaltier neben dieser direkten hemmenden Wirkung noch eine Wirkung auf supraspinale hemmende Mechanismen hinzukommt (s. a. HOUDE u. Mitarb. 1950, 1951). Eine solche fördernde Wirkung des Morphins und Pethidins auf zentrale Hemmungsbahnen haben in letzter Zeit TAKAGI u. Mitarb. (1955) sehr wahrscheinlich gemacht. An normalen Katzen erhielten die Autoren im Bild des Aktionsstromes der Vorderwurzeln bei Ischiadicusreizung nach einem kurzen "spike" als Ausdruck des monosynaptischen Reflexes eine Gruppe unregelmäßiger Entladungen der polysynaptischen Reflexe. Durch 7 mg/kg Morphin oder 13 mg/kg Pethidin i.v. wurde diese 2. Entladungsgruppe für 10—30 min unterdrückt. Diese Morphinwirkung — nicht aber die im Prinzip ähnliche Wirkung von Barbituraten — wurde durch hohe oder tiefe Rückenmarksdurchschneidung aufgehoben, während Mittelhirn- oder Thalamuskatzen wie normale Tiere reagierten. Nach Zerstörung des in der Formatio reticularis des Hirnstammes gelegenen gleichseitigen Hemmungszentrums wurden sowohl die polysynaptischen wie die monosynaptischen Entladungen durch Morphin bzw. Pethidin gefördert; eine Hemmung der ersteren war jetzt auch bei der doppelten Dosierung nicht nachzuweisen. Zerstörung der entsprechenden bahnenden Zentren förderten dagegen die Morphinwirkung. Die Wirkung der mo.ä. V. auf die Spinalreflexe dürfte daher nach Ansicht der Autoren hauptsächlich auf einer von höheren Zentren — vor allem der Substantia reticularis des Hirnstammes und z. T. des Cervicalmarkes — vermittelten Hemmung beruhen (siehe auch S. 89).

Weitere Versuche an dekortizierten und Spinal-Tieren haben gezeigt, daß die Aufhebung nocifensiver Reflexe vor allem eine Frage der Dosierung ist (siehe auch S. 119). GIRNDT (1936) konnte zeigen, daß Morphin an chronischen Striatumkatzen ohne Neocortex ebenso wirkt wie an normalen Tieren. Das gleiche fand WIKLER (1948) für den chronisch dekortizierten Hund. Nach HERR u. Mitarb. (1951) muß bei dekortizierten Ratten die Dosis etwa verdoppelt und bei Spinaltieren auf das Fünffache erhöht werden. Die mo.ä. V. hemmen nach Ansicht dieser Autoren die Übertragung nocizeptiver Reize in allen Teilen des ZNS. Die höhere Empfindlichkeit der normalen Tiere könnte entweder auf einer größeren Empfindlichkeit der höheren Zentren oder auf einer Summationswirkung beruhen, wie sie BÁRÁNY (1948) für die Narkose annimmt. BONNYCASTLE u. Mitarb. (1953) zeigten, daß auch an chronischen Spinalratten die Wirkung von Morphin, Methadon, Pethidin und Codein derjenigen an normalen Tieren gleichkommt, wenn die Dosierung entsprechend erhöht wird.

Einen direkten experimentellen Beweis für einen corticalen Angriffspunkt der mo.ä. V. suchten FUJITA u. Mitarb. (1953) durch Registrierung der Potentialschwankungen in verschiedenen Teilen des ZNS zu erbringen. Kleine Dosen von Morphin verhinderten die durch Reizung der medianen thalamischen Strukturen ausgelöste Unterdrückung der spontanen corticalen Aktivität. Barbiturate zeigten diese Wirkung nicht, wohl aber Procain und D-Amphetamin. WIKLER (1950) nahm an, daß die klinische Wirkung der mo.ä. V. keine Folge einer depressiven Wirkung auf den Hypothalamus oder den reticulären Mechanismus des Diencephalon und Mittelhirns ist, da die beim Menschen analgetisch wirksamen Dosen von Morphin oder Methadon im Gegensatz zu Barbituraten im EEG keine dem Schlaf entsprechenden Änderungen hervorrufen. Die zunehmende Verlangsamung des corticalen Rhythmus nach wiederholten Gaben könnte dagegen wenigstens z. T. auf einer direkten Wirkung auf den Cortex beruhen.

Versuche über den Einfluß der mo.ä. V. auf höhere Leistungen des ZNS weisen auch beim Tier auf einen corticalen Angriffspunkt hin. Bei Ratten, die im Irrgarten dressiert waren, setzt Morphin die Leistung herab (SIMON und EDDY 1935). WIKLER und MASSERMAN (1943) studierten an Katzen die Wirkung des Morphins auf bedingte Reflexe und fanden, daß 1 mg/kg diese in der Reihenfolge ihrer Kompliziertheit aufhoben. Auch ein durch eine Konfliktsituation zwischen Hunger und Angst geschaffenes „neurotisches" Verhalten wurde durch 1 mg/kg vermindert. Ähnliche Ergebnisse erzielte WIKLER (1948) beim Hund und HILL u. Mitarb. (1954) an Ratten. Auch am Menschen konnten HILL u. Mitarb. (1952a u. b) experimentell nachweisen, daß die durch ängstliche Erwartung eines Schmerzreizes verlängerte Reaktionszeit durch die klinisch übliche Dosis von 15 mg Morphin wieder zur Norm verkürzt wird. Die nach der Wolff-Hardy-Methode am Menschen ermittelte Schmerzschwelle wird dagegen durch klinische Dosen von Morphin nur wenig und in wechselndem Ausmaße erhöht (DODDS u. Mitarb. 1945; THORP 1946; SONNENSCHEIN u. Mitarb. 1949; WHYTE 1951; KUHN u. Mitarb. 1951; s. S. 108). WOLFF u. Mitarb. (1940) wiesen bereits darauf hin, daß die Erhöhung der Schmerzschwelle für die „Schmerzstillung" beim Menschen weniger wichtig ist als die Wirkung auf die psychische Einstellung gegenüber dem Schmerz. Deshalb wurde die Wirkung der mo.ä. V. beim Menschen mit den in ihren Auswirkungen in dieser Hinsicht ähnlichen Folgen einer Lobotomie verglichen (WIKLER 1950, SCHAUMANN 1951).

Die durch direkte Reizung des Hypothalamus ausgelösten Symptome des Pseudo-Schmerzreflexes werden durch Morphin — zum Unterschied von Barbituraten — nicht unterdrückt (MASSERMAN 1939); daher muß bei Auslösung durch periphere nociceptive Reize die Unterdrückung des Pseudo-Schmerzreflexes auf einer Hemmung afferenter Impulse und ihrer Rückkoppelung durch Zwischenneuronketten beruhen (WIKLER 1950). Auch die Befunde, daß monosynaptische Rückenmarksreflexe durch die mo.ä. V. eher verstärkt, die multisynaptischen Reflexe dagegen abgeschwächt werden, weisen nach WIKLER (1944) darauf hin, daß ihr Angriffspunkt in Zwischenneuronen gelegen ist.

Nach FUJITA u. Mitarb. (1953) blockieren Morphin, Pethidin und Thiambuten die afferenten Splanchnicusbahnen im Rückenmark und wahrscheinlich auch afferente Vagusbahnen in der Medulla oblongata. Ersteres konnte von TAKAGI u. Mitarb. (1955) bestätigt werden.

Die durch die mo.ä. V. an Katzen ausgelöste motorische Unruhe bleibt auch nach Dezerebrierung erhalten; der Angriffspunkt für diese Wirkung ist daher in das Mittelhirn zu verlegen (WIKLER 1950). FUJITA u. Mitarb. (1953) nehmen auf Grund ihrer elektrophysiologischen Untersuchungen als Arbeitshypothese folgende fünf Angriffspunkte für die mo.ä. V. an: 1. Synapsen zwischen receptorischen Neuronen und Zwischenneuronen von afferenten Schmerzbahnen, von denen die meisten im Rückenmark gefunden werden; 2. das Zwischenneuron des Nucleus ventralis posterior lateralis des Thalamus, 3. das Zwischenneuron des corticofugalen Systems im Cortex, 4. den Hypothalamus, 5. das thalamische Projektionssystem.

Daß die ganglionäre Überleitung durch Morphin nicht unterbrochen wird, konnten HEBB und KONZETT (1949) in Versuchen am künstlich durchströmten Ganglion cervicale superius zeigen. Auch das Ganglion stellatum wird durch Morphin nicht blockiert (FUJITA u. Mitarb. 1953). In jüngster Zeit fand U. TRENDELENBURG (1956), daß am Ganglion cervicale superius der Katze in situ kleine Dosen von Morphin (5—20 γ i.v. bzw. 0,5 γ i.a.) die Nickhautkontraktion nach Nicotin, Tetraäthylammonium, KCl, sowie prä- oder postganglionärer Reizung nicht aufheben, wohl aber die ganglionären Wirkungen von Pilocarpin, Histamin und Serotonin.

HAASE u. Mitarb. (1956) konnten nachweisen, daß Morphin die von den Vorderwurzeln abgeleiteten Aktionspotentiale bei selektiver Reizung der C- und δ-Fasern unterdrückt. Für eine periphere Wirkung der mo.ä. V. an den feinsten Endigungen afferenter und efferenter Nerven scheinen auch folgende Versuche zu sprechen: STENDER (1931) schaltete am Reflexfrosch eine Hinterextremität von der Zirkulation aus und fand nach Morphininjektion in den allgemeinen

Kreislauf an der durchbluteten Extremität eine Reflexlosigkeit gegen sensible Reize bei erhaltener Funktion der motorischen Nerven, während am nichtdurchbluteten Bein der nociceptive Reflex erhalten blieb. Auch die Wiederkehr der Lokalanaesthesie der Cornea nach Morphininjektion wurde von STENDER und AMSLER (1931) als periphere Wirkung gedeutet. In ähnliche Richtung könnten auch Versuche von SCHAUMANN und HEROLD (1956) weisen, nach denen der zwischen den optischen Isomeren des Methadon bei der Cornealanaesthesie und der Infiltrationsanaesthesie bestehende Wirkungsunterschied durch Injektion von Nalorphin aufgehoben wird, während bei der Leitungsanaesthesie am Nervenstamm von vornherein kein Unterschied zwischen den Isomeren besteht. Schließlich fand U. TRENDELENBURG (1956), daß an der Katze Morphindosen von 50 γ i.v. die Nickhautkontraktion bei prä- und postganglionärer Reizung in gleicher Weise hemmen. Da eine direkte Wirkung auf die Kontraktionsfähigkeit der Nickhaut ausgeschlossen werden konnte und wegen der Gleichheit des Effektes bei prä- und postganglionärer Reizung auch die ganglionäre Überleitung nicht gehemmt wird, nimmt der Autor eine hemmende Wirkung auf die postganglionären Nervenendigungen an, ähnlich wie dies W. SCHAUMANN (1955) für den Morphineffekt am isolierten Meerschweinchendarm vermutete.

SEEVERS und WOODS (1953) stellten die Hypothese auf, daß die mo.ä. V. an den Neuronen dadurch gleichzeitig eine depressive und erregende Wirkung entfalten, daß sie einen zweifachen Angriffspunkt haben: 1. Eine physikalisch-chemische, rasch eintretende depressive Wirkung durch Besetzung von Receptoren an der Oberfläche von bestimmten myelinisierten Neuronen, 2. eine langsam einsetzende und langanhaltende erregende Wirkung durch Reaktion mit Receptoren im Inneren der Nervenzelle.

Die spezifische, der analgetischen Wirksamkeit parallel gehende Wirkung der mo.ä. V. auf die reflektorisch gesteuerte Motorik des isolierten Meerschweinchendarms veranlaßte SCHAUMANN (1951), diesen als experimentell einfach zu handhabendes Modell zum Studium des Angriffspunktes vorzuschlagen. Nach seiner Ansicht wäre dieser für die Peristaltikhemmung „in den Schaltstellen — wahrscheinlich des Auerbachschen Plexus — zu suchen". Weitere Versuche von SCHAUMANN u. Mitarb. (1953) zeigten, daß auch die durch Ringmuskeldehnung oder Temperaturreize ausgelöste Verkürzung der Längsmuskulatur durch die mo.ä. V. in spezifischer Weise gehemmt wird. Versuche von W. SCHAUMANN (1955) konnten wahrscheinlich machen, daß bei diesem kurzen Reflex ganglionäre Elemente keine Rolle spielen und der Angriffspunkt der hemmenden Wirkung der mo.ä. V. an postganglionären Strukturen zu suchen wäre. Diese Annahme wurde durch Versuche am „Vagus-Magen-Duodenum-Präparat" noch weiter gestützt (W. SCHAUMANN 1956 b) (s. auch S. 187).

Die Versuche verschiedener Autoren, aus degenerativen Veränderungen im ZNS Hinweise auf die Angriffspunkte zu erhalten, lassen wegen der verwendeten hohen Dosen nur beschränkte Schlußfolgerungen zu. BUCCIARDI u. Mitarb. (1931) sahen nach Injektion tödlicher Morphindosen in die Carotis eine stärkere und raschere Silberimprägnierung der Astrocyten und ihrer Fortsätze. HAYASHI (1934) fand bei chronischen Morphingaben am Kaninchen schwere Zellveränderungen mit Schrumpfung der Nervenzellen und Lipoidanhäufung, vor allem in der Area präzentralis und temporalis der Großhirnrinde, in geringerem Grade im Ammonshorn, dem Corpus striatum, in der Formatio reticularis, in den Vorderhornzellen, den Purkinje-Zellen des Kleinhirns, ferner im Nucleus olivaris, Nucleus pontis und in den Kernen der Hirnnerven. GAGEL (1943) behandelte Kaninchen mit steigenden Dosen von Bemidon und konnte bei Gesamtdosen von 4 g pro Tier an 60—70% der Ganglienzellen des Nucleus gigantocellularis der

Substantia reticularis Tigrolyse, Aufblähung des Zelleibes und Schrumpfung des Zellkernes nachweisen; an den übrigen Ganglienzellen des ZNS und des Grenzstranges konnten dagegen keine pathologischen Veränderungen gefunden werden. Schließlich sah Suo (1932) bei chronisch morphinisierten Kaninchen in der Darmwand eine vacuolige Degeneration der Ganglienzellen des Auerbachschen und Meißnerschen Plexus. Auch die Angabe von Stender und Amsler (1931), daß nach großen Dosen von Morphin (100 mg/kg) die Sensibilisierung der Cornea für Cocain bis zu 4 Tagen anhält, könnte auf eine Schädigung nervöser Elemente hindeuten. Auch die Beobachtung von Issekutz u. Mitarb. (1934), daß bei chronischer Darreichung einer gleichbleibenden Dosis von 5 mg/kg Morphin an Hunden die Zeitdauer nach der letzten Morphininjektion, während der das Apomorphinerbrechen ausbleibt, nach 6 Monaten von 21—24 Std. auf 120 Std. verlängert wird, wäre eher auf eine Wirkungskumulation mit evtl. anatomischen Veränderungen als auf die von den Autoren angenommene Kumulation des Morphins zurückzuführen.

Wirkungsmechanismus

Wenn für den Angriffspunkt der mo.ä. V. wenigstens gewisse Anhaltspunkte gewonnen werden konnten, so ist man bezüglich des Wirkungsmechanismus über Mutmaßungen nicht weit hinaus gekommen. Es ist zwar höchst wahrscheinlich, daß solche schon in kleinsten Konzentrationen (10^{-7}—10^{-8} z. B. am isolierten Darm) spezifisch wirksame Verbindungen an irgendeinem Fermentsystem angreifen; welcher Art dieses sein könnte, ist noch unbekannt. Eine Hemmung der Cholinesterase ist wegen der hier geringen und unspezifischen Wirkung der mo.ä. V. (s. S. 60) wohl auszuschließen (Szerb 1956). W. Schaumann (1955) nahm für die Wirkung des Morphin auf die reflektorische Motorik des isolierten Meerschweinchendarmes eine Hemmung der Freisetzung von Acetylcholin an. Tatsächlich konnten Paton (1956) sowie W. Schaumann (1956c) zeigen, daß die bei elektrischer Reizung des isolierten Darmes pro Reiz in Freiheit gesetzte Acetylcholinmenge unter Morphin stark vermindert wird. Es ist allerdings fraglich, ob dieser Wirkungsmechanismus auch für afferente Neurone gilt. Nach Feldberg (1950) wissen wir nicht, „wie die Übertragung von der sensorischen Nervenendigung zur Nervenzelle im Rückenmark zustande kommt. Die sensorischen Fasern sind weder cholinergisch noch adrenergisch ... Acetylcholin ist sicher nicht der universelle Überträgerstoff".

Ob die von Hellauer und Umrath (1948) nachgewiesene „Aktionssubstanz sensibler Nerven" auch für die Leitung nociceptiver Reize und damit evtl. für den Wirkungsmechanismus der mo.ä. V. eine Rolle spielt, wurde noch nicht untersucht. Wahrscheinlich ist dies bei der spezifischen Wirkung der mo.ä. V. gegenüber dem protektiven System und ihrer Indifferenz gegenüber den epikritischen Sinnesempfindungen nicht.

Ebenso ist nicht untersucht, ob die mo.ä. V. in den für ihre antiprotektive Wirkung in Frage kommenden kleinen Konzentrationen die Freisetzung von Histamin-ähnlichen Substanzen hemmen, die nach Rosenthal und Minard (1939) für den Schmerz*reiz* und nach Kwiatikowski (1943) evtl. auch für die Schmerz*leitung* eine Mittlerrolle spielen. Dagegen würde sprechen, daß die mo.ä. V. den Histaminspiegel im Blut erhöhen (Feldberg und Paton 1951, Schachter 1952, s. S. 68).

Adrenerger Mechanismus der Analgesie

Weber berichtete 1904, daß Injektion von Adrenalin in die Arteria carotis bei Katzen für 1 Std. zu einer vollständigen Analgesie bei erhaltenem Bewußtsein und erhaltener Empfindlichkeit für sensorische Reize führt. Er schloß daraus, daß Adrenalin unabhängig von der gefäßverengenden Wirkung auf die für die Perception des Schmerzes verantwortlichen Zentren wirkt. Dieser Befund wurde bei intraarterieller, subduraler oder intrazisternaler Injektion für Katze und Hund wiederholt bestätigt (ZEIGEN 1904, BASS 1914, LEIMDORFER 1950, FELDBERG 1956). Auch am Menschen wurden ähnliche Beobachtungen gemacht: GAISBOECK (1913) berichtete über Beseitigung der Schmerzen bei Gelenkserkrankungen durch Injektion von 1 mg Adrenalin trotz weiterbestehender Gelenksprozesse. PERO (1939) kam auf Grund klinischer Beobachtungen zu der Hypothese, daß der Schmerz cholinerg und die Analgesie adrenerg vermittelt würden. Zur Stützung dieser Hypothese gaben BUSCAINO und PERO (1941) einen klinischen Bericht über die analgetische Wirkung von 50 γ Adrenalin i.v., weisen aber darauf hin, daß auch andere Sympathicomimetica den gleichen Effekt haben. GROSS u. Mitarb. (1949) versuchten, die analgetische Wirkung sympathicotroper Substanzen am Menschen mit dem — hier allerdings wenig geeigneten — Wolff-Hardy-Test nachzuweisen. Sie fanden nach 0,2 mg Adrenalin eine Erhöhung der Schmerzschwelle um etwa 8%, nach 0,4 mg um 10% und nach 1 mg — ebenso aber auch nach 10 mg Dextroamphetamin — um etwa 12%. Da diese Wirkung durch Nitroglycerin aufgehoben wird, halten diese Autoren die gefäßverengende Wirkung für einen wichtigen Faktor bei der analgetischen Wirkung.

Über eine Erhöhung der Schmerzschwelle bei der Reizung der Zahnpulpa am Hund durch verschiedene Sympathicomimetica berichteten auch KIESSIG und ORZECHOWSKI (1940). Schließlich zeigten CHARONNAT und LECHAT (1956), daß nach i.v. Injektion von 20 γ/kg Adrenalin oder Noradrenalin am Kaninchen eine abgeklungene Nupercain-Anaesthesie an der Cornea wiederkehrt, diese Wirkung aber auch einer Reihe anderer Substanzen zukommt, die zu einer Adrenalinausschüttung führen. TAKAGI u. Mitarb. fanden, daß 5 γ/kg Adrenalin bzw. 4 mg/kg Ephedrin die Morphinwirkung auf die Spinalreflexe verstärken.

IVY u. Mitarb. (1944) vertraten nun die Ansicht, daß auch die analgetische Wirkung des Morphins durch vermehrte Adrenalinausschüttung vermittelt wird. Dieser Hypothese schlossen sich ELLIOTT u. Mitarb. (1949) auf Grund des Befundes an, daß sich das Methadon unter allen Organen am stärksten in der Nebenniere anreichert, wo seine Konzentration ein Mehrfaches derjenigen im ZNS erreicht (s. Tab. 36, S. 57). HARRIES u. Mitarb. (1948) glaubten, für diese Hypothese eine Stütze darin zu finden, daß die analgetische Wirkung des Morphins an Ratten durch Entfernung der Nebennieren und Transplantierung der Nebennierenrinde in das Auge abgeschwächt, allerdings nicht aufgehoben wird. GROSS u. Mitarb. (1949) konnten dies am nebennierenlosen Hund bestätigen; die mit dem "skin twich"-Test von ANDREWS u. Mitarb. (1941) bestimmte analgetische Wirkung kleiner Dosen von Morphin (1 mg/kg), Methadon (2 mg/kg) und Pethidin (8 mg/kg) wurde durch Adrenalektomie aufgehoben. Nach ZAUDER (1951) soll der Befund, daß die Morphinanalgesie durch 60 mg/kg Ergotoxin um 70% abgeschwächt wird, ebenfalls dafür sprechen, daß Adrenalin bei der analgetischen Wirkung eine Rolle spielt. Außerdem soll nach diesem Autor für die euphorische Wirkung der mo.ä. V. eine Ausschüttung von Nebennierenrindenhormonen verantwortlich sein, die nach JACOB u. Mitarb. (1952) auch selbst analgetisch wirksam sind. Nach letzteren Autoren wird übrigens die analgetische Wirkung des Aminopyrin durch Adrenalinektomie zum Unterschied von derjenigen des Morphin nicht abgeschwächt.

Die Befunde von RADOUKO-THOMAS u. Mitarb. (1957), daß durch Nor-Adrenalin die analgetische Wirkung des Pethidin verstärkt und die antagonistische Wirkung des Reserpin aufgehoben wird, könnte ebenfalls für einen adrenergen Mechanismus der Analgesie sprechen.

MILLER u. Mitarb. (1955) lehnen die Hypothese einer Mittlerrolle des Adrenalin bei der analgetischen Wirkung der mo.ä.V. aus folgenden Gründen ab: 1. In ihren Versuchen wurde die analgetische Wirkung an Ratten durch Adrenalektomie nicht vermindert. 2. Die für eine Adrenalinausschüttung nötigen Dosen liegen 10—30mal höher als die analgetisch wirksamen. 3. Tetraäthylammonium, das die Adrenalinausschüttung nach Morphin blockiert, hemmt nicht dessen analgetische Wirkung. 4. Die unter Morphin aus den Nebennieren ausgeschütteten Adrenalinmengen sind für eine analgetische Wirkung zu klein.

Auch die spezifische Hemmung der Motorik des isolierten Meerschweinchendarms durch die mo.ä. V. gleicht in vieler Hinsicht der Wirkung des Adrenalin an diesem Versuchsobjekt. Da hier eine Wirkung über das Hypophysennebennierensystem wegfällt, müßten die sympathischen Strukturen in der Darmwand die Mittlerrolle übernehmen. Ein solcher sympathicotroper Wirkungsmechanismus der mo.ä. V. ist aber auch hier unwahrscheinlich, da nach W. SCHAUMANN (1956d) zwar die hemmende Wirkung des Adrenalins auf die Kontraktion der Längsmuskulatur bei koaxialer Reizung durch Hydergin aufgehoben wird, nicht aber diejenige des Morphin.[1]

Spezifische Antagonisten
(Nalorphin, Levallorphan)

POHL (1915) konnte zeigen, daß sich mit dem auf seine Anregung hin von v. BRAUN (1914) dargestellten Allylnorcodein beim Kaninchen die depressive Wirkung des Morphin und Heroin auf die Atmung aufheben läßt. Er schrieb: „Spritzt man zuerst N-Allylnorcodein, so ist hinterher Morphin selbst in außerordentlich großen Gaben (0,5 g!) völlig wirkungslos auf die Atmung ... ja, selbst die geringe Dosis von 0,005 g N-Allylnorcodein ist deutlich imstande, die Wirkung von 0,03 g Morphin zu mindern ... Die Dosis von 0,02 g Allylnorcodein genügte, um die Wirkung von mehr als 0,1 g Morphin aufzuheben ... Daß somit die Gefahren des Morphin bezüglich der Atmung selbst durch kleine Dosen N-Allylnorcodein abgeschwächt werden können, ist hiermit wohl sicher bewiesen." Über den von ihm vermuteten Wirkungsmechanismus macht POHL folgende bemerkenswerte Ausführung: „So macht es, wenn ich das bisherige Material berücksichtige, fast den Eindruck, als ob das N-Allylnorcodein nach Art eines spezifisch eingestellten Antitoxins nur auf das Morphin wirke. Es liegt nahe, hierauf basierend, folgende Vorstellung zu entwerfen: Die strukturelle Homologie beider Basen bedingt ihre Aufnahmemöglichkeit an gleicher Stelle oder, in modernen Bildern gesprochen, sie haben die gleichen haptophoren Gruppen, die gleichen Seitenketten, um in bestimmte Zellkomplexe

Tabelle 55. *Antianalgetische Wirksamkeit von N-Alkyl-normorphinderivaten.* (Nach GREEN und Mitarb., 1954)

Alkyl	ED_{50} mg/kg gegen 10 mg/kg Morphin	relative Wirksamkeit Nalorphin = 1	Antagonist zu Morphin
Nor-Morphin:			
Allyl . . .	0,41	1	1/25
Propyl . .	0,71	0,58	1/15
Propargyl .	13,0	0,03	1,3/1
Butenyl . .	3,9	0,1	1/2,5
Nor-Heroin:			
Allyl . . .	0,86	0,48	1/12
Nor-Codein:			
Allyl . . .	22,0	0,02	2/1
Propyl . .	6,0	0,07	1/1,7

---

[1] Anm. b. d. Korrektur: Nach neueren Versuchen (1957 b) wird letztere jedoch ebenso wie diejenige von $6 \cdot 10^{-8}$ Noradrenalin durch ein Gemisch von $3 \cdot 10^{-7}$ Opilon und $3 \cdot 10^{-6}$ Regitin aufgehoben.

(Atemzentrum) einzudringen." Mit diesen Worten hat Pohl klar und wohl auch erstmalig den Wirkungsmechanismus der "competitive inhibition" beschrieben.

Im Jahre 1941 stellten dann McCawley u. Mitarb. das N-Allylnormorphin (Nalorphin) dar, das sich ihnen als wesentlich stärkerer Morphinantagonist erwies als das Codeinderivat und in dieser Beziehung vom l-3-Oxy-N-Allyl-morphinan (Levallorphan) noch übertroffen wird [Fromherz und Pellmont 1952, Benson u. Mitarb. 1952, Malorny 1955]. Eine Reihe weiterer N-Alkyl-derivate des Normorphin haben Green u. Mitarb. (1954) und des 3-Oxymor-phin an Malorny (1955) ver-gleichsweise auf ihre anta-gonistische Wirkung gegen-über Morphin bzw. Levor-phan untersucht. Über die gefundenen Wirksamkeiten geben beifolgende Tabellen Auskunft.

Tabelle 56. *Antagonismus gegen die Erregung bei Mäusen.*
(Nach Malorny, 1955)

Antagonist	ED_{50} mg/kg gegen 10 mg/kg Morphin	relative Wirksamkeit Nalorphin = 1	Antagonist zu Morphin
Nalorphin . .	0,095	1	1/100
Levallorphan.	0,049	1,9	1/200
N-Propargyl 3-oxymorphinan	0,058	1,6	1/170
	geg. 2 mg/kg Levorphan		
Nalorphin . .	0,21	1	1/10
Levallorphan.	0,06	3,5	1/33
N-Propargyl-3-oxymorphinan	0,1	2,1	1/20

Das N-Allylnorpethidin wurde von Fromherz u. Mitarb. (1953) gegenüber Morphin oder Pethidin ohne antagonistische Wirkung gefunden. Costa u. Mitarb. (1955) sahen ebenfalls keine antagonistische Wirkung gegenüber der analgetischen Wirkung der mo.ä. V. Die von diesen Autoren angegebene antago-nistische Wirkung gegenüber der Atemhemmung ist wohl auf eine unspezifische zentrale Erregung der nötigen hohen Dosen zurückzuführen.

Die genannten Verbindungen vermögen außer der Atemdepression auch alle anderen *spezifischen* Wirkungen sämtlicher mo.ä. V. antagonistisch zu beein-flussen. So wurde ein Antagonismus gefunden gegen: Analgesie, Depression der Atmung, Erregung an Katze und Maus, Tonussteigerung bzw. Peristaltiklähmung am Darm, Antidiurese, Blutzuckererhöhung (s. Tab. 57), außerdem gegen die Mäuseschwanzreaktion (Fromherz u. Mitarb. 1952, Malorny 1955, Flaskamp 1956), die Temperatursenkung (Smith u. Mitarb. 1954, Flaskamp 1956), die Wirkung auf die Pupille (Smith u. Mitarb. 1951, den Hustenreflex (Green u. Mitarb. 1955), das Erbrechen beim Hund (Unna 1943).

Bezüglich der *Toxicität* sind die Befunde nicht ganz einheitlich. Fromherz u. Mitarb. (1952) fanden an Kaninchen und Maus, Coppanyi u. Mitarb. (1953) an Maus und Ratte und Gruber (1954a) an Mäusen keinen Antagonismus gegen tödliche Krampfdosen des Morphin. Dagegen sah Unna (1943) an Mäusen nach 250 mg/kg Nalorphin eine Erhöhung der DL 50 des Morphin von 660 mg/kg auf 880 mg/kg und bei dreimaliger Gabe von 100 mg/kg Nalorphin 15, 45 und 105 min nach 800 mg/kg Morphin eine Erniedrigung der Mortalität von 88% auf 28%. Nach Radoff u. Mitarb. (1952) wird die Mortalität von Mäusen, welche die DL 50 von Pethidin (190 mg/kg s.c.) erhalten hatten, auf 7—8% gesenkt, wenn 10—20 mg/kg Nalorphin 1 min nach dem Pethidin gegeben wurden; 5 min später war jedoch keine antagonistische Wirkung mehr zu erzielen. Levallorphan setzt bei einer Dosis von 50 mg/kg bei Mäusen die Toxicität des Morphin herab; bei höherer Dosierung addiert sich seine toxische Eigenwirkung zu derjenigen des Morphins (Gruber 1955). Nach Huggins u. Mitarb. (1951) schützt Nalorphin Hunde in Barbitalnarkose gegen den Tod durch Atemlähmung nach Dilaudid,

Metopon und Methadon, aber nicht nach Pethidin. 100 mg/kg Nalorphin senken in Mäusen die akute Toxicität von Morphin, nor-Morphin und nor-Codein, nicht aber von Codein, Pethidin und nor-Pethidin (MILLER und ANDERSON 1954). Prämedikation mit 4,5 mg/kg Thiambuten verstärkt an Hunden die Pentobarbitonnarkose; durch 0,45 mg/kg Nalorphin kann die Narkose sofort unterbrochen werden (OWEN 1955). Nach SMITH u. Mitarb. (1951) schützen 10 mg/kg Nalorphin Mäuse und Ratten gegen sonst tödliche Dosen von Methadon, Isomethadon, Acetylmethadol und Phenadoxon. Die bei subletalen Morphindosen bei Affen

Tabelle 57. *Verhältnisse von Antagonist/Agonist*

Agonist	Antagonisten		Mensch/Tier	Autor
	Nalorphin	Levallorphan		
Analgesie[1]				
Morphin	5/1		Maus	UNNA (1943)
Morphin	5/3		Ratte	SMITH u. Mitarb. (1951)
Morphin	1/8		Ratte	WINTER u. Mitarb. (1954)
Morphin		1/60	Ratte	FROMHERZ u. Mitarb. (1952)
Morphin	1/25		Ratte	GREEN u. Mitarb. (1954)
Morphin		1/5	Ratte	COSTA u. Mitarb. (1955)
5-Methyl-desoxymorphin	1/4		Ratte	ORAHOVATS u. Mitarb. (1955)
5-Methyl-desoxymorphin	1/3		Hund	ORAHOVATS u. Mitarb. (1955)
Dilaudid	2/1		Ratte	WINTER u. Mitarb. (1954)
Codein	1/64		Ratte	WINTER u. Mitarb. (1954)
Levorphan		1/5	Ratte	FROMHERZ u. Mitarb. (1952)
Levorphan	1/1		Ratte	WINTER u. Mitarb. (1954)
Levorphan	1/1		Ratte	COSTA u. Mitarb. (1955)
Methadon	5/1		Ratte	SMITH u. Mitarb. (1951)
Isomethadon	5/1		Ratte	SMITH u. Mitarb. (1951)
Isomethadon	1/2		Ratte	WINTER u. Mitarb. (1954)
Phenadoxon	5/1		Ratte	SMITH u. Mitarb. (1951)
Acetylmethadol	5/1		Ratte	SMITH u. Mitarb. (1951)
Pethidin	1/50		Ratte	WINTER u. Mitarb. (1954)
Pethidin	1/25		Hund	WINTER u. Mitarb. (1954)
Pethidin	1/5	1/30	Ratte	COSTA u. Mitarb. (1955)
Alphaprodin	1/3		Ratte	WINTER u. Mitarb. (1954)
Alphaprodin	1/8	1/30	Ratte	COSTA u. Mitarb. (1955)
Morpholinoäthyl-norpethidin	1/25		Ratte	GREEN u. Mitarb. (1956)
Thiambuten	1/3		Ratte	WINTER u. Mitarb. (1954)
Methadon	4/1		Maus	RADOUKO-THOMAS (1957)
Atmung[2]				
Morphin	1/1		Hund	UNNA (1943)
Morphin	1/5	1/6,7	Ratte	COSTA u. Mitarb. (1955)
Morphin		1/150	Kaninchen	FROMHERZ u. Mitarb. (1952)
Dilaudid	1/2		Mensch	CHASE u. Mitarb. (1952)
Levorphan		1/150	Katze	FROMHERZ u. Mitarb. (1952)
Levorphan	1/1	1/5	Ratte	COSTA u. Mitarb. (1955)
Levorphan	1/5		Mensch	THOMAS u. Mitarb. (1955)
l-Methadon	1/1,2	1/2	Ratte	COSTA u. Mitarb. (1955)
Pethidin	1/5	1/30	Ratte	COSTA u. Mitarb. (1955)
Morpholinoäthyl-norpethidin	1/30		Ratte	GREEN u. Mitarb. (1956)
Alphaprodin	1/7,5	1/20	Ratte	COSTA u. Mitarb. (1955)
Methadon	1/1,2		Maus	RADOUKO-THOMAS (1957)

[1] Ohne Angaben über das gegenseitige Verhältnis: Levallorphan gegen Levorphan BENSON u. Mitarb. 1952). Nalorphin gegen Morphin, Methadon und Pethidin (COPPANYI u. Mitarb. 1953).

[2] Ohne Angaben über das gegenseitige Verhältnis: Nalorphin gegen Codein, Dilaudid, Metopon und Methadon (HUGGINS u. Mitarb. 1951). Nalorphin gegen Morphin und Pethidin im Hund (SMITH u. Mitarb. 1951).

Tabelle 57 (Fortsetzung)

| Agonist | Antagonisten | | Tier | Autor |
	Nalorphin	Levallorphan		
		Hustenreflex		
Morphin	1/3		Katze	GREEN u. Mitarb. (1955)
Methadon	1/1		Katze	GREEN u. Mitarb. (1955)
		Zentrale Erregung		
Morphin	1/2		Katze	WINTER u. Mitarb. (1954)
Morphin	1/1		Katze	WIKLER u. Mitarb. (1952)
Levorphan		1/8	Katze	MALORNY (1955)
Morpholinoäthyl-norpethidin	1/5		Katze	GREEN u. Mitarb. (1956)
Morphin (ED 50)	1/100	1/200	Maus	MALORNY (1955)
Levorphan (ED 50) . . .	1/10	1/33	Maus	MALORNY (1955)
Morphin	1/5		Maus	FLASKAMP (1956)
DL-Methadon	1/4		Maus	FLASKAMP (1956)
L-Methadon	1/2		Maus	FLASKAMP (1956)
D-Methadon	1/8		Maus	FLASKAMP (1956)
L-Isomethadon	1/2,5		Maus	FLASKAMP (1956)
D-Isomethadon	1/8		Maus	FLASKAMP (1956)
		Mäuseschwanzreaktion [1]		
Morphin	1/7			FLASKAMP (1956)
		Peristaltiklähmung [2] Meerschweinchendarm		
Morphin	1/10		isoliert	SCHAUMANN (1953c)
Morpholinoäthyl-norpethidin		1/10—20	isoliert	GREEN u. Mitarb. (1956)
Levorphan		1/5	in situ	FROMHERZ u. Mitarb. (1952)
		Antidiurese		
Morphin	1/2		Ratte	WINTER u. Mitarb. (1954b)
Methadon	1/1,3		Ratte	FLASKAMP (1956)
Morphin	1/0,4		Ratte	SCHNIEDEN u. Mitarb. (1955)
		Blutzucker		
Morphin	1/1		Kaninch.	ZAUDER (1952)
Morphin	1/2		Kaninch.	KEITH u. Mitarb. (1955)
Dilaudid	1/1		Kaninch.	KEITH u. Mitarb. (1955)
Racemorphan	1/2		Kaninch.	KEITH u. Mitarb. (1955)
Alphaprodin	1/2		Kaninch.	KEITH u. Mitarb. (1955)
Methadon	1/20		Kaninch.	FLASKAMP (1956)
Levorphan	1/1		Hund	PITTINGER u. Mitarb. (1955)

[1] Ohne Angaben über das gegenseitige Verhältnis: Nalorphin gegen Morphin: FROMHERZ u. Mitarb. (1952), MALORNY (1955).

[2] *Tonuserhöhung* am Hund (GRUBER 1953): Nalorphin gegen Morphin, Levorphan, Dilaudid, Metopon, Methadon, Pethidin, Alphaprodin.

auftretenden neurologischen Schäden werden nach SEEVERS u. Mitarb. (1933) durch Nalorphin verhindert.

Nach PAYNE (1954) werden am Menschen die Nebenwirkungen therapeutischer Morphindosen (Schläfrigkeit, Nausea, Erbrechen, Schwindel, Schweißausbruch) durch Nalorphin nicht verhindert, sondern eher verlängert. Auch LASAGNA und BEECHER (1954) fanden keine Verminderung der Nebenwirkungen des Morphin bei Kombination von 2—10 mg Nalorphin mit 5—15 mg Morphin, aber auch keinen Einfluß auf die analgetische oder atmungshemmende Wirkung des Morphin. Die gleichen Erfahrungen machten ECKENHOFF u. Mitarb. (1955)

auch mit Levallorphan, das für sich allein depressiv auf die Atmung wirkt; bei Verhältnissen von 1:1—1:10 war kein Antagonismus gegen die Atemdepression durch therapeutische Dosen von Levorphan festzustellen. LANDMESSER u. Mitarb. (1953) geben allerdings an, daß bei Patienten in Stickoxydulnarkose, die 30—80 mg Morphin erhalten hatten, 5 mg Nalorphin i.v. binnen 30 sec zunächst für einige Minuten zu einer Atmungssteigerung über die Norm und anschließend zu normalen Atemgrößen führen. Der erhöhte CO_2-Gehalt des Blutes sinkt dabei auf normale Werte.

Dagegen liegt eine größere Reihe von übereinstimmenden klinischen Beobachtungen darüber vor, daß Nalorphin die Atemstörungen bei *toxischen* Gaben von Morphin, Levorphan, Methadon oder Pethidin beseitigen kann. Die vorgeschlagene Einzeldosis beträgt 10 mg i.v., die Wirkungsdauer $^1/_2$—3 Std. (CHASE u. Mitarb. 1952, ECKENHOFF u. Mitarb. 1952, FRASER u. Mitarb. 1952, BORNSTEIN u. Mitarb. 1953, PATERSON u. Mitarb. 1954, GROSS u. Mitarb. 1954, sowie Übersichtsreferate: LENDLE 1953, UNTERHARNSCHEIDT 1955).

Für das sonderbare Ergebnis, daß im Tierversuch sowie bei toxischen Dosen auch am Menschen ein Antagonismus des Nalorphin gegenüber der atemdepressiven Wirkung des Morphin gefunden wurde, während bei therapeutischer Dosierung des Morphin von einigen Autoren dieser Antagonismus des Nalorphin vermißt wird oder sogar ein Synergismus gefunden wurde (ECKENHOFF und FUNDERBURG 1954, KEATS und MITHOEFER 1955, HUGGINS und MOYER 1955, HOUDE und WALLENSTEIN 1956), konnten WENDEL und LAMBERTSEN (1957) eine elegante mathematisch fundierte Erklärung geben. Die Autoren verglichen an gesunden Versuchspersonen die Wirkung von 10 mg Morphin allein, 10 mg Nalorphin allein und der Kombination von 10 mg Morphin mit 10 mg Nalorphin auf das Atemvolumen bei verschiedenen CO_2-Konzentrationen in der Atemluft. Sie konnten in diesen Versuchen die Angaben über die wechselnde Wirkung des Nalorphin gegenüber der Atemdepression des Morphin bestätigen. Bei einigen Versuchspersonen war ein Antagonismus, bei anderen dagegen ein Synergismus zu beobachten; im Mittel ergab sich kein signifikanter Unterschied zwischen der Wirkung von Morphin allein und derjenigen der Kombination. Nalorphin hatte für sich allein ebenfalls eine depressive Wirkung auf die Atmung, die aber mit etwa 60% der Morphinwirkung signifikant geringer war als diejenige des Morphin. Die mathematisch-statistische Auswertung der Versuchsergebnisse führte zu folgenden Ergebnissen: Bei der Kombination gleicher Dosen werden 76% der Morphinwirkung durch 88% der Nalorphinwirkung und gleichzeitig 12% der Nalorphinwirkung durch 24% der Morphinwirkung ersetzt. Dies weist nach den Autoren darauf hin, daß das Nalorphin mit Morphin auf äquimolarer Basis konkurriert, während die Konkurrenz des Morphin gegenüber Nalorphin im Verhältnis 2:1 erfolgt. Der Endeffekt der Kombination ist einerseits abhängig vom Wirkungsverhältnis Nalorphin/Morphin, das bei den einzelnen Versuchspersonen wechselt, andererseits von der Stärke der Atemdepression durch Morphin allein. Die Autoren leiten eine verallgemeinerte Form der Gleichung für die "competitive inhibition" ab, die auch für solche Fälle anwendbar ist, in denen der Konkurrent nicht unwirksam, sondern qualitativ gleich, aber quantitativ schwächer wirksam ist. Mit dieser Gleichung weisen sie auf Grund der experimentellen Daten nach, daß eine Atemdepression durch Morphin um 40% ein kritischer Wert ist, oberhalb dessen Nalorphin antagonistisch und unterhalb dessen es synergistisch wirkt.

Bezüglich des Antagonismus gegen den *Blutzuckeranstieg* sollen noch Versuche von FLASKAMP (1956) erwähnt werden. Hier bewirkte am Kaninchen 0,15 mg/kg Nalorphin nicht nur die Aufhebung der Blutzuckersteigerung nach 3 mg/kg Methadon, sondern eine Tendenz zu einer Hypoglykämie, die in einigen Ver-

suchen ein beträchtliches Ausmaß (bis zu 40%) erreichte. Eine ähnliche Hypoglykämie beobachtete der Autor auch im Gewöhnungsversuch, wo vom 16. Tag
der chronischen Gaben von 3 mg/kg Methadon an die Hyperglykämie in eine
langdauernde Hypoglykämie überging. Ähnliche Beobachtungen machten auch
VAN DER HEUVEL-HEYMANS (1950), sowie CHOU und CHIU (1943) mit Morphin
nach Aufhebung der blutzuckersteigernden Wirkung des Morphin durch Exstirpation der Nebennieren (s. auch S. 76).

Auch die starke Senkung der *Körpertemperatur* bei Mäusen durch 50 mg/kg
Phenadoxon wird durch 10 mg/kg Nalorphin völlig aufgehoben, ebenso durch
7 mg/kg Nalorphin die überadditive temperatursenkende Wirkung einer Kombination von 50 mg/kg Pyramidon mit 10 mg/kg Phenadoxon (FLASKAMP 1956).

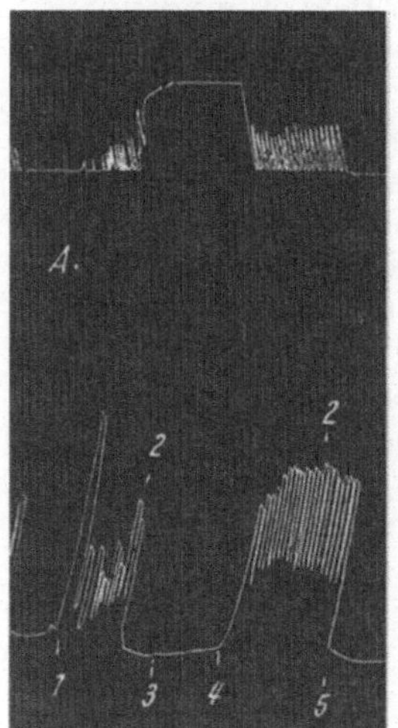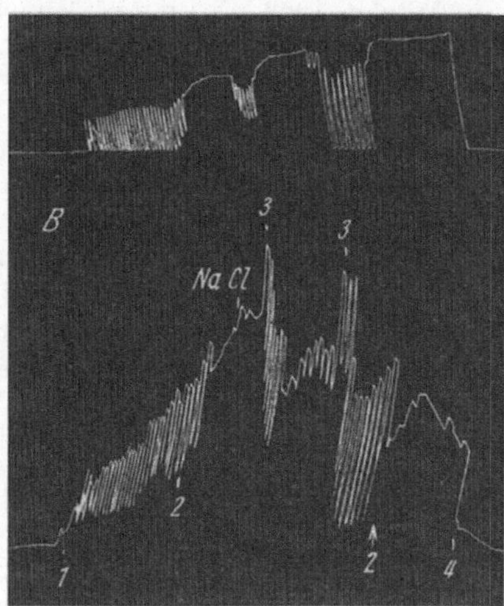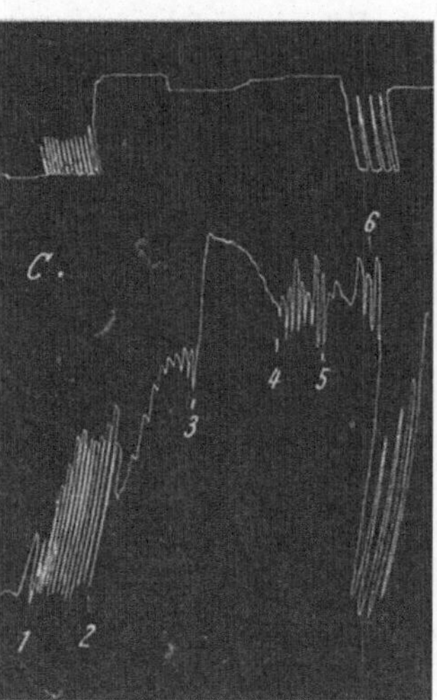

Abb. 12.   Isolierter Meerschweinchendarm. Versuchsanordnung nach TRENDELENBURG. Badinhalt 30 ml.
Obere Kurve: Volumschreibung. Untere Kurve: Längsmuskelschreibung. A. 1. Innendruck 1,5 cm H$_2$O. 2. 1 γ
Levorphan. 3. 5 γ Dextralorphan. 4. 0,3 γ Levallorphan. 5. Innendruck 0 cm. — B. 1. Innendruck 1,5 cm H$_2$O.
2. 350 γ Dextrorphan. 3. 3 γ Dextralorphan. 4. Innendruck 0 cm. — C 1. Innendruck 1,5 cm H$_2$O. 2. 350 γ
Dextrorphan. 3. 1 γ Levallorphan. 4. 3 γ Levallorphan. 5. 5 γ Levallorphan. 6. 3 γ Dextrallorphan

Am Kreislauf fanden KEMPE (1954) sowie HUGGINS u. Mitarb. (1951) keinen
Antagonismus gegen die Blutdrucksenkung nach Morphin, wohl aber SMITH
u. Mitarb. (1951) gegen die Bradykardie am Hund. Zu vermerken wäre noch,
daß am Menschen der nach 10 mg Morphin i.v. um 30—50 mm H$_2$O ansteigende
Liquordruck durch 10 mg Nalorphin i.v. um 20—40 mm H$_2$O gesenkt wird,
während Nalorphin allein zu einer Drucksteigerung führt (KEATS 1954).

Nalorphin verhindert beim Menschen die „Euphorie" nach Morphin (bezüglich
des Inhaltes, den die Autoren des Public Health Hospital in Lexington dem
Begriff „Euphorie" geben, vgl. die Definition von ISBELL, S. 232). 15 mg Nalorphin rufen nach chronischen Gaben von Morphin, Diamorphin oder Methadon
akute Abstinenzerscheinungen hervor, die nach 40—60 min ihr Maximum
erreichen und nach weiteren 60 min wieder abklingen (WIKLER u. Mitarb. 1953).

Nach ACHOR und GEILING (1953, 1956) beschleunigt Nalorphin bei Mäusen die
Ausscheidung von Morphin, was die Autoren auf die Aufhebung der Diuresehemmung zurückführen. (Es könnte aber auch damit zusammenhängen, daß
durch Nalorphin das Morphin aus spezifischen Bindungen verdrängt wird.)

Die Abschwächung des Flexor- und gekreuzten Extensorreflexes am Spinalhund läßt sich mit Nalorphin aufheben (WIKLER u. Mitarb. 1952). Die Beobach-

tung von MILLER u. Mitarb. (1954), daß Nalorphin die Morphinaufnahme durch Hirnschnitte nicht vermindert, spricht wohl kaum gegen den Mechanismus einer Konkurrenzhemmung, da die relativ geringe Konzentration in der Gesamtsubstanz des ZNS auf die Konzentration an den spezifischen Angriffspunkten keinen Schluß zuläßt.

Bemerkenswert ist noch, daß das rechtsdrehende Isomere des Levallorphan am isolierten Meerschweinchendarm gegenüber der Peristaltiklähmung durch Levorphan unwirksam ist, während das Levallorphan die andersartige Darmwirkung des Dextrorphan nicht beeinflußt und hier das rechtsdrehende Isomere des Levallorphan antagonistisch wirkt (SCHAUMANN 1953c) (Abb. 12).

ORAHOVATS u. Mitarb. (1953) injizierten Ratten täglich 8 mg/kg Morphin allein bzw. eine Kombination von 8 mg/kg Morphin mit 0,25 mg/kg Nalorphin. Nach 3 Wochen wirkte bei den mit der Kombination behandelten Tieren Morphin allein stärker analgetisch als bei den nur mit Morphin behandelten Tieren. Bei letzteren war dagegen der antagonistische Effekt einer Nalorphininjektion besonders ausgeprägt. Die Autoren zogen daraus den Schluß, daß durch Nalorphin die Toleranz verzögert wird und daß bei eingetretener Toleranz sein Antagonismus besonders stark ist.

Eigenwirkungen des Nalorphin

Nach UNNA (1943) führen 10—20 mg/kg Nalorphin am Hund weder zu Analgesie noch zu Depression der Atmung; nach 30 min trat mitunter Defäkation ein. WINTER u. Mitarb. (1954a) fanden Dosen bis 30 mg/kg bei Hunden und bis 64 mg/kg bei Ratten ohne analgetische Wirkung. Auch SMITH u. Mitarb. (1951) sowie ORAHOVATS u. Mitarb. (1954) fanden Nalorphin analgetisch unwirksam; das gleiche gilt auch für das *Levallorphan* (BENSON u. Mitarb. 1952). Die Angaben von HART u. Mitarb. (1944), daß Nalorphin analgetisch mindestens so wirksam wäre wie Morphin, sind kaum überzeugend; die von den Autoren gefundene Erhöhung der Reaktionszeit von Ratten nach der Methode von D'AMOUR und SMITH von 5,2 ±1,2 sec auf 6,9 ±1,9 sec kann wohl kaum als signifikante Wirkung gewertet werden. Allerdings geben LASAGNA und BEECHER (1954) an, daß an Patienten mit postoperativen Schmerzen zwar 5 mg Nalorphin unwirksam sind, aber 10—15 mg deutlich analgetisch wirken, wobei jedoch die Nebenwirkungen stärker sind als bei gleichen Morphindosen. Diese bestehen nach HUGGINS und MOYER (1955) in Miosis, Schwitzen, sedativer Wirkung und optischen Haluzinationen, welch letztere so unangenehm empfunden werden, daß die Patienten die weitere Behandlung ablehnen. KEATS und TELFORD (1956) fanden klinisch das Nalorphin analgetisch mindestens ebenso wirksam wie Morphin, wiesen aber auch auf Nebenwirkungen hin.[1] WENDEL und LAMBERTSEN (1957) konnten an gesunden Versuchspersonen nachweisen, daß Nalorphin auch zu einer Depression der Atmung führt, die bei gleicher Dosierung (10 mg) 60% derjenigen des Morphin betrug.

An Katzen führen 5 mg/kg Nalorphin zu keiner Erregung (HART u. Mitarb. 1944, WIKLER u. Mitarb. 1952). Nach GRUBER (1954b) wird die Secobarbitalnarkose durch Nalorphin verlängert, während BOYD u. Mitarb. (1954) von Nalorphin in dem weiten Dosierungsbereich von 0,1—200 mg/kg bei Ratten keinen Einfluß auf die Narkosedauer oder Mortalität nach 50 mg/kg Pentobarbital sahen. Dagegen gibt PAYNE (1954) an, daß bei Versuchspersonen die Schläfrigkeit nach Morphin durch Nalorphin eher verstärkt wird. Nach WIKLER u. Mitarb. (1953) verursachen 5—15 mg Nalorphin bei entwöhnten, ehemals Süchtigen z. T. Schläfrigkeit und Entspannung, z. T. unangenehme Tagträume und visuelle

---

[1] Anm. b. d. Korrektur: s. a. KEATS und TELFORD (1957).

Halluzinationen, gelegentlich auch Nausea, sowie Unsicherheit im Gehen und Stehen. 15 mg führen regelmäßig zu Miosis, Bradykardie, leichter Blutdruckerhöhung, Temperatursenkung und deutlichem Anstieg der Eosinophilen; 30—75 mg haben eine ausgesprochene dysphorische Wirkung.

Nach VIVANTE u. Mitarb. (1954) steigern 30 mg/kg Nalorphin bei Hunden auch die durch Pentobarbital oder Chloralose/Urethan verminderte Atmung. Diese Wirkung wird durch Carotis-Sinus-Entnervung, Vagotomie oder Dezerebrierung nicht verhindert. Die Autoren schließen daraus, daß Nalorphin direkt auf das Atemzentrum wirkt und die Annahme eines spezifischen Antagonismus gegen Morphin nicht nötig wäre. Zu dem gleichen Ergebnis und der gleichen Schlußfolgerung kommen auch BELFORD u. Mitarb. (1954). Demgegenüber wiesen TENNEY u. Mitarb. (1953) darauf hin, daß am Menschen Nalorphin allein eher depressiv auf die Atmung wirkt und sein Antagonismus gegen Morphin daher nicht auf einer direkten Erregung des Atemzentrums beruhen könnte. Für die Spezifität der antagonistischen Wirkung des Nalorphin gegen die Atemhemmung durch die mo.ä. V. spricht ja auch, daß eine ganze Reihe anderer ihrer spezifischen Wirkungen antagonisiert wird.

Für das Levallorphan haben MILLER u. Mitarb. (1955) am Kaninchen gezeigt, daß seine Eigenwirkung auf die Atmung wie beim Morphin von der Dosierung abhängt: 1 mg/kg i.v. bewirkt eine geringe Depression der Atmung für etwa 30 min, die bei einer Dosis von 4 mg/kg von einer zweiten depressiven Phase von mehr als dreistündiger Dauer gefolgt wird; bei 10 mg/kg tritt zunächst eine starke Erhöhung des Atemvolumens auf fast 300% der Norm ein, die nach etwa 60 min in eine Verminderung um etwa 30% übergeht. Auf dieser Dosis- und zeitgebundenen Wirkung des Levallorphans, die auch für das Nalorphin gelten dürfte, erklären sich vielleicht manche Widersprüche; der antagonistische oder unter Umständen auch synergistische Effekt hängt stark von der Dosis des Agonisten, dem gegenseitigen Dosierungsverhältnis und dem Zeitpunkt sowohl der Gabe des Antagonisten, als auch der Beobachtung ab. Das besondere des Prinzips der "competitiv inhibition" besteht hier darin, daß die stärker wirksame Verbindung durch eine zwar ebenfalls, aber wesentlich schwächer wirksame infolge deren größerer Affinität verdrängt wird (MILLER u. Mitarb. 1955, Wendel u. Lambertsen 1957) was ALBERT (1951) als "therapeutic interference" bezeichnet hat. Auf dem gleichen Mechanismus beruhen auch die Beobachtungen von SLOMKA u. Mitarb. (1952), daß das analgetisch unwirksame Dextrorphan die analgetische Wirkung von Levorphan und Morphin abschwächt, ferner die antianalgetische Wirkung des D-Isopolamidon (DENTON und BEECHER 1949) oder des α-Isomethadol (SMITH und LEHMAN 1953) und der Antagonismus von Dextrorphan gegen die peristaltiklähmende Wirkung des Levorphan (SCHAUMANN u. Mitarb. 1952).

AXELROD und COCHIN (1956) konnten schließlich feststellen, daß Nalorphin die enzymatische Demethylierung der mo.ä. V. in der Leber hemmt.

Eine zusammenfassende Übersicht über die Pharmakologie des Nalorphin gibt WOODS (1956).

Synergismus — Antagonismus
(Narkotica, Phenothiazine)

Über den Synergismus zwischen mo.ä. V. und Allgemeinnarkoticis, der vor allem ein Spezialgebiet der Anaesthesiologie ist, sollen nur einige Beispiele aus experimentellen Arbeiten gebracht werden. Bei Ratten ist die Wirkung einer Prämedikation mit Morphin auf den Verlauf einer Narkose mit Distickstoffoxyd recht gering. Erst eine Dosis von 25 mg/kg Morphin verkürzt bei Ratten in 70% der Versuche bei 95% N_2O und 5% O_2 die Induktionsperiode und verlängert die Narkose bei Übergang auf 85% N_2O und 15% O_2 von 3 min auf 15 min, wobei aber die Atmung bereits auf 60—40% der Norm herabgesetzt wird (BARLOW und STORMONT 1932). Wesentlich günstiger sind die Ergebnisse beim Hund. Hier führen nach MADELUNG (1910) bei einer Prämedikation von 5 mg/kg Morphin und 1 mg/kg Scopolamin bereits 80% N_2O und 20% O_2 zu tiefer Narkose; auch bei Äthernarkose wird durch 10 mg/kg Morphin und 10 mg/kg Scopolamin beim Kaninchen die zu tiefer Narkose nötige Konzentration auf die Hälfte herabgesetzt. Nach BRAGA (1937) haben am Hund Luminal und Morphin eine überadditive Wirkung; mit 3 mg/kg Morphin und 35 mg/kg Luminal kann eine tiefe Narkose ohne Beeinträchtigung der Funktion des vegetativen Nervensystems erzielt werden.

Der zur Vollnarkose nötige Blutspiegel von Cyclopropan kann beim Hund durch 5 mg/kg Morphin um 40—64% gesenkt werden, ohne daß gleichzeitig auch die zur Atemlähmung führende Konzentration des Cyclopropan im Blut gesenkt wird (ROBBINS u. Mitarb. 1939). 4,5 mg/kg Thiambuten verstärken und verlängern am Hund die narkotische Wirkung von Pentobarbiton; daß hier eine spezifische Wirkung des Thiambuten vorliegt, geht daraus hervor, daß die Narkose durch 0,45 mg/kg i.v. des spezifisch antagonistisch wirkenden Nalorphin sofort unterbrochen werden kann (OWEN 1955).

Beim Menschen konnte TURPEINEN (1944) nachweisen, daß bei chirurgischer Narkose die Ätherkonzentration im Blut bei Prämedikation mit 10—12 mg Morphin plus 0,15 mg Atropin um 25% und bei Prämedikation mit 20 mg Morphin plus 0,6 mg Scopolamin um 50% niedriger ist als ohne Prämedikation. Bemerkenswert ist noch, daß nach A. HOFMANN (1950) bei einer Prämedikation von 100 mg Pethidin i.v. bei einer Evipannarkose nicht nur 25% Evipan eingespart werden können, sondern daß auch wechselseitig die Nebenwirkungen (Excitation, Hustenreiz, Tremor, Singultus) verhindert werden.

An Ratten ergibt die Kombination von Methadon mit α-Methadol oder α-Acetylmethadol eine additive analgetische Wirkung, während bei der Kombination von Methadon mit Morphin oder Isomethadon die analgetische Wirkung nicht über diejenige der für sich allein stärker wirkenden Komponente hinausgeht (SMITH und LEHMAN 1953). Die Kombination von Codein mit Acetylsalicylsäure ergibt nur einen additiven Effekt (BONNYCASTLE u. Mitarb. 1950). Der von STRAUB (1912) behauptete potenzierende Effekt des Narkotin auf die „narkotische" Wirkung und die Toxicität des Morphin konnte von Nachuntersuchern (MEISSNER 1913, 1914, KIESSIG 1940) nicht bestätigt werden. Nur MÖHRKE (1921) fand an 3 Versuchspersonen eine Erhöhung der Schmerzreizschwelle (elektrischer Reiz) nach Morphin durch das für sich unwirksame Narkotin um 400—700%. KIESSIG (1940) konnte mit der Methode der Zahnpulpareizung am Hund diese Potenzierung der analgetischen Morphinwirkung nicht finden; auch die Erhöhung der Toxicität des Morphin durch Narkotin an der Maus ist nach seinen Versuchen nur ein additiver Effekt.

Nach COURVOISIER u. Mitarb. (1953) verstärkt Chlorpromazin im Analgesietest nach HESSE (1930) an Mäusen beträchtlich die analgetische Wirkung von Morphin und Pethidin (Tab. 58). (Auffallend sind hier allerdings die hohen Dosen von Morphin bzw. Pethidin, die für sich allein zur Erzielung einer Analgesie benötigt wurden.) Auch WIRTH (1954) fand, daß durch Chlorpromazin die analgetischen Grenzdosen von Morphin, Racemorphan (Citarin EWZ.) und Pethidin auf $^1/_2$—$^1/_3$ gesenkt werden. Diese Ergebnisse traten an Testmethoden mit mechanischem oder elektrischem Schmerzreiz deutlicher hervor als bei den Methoden mit strahlender Wärme. Die Toxicität der Analgetica wurde dabei nicht erhöht, wohl aber die depressive Wirkung auf die Atmung. KOPERA u. Mitarb. (1954) sahen dagegen zwischen Morphin und Chlorpromazin bezüglich der analgetischen Wirkung nur einen additiven Effekt; bei der Kombination von Promethazin mit Morphin oder Pethidin war die Wirkung sogar unteradditiv.

Bei Mäusen und Kaninchen kann $^1/_8$—$^1/_4$ der Dosis letalis von Barbituraten die Krämpfe nach sonst tödlichen Pethidindosen und damit den Tod verhindern. Umgekehrt verstärkt Pethidin die Atemdepression nach $^3/_4$ der letalen Dosis von Barbituraten. Das antiepileptisch wirksame Diphenylhydantoin ist gegenüber den Pethidinkrämpfen wirkungslos (WAY 1946). Andererseits wird an der Maus die Krampfwirkung des Pikrotoxin (PULEWKA 1927) und am Kaninchen diejenige des Cocain (EICHHOLTZ 1936) durch Morphin gesteigert. Die normalerweise 7,5 mg/kg betragende Krampfdosis des Cocain wird durch 5 mg/kg Morphin auf 5,9 mg/kg und durch 10 mg/kg Morphin auf 2,9 mg/kg gesenkt; in dieser Beziehung entsprechen 5 mg/kg Morphin: 0,6 mg Diamorphin oder Hydromorphon, 5 mg Acedicon, 2,5 mg Hydrocodon, 1,5 mg Oxycodon, 15 mg Codein und 20 mg Dionin.

Über die synergistische Wirkung des Morphin (CAHEN 1935) bzw. Methadon (FLASKAMP 1956) mit Antipyretica bezüglich der temperatursenkenden Wirkung wurde bereits auf S. 87 kurz berichtet. Auch bei der künstlichen Hypothermie spielt eine synergistische Wirkung des Pethidin zu den Phenothiazinen eine nicht zu unterschätzende Rolle.

Tabelle 58. *Verstärkung der analgetischen Wirkung durch Chlorpromazin*
(Nach COURVOISIER 1953)

Analgeticum mg/kg	Chlorpromazin mg/kg	Prozent der analgetischen Tiere
Morphin		
100	0	95
50	0	60
20	0	35
10	0	25
5	0	0
5	20	99
5	15	90
5	10	70
5	5	45
Pethidin		
150	0	60
100	0	40
50	0	15
50	20	100
50	10	90
50	5	85
50	1	50

Cholinerge Verbindungen (Prostigmin)

SLAUGHTER und MUNSELL (1939, 1940) berichteten über eine Verstärkung der analgetischen Wirkung des Morphin durch Prostigmin. In ihren nach der Methode von EDDY an der Katze durchgeführten Versuchen erhöhte 1 mg/kg Morphin die Reizschwelle um 82%, 0,5 mg/kg Morphin um 23% und die Kombination von 0,5 mg/kg Morphin mit 0,085 mg/kg Prostigmin um 97%. Diese Beobachtung wurde in eingehenden Versuchen von KOMLÓS u. Mitarb. (1950) im Wärmetest bestätigt. Die auf Tab. 59 wiedergegebenen Resultate zeigen, daß bereits 0,001 mg/kg Prostigmin zu einer signifikanten Erhöhung der Reizschwelle gegenüber den Versuchen mit Morphin allein führt, die bei 0,1 mg/kg Prostigmin etwa 100% erreicht.

Auch die Toxicität des Morphin geht bei 0,013 mg/kg Prostigmin um das 1,6fache und bei 0,041 mg/kg Prostigmin um das 2,9fache über eine additive Wirkung hinaus. Auf die atmungshemmende Wirkung von Morphin ist 0,01 mg/kg Prostigmin noch ohne Einfluß; erst 0,1 mg/kg Prostigmin erhöht sie um etwa 80%. FROMMEL u. Mitarb. (1951) fanden an Meerschweinchen eine Verlängerung der analgetischen Wirkung von 20 mg/kg Morphin bzw. 4 mg/kg Hydromorphon durch 90,1 mg/kg Prostigmin um das 2—3fache. FUJIMURA u. Mitarb. (1952) sahen dagegen zwar durch 0,1 mg/kg Eserin oder 100 mg/kg des quarternären

Homologen von Procain an Mäusen eine geringe Verstärkung der analgetischen Wirkung von 5 mg/kg Morphin, dagegen keine synergistische Wirkung bei Prostigmin, einem quarternären Derivat des Antergan und verschiedenen cholinesterasehemmenden Farbstoffen. Auch DE JONGH (1954) fand im Analgesietest am Meerschweinchen zwar eine Erhöhung der Schmerzschwelle durch 0,025 mg Prostigmin allein, dagegen in Kombination mit Morphin nicht einmal einen additiven Effekt. Dies bestätigt die Erfahrungen von CHRISTENSEN und ROSS (1948) am Menschen mit dem Wolff-Hardy-Test. Sie fanden ebenfalls durch 0,5 mg Prostigmin allein eine Erhöhung der Schmerzschwelle und in Kombination mit Morphin, Pethidin oder Methadon eine Verstärkung der analgetischen Wirkung, die aber geringer als ein additiver Effekt war.

Nach WRAMNER (1945) wird die Mäuseschwanzreaktion durch Prostigmin und Eserin verstärkt, während sie nach KEIL und KLUGE (1933) durch Scopolamin abgeschwächt bis aufgehoben wird.

Am Menschen konnte ANDREWS (1942) mit dem Wolff-Hardy-Test keine Verstärkung der analgetischen Wirkung des Morphin durch Prostigmin feststellen. Diese Versuche wurden von FLODMARK u. Mitarb. (1945) an 10 Versuchspersonen nachgeprüft; die Verfasser fanden nach 1 mg/kg Prostigmin allein eine Erhöhung der Reizschwelle um etwa 20%, nach 8 mg Morphin um 15% und bei der Kombination um 30%. Diese Wirkung ist wohl kaum mehr als ein additiver Effekt; außerdem sagen die Autoren selbst: "This effect may to some extent be due to an increased blood flow through the skin."

Nach KOMLÓS und KNOLL (1952) steigert auch Cholin in Dosen von 20 bis 200 mg/kg die analgetische Wirkung von Morphin, Methadon, Hexalgon, Pethidin und auch Amidopyrin. Da diese Cholindosen für sich noch keine cholinerge Wirkung erkennen lassen, kann der von SLAUGHTER u. Mitarb. (1938, 1939, 1940) angenommene cholinerge Mechanismus nach Ansicht der Autoren bei diesem Synergismus keine Rolle spielen. KNOLL u. Mitarb. (1953a) fanden, daß Serum oder auch Pepton (KNOLL u. Mitarb. 1952) die Wirkung von Morphin und eines Morphin-Prostigmin-Gemisches vermindern. Durch Dialysierversuche konnte gezeigt werden, daß die durch Cholin in ihrer Wirkung gesteigerten Analgetica an Serumeiweiß gebunden werden und daß diese Bindung durch Cholin teilweise gelöst wird. Die gleiche Wirkung auf die Eiweißbindung hat in vitro auch Pepton (STORM VAN LEUWEN (1924); auch die Verstärkung der analgetischen Wirkung durch Germanin soll nach KNOLL u. Mitarb. (1953b) auf diesem Mechanismus beruhen.

Tabelle 59. *Steigerung der analgetischen Wirkung von Morphin durch Prostigmin* (je 60 Mäuse, nach KOMLÓS u. Mitarb. 1950)

Dosis mg/kg		Erhöhung der Reaktionszeit in Prozent
Morphin	Prostigmin	
0,8	—	12 ± 6[1]
1,5	—	36 ± 10
2,25	—	66 ± 11
3,0	—	88 ± 3
4,0	—	98 ± 29
5,0	—	134 ± 22
0,8	0,1	52 ± 9
1,5	0,1	90 ± 34
2,25	0,1	116 ± 15
3,0	0,1	174 ± 29
4,0	0,1	196 ± 32
5,0	0,1	275 ± 20
0,8	0,01	26 ± 9[1]
1,5	0,01	70 ± 15
2,25	0,01	98 ± 18
3,0	0,01	111 ± 7
4,0	0,01	150 ± 26
5,0	0,01	239 ± 18
0,8	0,001	39 ± 14[1]
1,5	0,001	52 ± 9
2,25	0,001	81 ± 24
3,0	0,001	98 ± 29
4,0	0,001	108 ± 28
5,0	0,001	149 ± 37

[1] Nicht signifikant.

Nach Pórszász u. Mitarb. (1954) erhöhen bei Ratten und Mäusen 0,25 mg/kg Doryl zusammen mit 100 mg/kg Pethidin signifikant den Gehalt des ZNS an Pethidin, während die Bindung des Pethidin an gewaschene Kaninchenerythrocyten oder an Leberzellen nicht erhöht wird.

Schließlich fanden Komlós u. Mitarb. (1954a) in Durchströmungsversuchen an Frosch- und Rattenlebern, daß Morphin, Methadon und Pethidin bei der Leberpassage in beträchtlichem Ausmaße zerstört werden und daß diese Zerstörung durch $5 \cdot 10^{-8}$ Prostigmin oder durch Leberschädigung mit CCl_4 weitgehend gehemmt wird. Da außerdem die Analgetica an lebergeschädigten Ratten wesentlich stärker analgetisch wirken und Prostigmin hier zu keiner weiteren Wirkungsverstärkung führt und diese auch ausbleibt, wenn das Prostigmin 25 min nach dem Analgeticum injiziert wird, nehmen die Autoren an, daß die Wirkungsverstärkung die Folge einer Hemmung enzymatischer Abbauprozesse in der Leber ist, während Slaughter (1950) die Wirkungsverstärkung als Folge einer erhöhten Adrenalinausschüttung aus den Nebennieren ansieht. Auf die Morphinkonzentration in Blut und ZNS hat Prostigmin nach Szerb und McCurdy (1956) keinen Einfluß.

In diesem Zusammenhang kann noch erwähnt werden, daß Greig u. Mitarb. (1950a, b) auf Grund ihrer Versuche mit Lokalanaestheticis und Allgemeinnarkoticis zu dem Schluß kommen, daß cholinesterasehemmende Stoffe die Permeabilität der Zellmembranen erhöhen und dadurch das Eindringen wirksamer Stoffe erleichtern. Im gleichen Sinne fanden Fröhlich und Zak (1926), daß das die Permeabilität steigernde Theophyllin die Wirkung unterschwelliger Dosen von Morphin an Frosch und Kaninchen steigert.

Nach Semler und David (1952, 1954) wird die analgetische Wirkung von Morphin und Isomethadon auch durch adrenolytisch wirksame Verbindungen (hydrierte Mutterkornalkaloide, Dibenamin, Priscol) wesentlich gesteigert.

Anticholinerge Verbindungen (Scopolamin)

Mit Rücksicht auf die klinische Bedeutung des „Morphin-Scopolamin-Dämmerschlafes" hat sich eine Reihe von Autoren experimentell mit dem Einfluß des Scopolamin auf die zentrale Wirkung befaßt. Auch hier sind wie bei der Atmung (S. 150) die Resultate nicht einheitlich.

Liljestrand u. Mitarb. (1919) konnten weder am Kaninchen noch am Hund eine Verstärkung der depressiven Wirkung des Morphin auf die Funktion der Großhirnrinde oder die Rückenmarksreflexe finden. Auch am Affen (Macacus cynomolgus) sahen Storm van Leuwen und Szent-Györgyi (1921) keine synergistische Wirkung zwischen Morphin und Scopolamin. Nisisita (1926) sowie Christensen u. Mitarb. (1948) fanden sogar eine antagonistische Tendenz des Scopolamin. Waters u. Mitarb. (1938) kamen auf Grund von Versuchen an gesunden Versuchspersonen zu dem Schluß, daß "the depressant effects of morphine are combated by simultaneous administration of scopolamine". Sie führen einen chirurgischen Fall an, in dem binnen $2^1/_2$ Std. 128 mg Morphin und 4,2 mg Scopolamin in 6 Teildosen mit gutem Erfolg und ohne bedenkliche Nebenerscheinungen gegeben wurden. Schumann (1944) fand in 1000 geburtshilflichen Fällen die Kombination von 100 mg Pethidin mit 0,6 mg Scopolamin i.v. bezüglich Wirkung und Nebenwirkungen "superior as an obstetrical analgesic to other analgesics in common use". Im übrigen kann auf die außerordentlich umfangreiche Literatur — in der Bibliographie von Krueger u. Mitarb. (1941) sind bis 1940 286 einschlägige Arbeiten angeführt — über Morphin-Scopolamin in der Narkosetechnik nicht weiter eingegangen werden.

Einen besonders ausgeprägten Antagonismus des Scopolamin gegen Morphin sahen KEIL und KLUGE (1933) bei der Mäuseschwanzreaktion; diese wird schon durch kleinste Dosen Scopolamin abgeschwächt und bei einem Verhältnis von Scopolamin zu Morphin von 1:10 vollkommen aufgehoben.

Dagegen fand MÉHES (1929), daß am Kaninchen die „narkotische" Wirkung von 10—20 mg/kg Morphin durch 10—15 mg/kg Scopolamin verstärkt wird, während Scopolamin allein am normalen Kaninchen — im Gegensatz zum großhirnlosen Tier — keine narkotische Wirkung hat. Der Autor erklärt dies damit, daß durch Morphin die am normalen Tier cortical erregende Wirkung des Scopolamin aufgehoben wird, so daß unter Morphin wie am großhirnlosen Tier die narkotische Wirkung des Scopolamin auf den Hirnstamm zur Geltung kommt. Mit sehr großen Dosen (5—100 mg/kg) fanden KNOLL u. Mitarb. (1951) an Mäusen auch bei Atropin eine Verstärkung der analgetischen Wirkung des Morphin. Nach DE JONGH (1951) führen 2,5 mg/kg Atropin am Meerschweinchentest nach WINDER u. Mitarb. (1946) zur gleichen Erhöhung der Reizschwelle wie 7,5 mg/kg Morphin; die Kombination der unterschwelligen Dosen von 0,5 mg/kg Atropin mit 3,0 mg/kg Morphin hat einen überadditiven Effekt (DE JONGH 1954). Dabei weist der Autor (1951) aber ausdrücklich darauf hin, daß zwischen dem, was man im Tierversuch als „analgetische" Wirkung bezeichnet und der klinischen Analgesie, scharf zu unterscheiden ist. Dies gilt besonders für die den Hautreflex des Meerschweinchens als „Schmerzreflex" benützenden Methoden. (FRIEBEL u. Mitarb. 1956.)

Lokalanaesthetica, basische Ester, Verschiedenes

SMILGA (1933) konnte nachweisen, daß die Dauer einer Cornealanaesthesie am Kaninchen durch verschiedene Lokalanaesthetica bei i.v. Injektion von 100 mg/kg Morphin um ein Vielfaches verlängert wird. MATSCHULAN (1936) konnte dies auch für Acedicon bestätigen. Diese Wirkung des Morphin ist nach Calciumanreicherung des Organismus noch deutlicher (MATSCHULAN und AMSLER 1936). Wird 30 min nach s.c. Injektion von 100 mg/kg Morphin Hühnereiweiß in den Bindehautsack des Kaninchens getropft, so hält die Hornhautanaesthesie durch eine 5 min später aufgebrachte 2%ige Cocainlösung 10—14 Std. an, was einer Verlängerung um das 20—30fache entspricht (STEPHANI und MATSCHULAN 1937). Auch die Anaesthesie durch die synthetischen Cocainersatzmittel wird durch Hühnereiweiß und Morphin bedeutend verlängert (MATSCHULAN und AMSLER 1938). Die Autoren nehmen an, daß die verlängerte Wirkung des Morphin peripherer Natur ist (vgl. auch STENDER und AMSLER 1931) und auf einer Verminderung der Zerstörung der Lokalanaesthetica beruht. Eine bereits abgeklungene Hornhautanaesthesie wird durch i.v. Gaben von Morphin und seinen Derivaten wieder reaktiviert (STENDER 1931, STENDER und AMSLER 1931).

Eine Verstärkung der analgetischen Wirkung verschiedener mo.ä. V. wurde bei verschiedenen *basischen Estern* substituierter Essigsäuren gefunden. So z. B. für den Diäthylaminoäthylester der Phenyl-methoxybenzyl-essigsäure gegenüber Morphin, Pethidin und Hydrocodon (MERCIER u. Mitarb. 1951), für den Piperidinoäthylester der Cyclohexylessigsäure gegenüber Methadon, aber nicht gegenüber Pethidin und Morphin (ANGIBEAUD u. Mitarb. 1954) und für eine Reihe anderer spasmolytisch wirkender Verbindungen gegenüber Methadon und Pethidin (ANGIBEAUD u. Mitarb. 1955).

Eingehender wurde die Verstärkung der analgetischen Wirkung der mo.ä. V. durch den Diäthylaminoäthylester der Diphenyl-propylessigsäure (SKF 525) untersucht. Nach COOK u. Mitarb. (1954) wird durch 100 mg/kg SKF die analgetische Wirkung des Morphin 4,6fach, die des Pethidin 2,2fach verstärkt, ohne daß die Toxicität von Morphin oder Pethidin und die depressive Wirkung des Morphin auf die Atmung erhöht wird. Die Verstärkung der analgetischen Wirkung des Morphin ist auch an morphingewöhnten Ratten zu finden.

Die Wirkung des SKF beruht auf einer Hemmung der an der Entgiftung beteiligten Fermentsysteme der Leber, wie sich in vitro an Leberschnitten zeigen ließ. In vitro hat die unveresterte Diphenylpropylessigsäure die gleiche Wirkung wie der basische Ester, während sie am Ganztier kaum wirksam ist (Axelrod u. Mitarb. 1954, Cooper u. Mitarb. 1954). Nach Kensler u. Mitarb. (1954) wird durch SKF in erster Linie die Cytochromoxydase, weniger die Bernsteinsäure-dehydrase gehemmt.

Auch die Beobachtung von Mascherpa (1928), daß s.c. Injektion von Nickel-pulver bei Fröschen, Mäusen und Meerschweinchen die Toxicität des Morphin erhöht, könnte eher auf einer Blockierung der Entgiftung in der Leber als auf einer von den Autoren angenommenen Verminderung der Ausscheidung durch die Darmwand beruhen.

Wilhelmi (1952) fand durch 100 mg/kg Dioxodiphenylbutyl-pyrazolin (Butazolidin) eine beträchtliche Verstärkung und Verlängerung der analgetischen Wirkung von Morphin, Codein, Methadon und Pethidin (Tab. 60).[1]

Tabelle 60. *Analgetische Wirkung an der Maus (Druckschmerz).* Nach Wilhelmi (1952)

Präparate. Dosen in mg/kg	Zahl der unempfindlichen Tiere in Prozent nach Minuten			
Butazolidin wurde 15 min später injiziert	15	30	45	60
Morphin 15 i.p.	32	8	0	0
Morphin 15 i.p. + Butazolidin 100 s.c.	36	44	40	32
Methadon 5 i.p.	6	16	8	4
Methadon 5 i.p. + Butazolidin 100 i.p.	14	20	18	14
Codein 40 i.p.	8	16	16	8
Codein 40 i.p. + Butazolidin 100 i.p.	44	70	60	44
Pethidin 15 i.p.	26	8	4	4
Pethidin 15 i.p. + Butazolidin 100 s.c.	56	32	18	20
Butazolidin 100 i.p.	0	0	0	0

Auch Spartein in einer Dosis von 10 mg/kg, die an sich nicht analgetisch wirkt, verstärkt nach Mercier u. Mitarb. (1954) die analgetische Wirkung von Morphin, Diamorphin und Codein.

Nach Goetzl u. Mitarb. (1944) wird an Mäusen die analgetische Wirkung von 20 mg/kg Morphin durch 35 mg/kg Amphetamin verstärkt. Auch Adrenalin und Ephedrin haben diese Wirkung (Ivy 1944). Nach Radouko-Thomas u. Mitarb. wird die Pethidinanalgesie bei Mäusen durch 100 mg/kg nor-Adrenalin wesentlich verstärkt und der von den gleichen Autoren gefundene Antagonismus des Reserpin (siehe unten) aufgehoben. Takagi u. Mitarb. (1955) fanden eine Verstärkung der hemmenden Wirkung des Morphin auf die polysynaptischen Rückenmarksreflexe durch 5 γ/kg Adrenalin bzw. 4 mg/kg Ephedrin. Dagegen soll nach Gross und Kaufmann (1954) bei gleichzeitiger Injektion durch 5 bis 10 γ/kg Adrenalin die analgetische Wirkung von Morphin und Ketobemidon abgeschwächt werden. Auch Milosevic (1956) fand eine Verminderung der analgetischen Wirkung von Morphin, Methadon und Pethidin durch Adrenalin.

Nach Winter und Flataker (1951) wird die analgetische Wirkung von Morphin und Methadon auch durch Cortison und ACTH vermindert, durch

---

[1] Anm. b. d. Korrektur: Das gleiche fanden Orahovats u. Mitarb. (1957) auch für Chinin.

Desoxycorticosteron verstärkt. Nur das erstere konnten GROSS und KAUFMANN (1954) bestätigen. Da diese Autoren auch eine Verminderung der analgetischen Wirkung durch p.o.-Gaben von 100 mg/kg Glucose, Lävulose, Saccharose, Mannose, Sorbose und Xylose, sowie Brenztraubensäure, Fumarsäure, Maleinsäure, Bernsteinsäure, Acetaldehyd und Glycerin, ferner eine Verstärkung durch 1,25—1,5 E Insulin fanden, könnte ein Zusammenhang mit dem Kohlehydratstoffwechsel bestehen.

Im Sinne einer Depotwirkung kann die Morphinwirkung durch geeignete Lösungsformen verlängert werden. Nach KELLY (1951) beträgt der Verlängerungsfaktor bei einem Gemisch von 2% Bienenwachs in Arachisöl 1,14, bei 2% Aluminiumstearat in Arachisöl 2,6, und bei einer 1%igen wäßrigen Lösung von Carboxymethyl-cellulose-Na 1,9. Dagegen hat Polyvinylpyrrolidon bis zu einer 40%igen Lösung keinen Einfluß auf die Dauer einer Analgesie mit Pethidin oder Methadon (GRAHAM u. Mitarb. 1954). Durch Verwendung von 1,3 Butandiol als Lösungsmittel wird die analgetische Wirkung von Morphin, Methadon und Pethidin verstärkt und verlängert (BORNMANN u. Mitarb. 1953).

Spezifische Antisera gegen Morphin können nach MINGOLA u. Mitarb. (1941) durch i.v. Injektion von Azoproteinen des Morphin bei Kaninchen gewonnen werden.

Nach RADOUCO-THOMAS (1957) verhindern 100 γ/kg Reserpin 3 Std. vor 10 mg/kg Pethidin an Mäusen dessen analgetische Wirkung.

Nach SHAW und BENTLEY (1952) werden durch Morphin bzw. Morphin-Scopolamin „narkotisierte" Hunde durch i.v. Injektion folgender Verbindungen binnen 2 min geweckt: 1. 1-Methyl-5-amino-acridin (5—10 mg/kg); 2. 2,5-Diamino-6-äthoxy-acridin (Rivanol) (40 mg/kg); 3. Äthylaminoacridin (28 mg/kg); 4. Tetrahydro-5-aminoacridin (5 mg/kg); 5. 4-Aminochinolin (5 mg/kg); 6. 2-Aminopyridin (5—12 mg/kg); 7. 4-Aminopyridin (3 mg/kg); 8. 2,3-Diamino-5-phenylthiazol (20 mg/kg); 9. Eserin (0,25—1 mg/kg); 10. Nicotin (1—2 mg/kg). 5, 6, 8 und 9 sind auch i.m. wirksam. Die Wirkung ist gegenüber Morphin spezifisch, da die Verbindungen gegenüber einer Narkose mit Pentobarbiton unwirksam sind. Die analgetische Wirkung an Ratten wird nicht aufgehoben. An Patienten mit inoperablem Carcinom, die in verteilten Dosen bereits bis zu 3 g Morphin täglich erhielten, verabfolgten SHAW und SHULMAN (1955) 1,5 g Morphin in einer einzigen Dosis, wobei durch 40 mg 2,4-Diamino-5-phenylthiazol (Daptazol WZ.) die Atemdepression und die narkotische Wirkung aufgehoben werden konnten, ohne die analgetische Wirkung zu beeinträchtigen oder Abstinenzerscheinungen auszulösen. Diese Behandlung konnte mit dem gleichen Erfolg durch 6—10 Wochen fortgesetzt werden.

Der von W. D. BANCROFT u. Mitarb. (1931) am Kaninchen gefundene Antagonismus von Na-Rhodanid gegen die Morphinnarkose, den die Autoren auf eine Peptisierung der durch Morphin agglomerierten Eiweißkolloide in den Nerven zurückführen, konnte von ORT u. Mitarb. (1936) nicht bestätigt werden.

30 mg/kg p-Cyclohexyloxy-α-phenyläthylallylamin sollen gegen eine 1—2 Tage später verabfolgte Dosis von 10 mg/kg Morphin antagonistisch wirken (McCOUBREY 1954). 10 mg/kg Reserpin 2 Std. vor 10 mg/kg Morphin schwächt dessen analgetische Wirkung an Mäusen ab (SCHNEIDER 1954).

Am isolierten Dünndarm des Meerschweinchens wird nach KOMANT (1932) die Hemmung der Längsmuskelkontraktionen nach 10^{-8} Morphin durch 1:20000 bis 40000 Coffein, Theophyllin oder Theobromin antagonisiert.

An Gewebskulturen der Iris von Hühnerembryonen besteht zwischen 10^{-4} Mol. der mo.ä. V. und 10^{-7} Mol. Atropin bzw. $3 \cdot 10^{-7}$ Mol. Strychnin oder $3 \cdot 10^{-5}$ Mol. Coffein ein wechselseitiger Antagonismus (FUKUI 1940).

Atmung

Die Wirkung der mo.ä. V. auf die äußere Atmung wurde im allgemeinen nach 3 Kriterien beobachtet: Die Wirkung auf die Atemfrequenz, auf die Atemtiefe (das ist das Volumen des einzelnen Atemzuges), und vor allem auf das Minutenvolumen (M. V.) der Atmung. Außerdem wurde von zahlreichen Autoren die Wechselwirkung zwischen Morphin und einem Kohlensäurereiz mit in die Untersuchungen einbezogen.

Wirkung auf die Normalatmung

An *Ratten* fand BARLOW (1933) im Bereich von 2—15 mg/kg Morphin einen steilen Abfall der Atem*frequenz* auf etwa 30% der Norm, der bei weiterer Steigerung der Dosierung bis auf 63 mg/kg nicht mehr wesentlich zunahm. Einen ganz ähnlichen Verlauf der Dosis-Wirkungskurve bei Ratten sah auch STANTON (1936).

Auch am *Kaninchen* erreicht nach WOLFF (1913), sowie NISISITA (1928) die Verminderung der Atemfrequenz durch Morphin bei einer Dosis von etwa 20 mg/kg ihr Maximum. Die kleinste wirksame Dosis wird von FRAENKEL (1899) mit 0,3 mg/kg, von BARLOW (1933) mit 0,26 mg/kg und von WRIGHT und BARBOUR (1935) mit 0,32 mg/kg angegeben. Der steile Teil der Dosiswirkungskurve verläuft in den Versuchen dieser Autoren und auch in denen von GRÜNINGER (1927), sowie von KÄRBER und LENDLE (1929) bis zu einer Dosis von etwa 3 mg/kg, also auch etwa bis zum Zehnfachen der minimal wirksamen Dosis, ähnlich wie in den Rattenversuchen von BARLOW (1933) sowie STANTON (1936). Bei weiterer Steigerung der Dosis tritt zuweilen ein Stadium periodischer Atmung auf, dem bei weiterer Erhöhung der Dosierung unter Verkürzung der Atempausen wieder eine Zunahme der Atemfrequenz folgt. Bei einer Dosierung von 40—80 mg/kg wird etwa die Ausgangsfrequenz wieder erreicht und bei subletalen Dosen im präkonvulsiven Stadium sogar überschritten (MAJOR und WIKI 1911, WIKI 1935, NISISITA 1928). Auch C. F. SCHMIDT (1924a und b) fand im Bereich von 1 bis 3 mg/kg Morphin eine rasch progrediente Abnahme der Atemfrequenz; das Maximum der Wirkung wurde bei narkotisierten Kaninchen bei 3 mg/kg erreicht und beruhte hauptsächlich auf einer Hemmung der aktiven exspiratorischen Phase, die bei hoher Dosierung wieder abnahm. Vollständiger Atemstillstand nach Morphin ist nach diesem Autor keine direkte Wirkung auf die Atmung, sondern sekundäre Folge eines Kreislaufversagens.

Die *Atemtiefe* nimmt gleichzeitig mit der Verlangsamung der Atmung zu, jedoch nicht im gleichen Maße, so daß das Minutenvolumen als Resultante abnimmt. Dies zeigen die Zahlen der beifolgenden Tab. 61, in der die betreffenden Werte für Morphin, Dilaudid und Dicodid in Prozent der Normalatmung nach Versuchen von WRIGHT und BARBOUR (1935) berechnet wurden.

Tabelle 61. *Atemhemmende Wirkung in Prozent der Normalatmung beim Kaninchen*

Morphin mg/kg	Frequenz %	Tiefe %	MV %	Dilaudid mg/kg	Frequenz %	Tiefe %	MV %	Dicodid mg/kg	Frequenz %	Tiefe %	MV %
0,1	100	100	100	0,01	92	102	94	0,1	95	104	99
0,3	91	103	95	0,05	81	103	84	0,3	81	111	90
0,5	82	110	90	0,1	61	116	71	0,5	70	118	83
0,75	62	116	72	0,25	57	125	71	1,0	64	118	76
1,0	66	114	75	0,5	40	114	46	2,0	53	118	63
2,0	52	122	63	1,0	31	150	47	3,5	61	111	68
3,0	43	137	59	3,0	38	120	46	5,0	61	115	70
5,0	49	110	54	5,0	39	114	56	10,0	38	172	65
10,0	41	130	53	10,0	44	103	45				

Nach WRIGHT und BARBOUR (1935).

Aus diesen Zahlen ergibt sich ebenfalls, daß von einer bestimmten Dosis an die depressive Wirkung auf die Atmung nicht mehr zunimmt. Am deutlichsten ist dies beim Dilaudid zu sehen, wo eine Steigerung der Dosierung von 0,5 mg/kg auf 10 mg/kg, das ist auf das Zwanzigfache, zu keiner weiteren Abnahme des M. V. führt. Die Dosis-Wirkungskurve bezüglich des M.V. entspricht nach den Versuchen von GRÜNINGER (1927) im Bereich von 0,5—14 mg/kg Morphin einer Exponentialkurve (Abb. 13), die halblogarithmisch ungefähr eine Gerade ergibt (KRUEGER u. Mitarb. 1941). Auch MILLER u. Mitarb. (1955) fanden die Grenze der logarithmischen Dosis-Wirkungskurve beim Kaninchen bei 16 mg pro kg i.v. BARGETON u. Mitarb. (1954) geben für die Berechnung des Verlaufs der Atemdepression in Abhängigkeit von Dosis und Zeitpunkt nach der Morphingabe eine Formel an.

Die Dosis, die beim Kaninchen das M.V. auf etwa 50% senkt („Halbatmungsdosis"), ergibt sich aus dieser Dosis-Wirkungskurve zu etwa 3 mg/kg. KÄRBER und LENDLE (1929) finden in ihren Versuchen bei 3,55 mg/kg eine Verminderung des M.V. auf 53,8 ± 6,3%, bei 7,0 mg/kg auf 50,3 ± 8,6% und bei 10 mg/kg auf 38,9 ± 8,4% und nehmen 7 mg/kg als Halbatmungsdosis an. Nach den auf Tab. 61 angeführten Zahlen von WRIGHT und BARBOUR würde die Halbatmungsdosis des Morphin sogar noch höher liegen. Bei dem außerordentlich flachen Verlauf der Dosis-Wirkungskurve im Bereich einer Verminderung des M.V. auf 40—60% der Norm dürfte sich für das Kaninchen ein genau definierter Wert, der „DE 50" für die depressive Wirkung auf die Atmung wohl kaum angeben lassen, was bei Versuchen, die atmungshemmende Wirkung verschiedener mo.ä. V. auf Grund einer DE 50 zu vergleichen, zu berücksichtigen wäre.

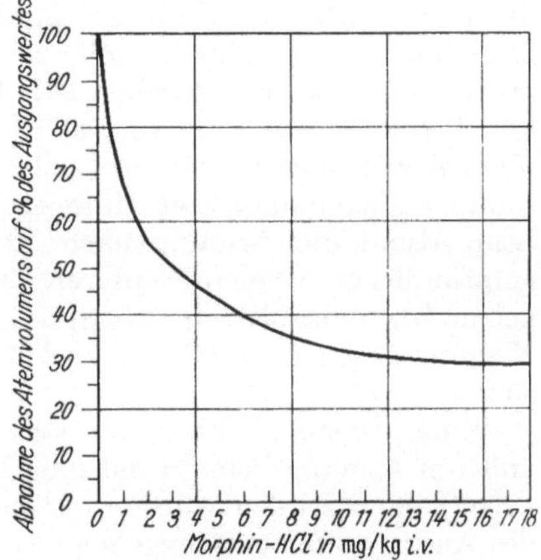

Abb. 13. Beziehung zwischen Morphingabe und Atemlähmung beim Kaninchen. (Nach GRÜNINGER, 1927)

Bei der *Maus* fand BLUME (1942) mit seiner Methode, die auch bei diesen Tieren Frequenz, Atemtiefe und M.V. zu messen gestattet, Dosen bis 2 mg/kg Morphin ohne Einfluß auf das M.V.; eine in diesem Dosierungsbereich mitunter vorkommende Erhöhung der Frequenz wurde durch eine entsprechende Verflachung der Atmung ausgeglichen. Im Bereiche von 2,5—10 mg/kg nahmen Frequenz und Atemtiefe ab, was eine Verminderung des M.V. bis auf 30—40% der Norm von 3—4stündiger Dauer zur Folge hatte. Bei 20 mg/kg wurde das Maximum der Verminderung des M.V. mit 15% der Norm erreicht, das durch weitere Steigerung der Dosierung nicht mehr überschritten wurde. RIKL (1928) hatte bei der Maus für die Abnahme der Atemfrequenz 10 mg/kg als die kleinste wirksame Dosis gefunden; in seinen Versuchen verminderten 15 mg/kg die Frequenz bis auf 60% der Norm.

Wegen der erregenden Wirkung des Morphin auf die intakte *Katze* wurden an diesem Tier die Versuche über die Wirkung des Morphin auf die Atmung an decerebrierten oder narkotisierten Tieren angestellt. CUSHNY (1913) sah an decerebrierten Katzen nach 1—2 mg/kg eine Abnahme der Frequenz. SCHMIDT und HARER (1923) fanden im Dosierungsbereich von 1—20 mg/kg nach Decerebrierung oder in Narkose eine Verlangsamung der Atmung durch Unterdrückung der *aktiven* Exspiration, während die inspiratorische Phase nicht beeinflußt oder

öfter sogar gesteigert wurde. Weitere Erhöhung der Dosierung führte nicht zur
Verstärkung dieses Effektes, sondern zur Wiederkehr der aktiven Exspiration
und Zunahme der Frequenz.

Beim *Hund* ist bemerkenswert, daß die Wirkung des Morphins auf die Atmung
von der Außentemperatur bzw. der Körpertemperatur abhängt. Wood und
Cerna (1892) beobachteten, daß bei Erhöhung der Körpertemperatur auf 39,4°
durch hohe Außentemperatur das hierdurch gesteigerte M.V. der Atmung durch
Morphin nicht herabzusetzen war. Am leichtesten erhält man beim Hund eine
Verminderung des Atemvolumens durch Morphin, wenn man das Tier vorher
einige Stunden in einem kühlen Raum hält. (Marshall und Rosenfeld 1937.)
Diese Beobachtungen dürften damit in Zusammenhang stehen, daß beim Hund
die Atmung eine wichtige Rolle bei der Wärmeregulation spielt, die hier als übergeordneter Faktor anzusehen ist. Bemerkenswert sind auch die Beobachtungen
von Heger (1900a und b), daß Hunde nach großen Dosen Morphin Sauerstoffmangel viel besser vertragen sollen als normale Hunde. Dies könnte damit zusammenhängen, daß nach Untersuchungen von Marshall und Rosenfeld (1936)
beim Hund die Atmung nach Morphin in erster Linie durch die Sauerstoff-
empfindlichen Chemoreceptoren des Sinus caroticus gesteuert wird. Dagegen
geben Binet u. Mitarb. (1938) an, daß in Chloralosenarkose Hunde nach 10 mg
Morphin gegen Sauerstoffmangel (2,9% O_2 in der Einatmungsluft) empfindlicher
sind.

Eine Übersicht über die Ergebnisse verschiedener Autoren bezüglich der
äußeren Atmung beim Hund gibt Tab. 62 nach Krueger u. Mitarb. (1941); die
betreffenden Zahlen wurden der besseren Übersichtlichkeit halber in Prozenten
des Ausgangswertes angegeben.

Tabelle 62. *Wirkung des Morphin auf die Atmung des Hundes*
(Nach Krueger u. Mitarb. 1941)

Autor	Dosis mg/kg s.c.	Frequenz %	Tiefe %	MV %
Wood u. Mitarb. (1892)	1—4	—	—	94
Krehand (1882)	20	—	—	40
Tangel u. Mitarb. (1918) . . .	10	92	84	77
Tangel u. Mitarb. (1918) . . .	10	108	100	108
Macht (1915).	0,1	73	145	106
Macht (1915)	0,3	78	112	87
Meltzer u. Mitarb. (1928) . . .	10	140	63	87
Leake u. Mitarb. (1922)	10	—	—	95

Die relative atemhemmende Wirkung einiger Morphinderivate sowie der
synthetischen mo.ä. V. Levorphan, Methadon und Pethidin an verschiedenen
Tierarten wurde im Vergleich zu derjenigen des Morphins nach den Angaben
verschiedener Autoren auf Tab. 63 zusammengestellt. Der Vergleich mit den
ebenfalls angeführten relativen analgetischen Wirkungsstärken zeigt ein weit-
gehendes Parallelgehen von Atemdepression und Analgesie.

Das *Phenadoxon* fanden Basil u. Mitarb. (1950) 2,75mal stärker depressiv
wirkend auf die Atmung als Methadon. Über die atmungshemmende Wirkung
der *Dithienylbutenylamine* im Vergleich mit derjenigen des Morphin und Pethidin
gibt Tab. 64 nach Flintan und Keele (1954) Aufschluß.

Wright (1934) sowie Wright und Barbour (1936, 1937) haben am Kaninchen
bei einer Reihe von Isomeren und Derivaten des Morphin und Codein, die nur
theoretisches Interesse besitzen, die atemhemmende Grenzdosis bestimmt.

Tabelle 63. *Relative atemhemmende Wirkung; Morphin = 1*

Präparat	1	2	4	5			Relative analgetische Wirksamkeit
Morphin . . .	1	1	1	1	1	1	1
Heroin . . .	16	15					(13—17)[1]
Dilaudid. . .	5	16	13	10	10^6	10^8	8,7
Eukodal . . .	13	4					4,7
Acedicon . .	2,7	3,7[3]					1,5
Dicodid . . .	4,5	1,6[3]	1,3	0,7	1,3[8]		1,1
Codein . . .	0,3						0,20
Dionin . . .	0,45						
Paracodin . .	0,25						
Levorphan .			3,0	7,0	2,5[7]		3,9
Methadon . .			1,2	2,0	1,4—2,0[9]		1,8
Pethidin . .			0,2	0,5	0,15[9]		0,29

[1] OELKERS und FIEDLER (1941), Meerschweinchen.
[2] KEIL und PÖHLS (1926), Kaninchen i.v.
[3] EICHHOLTZ (1940), Kaninchen i.v.
[4] HAAS u. Mitarb. (1953), Kaninchen.
[5] HAAS (1955), Katze.
[6] STANTON (1936), Ratte.
[7] DE BOER u. Mitarb. (1950), Kaninchen.
[8] WRIGHT u. Mitarb. (1935), Kaninchen.
[9] PRESCOTT u. Mitarb. (1949), Kaninchen.

Es ergab sich dabei als Regel, daß eine Substitution am C_6 des Morphinmoleküls die Wirkung verstärkt.

Die relativ großen Morphindosen, wie sie für die experimentellen Untersuchungen am Tier meist angewandt werden, spielen beim *Menschen* nur toxikologisch eine Rolle; aber auch hier scheint die depressive Wirkung auf die Atmung bei excessiv hohen Dosen eher wieder abzunehmen, wie sich aus der Mortalität zu ergeben scheint (s. Toxicität, S. 204). Innerhalb eines Dosierungsbereiches von 15—30 mg beträgt beim Erwachsenen die Abnahme des M.V. 15—25% der Norm (HIGGINS und MEANS 1915, HOLM 1923, BORNSTEIN und HOLM 1926, DAVIS 1928, HERXHEIMER und KOST 1932). Dagegen fanden DRIPPS und COMROE (1945) sowie LOESCHKE u. Mitarb. (1953) nach den klinisch üblichen Dosen von Morphin oder Pethidin bei Luftatmung keine signifikante Abnahme des M.V.

Besondere Aufmerksamkeit wurde mit Rücksicht auf die

Tabelle 64. *Wirkung verschiedener Dithienyl-butenylamine auf die Atmung des Menschen.* (Nach FLINTAN und KEELE 1954)

Basischer Rest	Dosis mg	Abnahme[1] %
Pyrolidino	25	18,1
Dimethylamino . .	25	27,1
Methyläthylamino .	25	50,3
Morphin	10	40,5
Pethidin	50	30,0

[1] Integrierter Wert für die der Injektion folgenden 4 Std.

Anwendung des Morphin und der mo.ä. V. unter der Geburt der depressiven Wirkung auf die Atmung beim Neugeborenen und Kleinstkind geschenkt. Wie auf S. 205 näher ausgeführt, scheint, auf das Gewicht berechnet, das Kleinkind etwa die doppelte Empfindlichkeit gegenüber Morphin zu besitzen als der Erwachsene.

Auch die Wirkung des Morphin und der mo.ä. V. auf die Atmung des Neugeborenen bei Verabreichung an die Mutter scheint mitunter überschätzt zu werden. SCHUTE und DAVIS (1933) fanden bei 320 Geburten nach Morphingabe an die Mutter bei Ausschaltung der Kinder unter 2500 g Geburtsgewicht eine Mortalität von 4,3%. Bei 4730 Geburten ohne Morphin betrug die Mortalität der Kinder über 2500 g 2%. "However, our series comprised an anusual number of operative deliveries, primiparas, and toxaemias, because we were especially interested in the effects of morphia upon such deliveries. Consequently, we feel that our series... did not have a real increase in mortality." Auf einen maßgeblichen Einfluß des Geburtstraumas weisen auch die Versuche von SNYDER und LIM (1941) an Kaninchen hin. Diese Autoren konnten zeigen, daß nach 13 mg/kg Morphin an das Muttertier durch Kaiserschnitt 98% lebende Feten erhalten wurden, während bei Spontangeburt unter den gleichen Umständen 70% Totgeburten waren. Andererseits sahen HURLBUT und DILLE (1952) mit Alphaprodine bei Injektion in das Muttertier bei Kaninchen eine Verminderung der intrauterinen Atmungsbewegungen der Feten, die der Wirkung auf die Atmung des Muttertieres parallel ging, aber noch stärker ausgeprägt war.

Wirkung auf die Atmung bei erhöhter Kohlensäurespannung

Schon FILEHNE (1879) fand, daß beim Kaninchen nach Morphin die Apnoe durch Überventilation leichter zu erzielen ist und daß Vagotomie dabei synergistisch wirkt. Nach CUSHNY (1913) verlangsamt Morphin beim Kaninchen die durch 4,5% CO_2 erhöhte Atemfrequenz, hat aber keinen Einfluß auf die durch CO_2 gesteigerte Atemtiefe; es wirkt somit ähnlich wie Vagotomie, nach welcher CO_2 wohl noch auf die Atemtiefe, aber nicht mehr auf die Frequenz wirkt. Ein gleiches Ergebnis hatten auch WRIGHT und BARBOUR (1934) mit Morphin, Dilaudid und Dicodid. Erst beim 30—100fachen der auf die Frequenzdosis wirksamen Dilaudiddosis wird auch die Atemtiefe merklich beeinflußt (Tab. 65).

Tabelle 65. *Atemhemmende Wirkung in Prozent bei CO_2-Rückatmung am Kaninchen*
Nach WRIGHT und BARBOUR (1934)

Morphin mg/kg	Frequenz %	Tiefe %	MV %	Dilaudid mg/kg	Frequenz %	Tiefe %	MV %	Dicodid mg/kg	Frequenz %	Tiefe %	MV %
0,3	89	100	89	0,05	89	97	87	0,1	94	97	91
0,5	80	100	80	0,1	61	100	61	0,3	83	100	83
0,75	70	103	72	0,25	79	90	71	0,5	78	100	78
1,0	70	104	73	0,5	41	95	39	1,0	63	93	59
2,0	47	125	59	1,0	41	90	37	2,0	66	84	55
3,0	45	100	45	3,0	31	80	25	3,5	68	79	54
5,0	43	84	40	5,0	40	83	33	5,0	47	80	38
10,0	31	79	25	10,0	43	68	29	10,0	43	103	44

DRESSLER (1931) hat die Beeinflussung der Atmung durch Morphin und CO_2 besonders eingehend studiert. Er weist darauf hin, daß das Maximum der CO_2-Wirkung auf die Atmung erst allmählich eintritt und die Erreichung dieses Gleichgewichtes durch vorzeitige Morphingaben infolge der Verminderung der Atemgrößen noch wesentlich verzögert wird. Er gibt Morphin daher erst dann, wenn die CO_2-Wirkung ihr Maximum erreicht hat. Unter dieser Voraussetzung führten die Versuche zu den in Tab. 66 wiedergegebenen Ergebnissen.

Aus Zeile b der Tabelle ergibt sich, daß 4,5—5,0% CO_2 in der Einatmungsluft die Verminderung des M.V. durch 5 mg/kg Morphin wieder aufhebt; aus den Zeilen c und d läßt sich ersehen, daß ab 4,5% CO_2 die Atmungssteigerung am Morphintier etwa die gleiche ist wie am Normaltier, bei geringerer CO_2-Konzentration dagegen wesentlich kleiner ist. Die Hauptwirkung sowohl des CO_2-Reizes wie des Morphin erstreckt sich in allen Versuchen auf die Frequenz, während die Atemtiefe kaum beeinflußt wird.

Von PRESCOTT u. Mitarb. (1949) wurde an Versuchspersonen bei 5% CO_2 in der Einatmungsluft die depressive Wirkung von 10 mg Morphin, 10 mg Methadon, 10 mg Isomethadon und 100 mg Pethidin auf die Atmung vergleichsweise untersucht. Bei den angegebenen Dosen wurde die durch CO_2 hervorgerufene Stei-

Tabelle 66. *Wirkung von CO_2 und 5 mg/kg Morphin i.v. auf die Atmung des Kaninchens*
(Nach DRESSLER 1931)

CO_2 %	0	1,25	2,5	4,5	10,0	15,0
a	—	—60,8	—63,2	—49,0	—38,2	—41,2
b	—56	—55,2	—49,4	— 7,2	+31,8	+30,8
c		+ 1,4	+11,8	+87,1	+156,8	+155,0
d		+23,4	+42,6	+87,5	+134	+131

a Senkung des MV um Prozent gegenüber der durch CO_2 gesteigerten Atmung.
b Änderung des MV um Prozent durch Morphin gegenüber Normalatmung (ohne CO_2 und ohne Morphin).
c Steigerung des MV um Prozent durch CO_2 gegenüber dem Wert mit Morphin allein.
d Steigerung um Prozent der Normalatmung durch CO_2.

gerung des M.V. durch Morphin um 35%, durch Methadon und Pethidin um 40% und durch Isomethadon um 15% herabgesetzt. Der Schluß der Autoren, daß Isomethadon bei äquianalgetischer Dosierung eine wesentlich geringere depressive Wirkung auf die Atmung hat als Methadon, ist insofern nicht berechtigt, als die Autoren das Isomethadon als analgetisch gleich wirksam mit dem Methadon annehmen. In ähnlichen Versuchen fanden REMY und WOLSKY (1950) eine Verminderung der Ventilationssteigerung durch 6—8% CO_2 in der Atemluft bei

Tabelle 67. *Wirkung von Morphin und Pethidin i.m. auf die Kohlensäureatmung am Menschen.*
Durchschnittswerte aus 6 Versuchen. (Nach LOESCHKE u. Mitarb. 1953)

	Luft		2% CO_2		4,1% CO_2		6,1% CO_2	
	vor	nach	vor	nach	vor	nach	vor	nach
Minutenvolumen (l/min/m²)								
Kontrollen (NaCl)	3,12	3,16	4,77	4,67	8,43	9,13	19,59	21,03[1]
Morphin 10 mg	3,25	2,97	4,88	4,55	8,73	7,46[1]	18,62	15,07[1]
Pethidin 150 mg	3,29	2,96	4,43	4,19	8,54	6,41[1]	16,34	9,75[1]
Atemfrequenz/min								
Kontrollen (NaCl)	12,0	13,1	15,2	14,6	16,6	17,4	22,3	24,0[1]
Morphin 10 mg	12,2	12,1	14,6	13,7	16,4	16,7	21,9	20,7
Pethidin 150 mg	11,9	12,9	13,4	13,6	15,2	15,2	21,0	16,4[1]
Atemtiefe (ml/min/m²)								
Kontrollen (NaCl)	267	243	313	327	509	530	878	878
Morphin 10 mg	267	246	335	333	532	447[1]	849	730[1]
Pethidin 150 mg	278	229	331	309	564	422[1]	778	593[1]
Alveoläre Kohlensäurespannung (mm Hg)								
Kontrollen (NaCl)	38,1	37,0	40,4	40,7	43,2	43,2	49,0	48,9
Morphin 10 mg	37,5	40,1[1]	40,0	42,4[1]	43,0	45,2[1]	48,6	50,4[1]
Pethidin 150 mg	36,9	40,8[1]	39,5	45,0[1]	42,8	49,0[1]	46,4	52,6[1]

[1] Signifikante Differenzen.

10 mg Morphin um 66—94%, bei 100 mg Pethidin um 61—85% und bei 10 mg Methadon um 70—93%. Bemerkenswert ist die Beobachtung, daß die Versuchspersonen unter der Wirkung der Analgatica kein subjektives Gefühl von Dyspnoe empfanden. Auch CUSHNY (1913) fand im Selbstversuch ohne Morphin CO_2-Konzentrationen bis etwa 7% eben noch erträglich; nach Morphin konnte dagegen die Konzentration ohne starke subjektive Beschwerden bis 0,5% gesteigert werden.

LOESCHKE u. Mitarb. (1953) verglichen den Einfluß von 10 mg Morphin und 150 mg Pethidin auf die Atmung gesunder Versuchspersonen bei Luftatmung und bei verschiedenen Konzentrationen von CO_2 in der Einatmungsluft. Die an sechs Versuchspersonen gefundenen Durchschnittswerte sind auf Tab. 67 wiedergegeben.

Aus diesen Zahlen ergibt sich, daß die Abnahme der Ventilationssteigerung durch 10 mg Morphin bzw. 150 mg Pethidin bei 4,1% CO_2 34% bzw. 51% und bei 6,1% CO_2 34% bzw. 64% betrug. Die depressive Wirkung gegenüber dem Kohlensäurereiz war also bei der angegebenen Dosierung beim Pethidin wesentlich stärker als beim Morphin; wird berücksichtigt, daß die 10 mg Morphin äquianalgetische Dosis von Pethidin nur 75 mg statt der in den Versuchen verwendeten 150 mg beträgt, so nehmen die Autoren an, daß bei äquianalgetischen Dosen Morphin und Pethidin den Effekt eines Kohlensäurereizes ungefähr gleich stark herabsetzen. Daß nach den Zahlen der Tab. 67 bei Luftatmung ohne Zusatz von CO_2 weder Morphin noch Pethidin zu einer signifikanten Herabsetzung des M.V. führen, erklären die Autoren damit, daß nach den Zahlen für die alveoläre CO_2-Spannung sowohl Morphin wie Pethidin auch bei Luftatmung diese auf Werte erhöhen, die etwa denjenigen bei Zusatz von 2% CO_2 zur Einatmungsluft entsprechen, wodurch die Ventilationsgröße eigentlich um 50% erhöht werden müßte. Die Indifferenz der Normalatmung gegenüber den Analgeticis wäre also nur scheinbar.

Gasstoffwechsel

FUBINI (1881) fand am Kaninchen nach 10 mg Morphin s.c. eine Abnahme der CO_2-Ausscheidung um durchschnittlich 47%, HEYMANS (1921) nach 100 mg Morphin i.v. um 10—15%, und MACHT (1915) nach 2 mg Morphin s.c. um etwa 18%. Da der Sauerstoffverbrauch nach WRIGHT und BARBOUR (1935) nach 5 mg/kg Morphin nicht signifikant abnimmt, weist nach KRUEGER u. Mitarb. (1941) die verminderte CO_2-Ausscheidung auf eine CO_2-Retention hin. Auch KREUDER (1939) fand nach 10 mg/kg Morphin i.v. eine etwa 40 min anhaltende CO_2-Retention, da in diesem Zeitraum die CO_2-Ausscheidung wesentlich mehr abnahm als der O_2-Verbrauch. Die durchschnittliche Abnahme des O_2-Verbrauches betrug in diesen Versuchen nach 30 min 18,6%, nach 40 min 17,7% und nach 60 min 15,2%. Da sie um etwa 50% größer war als bei einer Pernocton-Narkose, nimmt KREUDER an, daß beim Morphin außer der Muskelentspannung auch noch eine direkte Stoffwechselwirkung eine Rolle spielen muß. Nach 3—4 Std. erfolgt dann eine überschießende CO_2-Ausscheidung, obwohl das Atemvolumen zu diesem Zeitpunkt immer noch auf 50% der Normalatmung vermindert war.

Der CO_2-Gehalt der Ausatmungsluft stieg in den Versuchen von HEYMANS von 4,8% auf 5,2%, bei MACHT von 1,52% auf 1,73% und bei KREUDER von 1,2% auf 3,5%. Die alveoläre CO_2-Spannung nahm in den Versuchen von MACHT um 5 mm Hg zu; LOESCHKE u. Mitarb. (1953) fanden am Menschen nach 10 mg Morphin eine Zunahme um 2,6 mm Hg und nach 150 mg Pethidin um 3,9 mm Hg. An urethanisierten Katzen fand CATTELL (1923) nach Morphin ebenfalls eine binnen zwei Stunden wieder ausgeglichene Abnahme des O_2-Verbrauches und der

CO_2-Ausscheidung, wobei letztere unter Abnahme des RQ auch hier stärker vermindert war.

Über die Änderungen des Gasstoffwechsels beim Hund durch Morphin gibt Tab. 68 nach KRUEGER u. Mitarb. (1941) eine Übersicht über die Resultate verschiedener Autoren. Diese zeigen keine besonders gute Übereinstimmung. Im allgemeinen läßt sich sagen, daß bei hohen Ausgangswerten und kleineren Dosen eine Verminderung, bei niederen Ausgangswerten und hohen Dosen eine

Tabelle 68. *Gasstoffwechsel beim Hund.* (Nach KRUEGER 1941)

Autor	Dosis mg/kg	Änderung in Prozent		resp. Quotient	
		O_2-Verbrauch	CO_2-Ausscheidung	vor	nach
Böck und Bauer (1874)	—	—37	—25	0,63	0,74
Fubini (1881)	5	—	—49	—	—
Gréhant (1882)	20	—	—45	—	—
Bardier u. Mitarb. (1898)	10—20[1]	—49	—50	0,75	0,77
Tangl u. Mitarb. (1918)	10	—15	—21	0,71	0,66
Tangl u. Mitarb. (1918)	10	+ 9	+ 3	0,73	0,70
Bornstein u. Mitarb. (1926)	30	+63	+80	0,81	0,89
Meltzer (1928)	10	—16	—13	0,74	0,77
Chanutin u. Mitarb. (1922)	15	— 3	— 8	0,83	0,78
Chanutin u. Mitarb. (1922)	20	+ 8	+12	0,82	0,85
Plant u. Mitarb. (1936)	20	— 7	—	—	—

[1] Gesamtdosis.

Steigerung des Gasstoffwechsels gefunden wurde. Die Resultate dürften bei diesem für solche Versuche nicht sehr geeigneten Versuchstier durch die allgemein „beruhigende" oder „erregende" Wirkung der gegebenen Dosis stark beeinflußt werden.

Beim Menschen fanden BOOTHBY und ROWNTREE (1923), BORNSTEIN und HOLM (1926), ANDERSON (1929) sowie DAVID (1934) bei Dosen von 5—30 mg im Durchschnitt eine geringe Abnahme des O_2-Verbrauches, die jedoch über 10% nicht hinausging. Dagegen sah SCHOEN (1924) nach 20 mg Morphin eine Senkung des G.U. um 20—25%; auch in Versuchen von STARK (1929) betrug die Senkung des G.U. bis zu 22%. Die Senkung des G.U. nahm in den Versuchen von SCHOEN bis zur 3.—7. Std. zu und war nach 24 Std. wieder ausgeglichen; bei wiederholten Injektionen trat rasch Gewöhnung ein. Auch HERXHEIMER und KOST (1932) fanden nach 20 mg Morphin eine deutliche Abnahme von O_2-Verbrauch und CO_2-Ausscheidung mit Senkung des R.Q. Die gleichen Autoren (1931) prüften auch den Einfluß des Morphins auf die Atmung nach Arbeitsleistung. Nach starker Arbeit (rasches Treppensteigen) trat nach 20 mg Morphin in den ersten 7 min nach Beendigung der Arbeitsleistung unter Abnahme des M.V. um 30% gegenüber den Kontrollen ohne Morphin eine Sauerstoffschuld auf, die in der anschließenden Periode wieder ausgeglichen wurde. Die CO_2-Ausscheidung war in beiden Perioden gegenüber dem Arbeitsversuch ohne Morphin erhöht.

KAMAKURA u. Mitarb. (1955) prüften den Einfluß des Morphin auf die Überlebensdauer von Ratten in der Unterdruckkammer. Diese betrug bei Drucksenkung auf 145 mm Hg bei unbehandelten Tieren 1,9 $\pm$ 1,6 min und wurde durch 7—200 mg/kg Morphin auf etwa 10 min erhöht. Durch subnarkotische Dosen von Urethan oder Phenobarbital stieg dagegen die Überlebensdauer auf 60 min und mehr an.

Blutgase und Alkalireserve

Die Kohlensäurespannung im Blut nimmt unter Morphin zu. Die Zunahme betrug in Versuchen von FILEHNE und KIONKA (1896) nach 10—20 mg/kg Morphin am Kaninchen 44,5%, in ähnlichen Versuchen von MATTHES (1929) 40%, während WIELAND und SCHOEN (1923) nach 20 mg/kg nur eine Zunahme um etwa 12% fanden. Am Hund sah GUINARD (1898) bei Dosen von 10—40 mg/kg eine Zunahme der arteriellen CO_2-Spannung um 29%, wobei die O_2-Spannung nur um etwa 4% abnahm; gleichzeitig war die arteriovenöse Sauerstoffdifferenz um etwa 35% vermindert. Auch YAMAKITA (1922) fand bei Dosen von 20—60 mg/kg eine Verminderung der arteriovenösen Sauerstoffdifferenz und schließt aus ihr auf eine Abnahme des Sauerstoffverbrauches um etwa 17%.

Über ein Ansteigen der Alkalireserve berichteten HJORT und TAYLOR (1919), GAUSS (1921), TATUM (1921), ATKINSON und ETS (1922), HENDERSON u. Mitarb. (1926), STAUDER (1927), HARRISON u. Mitarb. (1925), MATTHES (1929) sowie HAZARD (1936). Dagegen fanden LEAKE und KOEHLER (1922), ANTON (1931) sowie RAKIETEN u. Mitarb. (1934) eine Abnahme.

Infolge der relativ großen Versuchszahl kommt den Ergebnissen von LEAKE und KÖHLER (1922) ein besonderes Gewicht zu. Die von diesen Autoren an 14 Hunden nach 10 mg/kg Morphin gefundenen Mittelwerte seien daher auf Tab. 69 angeführt. Wie aus diesen Zahlen hervorgeht, besteht bezüglich der Alkalireserve weder mit dem M.V. der Atmung, noch mit dem Ketonkörperspiegel im Blut ein direkter Zusammenhang. Die Abnahme der Alkalireserve erreichte in diesen Versuchen bereits 30 min nach der Morphingabe ihren maximalen Wert und hielt ebenso wie die Senkung der p_H des Blutes trotz der nicht sehr hohen Dosis durch 18 Std. an. Der von HJORT und TAYLOR (1919) gefundene Anstieg

Tabelle 69. *Wirkungen von 10 mg/kg Morphinsulfat s.c. an Hunden auf: Atmung, Alkalireserve, Ketonkörper und Blut-p_H.* (Nach LEAKE und KOEHLER, 1922)

Nach Stunden	Minuten-Volumen cm³ (14 Hunde)	%	Alkalireserve Vol.-% (14 Hunde)	%	Ketonkörper mg/l (6 Hunde)	%	Blut-p_H (6 Hunde)
0	2464	100	47,1	100	38,9	100	7,50
0,5	4854	197	41,0	87	—	—	—
1	2562	104	41,0	87	53,2	137	7,37
2	2143	87	41,9	89	—	—	—
4	2045	83	42,4	90	—	—	—
6	2119	86	43,0	91	58,2	149	7,40
8	2217	90	42,6	90	—	—	7,39
10	2416	98	39,1	83	312,2	802	7,38
18	4014	167	40,3	85	49,1	128	7,40

der Alkalireserve begann dagegen erst in der 3. Std. und war nach 8 Std. maximal. Die Höhe der Dosis an sich scheint für den wechselnden Effekt auch nicht maßgeblich zu sein, da im gleichen mittleren Dosierungsbereich von 10 mg/kg sowohl Erhöhung wie Erniedrigung gefunden wurden. Möglicherweise spielt auch hier die individuell verschiedene Allgemeinreaktion der Tiere eine Rolle.

Auch bezüglich der p_H des Blutes sind die Resultate nicht einheitlich: GAUSS (1921) fand eine Tendenz zu einer Erhöhung, MATTHES (1929) keinen signifikanten Einfluß und HENDERSON u. Mitarb. (1926) sowie LIU und KRUEGER (1927) eine Verschiebung nach der sauren Seite. Diese Differenzen dürften wohl durch die Methodik und den Zeitpunkt der Messung mitbestimmt sein. So sah ENDRES (1924) beim Menschen in den ersten 90 min eine Abnahme der Alkalireserve um etwa 3%, im späteren Verlauf eine Zunahme um etwa 4% über den Anfangswert. Dementsprechend sank auch die p_H des Blutes in der ersten Stunde um durchschnittlich 0,055 ab. Auch SCHOEN (1924a und b) fand in der ersten Stunde eine Abnahme der p_H, die in der 2. Std. wieder zur Norm oder geringfügig über den Ausgangswert anstieg. An die erste acidotische Phase trat bei wiederholten Morphingaben rasch Gewöhnung ein.

DAVIS (1928) fand am Menschen nach 20 mg Morphin eine geringe Abnahme des Sauerstoffgehaltes und der Sauerstoffsättigung im arteriellen Blut. Aus einer Erhöhung des Sauerstoffgehaltes im venösen Blut schließt SCHOEN (1924b) auf einen verminderten Sauerstoffverbrauch in der Peripherie, der sich auch in einer Senkung des Grundumsatzes bemerkbar macht.

Synergismus — Antagonismus

Allgemeinnarkotica steigern die depressive Wirkung des Morphin auf die Atmung: Äther, Urethan, Veronal (WOLFF 1913); Avertin (KERBER und LENDLE 1929). Nach LAUNOY und NICOLLE (1930) vertragen normale Kaninchen 15 mg/kg Morphin ohne Atemstillstand, während in Narkose durch Urethan oder Chloralose bereits 5—10 mg/kg zum Atemstillstand führen. Am urethanisierten Kaninchen tritt nach 10 mg/kg Morphin i.v. bei 95% der Tiere periodische Atmung vom Biotschen Typus auf; 25% der Tiere gehen dabei an Atemlähmung ein (NICOLLE 1938, 1941). Diese Angaben wurden durch ENDERS (1952) bestätigt. In den Versuchen dieses Autors vermindert rasche i.v.-Injektion von 100 mg/kg Morphin beim Kaninchen die Atmung auf 10—20% der Norm, wird jedoch überlebt. In Urethan- oder Paraldehydnarkose führen bereits 20 mg/kg i.v. zu ähnlichen Atemstörungen und in Numal- oder Chloralosenarkose ist die gleiche Dosis immer tödlich; in letzterem Falle führen bereits 3 mg/kg zu schweren Atemstörungen. MØLLER (1952) führt Fälle an, in denen am Menschen bei einem Blutalkoholspiegel von 2,2—2,5‰ die sonst überlebte Dosis von 0,3—0,4 mg/kg Morphin zum Tode führte.

Eine große Reihe von Arbeiten wurde vor der Einführung des Nalorphin bzw. Levallorphan (s. S. 125) der Untersuchung von Verbindungen gewidmet, die eine Atemdepression des Morphin günstig zu beeinflussen vermögen. Vor allem MEISSNER (1923) sowie SCHÜBEL und GEHLEN (1928) untersuchten diesbezüglich eine große Anzahl von Substanzen (Adrenalin, Alkohol, Äther, Atropin, Coffein, Kampfer, Cocain, Codein, Lobelin, Narkotin, Novocain, Scopolamin, Strychnin). Auch das N-Allyl-nor-Codein wurde bereits von MEISSNER, fußend auf einer Mitteilung von POHL (1914), in seine Versuche mit einbezogen.

Von den verschiedenen Substanzen, die als pharmakodynamische Antagonisten gegenüber der Atemwirkung des Morphin untersucht wurden, wäre aus theoretischem Interesse noch das Nicotin zu erwähnen, das nach WOLFF (1913) in einer Dosis von 0,25 mg/kg i.v. die depressive Wirkung des Morphin auf die Atmung für 2—4 min aufhebt. Bemerkenswert ist auch die Beobachtung von GUBER (1914), daß eine i.m. Injektion von 1,5—5 mg Adrenalin nach einer Latenzzeit von einigen Stunden die beim Kaninchen nach 10—15 mg Morphin für mehr als 8 Std. stark verlangsamte Atmung wieder beschleunigte. Antagonistisch gegen die Atmungsdepression wirkt nach CHISTONI (1940) das Phenylisopropylamin, das mit einer wirksamen Dosis von 1 mg/kg vielfach stärker wirkt als das von BARBOUR u. Mitarb. (1920) für den gleichen Zweck untersuchte Tyramin. Erwähnenswert ist auch die Feststellung von KERBER und LENDLE (1929), daß der Kombinationseffekt von Avertin mit kleinen (1 mg/kg) Dosen von Morphin unter der Summe der beiden Einzelwirkungen bleibt.

Bei *Lobelin* gaben schon WIELAND und MAYER (1922) an, daß es bei der Atemdepression durch Morphin besser wirksam ist als bei einer solchen durch Urethan oder Chloralhydrat. Zum gleichen Ergebnis kamen auch GUNS (1926) sowie HELAERS (1929). Nach SCHOEN und DERRA (1928) ist Lobelin auch am Thalamus-Kaninchen noch antagonistisch wirksam. Die zentralen Analeptika *Coramin* (UHLMANN 1924) und *Cardiazol* (SCHMIDT, HILDEBRANDT und KREHL 1925) sind auch gegenüber der Atemlähmung durch Morphin wirksame Antagonisten.

Bezüglich des *Atropin* hat EDDY (1941) auf Grund der von ihm aus der Literatur zusammengestellten über 450 Vergiftungsfälle mit Morphin oder Opium den Eindruck, daß die Mortalität durch das früher als Antidot häufig verwendete Atropin herabgesetzt wurde, obwohl ein schlüssiger Beweis infolge der zahlreichen und wechselnden sonstigen Maßnahmen nicht möglich ist. Die Depression der Atmung wurde in der Mehrzahl der 100 Fälle, von denen genauere Angaben vorliegen, entweder nicht beeinflußt, oder sogar verstärkt. Andererseits wurden nach einer Zusammenstellung von KOCH (1907) exzessiv hohe Dosen von Morphin (bis 1000 mg) bei Atropinvergiftungen mit Ausgang in Heilung gegeben, ohne daß die atemlähmende Wirkung des Morphin zum Durchbruch kam. An Ratten, Mäusen und Kaninchen konnte JOEL (1927) einen günstigen Einfluß des Atropin auf die depressive Wirkung großer Morphindosen nicht finden.

Einander widersprechende Resultate finden sich in der Literatur auch bezüglich des *Scopolamin*. In tierexperimentellen Arbeiten wurde entweder keine oder eine antagonistische Wirkung des Scopolamin gegenüber der Atemdepression durch Morphin gefunden. (LILJESTRAND u. Mitarb. 1919, NISISITA 1926, KEIL u. Mitarb. 1934, KREBS u. Mitarb. 1936.) Nach klinischen Erfahrungen am Menschen kommt HATCHER (1910) zu dem Schluß, daß Scopolamin die Morphinwirkung auf die Atmung verstärkt, während WATERS u. Mitarb. (1938) zu dem entgegengesetzten Ergebnis kommen. LOESCHKE und WENDEL (1952) prüften diese Frage daher erneut an gesunden Versuchspersonen, indem sie bei Einatmung verschiedener CO_2-Konzentrationen die Wirkung von Morphin bzw. Scopolamin für sich allein und ihre Kombination auf die Atmung untersuchten. Die angewandten Dosen betrugen 10 mg Morphin und 0,5 mg Scopolamin pro 70 kg. Die Autoren fanden, daß Scopolamin allein teils zu einer Steigerung, teils zu einer Hemmung der Atmung und die Kombination mit Morphin zu einer additiven Wirkung führt, so daß je nach der Reaktionsweise der betreffenden Versuchsperson die bei allen in gleicher Weise vorhandene depressive Wirkung des Morphin teils vermindert, teils verstärkt wurde.

Bemerkenswert sind noch die Beobachtungen von WOLFF (1913), daß selbst bei der hohen Dosis von 20 mg/kg Morphin beim Kaninchen ein akustischer Schreckreiz (Läuten einer Glocke) zu einer Erhöhung der Atemfrequenz führt, und von WOOD und CERNA (1892) sowie CALDWELL und HIBBARD (1892), daß beim Hund eine hohe Außentemperatur die Atemdepression durch Morphin verhindert bzw. aufhebt.

Auch künstlich herbeigeführte Alkalose bzw. Acidose schwächen die depressive Wirkung des Morphin auf die Atmung ab (COLLIP 1920, ANTON 1931). Nach NICOLLE (1941) soll i.v. Injektion einer Kochsalzlösung 2—7 min vor einer Morphingabe die Verminderung des Minutenvolumens, nicht aber der Frequenz der Atmung verhindern.

Durch erzwungene Exspiration (SCHMIDT u. Mitarb. 1924) oder durch einen dauernden Druck auf die Thoraxwand (BUCHER 1944) kann die durch Morphin verlangsamte Atmung wieder beschleunigt werden. Auch Hautreize wirken ebenso (BRECKENRIDGE und HOFF 1954).

Über die spezifische Wirkung des *Nalorphin* auf die Atemdepression durch Morphin siehe S. 129.

Erwähnt könnte noch werden, daß nach POULSEN (1954) Morphin bei der Maus die Entwicklung eines Lungenödems durch Einatmung von hohen CO_2-Konzentrationen (20%) hemmt. Als Mechanismus nimmt der Autor die Dämpfung des Atemzentrums an. Es ist aber darauf hinzuweisen, daß nach LUISADA (1927) Morphin ebenso wie zentrale Narkotica oder Halsmarkdurchschneidung am Kaninchen auch das Lungenödem nach Adrenalin verhindert.

Angriffspunkt und Wirkungsmechanismus

v. BEZOLD (1866) und sein Schüler GSCHEIDLEN (1869) dürften wohl die ersten gewesen sein, die im Tierversuch an Kaninchen die depressive Wirkung des Morphin auf die Atmung studierten. Sie kamen zu dem Schluß, daß durch steigende Dosen von Morphin das in der Medulla gelegene Atemzentrum zunehmend gelähmt wird. Seither hat eine große Anzahl von Forschern versucht, den Mechanismus der Morphinwirkung auf die Atmung eingehender zu analysieren und seinen Angriffspunkt genauer zu lokalisieren. CUSHNY (1913) stellte fest, daß relativ kleine Dosen von Morphin (2 mg/kg i.v.) an Kaninchen sowohl bei Luft- wie auch bei CO_2-Atmung fast ausschließlich die Frequenz, aber kaum die Atemtiefe beeinflussen und in dieser Hinsicht die gleiche Wirkung haben wie eine Vagotomie. CUSHNY glaubt daher, daß Morphin "may act on the respiratory center by blocking the passage through the synapses of afferent impulses to the respiratory center". Da Morphin aber auch nach Vagotomie die Atmung noch weiter verlangsamt, nimmt er eine Verstärkung hemmender Impulse des Nerv. laryng. sup. an; dafür spräche auch, daß der Atemstillstand nach Einblasen von Ammoniak in die Trachea durch Morphin verlängert wird. SCHMIDT u. Mitarb. (1923, 1924) sehen die spezifische Wirkung mittlerer Dosen von Morphin oder Heroin in einer Verminderung der *aktiven* Exspiration, während die Inspiration unbeeinflußt bleibt. Die dadurch verursachte Verlängerung der exspiratorischen Phase führt zu einer Verlangsamung und Vertiefung der Atmung. Durch erzwungene Exspiration kann die Atmung wieder beschleunigt werden. Für eine Hemmung der aktiven Exspiration scheint auch die ältere Beobachtung von ISSEKUTZ (1911) zu sprechen, daß die mit einem Wassermanometer gemessene exspiratorische Arbeitsleistung unter Morphin abnimmt. Eine Verlängerung der exspiratorischen Phase durch Morphin fand BLUME (1942) auch an Mäusen. Während an nicht behandelten Tieren der Quotient Ausatmungszeit + Atempause/Einatmungszeit 1,6 betrug, stieg er unter Morphin bis auf 9 an. Auch bei an Pneumonie erkrankten Patienten konnte DAVIS (1928) nach 10—18 mg Morphin eine Verminderung der Atemfrequenz durch Verlängerung der exspiratorischen Phase ohne Änderung der Inspirationszeit beobachten.

Der *Hering-Breuersche Lungendehnungsreflex* wird in seiner hemmenden Phase gesteigert, ebenso die Atemhemmung durch Reizung des zentralen Vagusstumpfes (DOOLEY und ANDREWS 1932). Auch HENDERSON und RICE (1939) fanden eine Verstärkung aller vagalen Lungenreflexe durch Morphin, die sie den anderen zentralen vagotropen Wirkungen des Morphin an die Seite stellen. MARRI und HAUSS (1939) stellten fest, daß nach 1,25 mg/kg Morphin auch die vom Carotissinus aus durch eine Blutdrucksteigerung ausgelöste Hemmung der Atmung verstärkt wird; die Kreislaufreflexe werden erst von 2,5 mg/kg an gehemmt.

Gegen einen peripheren *Angriffspunkt* des Morphin sprechen die Befunde von ADRIAN (1933) und von BEIN und HELMICH (1949) sowie GROSS und MEIER (1949), daß die Impulse der Lungendehnungsreceptoren durch Morphin bzw. Keto-bemidon nicht beeinflußt werden. MAY und WIDDICOMBE (1954) sind allerdings der Ansicht, daß an der Verstärkung des Hering-Breuerschen Lungendehnungs-reflexes durch Morphin doch auch eine Erregbarkeitssteigerung der Receptoren mit beteiligt ist. Für einen zentralen Angriffspunkt spricht auch der Versuch mit gekreuzter Zirkulation am Hund, wo die Atemdepression nur beim Empfänger eintritt, dessen Kopf mit dem morphinhaltigen Blut des Spendertieres durch-strömt wird (DRAGSTEDT u. Mitarb. 1931).

Der zentrale Angriffspunkt des Morphin wurde von SCHOEN (1928a, b, c) durch systematische Durchschneidungsversuche zu lokalisieren versucht. Er studierte den Atemtypus und die Wirkung des Morphin auf die Atmung nach folgenden Schnitthöhen:

1. Am oberen Rand des Thalamus (Thalamustiere).

2. Am oberen Rand der Corpora quadrigemina (Mittelhirntiere).

3. Zwischen den Corpora quadrigemina oder durch die unteren Corpora quadrigemina (dezerebrierte Tiere).

SCHOEN fand die Atemhemmung durch Morphin stark ausgeprägt, wenn das Großhirn noch erhalten war, schwächer an Thalamustieren und sehr gering an Mittelhirntieren, bei denen die erregende Wirkung des Morphin im Vordergrund stand. Bei den dezerebrierten Tieren trat die Lähmung der Atmung durch Morphin wieder hervor; den Angriffspunkt verlegt SCHOEN hier in den unteren Teil der Pons, während an den nicht operierten Tieren nach seiner Ansicht auch Großhirn und Thalamus eine Rolle spielen.

Für diese Annahme könnten auch Beobachtungen von WOLFF (1913) sowie von COHEN und McGUIGAN (1924) sprechen. Nach WOLFF führt ein starker akustischer Reiz (Ertönen einer Glocke) während seiner Dauer am Kaninchen auch bei fast völligem Atemstillstand wieder zu regelmäßiger rhythmischer Atmung. COHEN und MACGUIGAN fanden, daß eine schwache elektrische Reizung des zentralen Ischiadicusstumpfes nach Morphin zu einer stärkeren Beschleu-nigung der Atmung führt als vorher. Diese Autoren stellten die Hypothese auf, daß die sensorischen Nerven in ihrer Gesamtheit als Acceleratoren der Atmung wirken. Fallen unter Morphin sensorische Impulse weg, so wird schon dadurch die Atmung herabgedrückt.

Die periodische Atmung nach großen Morphindosen zeigt nach SCHOEN (1928) am intakten oder großhirnlosen Tier meist den Biotschen Typus (erster Atemzug nach der Apnoe am größten). Durch weitere Erhöhung der Morphindosis oder durch Abtrennung des Thalamus kann sie in regelmäßige Atmung übergeführt werden, da nun die gegen die lähmende Wirkung des Morphin unempfindlichen Zentren des Mittelhirns die Führung übernehmen. Bei der Morphinapnoe des Kaninchens ist das Zwerchfell erschlafft und der Thorax in Exspirationsstellung (SCHOEN und HEMPEL 1933).

HOSHI (1932) legte bei Kaninchen nach Durchtrennung der Pons im oberen Drittel einen mit einer 0,1%igen Morphinlösung getränkten Wattebausch auf die Schnittfläche und erzielte dadurch eine starke Verlangsamung der Atmung, während die Aufbringung auf die dorsale Oberfläche der Medulla oblongata zu einer Frequenzsteigerung führte. Der Autor nimmt daher atmungshemmende Zentren in der Pons und atmungsbeschleunigende in der Medulla an, die beide durch Morphin erregt werden.

BUCHER (1944) fand an urethanisierten Kaninchen, daß Morphin die Atmung in gleicher Weise beeinflußt, wie eine Durchtrennung des Hirnstammes im unteren Drittel der Pons. „Unter Morphin werden die im caudalen Teil der Pons gelegenen exspiratorischen vagalen Mechanismen enthemmt; dies entweder dadurch, daß hemmende Einflüsse blockiert oder daß die betreffenden Mechanismen selbst aktiviert werden. Da das Substrat für beide Möglichkeiten innerhalb des Pons gelegen ist, ist damit auch der Angriffspunkt des Morphin lokalisiert." Hierfür konnten Bucher und Fischlewitz (1948) sowie Fischlewitz (1948) den direkten Beweis erbringen. Wird die Pons in der Mitte durchschnitten und auf die Schnittfläche ein Filtrierpapier, auf das 1,5 mg/kg Morphin aufgetrocknet waren, gebracht, so wird die exspiratorische (am Ende der Inspiration) tracheale Verschlußreaktion nach Head um ein Vielfaches verstärkt, während die inspiratorische Trachealverschlußreaktion nicht beeinflußt wird (Abb. 14). Rickenbach und

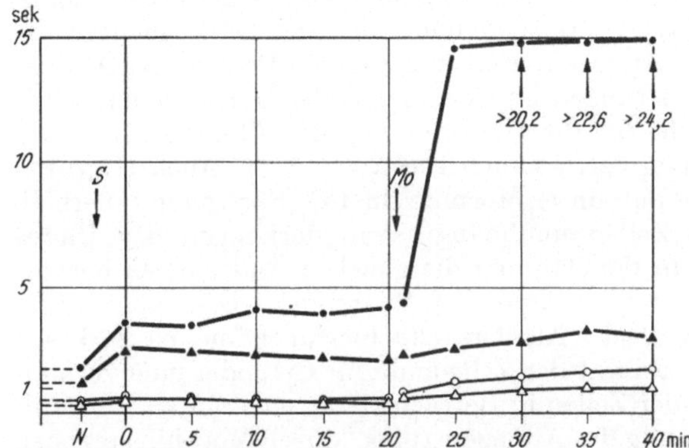

Abb. 14. Mittelwerte von 15 Kaninchen. *S* Schnitt in der Mitte des Pons. *Mo* 1,5 mg/kg Morphin auf Filtrierpapier in die Schnittwunde. Auf der Ordinate ist aufgetragen: Die Dauer der Inspiration (△), der Exspiration (○), der Verschlußinspiration VI (▲), und der Verschlußexspiration VE (•). Auf der Abszisse ist der Gang des Versuches in Minuten aufgezeichnet.
(Nach Fischlewitz, 1948)

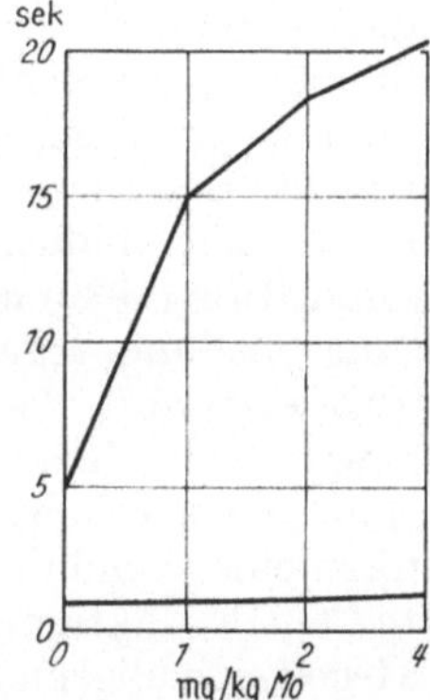

Abb. 15. Verhalten der exspiratorischen Phasenlänge unter Morphin. Typischer Einzelversuch. Obere Kurve: Bei Reizung des peripheren Vagusstumpfes (Frequenz 120/sec); untere Kurve: Spontanatmung unmittelbar vor Reiz. (Nach Rickenbach und Meier 1948)

Meier (1948) fanden, daß eine Reizung des zentralen Vagusstumpfes mit einer Frequenz von 120/sec in gleicher Weise die exspiratorische Phase der Atmung verlängert wie ein Trachealverschluß auf der Höhe der Inspiration und daß diese Reaktion durch Morphin um ein Mehrfaches verstärkt wird (Abb. 15). Der Erfolg einer direkten Reizung des exspiratorischen bzw. inspiratorischen Zentrums der Medulla wird dagegen durch Morphin etwas abgeschwächt. Das Morphin müßte daher nach Ansicht der Autoren zentral an einem Substrat angreifen, das zwischen diesen Zentren und dem Vagus eingeschaltet ist. Die Trachealverschlußreaktion und ihre „pontine Enthemmung" durch Morphin läßt sich durch Endoanaesthesie der Lungendehnungsreceptoren mit Lokalanaestheticis aufheben (Zipf und Oehler 1953).

Ān normalen Hunden entspricht die Wirkung des Morphin oder Levorphan auf die Atmung nach Breckenridge und Hoff (1952, 1953) den nach Dekortizierung auftretenden Änderungen: Tiefseufzende Atmung mit langen Atempausen, Verminderung von Frequenz und Amplitude der Eupnoe. Nach Dezerebrierung in der Mitte der Corpora quadrigemina ähnelt das Wirkungsbild des Morphin stark dem einer Vagotomie am gleichen Versuchsobjekt. Nach Durchschneidung der Pons und der Vagi führt Morphin regelmäßig zur Apnoe.

Für die Tatsache, daß die mo.ä. V. den Effekt eines CO_2-Reizes auf die Atmung herabsetzen und wie man sich den Mechanismus einer solchen „Depression des

Atemzentrums" vorstellen könnte, sind verschiedene Erklärungsversuche gegeben worden. KRUEGER (1941) hält eine Erhöhung der Alkalireserve durch die vermehrte HCl-Sekretion im Magen und die verminderte Sekretion des alkalischen Pankreassaftes (s. S. 167) für die primäre Ursache der verminderten Ventilation und der CO_2-Retention bei einem an sich normal ansprechenden Atemzentrum. Mit dieser Annahme sind allerdings die fast durchwegs gefundene erhöhte CO_2-Spannung in den Alveolen, die Verminderung des Atemvolumens trotz vermehrter CO_2-Ausscheidung im Arbeitsversuch (HERXHEIMER und KOST 1932) sowie die von SCHOEN (1924) in der ersten Stunde nach einer Morphingabe gefundene acidotische Phase schlecht in Einklang zu bringen. SCHOEN (1924) hält daher die erhöhte HCl-Sekretion im Magen für eine kompensatorische Maßnahme gegenüber der Blutacidose. WIELAND und SCHOEN (1923) suchten die verminderte Ansprechbarkeit des Atemzentrums in der ersten Periode der Acidose dadurch zu erklären, daß sie Änderungen im Chemismus der Nervenzellen selbst und nicht des Blutes als Ursache für die Herabsetzung des Atemvolumens annahmen. Eine ähnliche Auffassung vertrat auch ENDRES (1924). Auch HENDERSON und RICE (1939) nahmen an, daß unter Morphin die CO_2-Spannung innerhalb der die Atmung regulierenden Zellen unabhängig von derjenigen des Blutes herabgesetzt wird, da Morphin an der Atmung die gleichen Änderungen hervorruft wie eine Herabsetzung der alveolären CO_2-Spannung, diese aber unter Morphin stets erhöht gefunden wird. Als Ursache hierfür käme nach diesen Autoren eine verminderte Permeabilität der Zellwände für CO_2 oder eine verminderte CO_2-Produktion innerhalb der Zellen in Betracht.

Gegen eine allgemeine „Lähmung des Atemzentrums" durch Morphin sprechen auch die Beobachtungen von WOLFF (1913), daß am Kaninchen die Depression der Atmung nach Morphin durch einen starken akustischen Reiz aufgehoben werden kann oder daß beim Hund Erhöhung der Körpertemperatur im Dienste der Wärmeregulation zu starker Beschleunigung der durch Morphin verlangsamten Atmung führt (WOOD und CERNA 1892). COHEN und McGUIGAN (1924) sind der Ansicht, daß schon der Wegfall sensibler Reize zu einer Depression der Atmung führt, ohne daß es nötig wäre, eine direkte Wirkung des Morphin auf das Atemzentrum anzunehmen.

Nach den angeführten experimentellen Ergebnissen dürfte die Wirkung des Morphin und wirkungsverwandter Verbindungen auf die Atmung komplexer Natur sein und sich aus drei Teilwirkungen zusammensetzen: 1. einer Störung der Atemmechanik, 2. einer verminderten Empfindlichkeit der auf den CO_2-Reiz reagierenden Zentren, 3. einer Ausschaltung sensibler, die Atmung beschleunigender Reize, worunter auch das subjektive Gefühl der Dyspnoe zu rechnen wäre.

Die Störung der Atemmechanik scheint bei zunehmender Dosierung in folgender Reihenfolge vor sich zu gehen: Zunächst Dämpfung des pontinen Hemmungszentrums (BUCHER u. Mitarb. 1948) mit Verlängerung des aktiven Exspiriums und dadurch Frequenzverminderung bei erhöhter Atemtiefe und unverändertem Minutenvolumen, dann Dämpfung des Exspirationszentrums mit Aufhebung der *aktiven* Exspiration (C. F. SCHMIDT u. Mitarb. 1923, 1924), wodurch zu der Abnahme der Frequenz noch eine solche der Atemtiefe mit konsekutiver Verminderung des Minutenvolumens hinzukommt. Schließlich erfolgt Dämpfung des im Hirnstamm am weitesten peripher gelegenen Inspirationszentrums, die zur Apnoe und periodischen Atmung vom Biotschen Typus führt.

Für die „verminderte Empfindlichkeit" der auf den CO_2-Reiz ansprechenden medullären Zentren stehen zwei Ansichten zur Diskussion: KRUEGER (1941) nimmt eine Erhöhung der Alkalireserve des Blutes als primäre Ursache an, während WIELAND und SCHOEN (1923) sowie HENDERSON und RICE (1939) eine Änderung des Chemismus der Nervenzellen selbst im Sinne einer Alkalose hierfür verantwortlich machen.

Hustenreflex

Obwohl die hustenstillende Wirkung des Morphin und seiner Derivate schon sehr lange bekannt und therapeutisch in Verwendung war, wurde die experimentelle Bearbeitung erst seit kurzer Zeit in Angriff genommen. Dies beruht größtenteils darauf, daß es im Tierversuch keine befriedigende Methode gab, den „Hustenreflex" mit der nötigen Regelmäßigkeit auszulösen. Noch CUSHNY (1913) schreibt in seiner eingehenden Studie über die Wirkung des Morphin auf die Atmung: "In the rabbit, irritation of the larynx or stimulation of the superior laryngeal nerve causes only inhibition of the respiration. There is nothing corresponding to the fixation of the thorax and the abdominal compression of true cough. In the cat these are elicited by stimulation of the superior laryngeal and by ammonia vapour in the larynx, but not by any means regularly, and I have not been able to investigate whether morphine has any special effect on the active phase of cough therefore."

Erst in neuerer Zeit hat man auch hier experimentelle Methoden eingesetzt, wobei zur Auslösung des Hustenreflexes chemische, mechanische oder elektrische Reize verwendet werden. Dabei scheint die Art des Reizes die Ergebnisse wesentlich zu beeinflussen. So finden MAY und WIDDICOMBE (1954) an der Katze ein ganz verschiedenes Wirkungsverhältnis zwischen Morphin, Codein und Pholcodine (2'-Morpholinoäthyläther des Morphin), je nachdem, ob der Hustenreflex durch mechanische oder chemische Reizung der Trachealschleimhaut ausgelöst wird. Die Autoren führen diese Differenzen darauf zurück, daß am Hustenreflex zwei verschiedene afferente nervöse Mechanismen beteiligt sind: 1. Receptoren in der Trachealschleimhaut, vor allem an der Teilungsstelle, die vorwiegend durch mechanische Reize erregbar sind; 2. Receptoren, die sich über den ganzen Tracheobronchialbaum erstrecken und vorwiegend auf chemische Reize reagieren. Auf diese Verhältnisse haben auch LARSELL und BURGET (1924) hingewiesen. Nach diesen Autoren dürften die afferenten Bahnen im Vagus verlaufen, da doppelseitige Vagotomie den Hustenreflex aufhebt.

Eine wichtige Rolle für den Hustenreflex spielen nach BUCHER und JACOT (1951) auch die Lungendehnungsreceptoren. Die Autoren konnten an der Katze zeigen, daß ein durch chemische Reizung (Seifenpulver) ausgelöster Hustenanfall ausbleibt oder sofort unterbrochen wird, wenn die Lunge daran gehindert wird, sich inspiratorisch zu entfalten. SCHMITT und HARER (1923) äußerten die Ansicht, daß die Unterdrückung des Hustenreflexes eine Folge der von ihnen beobachteten Hemmung der *ex*spiratorischen Phase der Atmung ist. Auch CUSHNY (1913) führte die Hustenstillung durch Morphin auf dessen Wirkung auf das Atemzentrum zurück, indem er schreibt: "It is possible to explain the lessened tendency to cough under morphine by the lessened activity of the center without resort to the view that the afferent impulses are weakened. For the reduced activity of the respiratory center renders it more susceptible to inhibitory impulses, and the relief of cough may thus be the result of the slowing action on the respiration alone."

Es ist daher verständlich, daß auch bei der experimentellen Wertbestimmung der hustenstillenden Wirkung die verwendete Versuchsmethodik und die Tierart auf die Resultate einen großen Einfluß haben, wie dies bei der Analgesimetrie der Fall ist.

Methoden

Als Modell für den beim Kaninchen nicht auslösbaren Hustenreflex verwendete EDDY (1932) die Verlangsamung der Atmung durch Einatmung von Ammoniak/Luftgemischen, wobei er entweder die Abnahme der Atemfrequenz vor und nach Morphingabe bei gleicher Ammoniak-Konzentration oder die Ammoniak-Konzentration, bei der vor und nach Morphin die gleiche Frequenzabnahme eintrat, als Maß nahm.

Chemische Reize zur Auslösung eines Hustenreflexes werden von einer Reihe von Autoren angewandt. EICHLER und SMIATEK (1940) benutzten am Meerschweinchen ein Aerosol von H_2SO_4, FRIEBEL u. Mitarb. (1954) an der gleichen Tierart ein SO_2-Luftgemisch. Vernebelte n/2 H_2SO_4 wurde auch von WINTER und FLATAKER (1952) am Hund verwendet; in späteren Versuchen (1954) bei Meerschweinchen und Hunden ein Aerosol von 2,8% iger wäßriger Ammoniaklösung. KROEPFLI (1950) bläst eine bestimmte Menge (8 mg) von Seifenpulver direkt auf die Teilungsstelle der Trachea. Am Menschen verwendete HILLIS (1952) ein Aerosol eines Pfefferminzöl/Wasser-Gemisches, HÖGLUND und MICHAELSSON (1950) sowie U. TRENDELENBURG (1950) eine gemessene Menge eines 2% igen Ammoniak-Luftgemisches, BICKERMAN und BARACH (1954) ein Aerosol von 5% iger und 10% iger Citronensäure und GRAVENSTEIN u. Mitarb. (1954, 1955) i.v. Injektion von 0,2—0,3 cm³ Paraldehyd.

Durch *mechanische Reizung* durch Kneifen oder Beklopfen der Trachea konnte ERNST (1938) bei Katzen Hustenanfälle auslösen, wenn an den Tieren durch intrapleurale Injektion Lugolscher Lösung eine trockene Pleuritis erzeugt worden war. Eine mechanische Reizung der Trachealschleimhaut an der Teilungsstelle benützen YOSHITOSHI (1952) sowie KONZETT und ROTHLIN (1954) an narkotisierten Katzen.

Durch *elektrische Reizung* des Nervus laryngeus superior konnte CUSHING (1913) an Kaninchen nur eine Hemmung der Atmung, aber keinen Husten auslösen; letzteres gelang zwar bei Katzen, aber nicht mit einer für experimentelle Untersuchungen nötigen Regelmäßigkeit. Bessere Ergebnisse mit der gleichen Methode hatte DOMENJOZ (1952) an Katzen, wenn der Prozentsatz der hustenden Tiere als Maß genommen wurde. Eine elektrische Reizung des in eine Hautschlinge vorgelagerten Vagus am nicht narkotisierten Hund schlug SCHROEDER (1951) als Methode vor, wobei vor allem die zum Hustenanfall führende Reizfrequenz als Maß dient. Schließlich haben STEFKO und BENSON (1951, 1953) die elektrische Reizung der Submucosa der Trachea beim Hund als hustenauslösenden Reiz verwendet.

Experimentelle Ergebnisse

Auf Tab. 70 sind die von verschiedenen Autoren gefundenen relativen Wirkungsstärken einer Reihe von mo.ä. V. zusammengestellt, wobei die hustenstillende Wirkung des Morphin als Bezugsgröße genommen wurde; zum Vergleich wurden auch die relativen analgetischen Wirkungsstärken nach Tab. 54, S. 117, angeführt. Obwohl bezüglich der Analgesie zwischen der am stärksten (Dilaudid) und der am schwächsten (Codein) wirksamen Verbindung ein Wirkungsverhältnis von mehr als 40:1 besteht, betragen die Abweichungen bezüglich der hemmenden Wirkung auf den Hustenreflex kaum das Doppelte des nach der analgetischen Wirksamkeit zu erwartenden Wertes. Diese Abweichung ist geringer als die Differenzen, die bezüglich der hustenhemmenden Wirkung zwischen den verschiedenen Autoren bestehen. Man dürfte also wohl berechtigt sein, zwischen analgetischer und hustenhemmender Wirkung bei den mo.ä. V. einen inneren Zusammenhang anzunehmen (SCHAUMANN 1952, 1954), wenn im Hinblick auf die großen quantitativen Differenzen der Wirkungsstärken und der so verschiedenen chemischen Konstitution der Verbindungen ein doch recht enger Parallelismus vorhanden ist. Daß FRIEBEL u. Mitarb. (1954) sowie HAAS (1955) zwischen analgetischer und hustenstillender Wirkung keinen Zusammenhang finden, hat seine Ursache darin, daß beide Autoren für die analgetische Wirkungs-

Tabelle 70. *Angaben verschiedener Autoren über die relative hustenstillende Wirkung.*
Morphin = 1

Verbindung	Morphin = 1	Mensch/Tierart	Reizart	Autor	Analgesie[2]
Codein	0,5	Meerschw.	chem.	FRIEBEL u. Mitarb. (1955)	0,2
	0,3	Ratte	chem.	FRIEBEL u. Mitarb. (1956)	
	0,25	Katze	elektr.	DOMENJOZ (1952)	
	0,17	Katze	mechan.	ERNST (1938)	
	0,14	Katze	mechan.	MAY u. Mitarb. (1954)	
	0,08	Katze	elektr.	HAAS (1955)	
	0,1	Katze	elektr.	GREEN u. Mitarb. (1955)	
	0,05	Katze	chem.	MAY u. Mitarb. (1954)	
Dicodid	2,0	Meerschw.	chem.	FRIEBEL u. Mitarb. (1955)	1,1
	2,3	Ratte	chem.	FRIEBEL u. Mitarb. (1956)	
	2,0	Katze	mechan.	ERNST (1938)	
	1,25	Katze	elektr.	HAAS (1955)	
	0,8[1]	Mensch	chem.	TRENDELENBURG (1950)	
Acedicon	1,6	Meerschw.	chem.	FRIEBEL u. Mitarb. (1955)	1,5
	2,0	Katze	mechan.	ERNST (1938)	
Methadon	2,5	Meerschw.	chem.	FRIEBEL u. Mitarb. (1955)	1,8
	3,0	Ratte	chem.	FRIEBEL u. Mitarb. (1956)	
	0,8	Katze	elektr.	HAAS (1955)	
	8,0	Katze	elektr.	GREEN u. Mitarb. (1955)	
	3,5[1]	Mensch	chem.	TRENDELENBURG (1950)	
Levorphan	1,0	Meerschw.	chem.	FRIEBEL u. Mitarb. (1955)	3,9
	2,5	Katze	elektr.	HAAS (1955)	
Pethidin	0,5	Meerschw.	chem.	FRIEBEL u. Mitarb. (1955)	0,29
	0,5	Ratte	chem.	FRIEBEL u. Mitarb. (1956)	
	0,20[1]	Katze	mechan.	SCHAUMANN (1940)	
	0,25	Katze	elektr.	HAAS (1955)	
	0,4	Katze	elektr.	GREEN u. Mitarb. (1955)	
Dilaudid	5,2	Meerschw.	chem.	FRIEBEL u. Mitarb. (1955)	8,7
Eukodal	9,2	Meerschw.	chem.	FRIEBEL u. Mitarb. (1955)	4,7
Paracodin	0,3	Meerschw.	chem.	FRIEBEL u. Mitarb. (1955)	
Dionin	0,3	Meerschw.	chem.	FRIEBEL u. Mitarb. (1955)	
Ketobemidon	1,7	Meerschw.	chem.	FRIEBEL u. Mitarb. (1955)	1,9

[1] Codein = 0,20 gesetzt; [2] Mittelwerte nach Tabelle 54.

stärke Werte einsetzen, die von denjenigen der überwiegenden Mehrzahl anderer Autoren weitgehend abweichen.

Daß andererseits kein unbedingter Zusammenhang zwischen „hustenstillender" und analgetischer Wirksamkeit bestehen *muß* und auch Verbindungen ohne morphinähnliche analgetische Wirksamkeit den Hustenreflex hemmen können, geht aus einer Reihe von Arbeiten hervor. DOMENJOZ (1952) fand eine hustenstillende Wirksamkeit an der Katze auch beim Taoryl (äthandisulfosaures Salz des 1-Phenyl-cyclopentan-1-carbonsäureesters des Diäthylaminoäthanol), ferner bei Atropin, sowie den Antihistaminicis Synopen und Benadryl. Nach WINTER und FLATAKER (1952) ist das L-Isomere des Isomethadon gegenüber dem Hustenreflex bei oraler Verabreichung nur etwa viermal wirksamer als das D-Isomere, obwohl bei der analgetischen Wirkung dieses Verhältnis etwa 1:40 beträgt. (Hierzu wäre allerdings zu bemerken, daß nach den gleichen Autoren das D-Isomethadon bei *subcutaner* Injektion viel weniger hustenstillend wirkt als p.o., so daß bei der verwendeten Reizart (Aerosol von H_2SO_4) bei der oralen Verabreichung eine lokalanaesthetische Wirksamkeit des Isomethadon vielleicht eher den Reiz als den Hustenreflex vermindert hat.) Nach den gleichen Autoren (1954) soll ferner Nalorphin und Narkotin, sowie Phenylisopropylamin bei Reizung durch verdünnte Ammoniakdämpfe etwa gleich wirksam sein wie Codein, während N-Allyl-3-oxymorphinan unwirksam gefunden wurde. Nalorphin wirkte in den Versuchen dieser Autoren auch nicht antagonistisch, sondern synergistisch mit Morphin (Tab. 71). Letzteres steht allerdings in Widerspruch mit Befunden von

Tabelle 71. *Wirkung verschiedener Verbindungen auf den experimentellen Hustenreiz beim Hund*

Verbindung	Dosis mg/kg p.o.	Zahl der Hustenstöße in 4 min				
		vorher	nach Stunden			max. Abnahme %
			1	2	3	
Morphin	1,0	33	25	6	24	73
Codein	0,5	17	2	5	17	89
Narcotin	1,0	28	0	6	12	100
Narcotin	0,5	32	8	16	35	75
Narcotin	0,5	19	2	11	14	90
Cotarnin	1,0	29	26	27	—	0
Cotarnin	0,5	37	38	35	—	0
Hydrastinin . . .	8,0	34	0	6	27	100
Hydrastinin . . .	4,0	20	28	24	—	0
Hydrastinin . . .	2,0	30	37	32	—	0
Nalorphin	1,0	26	0	6	12	100
Nalorphin	0,5	24	5	12	34	80
Nalorphin	0,5	29	5	9	21	83
Propadrin	8,0	17	0	0	0	100
Propadrin	2,0	13	11	2	8	85
Propadrin	2,0	20	6	9	14	70
Propadrin	1,0	35	4	15	12	89

Nach WINTER und FLATAKER (1954).

GREEN u. Mitarb. (1955), nach denen an Katzen die hustenstillende Wirkung von 0,3—1 mg/kg Morphin bzw. 0,1 mg/kg Methadon durch 0,1 mg/kg Nalorphin aufgehoben wird.

Auch KONZETT und ROTHLIN (1954) fanden an der Katze, daß Narkotin den durch mechanische Reizung ausgelösten Hustenreiz hemmt, obwohl es keine analgetische Wirksamkeit besitzt, was auch von HAAS (1955) bestätigt wurde. Schließlich würde auch aus den Versuchsergebnissen von BENSON u. Mitarb. (1953) am Hund (Tab. 72) hervorgehen, daß bezüglich der Hustenstillung das analgetisch unwirksame Dextrometorphan stärker wirksam ist als Morphin und in ihren Versuchen etwa dem Codein gleichkommt. Auch PELLMONT u. Mitarb. (1954) fanden im Tierversuch nach vier verschiedenen Methoden der Hustenerzeugung an Katzen und Hunden das Dextrometorphan gleich oder sogar stärker hustenstillend wirksam als Codein, während eine analgetische Wirksamkeit nicht nachgewiesen werden konnte. Der klinische Vergleich (CASS u. Mitarb. 1953) ergab ebenfalls, daß Dextrometorphan an Wirksamkeit nicht weit hinter dem Codein zurücksteht.

Demgegenüber konnten hinwiederum GRAVENSTEIN u. Mitarb. (1954, 1955) an gesunden Versuchspersonen mit den Methoden der Reizung durch Ammoniak bzw. Citronensäureaerosol nach den üblichen klinischen Dosen von Morphin, Heroin, Codein oder Dextrometorphan im Vergleich zu Placebogaben keine Verminderung des Hustenreizes feststellen. Tuberkulöse Patienten mit chronischem Husten glaubten zwar, unter Heroin oder Codein weniger zu husten als nach Dextrometorphan oder Placebogaben. Objektive Zählung der Hustenstöße konnten diesen subjektiven Eindruck aber nicht bestätigen. Die Autoren sind daher der Ansicht, daß bei der Therapie von Symptomen, wie Husten oder Schmerz, die subjektive Empfindung einer Besserung ein wichtiger Faktor ist. Diese Versuche stehen allerdings mit den praktischen Erfahrungen in Widerspruch; es ist wohl kaum anzunehmen, daß der jahrzehntelange befriedigende Gebrauch der mo.ä. V. zu Hustenstillung nur auf suggestiven Einflüssen beruht hat. Eher wäre anzunehmen, daß der tuberkulöse Husten als Untersuchungsobjekt nicht geeignet ist. HILLIS (1952) verwendete in klinischen Versuchen als Reiz ein Aerosol von Pfefferminzöl, Äther und Wasser und fand, nach abnehmender Wirkungsstärke geordnet, Heroin, Methadon, Morphin und Codein hustenstillend wirksam.

Tabelle 72. *Maximale Hemmung der Hustenstöße in Prozent 30—60 min nach Verabreichung*

Verbindung	1 mg/kg	2 mg/kg	4 mg/kg
Codein	45	76	99
Morphin	26	45[1]	49
Levorphan	48	79[1]	72
Racemorphan	—	46[1]	76
Dextrorphan	20	47	61
Levo-Metorphan	—	32[1]	60
Race-Metorphan	—	47[1]	35
Dextro-Metorphan	53	62	74

Nach BENSON, STEFKO und RANDALL (1953).

[1] Lethargie, Schlaf oder Ataxie.

Aus diesen Beobachtungen verschiedener Autoren, daß auch solche Verbindungen, die weder analgetisch noch depressiv auf das Atemzentrum wirken, den Hustenreflex aufheben können, geht hervor, daß zumindest bei Verbindungen außerhalb der Klasse der mo.ä. V. noch andere Mechanismen eine Rolle spielen. Eine Einwirkung auf die Sekretion der Bronchialschleimhaut scheint keinen wesentlichen Anteil zu haben, da sie nach BUELL u. Mitarb. (1948), sowie BOYD u. Mitarb. (1954) weder durch Morphin, noch durch Codein, Dicodid oder Methadon beeinflußt wird. Auch zwischen Hemmung des Flimmerepithels und hustenstillender Wirkung scheint kein Zusammenhang zu bestehen. Am Froschgaumen wird nach KOCHMANN (1930) die Flimmerbewegung zwar durch Morphin herab bis zu Konzentrationen von 10^{-6} gehemmt, doch ist Codein bis zu 10^{-2} wirkungslos. Auch ERNST (1938) fand an Katzen, deren Bronchialbaum durch Einblasen von feinem Bariumsulfatpulver röntgenologisch sichtbar gemacht war, Codein auf die Funktion des Flimmerepithels 60mal weniger wirksam als Morphin, während es bezüglich der Unterdrückung des Hustenreflexes nur sechsmal weniger wirksam war. Außerdem konnte ERNST (1939) die überadditive Potenzierung zwischen Morphin und Codein, die er bezüglich der Hustenstillung fand, am Flimmerepithel nicht feststellen. VAN DONGEN und LEUSINK (1953) fanden in ihren Versuchen nach der gleichen Methode bezüglich der hemmenden Wirkung auf das Flimmerepithel zwischen Codein und Morphin allerdings nur ein Verhältnis von 1:10, was schon recht nahe an die relative Wirksamkeit gegenüber dem Hustenreflex heranreicht. Diese Hemmung des Flimmerepithels konnte durch Ipecacuanhainfus, nicht aber durch die Alkaloidfraktionen daraus aufgehoben werden. Eine Aufhebung des Hustenreflexes kann nach BUCHER (1955) auch durch endoanaesthetische Ausschaltung der Lungendehnungsreceptoren erfolgen (s. a. BEIN, 1957).

Kreislauf

Isoliertes Herz

Am isolierten *Froschherzen* hat Morphin keine spezifische Wirkung. Konzentrationen unter 10^{-4} führen zu geringer Erhöhung der Frequenz, höhere Konzentrationen wirken negativ chronotrop und inotrop, Konzentrationen über $1:200$ zu reversiblem Herzstillstand (HALE 1909, HANZLIK 1921). Unterbindung an der Vorhof-Kammergrenze (Stannius II) bewirkt trotz 1% Morphin Kammerautomatie, was gegen eine direkte Wirkung auf den Herzmuskel spricht (FRÖHLICH und PICK 1919). Auch künstlich gereizte Streifen aus der Kammermuskulatur werden in ihrer Kontraktionsfähigkeit durch Morphin bis zu $1:250$ nicht beeinflußt. Codein wirkt hier jedoch ab $1:50000$ vermindernd auf Hubhöhe und Reizbarkeit (MEZEY und STAUB 1936). BURRIDGE (1923) sah bei Durchströmung des Froschherzens in situ bei Ca-armer Ringerlösung durch 10^{-8}—10^{-6} Morphin eine Förderung, ab 10^{-5} eine Hemmung der Herztätigkeit, während bei erhöhtem Ca-Gehalt Morphin noch 10^{-4} erregend wirkte. JUNKMANN (1925) fand am durchströmten, durch eine knapp oberhalb der Vorhof-Kammergrenze angebrachte Ligatur stillgestellten Froschherzen bei künstlicher Reizung durch Morphin $1:5000$ die Refraktärzeit für Extrareize verkürzt und die Latenzzeit verlängert. Am isolierten Herzen der Helix pomatia verstärkt Morphin die Acetylcholinwirkung (DASTUGUE und DUPUIS 1948).

Pethidin vermindert am isolierten Froschherzen nach DUGUID und HEATHCOTE (1940) ab $1:250000$ die Amplitude, ab $1:10000$ auch die Frequenz, wobei leichte Arrhythmien auftreten. Diese Wirkungen sind leicht auswaschbar. 10^{-5} Pethidin hebt die Wirkung von Arecolin oder Acetylcholin auf. Die negativ ino- und chronotrope Wirkung des Pethidin ist gegen Atropin refraktär und daher als direkte Muskelwirkung aufzufassen (WAY und LIGON 1946). *Ketobemidon* führt am isolierten Froschherzen bei einer Konzentration von 10^{-4} zu einer mäßigen negativ inotropen Wirkung, ab 10^{-3} zu Stillstand in Diastole (GROSS und MEIER 1949).

Am Langendorff-Herzen von *Kaninchen* und *Katze* führen Heroin und Morphin $1:5000$ zur Erhöhung der Amplituden und der Schlagfrequenz. In höheren Konzentrationen haben Peronin, Heroin, Dionin, Codein und Morphin (nach fallender Wirksamkeit geordnet) eine atropinresistente depressive Wirkung (VINCI 1907). Ähnliche Befunde an isolierten Herzen stammen von SCHMIDT und LIVINGSTON (1933). Nach längerer Durchströmung des isolierten Kaninchenherzens mit einer Morphinlösung beobachteten KRAWKOW (1911) sowie WADA (1928) beim Umschalten auf morphinfreie Lösung eine Hemmung der Schlagfolge bis zum Herzstillstand. Diese depressive Wirkung läßt sich nach WADA durch Atropin aufheben. Die *Coronardurchströmung* nimmt nach GRUBER und ROBINSON (1929) bei Katze und Kaninchen unter Morphin zu, während RÖSSLER (1930) am Starling-Präparat des Hundes keine Wirkung auf die Coronargefäße sah und auch keinen Antagonismus gegen die coronarverengende Wirkung des Pitressin fand. Während LUISADA (1927) an der Katze bei 20 mg/kg Morphin i.v. keinen Einfluß auf die Coronardurchströmung fand, gibt BRUNELLI (1934) an, daß kleine Morphindosen die Coronarien der Katze erweitern.

Pethidin 10^{-5} vermindert am Kaninchenherzen bei gleichzeitiger Coronarerweiterung Frequenz und Amplitude in mäßigem Grade (DUGUID und HEATHCOTE 1940). *Phenadoxon* 10^{-5} vermindert am isolierten Kaninchenherzen Amplitude und Frequenz, wobei auch Arrhythmien auftreten; die Coronardurchströmung wird dabei vermehrt. Ähnlich wirkt auch *Methadon*. (BASIL u. Mitarb.

1950). Ein Unterschied bezüglich der depressiven Wirkung auf das Herz zwischen den optischen Isomeren des Methadon besteht nicht (Thorp 1949).

Herz in situ

Beim Hund fand van Egmond (1911) ab 0,04 mg/kg Morphin i.v. eine Bradykardie, die mit Steigerung der Dosis an Intensität und Dauer zunahm, wobei die Frequenz bis auf 42 Pulse pro Minute abnahm; bei einer Frequenz unter 70/min traten auch Arrhythmien auf. Die Bradykardie zeigte keinen Zusammenhang mit der Depression der Atmung und war durch Vagotomie aufhebbar. Eine Gewöhnung an die pulsverlangsamende Wirkung konnte nicht beobachtet werden. Bei der *Katze* trat in der Mehrzahl der Versuche nach Morphin eine Tachykardie auf, die durch Exstirpation des Ganglion stellatum nicht zu verhindern war. Diese Befunde wurden durch Anderes (1913) bestätigt und dahingehend erweitert, daß die Tachykardie an der Katze auch nach vollständiger Denervierung des Herzens auftritt und erst nach Exstirpation der Nebennieren verschwindet. Sie dürfte daher Folge der Adrenalinausschüttung nach Morphin sein.

Die Veränderungen des EKG unter Morphin wurden von Einthoven u. Mitarb. (1911, 1913), sowie von Eyster und Meek (1912) am Hund studiert. Nach diesen Autoren führt Morphin zu einem teilweisen bis kompletten, vor allem sino-auriculären Block mit gelegentlichen Extrasystolen. Atropin oder Äthernarkose (Gold u. Mitarb. 1929) hebt diese Veränderungen des EKG auf. Kisch (1921) fand am *Kaninchen*, daß nach Abklemmung der Carotiden bei Vagusreizung Extrasystolen auftreten; nach 10 mg/kg Morphin genügt hierzu Verschluß der Carotiden allein ohne zusätzliche Vagusreizung.

Nach Heinekamp (1920) wird die beim *Hund* nach Adrenalin auftretende Bradykardie durch Morphin verstärkt. Diese synergistischen Wirkungen von Morphin und Adrenalin dürften einen zentralen Mechanismus haben, da zwischen Bradykardie und Blutdruckwirkung kein quantitativer Zusammenhang gefunden wurde. Auch zwischen der Bradykardie und der Depression der Atmung mit konsekutiven Änderungen der CO_2-Spannung, Alkalireserve oder p_H des Carotisblutes besteht nach Matthes (1929) kein innerer Zusammenhang.

Während Hering (1927) sowie Tomaszewski (1938) für die Morphium-Bradykardie einen vom Carotis sinus ausgelösten Reflex verantwortlich machen, konnten Heymans u. Mitarb. (1931) am nicht narkotisierten Hund zeigen, daß sie auch nach vollständiger Entnervung von Carotis sinus und Aortenbogen noch in vollem Ausmaße eintritt, dagegen durch Vagotomie aufgehoben wird; diese Autoren nehmen daher einen direkten zentralen Angriffspunkt an. Nach Landgren u. Mitarb. (1952) ist Morphin auf die hohen Aktionspotentiale des Sinus caroticus ohne Einfluß. McCrea und Meek (1926) vermuten den Angriffspunkt des Morphin für die Bradykardie nicht in den Zwischenhirnzentren des Vagus, sondern an einem näher dem Cortex gelegenen Punkt, da sie nach Decerebrierung sowie Äthernarkose ausbleibt. Auch Allen u. Mitarb. (1945) glauben annehmen zu dürfen, daß die Erhöhung des Vagustonus bei Hunden durch Morphin die Folge einer Enthemmung durch seine depressive Wirkung auf den Cortex ist, da längere Zeit ruhende Hunde auch ohne Morphin eine starke Bradykardie zeigen, die durch Morphin nicht weiter verstärkt wird. Gegen diese Annahme sprechen Versuche von Amsler (1927), der die Morphium-Bradykardie auch am decortizierten Hund fand, der Befund von Haraguchi (1933), daß Luminal auf die Bradykardie keinen Einfluß hat und vor allem die Ergebnisse von Robbins u. Mitarb. (1939). Diese Autoren fanden, daß weder Cyclopropannarkose, noch Durchschneidung des Hirnstammes auf der Höhe des Colliculus superior, noch auch nachfolgende Ab-

klemmung der Carotiden auf die Morphium-Bradykardie einen wesentlichen
Einfluß haben, diese aber durch Äthernarkose oder Vagotomie aufgehoben wird.
Der primäre Angriffspunkt läge daher in der Medulla oblongata. Für diese
Lokalisation würden auch frühere Versuche von Bush (1920) sprechen, der an der
Schildkröte bei isolierter Durchströmung der Medulla oblongata mit einer Morphin-
lösung 1:2000 eine Bradykardie fand, wenn auch die verwendete Morphin-
konzentration reichlich hoch ist.

Am Hund führen 10 mg/kg Morphin i.v. nach Rajskina (1953) zu folgenden
Änderungen am EKG: Sinusbradykardie, Atrioventriculärrhythmus, ventrikuläre
Automatie, Verlängerung der Überleitungszeit, partieller Atrio-ventrikulärer
Block. Die Veränderungen werden als Folge einer Hemmung des Sinusknotens
und evtl. auch des Atrioventrikulärknotens durch zentrale Vaguserregung ge-
deutet. In Hexenalnarkose verschwinden diese Änderungen sofort, dafür tritt
Abflachung oder evtl. Umkchr der T-Zacke ein.

Thauer und Wezler (1942) untersuchten am nicht narkotisierten *Hund* mit
einer vorgelagerten Carotisschlinge die Kreislaufverhältnisse nach 6 mg/kg
Morphin s.c. Sie fanden eine Abnahme der Pulsfrequenz auf 36—40/min bei
gleichzeitiger Abnahme des Minutenvolumens auf weniger als die Hälfte. Durch
Zunahme des peripheren Gefäßwiderstandes auf das Dreifache blieb der systolische
Blutdruck trotz der Abnahme des Minutenvolumens nahezu unverändert, während
der diastolische Druck bis um 20 mm Hg zunahm. 40 mg/kg Pernocton i.m.
hoben die Bradykardie zum größten Teil auf.

Am *Kaninchen* wird nach Wright und Barbour (1931) durch Morphin
(ab 2 mg/kg), Dilaudid (ab 0,2 mg/kg) und Dicodid (ab 0,3 mg/kg) die Pulsfrequenz ebenfalls gesenkt. Nach Gremels (1931) führt bei großen Dosen Morphin
die Depression der Atmung durch O_2-Mangel, CO_2-Anhäufung und Ausschaltung
der mechanischen Begünstigung des venösen Rückstroms vom Herzen zu einer
schweren sekundären Herzinsuffizienz, die sich durch Aufhebung der Atemlähmung mit zentralen Analepticis beseitigen läßt. Bei größten toxischen Morphindosen fanden Hazelton und Koppanyi (1940) beim Kaninchen als Todesursache
einen plötzlichen Herztod bei noch vollkommen hinreichendem oder sogar erhöhtem Atemvolumen; Cardiazol und Atropin beschleunigten hier den Zusammenbruch des Kreislaufs. Auch beim Menschen soll nach Schmidt (1924) bei Morphinvergiftungen nach sehr großen Dosen der Tod durch Versagen des Kreislaufs
eintreten.

Am *Affen* (Macacus rhesus) sahen Eddy und Reid (1934) nach 10 mg/kg
Morphin s.c. nur eine geringfügige Pulsverlangsamung; 5 mg/kg waren nach
Gruber (1937) ohne Einfluß.

Nach Scott und Chen (1946) führen 5 mg/kg *Methadon* i.p. beim Hund zu
einer starken Pulsverlangsamung, die sich im EKG als reine Sinusbradykardie
erweist und durch Atropin aufgehoben wird. Im Versuch mit gekreuztem Kreislauf trat die Bradykardie nur beim Empfängerhund mit isoliert durchströmtem
Kopf auf (Scott u. Mitarb. 1947), was die zentrale Genese beweist. Luduena
(1950) fand die Bradykardie bei Methadon nach Dosen von 0,3—3 mg/kg am stärksten ausgeprägt; bei weiterer Steigerung der Dosis nahm sie allmählich ab, um bei
12—15 mg/kg vollständig zu verschwinden. 2 mg/kg *Phenadoxon* i.v. vermindern
nach Basil u. Mitarb. (1950) bei der Katze ähnlich wie auch Methadon vorübergehend die Amplituden.

2,5—5 mg/kg *Pethidin* i.v. erhöhen bei künstlich beatmeten Hunden in
Barbitalnarkose für 15—45 min die Schwelle für das durch faradische Reizung
oder Mecholyl i.v. hervorgerufene Vorhofsflimmern (Way u. Mitarb. 1945).
Manning und Caudwell (1947) untersuchten an nicht narkotisierten Hunden

den Einfluß von Pethidin auf die Folgen eines akuten Coronarverschlusses durch Zuziehen eines in einer Voroperation um den Hauptast der linken Coronararterie geschlungenen Fadens. Eine Dosis von 10 mg/kg Pethidin i.m., nach 15–25 min gefolgt von einer 2. Dosis von 5–10 mg/kg i.v. konnte die akute Mortalität bei dem 10–20 min nach der 2. Injektion vorgenommenen Coronarverschluß nicht vermindern; doch trat im Gegensatz zu den Kontrollen in den nächsten 24 Std. trotz weiterbestehender Tachykardie kein weiterer Todesfall durch Herzflimmern auf.

Am *Menschen* findet SABATHIE (1947) das Morphin i.v. zur Behandlung der paroxysmalen Tachykardie wirksamer und ungefährlicher als Chinidin, was durch HERRMAN (1948) bestätigt wurde. LEIMDORFER (1950) empfiehlt Codein zur Bekämpfung ventrikulärer Extrasystolen. Während nach SAMUELSSON (1952) beim Cor pulmonale Morphin durch Depression der ohnehin geschädigten Atmung gefährlich ist (s. a. ROUSSAK 1951) und besser durch Pethidin ersetzt wird, wirkt es bei Linksinsuffizienz oft lebensrettend. Der Autor meint: "It is improbable that the excellent effect of the drug in such cases is only due to a depressing effect on the respiratory centre, but I feel that other explanations should also be sought, for example, depression of reflexes initiated in the lungs themselves." Auch bei den guten Erfahrungen der Klinik mit Pethidin beim akuten Herzinfarkt und pektanginösen Beschwerden (DIETRICH 1939, HEYDNER 1940, GEIGER 1945) dürfte neben der coronarerweiternden Wirkung eine Dämpfung reflektorischer Vorgänge eine Rolle spielen. Für einen derartigen Mechanismus könnte sprechen, daß nach LINDGREN (1946) bei Angina pectoris auch eine Lokalanaesthesie im Gebiete der ausstrahlenden Schmerzen zu einer Besserung des EKG führt.

Nach 3 mg/kg *Ketobemidon* tritt bei Kaninchen und Katzen eine ausgesprochene Sinusbradykardie auf, wobei die Überleitungszeit eher etwas verkürzt ist. Diese Bradykardie wird durch Atropin, Vagotomie oder Novocain aufgehoben. 0,5 bis 1,0 mg/kg Ketobemidon führen zu einer lang anhaltenden Steigerung der Coronardurchblutung (GROSS und MEIER 1949). Auch Levorphan, Dextrorphan, Levomethorphan, Dextromethorphan und Levallorphan bewirken nach SCHALLEK und WALZ (1954) eine Bradykardie, die nach Levorphan und Dextrorphan am stärksten ausgeprägt ist.

Gefäße

Am Froschgefäßpräparat drosselt $5 \cdot 10^{-7}$ Morphin die Durchströmung um 15%, 10^{-6} um 25% und 10^{-5} um 50%. Diese Reaktion soll geeignet sein, noch 2γ Morphin nachzuweisen (TREMONTI 1929). Die Gefäße des Splanchnicusgebietes werden durch Morphin beim Kaninchen (KATSCH 1912) und beim Menschen (GANTER 1924) verengt. An der Katze werden nach 20 mg/kg Morphin i.v. die Lungenvenen kontrahiert, was zur Druckerhöhung in der A. pulmonalis, zur Volumzunahme der Lunge und zur Drucksenkung im linken Vorhof führt (LUISADA 1927, BRUNELLI 1934). Nach letzterem nimmt in vivo auch das Lebervolumen zu und bei Durchströmung der isolierten Leber der Durchfluß ab; die Splanchnicusgefäße werden jedoch erweitert. An Hund und Katze fanden SCHMIDT und LIVINGSTON (1928, 1933) plethysmographisch eine|Erweiterung der Gefäße der Hinterextremitäten peripheren Ursprungs. Auch RANDALL u. Mitarb. (1953) konnten bei verschiedenen Morphinanderivaten gleichzeitig mit der Blutdrucksenkung eine vermehrte Durchblutung der Hinterextremitäten feststellen. HANZLIK (1918) fand bei lokaler Aufbringung von Morphinlösungen $10^{-2}–10^{-3}$ eine Verminderung der Blutung eröffneter Hautgefäße um etwa 50%, was er auf eine lokale Vasoconstriction zurückführt. Nach MOLITOR u. Mitarb. (1936) wird am nicht narkotisierten Kaninchen durch kleine Dosen Morphin (3 mg/Tier) die reflektorische Gefäßverengerung der Ohrgefäße nach sensorischer Reizung abgeschwächt, nach größeren Dosen (12 mg/Tier) aufgehoben, während der vasoconstrictorische Kältereiz noch wirksam bleibt. In Versuchen von HIMMELSBACH (1944) am Menschen nahm nach 5—20 mg Morphin die Durchblutung der Hände stark zu. Bei einem Patienten mit einseitiger Sympathicusparalyse der oberen Extremität war diese Durchblutungssteigerung nur auf der gesunden Seite nachzuweisen. Daraus schloß der Autor, daß Morphin den zentralen Sympathicustonus senkt (vgl. auch KRAUSE und RUHNAU 1952).

NISHIMURA und SATO (1931) konnten keine spezifische Wirkung des Morphins auf die Hirndurchblutung feststellen. SCHMIDT und LIVINGSTON (1934, 1936) untersuchten an Katzen in Amytalnarkose mit Hilfe von Thermoelementen den Einfluß von Morphin auf die Durchblutung verschiedener Teile des ZNS. Sie fanden keinen Einfluß im Hypothalamus und im Parietallappen des Cortex, dagegen eine Erhöhung der Durchblutung der Medulla. FINESINGER und COBB (1935) sahen bei der Katze durch Dosen ab 2,5 mg/kg s.c. Erweiterung der freigelegten Gefäße der Pia mater unter Ansteigen des Liquordruckes. Nach TOKITA (1953) nimmt die Durchblutung des ZNS der Katze nach 2—4 mg/kg Morphin i.v. geringfügig ab.

Am nicht narkotisierten Hund mit einer vorgelagerten Carotisschlinge wird durch 6 mg/kg Morphin s.c. der Gefäßwiderstand in der Peripherie auf das Dreifache erhöht (THAUER und WEZLER 1942). Dagegen fanden HUGGINS u. Mitarb. (1950) am Hund durch Morphin, Codein, Metopon, Pethidin und Methadon durchwegs eine mehr oder weniger starke Abnahme des peripheren Widerstandes bei i.v. Dosen, die etwa der klinischen Dosierung entsprechen. Da die Wirkung bei intraarterieller Injektion kopfwärts in die Carotis stärker ausfällt, wird sie z. T. als zentral bedingt angenommen.

Nach SCHAUMANN (1940) wird an Hund, Katze und Kaninchen die durch sympathicotrope Verbindungen gedrosselte Nierendurchblutung durch *Pethidin* wieder zur Norm gebracht und die Diuresesperre aufgehoben. So führt z. B. am Kaninchen Dauerinfusion von 40 γ/kg/min von 3,5-Dimethoxyphenyl-methylaminoäthanol zu einer starken Drosselung der Nierendurchblutung mit konsekutivem Versiegen der Harnsekretion, die durch zusätzliche Infusion von 120 γ/kg pro min Pethidin nach wenigen Minuten aufgehoben wird. Atropin in gleicher Dosierung hat keinen Einfluß auf Harnsperre und Nierendurchblutung. Am nicht vorbehandelten Tier führt Pethidin zu keiner wesentlichen Änderung der Nierendurchblutung. Nach BURN und DUTTA (1948) hebt Pethidin auch am isolierten Kaninchenohr die Gefäßverengerung durch Adrenalin, Priscol oder Sympathicusreizung auf. Nach GYÖRGY und PÓRSZÁSZ (1954) haben 5 mg/kg Pethidin an Katzen gegenüber der blutdrucksteigernden Wirkung von Adrenalin eine „adrenolytische" Wirkung. 10 mg/kg Pethidin verhindern die Kontraktion der Nickhaut nach 5—10 γ Adrenalin.

Nach YONKMAN (1948) führen am Hund 5 mg/kg *Pethidin* i.v. zu einer Erhöhung von Milz- und Beinvolumen und zu einer Abnahme des Nierenvolumens. *Ketobemidon* hat bei der Katze an den Aa. femoralis, mesenterica und renalis keine bemerkenswerte Wirkung (GROSS und MEIER 1949). *Phenadoxon* hat bei der künstlich durchströmten Hinterextremität der Katze nur eine relativ geringe gefäßerweiternde Wirkung (BASIL u. Mitarb. 1950).

Auch durch *Methadon* 1:20000 wird nach HOFFMANN und KEMPE am isolierten Kaninchenohr die Gefäßverengung nach Adrenalin aufgehoben.

Am Hund führen der klinischen Anwendung entsprechende Dosen von Morphin, Codein, Dilaudid und Methadon zu keiner Veränderung des zirkulierenden Blutvolumens. 50—100fach größere Dosen haben eine rasch vorübergehende Verminderung um 10—20% zur Folge (ZOBOLI 1952).

Blutdruck

Bei unblutiger Blutdruckmessung an nicht narkotisierten Mäusen fand BONSMANN (1934) bei s.c. Injektion Morphin in Dosen bis zu 5% der Dosis letalis ohne Einfluß, während 30% der Dosis letalis nach einer Stunde zu einer Senkung um 20—45% führten. Die Blutdrucksenkung nach Morphin ist bei Ratten, Meerschweinchen und Kaninchen viel geringer als bei Hunden und Katzen und auch an letzteren Tieren praktisch nur nach i.v. Injektion vorhanden. Narkose oder Decerebrierung sollen die Blutdrucksenkung nach Morphin nicht beeinflussen (SCHMIDT und LIVINGSTON 1933). Demgegenüber fand BRUNELLI (1934) bei decerebrierten Katzen mit künstlicher Beatmung erst Dosen über 10 mg/kg blutdrucksenkend. Nach FOSTER (1934) führt an narkotisierten Katzen Morphin in Dosen von 0,1—5,0 mg/kg zu einer Blutdrucksenkung um durchschnittlich 11 bis 44 mm Hg. Physostigmin verstärkt die Blutdrucksenkung durch Morphin beträchtlich in Intensität und Dauer (SLAUGHTER und GROSS 1940).

Am nicht narkotisierten Hund mit einer vorgelagerten Carotisschlinge fanden THAUER und WEZLER (1942) nach 6 mg/kg Morphin s.c. den systolischen Blutdruck nahezu unverändert, während der diastolische Druck um bis zu 20 mm Hg anstieg. Nach FELDBERG und PATON (1951) tritt die Blutdrucksenkung nach Morphin oder Codein i.v. bei der Katze erst nach einer Latenzzeit von 15—20 sec ein, was für eine Beteiligung des durch Morphin oder Codein freigesetzten Histamin spricht.

Eine genauere Analyse der Blutdrucksenkung durch Morphin bei der Katze unternahmen EVANS u. Mitarb. (1952). Die i.v. Injektion von 4 mg/kg Morphin in Chloralosenarkose führte zu einem tiefen und langen Blutdrucksturz; diese Wirkung war abgeschwächt auch an decerebrierten und an Spinalkatzen vorhanden. An der narkotisierten Katze wurde sie durch Antihistaminica nicht aufgehoben, dagegen vollkommen an der Spinalkatze und teilweise nach Decerebrierung. Hexamethonium, Atropin oder Vagotomie verhinderten die Blutdrucksenkung nicht. Die Autoren sind der Ansicht, daß der Blutdrucksturz zum größten Teil über das Vasomotorenzentrum und durch Histaminausschüttung vermittelt wird. Bei der urethanisierten Ratte ist die Blutdrucksenkung flüchtig und zeigt Tachyphylaxie; auch an der Ratte wurde sie durch ein Antihistaminicum oder Atropin nicht aufgehoben, wohl aber an diesem Tier durch Hexamethonium oder Vagotomie.

Gegen die blutdrucksenkende Wirkung des Morphin tritt Tachyphylaxie auf (SCHMIDT und LIVINGSTON 1933). Nach SHIDEMAN und JOHNSON (1948) ist beim Methadon zum Unterschied vom Morphin die Tachyphylaxie nur gegenüber der an die akute Senkung anschließende protrahierte Blutdrucksenkung zu beobachten; bei letzterer ist zwischen Morphin und Methadon eine „gekreuzte Tachyphylaxie" nachweisbar. SCOTT und CHEN (1946), sowie CHEN (1948) finden die blutdrucksenkende Wirkung des Methadon wesentlich geringer als diejenige des Morphin. Nach THORP (1949) besteht zwischen den optischen Isomeren des Methadon bezüglich der blutdrucksenkenden Wirkung kein Unterschied; diese wird als Folge einer depressiven Wirkung auf das Herz angesehen. Am nicht narkotisierten Hund hat zum Unterschied vom Hund in Barbituratnarkose nach LUDUENA und ANANENKO (1950) Methadon keine blutdrucksenkende Wirkung, führt sogar manchmal zu einer beträchtlichen Blutdrucksteigerung.

Phenadoxon bewirkt nach BASIL u. Mitarb. (1950) bei der Katze in Dosen von 0,2—0,5 mg/kg i.v. parallel zur Depression der Atmung einen akuten Blutdruckabfall; bei künstlicher Atmung tritt die Blutdrucksenkung erst ab 2 mg/kg auf und geht dann parallel mit der depressiven Wirkung auf das Herz. Bei wiederholten Dosen tritt Tachyphylaxie ein. Die blutdrucksenkende Wirkung des *Hexalgon* hat in Dosen von 0,5—5,0 mg/kg i.v. an der urethanisierten Katze etwa die gleichen Ausmaße wie bei den gleichen Dosen von Methadon (HERR u. Mitarb. 1950).

Die blutdrucksenkende Wirkung des *Pethidin* ist gering und wahrscheinlich auf periphere Gefäßerweiterung zurückzuführen (SHIDEMAN und JOHNSON 1948, YONKMAN 1948). *Ketobemidon* führt an Kaninchen und Katze bei Dosen bis 0,5 mg/kg i.v. zu einem geringen Blutdruckanstieg mit nachfolgender leichter Senkung (GROSS und MEIER 1949).

Levorphan führt an Katzen und Hunden zu einer kurzdauernden Blutdrucksenkung mit Tachyphylaxie; die Blutdruckwirkungen von Adrenalin, Acetylcholin oder Histamin werden durch Levorphan nicht beeinflußt (RANDALL und LEHMAN 1950). Auch das Dextrorphan sowie beide optischen Isomeren des Methorphan bewirken Blutdrucksenkung mit wechselseitiger Tachyphylaxie. Die Blutdrucksenkung durch die Morphinanderivate wird durch Levallorphan, nicht aber durch Dextrallorphan verhindert (RANDALL u. Mitarb. 1953). Nach SCHALLEK und WALZ (1954) ist die Blutdrucksenkung am stärksten bei Dextrorphan, schwächer bei Dextromethorphan und am schwächsten bei Levorphan, während Levomethorphan und Levallorphan am Blutdruck kaum wirksam sind.

Kreislaufregulation

Auch größere Dosen von Morphin (4—10 mg/kg) führen bei s.c. Injektion oder einschleichender i.v.-Dosierung zu keiner Abschwächung des Carotis-Sinus-Reflexes (VERCAUTEREN 1932, HEYMANS und BAYLISS 1937, ATANACKOVICS und DE JONGH 1950); dagegen wird er bei i.v. Injektion auch durch kleine Dosen (1—3 mg/kg) abgeschwächt bzw. aufgehoben (VERCAUTEREN 1932, ATANACKOVICS 1950). Die großen pressoreceptorischen "spikes" des Carotis-Sinus-Nerven werden durch Morphin nicht beeinflußt (LANDGREN u. Mitarb. 1952). Die bei Ratten 15 min nach künstlicher Hypo- oder Hyperthermie auftretende Blutdrucksteigerung wird zwar durch Narkose völlig und durch Phenothiazine teilweise verhindert, nicht aber durch Morphin, Ganglienblocker oder Parasympathicolytika (GRÜNINGER und SCHMID 1955).

KRAUSE und RUHNAU (1952) sind der Ansicht, daß die Kreislaufwirkungen des Methadon nicht nur auf einer zentralen Steigerung des Parasympathicustonus, sondern auch auf einer gleichzeitigen Hemmung des Sympathicustonus beruhen. Zum gleichen Schluß kam auch HIMMELSBACH (1954) am Menschen bezüglich der Erweiterung der Hautgefäße der Hand durch Morphin. Nach VOGT (1954) nimmt unter Morphin der Sympathingehalt des ZNS ab.

Auf eine Störung der Kreislaufregulation durch Morphin führen HUGGINS u. Mitarb. (1949) folgende Beobachtungen zurück. Während sich am Hund in Narkose durch 250 mg/kg Barbital-Natrium die Durchströmung von Kopf und Hinterextremitäten durch Hochlagerung des Kopfes um 45° nicht ändern, nimmt nach 0,1—0,5 mg/kg Morphin i.v. die Durchblutung des Kopfes bei der gleichen Lageänderung deutlich ab. Die Autoren vermuten einen Zusammenhang zwischen der emetischen Wirkung des Morphin beim Menschen und der bei Hochlagerung des Kopfes verminderten Hirndurchströmung, da sich bei Versuchspersonen nach 0,3—0,5 mg/kg Morphin durch Aufrichten aus der Horizontallage wiederholtes Erbrechen auslösen läßt. DREW u. Mitarb. (1946) sind dagegen der Ansicht, daß der nach Morphin zu beobachtende orthostatische Kollaps hauptsächlich auf einer peripheren Gefäßerweiterung beruht.

Drüsen des Verdauungstraktes

GUINARD (1898) beobachtete an Hunden, die wiederholt Morphininjektionen bekamen, einen profusen Speichelfluß, der sich nach einiger Zeit auch ohne Morphingabe einstellte, wenn der Experimentator die Tür zum Hundekäfig öffnete, eine Beobachtung, die REACH (1914) bestätigte. Dieser „bedingte Reflex" wurde von COLLINS und TATUM (1923), KLEITMAN u. Mitarb. (1928, 1929), DIMATTEI (1928), CRISLER (1930), DEMARCO (1937) näher untersucht (s. S. 85).

Die durch Pilocarpin beim Kaninchen ausgelöste Speichelsekretion wird durch 10—20 mg/kg Pethidin s.c. stark eingeschränkt; die Hemmung ist jedoch wesentlich schwächer als diejenige nach 0,1 mg/kg Atropin (SCHAUMANN 1940). Ein wesentlicher Unterschied gegenüber Atropin besteht auch darin, daß Pethidin zwar die durch Histamin ausgelöste Speichelsekretion hemmt, nicht aber diejenige nach Reizung der Chorda tympani, während Atropin in beiden Fällen antagonistisch wirkt (YONKMAN 1948).

Der Einfluß des Morphin auf die Magensekretion wurde von RIEGEL (1900) am Pavlow-Blindsack des Hundemagens studiert. Am mit 100 cm³ Milch gefütterten Tier fand er nach etwa 5 mg/kg Morphin s.c. während der ersten Stunde eine geringe Verminderung der Sekretion, die für die folgenden 3—4 Std. von einer starken Hypersekretion gefolgt wurde. Bei den Kontrollen hörte die an sich geringe Sekretion bereits nach 2 Std. auf, so daß die gesamte sezernierte Magensaftmenge nach Morphin etwa das 10fache der Kontrollen erreichte. Die HCl-Konzentration des sezernierten Magensaftes war dabei ungefähr die gleiche wie bei den Kontrollen. Auch an fastenden Hunden trat während der 1. bis 4. Std. nach der Injektion eine starke Magensaftsekretion ein, während die Kontrollen überhaupt nicht sezernierten. In ähnlicher Weise fanden auch COHNHEIM u. Mitarb. (1911) am Hund mit einer Magenfistel nach Morphin für die ersten 90 min eine Verminderung der Sekretion des Magensaftes, die nach 120 min von einer Steigerung gefolgt war. SMIRNOV u. Mitarb. (1927) sahen an fastenden Magenfistelhunden nach 5—10 mg Morphin schon während der ersten 90 min eine Steigerung der Magensaftsekretion, bei hohen Dosen (50—60 mg/kg) dagegen ebenfalls erst nach 1—2 Std. Die sekretionssteigernde Wirkung wurde durch 0,5—1 mg Atropin oder Vagotomie aufgehoben; sie ist nach Ansicht der Autoren daher zentraler Genese. ELLINGER u. Mitarb. (1933) sahen an fastenden Magenfistelhunden die (abnormerweise trotz Hungern vorhandene) Magensekretion 1 Std. nach 10—15 mg Morphin abnehmen, und erst nach 3—4 Std. einen Wiederanstieg. Bei der Hemmung dürfte es sich wohl um die Dämpfung eines zu der abnormen Nüchternsekretion führenden Reizes durch das Morphin gehandelt haben. Hierfür könnten auch Versuche von WANG u. Mitarb. (1936) sprechen. Diese Autoren benützten für ihre Versuche zwei Methoden: 1. Hunde mit einem Pavlow-Blindsack, 2. Hunde mit einem Magenblindsack, bei dem die Innervation und die Blutversorgung erhalten waren. Sie fanden mit der allerdings wesentlich kleineren Dosis von 0,3 mg/kg Morphin bei den fastenden Hunden nur bei der ersten Versuchsanordnung eine Vermehrung der Sekretion, die jedoch geringer war als nach einer Histamininjektion; im zweiten Falle trat eher eine Verminderung der Sekretion ein. Auch beim Menschen stellten die Autoren nach 10 mg Morphin eine Verminderung der Sekretion um 10—20% fest. MERENDINO (1948) fand nach therapeutischen Dosen von Morphin am Menschen ebenfalls eher eine Verminderung der Menge und Acidität des Magensaftes. Am Pavlowhund dagegen sah auch dieser Autor nach Morphin (4—30 mg) oder Dilaudid (2—4 mg) eine Sekretionssteigerung, nicht dagegen nach 30—120 mg Codein oder 100 bis 400 mg Pethidin. Er nimmt daher eine Differenz in der Wirkung bei verschiedenen

Tierspecies an. Bei Meerschweinchen und Katzen traten nach wiederholten Morphininjektionen bei einem Teil der Tiere in der Magenschleimhaut Erosionen und Ulcera auf. Nach CLARK (1947) hemmen 5 mg Pethidin am Magenblindsack des Hundes die Sekretion ungefähr gleich stark wie 0,005 mg Atropin.

BICKEL u. Mitarb. (1907) untersuchten an Hunden mit einer Pankreasfistel die Wirkung des Morphin auf die äußere Sekretion des *Pankreas*. Die Autoren fanden hier ganz analoge Verhältnisse — anfängliche Hemmung mit nachfolgender Steigerung der Sekretion — wie RIEGEL (s. o.) bezüglich der Sekretion des Magensaftes. Ähnliche Ergebnisse hatten auch COHNHEIM u. Mitarb. (1911).

An Hunden mit Gallenfisteln beginnt 10—15 min nach 10—20 mg Morphin s.c. die Gallensekretion abzunehmen, wobei Viscosität und Farbstoffgehalt zunehmen, jedoch nicht im gleichen Verhältnis wie die Abnahme der Gallenmenge. Nach 2—3 Std. sistiert der Gallenfluß fast vollständig, um für weitere 5—7 Std. unter der Norm zu bleiben. (PAVEL u. Mitarb. 1929a). Die Ausscheidung von Rose bengale i.v. wird verringert; vorherige 10tägige Zuckerfütterung vermindert diese Farbstoffretention nach Morphin (PAVEL u. Mitarb. 1929b).

BALTACEANU u. Mitarb. (1934, 1939) fanden die Verminderung der Gallensekretion auch bei chronischen Morphingaben; sie betrug hier 60—80%, wobei die Viscosität um das 4—6fache und der Brechungsindex um 40—60% anstieg und das Gesamtcholesterin abnahm. Nach diesem Autor hatte Glucosegabe keinen Einfluß auf die Sekretionsverminderung.

An Gewebsschnitten der Speicheldrüse von Katzen wird der durch $5 \cdot 10^{-7}$ Acetylcholin erhöhte Stoffwechsel durch 10^{-5} Pethidin gesenkt, während 10^{-4} Morphin oder Methadon wirkungslos sind (BROCK und DRUCKREY 1954).

Endokrine Organe

Während bei der akuten Morphinvergiftung die *Schilddrüse* des Hundes histologisch Zeichen von Hyperfunktion zeigt, ist bei chronischer Vergiftung das Gegenteil zu beobachten (DONNINI 1937). SUNG u. Mitarb. (1953a) sahen bei Ratten bei chronischen *Methadon*gaben eine geringe Abnahme der [131]J-Speicherung der Schilddrüse.

In der *Thymus* von jungen Mäusen fand FROLA (1937) nach Morphin bei den Thymocyten ein Sistieren der Mitosen sowie Pyknose und Auflösung der Zellkerne.

Nach STAEMMLER(1933) verursachen 50—250 mg/kg Morphin bei Ratten zunächst eine Vacuolisierung des *Nebennierenmarkes*, was auf eine vermehrte Neubildung von Adrenalin bezogen wird. Später nimmt die chromaffine Substanz als Folge eines Überwiegens der Adrenalinausschüttung gegenüber seiner Neubildung ab. Die Abnahme der chromaffinen Substanz läßt sich durch Splanchnicusdurchschneidung verhindern. Auch OUTSCHOORN (1952) konnte an Ratten bei stündlich wiederholter Injektion von 20 mg/kg Morphin eine Abnahme des Adrenalingehaltes der Nebennieren bis auf 43% der Norm feststellen, während der Gehalt an Noradrenalin unverändert blieb. Eine einmalige Injektion der gleichen Dosis hatte auch auf den Adrenalingehalt keinen Einfluß. (Über die Adrenalinausschüttung ins Blut nach den mo.ä. V. siehe im Abschnitt „Blutzucker" S. 77.)

FORMIGGINI (1910) sah am Menschen bei einer Suprareninvergiftung eine günstige Beeinflussung durch Morphin und konnte dies im Tierversuch am Kaninchen bestätigen. Auch LUISADA (1938) konnte am Kaninchen das Lungenödem nach toxischen Adrenalingaben verhindern. LEIMDORFER (1955) fand, daß

1—2 mg/kg Codein oder 2,5—4 mg/kg Morphin auf 4 Dosen verteilt die durch Adrenalin oder Noradrenalin provozierten Herzarrhythmien verhindern können.

Chronische Morphinisierung von Rattenweibchen auch mit hohen Dosen führte zu keinen wesentlichen Störungen im *Sexualzyklus* (FORSTER 1928). Diese Tiere werden in normaler Weise schwanger und werfen gesunde Junge in durchschnittlicher Zahl (MYERS 1931). Dagegen sahen KAEIEN (1934) bei chronischer Morphinisierung an Mäusen und CHIJUN (1937) an Kaninchen eine Atrophie von *Ovar* und *Uterus*. An chronisch morphinisierten Affen fand KYU (1935) eine Atrophie der *Hoden*.

McKAY (1931) beobachtete bei Ratten nach chronischen Morphingaben eine Gewichtszunahme der *Nebennieren*. Diese Beobachtung konnte von SUNG u. Mitarb. (1953a) bestätigt und auch auf das Methadon ausgedehnt werden. Die Gewichtszunahme beruht auf einer Hypertrophie des Rindenanteiles. Als Ursache nimmt ZAUDER (1951) eine vermehrte Ausschüttung von adrenocorticotropem Hormon (ACTH) an. NASMYTH (1954) konnte zeigen, daß nach 20 mg/kg Morphin s.c. bei Ratten der Ascorbinsäuregehalt der Nebennieren abnimmt, daß diese Abnahme aber geringer ist bei Tieren ohne Nebennierenmark und bei Tieren, deren Histaminvorrat künstlich herabgesetzt worden war. Dieser Autor nimmt daher an, daß bei der Ausschüttung des ACTH nach Morphin die Adrenalin- bzw. Histaminmobilisierung durch dieses eine Rolle spielt. LEONG WAY und VAN PEENEN (1956) fanden, daß die durch Morphin verursachte Ascorbinsäureabnahme in den Nebennieren durch Nalorphin, Pentobarbital, Chlorpromazin und Reserpin verhindert wird. Dagegen hat Pentobarbital keinen Einfluß auf die Ascorbinsäureverminderung durch Adrenalin oder Histamin; Chlorpromazin hemmt die Adrenalin-, aber nicht die Histaminwirkung und Nalorphin hat nur einen geringen Einfluß auf die Histaminwirkung und keinen auf die Adrenalinwirkung. Histamin oder Adrenalin sind daher als Vermittler bei der Ascorbinsäureabnahme in den Nebennieren durch Morphin unwahrscheinlich. Andererseits hemmt nach BRIGGS und MUNSON (1954) Morphin an Ratten in Pentobarbitalnarkose die durch Histamin, Vasopressin oder eine Laparatomie ausgelöste ACTH-Ausschüttung, wobei die Narkose durch viertägige Vorbehandlung der Tiere mit Morphin ersetzt werden kann. Da nach Versuchen von DOMENJOZ u. Mitarb. (1955) die durch 10 mg/kg Morphin oder Ketobemidon bei Ratten bewirkte Verminderung des Ascorbinsäure- und Cholesteringehaltes der Nebennieren nach Hypophysektomie ausbleibt, ist eine Einschaltung der Hypophyse hierbei gesichert. Auch nach GEORGE und LEONG WAY (1955) bleibt die Ascorbinsäureabnahme in den Nebennieren durch Morphin sowie D- und L-Methadon bei hypophysenlosen Tieren aus. Entfernung des Nebennierenmarkes erhöht dagegen die Wirkung. Während Nalorphin den Effekt bei Morphin und L-Methadon aufhebt, bleibt die Wirkung des D-Methadon (ebenso wie diejenige des Aspirin) unbeeinflußt; dies spricht für verschiedene Angriffspunkte. Da die ACTH-Ausschüttung nach Morphin oder Methadon durch Schädigungen des Hypothalamus verhindert wird, liegt der Angriffspunkt nicht direkt im Vorderlappen, sondern im Hypothalamus (GEORGE und LEONG WAY 1956).

EISENMANN u. Mitarb. (1953) untersuchten am Menschen den Einfluß von Morphin auf die Ausscheidung der 17-Ketosteroide im Harn. 48 Std. nach 45 mg Morphin sank sie beträchtlich ab und betrug bei chronischen Morphingaben im Durchschnitt 45% der Norm. Bei Entziehung stieg sie in den ersten 12—24 Std. um 80—500% über den Wert während der chronischen Morphingaben an.

Bezüglich sonstiger Wechselwirkungen zwischen Morphin und den endokrinen Organen siehe auch die Abschnitte: ,,Blutzucker", S. 77; ,,Toxicität", S. 201.

Wirkung auf glattmuskelige Organe

Magen-Darm-Kanal

Bis zu dem Zeitpunkt, da die Entdeckung der synthetischen morphinähnlich wirkenden Analgetica die Entwicklung tierexperimenteller Methoden zur Analgesimetrie in den Vordergrund des Interesses rückte, war die überwiegende Mehrzahl experimenteller Arbeiten dem Studium der Wirkung des Morphin auf die Motilität des Magen-Darm-Kanals gewidmet. Die reiche Literatur auf diesem Gebiet hat ihren Ursprung darin, daß man einerseits den Mechanismus der als Haupt- oder Nebenwirkung schon lange bekannten und auch therapeutisch benützten obstipierenden Wirkung des Morphin aufklären wollte, andererseits darin, daß wohl auf keinem anderen Teilgebiet der Morphinwirkung bis in die jüngste Zeit so wechselnde und z. T. einander widersprechende Ergebnisse erhalten worden sind.

Methodik

Die älteste und primitivste Methode bestand in der direkten visuellen *Beobachtung* der Darmbewegungen bei eröffneter Bauchhöhle am Kaninchen (NOTHNAGEL 1882) oder durch ein Bauchfenster (KATSCH 1913).

Die von CANNON für den Tierversuch auf diesem Gebiet eingeführte *Röntgenmethode* wurde erstmalig von MAGNUS (1906) und anschließend von einer Reihe von Autoren, vor allem an Katzen, Hunden und auch am Menschen (V. D. VELDEN 1910, ZEHBE 1913) verwendet.

Weitaus die meisten Versuche wurden am Hund mit einer *Thiry-Vella-Fistel* nach der Bolus-Methode (GOTTLIEB 1910) oder mit einem in das Lumen eingeführten Ballon (PLANT und MILLER 1926) durchgeführt. Wegen der Möglichkeit, die Resultate in Kurven zu registrieren, hat die Ballonmethode bis in die jüngste Zeit hier eine Vorrangstellung eingenommen.

Mit *in situ* belassenen Darmstücken arbeiten die Methoden von UHLMAN und ABELIN (1920) sowie von STRAUB und OZAKI (1933).

Eine Methode zum Studium der Peristaltik am isolierten Darm *in vitro* wurde von TRENDELENBURG (1917) angegeben.

Analyse der Wirkung

Frühere zusammenfassende Referate über diesen Teil der Morphinwirkung stammen von LANG (1914), MAGNUS (1903, 1908c), STARKENSTEIN (1924), TRENDELENBURG (1927) und KRUEGER (1937).

Die folgenden Besprechungen sollen nach den einzelnen Abschnitten des Magen-Darm-Kanals angeordnet werden; dabei wird es sich erübrigen, jede einschlägige Arbeit eingehend zu besprechen, sofern sie sich nicht durch besonders bemerkenswerte Ergebnisse oder wichtige methodische Einzelheiten hervorhebt. Die außerordentlich große Literatur auf diesem Gebiet ist bis 1940 von KRUEGER (1940) lückenlos und kritisch referiert worden. Bezüglich mancher Einzelheiten, deren Anführung den Rahmen dieses Buches überschreiten würde, sei daher auf dieses 130 Seiten umfassende Referat hingewiesen.

Oesophagus

An tracheotomierten Hunden mit freigelegtem Oesophagus studierte MELTZER (1899) die Wirkung des Morphin auf den Schluckakt. Nach 60 mg Morphin s.c. verursachte in das Maul eingegossenes Wasser noch eine absteigende Peristaltik, die sich aber über einen Längsschlitz im Oesophagus, durch den das Wasser herauslaufen konnte, oder über eine Ligatur hinaus nicht fortsetzte. Das Einführen eines olivenförmigen Festkörpers löste nach Morphin keine peristaltische Welle aus. Für eine fortschreitende Peristaltik war unter Morphin also eine hydrostatische Druckwelle nötig oder es dürfte sich nur um eine passive Durchpressung der Flüssigkeit durch Kontraktion der oberen Schlundmuskeln und nicht um eine aktive fortschreitende peristaltische Welle gehandelt haben.

Magen

MAGNUS (1908a) fand röntgenologisch am Hund, daß nach 6 mg/kg Morphin der Mageninhalt bis zu 7 Std. im Magen liegen bleibt und der Magen erst nach 14–15 Std. leer ist, während normalerweise die Ingesta sofort in den pylorischen Teil übertreten und die Magenentleerung nach etwa 2,5 Std. beendet ist. Ein ähnlicher Befund wurde auch an der Katze erhoben (MAGNUS 1908a, SCHWENTER 1912). Hier konnte außerdem beobachtet werden, daß Morphin auch die Passage durch die Kardia nach beiden Richtungen erschwert.

Nach kleinen Morphindosen (etwa 0,35 mg/kg p.o.) konnten COHNHEIM und MODRAKOWSKI (1911) keinen wesentlichen Einfluß auf die Entleerungszeit des Magens feststellen. Auch am *Menschen* sind die Resultate von der Dosis abhängig. VON DEN VELDEN (1910) fand nach 5 mg Morphin noch keine Verzögerung der Magenentleerung, die erst ab 10 mg merklich wird. ZEHBE (1913) stellte röntgenologisch fest, daß durch 10 mg Morphin p.o. zwar die Zeitdauer bis zum ersten Übertritt von Mageninhalt ins Duodenum um 250% ansteigt, die gesamte Entleerungszeit aber nur um etwa 20% (s. Tab. 77 auf S. 182).

Mit einer anderen einfachen Methode hat bereits 1904 BAAS auf eine Verzögerung der Magenentleerung geschlossen. Er fand, daß die Ausscheidung von p.o. gegebenem KJ im Harn durch Morphin bei Kaninchen, Hund und Mensch um 1–5 Std. verzögert wird. Eine Verzögerung der Magenentleerung durch Morphin wurde noch von folgenden Autoren festgestellt: ARNSPERGER (1910), GORDONOFF (1925), HIRSCH (1901), RODARI (1909), SCHAPIRO (1913), MAHLO (1913), ZUNZ und GJÖRGY (1914), PANCOAST und HOPKINS (1915), TETZNER und TUROLD (1921), ORR und CARLSON (1933), HARNED und CURL (1936).

Die Verzögerung der Magenentleerung beruht auf zwei Mechanismen: einer Erschwerung der Passage durch den Sphincter und einer Verminderung von Tonus und Motilität des Fundus. Für die Tonuserhöhung im pylorischen Anteil, auf die von früheren Autoren aus der Verzögerung der Magenentleerung geschlossen wurde, lieferten Arbeiten von THOMAS (1929) und SCHROEDER (1933) eine experimentelle Stütze. Eine Tonuszunahme der Pylorusgegend konnten röntgenographisch am Menschen auch MYERS und DAVIDSON (1938) feststellen, wobei Morphin, Hydromorphon (Dilaudid) und Eukodal gleich wirksam gefunden wurden. Auch VEACH (1937) fand eine vom Ausgangstonus abhängige flüchtige und durch Atropin aufhebbare Motilitätssteigerung. Nach ABBOTT und PENDERGRASS (1936) wird beim Menschen die Magenentleerung nicht durch einen Verschluß des Pylorus, sondern durch eine krampfhafte Kontraktion des oberen Drittels des Duodenum verursacht.

Eine Verminderung von Tonus und Motilität des *Fundus*anteiles wurde röntgenologisch bereits von MAGNUS (1908a) beobachtet. MÜLLER und SAXL (1910) konnten zeigen, daß beim Hund die Kapazität des Magens bei 8 cm Wasserdruck nach Morphin auf etwa das Dreifache ansteigt. Eine genauere Analyse dieser Wirkung wurde von PLANT und MILLER (1928) an Hunden und Katzen mit einer permanenten Magenfistel mittels der Ballonmethode vorgenommen. Kleinste Dosen (bis 0,05 mg/kg) führten nur gelegentlich zu einer schwachen Tonusabnahme. Bei höherer Dosierung (0,5–1,0 mg/kg) trat zur Tonusverminderung noch eine Abnahme von Amplitude und Frequenz der großen Kontraktionen, während die kleinen rhythmischen Kontraktionen an Frequenz zunahmen.

Weitere Steigerung der Dosis führte zur Verlängerung der Wirkungsdauer, die bei 5 mg/kg bis zu 18 Std. betrug; die Tonusverminderung überdauerte dabei die Wirkung auf die Motilität. Diamorphin (Heroin) war ungefähr gleich wirksam wie Morphin, während Codein etwa viermal schwächer wirksam war.

An decerebrierten Katzen fand MYERS Morphin ebenfalls Tonus und Motilität des Magens vermindernd. Die Morphinderivate wirkten in gleicher Weise entsprechend ihrer analgetischen Wirksamkeit. Auch am isolierten Froschmagen soll nach FUJITANI (1910) Morphin zu einer Herabsetzung von Frequenz und Amplitude der Kontraktionen mit einer unteren Grenzkonzentration von 10^{-7} führen.

PORCHER (1946) sowie SAUVEGRAIN (1946) finden röntgenographisch am *Menschen* 10—25 min nach 10 mg Morphin s.c. zwar eine Hypertonie und Hypermotilität des Magens, die aber nach 60 min in eine Atonie übergeht.

Nach LEWIS (1949) soll 0,1 mg/kg Ketobemidon und 0,3 mg/kg Morphin i.v. an der Ratte die Motilität des Magens vermindern, 1 mg/kg Pethidin erhöhen. Aus den publizierten Kurven läßt sich allerdings eine wesentliche Hemmung der Motilität durch Ketobemidon im Gegensatz zu Morphin nicht deutlich erkennen. Die Verzögerung der röntgenologisch kontrollierten Magenentleerung ist nach 10 mg/kg Morphin stärker als nach 3 mg/kg Ketobemidon, während sie nach 30 mg/kg Pethidin am geringsten ist.

Von Interesse ist vielleicht noch, daß nach STEINMETZER (1924) am *Huhn* 0,05 mg/kg Opium p.o. Kropf und Muskelmagen stillstellen, wobei der Übergangsteil zwischen Drüsen- und Muskelmagen krampfhaft geschlossen wird, während die Darmpassage unbeeinflußt bleibt.

Dünndarm

Obwohl die Motilität des Dünndarms als Ursache der Obstipation nach klinischen Morphingaben wohl nur eine untergeordnete Rolle spielen dürfte, sind aus methodischen Gründen die meisten experimentellen Untersuchungen an diesem Darmabschnitt durchgeführt worden.

Hund. Die erste Arbeit, bei der mit einem durch eine Fistel in den Darm eingeführten Ballon die Motorik registriert wurde, stammt von LEGROS und ONIMUS (1869). Die Autoren fanden nach einer Gesamtdosis von 80 mg Morphin eine Verminderung der Frequenz der registrierten Kontraktionen, vor allem durch Verlängerung der Pausen, auf die Hälfte. POHL (1894) beschrieb eine spastische Kontraktion des Dünndarms nach Morphin i.v. und auch PAHL (1901) fand an curarisierten vagotomierten Hunden eine Tonussteigerung und Zunahme der Amplituden der Pendelbewegungen mit einer Grenzdosis von 0,3 mg/kg.

1910 zeigte GOTTLIEB an einer Thiry-Vella-Schleife, einer Methode, die von da an auf diesem Gebiet beherrschend war, daß die Passage eines Korkstückchens durch die isolierte Darmschlinge durch Morphin von 35 auf 120 min verlängert wurde. Aus demselben Jahr stammen auch die Versuche von BENCZUR (1910) mit der gleichen Versuchstechnik. Dieser Autor führte einen runden, an einem Faden befestigten Bolus in die Darmschlinge ein und verglich die Wanderungsgeschwindigkeit vor und nach 0,2—6,0 mg/kg Morphin. Bei den großen Dosen erfolgte nach einer kurzen Beschleunigung ein längerer Stillstand des Bolus, wobei gleichzeitig das Zurückziehen desselben erschwert war. Bei Verwendung eines kleineren Bolus trat in diesen Fällen statt Stillstand eine Beschleunigung der Fortbewegung ein. BENCZUR schloß daraus auf eine Verengerung des Darmlumens bei gleichzeitiger erhöhter Motilität.

PLANT und MILLER (1926, 1928) registrierten ähnlich wie LEGROS und ONIMUS die Darmmotorik durch einen in eine Thiry-Vella-Fistel am nicht narkotisierten

Hund eingeführten Ballon. Sie schlossen aus den nach 0,1–5,0 mg/kg Morphin erhaltenen Volumkurven auf eine Zunahme des „Tonus" sowie der Frequenz und Amplitude der „peristaltischen" Wellen; letztere nahmen im weiteren Verlauf der Versuche bei noch erhöhtem Tonus an Frequenz ab. Entnervung der Darmschlinge verstärkte die Morphinwirkung. Diamorphin (Heroin) hatte die gleiche Wirkung; in größerer Dosierung wurde eine ähnliche Wirkung außer mit Codein auch bei Narcein, Narkotin und Papaverin beobachtet.

Eine Tonussteigerung nach Morphin wurde mit der gleichen Methodik auch von einer Reihe weiterer Autoren beobachtet: GRUBER u. Mitarb. (1929, 1930, 1932, 1935, 1936), DVORAK u. Mitarb. (1931), KRUEGER und EDDY (1932), ORR und CARLSON (1933), OCHSNER u. Mitarb. (1934), MITCHELL und HARNED (1935), OETTEL (1934), TEMPLETON u. Mitarb. (1940), DOUGLAS (1949), STICHNEY u. Mitarb. (1955).

Nach WALTON und LACEY (1935a) sind die für eine Tonuserhöhung von 20 min Dauer erforderlichen Minimaldosen für Morphin 0,3 mg/kg, für Hydromorphon (Dilaudid) 0,01 mg/kg und für Codein 3 mg/kg, wobei die Dauer bei 30facher Minimaldosis bei Hydromorphon auf 60 min, bei Morphin und Codein auf 180 min zunimmt. GRUBER u. Mitarb. (1935, 1936), sowie MITCHELL und HARNED (1935) finden Hydromorphon etwa zehnmal wirksamer als Morphin, was ungefähr dem analgetischen Wirkungsverhältnis entspricht.

KRUEGER (1934b) sowie KRUEGER und SUMWALD (1936a) studierten die Verhältnisse unter isotonischen und isometrischen Bedingungen genauer, wobei sie fanden, daß die Darmmuskulatur sich unter isotonischen Bedingungen verkürzt, unter isometrischen Bedingungen eine erhöhte Spannung aufweist und daß unter Morphin die Druckvolum- bzw. die Spannungskurve unter der betreffenden Normalkurve liegt.

Eine ausführliche Studie stammt von OETTEL (1934), der durch eine 30 cm unterhalb des Duodenums angebrachte Fistel einen Ballon in das Darmlumen einführte und die Volumschwankungen mit einem Wassermanometer registrierte. Es wurden rhythmische Volumschwankungen beobachtet, deren Größe beim unbehandelten Hund mit steigendem Innendruck zunahm, während die Frequenz innerhalb von Druckwerten von 0–30 cm Wassersäule mit 14 pro Minute stundenlang konstant blieb. (Die große Frequenz und das Fehlen der charakteristischen Druckschwelle würden darauf hindeuten, daß die registrierten Volumschwankungen von Pendelbewegungen und nicht von peristaltischen Wellen verursacht wurden.) Nach 5–10 mg/kg Morphin s.c. unterscheidet OETTEL drei zeitlich aufeinander folgende Phasen:

1. Zunächst, meist zugleich mit dem Erbrechen, kolikähnliche Darmbewegungen, wie sie nach OETTEL „ähnlich auch bei anderen Brechmitteln beobachtet werden". Daran anschließend eine kräftige Motorik mit normaler Rhythmik bei erhöhtem Tonus.

2. Bewegungen mit normalem diastolischen, aber herabgesetztem systolischen Tonus. Die Frequenz nimmt dabei im Durchschnitt von 14 pro Minute auf 6 pro Minute ab. (Diese Beobachtung entspricht genau der mit der gleichen Methode erhaltenen Frequenzabnahme von 15 auf 7 pro Minute in den Versuchen von LEGROS und ONIMUS.)

3. Etwa eine Stunde nach der Morphingabe eine zunehmende spastische Tonuserhöhung mit Verminderung des „Schlagvolumens", die nach 4–6 Std. ihr Maximum erreicht und dann noch stundenlang anhält. Dieser Spasmus war in den Versuchen von OETTEL durch 0,02–0,05 mg/kg Atropin sofort zu lösen, während ihn PLANT und MILLER (1926) sowie GRUBER u. Mitarb. (1930) in ihren Versuchen mit der Thiry-Vella-Fistel atropinresistent fanden.

Auch KRUEGER u. Mitarb. (1938) sahen bei einem Innendruck von 30 cm Wassersäule unter Morphin eine Abnahme der Frequenz der Pendelbewegungen auf die Hälfte (von 21 auf 10 pro Minute), wobei sowohl die Periode der Kontraktion wie die der Erschlaffung entsprechend verlängert war. Die Arbeitsleistung der Darmmuskulatur stieg nach größeren Morphindosen an; sie war 35 min nach 0,5 mg/kg ungefähr verdoppelt. Bei kleinen Dosen von 0,01−0,1 mg/kg war sie dagegen 60−100 min nach der s.c. Injektion stark vermindert (KRUEGER 1933b).

Eine gewisse Verwirrung bei den mit der Ballonmethode gewonnenen Resultaten wurde dadurch verursacht, daß — worauf schon KRUEGER (1933a) hinwies — von der Mehrzahl der Autoren der Ausdruck „Peristaltik" irrtümlich für die lokalisierten frequenten Kontraktionen vom Typus der „Pendelbewegungen" verwendet wird. Durch Verwendung von 2−3 hintereinandergeschalteten Ballons konnte KRUEGER das Auftreten großer, analwärts fortschreitender Kontraktionswellen feststellen und auch röntgenographisch belegen, deren Frequenz um ein Vielfaches geringer war als die der Pendelbewegungen. Der durch solche peristaltische Wellen erzeugte Druck kann bis zu 190 mm Hg betragen (KRUEGER 1933a, 1934c). Die Frequenz dieser peristaltischen Wellen war von der Morphindosis abhängig; sie betrug pro 100 min bei 0,01 mg/kg Null und stieg bei 2 mg/kg bis zu einem Maximum von 25 pro 100 min, um bei weiterer Steigerung der Dosis wieder bis Null abzusinken (KRUEGER u. Mitarb. 1935b).

QUIGLEY u. Mitarb. (1934) griffen auf die Bolusmethode zurück und konnten nach Dosen von 0,25—1,5 mg/kg Morphin nach einer kurzen Periode einer um 30−40% gesteigerten Wanderungsgeschwindigkeit eine durch Stunden anhaltende Abnahme bis zum völligen Stillstand feststellen. Die Wanderungsgeschwindigkeit, die vor Morphin im Durchschnitt 1,3 cm/min betrug, stieg nach 0,5 mg/kg Morphin zunächst für 30−40 min auf 1,8 cm/min an, um dann binnen weiterer 10−20 min für Stunden auf 0,14 cm/min abzusinken LOOMIS (1948) führte an narkotisierten Hunden zur Registrierung der Ringmuskeltätigkeit in das Lumen des Duodenum einen kleinen Ballon ein; die Registrierung der Längsmuskeltätigkeit erfolgte durch Hebelübertragung. Morphin in Dosen von 0,05−0,5 mg/kg i.v. führte zu erhöhter Aktivität der Ringmuskulatur, während die Längsmuskulatur entweder nicht oder hemmend beeinflußt wurde.

Einen direkten Vergleich zwischen der Ballon- und der Bolusmethode machte CANAN (1937) an Hunden mit zwei Thiry-Vella-Fisteln. Er fand nach 1 mg/kg Morphin s.c. bei der „Ballonschleife" Tonuszunahme und Verschwinden der peristaltischen Wellen, an der „Bolusschleife" für die ersten 2 min eine Zunahme der Wanderungsgeschwindigkeit und anschließend einen raschen Abfall auf stark unternormale Werte für etwa 1 Std. 0,2 mg/kg Atropin verhinderten die Initialphase der beschleunigten Passage, ohne auf die mit der Ballonmethode registrierte Tätigkeit einen Einfluß zu haben (s. a. WEISEL u. Mitarb. 1938).

Eine durch Aloe erzeugte starke „Peristaltik" wird nach GRUBER u. Mitarb. (1932) durch 2 mg/kg Morphin i.v. unterdrückt.

Röntgenographische Studien an nicht operierten Tieren ergaben nach Morphin durchwegs eine Verlängerung der Verweildauer des Kontrastbreis im Dünndarm (STIERLIN und SCHAPIRO 1912, SCHAPIRO 1913, ORR und CARLSON 1926, GORDONOFF 1925).

Ebenfalls mit der Ballonmethode wurden die synthetischen morphinähnlich wirkenden Analgetica untersucht. Auch hier wurde mit dieser Methode durchwegs eine Steigerung von „Tonus" und „Motilität" gefunden, und zwar für Pethidin von GRUBER u. Mitarb. (1941), YONKMAN (1944), PICKERING u. Mitarb. (1949), für Methadon von SCOTT u. Mitarb. (1946), sowie KRAUSE und RUHNAU (1952). Nach KNOBLAUCH und KRAUSE (1950) wird gleichzeitig mit der Erhöhung von Tonus und Motilität die Empfindlichkeit für eine cholinerge Erregung und für den peristaltischen Dehnungsreflex herabgesetzt, so daß es zur Stillegung der Peristaltik bei erhöhtem Tonus kommt. Auch Alphaprodine führt bei 1 mg/kg i.v. nach RANDALL und LEHMANN (1948) zur Tonussteigerung, während LEWIS (1949) nach 0,01—2,0 mg/kg Ketobemidon i.v. Tonussenkung beobachtete.

Die differenten Ergebnisse mit der Ballon- bzw. Bolusmethode, vor allem die Versuche von QUIGLEY veranlaßten KRUEGER (1941) in seinem ausführlichen Referat (S. 531) zu folgender Schlußfolgerung, die wohl auch für die späteren Arbeiten gilt: "Thus it was evident that the tracings obtained by the balloon method cannot be directly translated into terms of propulsive efficiency. The period of reduced propulsive activity, which is really the outstanding effect of morphine, must play an important role in the well-known constipating action of this drug."

Die schwer zu deutenden Ergebnisse der Untersuchungen mit der Bolus- oder Ballonmethode veranlaßten WILLIAMS und STREETEN (1950, 1951), eine Methode auszuarbeiten, die es gestattet, die gegen einen geringen Überdruck von 1—2 cm Wassersäule durch eine Thiry-Vella-Schleife geförderte Flüssigkeitsmenge zu registrieren. Sie finden, daß Morphin, Methadon und Pethidin die Förderleistung herabsetzen, wobei die hemmende Wirkung dem Logarithmus der Dosis proportional ist. Als Ursache der Hemmung finden die Autoren eine Verengerung des Darmlumens bis zum völligen Verschluß, der durch eine Steigerung des Einflußdruckes von 7 cm Wasser auf 19 cm Wasser überwunden werden konnte. Die wirksamen Grenzdosen betrugen für Morphinsulfat 0,029 mg/kg, für Methadonhydrochlorid 0,077 mg/kg und für Pethidinhydrochlorid 1,7 mg/kg. Das Verhältnis der gleich wirksamen molaren Dosen für Morphin, Methadon und Pethidin betrug demnach 1:2,5:75. Bei Annahme eines analgetischen Wirkungsverhältnisses von 1:2:0,1 hätte daher bei äquianalgetischen Dosen Methadon eine fünfmal und Pethidin eine 7,5mal geringere Wirkung auf die Darmtätigkeit als Morphin. Nach den Angaben der Autoren betrug die geleistete „Arbeit" vor Morphin etwa 2 g · cm/min; aus den Kurven läßt sich entnehmen, daß die Frequenz der rhythmischen Kontraktionen annähernd 10 pro Minute war. Demgegenüber ist die Frequenz echter, fördernder peristaltischer Wellen etwa 100mal kleiner und ihre Arbeitsleistung mit bis zu 1200 g · cm/min mehrere hundertmal größer, wobei außerdem Druckleistungen bis zu 190 mm Hg aufgebracht werden (KRUEGER u. Mitarb. 1934, 1935 s. o.). Ein „Spasmus", der bereits durch 19 cm Wasserdruck überwunden wird, kann daher für eine peristaltische Welle kaum ein mechanisches Hindernis bilden.

Bei Versuchen an isolierten Darmstücken in vitro, deren Blutgefäße mit Tyrode bzw. einer Lösung der Analgetica durchströmt wurden, waren nach WILLIAMS und STREETEN (1950) bei Morphin etwa 100mal, bei Methadon etwa 40mal größere Konzentrationen nötig als sich aus den Versuchen in vitro errechnen lassen, während bei Pethidin diesbezüglich kein Unterschied gefunden werden konnte. Die Verfasser schließen daraus, daß beim Morphin und Methadon, nicht aber bei Pethidin, irgendein zentraler Mechanismus an der Wirkung beteiligt sein könnte.

An isolierten Dünndarmstücken 2—4 Wochen alter Hunde fand TRENDELENBURG (1917) nach seiner Methode Morphin in Konzentrationen von $10^{-7}—10^{-6}$ die Peristaltik anregend. PLANT und MILLER (1923) geben an, daß isolierte Dünndarmstücke in der Versuchsanordnung nach MAGNUS durch Morphin in Dosen, die am Ganztier bei der Ballonmethode zu Erregung führten, immer mit Erschlaffung und Verminderung der Amplituden reagierten, ohne für diese Umkehr der Morphinwirkung eine Erklärung geben zu können. Eine depressive Wirkung fand auch KOBAYASHI (1930) bei Durchströmung eines isolierten Darmstückes mit Morphin 10^{-4}, während GRUBER und PIPKIN (1930) am Magnuspräparat mit der sehr hohen Konzentration von 1:2000 eine Erregung feststellten. Über eine durch neuerliche Morphingaben häufig wieder unterdrückbare „Auswaschkontraktion" ("exodic stimulation") nach Morphin am isolierten Darm berichtete FUJITA (1931).

Katze. Die Diarrhoe nach Milchfütterung (MAGNUS, 1906; GOTTLIEB und EECKHOUT 1908) sowie nach Koloquinten (PADTBERG 1911) wird durch Morphin gestopft, diejenige nach Senna oder Rizinus (MAGNUS 1908b, c) oder nach Magnesiumsulfat (PADTBERG 1909) jedoch nicht. Die stopfende Wirkung des Morphin gegenüber dem Koloquintendurchfall wurde von TAKAHASI (1914) bestätigt; als wirksame Grenzdosis fand er 2 mg/kg Morphin.

Werden 25–40 mg Morphin an Katzen 2 Std. nach Fütterung mit Wismut-Kartoffelbrei gegeben, also zu einer Zeit, wo die Verzögerung der Magenentleerung durch Morphin keine Rolle mehr spielt, dann wird die röntgenologisch kontrollierte Fortbewegung bei der Hälfte der Tiere für etwa 4 Std. gestoppt (MAGNUS 1908a). Diese Ergebnisse wurden von SCHWENDTER 1912 bestätigt. Dieser Autor beobachtete eine Erschlaffung des Darmes und eine Abschwächung sowie ein Seltenerwerden der peristaltischen Bewegungen.

An einer mit "sperm oil" unter 4–5 cm Druck gefüllten Jejunum-Schlinge in situ fand DREYER (1933) nach 0,06 mg/kg Diamorphin, 0,4 mg/kg Äthylmorphin und 0,4 mg/kg Morphin eine Erhöhung von Tonus und Motilität; Adrenalektomie, Vagus- und Splanchnicusdurchschneidung hatten darauf keinen Einfluß. An decerebrierten Katzen erfährt das Duodenum durch Morphin eine Steigerung seiner Motilität, wie MYERS (1939) mit der Ballonmethode feststellen konnte. Bei der mit Dial narkotisierten Katze führen 0,5 mg/kg Ketobemidon zu einer kurz dauernden Verminderung von Tonus und Motilität (GROSS und MEIER 1949).

An isolierten Darmstücken fand MAGNUS (1908a) erst bei Konzentrationen ab 1:4000 Morphin eine Verkürzung und Steigerung der Pendelbewegungen, was durch die Versuche von GRUBER und PIPKIN (1930) bestätigt wurde. TRENDELENBURG (1917) berichtete, daß bei seiner Methodik Morphin in Konzentrationen von 1:300000 bis 1:100000 die Peristaltik unter geringer Senkung des Längsmuskeltonus hemmt. Mit Konzentrationen von 1:3000000 bis 1:30000 fand BAUR (1925) mit seiner Methode dagegen eine Förderung der Peristaltik. FUJITA (1931) fand auch am isolierten Katzendarm wie beim Hund eine durch Morphin unterdrückbare Erregung beim Auswaschen nach Morphin.

Kaninchen. An Kaninchen mit eröffneter Bauchhöhle fand NOTHNAGEL (1882), daß nach 15–30 mg Morphin s.c. die sichtbare Motorik des Dünndarms in situ gegenüber der Norm gedämpft war und daß die durch den lokalen Reiz eines auf die Serosa aufgebrachten Kochsalzkristalles ausgelöste Peristaltik gehemmt wurde; Dosen von 50–60 mg hatten den entgegengesetzten Effekt. BOKAI (1887), sowie SPITZER (1891) konnten die Verminderung der Beantwortung des osmotischen Reizes durch mittlere Dosen Morphin bestätigen, nicht dagegen POHL (1894), VAMOSSY (1897) und MAGNUS (1906). Eine Dämpfung der Darmmotorik konnte auch KATSCH (1913) nach 10 mg Morphin s.c. an Tieren mit einem Bauchfenster beobachten. Eine im Hinblick auf die Versuche am isolierten Meerschweinchendarm von JOB, SCHAUMANN und SCHMIDT (1955) (s. S. 180) interessante Beobachtung stammt von LEUBUSCHER (1892). Dieser fand bei direkter Inspektion an curarisierten Kaninchen in Chloralose-Narkose, daß bei Unterbrechung der künstlichen Atmung eine Peristaltik des vorher ruhig stehenden Darmes auftrat, die durch 10 mg Morphin i.v. vollkommen unterdrückt werden konnte.

UHLMANN und ABELIN (1920) sahen bei ihrer Methode, die eine Übertragung der von TRENDELENBURG (1917) für den isolierten Darm ausgearbeiteten Methode auf den Darm in situ ist und etwa der später von STRAUB u. Mitarb. (1933) für das Meerschweinchen entwickelten Methode entspricht, durch 0,02 mg/kg „Pavon" i.v. mit 23% Morphingehalt eine Lähmung der Peristaltik und Tonussenkung, die bei Dosen über 0,2 mg/kg in eine Erregung überging, welcher bei weiterer Erhöhung der Dosis über 1 mg/kg eine Erschlaffung folgte. Ähnliche Resultate mit ähnlicher Methodik teilten HAYAMA (1928), KIN (1932) sowie SUO (1932) mit. SATO (1935) konnte bei Kaninchen in Urethannarkose mit seinem Enterographen alle 2—3 min auftretende große peristaltische Wellen registrieren, die nach 5 bis 20 mg/kg Morphin als dessen einzige erkennbare Wirkung verschwanden.

DREYER (1933) fand mit seiner Methode an mit "sperm oil" unter 4—5 cm Druck gefüllten Darmschlingen in situ dagegen eine Steigerung der Motorik nach Morphin. Das gleiche fanden am Uterus in situ STÖCKLI und FROMHERZ (1945) mit Desomorphin und FROMHERZ (1951) mit Levorphan. Phenadoxon hemmt am Darm in situ mit 2 mg/kg i.v. die Peristaltik (BASIL u. Mitarb. 1950).

Am *isolierten* Darm fanden TRENDELENBURG (1917) bei Konzentrationen zwischen $10^{-6}—10^{-4}$ eine Verstärkung der Peristaltik, UHLMANN und ABELIN (1920) mit einer etwas modifizierten Technik bei 10^{-6} „Pavon", mit einem Gehalt von 23% Morphin dagegen eine Aufhebung der Peristaltik und erst bei einer Konzentration von 1:15000 Erregung. BAUR (1925) beobachtete Erregung bei niedriger und Lähmung bei hoher Konzentration.

Die Versuche von MAGNUS (1908), POPPER (1912), HIRZ (1913), MEISSNER (1916), GRUBER u. Mitarb. (1935) hatten in der Versuchsanordnung nach MAGNUS trotz recht großer Differenzen in der Dosierung im allgemeinen das Ergebnis, daß geringe Konzentrationen erregend, hohe dagegen hemmend auf die Motorik wirken. Da die Konzentrationen aber durchwegs über 1:10000 lagen, sind aus diesen Versuchen Schlüsse auf die Morphinwirkung am Ganztier oder bei therapeutischen Gaben am Menschen wohl kaum zu ziehen. Ketobemidon 10^{-4} wirkt am isolierten Kaninchendarm tonusvermindernd und führt zu leichter Abnahme der Kontraktionshöhen (GROSS und MEIER 1949).

Meerschweinchen. UHLMANN und ABELIN (1920) fanden mit ihrer Methodik am Darm in situ ebenso wie am Kaninchendarm mit kleinen Dosen eine Lähmung der Peristaltik, mit großen eine Erregung. Die lähmenden Dosen lagen zwischen 0,03—0,02 mg/kg „Pavon" i.v. (entsprechend etwa 0,007—0,05 mg/kg Morphin); Erregung trat bei Dosen über 0,5 mg/kg „Pavon" (entsprechend etwa 0,12 mg/kg Morphin) auf. Mit einer im Prinzip ähnlichen Methode stellten STRAUB und VIAUD (1933a) fest, daß durch 0,075 mg pro 430 g Meerschweinchen Morphin s.c. die Peristaltik gelähmt wird und erst durch Steigerung des Innendruckes (z. B. von 5 cm auf 9 cm Wasser) wieder in Gang kommt. In einer späteren Mitteilung (STRAUB und LEO 1933c) wird dagegen mitgeteilt, daß die allerdings wesentlich höhere Dosis von 4 mg/kg Morphin s.c. nur den Tonus senkt, aber nicht die Peristaltik lähmt. Der Darm verliert seine „Elastizität" so gut wie völlig, so daß zwischen Druck- und Füllungsvolumen keine Beziehungen mehr bestehen. Für die Auslösung der Peristaltik ist nach diesen Autoren nicht der Füllungs*druck*, sondern das Füllungs*volumen* ausschlaggebend; unter Morphin ist für den Eintritt der Peristaltik ein wesentlich größeres Füllungsvolumen bei etwa gleichem Füllungsdruck wie in der Norm erforderlich. Diese Phase der Wirkung ist „grundsätzlich" flüchtig und geht nach etwa 10 min in eine Phase erhöhten Widerstandes gegen die Füllung über. STRAUB und OZAKI (1933d) analysierten die Druck-Volumkurven nach verschiedenen Morphindosen genauer (Abb. 16). Sie kommen zu folgender Schlußfolgerung: „Morphin lähmt ausschließlich den Tonus und gar nicht die Peristaltik. Die peristaltische Darmmotorik ist durch Morphin grundsätzlich nicht aufgehoben; um sie zu unterhalten, kommt es nur darauf an, daß genügend Darminhalt vorhanden ist bzw. aus der Magenrichtung ankommt, um bei bestehendem Tonusverlust die nötige koordinierte neue Innenspannung auszuüben."

Auffallend an den Ergebnissen dieser Arbeiten ist u. a. die kurze Wirkung bzw. Beobachtungsdauer und vor allem das Fehlen einer Parallelität zwischen Darmwirkung und analgetischer Wirkung, was an einer Spezifität der Wirkung zweifeln läßt; als wirksame Grenzdosen pro Kilogramm werden nämlich angegeben: Morphin 0,1 mg, Dilaudid 1,0 mg, Dicodid 1,0 mg, Apomorphin 1 bis

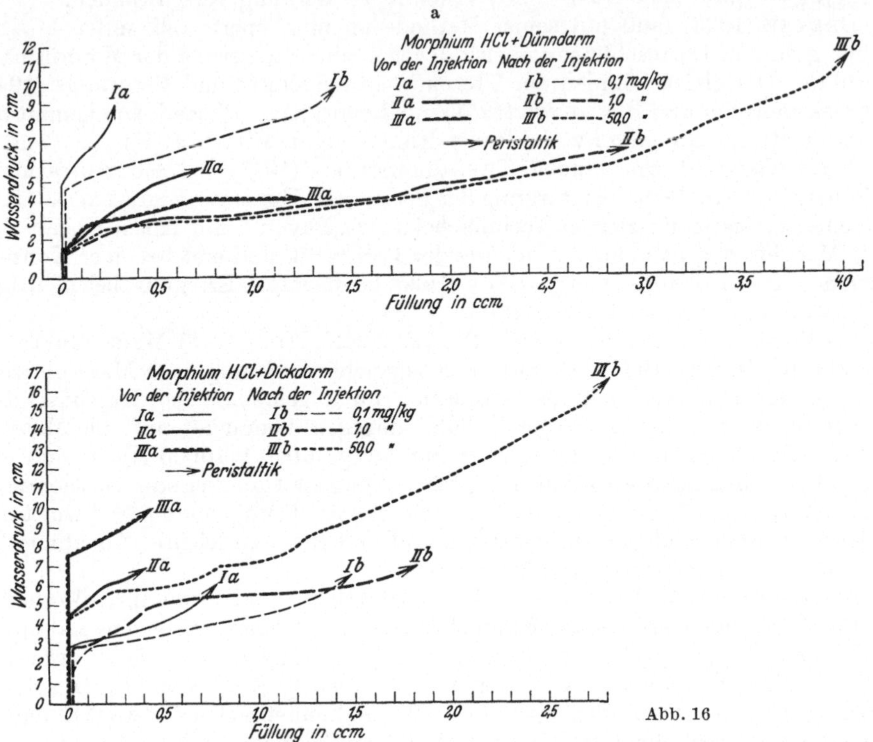

Abb. 16

2 mg, Thebain 2—4 mg und Narkotin 0,5 mg; das gegenüber Morphin analgetisch etwa zehnmal wirksamere Dilaudid ist am Darm etwa zehnmal weniger und nur doppelt so stark wirksam als das analgetisch unwirksame Narkotin.

Mit der gleichen Methode fanden FROMHERZ und PELLMONT (1952) eine Erhöhung der Reizschwelle für die Auslösung einer Peristaltik durch Levorphan von 1—2 cm auf 7 cm Wasserdruck, sowie HILDEBRANDT und MATTHÄY (1954) die in Tab. 73 wiedergegebenen Werte von Schwellendruck und Füllungsvolumen nach Methadon und Levorphan. Auch KNOBLAUCH und KRAUSE (1950) fanden, daß Methadon „am Meerschweinchendünndarm in der Versuchsanordnung nach STRAUB ebenso wie Morphin rein peristaltiklähmend wirkt".

W. SCHAUMANN (1954) unterzog die Versuche von STRAUB u. Mitarb. (1933) am Meerschweinchendarm in situ einer kritischen Nachprüfung und dehnte sie auf Pethidin und die optischen Isomeren des Methadon und 3-Oxy-N-methylmorphinan (Levorphan und Dextrorphan) aus. Er fand, daß durch die erwähnten Verbindungen die Druckschwelle für die Auslösung der Peristaltik ungefähr parallel ihrer analgetischen Wirksamkeit erhöht wird (Tab. 74), daß aber, wenn

Tabelle 73. *Meerschweinchendarm in situ.* Nach HILDEBRANDT und MATTHÄY (1954)

Verbindung	mg/kg	Schwellendruck		Zunahme %	Füllungsvolumen		Zunahme %
		vor	nach		vor	nach	
Polamidon	0,25	2,6	3,5	35	0,85	1,0	18
	0,5	3,8	5,5	45	0,45	0,63	40
	1,0	2,8	4,8	70	0,6	1,0	67
	2,0	6,7	9,7	45	0,8	1,5	88
Levorphan	0,2	3,0	4,2	40	0,4	0,8	100
	0,5	4,0	6,2	55	0,6	1,7	183
	4,0	4,0	10,2	155	0,5	2,4	380

bei dem erhöhten Innendruck Peristaltik auftritt, deren Ablauf nicht beeinflußt wird. Abbindung der Nebennieren hatte auf die Erhöhung der Druckschwelle keinen Einfluß.

Mit der von ihm entwickelten Methode zum Studium des peristaltischen Reflexes am *isolierten* Darm fand TRENDELENBURG (1917), daß Morphin in Konzentrationen von $10^{-8}-10^{-7}$ am Meerschweinchendünndarm die Peristaltik unter Abnahme des Längsmuskeltonus lähmt; Steigerung des Innendruckes führt bei diesen Konzentrationen zum Wiedereinsetzen der Peristaltik, jedoch nicht mehr bei Konzentrationen von $10^{-7}-10^{-6}$. Diese Befunde wurden von GARRY (1927), von KOMANT (1932), sowie von HAAG und KAHLSON (1933) bestätigt. BAUR (1925) fand mit einer modifizierten Methode, die eine Durchflußregistrierung erlaubt, bei Konzentrationen von 10^{-8} bis $2 \cdot 10^{-8}$ eine Verstärkung von Tonus und Peristaltik und erst bei $3 \cdot 10^{-8}-10^{-7}$ eine Hemmung. TRENDELENBURG revidierte selbst 1929 seine 1917 veröffentlichten Resultate, indem er (s. S. 40) sagt: „Vor 10 Jahren glaubte ich selbst, im Meerschweinchendünndarm ein Präparat gefunden zu haben, das selbst auf sehr schwache Morphinmengen mit einer Lähmung der Peristaltik antwortet, aber ich kann meine damaligen Angaben nicht in vollem Umfang aufrechterhalten; die peristaltischen Wellen des genannten Präparates werden, wie ich mich seither überzeugte, nicht in gesetzmäßiger Weise gelähmt."

SCHAUMANN u. Mitarb. fanden in der Versuchsanordnung nach TRENDELEN-BURG, daß bezüglich der Hemmung der Peristaltik (1952) und der Senkung des Längsmuskeltonus (1953a) Morphin und die morphinähnlich wirkenden synthetischen Verbindungen ein ungefähr gleiches Wirkungsverhältnis aufweisen wie bezüglich der analgetischen Wirkung; dies gilt auch für die optischen Isomeren des Methadon und des 3-Oxy-N-

Tabelle 74. *Meerschweinchendarm in situ.*
(Nach W. SCHAUMANN 1954.)
Grenzdosen für die Erhöhung
der peristaltischen Druckschwelle

Verbindung	mg/kg i.v.	relative Wirksamkeit L-Methadon = 1
L-Methadon	0,25	1,0
DL-Methadon	0,5	0,5
D-Methadon	4,0	0,06
Pethidin	2,0	0,125
Levorphan	0,05	5,0
Dextrorphan	unwirksam	unwirksam
Morphin	0,2	1,25

Tabelle 75. *Isolierter Meerschweinchendarm; hemmende Wirkung auf Peristaltik und Längsmuskeltonus.*
Morphin = 1.
(Nach O. SCHAUMANN u. Mitarb. 1953a)

Verbindung	Peristaltik	Tonus	Analgesie[1]
Morphin	1,0	1,0	1,0
L-Methadon	1,7	3,0	3,4
D-Methadon	0,1	0,08	0,11
Pethidin	0,13	0,15	0,26
Ketobemidon	1,55	1,5	2,1
Levorphan	2,0	3,0	2,5
Dextrorphan	<0,01	<0,01	<0,02

[1] Mittelwerte nach den Tabellen.

12*

methylmorphinan (Tab. 75). Morphin 10^{-7} bis 10^{-8} verhindert auch die durch Temperaturreize verursachte Tonuserhöhung (1953 b) und die durch Sauerstoffmangel ausgelösten koordinierten Längs- und Ringmuskelkontraktionen, nicht aber die durch weiter fortschreitende Anoxie anstelle dieser peristaltikähnlichen koordinierten Motorik auftretenden unkoordinierten Kontraktionen von der Art der „Pendelbewegungen" (JOB, SCHAUMANN und SCHMIDT 1955). Die gleichen Autoren konnten mit der auch in den letztgenannten Versuchen verwendeten abgeänderten Versuchstechnik zeigen, daß die durch eine kurze mechanische Dehnung einer eng umschriebenen Stelle der Ringmuskulatur ausgelöste reflektorische Kontraktion des Längsmuskels durch $10^{-8}-10^{-7}$ Morphin verhindert wird.

PATON (1956) reizt den isolierten Meerschweinchendarm elektrisch, wobei sich die eine Elektrode im Darmlumen, die andere parallel dazu in der Badflüssigkeit befindet. Durch solche „koaxiale" Einzelreize von 0,5 msec Dauer bei $5-25$ V Spannung werden Einzelkontraktionen der Längsmuskulatur ausgelöst. Hexamethonium, Nicotin und Mepyramin sind ohne Einfluß auf die Kontraktionshöhe, 10^{-8} Prostigmin verstärkt und verlängert sie, durch 10^{-8} Atropin werden sie ausgelöscht. Sie werden daher wahrscheinlich durch postganglionäre cholinerge nervöse Strukturen vermittelt. Morphin $10^{-7}-10^{-6}$ vermindert oder unterdrückt die Längsmuskelkontraktion nach koaxialer Reizung ebenfalls, die anderen mo.ä. V. entsprechend ihrer analgetischen Wirksamkeit. Gleichzeitig wird die vom Darm an die Badflüssigkeit abgegebene Acetylcholinmenge, die pro Zuckung etwa 0,5 γ beträgt, entsprechend vermindert.[1]

Ratte. Nach DREYER (1933) wird auch der mit „sperm oil" gefüllte Dünndarm der Ratte in situ durch Morphin zu verstärkter Motorik angeregt, während TRENDELENBURG (1917) mit seiner Methode am isolierten Darm durch Morphin 10^{-5} eine Hemmung der Peristaltik fand. KARR (1947) verfütterte an Ratten eine Kohlesuspension und maß den binnen 60 min zurückgelegten Weg; dieser betrug in Prozent der Gesamtmenge vom Pylorus bis Anus ausgedrückt:

$$
\begin{array}{lr}
\text{normal} & 66,1 \pm 1,6\% \\
\text{nach \ \ 2 mg/kg Morphin} & 23,6 \pm 3,4\% \\
\text{nach \ \ 2 mg/kg Methadon} & 45,9 \pm 2,6\% \\
\text{nach 20 mg/kg Pethidin} & 56,7 \pm 4,6\% \\
\end{array}
$$

HAAS u. Mitarb. (1953) fütterten Ratten mit Bariumsulfat und Tyloseschleim und bestimmten die Zeit bis zum Erscheinen des Bariumsulfats im Kot. Diejenige Dosis, die bei 50% der Tiere eine Verlängerung dieser Zeitspanne um 20% be-

Tabelle 76. *Hemmung der Darmpassage bei Ratten.* (Nach HAAS u. Mitarb. 1953)

	Morphin	Dilaudid	Dicodid	Codein	Levorphan	Pethidin	Methadon
50% hemmende Dosis mg/kg	0,45	0,24	1,12	0,5	0,05	2,65	0,22
Relative Wirksamkeit Morphin = 1	1,0	1,9	0,25	0,9	9,0	0,17	2,0
Relative analgetische Wirksamkeit[1], Morphin = 1	1,0	8,7	1,1	0,20	3,9	0,29	1,8

[1] Werte der Tab. 54.

wirkte, wurde als „50% darmhemmende Dosis" bezeichnet und mit der „50% analgetisch wirksamen Dosis" in Beziehung gesetzt (Tab. 76). In dieser Tabelle wurden außerdem noch die entsprechenden relativen analgetischen Wirkungsstärken hinzugefügt. Wie die Zahlen zeigen, besteht in dieser Versuchsanordnung

[1] Anmerkung b. d. Korrektur: Nach W. SCHAUMANN (1957 b) wird die Hemmung der Kontraktionen durch Morphin ebenso wie diejenige nach $6 \cdot 10^{-8}$ Noradrenalin durch ein Gemisch von $3 \cdot 10^{-7}$ Opilon und $3 \cdot 10^{-6}$ Regitin aufgehoben.

am Ganztier im Gegensatz zu den Versuchen von SCHAUMANN u. Mitarb. (1952, 1953a) am isolierten Darm keine Parallelität zwischen analgetischer und darmhemmender Wirksamkeit. (Vgl. dagegen die Ergebnisse von SCHAUMANN u. Mitarb. 1952, Tab. 75, S. 179.) McKAY (1931) fand an chronisch morphinisierten Ratten den Magen-Darm-Kanal atonisch gedehnt und stets mit Futter gefüllt. Dies entspricht den ähnlichen Befunden von HILLEMAND und LECOEUR (1949) an Toxikomanen.

Andere Tierarten. Auch beim *Huhn* berichtet DREYER (1933) über eine erregende Wirkung des Morphin am Darm in situ. Beim *Pferd* fand FRÖHNER (1893) ein Sistieren der Peristaltik nach etwa 3 mg/kg Morphin und AMADON und CRAIGE (1935) beobachteten eine Abnahme der auskultatorisch wahrnehmbaren Darmgeräusche nach 0,16 mg/kg. Beim *Affen* steigert Morphin $10^{-8}-10^{-5}$ die Peristaltik des isolierten Darmes; erst $2 \cdot 10^{-5}$ lähmt sie.

Mensch. Auch hier sind die zahlreichen Versuche zunächst eher geeignet, Verwirrung zu stiften, als die Frage nach der primären Wirkung des Morphins auf die Motorik des Darmes als Ursache seiner obstipierenden Wirkung zu klären. Hier dürfte ebenfalls die verwendete Methodik und der Zeitpunkt der Beobachtung mit die Ursache für die mitunter diametral entgegengesetzten Ergebnisse sein.

Es seien daher Studien von ABBOTT und PENDERGRAS (1936) vorangestellt, da sie geeignet sein könnten, so manche Widersprüche aufzuklären. Die Autoren registrierten mit Ballons, die in verschiedene Abschnitte des Darmlumens eingeführt wurden, die Motorik und kontrollierten röntgenographisch die aufgezeichneten Ergebnisse. Sie fanden bei 10 mg und bei 20 mg Morphin s.c. regelmäßig eine nach 2 min einsetzende, bis zum Verschluß des Darmlumens führende spastische Kontraktion des Duodenum, die sich nach etwa 20 min löste und in eine stundenlang anhaltende Tonussenkung mit Dilatation überging, die sich noch bis auf das Jejunum erstreckte. Zu Beginn dieser Tonussenkung waren die Amplituden der rhythmischen Kontraktionen vorübergehend erhöht, um dann im weiteren Verlauf flacher zu werden. Während dieser stundenlangen Atonie der oberen Dünndarmpartien sahen sie röntgenologisch eine Stagnation des Bariumbreies in den gedehnten Schlingen von Duodenum und Jejunum, so daß die Zeit bis zum Übertritt ins Ileum stark anstieg.

Die Autoren, die nur mit der Ballonmethode die Motorik des Dünndarms registrierten, fanden nach Morphin wie bei den Hundeversuchen fast durchwegs Erhöhung des Tonus und Verstärkung der rhythmischen Kontraktionen. (GANTER 1926, WAITZ und VOLLERS 1927, PLANT und MILLER 1926, 1929; DVORAK u. Mitarb. 1931, GAENSLER u. Mitarb. 1948, YONKMAN 1949.) GANTER (1926) erwähnt allerdings, daß dabei die Ansprechbarkeit des Dünndarms gegen Druckerhöhung abnimmt, was den Ergebnissen von KNOBLAUCH und KRAUSE (1950) am Dünndarm des Hundes entspricht.

Während nach GAENSLER u. Mitarb. Pethidin am Duodenum und Jejunum tonussteigernd wirkt, wobei seine Wirksamkeit zwischen derjenigen des Morphin und derjenigen des Codein liegt, hat es nach YONKMAN (1944) in einer Dosis von 100 mg i.m. am Ileum diese Wirkung nicht. Ebenso wie Pethidin hat nach KEWITZ u. Mitarb. (1951) auch Methadon zum Unterschied von Morphin am Ileum keine tonussteigernde Wirkung.

Für eine Hemmung der Dünndarmmotorik spricht die alte Feststellung von BUCHHEIM (1854), daß die abführende Wirkung des Magnesiumsulfats durch Morphin gestoppt werden kann. An sonst normalen Patienten mit Dünndarmfisteln sahen STIERLIN und SCHAPIRO (1912) nach 15 mg Morphin eine Verzögerung der Dünndarmpassage, ebenso bei einer Diarrhoe infolge einer chronischen Enteritis. ZEIIDE (1913) beobachtete röntgenologisch nach 10 mg Morphin p.o. eine Verlängerung der Dünndarmpassage um durchschnittlich 1,5 Std. (vgl.Tab.77).

Tabelle 77. *Wirkung von Morphin bzw. Opium (10 mg p.o.) auf die Motilität des Magen-Darm-Kanals.* (Nach ZEHBE 1913)

Passage/Verweildauer	Stunden		
	normal	nach Morphin	nach Opium
Erstes Erscheinen im Dünndarm	0,42	1,46	0,89
Magen vollkommen leer	4,6	5,5	5,3
Verweildauer im Dünndarm	6,5	8,0	10,9
Erstes Erscheinen im Dickdarm	3,3	4,2	4,6
Verweildauer im Dickdarm	22,5	31,7	56,5
Gesamte Dauer der Passage	25,5	38,6	60,0

Auch PANCOAST und HOPKINS (1915) stellten nach Morphin eine verminderte Fortbewegung des Darminhaltes infolge Hemmung der Motorik und nicht eines Spasmus fest. An einem Patienten mit einem 30 cm langen Prolaps des unteren Ileum fand FORSTER (1940), daß nach 8 mg Morphin i.m. die normalerweise mit einer Frequenz von 1—6 pro 30 min ablaufenden peristaltischen Wellen vollkommen unterdrückt wurden, während die normalerweise 9—150 pro 30 min betragende Frequenz der Pendelbewegungen erhöht wurde. Bei Wiederholung der gleichen Dosis nach 30 min nahm auch die Frequenz der Pendelbewegungen unter Erhöhung des Tonus von Längs- und Ringmuskulatur ab.

ROWLANDS u. Mitarb. (1950) verwendeten ähnlich wie ABBOTT und PENDERGRAS (1936) eine Ballonmethode mit vier hintereinander angebrachten Ballons unter gleichzeitiger röntgenologischer Kontrolle. Sie stellten fest, daß die Fortbewegung des Bariumbreies mit einem bestimmten Typus großer Kontraktionen in Beziehung stand und daß nach 10 mg Morphin diese Kontraktionen gleichzeitig mit der Fortbewegung des Bariumbreies für mindestens 4 Std. gehemmt waren.

PORCHER (1946) sowie SAUVEGRAIN (1946) fanden röntgenologisch bei 80% von 1200 Fällen nach 10 mg Morphin während der ersten 10 min eine Kontraktion des Duodenums, nach weiteren 20—30 min Kontraktion des Magens und starke Erweiterung des Duodenums, an die sich nach 60 min eine Atonie von Magen, Duodenum und Jejunum mit Stase des Inhaltes anschloß. Bei 34 Fällen von Süchtigen (Morphin, Heroin) konnten HILLEMAND und LECOEUR (1949) 29 mal eine Megasplanchnie nachweisen, und zwar: 3 mal am Magen, 11 mal am Duodenum, 23 mal am Colon und einmal am Rectum; bei 12 Fällen waren 2—3 Organe beteiligt. Nach Entwöhnung trat meist spontane Rückbildung auf. In dem einzigen Falle einer Pethidinsucht war keine Megasplanchnie vorhanden.

Mit der Ballonmethode fand BATTERMAN (1943) am Duodenum nach 50 bis 100 mg Pethidin für 15—90 min eine Verminderung der Motilität. An einer zur Anlegung eines künstlichen Oesophagus vorgelagerten 30 cm langen Jejunumschlinge beobachteten GINSBERG und MILLER (1953) vor der Entnervung eine Erregung der Motorik durch 8 mg Morphin i.v., aber auch durch 0,6 mg Atropin i.m. Nach Entnervung erregten 8—15 mg Morphin, sowie 10 mg Pethidin i.m. die Motorik; 0,6 mg Atropin s.c., aber auch Amylnitrit oder Nitroglyzerin wirkten antagonistisch.

Die Versuche von SJÖQUIST (1934), nach denen Morphin an Streifen von Jejunum, Appendix und Colon in vitro nach der Methode von MAGNUS in Konzentrationen von $10^{-4}—10^{-3}$ Tonus und Motilität erhöht, können auf klinische Verhältnisse wohl kaum übertragen werden.

Dickdarm

Beim *Hund* fanden PAL (1900) sowie PLANT und MILLER (1928) eine Erhöhung von Tonus und Motilität wie in ihren Versuchen am Dünndarm. BARCROFT und STEGGERDA (1932) beobachteten dagegen an einer vorgelagerten Coecum-Colonschlinge des Hundes nach 25 mg Morphin ein vollständiges Aufhören der vorher in Intervallen von 30 min auftretenden peristaltischen Bewegungen des Colon mit vollkommenem Tonusverlust. ADLER und IVY (1940) hingegen fanden nach 0,4—0,8 mg/kg Morphin eine Steigerung von Tonus sowie von propulsiver und nicht propulsiver Motilität des Colon, allerdings hauptsächlich in den ersten 20 min nach der Morphingabe.

Am *Rectum* des Hundes konnten GÖING und W. SCHAUMANN (1955) mit Hilfe von rectal eingeführten Ballons zeigen, daß die normale oder die durch rectale Einbringung reizender Stoffe von der Schleimhaut aus reflektorisch ausgelöste Peristaltik durch Morphin in Dosen ab 0,2 mg/kg i.m. unter gleichzeitiger Tonussteigerung aufgehoben wird. Auch Pethidin ab 2,5 mg/kg i.m. hebt die Peristaltik — allerdings nicht so regelmäßig wie Morphin — auf, wobei jedoch keine Tonussteigerung auftritt.

Bei *Katzen* sah SCHWENTER (1912) röntgenologisch nach Morphin am Dickdarm eine Erschlaffung und Hemmung der Peristaltik von 3—12 stündiger Dauer.

Am *Kaninchen* mit einem Bauchfenster beobachtete KATSCH (1913), daß die Frequenz der peristaltischen und antiperistaltischen Wellen des Coecums, die normalerweise einmal in der Minute auftraten, nach 10 mg Morphin auf den sechsten Teil, manchmal bis auf 0, absank.

SATO (1934) registrierte beim Kaninchen mit einem Enterographen die Motorik des Dickdarms in situ, wobei er alle 2—3 min eine Gruppe von besonders großen peristaltischen Wellen beobachtete, die den Darminhalt vorwärtstrieben. Nach 5—20 mg/kg Morphin trat zuerst unmittelbar nach der Injektion eine Zunahme von Tonus und Peristaltik auf, die nach einigen Minuten in eine Abnahme überging, wobei die großen peristaltischen Kontraktionen vollkommen aufhörten.

Während PANCOAST und HOPKINS (1913) am *Menschen* röntgenologisch keinen konstanten Einfluß des Morphin auf die Motilität des Dickdarms sahen, ist nach ZEHBE (1913) in diesem Teil des Darmtraktes die Verzögerung der Passage am stärksten ausgeprägt (Tab. 77). Bei den Ergebnissen von ZEHBE fällt der Unterschied zwischen den Zahlen für Morphin und Opium auf. Bei Opium ist die Verweildauer im Magen kürzer, da hier wahrscheinlich das Papaverin den spastischen Kontraktionen des Pylorus bzw. obersten Duodenum entgegenwirkt, während am Dickdarm durch synergistische Wirkung das Opium die Motilität stärker hemmt. In diesem Zusammenhang sei nochmals erwähnt, daß nach HILLEMAND und LECOEUR (1949) die bei Toxikomanen vorhandene Megasplanchnie in 23 von 29 Fällen das Colon betraf. Eine Verminderung der Motorik des Colon fand BATTERMAN (1943) auch nach 50—100 mg Pethidin. Mittels in den intakten Magen-Darm-Kanal eingeführter Ballone fand BATTERMAN (1943), daß Pethidin in Dosen von 50—100 mg i.m. am Menschen bei 23 von 27 Versuchen, das ist in 84% der Fälle, die Motilität von Magen, Ileum und Colon vermindert oder ganz zum Verschwinden bringt. Auch YONKMAN (1948) berichtete, daß an einem Patienten mit Ileostomie Pethidin im Gegensatz zu Morphin die Motilität herabsetzt.

Defäkation

Am *Hund* tritt nach Morphin neben initialem Erbrechen mit großer Regelmäßigkeit auch Kotabgang auf. GRUBER u. Mitarb. (1950) verglichen in dieser Beziehung Morphin und Levorphan, indem sie den Prozentsatz der Tiere bestimmten, bei dem nach einer bestimmten Dosis Erbrechen bzw. Defäkation eintrat. Sie fanden, daß nach Levorphan Erbrechen seltener vorkommt als nach Morphin, daß aber bezüglich der initialen Defäkation kein wesentlicher Unterschied besteht (Tab. 78).

Tabelle 78. *Prozentsatz der Hunde, bei denen Erbrechen bzw. Defäkation auftrat.*
(Nach GRUBER u. Mitarb. 1950)

Levorphan mg/kg	Defäkation %	Erbrechen %	Morphin mg/kg	Defäkation %	Erbrechen %
0,5	29,8	3,7	2,5	57,2	42,9
1,0	69,3	2,6	5,0	53,0	45,1
2,0	45,4	0,0	10,0	57,2	17,7

Am *Kaninchen* bestimmte EDDY (1932) in Abständen von 30 min den Prozentsatz der kotabsetzenden Tiere. Nach 6 mg/kg Morphin trat durch 3 Std. bei keinem Tier Kotabgang auf. Eine vergleichende Prüfung verschiedener Morphinderivate (EDDY 1934a, b, 1939) hatte das auf Tab. 79 wiedergegebene Resultat.

Tabelle 79. *Wirkung auf die Kotausscheidung beim Kaninchen.*
(EDDY 1939, 1934a und 1934b)

Verbindung	Wirksame Dosis mg/kg	Relative Wirkungsstärke, Morphin = 1	
		Darmwirkung	analgetische Wirkung
Morphin	4,5	1	1
Codein	16	0,28	0,1 (0,23)
Dihydromorphinon (Dilaudid)	0,6	7,5	4,4 (8,6)
Diacetylmorphin (Heroin)	0,7	6,5	1,75 (13)
α-Monoacetylmorphin	0,8	5,6	4,2
Desomorphin	0,32	14,0	9,5
Dihydromorphin	3,5	1,3	2,9
Dihydrocode non (Dicodid)	3,4	1,3	0,6 (1,1)
Dihydrocodein	5,8	0,78	0,1
Desocodein	6,6	0,7	0,4
Isocodein	1,9	2,4	0,05
Pseudocodein	8,9	0,5	0,05
Allopseudocodein	17,8	0,25	0,06
Dihydroisocodein	18,0	0,25	—
Dihydropseudocodein	25,4	0,18	—
Dihydro-allopseudocodein	9,2	0,49	—

Bei der relativen analgetischen Wirkungsstärke sind die aus der Tab. 45 entnommenen mittleren Wirkungsstärken aus den Angaben anderer Autoren in Klammern beigefügt.

EMERSON und MOODEY (1933) fanden nach 0,1 mg/kg Hydromorphon (Dilaudid) eine Hemmung der Defäkation um 75—100%. Auch 1 mg/kg Methadon sowie 10 mg/kg Pethidin haben nach KARR (1947) eine hemmende Wirkung auf den Kotabgang; diese Wirkung nimmt bei äquianalgetischen Dosen vom Morphin über das Methadon zum Pethidin ab. SCOTT u. Mitarb. (1946) zählten beim Kaninchen die binnen 8 Std. abgesetzten Kotballen; deren Zahl betrug:

bei den Kontrollen 112
nach 2 mg/kg Morphin . . . 121
nach 5 mg/kg Morphin . . . 14
nach 1 mg/kg Methadon . . 76
nach 2 mg/kg Methadon . . 24

Mit der gleichen Methode fand VAN ARSDEL (1953) am Kaninchen 1 mg/kg DL-α-Acetylmethadol etwas stärker konstipierend als 6 mg/kg Morphin, während L-Isomethadon in dieser Beziehung weniger wirksam war als Morphin.

Auch an *Kuh* und *Pferd* wird durch 3—5 mg/kg Morphin der Kotabsatz unter starker Verhärtung des Darminhaltes gehemmt (GUINARD 1893, FRÖHNER 1893).

SCHAUMANN und GIOVANNINI (1952) benützten *Ratten* als Versuchstiere. Sie konnten zeigen (Tab. 80), daß die konstipierende Wirkung der analgetischen Wirksamkeit parallel geht, was sich in besonders überzeugender Weise bei den optischen Isomeren des Methadon nachweisen läßt. Die wirksamen Dosen lagen unter den für eine objektiv nachweisbare Analgesie benötigten. Die obstipierende Wirkung war auf die ersten 3 Std. beschränkt und von einer kompensatorischen Mehrausscheidung gefolgt.

Tabelle 80. *Ratten. Anzahl der Kotballen.* (SCHAUMANN u. Mitarb. 1952)

Präparat mg/kg	Tierzahl	Stunden 1—3	4—6	7—9	10—24	0—24
Kontrollen	40	4,4 ± 0,93	3,2 ± 0,64	2,3 ± 0,62	7,2 ± 0,99	17,1 ± 1,0
L-Methadon						
0,1	40	2,9 ± 0,64	3,2 ± 0,79	3,3 ± 0,42	8,2 ± 1,79	17,6 ± 2,2
0,2	40	1,8 ± 0,68	3,6 ± 0,93	4,3 ± 0,68	5,3 ± 0,81	15,0 ± 1,73
0,5	40	1,4 ± 0,79	3,0 ± 0,89	5,2 ± 0,99	6,5 ± 1,18	15,5 ± 2,0
1,0	16	0,0 ± 0,0	4,0 ± 1,67	5,0 ± 8,4	10,0 ± 1,9	19,0 ± 3,9
D-Methadon						
1,0	40	3,5 ± 0,56	4,1 ± 0,47	3,4 ± 0,76	6,4 ± 1,28	17,4 ± 1,45
2,0	40	2,4 ± 0,83	6,1 ± 1,35	2,4 ± 0,62	6,8 ± 1,12	17,7 ± 1,84
5,0	40	1,4 ± 0,54	4,0 ± 0,79	4,6 ± 0,93	8,6 ± 1,33	18,6 ± 2,3
Pethidin						
5,0	24	1,6 ± 0,24	3,2 ± 0,86	3,2 ± 0,97	8,2 ± 1,78	16,2 ± 2,26
Morphin						
0,2	16	2,5 ± 1,11	1,0 ± 1,0	2,5 ± 0,94	10,0 ± 2,28	16,0 ± 1,74
0,5	28	1,7 ± 0,57	4,2 ± 2,18	5,1 ± 1,79	10,2 ± 1,92	21,3 ± 3,0

Mechanismus der Wirkung auf den Darm

Für die erregende Wirkung auf die Darmmotilität beim Hund kommt nach JACOBJ (1892) eine Lähmung der hemmenden Einflüsse des Splanchnicus nicht in Frage, da die Wirkung einer Vagusreizung nach Morphin nicht zunimmt und erst durch Nebennierenexstirpation verstärkt wird. Eine Gewöhnung an die motilitätssteigernde Wirkung des Morphin tritt nach MILLER und PLANT (1926) nicht ein. Da sie auch nach Durchschneidung und Degeneration der Mesenterialnerven erhalten bleibt, glauben PLANT und MILLER (1926), einen zentralen Ursprung ablehnen zu können. Dem stehen allerdings Versuche von SCOTT u. Mitarb. (1945) im gekreuzten Hundeversuch entgegen; diese Autoren fanden bei Methadon eine Erregung der Darmmotilität beim Empfängerhund, bei dem nur der Kopf von dem methadonhaltigen Blut durchströmt wurde. Diese Versuchsergebnisse konnten von KRAUSE und RUHNAU (1952) bestätigt werden. Nach Vagotomie führten kleine Methadondosen unter 1 mg/kg zu einer vorübergehenden Hemmung der Motorik; nach hohen Dosen trat auch am vagotomierten Hund eine atropinresistente Förderung der Motorik mit Tonussteigerung ein. Methadon führte nicht nur zu einer erhöhten Ansprechbarkeit der Vaguszentren, es hat nach diesen Autoren außerdem eine zentrale sympathicusdämpfende Wirkung. Da KNOBLAUCH und KRAUSE (1950) gleichzeitig mit der Erhöhung des Tonus auch eine Herabsetzung der Empfindlichkeit für den peristaltischen Dehnungsreflex fanden, kommt es nach ihrer Ansicht zum Stillstand der propulsiven Motorik bei hohem Tonus, also zu einer „spastischen Obstipation". Daß nach SLAUGHTER und GROSS (1940) Morphin und Eserin am Darm synergistisch wirken, ist verständlich. Einen Zusammenhang zwischen der tonussteigernden Wirkung und der Hemmwirkung auf die Cholinesterase konnten JOUNG u. Mitarb. (1955) an einigen mo.ä. V. nicht finden, dagegen eine Parallelität zwischen Darmwirkung und analgetischer Wirksamkeit.

Während nach MAGNUS (1906) Durchschneidung des Splanchnicus mit Degeneration der Ganglien auf die stopfende Wirkung des Morphins bei der Milchdiarrhoe der Katze keinen Einfluß hat, bleibt beim Kaninchen nach Durchtrennung des Splanchnicus oder Zerstörung des Rückenmarkes zwischen C_6 und T_1 die lähmende Wirkung des Morphin auf die Peristaltik aus (PAL und BERGGRÜN 1890). Nach Ansicht dieser Autoren hemmt Morphin durch Reizung der Splanchnicuszentren. Dieser Ansicht schließt sich SATO (1934, 1935) auf Grund analoger Versuche an. Auch nach HASE (1940) fehlt die hemmende Wirkung kleiner Morphindosen (2—3 mg/kg i.v.) beim Kaninchen nach Splanchnicusdurchschneidung; auf die Erregung durch größere Dosen (7—10 mg/kg i.v.) hatten weder Vagotomie noch Atropin einen Einfluß. Der Angriffspunkt der erregenden Wirkung wäre daher direkt im Auerbachschen Plexus zu suchen.

Nach HAYAMA (1928), sowie YAMAO (1940) kommt der Adrenalinausschüttung aus den Nebennieren bei der Darmhemmung durch Morphin beim Kaninchen eine wesentliche Rolle zu. Anderer Ansicht ist HARAGUCHI (1933). In seinen Versuchen wird die hemmende Wirkung des Morphin auf die Darmbewegungen beim Kaninchen weder durch Durchschneidung der Sympathici, noch der Vagi, noch auch durch Rückenmarksdurchtrennung zwischen C_5—C_6 oder durch Ergotamin aufgehoben, wohl aber durch Atropin. Der Autor nimmt an, daß das Morphin auf den Darm durch Erregung hemmender parasympathischer Fasern wirkt, wobei er auf die Wirkungslosigkeit des Atropin gegenüber der Darmerregung durch elektrische Reizung des Vagus und auf die Feststellung hemmender Fasern im Parasympathicus durch BAYLISS und STARLING (1899, 1900) hinweist.

Die voranstehenden Befunde und Erklärungsversuche gelten in erster Linie für die z. T. sekundäre Wirkung auf den im Körperverband befindlichen Darm und können daher auf die Ergebnisse am isolierten Organ nicht ohne weiteres übertragen werden. Eher wäre das für die im folgenden angeführten Versuche möglich.

ZUNZ und GJÖRGY (1914) verabfolgten an Hunde 4—6 mg/kg Morphin s.c. und untersuchten in vitro Darmstücke der nach verschiedenen Zeiten getöteten Tiere auf ihre Reaktionsweise und ihren Gehalt an «substances excito-péristaltiques». Während der ersten 4 Std. nach der Morphingabe war der Gehalt an diesen Substanzen und die Ansprechbarkeit des Darmes ihnen gegenüber vermindert. 4—24 Std. nach der Morphininjektion war die Bildung der «substances excito-péristaltiques» vollkommen aufgehoben; der Darm der morphinisierten Tiere reagierte nicht mehr auf den Extrakt aus normalen Därmen.

LABARRE (1924) fand, daß am isolierten Kaninchendarm in vitro Morphin (5—125 mg/125 cm³) nicht zur Erregung der Motilität führt, wenn das Darmstück vorher cholinfrei gewaschen wurde. Ferner beobachtete dieser Autor, daß Cholin und Morphin sich gegenseitig verstärken und daß diese synergistische Wirkung größer ist, wenn beide Substanzen gleichzeitig als wenn sie nacheinander gegeben werden, was er auf eine Bildung eines stärker wirksamen „Komplexes" zwischen Morphin und Cholin zurückführt. Nach seiner Ansicht spielt das Cholin bei der Darmwirkung des Morphin eine wichtige Rolle. Auch ARAI (1922) fand beim Hund den Cholingehalt nach 6 mg/kg Morphin im Magen-Darm-Kanal vermindert.

O. SCHAUMANN u. Mitarb. (1952, 1953a) schließen aus ihren Versuchen am isolierten Meerschweinchendarm auf einen Angriffspunkt am peripheren polysynaptischen Reflexapparat der Darmwand und ziehen eine Analogie zur Hemmung des Schmerzreflexes in seinen verschiedenen Erscheinungsformen. Die Frage, ob die Blockierung peripherer nervöser Strukturen der Darmwand eine direkte Morphinwirkung ist oder sekundär durch Erregung hemmender, in der Darmwand gelegener Zentren erfolgt, bleibt offen. Das Vorkommen solcher hemmender Zentren ist schon von BAYLISS und STARLING (1899, 1900) angenommen worden und durch Versuche von LEUSDEN und RIESSER (1926),

AMBACHE (1949), O. SCHAUMANN u. Mitarb. (1953b), sowie GREEFF und HOLTZ (1956) wahrscheinlich gemacht worden. Eine Beteiligung des sympathischen Systems wird von einigen Autoren übrigens auch für die analgetische Wirkung angenommen (s. S. 123).

Interesse verdient in diesem Zusammenhang auch die Beobachtung von SUO (1932), der beim chronisch morphinisierten Kaninchen Morphin auch in kleinen Dosen zum Unterschied von der Hemmung im akuten Versuch stets erregend auf die Darmmotorik fand. Er führt dies auf eine histologisch nachweisbare vacuolige Degeneration der Ganglienzellen des Auerbachschen und Meißnerschen Plexus und dadurch einen Fortfall der hemmenden Wirkung des ersteren zurück. RENTZ und KESARBANI (1942) sahen auch beim Meerschweinchen nach 60tägiger Gewöhnung eine Abschwächung der peristaltikhemmenden Wirkung des Morphin, sowohl in situ wie in vitro.

In Gegenwart von Eserin gibt Meerschweinchendarm meßbare Mengen von Acetylcholin an die Badflüssigkeit ab. Morphin vermindert die Menge des freigesetzten Acetylcholin (PATON 1956, W. SCHAUMANN 1956c), und zwar vermutlich um den Teil, der aus nervösen Strukturen freigesetzt wird (W. SCHAUMANN 1957). Diese Hemmung der Acetylcholinfreisetzung erklärt die *Wirkungsweise* von Morphin am Meerschweinchendarm. Sein *Angriffspunkt* ist an postganglionären nervösen Strukturen zu suchen: Morphin hemmt die Kontraktionen des Dünndarms nach Vagusreiz (W. SCHAUMANN 1956b), ohne die Ganglienzellen in der Darmwand zu lähmen (W. SCHAUMANN 1955), oder eine „spasmolytische" Wirkung auf die glatte Muskulatur auszuüben[1].

Schlußbetrachtungen

In seinem ausführlichen Referat kommt KRUEGER (1937) zu folgendem Schlußergebnis: "In spite of the many and extensive studies that have been published up to the present it is clear that there are many gaps yet to be filled before a clear and complete account can be given of the effect of morphine on the gastrointestinal tract. When the more extensive gaps in our information have been bridged, perchance ten years from now, it will be possible to present the rounded and comprehensive analysis required by a phenomenon of such clinical importance." Nach dem heutigen Stand war diese Prognose noch zu optimistisch; heute — also fast 20 Jahre später, ist es immer noch nicht möglich, "the rounded and comprehensive analysis" über dieses wichtige Kapitel zu bringen. An dieser wenig erfreulichen Tatsache ist vor allem schuld, daß auf diesem Gebiet zwar ganz erhebliche experimentelle Arbeit geleistet wurde, daß aber überwiegend starr an der gleichen Methodik — der Thiry-Vella-Fistel am Hund — festgehalten wurde, obwohl TRENDELENBURG schon 1917 mit folgenden Worten seinen Zweifel an der Zweckmäßigkeit der Verwendung dieses Versuchstieres ausgedrückt hat (s. S. 106): „Merkwürdigerweise ist gerade auf die Versuche an Hundedärmen viel Gewicht gelegt worden, obwohl doch seit langem bekannt ist, daß Opium und Morphin für den Hund absolut sicher wirkende Abführmittel sind." Für diese Einseitigkeit der Methodik dürften wohl folgende Gründe die Veranlassung gewesen sein: 1. Die meisten und am häufigsten zitierten Versuche wurden an diesem Versuchsobjekt mit fast immer dem gleichen Resultat angestellt, so daß jeder Autor, der eine andere Methode mit evtl. abweichenden Resultaten verwendete, sich einer großen Majorität gegenüber fand und der Gefahr einer auf diese gestützten Kritik ausgesetzt sah. 2. Die Methode läßt die Resultate in demonstrierbaren Kurven aufzeichnen.

---

[1] Anm. b. d. Korrektur: Nach W. SCHAUMANN (1957b) wird auch durch hemmende Konzentrationen vor Adrenalin oder Noradrenalin die Freisetzung von Acetylcholin am Darm gehemmt (s. a. S. 180).

Trotzdem stehen der Verwendung dieser Methode einige schwerwiegende Bedenken gegenüber: 1. Die Thiry-Vella-Fistel ist keineswegs einem normal funktionierenden Darm gleichzustellen. 2. Die meist verwendete Ballonmethode kann auch bei Verwendung mehrerer hintereinandergeschalteter Ballons den physiologischen Ablauf der Darmmotorik nicht korrekt wiedergeben. Auf diese Gefahr einer Mißdeutung der auf diese Weise gewonnenen Kurven deuten auch die auf S. 182 angeführten Versuche von Rowlands u. Mitarb. (1950) hin. 3. Die zeitlichen Verhältnisse wurden in den wenigsten Fällen genügend beachtet. 4. Die Dosierung wurde sehr häufig so hoch gewählt, daß solche Versuche von vornherein für eine Erklärung der im klinischen Gebrauch beobachteten Obstipation nur mit Vorsicht zu verwerten sind. 5. Der sekundäre Einfluß der bei Versuchen am Ganztier auftretenden sonstigen Wirkungen der morphinähnlich wirkenden Analgetika auf die Darmtätigkeit wurde in den seltensten Fällen entsprechend berücksichtigt. Hierzu gehört z. B. die speziell beim Hund ausgeprägte vagotrope Wirkung in ihrer Auswirkung auf die Darmmotilität, deren zentraler Ursprung von Scott u. Mitarb. (1945), sowie von Krause und Ruhnau (1952) im gekreuzten Hundeversuch nachgewiesen wurde. Ferner findet die depressive Wirkung auf die Atmung keine Berücksichtigung. Auch sie bzw. die dadurch hervorgerufene Hypoxie führt nach den Ergebnissen von Job, Schaumann und Schmidt (1955) zunächst zu einer Vermehrung der Peristaltik und bei weiterer Zunahme zu einer durch Morphin nicht mehr beeinflußbaren Steigerung der Pendelbewegungen. Im gleichen Sinne könnte auch die von Ganter (1924) an Patienten mit Darmfisteln beobachtete Abnahme der Durchblutung des Darmes nach Morphin wirksam sein. Schließlich ist nicht zu vernachlässigen, daß Morphin zu einer beträchtlichen Histaminausschüttung ins Blut führt (Eichler und Speda 1940, Feldberg und Paton 1951), die von Eichler u. Mitarb. ebenfalls auf die Depression der Atmung zurückgeführt, von Feldberg u. Mitarb. aber auch an der isolierten Extremität nachgewiesen wurde. Alle diese in bezug auf die Darmwirkung als „Nebenwirkungen" zu bezeichnenden Folgen einer Morphingabe am Ganztier haben wenig oder gar keine Berücksichtigung gefunden. Von einer derart unübersichtlichen Methode ist eine eindeutige Lösung des Problems daher kaum zu erwarten.

Demgegenüber bieten Versuche am isolierten Organ den großen Vorteil, von den erwähnten störenden Einflüssen von seiten des Gesamtorganismus frei zu sein und erlauben, Versuchsserien am gleichen Objekt unter leicht überblickbaren Bedingungen durchzuführen. Die Anwendung dieser Methodik ist jedoch davon abhängig, daß die Möglichkeit besteht, das betreffende Organ unter möglichst physiologischen Bedingungen längere Zeit voll reaktionsfähig zu erhalten. Hierzu gehört — vor allem wenn es sich um die Funktion höherer nervöser Strukturen handelt — eine adäquate Sauerstoffversorgung. Bei den diesbezüglich ungünstigen Verhältnissen der einfachen Suspension in einer Badflüssigkeit ist dies nur durch Diffusion des in dieser gelösten Sauerstoffs von außen und daher nur bei sehr dünnwandigen Versuchsobjekten, wie z. B. dem Dünndarm des Meerschweinchens, möglich. Dickwandigere Darmstücke, wie z. B. von Katzen und Hunden, lassen aus diesem Grunde keinen Peristaltikreflex mehr auslösen und zeigen nur mehr die primitiver organisierte, gegen Morphin refraktäre Form der „Pendelbewegungen", wie dies auch am Meerschweinchendarm nach Drosselung der Sauerstoffversorgung der Fall ist.

Ob die verschiedenen Reaktionsweisen des Hundedarms und des Meerschweinchendarms gegenüber den morphinähnlich wirkenden Analgeticis auf einer biologischen Differenziertheit des Organs beruht oder durch sekundäre Einflüsse bedingt ist, läßt sich nach den bisher vorliegenden experimentellen

Unterlagen nicht entscheiden. Keinesfalls ist es jedoch berechtigt, einseitig nur die am Hund gemachten Beobachtungen auf den Menschen zu übertragen. KRUEGER (1937) hat in seinem Übersichtsreferat bereits darauf hingewiesen, daß "a great deal of confusion has arisen because of the tacit assumption that morphine had only one effect on the gastro-intestinal tract, or that the same mechanism was involved in all the effects". Diesem Urteil ist voll beizustimmen.

Auch die *Obstipation* beim klinischen Gebrauch des Morphin am Menschen ist sicher komplexer Natur. An ihr dürften folgende Mechanismen beteiligt sein: 1. Die verzögerte Entleerung eines dadurch bereits weitgehend aufgeschlossenen Nahrungsbreies aus dem Magen, 2. eine verzögerte Fortbewegung des Darminhaltes längs des gesamten Darmrohres mit verstärkter Eindickung, wobei der Verminderung bzw. Aufhebung der propulsiven Peristaltik die Hauptrolle zufallen dürfte, 3. die Aufhebung des Defäkationsreflexes bzw. des bewußten Gefühles des Stuhldranges.

Die schon frühzeitig von STIERLING und SCHAPIRO (1912), sowie LANG (1914) geäußerte Ansicht, daß die Aufhebung des Defäkationsreflexes ein wichtiger Faktor bei der Obstipation sei, wurde von KRUEGER (1937) mit dem Hinweis abgelehnt, daß "no experimental evidence has been given to substantiate this supposition". Die experimentellen Befunde von EDDY (1932, 1934) mit Morphin und seinen Derivaten, von SCOTT u. Mitarb. (1946) mit Methadon, daß zeitlich und wirkungsmäßig mit der Analgesie ungefähr parallel laufend bei Kaninchen der Kotabsatz vermindert oder ganz aufgehoben wird, der Nachweis von SCHAUMANN und GIOVANNINI (1952), daß bei Ratten diese Wirkung bei den optischen Isomeren des Methadon ihrer analgetischen Wirkungsstärke parallel geht, können doch am zwanglosesten auf diesen Mechanismus zurückgeführt werden. Im gleichen Sinne spricht auch die klinische Feststellung von PAL (1913), daß bei heftigem Durchfall Morphin den Stuhldrang unterdrückt, lange bevor die tastbare übererregte Darmmotilität aufgehört hat und daß der Patient unter Morphin den Stuhlabgang oft erst dann bemerkt, wenn der flüssige Darminhalt bereits die Haut erreicht hat.

Demgegenüber scheint die von der Mehrzahl der Autoren verfochtene Theorie einer „spastischen" Obstipation nach Morphin nicht so gesichert, als man nach dem Umfang der in dieser Richtung geleisteten Arbeit annehmen könnte. Einerseits wird von einer Reihe von Autoren eine verstärkte Motilität mit beschleunigter Darmpassage bei einem enger gestellten Darmrohr angegeben, was der beim Hund regelmäßig zu beobachtenden abführenden Wirkung entsprechen würde, andererseits wird stets betont, daß diese spastische Komponente durch Atropin stets aufgehoben wird, was für die obstipierende Wirkung am Menschen doch kaum gilt. Schließlich haben WILLIAMS und STREETEN (1950, 1951) gezeigt, daß sich der „spastische" Verschluß des Darmrohres durch Morphin schon von einem geringen Überdruck von wenigen Zentimetern Wassersäule überwinden läßt, während nach KRUEGER (1934c) eine peristaltische Welle Druckwerte bis zu 190 mm Hg erreicht und somit diesen „spastischen" Verschluß spielend überwinden könnte.

Für eine Hemmung der Darmmotilität als Ursache der Obstipation sprechen schließlich noch Versuche von FICHTENBERG (1951): Im akuten Versuch führte Morphin bei Ratten zu einer bis zu 24 Std. anhaltenden Obstipation; der dann ausgeschiedene Kot war trocken und von sehr fester Konsistenz. Bei chronisch morphinisierten Ratten erfolgt eine tägliche Ausscheidung diarrhoischer Stühle. Dies ist wohl dadurch zu erklären, daß gegenüber der darmlähmenden Wirkung des Morphin Toleranz eintritt, gegenüber der die Motorik erhöhenden Wirkung jedoch nicht (siehe Tab. 88, S. 213).

Uterus

Über die Wirkung des Morphin auf den Uterus liegt wohl eine Reihe tierexperimenteller Arbeiten vor, die in ihrer ganzen Anlage jedoch wenig geeignet erscheinen, Anhaltspunkte für die klinische Anwendung zu geben.

Am Uterus in situ decerebrierter Katzen oder narkotisierter Kaninchen fand BARBOUR (1915) meist einen Tonusanstieg bei einer unteren Grenzdosis von 20 mg pro Tier. MORIMOTO (1932) führte die am Kaninchenuterus in situ nach 1 mg/kg Morphin auftretende kurze Erregung auf die Adrenalinausschüttung (s. S. 77) zurück, da sie nach Adrenalektomie nicht mehr zu beobachten war. Nach HORIKOSHI (1934) wird die Morphinerregung am Kaninchenuterus in situ durch Lumbalanaesthesie bzw. 2 mg/kg Atropin aufgehoben, durch Vagotomie vermindert. MITCHELL und PANKRATZ (1936) sahen nach Dilaudid am nicht graviden Uterus des Kaninchens in situ einen kurzen Tonusanstieg mit anschließender Verminderung der rhythmischen Kontraktionen bezüglich Frequenz und Amplitude, wobei aber der Tonus nicht unter die Norm absank. Mit fortschreitender Schwangerschaft nahm diese Wirkung ab. SLAUGHTER und GROSS (1937) registrierten bei unnarkotisierten, nicht graviden Hunden und Kaninchen die Uterusbewegungen durch eine Uterusfistel. Sie sahen nach 0,3–3 mg/kg beim Hund und 2–10 mg/kg beim Kaninchen durch mehrere Stunden ein Seltenerwerden der Spontankontraktionen und ein Nachlassen des Tonus.

Am isolierten Uterus in vitro fanden BARBOUR und COPENHAVER (1915) beim Meerschweinchen, MACHT (1918) bei Ratte, Meerschweinchen, Kaninchen und Katze, sowie GRUBER u. Mitarb. (1935) bei der Katze Tonussteigerung. Die verwendeten Konzentrationen waren in diesen Versuchen jedoch so hoch (1:2000 bis 4000), daß von einer spezifischen Wirkung nicht gesprochen werden kann. DELLEPIANE (1931) sah am isolierten Uterus von Meerschweinchen und Kaninchen Erregung mit kleinen, Hemmung mit großen Konzentrationen (Tab. 81); die Wirkung war an beiden Tierarten gleich und läßt eine Beziehung zur analgetischen Wirkung nicht erkennen.

Tabelle 81. *Isolierter Uterus von Meerschweinchen und Kaninchen.* (DELLEPIANE 1931)

Verbindung	Grenzkonzentrationen mg/cm³	
	erregend	lähmend
Morphin	0,005	0,67
Codein	0,0067	0,71
Dionin	0,025	0,77
Heroin	0,067	0,77

SNYDER und LIM (1941) injizierten trächtigen Kaninchen am Ende der Schwangerschaft (31.–32. Tag) 13 mg/kg Morphin und konnten zeigen, daß durch operative Entbindung zu 98% lebende Feten erhalten wurden, während bei Spontangeburt unter den gleichen Umständen 70% Totgeburten waren. Diese Unterschiede zeigen nach Ansicht der Autoren, daß die Totgeburten in erster Linie durch Schädigung des Geburtsmechanismus und nicht durch direkte Schädigung der Feten verursacht werden.

Nach GRUBER u. Mitarb. (1950) steigern auch Pethidin, Alphaprodine, Methadon und Levorphan am isolierten Kaninchenuterus den Tonus und die Frequenz der Kontraktionen; dabei ist Pethidin etwa fünfmal, die übrigen Verbindungen etwa zweimal wirksamer als Morphin. Die Kontraktion des Uterus nach Adrenalin wird dagegen durch Morphin, Methadon und Pethidin gehemmt. Phenadoxon hebt nach BASIL u. Mitarb. (1950) in einer Konzentration von 1:80000 die Spontankontraktionen des isolierten Meerschweinchenuterus auf und vermindert die Hypophysinwirkung.

Am graviden Uterus des *Menschen* fand HENSEN (1908) mittels eines in das Uteruscavum eingeführten Ballons nach 5–20 mg Morphin keine bemerkenswerten Änderungen der Motorik. VASENIUS (1908) sah in der Eröffnungsperiode eine Verlängerung der Wehenpausen, im weiteren Verlauf der Geburt jedoch keinen wesentlichen Einfluß des Morphin auf die Motorik. Ähnliche Beobachtungen machten BOURNE und BURN (1930). FALLS u. Mitarb. (1936) untersuchten den Einfluß des Morphin auf die durch Pituitrin am Uterus post partum ausgelösten Kontraktionen; eine Dosis von 15 mg hatte keinen hemmenden, eher einen fördernden Einfluß. Gemessen am Druck der Amnionflüssigkeit haben 10—20 mg Morphin während der Austreibungszeit keinen Einfluß auf die Kontraktilität des menschlichen Uterus (CALDEYRO-BARCIA u. Mitarb. 1955).

SKAMNAKIS (1943) kombinierte Hypophysin mit Pethidin bzw. Bemidon und konnte dadurch eine wesentliche Beschleunigung der Geburt erzielen, da die Eröffnung des Muttermundes und die Entfaltung der Cervix erleichtert wurde. Es konnten ohne Gefährdung für Mutter und Kind unter diesen Umständen relativ große Dosen von Hypophysin injiziert werden. An Hand von 10000 Fällen konnte LOUROS (1955) die Vorteile einer solchen Kombination bestätigen. Auch GUGGISBERG (1944) weist darauf hin, daß durch Morphin die Weiterstellung der Cervix begünstigt wird und daß die Kombination von Morphin mit Hypophysenhinterlappenpräparaten auch in der Eröffnungsperiode ein günstiges Verfahren zur Regelung der Wehentätigkeit ist, das besonders für die schmerzhafte Wehenschwäche mit kraftlosen, aber äußerst unangenehmen Wehen, verbunden mit Dilatationsstörungen der Cervix, geeignet ist. Über den Einwand, daß ein solches Vorgehen zu Atonie des Uterus post partum führen könnte, äußert sich GUGGISBERG folgendermaßen: „Die Zusammenhänge möchte ich ganz anders deuten. Das Wehenhormon gelangt bei einem Uterus zur Anwendung, dessen Funktion minderwertig ist. Die Atonie post partum tritt trotz, nicht wegen des Wehenmittels in Erscheinung."

Nach WOODBURY u. Mitarb. (1952) ist die Uteruswirkung des Morphin vom Ausgangstonus abhängig. Bei Menstruierenden, bei denen der Uterus eine erhöhte Resistenz gegen Dehnung aufweist, vermindert Morphin deutlich den Tonus.

Ureter

Nach MACHT (1916, 1917) steigert Morphin am isolierten Ureter von Meerschweinchen, Kaninchen und Mensch (1:50000) und am Ureter am Kaninchen in situ (3 mg pro Tier) die Motorik. Auch GRUBER (1928) fand durch Morphin (1:1000—2000) am isolierten Ureter des Schweines und der Katze (1936) eine Steigerung der peristaltischen und antiperistaltischen Tätigkeit. JONA und FLECKER (1930) sahen röntgenologisch bei Hund und Mensch nach Morphin eine Kontraktion des Nierenbeckens. Auch OCKERBLAD u. Mitarb. (1935) stellten beim Menschen nach den üblichen klinischen Morphindosen am Ureter in situ eine Erhöhung des Tonus und der Amplituden der rhythmischen Kontraktionen fest; die Wirkung begann nach 2—5 min, hielt mindestens 3 Std. an und war durch Atropin aufhebbar.

Im Gegensatz zu Morphin vermindert nach CLIMENKO und BERG (1943) Pethidin an Mensch und Hund Tonus sowie Motorik des Ureters in situ. Die gleiche hemmende Wirkung soll nach H. M. LEE (1948) auch dem Methadon zukommen.

Harnblase

Die klinisch schon sehr lange bekannten Störungen in der Entleerung der Harnblase nach Opium oder Morphin wurden auch im Tierversuch frühzeitig nachgewiesen. TAPPEINER (1899) sah nach großen Dosen Morphin (80—280 mg/kg) am Meerschweinchen eine Harnretention in der Blase, die in einem Fall sogar zu einer Ruptur führte. Dieser Befund wurde von RUICKOLDT (1933) für das Kaninchen bestätigt. Auch IKOMA (1924) sah beim Meerschweinchen ab 100 mg pro kg Morphin und beim Kaninchen ab 30 mg/kg totale Harnverhaltung bis zu

48 Std. Der Sphincterkrampf konnte weder durch Narkose, noch durch Atropin, Adrenalin, Ergotoxin, Papaverin, noch auch durch Lokalanaesthesie oder Durchtrennung des Lumbalmarkes, wohl aber durch Pilocarpin, KCl oder Zerstörung des Sakralmarks durchbrochen werden. Der Autor nimmt an, daß durch Morphin der Tonus des Detrusor geschwächt und dadurch reflektorisch der Tonus des Sphincters erhöht wird. KCl und Pilocarpin lösen den Sphincterkrampf durch Erhöhung des Detrusortonus. Der Angriffspunkt des Morphin wird im Sakralmark angenommen, entweder durch Erregung eines Hemmungszentrums für den Detrusor, oder Lähmung eines den Reflex vermittelnden „Blasenzentrums".

Über den Mechanismus der Harnretention liegt eine Reihe weiterer experimenteller Untersuchungen vor. CZAPEK und WASSERMANN (1914) führen die Harnretention auf einen Sphincterkrampf infolge Lähmung von hemmenden Impulsen zurück, die durch die Nervi erigentes zugeleitet werden. VAN LEERSUM (1918) maß an narkotisierten Katzen den zur Überwindung des Sphincterverschlusses nötigen Innendruck der Harnblase und fand ihn nach 3 mg Morphin pro Tier ungefähr verdoppelt. Dieser Tonusanstieg des Sphincters wird durch Durchtrennung des Nervus hypogastricus nicht verhindert, verschwindet aber nach Durchschneidung des Nervus pelvicus. Der Autor nimmt als Ursache des Sphincterkrampfes eine Erregung des parasympathischen Zentrums in der Medulla an, deren peripherer Teil über den Nervus pelvicus verläuft. Da bei dekapitierten Katzen der Sphinctertonus auch ohne Morphin abnorm hoch ist und durch Morphin nicht weiter erhöht wird, wird als zweite Möglichkeit die Aufhebung hemmender Impulse auf dieses parasympathische Zentrum zur Diskussion gestellt. Auch am urethanisierten Kaninchen ist nach STATER (1922) zur Überwindung des Sphinctertonus nach Morphin der drei- bis vierfache Innendruck nötig. Benzylbenzoat wirkt hier antagonistisch. EDMUNDS und ROTH (1920a) fanden bei Katzen nach Morphin einen Anstieg des Blaseninnendruckes durch Kontraktion des Detrusor, der durch Atropin oder Curare verhindert werden konnte. Auch HIRANO (1934) sah beim Kaninchen nach 1—20 mg/kg Morphin i.v. — allerdings erst 5 Std. nach der Injektion — ein Ansteigen des Blaseninnendruckes, während vorher, speziell bei den großen Dosen, eine Abnahme von Tonus und Motilität gefunden wurde. UCHIGAKI (1927) sowie HITATI (1938) beobachteten am Kaninchen nach kleinen Morphindosen (0,1—0,3 mg/kg i.v.) eine geringe Steigerung, nach größeren Dosen (0,5—2,5 mg/kg i.v.) ein Sinken des Blaseninnendruckes, was nach HITATI von einer Steigerung des Sphinctertonus begleitet war. Nach diesem Autor wird im Gegensatz zu IKOMA durch Zerstörung des Sakralmarkes diese Morphinwirkung nicht aufgehoben, dagegen nach Durchschneidung des Rückenmarks zwischen T_{10} und T_{11} oder Durchtrennung des Nervus hypogastricus, was wieder im Widerspruch zu den Befunden von VANLEERSUM steht. HITATI nimmt als Wirkungsmechanismus eine Erregung sympathischer Zentren an.

HANČ (1898) fand am Hund, daß nach Morphin die nach elektrischer Reizung des Ischiadicus normalerweise reflektorisch bewirkte Erschlaffung des Sphincters unterbleibt, wobei gleichzeitig die am Innendruck der Harnblase bemessene reflektorische Kontraktion des Detrusor abgeschwächt wird. Nach VAN DUZEN u. Mitarb. (1940) wird am nicht narkotisierten Hund durch Morphin die Reizbarkeit der Blase gegen Erhöhung des Innendruckes unter Verminderung ihrer Kapazität gesteigert und der Restharn vermindert. Über ähnliche Ergebnisse berichtet auch WINTER (1941).

Die Befunde einiger Autoren (MACHT 1918, EDMUNDS u. Mitarb. 1920, IKOMA 1924, WADA 1928, RUICKOLDT 1933, GRUBER 1936) an der isolierten Harnblase in vitro sind ohne besonderes Interesse.

Auch bezüglich der Harnverhaltung nach Morphin bringen die bisherigen experimentellen Arbeiten ebensowenig eine endgültige Klärung des zugrunde liegenden Mechanismus wie bezüglich der obstipierenden Wirkung. Am wahrscheinlichsten scheint auch hier die bereits von HANč (1898) sowie von IKOMA (1924) angedeutete Möglichkeit einer Störung des zur Harnentleerung führenden reflektorischen Mechanismus zu sein.

MACHT (1916) fand an Samenblase und Vas deferens verschiedener Tierarten in vitro durch hohe Konzentrationen von Morphin eine Erhöhung von Tonus und Motilität, was für das Vas deferens der Ratte von PERUTZ und TAIGNER (1920) bestätigt wurde. Auch der isolierte Retractor penis des Hundes wird durch Morphin erregt (EDMUNDS 1920b).

Gallensystem

Am Meerschweinchen verengert Morphin ab 0,2 mg/kg i.v. die Papilla Vateri (REACH 1919). Auch am Menschen wird der duodenale Teil des Ductus choledochus durch Morphin verengt (SCHÖNDUBE und LÜRMANN 1927, BUTSCH u. Mitarb. 1936), die Kontraktionsfähigkeit der Gallenblase bei Meerschweinchen (ERBSEN 1928) und Mensch (SCHÖNDUBE 1927) dagegen vermindert. Auch *Pethidin* führt beim Menschen nach GAENSLER u. Mitarb. (1948) zu einer Kontraktion des Sphincter Odii. Am Hund werden durch 3 mg/kg Pethidin i.v. die Kontraktionen der Gallenblase verstärkt. An narkotisierten Katzen und Hunden führt 1 mg/kg Morphin i.v. zunächst zu einer Senkung, anschließend zu einer Steigerung des Tonus des Sphincter Odii, jedoch zu keinem Spasmus (ERDMANN und HENNE 1953).

Bronchialmuskel

An den isolierten Bronchialmuskeln von Rind und Kaninchen in vitro (TRENDELENBURG 1912, MACHT 1915) wirkt Morphin erschlaffend, aber erst in Konzentrationen über 10^{-3}. Beim Schwein beobachteten MACHT und TING (1921) ab 1:5000 manchmal eine geringe Kontraktion. Bei der Katzenlunge in situ verursacht nach DIXON und BRODIE (1903) die allerdings enorme Dosis von 80 mg Morphin Bronchoconstriction; bei kleineren Dosen erfolgt Erweiterung. BAEHR und PICK (1913) durchströmten beim künstlich beatmeten Meerschweinchen eine Lunge von der Arteria pulmonalis aus und fanden Morphin noch in einer Konzentration von 1:100 ohne Einfluß auf die Bronchialweite. SWANSON und WEBSTER (1930) durchströmten isolierte Lungen nach der Methode von SOLLMAN und OETTINGEN von der Trachea aus und fanden bei Injektion von 3 mg Morphin direkt in den zuführenden Schlauch bei Kaninchen keine Wirkung, bei Hunden und Katzen eine Verminderung der Durchflußgeschwindigkeit um 25% bzw. 50%.

ADRIANI und ROVENSTINE (1943) beobachteten frische Lungenschnitte von Hund und Ratte unter dem Mikroskop und sahen durch Morphin oder Codein 10^{-5} eine geringe Verengerung der Bronchiallumina, die durch Atropin oder Procain aufgehoben, durch Eserin verstärkt wurde. Nach FINK und AKIJAMA (1952) führt Morphin (2 mM/l) zu geringer Kontraktion der isolierten Trachealmuskeln des Meerschweinchens, während Pethidin wirkungslos ist. Die Kontraktion durch Acetylcholin wird in den Versuchen dieser Autoren durch Morphin von 0,1 mM/l an progressiv verstärkt (bei 0,15 mM/l um 250%).

Andere glattmuskelige Organe

Nach BAUR (1928) wird die automatische Rhythmik des nervenfreien *Amnion* von Hund und Gans durch Morphin erst ab 1:25000 gehemmt. Am ganglienfreien Muskel des *Blutegels* führt nach KOETSCHAU (1928) 1:500 Morphin zu Tonussenkung und Auslösung rhythmischer Kontraktionen. QUASTEL und TENNEN-

BAUM (1937) konnten zeigen, daß die Acetylcholinkontraktur des eserinisierten Blutegelmuskels durch Morphin in reversibler Weise gehemmt wird, wobei zwischen der hemmenden Morphinkonzentration und der Schwellendosis des Acetylcholin eine konstante Beziehung besteht. Diamorphin ist hier stärker, Codein und Dionin sind schwächer wirksam; Apomorphin, Narkotin, Cotarnin und Papaverin sind unwirksam. Am *nicht* eserinisierten Blutegelmuskel hemmt Morphin auch die Kontraktion durch Cholin oder Nicotin. Auch DODEL u. Mitarb. (1939) fanden am *eserinisierten* Blutegelmuskel Hemmung der Acetylcholinkontraktion durch Diamorphin (1:200000), Morphin und Codein (1:50000), Dionin (1:10000) und Eukodal (über $1:10^4$). Ohne Eserinisierung wurde die Acetylcholinwirkung dagegen verstärkt, und zwar durch Diamorphin (1:1000), Dionin (1:5000), Morphin und Codein (1:400000) und Eukodal (1:50 Millionen); Eukodal erreicht somit hier die Wirksamkeit des Eserin.

Spasmolyse

Während Morphin, seine halbsynthetischen Derivate und auch Levorphan am glatten Muskel keinen spezifischen Antagonismus gegen die kontraktionserregende Wirkung von Acetylcholin, Barium oder Histamin besitzen, kommt eine solche „spasmolytische" Wirkung den Analgeticis der Pethidin- und Methadonklasse in mehr oder minder hohem Grade zu. Eine Reihe diesbezüglicher Werte aus der Literatur sind in Tab. 82 zusammengestellt, die auch einen Vergleich der relativen Wirkungsstärken gegenüber Papaverin oder Atropin gibt.

Tabelle 82. *Relative spasmolytische Wirksamkeit.* Pethidin = 1

Verbindung	Acetylcholin	Barium	Histamin	Autor
Ketobemidon	0,3	0,1	0,125	SCHAUMANN (1942)
				GROSS und MEIER (1949)
	30,0	3,2	4,9	LEWIS (1949)
Methadon	0,5	1,0	0,2	SCHAUMANN (1942)
	0,39	3,9	—	NORDHORN (1951)
	0,5	0,5	1,0	HAAS u. Mitarb. (1953)
	0,56	1,7	0,17	GÜNTHER (1951)
	1,7	1,0	1,7	BASIL u. Mitarb. (1950)
Phenadoxon	1,4	0,5	0,4	BASIL u. Mitarb. (1950)
	0,2	5,0	0,2	SCHAUMANN (1942)
Atropin	200	0,05	0,25	SCHAUMANN (1940)
	500	—	0,3	DUGUID u. Mitarb. (1940)
	62,5	—	0,09	GÜNTHER (1951)
	50	—	—	NORDHORN (1951)
	125	—	—	LEWIS (1949)
Papaverin	0,1	3,0	0,1	SCHAUMANN (1940)
	0,08	—	0,1	DUGUID u. Mitarb. (1940)
	—	8,3	—	NORDHORN (1951)
	0,09	1,5	0,25	GÜNTHER (1951)
	—	0,5	1,0	LEWIS (1949)

Da diese spasmolytische Wirkung der analgetischen Wirkung in keiner Weise parallel geht, was auch für die optischen Isomeren des Methadon gilt (SCHAUMANN u. Mitarb. 1952), kann sie nicht als spezifische Wirkung angesehen werden.

Bei der Unwirksamkeit des Morphin gegenüber dem Histaminkrampf glatter Muskeln in vitro ist verständlich, daß ONO (1940) sowie SIESS (1953) keine Schutzwirkung des Morphin gegenüber dem anaphylaktischen Schock des Meerschweinchens fanden. Nach SIESS sind aber auch Pethidin und Methadon beim Meerschweinchen gegenüber dem Bronchialkrampf durch Histamin oder beim anaphylaktischen Schock unwirksam. Dies steht im Widerspruch zu den Ergebnissen von SCHAUMANN (1940), LOEW u. Mitarb. (1946) und DUTTA (1949).

Nach SCHAUMANN läßt sich der beim Meerschweinchen bei Einatmung eines Aerosols einer Histaminlösung 1:1000 binnen 1−2 min eintretende schwerste Asthmaanfall durch vorherige Injektion von 10−20 mg/kg Pethidin verhindern; der Schutz ist durch 60 min vollkommen und nach 120 min noch bei 50% der Tiere vorhanden. LOEW u. Mitarb. fanden am Histaminasthma das Wirkungsverhältnis von Pethidin:Benadryl:Atropin $= 1:4:^1/_3$ und DUTTA mit der Methode von KONZETT und RÖSSLER gegenüber Histamin ein Wirkungsverhältnis von Pethidin:Antistin:Atropin $= 1:10:1$.

Gegen Furfuryltrimethylammonium fanden UCHIYAMA u. Mitarb. Pethidin und Methadon mit einer Grenzkonzentration von $5 \cdot 10^{-7}$ etwa gleich stark antagonistisch wirksam, während gegen Metergin am Kaninchenuterus Pethidin etwas stärker wirksam war als Methadon.

Die Acetylcholinkontraktion des isolierten Trachealmuskels von Meerschweinchen wird nach FINK und AKIJAMA (1952) durch Pethidin von 0,005 mM/l an abgeschwächt und von 0,1 mM/l an vollkommen aufgehoben.

Beim Asthma des Menschen hat nach HEPBURN (1945) sowie HERSCHFUS u. Mitarb. (1954) Pethidin eine gute therapeutische Wirkung.

Skelettmuskel

Der direkte Einfluß des Morphin auf die quergestreifte Muskulatur ist sehr gering und erst bei Konzentrationen nachweisbar, die am Ganztier niemals erreicht werden. SUPNIEWSKI und MACHT (1926) sahen selbst in 0,5%iger Morphinlösung nur eine geringe Abnahme der direkten Erregbarkeit. Eine erhöhte Ermüdbarkeit konnten MACHT und MACHT (1939) nach 8 mg Morphin, 2 mg Dilaudid oder 15 mg Codein am Ergographen nicht nachweisen. Die Beobachtung von FERVERS-PIRIG (1936), daß Versuchspersonen auf einen Befehl, am Ergographen den gleichen Zug auszuüben, auf den sie in einer Vorperiode trainiert waren, nach 2−6 mg Morphin den Muskel weniger stark kontrahierten, ist nicht auf eine geringere Kontraktionsfähigkeit, sondern darauf zurückzuführen, daß die geleistete Arbeit überschätzt wird. Die Versuchspersonen hatten auch nicht den subjektiven Eindruck, rascher zu ermüden oder weniger Arbeit leisten zu können.

Pethidin hebt bei Durchströmung der Hinterextremitäten des Frosches in einer Konzentration von 10^{-4} nach 30 min die indirekte Reizbarkeit auf und vermindert die direkte Reizbarkeit. Eine Acetylcholinkontraktur wird nicht aufgehoben. Diese Wirkungen sind wohl auf die lokalanaesthetische bzw. atropinähnliche Wirkungskomponente des Pethidin zu beziehen (DUGUID u. Mitarb. 1940). An Ratten führen 80 mg/kg Pethidin i.p. zu einer geringen Erhöhung der Kontraktionen des direkt gereizten, 8 Tage vorher denervierten Muskels, während die indirekte Reizbarkeit geringfügig abgeschwächt wird (TEARE und HUSTON 1953). Am isolierten Rattenzwerchfell erhöht Pethidin 10^{-4} die Kontraktionen bei direkter und indirekter Reizung um etwa 60%; 1:4000 führt zu vollständiger Lähmung bei indirekter Reizung (DUTTA 1949). Bei intraarterieller Injektion schwächen 20 mg/kg Pethidin die Kontraktionen des Ischiadicus-Gastrocnemius-Präparates der Katze bei indirekter und direkter Reizung ab; Nalorphin wirkt dabei nicht antagonistisch (KOPERA und ARMITAGE 1954).

Toxicität

Das *allgemeine Vergiftungsbild* ist je nach der Tierart verschieden; es soll daher zu Beginn des Kapitels für die wichtigsten Tierarten das Vergiftungsbild nach Angaben der Literatur kurz beschrieben werden.

Die erste Beschreibung der Symptome der Morphinvergiftung beim *Hund* stammt von CLAUDE BERNARD (1864). Bei kleinen Dosen tritt zunächst Speichelfluß, Nausea, Erbrechen und Defäkation ein. Dann folgt ein schlafähnlicher Zustand, aus dem das Tier durch starke Reize erweckt werden kann, wobei ein spastischer „Hyänengang" charakteristisch ist. Bei großen Dosen tritt Erregung auf, die unter Krämpfen zum Tode führt. Ähnlich LEHNARTZ (1887): Bei kleinen Dosen zunächst Speichelfluß, Erbrechen und Defäkation mit Unruhe und Tachykardie; anschließend Verlangsamung von Puls und Atmung. Bei hohen Dosen treten erhöhte Reflexerregbarkeit, weite Pupillen, Tremor und Krämpfe auf. Diese alten Beobachtungen wurden von BARLOW und LEWIS (1951) in ihren Grundzügen bestätigt. Bei 20 mg/kg Morphin i.m. erfolgt nach 5—10 min ein schlafähnlicher Zustand; bei 30—50 mg/kg i.m. treten Ataxie und Muskelspasmen mit einer Reihe von klonischen Krampfanfällen ein.

Auch beim *Affen* findet sich nach TATUM u. Mitarb. (1929) diese zweiphasische Wirkung des Morphin. Dosen von 20—150 mg/kg führen zu einem depressiven Zustand mit einer Mortalität von 26%, Dosen über 500 mg/kg zum Tod durch „Erschöpfung" nach wiederholten Krampfanfällen. Besonders bemerkenswert ist, daß zwischen den depressiv wirkenden und den zu Krämpfen führenden Dosen ein Bereich liegt (200—300 mg/kg), in dem die Tiere keine bedrohlichen Symptome zeigen.

Am *Kaninchen* führen nach LEHNARTZ (1887) 85—100 mg/kg Morphin zu Depression und Stupor, aber zu keiner ausgesprochenen Narkose, größere Dosen nach einer vorübergehenden Depression zu tödlichen Krampfanfällen. Nach JOEL und ARNDTS (1925) ist die depressive Phase bei 50 mg/kg voll ausgeprägt; die Krampfbereitschaft beginnt ab 350 mg/kg. Für das teilweise Nebeneinanderlaufen depressiver und erregender Wirkungen bei der Morphinvergiftung des Kaninchens sind nach SCHOEN (1929) folgende Symptome, die z. T. auch schon von JOEL und ARNDTS beschrieben wurden, charakteristisch: 1. Flache Lage und vollkommene Bewegungslosigkeit sowie Fehlen jeder Schmerzreaktion, 2. Lähmung des Kopfdrehnystagmus, 3. Lähmung der Körperstellreflexe, 4. Steigerung der Halsstellreflexe, der Reflexe auf Progressivbewegungen, der tonischen Halsreflexe und des gesamten Muskeltonus, 5. Depression der Atmung.

Auch bei der *Ratte* besteht ein diphasisches Vergiftungsbild; JOEL und ETTINGER (1926) beschreiben es folgendermaßen: „Auf 50—100 mg/kg Morphin kommt es zu einem 2—3stündigen narkotischen Zustand. Zuerst verschwindet die Stimmreaktion, sodann die Abwehrreaktion, während die Fluchtreaktion, die zunächst ganz an die Stelle der Abwehrreaktion getreten ist, erst bei hochgradiger Narkose erlischt. Es kommt zu Exolphthalmus; meist etwas später wird der Hornhautreflex negativ. Die Tiere zeigen Bewegungsarmut, allgemeine Gehemmtheit, sie gehen in halbe Seitenlage oder platte Bauchlage, ohne jemals die typische Schlafhaltung der normalen Ratte einzunehmen. Sie verharren spontan oder passiv in abnormen Stellungen, z. B. Schnauze am Boden, eine Hinterpfote in die Luft gestreckt, Vorderpfoten gespreizt. Der Gang wird unkoordiniert, drahtbeinig, schleichend, abgehackt; oft halten die Tiere mitten in der Bewegung wie erstarrt inne.

Etwa gegen Ende der dritten Stunde ändert sich bei 100 mg/kg immer, vielfach aber auch schon bei 50 mg/kg das Vergiftungsbild. Noch innerhalb des beschriebenen Zustandes von Benommenheit treten eigentümliche stereotype Bewegungen auf, z. B. der Kopf wird auf der Unterlage hin- und hergeschoben oder im Sinne der Nickbewegung gehoben und gesenkt, die Vorderpfoten werden abwechselnd vom Boden gelüftet. Die Putzbewegung automatisiert sich in absonderlichem Rhythmus. Indem alle diese Bewegungen intensiver werden, tritt das Tier in das zweite Stadium der Vergiftung, in das Erregungsstadium. Narkose und Erregung überschneiden sich dabei noch eine Weile. Allmählich aber unter Rückkehr des Cornealreflexes und der Abwehrreaktion, unter Behauptung der selbstgewählten Stellung oder Lage schwindet die Benommenheit, während die Erregung sich vor allem in einem äußerst geräuschvollen, rücksichtslosen, zwangmäßigen Nagen an der Kistenwandung kundgibt, wobei Futter meist verschmäht wird. In der Befriedigung des Nagetriebes fressen sich die Tiere die eigenen Pfoten an und nagen auch andere Tiere blutig. Später beobachtet man vermehrte Sprunghaftigkeit, ein jähes Zusammenfahren beim Anblasen und eine besonders hartnäckige und energische Abwehr gegen Schmerzreize.

Das Erregungsstadium dauert etwa 2–3 Std. und macht dann oft unter vorübergehender Rückkehr einiger Anfangssymptome einem dritten Stadium Platz, in dem die Tiere alle Zeichen des gewöhnlichen Schlafes zeigen. — Auf eine Beobachtung der Atmung haben wir wegen der bei der Ratte herrschenden Unregelmäßigkeit verzichtet. Untersucht man die Tiere 24 Std. nach Beginn des Versuchs, so machen sie einen noch etwas müden Eindruck, reagieren aber im übrigen normal.

Der Vergiftungsablauf ist also zweiphasig. Einem Lähmungsstadium folgt ein Erregungsstadium. Bei großen Dosen, z. B. 250–500 mg/kg, dauert die erste Periode länger und ohne daß ein Stadium koordinierter Bewegungsunruhe vorangegangen ist, kann es dann zu Krämpfen kommen. Dosen von 600 mg/kg an sind meist tödlich. Bei kleinen Dosen, 10–50 mg/kg, überwiegt die Narkose, wobei sich gelegentlich auch hier leichte motorische Unruhe anschließen kann.‘‘

Tauben zeigen nach ZEEHUISEN (1895) nach 30–50 mg/kg Morphin leichte Benommenheit mit motorischer Schwäche und Unfähigkeit zu fliegen; gleichzeitig treten aber auch schon Tremor und leichte Flügelkrämpfe auf. Die Atmung ist verlangsamt, die Pulsfrequenz unverändert, die Temperatur sinkt ab.

Bei der *Katze* entwickelt sich innerhalb eines weiten Dosierungsbereiches (0,5–50 mg/kg) ein „manisches‘‘ Stadium, jedoch ohne aggressive Tendenz; die Pupillen sind weit (GUINARD 1890). STARKENSTEIN (1938) schildert die Wirkung des Morphin an der Katze folgendermaßen: „Schon 10 mg bewirken Halluzinationen, die hier sehr deutlich als Verkennen und schließlich als Nichterkennen in Erscheinung treten: typische Bewegungen der Katze im Käfig, erst wie beim Mäusefang, dann das Hinaufspringen wie beim Vogelfang. Eine gleichzeitig im Käfig anwesende Maus wird dagegen meist nicht erkannt und von der tobenden Katze nicht beachtet. Selbst bei höchstgradiger Aufregung (wildes Herumspringen, Anrennen gegen die Käfigwände, Speichelfluß usw.) ist das Tier nicht aggressiv. Will man es fangen, so ergreift es die Flucht. Kein Beißen oder Kratzen.‘‘

Auch bei der *Maus* wird das Vergiftungsbild von einer schließlich in Krämpfe übergehenden Erregung mit dem charakteristischen Schwanzphänomen beherrscht.

Bezüglich der näheren Einzelheiten der Wirkung des Morphin und der mo.ä. V. sind auch in dem Abschnitt „Zentralnervensystem‘‘ (S. 81) weitere Angaben zu finden. Die *letalen Dosen* sind aus der Literatur auf den Tab. 83–85 zusammengestellt. Wie sich aus den dort zusammengestellten Zahlen ersehen läßt, bestehen zwischen den einzelnen Autoren nicht unbeträchtliche Differenzen. Dies kann z. T. darauf zurückgeführt werden, daß die Toxicität abgesehen vom Tiermaterial noch von einer Reihe anderer Faktoren nicht unwesentlich beeinflußt wird.

Alter. EDDY (1939) fand in ausgedehnten Versuchen an über 3000 *Kaninchen*, daß die mittlere tödliche Dosis in den ersten 4 Lebenswochen von 114 mg/kg auf 350 mg/kg steil ansteigt, um bis zur 12.Woche noch langsam bis zu einem Maximum

Tabelle 83. *Toxicität in mg/kg.*
Die Fußnotenziffern beziehen sich auf das Literaturverzeichnis am Ende der Tabelle

Morphin

Maus: s. c. 311[7], 360[19, 29, 54], 370[28, 38], 380[13], 200 bis 400[18, 23], 400[50, 54, 61], 470[25], 500[36, 40], 530[48], 600[4, 52], 700[14], 750[60], 800[30]. — i.v. 196[3], 225[20], 230[54]. — p.o. 580[3].

Ratte: s.c. 229[7], 527[17], 400[18], 600[54]. — i.v. 237[17]. — p.o. 905[17].

Meerschweinchen: s.c. 200 bis 300[32], 390[7], 400[27, 44], 580[21], 600[31], 700[42], 1500[40].

Kaninchen: s.c. 135[20], 150 (1—2 W. alt)[50], 200—250 (unter 6 W.)[22], 240[33], 250 bis 300[32], 320[40], 325[8], 400 (über 6 W.)[4, 22, 50], 500[43], 600 (3—6 W.)[50]. — i.v. 190[24], 200—300[4], 300[45], 310[40], 320[8]. — i.p. 680[8].

Katze: s.c. 40[32], 40—80[62], >100[40].

Hund: s.c. 150[16], 100—160[32], 200[40, 62]. — i.v. 87[40], 100[16], 450[32], 500[4].

Murmeltier: s.c. 2,9 (Dos. tox. tol.)[54].

Igel: s.c. 4,6—7,7 (Juli), 495—994 (November), 514 (Dezember), 360 (Februar)[49].

Taube: s.c. 400—500[68].

Fische: 280—450[41].

Frösche: 670—900[2].

Schildkröte: 253[2].

Heroin (Diamorphin)

Maus: s.c. 100[1], 150—200[47], 260[13].

Ratte: s.c. 70[16a]. — i.v. 22,5[35], 28[16a].

Kaninchen: s.c. 100[9], 110[46], 150[39], 100—250[24], 225 bis 250[65]. — i.v. 20[45], 38[44], 45[53].

Dilaudid (Hydromorphone)

Maus: s.c. 84[11], 88[50], 120[25].

Ratte: s.c. 51[25].

Codein

Maus: s.c. 176[50], 190[25], 200[30], 213[61], 240[59, 11], 250[37], 280[4], 325[19].

Ratte: s.c. 420[25].

Kaninchen: s.c. 100[4, 51]. — i.v. 65[43], 75[53], 50—75[4].

Dicodid (Hydrocodone)

Maus: s.c. 85[12, 25], 150[50].

Ratte: s.c. 150[25].

Acedicon

Maus: s.c. 150[4].

Kaninchen: s.c. 85[4]. — i.v. 15—20[4].

Hund: i.v. 20[4].

Oxydimorphin

Maus: s.c. 1750[16a]. — i.v. 75[16a].

Ratte: s.c. 640[16a]. — i.v. 102[16a].

Nalorphin

Maus: s.c. 670[64], 700[26]. — i.v. 170—190[66].

Andere Morphinderivate

Maus: s.c.: Dihydrocodein 225, Isocodein 589, Dihydroisocodein 909, Allopseudocodein 267, Dihydroallopseudocodein 392, Pseudocodein 1782,

Dihydropseudocodein 975 (EDDY 1934a); Dihydromorphin 133 (EDDY 1934b); α-Monoacetylmorphin 293, α-Monoacetyldihydromorphin 99,

Diacetyldihydromorphin 119 (EDDY 1934c); Dihydrodesoxymorphin 104, Dihydrodesoxycodein 131 (EDDY 1935b).

Levorphan

Maus: s.c. 187[5]. — i.v. 42[5], 75[20]. — p.o. 285[5].

Ratte: s.c. 110[5], 500[20]. — p.o. 150[5].

Kaninchen: i.v. 20[5], 22,5[20].

Tabelle 83 (Fortsetzung)

Dextrorphan

Maus: s.c. 350[5]. — i.v. 65[5], 45[20]. — p.o. 385[5].

Ratte: s.c. 800[5], 135[20]. — p.o. 1100[5].

Kaninchen: i.v. 27,5[5], 22,5[20].

Racemorphan

Maus: s.c. 144[5], 153[54], 150[25]. — i.v. 45[5], 41[54], 33[20]. — p.o. 375[5].

Ratte: s.c. 125[5], 108[20], 110[25], 125[54]. — p.o. 350[5].

Kaninchen: i.v. 19[5], 18,5[20], 19[54].

Levomethorphan[5]

Maus: s.c. 103. — i.v. 31. — p.o. 145.

Ratte: s.c. 363. — p.o. 242.

Kaninchen: i.v. 11,5.

Dextromethorphan

Maus: s.c. 275[5, 51]. — i.v. 35[5], 37[51]. — p.o. 165[5, 51].

Ratte: s.c. 600[5], 740[51]. — p.o. 350[5, 51].

Kaninchen: i.v. 15[5], 19[51].

Racemethorphan[5]

Maus: s.c. 160. — i.v. 27. — p.o. 175.

Ratte: s.c. 165. — p.o. 235.

Kaninchen: i.v. 16,7.

Pethidin

Maus: s.c. 100 (29°)[29], 150[10], 155[61], 175[15], 150—200[55], 195[2, 19], 200[3, 28], 235[6], 270[25], 275 (18°)[29]. — i.v. 40,8[58], 44[3]. — p.o. 178[2], 302[3]. — i.p. 165[6].

Ratte: s.c. 175[25], 200[2], 350[15]. — i.v. 22,5[35], 34[2], 40[15]. — p.o. 170[2].

Kaninchen: i.v. 30[2], Dos. max. tol. (Dauerinfusion) 0,8—1/kg/min[55]. — p.o. 500[2].

Frosch: 250—300[10], 515[2].

Bemidon

Maus: s.c. 332[34]. — i.v. 54[34], 85[58]. — p.o. 770[34].

Ketobemidon

Maus: s.c. 18[34], 60[23]. — i.v. 13,7[58], 18[23], 27[34]. — p.o. 120[34].

Ratte: i.v. 10[35].
Kaninchen: s.c. 150[23]. — i.v. 50[23].

Katze: s.c. 10[23].
Hund: s.c. >25[23].

DL-Methadon

Maus: s.c. 17 (29°)[29], 18[34], 27[66], 34[7], 40[14], 46[6], 48[3, 54], 49 (18°)[29], 55[25], 90[28]. — i.v. 13[9, 34], 17,3[58], 18[66], 19[3], 20[54], 24[63], 8,5 (29°)[29], 18 (18°)[29]. — p.o. 90[3], 141[34]. — i.p. 31[66], 28[6].

Ratte: s.c. 12,4[7], 30[25], 45[54], 48[66], 100[17]. — i.v. 9,2[17]. — i.p. 33[66]. — p.o. 95[17].

Meerschweinchen: s.c. 54[7].

Macacus rhesus: s.c. 10 bis 20[67].

L-Methadon

Maus: s.c. 19[66, 34], 40[6, 14]. — i.v. 13[34], 26[63]. — i.p. 30[66], 32[6]. — p.o. 111[34].

Ratte: s.c. 44[66], 20[21 a]. — i.p. 24[66].

D-Methadon

Maus: s.c. 40[14], 80[6]. — i.p. 65[66], 74[6]. — i.v. 30[63].

Ratte: i.p. 72[66]. — s.c. 112[21 a].

Isomethadon

DL-Isomethadon	L-Isomethadon	D-Isomethadon
Maus: s.c. 40[34], 70[14]. — i.v. 22[34]. — p.o. 136[34]. — i.p. 60[66].	*Maus:* s.c. 21[66], 60[14].	*Maus:* s.c. 150[14].

Tabelle 83 (Fortsetzung)

Phenadoxon

Maus: s.c. 194[3], 240[66]. —   *Ratte:* s.c. 132[3].—i.v. 12,5[35].
   i.v. 43[3], 47[66]. — p.o. 208[3].

Hexalgon

Maus: s.c. 110[28], 33 (29°)[29],
   96 (18°)[29].

Literaturverzeichnis zu den Toxicitätstabellen

[1] ANAN (1929). — [2] BARLOW u. Mitarb. (1951). — [3] BASIL u. Mitarb. (1950). — [4] BEHRENS u. Mitarb. (1929). — [5] BENSON u. Mitarb. (1953). — [6] BIANCHI u. Mitarb. (1954). — [7] CHEN (1948). — [8] CREYX u. Mitarb. (1934). — [9] DRESER (1898). — [10] DUGUID (1940). — [11] EDDY (1934a). — [12] EDDY (1934b). — [13] EDDY (1934c). — [14] EDDY u. Mitarb. (1950). — [15] ERCOLI u. Mitarb. (1945). — [16] FAUST (1900). — [16a] FICHTENBERG (1951). — [17] FINNEGAN u. Mitarb. (1948). — [18] FLURI u. Mitarb. (1928). — [19] FOSTER u. Mitarb. (1947). — [20] FROMHERZ (1951). — [21] FUBINI (1888). — [21a] GEORGE u. Mitarb. (1955). — [22] GIRNDT u. Mitarb. (1937). — [23] GROSS u. Mitarb. (1949). — [24] GUINARD (1900). — [25] HAAS u. Mitarb. (1953). — [26] HART u. Mitarb. (1944). — [27] HATCHER u. Mitarb. (1914). — [28] HERR u. Mitarb. (1950). — [29] HERR u. Mitarb. (1953). — [30] HESSE u. Mitarb. (1930a). — [31] HESSE u. Mitarb. (1930b). — [32] HEYMANS (1901). — [33] HIRSCHLAFF (1902). — [34] HOPPE u. Mitarb. (1948). — [35] JACKSON (1952). — [36] JOEL (1928). — [37] KLEMT (1934). — [38] KOMLOS u. Mitarb. (1950). — [39] LANGER (1912). — [40] MACHT (1916). — [41] DeMARCO (1932). — [42] MARIKOVZKY (1906). — [43] MAYOR (1901). — [44] MAYOR (1903). — [45] MAYOR u. Mitarb. (1911). — [46] v. MERING (1898). — [47] DuMEZ u. Mitarb. (1925). — [48] MOLITOR u. Mitarb. (1936). — [49] NOE (1903). — [50] OELKERS u. Mitarb. (1941). — [51] PELLMONT u. Mitarb. (1954). — [52] PULEWKA u. Mitarb. (1927). — [53] PORRU (1925). — [54] RANDALL u. Mitarb. (1950). — [55] SCHAUMANN (1940). — [56] SCHLOSSMANN (1937). — [57] SCHROEDER (1888). — [58] SCOTT u. Mitarb. (1947). — [59] SMALL u. Mitarb. (1938). — [60] STRAUB (1912). — [61] SZERB (1953).— [62] TATUM u. Mitarb. (1929). — [63] THORP u. Mitarb. (1949). — [64] UNNA (1943). — [65] WATANABE (1933). — [66] WINTER u. Mitarb. (1954a). — [67] WOODS u. Mitarb. (1947). — [68] ZEEHUISEN (1895).

von 398 mg/kg weiter zuzunehmen; dann folgt wieder eine allmähliche Zunahme der Empfindlichkeit, so daß im Alter von 24 Wochen die mittlere letale Dosis 266 mg/kg beträgt. Diese Alterskurve gilt aber nicht für alle Morphinderivate in gleicher Weise; bei Codein und Thebain fehlt z. B. die größere Empfindlichkeit jüngerer Tiere. Dementsprechend schwankt auch das wechselseitige Verhältnis der Toxicität zwischen Morphin und verschiedenen seiner Derivate mit dem Alter der Tiere. Eine ähnliche Alterskurve beim Kaninchen fanden auch SCHLOSSMANN (1937) sowie GIRNDT und HUESGEN (1937). Bei *Ratten* fanden GIBBS und BOBB (1938) an neugeborenen Tieren das Morphin etwa 10mal toxischer als an ausgewachsenen, deren

Tabelle 84. *Dithienylbutenylamine der Formel:*
$(C_4H_4S)_2 = C{=}CH \cdot CH_2 \cdot (CH_3) \cdot R$
DL 50 in mg/kg nach GREEN (1953)

R =	Maus		Ratte s.c.
	i.v.	s.c.	
Dimethylamino- . .	16	100	170
Methyläthylamino- .	17	94	63
Diäthylamino- . . .	16	81	45
Pyrrolidino-	25	120	92
Piperidino-	15	120	95

Empfindlichkeit ungefähr am 21. Lebenstag erreicht wird. Beim *Menschen* scheint eine größere Empfindlichkeit nur im Säuglingsalter zu bestehen (s. S. 205).

Temperatur. Schon ZEEHUIZEN (1898) beobachtete an *Tauben*, daß Abkühlung der Tiere um 2—3° die depressive Wirkung des Morphin abschwächt, während Temperaturerhöhung die Krampfwirkung verstärkt. Die Verminderung der depressiven Wirkung des Morphin bei Tauben durch O_2-Mangel dürfte ihre

Ursache ebenfalls in der gleichzeitigen Senkung der Körpertemperatur bis auf 33° haben. Bei tödlichen Morphindosen treten die Krämpfe erst nach Aufheben der Asphyxie auf (ZEEHUIZEN 1901).

HERR u. Mitarb. (1953) fanden an *Mäusen* die Toxicität von Methadon, Hexalgon (1-Piperidino-3,3-diphenylhexanon) und Pethidin bei 18° Umgebungstemperatur ungefähr dreimal geringer als bei 29°. Bei Morphin wurde dieser Unterschied an Mäusen nicht gefunden, wohl aber an *Ratten*. Die Verminderung der Toxicität ging parallel mit einer Senkung der Körpertemperatur und einer Verminderung des O_2-Verbrauches, welche von den Autoren als Ursache der geringeren Toxicität angesehen wird (HERR u. Mitarb. 1954). Die gleichen Verhältnisse fanden PULEWKA und Mitarb. (1954) auch bezüglich der Toxicität des Procain. Diese Autoren sehen die Ursache für die erhöhte Toxicität bei hoher Um-

Tabelle 85. *Toxicität von Morphin und Methadon an verschiedenen Tieren.*
(Nach HENDERSON u. Mitarb. 1949)

Tier		mg/kg	
		Morphin	DL-Methadon
Carassius auratus	i.p.	$378,5 \pm 56,8$	$76,5 \pm 7,3$
Pseudemys scripta	s.c.	253 ± 51	$31,3 \pm 2,2$
Rana pipiens . .	Lymphsack	903 ± 110	102 ± 20
Xenopus levis . .	Lymphsack	678 ± 68	$55,5 \pm 5,0$
Taube	i.v.	321 ± 32	$50,9 \pm 3,1$
Junge Ente . . .	i.v.	213 ± 32	$12,0 \pm 3,6$

gebungstemperatur in der durch die Aufhebung der Wärmeregulation verursachten Erhöhung der Körpertemperatur, die zu einer Hypoxämie als unmittelbare Ursache der Toxicitätszunahme führt. Mit der Störung der Temperaturregulation könnte auch zusammenhängen, daß CRISLER (1928) an dehydratisierten *Ratten* eine wesentliche Steigerung der Toxicität des Morphin fand. KOH (1935) beobachtete das gleiche an *Mäusen* nach Entwässerung durch Diuretika, während vorhergehende Überladung mit Wasser die Empfindlichkeit der Tiere herabsetzte. Auch trocken gehaltene *Frösche* sind nach HAUSMANN (1905) gegenüber Morphin etwa dreimal empfindlicher als feucht gehaltene. Hier könnte der Wegfall der Abkühlung durch Verdunstungskälte eine Rolle spielen, da auch bei Fröschen die Morphinempfindlichkeit mit der Außentemperatur zunimmt. Bei Bufo arenarum werden bei 3° Außentemperatur 1600 mg/kg Morphin überlebt, bei 14—20° streut die tödliche Dosis zwischen 400—1200 mg/kg und bei 30° sind 950 mg/kg bei 50% der Tiere tödlich (LAMBRUSCHINI 1938). Besonders bemerkenswert ist, daß am *Igel* Morphin während der warmen Monate etwa 100 mal toxischer wirkt als während der Zeit des Winterschlafes (NOÉ 1902).

Bei Toxicitätsangaben sollte daher stets die Umgebungstemperatur angegeben werden (HERR u. Mitarb. 1954). Außerdem dürfte wohl auch die relative Luftfeuchtigkeit eine Rolle spielen.

Ernährung. Saure Ernährung scheint bei Mäusen die Toxicität des Morphin zu erhöhen (NEDZEL 1937). Daß an Hungertieren (MANSFELD 1905) oder bei Avitaminosen (SMITH u. Mitarb. 1926) Morphin toxischer wirkt, ist wohl eher auf den schlechten Allgemeinzustand der Tiere als auf einen spezifischen Einfluß zurückzuführen.

Andere Einflüsse. Vorbehandlung von Mäusen mit Caseosan oder UV-Bestrahlung ändert ihre Empfindlichkeit gegenüber Morphin nicht (VOLLMER u. Mitarb. 1930a und c). Auch Thyroxinfütterung hat nach VOLLMER u. Mitarb. (1930b) keinen Einfluß auf die Morphinvergiftung. Im Gegensatz dazu berichten HUNT und SEIDELL (1908), GOTTLIEB (1911), HILDEBRANDT (1922), GLAUBACH und PICK (1930) sowie ANAN (1931) über eine Steigerung der Mortalität nach vorheriger Behandlung mit Schilddrüsenhormon. Auch die Toxicität des

Methadon wird durch Thyreoideafütterung erhöht, durch Thyreoidektomie oder Inaktivierung der Schilddrüse mit Thiouracil vermindert (WAY und SUNG 1951, SUNG und WAY 1953b). Nach GOTTLIEB (1911) ist die Entgiftung des Morphin und nach SUNG und WAY diejenige des Methadon bei hyperthyreotischen Tieren herabgesetzt.

Thymusextrakt oder Thymustransplantation soll bei Ratten, Meerschweinchen und Kaninchen die toxische Wirkung des Morphin erhöhen (MASCHERPA 1936, FANTONI 1936). Kastrierte Kaninchenweibchen sind gegen Morphin empfindlicher; Oestradiol, nicht aber Progesteron führen die Empfindlichkeit zur Norm zurück (BUN 1937). Nach WINTER u. Mitarb. (1951) antagonisieren bei Ratten und Mäusen Cortison oder ACTH die pharmakologischen Wirkungen von Morphin und Methadon.

Die von LEWIS (1911), SCOTT (1923), TORINO und LEWIS (1927), ROGOFF u. Mitarb. (1926) sowie McKAY (1921) gefundene größere Giftigkeit des Morphin an Ratten nach doppelseitiger Nebennierenexstirpation dürfte wohl auf die allgemeine Resistenzverminderung nebennierenloser Tiere zu beziehen sein. Nach MACKAY (1930) soll beidseitige Nephrektomie Ratten gegen eine Morphinvergiftung resistenter machen. Auch bei urämischen Patienten soll Morphin schwächer wirken.

Todesursache

Gegen eine Atemlähmung im Krampfstadium als primäre Todesursache bei der akuten Morphinvergiftung am Tier äußern einige Autoren Bedenken. SCHMIDT (1924) meint auf Grund klinischer Beobachtungen, daß beim Menschen der Morphintod ein Kreislauftod ist. HAZELTON und KOPPANYI (1940) fanden auch bei Kaninchen im Krampfstadium bei erhöhtem Atemvolumen einen plötzlichen tödlichen Zusammenbruch des Kreislaufs, der durch Vagotomie nicht verhindert werden konnte und durch Atropin oder Cardiazol eher beschleunigt wurde. Wurde die im Krampfstadium eintretende sekundäre Erhöhung des Atemvolumens durch kleine Dosen von Nembutal aufgehoben, so erfolgte nunmehr der Tod durch Atemlähmung noch vor dem Zusammenbruch des Kreislaufes. Auch KATAGI (1928) fand an Mäusen eine Steigerung der Toxicität durch Atemlähmung, wenn die Krämpfe durch Luminal unterdrückt wurden. An dem plötzlichen Herztod — wohl durch Kammerflimmern — kann vielleicht die starke Adrenalinausschüttung aus den Nebennieren beteiligt sein, die durch Narkotica verhindert werden kann (vgl. S. 76).

Chronische Vergiftung

SOLLMAN (1924) studierte den Einfluß chronischer Gaben von Codein und Morphin auf das Wachstum junger Ratten. Bei Codein wurde in einer Gruppe die Dosis bei wöchentlicher Verdoppelung binnen 6 Wochen von 1,3 mg/kg auf 18,8 mg/kg gesteigert. In der 3. Woche des Versuchs betrug der Gewichtszuwachs bei den Codeintieren 200%, bei den Kontrollen 60%; nach 6 Wochen 180% bzw. 120%. Bei einer 2. Gruppe wurde die Dosis in gleicher Weise binnen 17 Wochen von 0,026 mg/kg bis 290 mg/kg gesteigert und dann für weitere 4 Wochen zwischen 190—870 mg/kg gehalten. Bis zur 11. Woche (Enddosis 48 mg/kg) liefen die Wachstumskurven parallel mit den Kontrollen, um sich dann bis zum Ende des Versuchs über die der Kontrolltiere zu erheben. In den Morphinversuchen erhielt die erste Gruppe in einem 6wöchentlichen Versuch von 1 mg/kg bis 20 mg/kg steigende Dosen. Am Ende der 6. Woche betrug die Gewichtszunahme bei den Kontrollen 120%, bei den Morphintieren 170%. Eine 2. Gruppe erhielt in gleicher Weise steigende Dosen von 0,01—35 mg/kg durch 15 Wochen und dann weiter 35 mg/kg bis zur 22. Woche. Auch hier trat in den ersten 2 Wochen bei den Morphintieren ein verstärktes Wachstum ein (25% bei den Kontrollen, 58% bei den Morphintieren), dann liefen die Wachstumskurven bei beiden Gruppen bis zur 11. Woche parallel, um im weiteren Verlauf bei Dosen von 2,4—35 mg/kg steil abzufallen. Die geringe Zahl der in jeder Gruppe verwendeten Versuchstiere schränkt den Wert dieser Ergebnisse allerdings stark ein. SHIDEMAN (1949), der bereits mit einer Dosis von 20 mg/kg den Versuch begann und die Dosis innerhalb von 8 Wochen bis 200 mg/kg steigerte, fand bei den Morphinratten trotz gleicher oder — auf das Körpergewicht berechnet — sogar größerer Futteraufnahme eine Hemmung der Gewichtszunahme, die bei den Morphintieren 50%, bei den Kontrollen dagegen 93% betrug.

SANFILIPPO (1939) verabreichte 2 jungen, 40 Tage alten Hunden durch 1 Jahr täglich Morphin in von 1 mg/kg bis 15 mg/kg steigenden Dosen. Die Tiere zeigten ein Zurückbleiben in der körperlichen Entwicklung, eine persistierende Thymus, eine Atresie der Ovarien mit Unterentwicklung der Sexualfunktionen sowie mangelnde Affektivität und Angriffslust.

SCOTT und CHEN (1946) fütterten Ratten durch 28 Tage mit einem Futter, dem 0,01—0,5% *Methadon* bzw. 0,02—1,0% *Pethidin* beigemengt war. Sie fanden eine etwas verringerte Gewichtszunahme und bei der höchsten Methadondosis bei 2 von 5 Ratten minimale fokale Myokardnekrosen und einmal fettige Degeneration der Leber. Bei den niedrigen Methadondosen und bei sämtlichen Dosierungen des Pethidin waren keine spezifischen Autopsiebefunde festzustellen; das Blutbild blieb normal. BARLOW und LEWIS (1951) fanden bei täglichen Dosen von 2 bis 20 mg/kg Pethidin durch 60 Tage an Ratten keine pathologischen Veränderungen. FINNEGAN u. Mitarb. (1948) sahen bei Fütterung von Ratten durch 100 Tage mit einem Futter, dem 0,5—1% Methadon zugesetzt war, wohl eine erhöhte Sterblichkeit, aber autoptisch nur pneumonische Herde, aber keine Leberschädigungen.

Wenn an Kaninchen, die durch 6 Wochen Morphin in einer Gesamtdosis von 3,2 g erhalten hatten, der Choledochus unterbunden wird, so gehen die Tiere in 24—28 Std. ein und in der Leber finden sich ausgedehnte nekrotische Bezirke; ohne vorherige Morphingaben ist dies nur in einem geringen Prozentsatz der Tiere der Fall (ANTON und BERNHARD 1934).

Bei akuten und chronischen Vergiftungen von Ratten mit Morphin fand HORNING (1934) histologische Veränderungen an den Golgilipoiden und den Mitochondrien, besonders in den Drüsen von Magen und Duodenum, weniger in Leber, Pankreas und Thyreoidea, die jedoch keinen Zusammenhang mit dem Stadium der Vergiftung erkennen ließen. MA (1934) sah in der depressiven Phase der Morphinvergiftung eine Abnahme der Nissl-Körperchen in den Spinalganglien und GAGEL (1943) fand bei lang dauernder Verabreichung eben noch vertragener Dosen von Bemidon am Kaninchen degenerative Veränderungen in den Ganglienzellen des Nucleus gigantocellularis der Substantia reticularis.

BEBIN u. Mitarb. (1954) untersuchten *Affen* nach akuter und chronischer Verabreichung von Morphin und wirkungsverwandten Verbindungen auf pathologische Veränderungen des ZNS. 16 Tiere erhielten im akuten Versuch eben subletale Dosen von Racemorphan, Ketobemidon oder Methadon, 33 Tiere wurden chronisch durch 5—17 Monate vergiftet und 3—9 Monate nach Absetzen der Präparate untersucht. Die größten Schädigungen fanden sich prinzipiell in der weißen Substanz der Hemisphären; der Cortex, die Basalganglien und die Kleinhirnhemisphären waren in geringerem Grade betroffen, am Diencephalon, dem Hirnstamm und dem Rückenmark konnten keine pathologischen Veränderungen festgestellt werden. In den betroffenen Gebieten wurden alle Grade von Demyelinisierung einschließlich ausgedehnter Nekrosebezirke mit vollständigem

Zusammenbruch der Myelinscheiden und Achsenzylinder gefunden. Die nekrotischen Bezirke sind durch fetthaltige Makrophagen und Detritus ersetzt und von proliferierter Astroglia und Oligodendroglia umgeben. Kleine Gebiete mit vollständiger Zellzerstörung wurden mitunter auch im Cortex, Putamen und Pallidum gesehen.

Die neurologischen Symptome bestanden nach IRWIN und SEEVERS (1954) bei den akut vergifteten Affen in einer Schlaffheit der vorderen Extremitäten mit intakten Reflexen oder häufiger in einer generalisierten Spastizität, oft verbunden mit Blindheit, Koordinationsstörungen, Unfähigkeit zu fressen, asymmetrischen Pupillen, Tremor und Verhaltensänderungen. Die schwersten Fälle glichen decortizierten Tieren. Vorherige Gabe von Nalorphin schützte vor diesen neurologischen Veränderungen; auch nach Entwicklung der Spastizität konnte diese durch Nalorphin wieder aufgehoben oder abgeschwächt werden. Auch allmähliche Gewöhnung im chronischen Versuch schützte vor der vollen Ausbildung dieser neurologischen Symptome. Bei 6 von 17 chronisch mit Methadon oder Isomethadon vergifteten Tieren fand sich eine dauernde Deformität der Hinterextremitäten mit Adduktion der Oberschenkel, während die Unterschenkel abduziert und nach auswärts gedreht waren, was zu starken Gangstörungen führte. Bei allen Tieren mit chronischer Verabreichung von Morphin, 6-Methyl-dihydromorphin, Racemorphan, Ketobemidon, Methadon und Isomethadon war trotz normalen Aussehens eine Hypertonie der Flexoren mit Verstärkung der tiefen Sehnenreflexe zu beobachten.

Vergiftungen an Menschen

EDDY (1941) hat in der großen Monographie über die Pharmakologie der Opiumalkaloide (KRUEGER, EDDY und SUMWALT 1941) aus der Literatur über 800 Fälle von Vergiftungen mit Opium, Morphin und Morphinderivaten gesammelt; von diesen wurden etwa 200 wegen ungenügender Angaben ausgeschieden und die restlichen 598 Fälle in ausführlichen Tabellen wiedergegeben.

Tabelle 86. *Morphinvergiftungen am Menschen.*
(Nach EDDY 1941)

Dosis mg	Gesamtzahl der Fälle	Zahl der Todesfälle	Mortalität %
6—50	20	7	35
60—150	32	7	23
180—300	30	8	27
360—600	45	11	25
660—1200	37	2	5,5
1220—3600	36	6	16
4500—7200	3	0	0

Bei den Vergiftungen der Erwachsenen über 16 Jahre war in 255 Fällen Opium und in 203 Fällen Morphin genommen worden. In der beifolgenden Tab. 86 sind die 203 Fälle von Morphinvergiftungen nach einzelnen Dosierungsbereichen zusammengestellt. Es ergibt sich die zunächst überraschende Tatsache, daß sich die größte Mortalität im Bereich der kleinsten Dosierung zu finden scheint und daß sie bei Dosen über 600 mg stark zurückgeht. Dazu wäre zu bemerken, daß die hohe Mortalität bei den Vergiftungen mit den Dosen bis 60 mg nicht etwa auf eine besondere Gefährlichkeit dieser Dosierung hinweist. Innerhalb dieser Grenze liegt ja auch die therapeutische Anwendung des Morphin; darauf weist schon hin, daß in 90% dieser Fälle das Morphin in der betreffenden Dosierung vom Arzt verschrieben worden war. Die in der Tabelle angeführten 20 Vergiftungen mit 7 Todesfällen müssen natürlich zu der Gesamtzahl der mit solchen Dosen behandelten Fälle in Beziehung gesetzt werden, die außerordentlich groß ist. Dosen über 120 mg sind dagegen fast ausschließlich Vergiftungen durch Irrtümer, Verwechslungen oder in selbstmörderischer Absicht. Hier wird also die Zahl der Vergiftungsfälle mit der Zahl der verabreichten Dosen ungefähr übereinstimmen, so daß hier die Mortalität eher einen Schluß auf die Gefährlichkeit der betreffenden hohen Dosen zuläßt. Es ist allerdings fraglich, ob bei den hohen Dosierungen alle Todesfälle publiziert worden sind. Sicher ist jedenfalls, daß vom Menschen größere Morphindosen vertragen werden, als man im allgemeinen annimmt. Obwohl die großen Dosen vorzugsweise p.o. genommen wurden, sind in der Tabelle von EDDY auch eine Reihe hoher Dosierungen bei s.c. Injektion enthalten, die alle ohne Todesfall verliefen:

Dosis in mg	120	150	200	300	360	480	600	720	1200
Zahl der Fälle	3	1	2	2	1	1	1	1	1

In neuerer Zeit (BENNETT u. Mitarb. 1952) ist ein Fall beschrieben worden, in dem 760 mg Morphin i.v. injiziert worden waren; der Fall verließ am 9. Tag geheilt das Krankenhaus.

So weit bei den von EDDY (1941) zusammengestellten Morphinvergiftungen nähere Angaben über den Verlauf vorliegen, ergibt sich aus diesen über Allgemeinzustand, Atmung und Kreislauf folgendes Bild: Mit wenigen Ausnahmen waren die Vergifteten tief komatös. Bei den 70 Fällen, in denen die Atmungsfrequenz angegeben war, lag sie bei 45 Fällen mit 3 Todesfällen unter 10/min; bei 20 Fällen mit 4 Todesfällen trat Atemstillstand auf, in 5 Fällen mit einem Todesfall war sie in normalen Grenzen. Die Pulsfrequenz lag bei 34 diesbezüglich kontrollierten Fällen fünfmal unter 50/min ohne Todesfall, 13mal über 100/min mit 3 Todesfällen; die höchste mitgeteilte Frequenz war 200/min. Auf ein Versagen des Kreislaufs als primäre Todesursache der Morphinvergiftung haben KIPP (1904) und SCHMIDT (1924b) hingewiesen.

Von Kindern unter 2 Jahren führt EDDY 53 Fälle mit 8 Todesfällen an. Das Alter der Kinder betrug 2 Tage bis 18 Monate, die Dosen lagen zwischen 1,2 bis 120 mg; bei den höheren Dosen von 20—120 mg sind in der Zusammenstellung 25 Fälle mit einer Mortalität von 20%, im Dosierungsbereich von 60—120 mg 11 Fälle mit einer Mortalität von 18% angeführt. Die 8 Todesfälle verteilen sich nach Alter und Dosis folgendermaßen (Dosis in mg, T = Tage, W = Wochen, M = Monate):

Dosis	7.5	12	15	20	30	50	60	60
Alter	7 W	4 W	8,5 M	3 T	7 M	?	10 W	8 M

Unter anderem wurden überlebt: 15 mg von einem 2 Tage alten, 22 mg von einem 3 Tage alten und 30 mg von einem 6 Tage alten Kind. Aus diesen Fällen zieht EDDY folgenden Schluß: "These records, considered in the light of the certain inaccuracy of measurement and recording of small doses, do not seem to us to indicate unusual susceptibility of infants toward morphine. One difference is worthy of note, namely, the incidence of convulsions which were noted in 13 of these cases. Children, however, are much more easily thrown into convulsions by various means than are adults, and the frequency of convulsions in opium poisoning in infants may be only another instance of this phenomenon." Das einzige Bemerkenswerte an den Morphin- und Opiumvergiftungen am Kind ist also nach EDDY, daß hier zum Unterschied vom Erwachsenen in etwa 10% der Fälle Krämpfe auftraten.

Nach HEUBNER (1935), der sich mit der Gefährlichkeit des Morphin für das Kleinkind gutachtend befaßte, sind die älteren Literaturangaben, die große Widersprüche enthalten, nur mit großer Vorsicht zu bewerten. Dies betrifft vor allem die Angaben über die verwendeten Dosen, „denn dabei kommt so gut wie immer die Aussage von Personen in Frage, die pflichtgemäß mit der Behütung von Säuglingen betraut waren und die ein großes persönliches Interesse daran hatten, bei einem Unglück oder Ärgerem die Dosis so klein wie möglich erscheinen zu lassen, die sie fahrlässig oder in guter oder böser Absicht dem Kinde beigebracht hatten." DÖBELI (1913) empfiehlt für die Anwendung der „Opiate" im Kindesalter die Erwachsenendosis pro kg des Kindes durch 65 zu dividieren, bei Säuglingen durch 130; der Autor nimmt also für Säuglinge eine gegenüber dem Erwachsenen etwa verdoppelte Empfindlichkeit an. HEUBNER zitiert auch eine Arbeit von IRISH (1935), der an Säuglingen die Wirkung von Morphin s.c. und Opiumtinktur p.o. studierte. 11 Säuglinge zwischen $1^1/_2-11$ Monaten bekamen 0,23—0,29 mg/kg Morphinsulfat injiziert. Bei keinem der Kinder wurde die Nahrungsaufnahme behindert, obwohl sie z. T. in tiefen Schlaf verfielen und die Pupillen verengt waren. Die Erfahrung an 297 Fällen ergab nach diesem Autor keine Anzeichen einer besonderen Empfindlichkeit der Kleinstkinder gegenüber Morphin bzw. Opiumtinktur. Allerdings wurden mehrfach abnorme Erregungszustände beobachtet. Die in mehreren Lehrbüchern der Toxikologie enthaltene Angabe, daß schon ein einziger Tropfen Opiumtinktur für den Säugling als lebensbedrohend angenommen werden müßte, scheint in ihren Grundlagen daher äußerst zweifelhaft.

Bezüglich der *Therapie* der Morphinvergiftung läßt sich aus der Zusammenstellung von EDDY (1941) keine bestimmte Richtlinie herauslesen; medikamentös wurden am häufigsten Coffein und Atropin verwendet. Ob dem Atropin wirklich eine ausschlaggebende Rolle zukommt, bleibt ungewiß; immerhin betrug die Mortalität bei 99 atropinbehandelten Fällen 10%, bei 104 Fällen ohne Atropinmedikation 30%. Umgekehrt wurden bei Atropinvergiftungen als therapeutische Maßnahme außerordentlich große Dosen von Morphin gegeben und auch vertragen; EDDY führt aus der Literatur u. a. folgende Fälle an (s. a. KOCH 1907):

Atropin mg	Morphin mg		Autoren
42	2 × 40	Kind, 6 J.	BERNARDO (1874)
50	700	Frau	COUZIER (1875)
180	480 (s.c. und p.o.)	nach 12 Std. erholt	POLK (1879)
60	etwa 1000 s.c.	kein Koma	COX (1883)
240	3 × 60 s.c.		„Editorial" (1890)

Auch bei der Morphinvergiftung dürfte — abgesehen von der Verwendung des *Nalorphin* als spezifischem Antagonisten (s. S. 125) — die Vermeidung einer Hypoxie wohl die wichtigste Maßnahme sein. MØLLER (1954) schreibt über die Behandlung der Morphinvergiftung: "While barbituric acid poisoning is characterized by a secondary circulatory shock and a fairly well-preserved respiratory function, morphine poisoning is, on the contrary, characterized by pronounced impairment of the respiratory function and a primarily intact circulatory function. If the oxygen tension of the arterial blood can be maintained by suitable treatment, the blood pressure and pulse will usually remain normal through many hours, even if all spontaneous respiration has ceased. Treatment of the circulation is unnecessary.

The treatment of morphine poisoning — beside injection of nalorphine (N-allylnormorphine) — therefore consists in the first instance in artificial ventilation of the lungs with oxygen, by means of a suitable apparatus for anaesthesia or the respirators used in the treatment of poliomyelitis. If this is omitted, anoxia will often occur, which again leads to secondary circulatory shock." Bei Vergiftungen durch s.c. Injektion größerer Dosen schreibt BALÁZS

(1932) einer Incision des mit Morphinlösung infiltrierten Gewebes einen wesentlichen Einfluß auf den guten Ausgang der von ihm beobachteten Fälle mit 160, 180 und 200 mg Morphin s.c. zu.

Über die tödliche Dosis des Morphin am Menschen lassen sich trotz der von EDDY gesammelten über 800 Fälle keine bestimmten Angaben machen. Die größten von EDDY angegebenen Dosen von 3,6—7,2 g (11 Fälle), sowie der Fall von BENNET und BURGESS (1952) kamen mit dem Leben davon, während andererseits schon kleine, noch im therapeutischen Bereich liegende Dosen in ganz besonders gearteten Fällen zu schweren Intoxikationserscheinungen mit relativ hoher Mortalität führten.

An Morphinisten konnte LEIGHT (1931) klinisch keine Abweichungen der Körperfunktionen von der Norm feststellen; eine Störung der Nierenfunktion fand ACKERLY (1930) bei Untersuchung von 177 Süchtigen bei 98,4% der Fälle nicht.

Einen Vergleich über die Häufigkeit der bei therapeutischen Dosen nach Morphin und Dilaudid an gesunden Versuchspersonen auftretenden Nebenwirkungen stellte DAVID (1934) an. Er fand folgende Prozentsätze an Nebenwirkungen:

	Nausea %	Erbrechen %	Obstipation %	Durchfall %
Morphin 0,14—0,22 mg/kg . . .	63	27	37	30
Dilaudid 0,04 mg/kg	58	20	30	8

BATTERMAN (1943) untersuchte die Nebenwirkungen therapeutischer Dosen von *Pethidin*; er fand solche an bettlägerigen Patienten bei parenteraler Verabreichung in 25,5% von 774 Patienten, bei oraler Verabreichung in 20,1% von 670 Patienten, bei ambulanten Patienten nach p.o. Verabreichung in 62,5% von 136 Fällen. Die einzelnen Symptome und ihre Häufigkeit sind in Tab. 87 angeführt. Diese Nebenwirkungen sind gewöhnlich nur von kurzer Dauer, stören den Patienten nicht sonderlich und nehmen bei längerer Behandlungsdauer ab; bei bettlägerigen Patienten treten sie meist vom 2. oder 3. Behandlungstag an nicht mehr auf. Im Gegensatz zum Morphin sind Harnverhaltung und Depression der Atmung sehr selten. Eine Überempfindlichkeit gegenüber Pethidin konnte GRIFFITHS (1951) bei 500 Fällen nicht feststellen.

Tabelle 87. *Nebenwirkungen nach Pethidin in % der Fälle.*
(Nach BATTERMAN 1943)

	Bettlägerige Patienten		Ambulante
	parenteral	oral	oral
Schwindel	22,1	18,4	58,8
Nausea	8,4	5,1	25,7
Erbrechen	3,8	1,5	11,8
Synkope	—	0,3	5,1
Schwächegefühl . . .	0,1	0,6	10,3
Sehstörungen	0,4	0,7	3,7
Kopfschmerz	0,4	1,3	5,9
Nervosität	0,1	0,6	2,2
Frösteln	—	0,1	1,5
Tremor	0,4	—	5,1
Schwitzen	20,3	9,6	20,6
Trockenheit im Mund	6,2	7,2	18,4
Euphorie	8,3	4,0	9,6
Wärmegefühl	0,8	0,9	8,8

Eine für den Menschen tödliche Dosis des Pethidin kann nicht angegeben werden. COHEN (1950) berichtet über einen Fall, in dem bei einem Selbstmordversuch 1250 mg p.o. nur zu mäßigen toxischen Symptomen (Schwindel, Schwitzen, Trockenheit im Mund) führten und keine weiteren Folgen hatten.

Bei den hohen Dosen, die Suchtkranke benötigen, treten Tremor, Krämpfe und toxische Psychosen auf (ANDREWS 1942a, b), die an das Bild einer Atropinvergiftung erinnern (v. BRÜCKE 1940). Infolge dieser für das Pethidin charakteristischen Nebenwirkungen, denen gegenüber keine Toleranz eintritt, können die von Suchtkranken benötigten hohen Dosen gefährlich werden (POLONIO 1947).

Bei *Methadon* konnten zwei Fälle nach 85 bzw. 150 mg p.o. trotz bedrohlicher Depression der Atmung gerettet werden (OSTERWALD 1953). Ein Zäpfchen mit 10 mg Methadon führte bei einem Kind von 14 Monaten nach 8 Std. zum Tode (NAEVE und KÖRNER 1954). BIETER und HIRSH (1948) führen einen Fall an, bei dem 50 mg Methadon auf 4 Dosen verteilt bei einem Erwachsenen binnen 24 Std. tödlich wirkten. SCHMIDT (1955) berichtet über eine tödliche Methadonvergiftung, bei der in der Leiche colorimetrisch im Harn 20 mg, im Mageninhalt 4—5 mg und in der Leber 15—30 mg wiedergefunden wurden; aus diesen Mengen wird geschlossen, daß die Dosis mehr als 100 mg betragen haben muß.

Sucht
(Suchtkrankheit)

Neuere zusammenfassende Übersichten

KRUEGER, EDDY und SUMWALT (1941).
M. J. SMITH (1942).
P. O. WOLFF (1947).
ISBELL und FRASER (1950).
WIKLER (1950).

Internationale Abkommen

1. Die internationale *Haager* Opiumkonvention vom 23. 1. 1912.
2. Das *Genfer* Übereinkommen vom 11. 2. 1925 über Produktion, innerstaatlichen Handel und Gebrauch von Opium.
3. Die internationale *Genfer* Opiumkonvention vom 19. 2. 1925.
4. Die internationale *Genfer* Konvention vom 13. 7. 1931 über die Beschränkung der Herstellung und Regulierung der Verteilung der Suchtgifte.
5. Das Übereinkommen von *Bangkok* vom 27. 11. 1931 über die Kontrolle des Opiumrauchens im fernen Osten.
6. Die *Genfer* Konvention vom 26. 6. 1936 über die Unterdrückung des illegalen Handels mit Suchtgiften.
7. Das Protokoll von *Lake Success* vom 11. 12. 1946, das die früheren Abkommen novelliert.
8. Das Pariser Protokoll vom 19. 11. 1948, in dem Suchtgifte unter Kontrolle gestellt werden, die von den früheren Abkommen nicht erfaßt wurden.
9. Das Protokoll von New York vom 23. 6. 1953 über die Beschränkung von Anbau, Produktion, Handel und Verwendung des Opiums.

Internationale Kontrollorgane

Gegenwärtig üben vier Organisationen die internationale Kontrolle über die Suchtgifte aus:

1. "The Commission on Narcotic Drugs", eine allgemeine Überwachungsstelle, welche jährlich die Situation in allen Ländern feststellt und an Verbesserungen des Kontrollsystems arbeitet.
2. "The Permanent Central Opium Board and the Drug Supervisory Body", spezialisierte Überwachungsstellen für den internationalen Handel und für statistische Erhebungen.
3. "The Expert Committee on Drugs Liabel to Produce Addiction", eine Organisation der WHO, die sich vor allem mit der medizinischen Seite der Sucht beschäftigt und entscheidet, welche Drogen und synthetischen Verbindungen unter internationale Kontrolle gebracht werden sollen.

4. "The Division of Narcotic Drugs", ein Teil des Sekretariates der UNO, der sich mit der Durchführung der bestehenden Verträge befaßt, neue Maßnahmen plant und die Forschung auf dem Gebiet der Suchtgifte organisiert.

Deutsche Bundesrepublik

In der Deutschen Bundesrepublik hat 1952 die „Bundes-Opiumstelle beim Bundes-Gesundheitsamt" das Erbe der betreffenden Reichs-Behörden angetreten. Ihre Aufgaben sind nach GEWEHR (1956) folgende:

1. Erteilung der Erlaubnisse nach § 3 des Opiumgesetzes in Verbindung mit der Verordnung über die Zulassung zum Verkehr mit Betäubungsmitteln.

2. Überwachung des innerdeutschen Verkehrs mit Betäubungsmitteln.

3. Überwachung des Verkehrs mit ausländischen Teilnehmerstaaten und Regelung der Ein- und Ausfuhren.

4. Überwachung der Bestands- und Lagerbewegungsmeldungen der Hersteller, Verarbeiter, Großhändler und Apotheker.

5. Berichterstattung auf Grund internationaler Vereinbarungen über den gesamten Verkehr mit Betäubungsmitteln einschließlich der Bedarfsschätzungen.

6. Statistische Ermittlungen über das Ausmaß der Rauschgiftsucht.

7. Bekämpfung der Rauschgiftsucht in Zusammenarbeit mit Gesundheits- und Kriminalbehörden.

8. Auswertung der Forschungsergebnisse auf dem Gebiete der Betäubungsmittel, so z. B. bei neuen Betäubungsmitteln, Ausweichstoffen, Antagonisten.

9. Beratung der Behörden in allen die Betäubungsmittel betreffenden Fragen, Stellungnahmen und Gutachten.

10. Vorbereitung neuer gesetzlicher Bestimmungen.

Nomenklatur und Definitionen

Der deutsche Ausdruck „Sucht" faßt zweierlei Bedeutungen in sich: Einerseits bezeichnet er in Ableitung von dem Worte „siech" einen krankhaften Zustand (vgl. Wassersucht usw.), andererseits liegt in ihm auch die Bedeutung eines übersteigerten, triebhaften Verlangens (vgl. Geltungssucht usw.). In dem Worte „Sucht" wird somit ein krankhaft übersteigertes Verlangen zusammengefaßt. Der dem deutschen Worte „Sucht" entsprechende englische Ausdruck "addiction" bedeutet in seinem ursprünglichen Sinne eine „unterwürfige Ergebenheit", während das französische «toxicomanie» dem Wesen der Erscheinung am wenigsten gerecht wird.

Für den Begriff der Sucht sind verschiedene Definitionen gegeben worden: TATUM u. Mitarb. (1929) verstehen unter addiction "that condition of mind or body induced by drugging which requires a continuation of that drug, and without which a serious physical or mental derangement results". ADAMS (1935) gibt folgende Definition: "Addiction is a state of bondage to a masterful drug, usually but not always of the narcotic class, and is manifested by craving, tolerance, intense discomfort of a specialized character on withdrawal of the drug, and tendency to relapse." ISBELL und FRASER (1950) definieren die Sucht kurz "as a state of periodic or chronic intoxication in which an individual compulsively abuses a drug to such an extent that the individual or society is harmed".

Das Expert Committee on Drugs Liable to Produce Addiction hat sich 1950 auf folgende offizielle Definition geeinigt: "Drug addiction is a state of periodic or chronic intoxication, detrimental to the individual and to society, produced by the repeated consumption of a drug (natural or synthetic). Its characteristics include:

1) an overpowering desire or need (compulsion) to continue taking the drug and to obtain it by any means;

2) a tendency to increase the dose;

3) a psychic (psychological) and sometimes a physical dependence on the effects of the drug".

Auch für die zur Sucht führenden Substanzen werden verschiedene Bezeichnungen gebraucht: Im Deutschen ist der Ausdruck „Suchtgifte" der Bezeichnung „Rauschgifte" vorzuziehen, ebenso wie im Englischen die von der WHO angenommene Formulierung "Drugs liable to produce addiction" (bzw. "addiction producing drugs") dem Ausdruck "narcotics".

Einer Klärung bedürfen auch die Ausdrücke: „Gewöhnung", „Gewohnheit", "habit", "habituation", "psychic und physical dependence".

Unter „*Gewöhnung*" (englisch "*tolerance*") versteht man, daß ein Reiz bei öfterer Wiederholung allmählich an Wirksamkeit verliert, so daß er, um zum gleichen Erfolg zu führen, immer mehr verstärkt werden muß. Gleichsinnige Definitionen wurden von TATUM u. Mitarb. (1929) sowie von HIMMELSBACH und SMALL (1937) gegeben. Wegen der sprachlichen Ähnlichkeit mit dem Ausdruck „Gewohnheit", der nach einer Definition von JOEL und FRÄNKEL (1926) bedeutet, daß „ursprünglich einzeln und gelegentlich erlebte Reize in den Lebensbedarf aufgenommen werden", sollte man anstelle von „Gewöhnung" besser den Ausdruck „Toleranz" (entsprechend dem englischen "tolerance") gebrauchen.

Auch im angelsächsischen Sprachraum herrschte im Gebrauch der Ausdrücke "addiction", "habit" und "habituation" längere Zeit Verwirrung. Nach TATUM u. Mitarb. (1929) bedeutet "*habituation* a condition wherein one becomes accustomed to but not seriously dependent upon a drug". HIMMELSBACH und SMALL (1937) definieren: "By habituation is meant the psychical phenomenon of adaptation and mental conditioning to the repetition of an effect. Habituation to opiates is probably more intense than habituation to other substances. In a sense habituation represents psychical dependence".

Trotzdem wurde der Ausdruck "habit-forming" lange Zeit als gleichbedeutend mit "addiction-forming" (Sucht erzeugend) gebraucht. Erst 1950 hat das Expert Committee der WHO dahin entschieden, daß in allen Schriftsätzen der Ausdruck "habit" durch "addiction" ersetzt werden sollte und gibt (1957) für "habituation" folgende Definition:

Drug habituation (habit) is a condition resulting from the repeated consumption of a drug. Its characteristics include:

1. A desire (but not a compulsion) to continue taking the drug for the sense of improved well-being which it engenders;

2. little or no tendency to increase the dose;

3. some degree of psychic dependence on the effect of the drug, but absence of physical dependence and hence of an abstinence syndrome;

4. detrimental effects, if any, primarily on the individual.

Den englischen Ausdrücken "habit" und "habituation" würden nach dieser Definition daher im Deutschen die Ausdrücke „Gewohnheitsmäßiger Mißbrauch" und „Angewöhnung" entsprechen.

"*Physical dependence*" ist nach HIMMELSBACH und SMALL (1937) "the term used to denote the distortion of normal physiologic processes which results from prolonged administration of addicting drugs and which is manifested by the necessity for the presence of an adequate amount of one of these drugs in the body for the maintenance of physical equilibrium. The presence of dependence can be established only by the appearance of the characteristic syndrome of abstinence phenomena subsequent to withdrawal of drugs capable of maintaining dependence". Der entsprechende deutsche Ausdruck wäre „*Hörigkeit*".

Toleranz (Gewöhnung)

Die Bedeutung der Toleranz für das Suchtproblem beruht in dem Zwang, zur Aufrechterhaltung der Wirkung die Dosen immer mehr zu steigern. Daher war diese Erscheinung Gegenstand zahlreicher experimenteller Untersuchungen. Auf Tab. 88 sind die wichtigsten tierexperimentellen Untersuchungen über die Entwicklung der Toleranz zusammengestellt. Die überwiegende Mehrzahl der Untersuchungen wurde allerdings mit Morphin angestellt, doch hatten die Versuche, in denen Methadon oder Pethidin verwendet wurden, das gleiche Ergebnis, so daß sich die Resultate wahrscheinlich auf alle mo.ä. V. erweitern lassen.

Aus der Tabelle ergibt sich, daß sich nicht gegen alle Morphinwirkungen eine Toleranz entwickelt.

Toleranz tritt ein gegen: Analgesie, sedative Wirkung („Narkose"), Erbrechen, Hemmung der Motilität des Magen-Darm-Kanals, Anorexie, Miose, Temperatursenkung, Blutzuckererhöhung, Diuresehemmung und je nach der Tierart die Depression der Atmung.

Toleranz tritt nicht ein gegen: zentrale Erregung (Krampfwirkung), Bradykardie, Erregung der Darmmotilität, die Mydriasis der Katze und die Allgemeintoxicität.

Tabelle 88. *Toleranz (Gewöhnung)*
+ = Toleranz beobachtet; — = keine Toleranz beobachtet.

Verbindung	Tierart	Toleranz	Autor
		Analgesie	
Morphin, Heroin . .	Ratte	+	FICHTENBERG (1951)
Morphin	Meerschw.	+	STENDER und AMSLER (1931)
Heroin	Katze	+	SCREMIN (1933)
Morphin	Katze	—	EDDY und HIMMELSBACH (1936)
Morphin, Methadon, Ketobemidon . .	Ratte	+	LEWIS (1949)
Morphin, Methadon	Maus	+	BIANCHI u. a. (1954)
Pethidin	Maus	±	BIANCHI u. a. (1954)
Methadon	Maus	+	ISBELL u. a. (1947a)
Methadon	Ratte	+	SCOTT u. a. (1947)
Methadon	Hund	+	WIKLER und FRANK (1947)
Morphin, Methadon	Hund, decort.	+	WIKLER (1948)
Morphin, Methadon	Spinalhund	+	WIKLER und FRANK (1947)
Ketobemidon . . .	Hund	+	LEWIS (1949)
		„Narkose"	
Morphin	Affe	+	EDDY und REID (1934)
Morphin	Affe	+	TATUM u. a. (1929)
Methadon	Affe	±	WOODS u. a. (1947)
Morphin	Hund	+	PLANT und PIERCE (1928)
Morphin	Hund	+	DOWNS und EDDY (1928)
Morphin	Hund	+	TATUM u. a. (1929)
Morphin	Hund	+	KOBAYASHI (1930)
Morphin	Hund	+	SCHMIDT u. a. (1933)
Morphin	Hund	+	VAN EGMOND (1911)
Morphin	Affe	+	SEEVERS (1936)
Morphin	Affe	+	EDDY und HIMMELSBACH (1936)
Methadon	Hund	+	WIKLER und FRANK (1947)
Methadon	Hund	+	SCOTT u. a. (1947)
Morphin	Ratte	+	JOEL und ETTINGER (1926)
Morphin	Ratte	+	EDDY u. a. (1935)
Morphin	Ratte	+	FICHTENBERG (1951)
Morphin	Kaninchen	—	VAN DONGEN (1915)
Methadon	Ratte	+	SCOTT und CHEN (1946)

Tabelle 88 (Fortsetzung)

Verbindung	Mensch/Tierart	Toleranz	Autor
Depression der Atmung			
Morphin	Affe	±	EDDY und REID (1934)
Methadon	Affe	±	SEEVERS (1948)
Morphin	Hund	+	VAN DONGEN (1915)
Morphin	Hund	—	TATUM u. a. (1929)
Morphin	Hund	—	KOBAYASHI (1930)
Morphin	Hund	+	SCHMIDT u. a. (1933)
Morphin	Hund	+	CAHEN (1936)
Morphin	Katze	—	HOTTA (1931)
Morphin	Kaninchen	—	VAN DONGEN (1915)
Morphin	Kaninchen	—	CAHEN (1936)
Morphin	Kaninchen	+	GOTTLIEB (1926)
Temperatursenkung			
Morphin	Affe	+	EDDY und REID (1934)
Morphin	Hund	—	DOWNS und EDDY (1928)
Methadon	Hund, decort.	+	WIKLER (1948)
Morphin	Kaninchen	+	Co (1937)
Blutzuckersteigerung			
Morphin	Hund	+	PIERCE und PLANT (1928)
Morphin	Hund	+	FINNEGAN u. a. (1948)
Morphin	Hund	+	SCHMID (1953)
Methadon	Hund	+	FINNEGAN u. a. (1948)
Morphin	Kaninchen	+	KOBAYASHI (1927)
Morphin	Kaninchen	+	OHKAWA (1940)
Methadon	Kaninchen	+	FLASKAMP (1956)
Antidiurese			
Morphin	Hund	+	BONSMANN (1930)
Morphin	Hund	+	DSIKOWSKY (1936)
Miose			
Morphin	Hund	+	VAN DONGEN (1915)
Morphin	Hund	+	KOBAYASHI (1930)
Morphin	Hund	+	DOWNS und EDDY (1928)
Morphin	Hund	+	HOTTA (1932)
Morphin	Kaninchen	+	HOTTA (1932)
Morphin	Mensch	—	SCHOEN (1924)
Morphin	Mensch	—	HOTTA (1932)
Mydriasis			
Morphin	Katze	—	GOLD (1928)
Morphin	Katze	—	HOTTA (1932)
Erbrechen, Nausea			
Morphin	Hund	+	VAN DONGEN (1915)
Morphin	Hund	+	VAN EGMOND (1911)
Morphin	Hund	+	PLANT und PIERCE (1928)
Morphin	Hund	+	DOWNS und EDDY (1928)
Morphin	Hund	+	SCHMIDT und LIVINGSTON (1933)
Morphin	Hund	—	KOBAYASHI (1930)
Morphin	Hund	—	SCOTT und CHEN (1946)
Morphin	Katze	+	HOTTA (1932)
Morphin	Katze	+	EDDY und HIMMELSBACH (1936)
Anorexie			
Morphin	Hund	+	PLANT und PIERCE (1928)
Morphin	Katze	+	TATUM u. a. (1929)
Hemmung der Magenentleerung			
Morphin	Hund	±	VAN EGMOND (1911)
Morphin	Hund	+	REACH (1914)
Morphin	Hund	+	HARNED und CURL (1936)

Tabelle 88 (Fortsetzung)

Verbindung	Tierart	Toleranz	Autor
Darmlähmung (Hemmung der Peristaltik)			
Morphin	Hund	+	KOBAYASHI (1930)
Morphin	Kaninchen	+	TOMONO (1930)
Morphin	Kaninchen	+	SUO (1932)
Morphin	Meerschw.	±	LÉVY und CAHEN (1933)
Morphin	Meerschw.	+	RENTZ und KESARBANI (1941)
Morphin	Ratte	+	FICHTENBERG (1951)
Morphin	Ratte	(—)	KOMLÓS und FÖLDES (1956)
Darmerregung (Tonuserhöhung)			
Morphin	Hund	—	MILLER und PLANT (1926)
Morphin	Hund	—	KOBAYASHI (1930)
Morphin	Hund	—	SCHMIDT und LIVINGSTON (1933)
Morphin	Hund	—	WIKLER (1953)
Methadon	Hund	—	SCOTT u. a. (1947)
Morphin	Kaninchen	—	SUO (1932)
Morphin	Ratte	—	FICHTENBERG (1951)
Sphinkterkrampf der Harnblase			
Morphin	Meerschw.	+	IKOMA (1924)
Bradykardie			
Morphin	Hund	—	VAN EGMOND (1911)
Morphin	Hund	—	VAN DONGEN (1915)
Morphin	Hund	—	TATUM u. a. (1929)
Morphin	Hund	—	KOBAYASHI (1930)
Morphin	Hund	—	HOTTA (1931)
Methadon	Hund	—	SCOTT u. a. (1947)
Morphin	Hund	±	BONSMANN (1930)
Morphin	Hund	±	EDDY und REID (1934)
Morphin	Hund	+	DOWNS und EDDY (1928)
Zentrale Erregung			
Morphin	Affe	—	TATUM u. a. (1929)
Morphin	Katze	—	TATUM u. a. (1929)
Morphin	Katze	—	HOTTA (1932)
Heroin	Katze	—	SCREMIN (1933)
Morphin	Katze	±	GOLD (1928)
Morphin	Katze	+	EDDY und HIMMELSBACH (1936)
Morphin	Hund	—	WIKLER (1953)
Morphin	Ratte	—	JOEL und ETTINGER (1926)
Mäuseschwanzreaktion			
Morphin	Maus	—	HERRMANN (1912)
Morphin	Maus	±	NEDZEL (1937)
Morphin	Maus	±	OKUDA (1931)
Morphin	Maus	±	KRUEGER u. a. (1941)
Steigerung monosynaptischer Reflexe			
Morphin, Methadon	Spinalhund	—	WIKLER und FRANK (1947)
Toxicität			
Morphin	Hund	—	TATUM u. a. (1929)
Morphin	Katze	±	TATUM u. a. (1929)
Morphin	Katze	—	GOLD (1928)
Morphin	Kaninchen	—	TATUM u. a. (1929)
Morphin	Meerschw.	—	STENDER und AMSLER (1931)
Morphin	Meerschw.	—	CAHEN (1936)
Morphin	Ratte	+	GROSS und PIERCE (1935)
Morphin, Herion	Ratte	+	FICHTENBERG (1951)
Morphin	Ratte	—	SOLLMAN (1924)
Morphin	Ratte	—	JOEL und ETTINGER (1926)
Morphin	Maus	—	CAHEN (1936)
Morphin	Maus	—	FICHTENBERG (1951)

Die Neigung zur Erwerbung einer Toleranz ist auch nach den Tierspecies verschieden; sie gelingt relativ leicht bei Mensch, Affe und Hund, schwer bei Kaninchen und Maus, während Katze und Ratte eine Mittelstellung einnehmen. Zwischen der Empfindlichkeit gegenüber einer bestimmten Teilwirkung und der Leichtigkeit, mit der man gegen diese Toleranz eintritt, besteht eine gewisse Parallelität (SEEVERS und WOODS 1953).

Bezüglich der Toxicität wäre zu bemerken, daß hier eine evtl. Toleranz von derjenigen Wirkung abhängt, die als unmittelbare Todesursache anzusehen ist. Ist dies die depressive Wirkung auf die Atmung, wie z. B. beim Menschen, so tritt eine weitgehende Toleranz ein; erfolgt der Tod unter Krämpfen, dann ist eine Toleranz gegenüber der Toxicität ebensowenig zu erwarten wie gegenüber der zentralen Erregung. Dadurch, daß gegen die der Krampfwirkung antagonistische „narkotische" Wirkung Toleranz eintritt, gegen erstere jedoch nicht, kann bei chronisch morphinisierten Tieren die tödliche Dosis sogar kleiner werden, wie dies SOLLMAN (1924) bei der Ratte, TATUM u. Mitarb. (1929) beim Kaninchen und STENDER und AMSLER (1931) beim Meerschweinchen fanden.

Auf der fehlenden Toleranz gegenüber der erregenden Wirkung beruhen wohl auch die Beobachtungen von ANDREWS (1942b) sowie POLONIO (1947), daß bei den hohen Pethidindosen, die Süchtige zu ihrer Befriedigung brauchen, auch beim Menschen Krämpfe und toxische Psychosen auftreten können, die bei den anderen mo.ä. V. kaum vorkommen.

Ausmaß und Schnelligkeit des Eintritts der Toleranz hängt vor allem von der Dosierung ab. Nach SCHMIDT und LIVINGSTON (1929, 1933) tritt beim Hund bei täglichen Dosen von 30—60 mg eine Toleranz binnen 4 Wochen ein, während bei einer Dosierung von 2—10 mg/kg die Entwicklung der Toleranz 15—20 Wochen erfordert. Über ähnliche Erfahrungen berichten auch TATUM u. Mitarb. (1929). Mit Codein (SEEVERS 1936), Pethidin (BARLOW und LEWIS 1951) oder Methadon (COCHIN u. Mitarb. 1948) konnten am Rhesus-Affen eine nachweisbare Toleranz oder Abstinenzerscheinungen nicht hervorgerufen werden, wenn selbst hohe Dosen nur einmal täglich gegeben wurden. Dagegen wurde beides schon in relativ kurzer Zeit erreicht, wenn die Verabreichung alle 6 Std. ohne Unterbrechung erfolgte. Bereits eine Unterbrechung über das Wochenende verzögert stark das Eintreten der Toleranz (SEEVERS 1954). Andererseits kann auch zu rasche Steigerung der Dosierung durch toxische Nebenwirkungen die Erreichung der Toleranz verzögern oder eine bereits bestehende wieder teilweise oder ganz aufheben (SCHMIDT und LIVINGSTON 1933). ORAHOVATS u. Mitarb (1953) fanden, daß bei Ratten mit einem Gemisch von Morphin und Nalorphin (8 mg/kg bzw. 0,25 mg/kg), in welchem die Nalorphindosis nicht ausreicht, die analgetische Wirkung des Morphin völlig zu unterdrücken, die analgetische Wirkung rascher abnimmt als beim Morphin allein. Dies beruht jedoch nicht auf einer schneller eintretenden Toleranz gegenüber Morphin, sondern darauf, daß der Antagonismus des Nalorphin an teilweise toleranten Ratten mehr in Erscheinung tritt.

Nach Versuchen von BIANCHI u. Mitarb. (1954) tritt bei Mäusen die Toleranz gegenüber der analgetischen Wirkung beim Methadon langsamer und beim Pethidin in geringerem Ausmaße ein als beim Morphin. Bei täglicher Injektion derjenigen Dosis, die anfangs bei 80% der Tiere zu Analgesie führte, betrug der Prozentsatz der analgetischen Tiere am 10. Tag bei Morphin 61%, bei Methadon 80% und bei Pethidin 55%; am 22. Tag betrugen die Werte bei Morphin 25%, bei Methadon 27% und bei Pethidin 53%. Auch SCOTT und CHEN (1946) fanden am Hund für Methadon eine langsamere Entwicklung einer Toleranz als für Morphin.

MERCIER und SESTIER (1954) geben eine „psycho-physiologische" Methode an, um bei Ratten den Eintritt einer Toleranz zu bestimmen: Durstende Ratten bekommen rot bzw. grün gefärbtes Wasser vorgesetzt. Trinken des roten Wassers wird durch einen elektrischen Schlag bestraft. Nach kurzem Training meiden die Tiere das rote Wasser. 80 mg/kg Morphin heben das Unterscheidungsvermögen auf (vgl. die ähnlichen Versuche von Hill u. Mitarb. 1954, s. S. 104) über die Aufhebung der „Erwartungsangst" an Ratten). Nach chronischen Morphingaben tritt als Zeichen der eingetretenen Toleranz das Unterscheidungsvermögen wieder auf. Kaymakcalan und Woods (1956) konnten an Ratten durch zweimal tägliche Injektion von 20—100 mg/kg Morphinsulfat s. c. nach 5—6 Wochen eine Toleranz gegen die depressive Wirkung des Morphin erreichen, so daß nur mehr die zentral erregende Wirkung zur Auswirkung kam. Eine durch 10 mg/kg Nalorphin provozierte Abstinenz äußerte sich vor allem in einer gesteigerten Darmmotilität. Komlós und Földes (1956) beobachteten bei der allerdings kleineren Dosierung von einmal täglich 10 mg/kg Morphin an Ratten zwar die Entwicklung einer Toleranz gegenüber der analgetischen Wirkung, aber nicht gegenüber der Herabsetzung der Darmmotilität.

Über eine Toleranzsteigerung gegenüber Morphin bei Gewebskulturen berichtete eine Reihe von japanischen Autoren: Semura (1931, 1933), Sasaki (1938), Nakazawa (1938) und Mizugaki (1938) an Fibroblastenkulturen von Hühnerembryonen, Sanjo (1934), Saito (1936) und Kubo (1939) am Irisepithel von Hühnerembryonen. Heuber u. Mitarb. (1952) konnten diese Befunde bestätigen; bei Methadon und Pethidin war die erreichte Toleranz viel geringer als bei Morphin und wahrscheinlich unspezifisch. Saito (1936) fand, daß die gegen Morphin resistent gewordenen Gewebskulturen dies ebenfalls gegenüber Heroin, Codein und Eukodal, aber auch — wenn auch weniger ausgeprägt — gegenüber Narkotin, Thebain und Papaverin waren. Die von den oben erwähnten Autoren verwendeten Konzentrationen waren 0,0001—0,001 molar. Nach McCormick und Knicker (1953) wächst Gewebe von Ratten, die gegenüber Morphin oder Levorphan tolerant gemacht worden waren, auch in Nährlösungen, welche die beiden Substanzen in Konzentrationen enthalten, bei denen Gewebe nicht toleranter Ratten zugrunde gehen.

Eine *gekreuzte Toleranz* wurde an Ratten von Joel und Ettinger (1926) zwischen Morphin, Codein, Dilaudid, Dicodid und Eukodal, aber nicht gegenüber Chloralhydrat, Luminal, Strychnin und Cocain, von Dowens und Eddy (1928) am Hund zwischen Morphin, Heroin und Codein, aber nicht gegenüber Scopolamin, sowie von Kolb und DuMez (1931) zwischen Morphin, Codein und Heroin gefunden. Die bei Morphinisten vorkommende erhöhte Resistenz gegen eine chirurgische Narkose kann schon mit Rücksicht auf die negativen Ergebnisse der Tierversuche kaum als eine gekreuzte Toleranz gegenüber Narkoticis angesehen werden; sie dürfte viel eher auf der latenten Erregungswirkung der hohen Morphindosen beruhen. Ko (1935) sah an chronisch morphinisierten Kaninchen eine Verminderung der blutzuckersteigernden Wirkung auch bei Heroin, Codein und Dionin, nicht aber bei Papaverin und Narkotin.

Eine *akute Toleranz* („Tachyphylaxie") wurde von Schmidt und Livingston (1928, 1933) am Hund nach i.v. Morphingabe gegenüber der Blutdrucksenkung und auch der depressiven Wirkung auf die Atmung, nicht aber gegenüber der erregenden Wirkung am Darm beobachtet. Straub und Schild (1933) sahen dagegen eine akute Toleranz gegenüber der lähmenden Wirkung des Morphin am Meerschweinchendarm in situ. Am Menschen konnte Beecher (1953) eine akute Toleranz gegenüber der analgetischen Wirkung klinischer Dosen von Morphin, Motopon, 6 Methyl dihydromorphin, α-Acetylmethadol und Phenadoxon nicht feststellen.

Die *Dauer der Entwöhnung*, das ist die Zeit zwischen Absetzen des Präparates und Wiederkehr der normalen Reaktionsfähigkeit, geht im allgemeinen der Dauer bis zum Eintritt der Toleranz parallel. Je rascher bei einer bestimmten Species, einer bestimmten Verbindung und gegenüber einer bestimmten Teilwirkung Toleranz eintritt, desto schneller tritt nach Absetzen die normale Reaktionslage wieder ein (SEEVERS und WOODS 1953). Im einzelnen finden sich folgende in Tab. 89 zusammengestellte Angaben. Bei langdauernder und hoher Dosierung kann nach KOLB und DuMEZ (1931) sowie SEEVERS und WOODS (1953) die Entwöhnung von einer durch mehrere Monate anhaltenden Überempfindlichkeit gefolgt sein.

Tabelle 89. *Dauer der Entwöhnung*

Verbindung	Wirkung	Mensch/Tierart	Tage	Autor
Morphin	Narkose	Hund	> 2	EDDY und REID (1934)
Morphin	Narkose	Ratte	30	JOEL und ETTINGER (1926)
Morphin	Analgesie	Meerschw.	≧12	MATSCHULAN (1937)
Pethidin	Analgesie	Mensch	30	ANDREWS (1942)
Morphin	Antidiurese	Hund	7	BONSMAN (1930)
Morphin	Erbrechen	Hund	>30	PIERCE und PLANT (1928)
Morphin	Hyperglykämie	Hund	2—4	PIERCE und PLANT (1928)
Methadon	Hyperglykämie	Kaninchen	21—35	FLASKAMP (1956)

Abstinenz

Als Abstinenzerscheinungen wird der Symptomenkomplex zusammengefaßt, der sich nach chronischen Gaben bei plötzlichem Absetzen einstellt. Experimentell konnten Abstinenzerscheinungen auch beim Tier festgestellt werden.

Bei seinen eingehenden Studien über die Sucht am *Schimpansen* beobachtete SPRAGG (1940) beim Absetzen der chronischen Morphingaben Ruhelosigkeit und Erregbarkeit, Gähnen, starkes Schwitzen, Speichelfluß sowie Appetit- und Gewichtsverlust. Die Tiere hatten bis zu 13 Monate zweimal täglich 2—4 mg/kg Morphin bekommen. Bei vorübergehendem Absetzen traten die ersten Abstinenzerscheinungen nach $2^1/_2$—7 Wochen auf. Zwei Tiere zeigten nach 5 Monaten, ein Tier bereits nach 7 Wochen ein deutliches „Verlangen" nach der Morphinspritze, das 2 Wochen nach dem Absetzen wieder verschwand.

Am Affen (Macaca mulatta) stellte SEEVERS (1934, 1936) mit Morphin, Heroin, Dilaudid und Codein chronische Versuche an, die bis zu einer Dauer von 21 Monaten ausgedehnt wurden. Die verwendeten Anfangsdosen betrugen für Morphin 10 mg/kg, für Heroin 3 mg/kg, für Dilaudid 2 mg/kg und für Codein 30 mg/kg. Das Verhältnis der Dosen zueinander entsprach etwa der klinischen Wirksamkeit mit Ausnahme des Codeins, bei dem wegen dessen Toxicität entsprechend große Dosen nicht verwendet werden konnten. Die beim Absetzen auftretenden Abstinenzerscheinungen waren nach Morphin und Heroin viel schwerer als nach Dilaudid. SEEVERS (1936) teilt die Abstinenzerscheinungen am Affen nach ihrer Schwere in 4 Gruppen:

mild: Gähnen, Singultus, Rhinorrhoe und Tränenfluß, Schwitzen, Frösteln, Streitlust und Schnattern;

mäßig: Intentionstremor, Muskelzuckungen, Anorexie und Eingeweidekrämpfe;

schwer: extreme Ruhelosigkeit, unausgesetztes Kreischen, Erektionen und Masturbation, Rigidität der Muskeln, Seitenlage mit geschlossenen Augen, Erbrechen, schwerer Durchfall, Conjunctivitis;

sehr schwer: Dyspnoe, Blässe, Strabismus, Apathie, Exsiccose, Gewichtssturz, Prostration, Kreislaufkollaps und gelegentlich Tod.

Nach Seevers (1948) gleichen die Abstinenzerscheinungen beim Affen denjenigen beim Menschen. Ähnliche Abstinenzerscheinungen am Affen nach Morphin beobachteten auch Akamatsu u. Mitarb. (1931).

Mit Methadon (5 mg/kg einmal täglich gesteigert in 24—26 Tagen auf 11 bis 13 mg) konnten Woods u. Mitarb. (1947) an Affen nach 75—96 Tagen beim Absetzen keine Abstinenzerscheinungen beobachten. Cochin u. Mitarb. (1948) sahen auch bei dreimal täglicher Gabe von 7 mg/kg Methadon nach $4^{1}/_{2}$ Monaten beim Macacus nur minimale Abstinenzerscheinungen, während sie im Parallelversuch mit Morphin außerordentlich stark (1 Todesfall) in Erscheinung traten.

Barlow u. Mitarb. (1952) verabreichten Rhesusaffen 14 mg/kg Pethidin täglich p.o. durch 10 Monate, 15 mg/kg i.m. dreimal täglich durch 28 Tage und 4 mg/kg zweistündlich durch 5 Tage. Beim Absetzen konnten Abstinenzerscheinungen in keiner der Versuchsreihen beobachtet werden. Nach Deneau u. Mitarb. (1954) ist es jedoch möglich, auch mit Pethidin eine "physical dependence" zu erreichen, wenn es in steigenden Dosen dreistündig Tag und Nacht gegeben wird. Die Abstinenzerscheinungen sind dann ähnlich, aber milder wie nach Morphin.

Nach Irwin und Seevers (1952) rufen beim chronisch morphinisierten Affen 2 mg/kg Nalorphin i.v. Abstinenzerscheinungen hervor, die nach 1—5 min einsetzen, binnen 10—30 min ihr Maximum erreichen und 3—8 Std. anhalten. Ihre Intensität ist wesentlich größer als bei Abstinenz nach Absetzen des Präparates. Ein ähnliches Ergebnis hatten Versuche mit Levorphan, Methadon und Ketobemidon.

Auch an chronisch mit großen Dosen (bis zu zweimal täglich 100 mg/kg) morphinisierten Ratten konnten Kaymakcalan und Woods (1956) durch 10 mg/kg Nalorphin akute Abstinenzerscheinungen provozieren, die sich vor allem in einer gesteigerten Darmmotilität mit vermehrtem Absatz von weichem, mitunter diarrhoischem Kot manifestierten. In den Versuchen von Komlós und Földes (1956) mit der allerdings wesentlich kleineren Dosierung von einmal täglich 10 mg/kg Morphin blieb dagegen die Verminderung der Darmmotilität, gegen die keine Toleranz auftrat, auch nach Ersatz der Morphininjektionen durch Kochsalzinjektionen noch durch 3—4 Wochen bestehen, was die Autoren als bedingten Reflex deuten.

Auch beim chronisch morphinisierten *Hund* wurde von zahlreichen Autoren über Abstinenzerscheinungen berichtet (Schübel 1920, Miller u. Mitarb. 1926, Plant und Pierce 1928, Tatum u. Mitarb. 1929, Pjatnickji 1929, Barbour u. Mitarb. 1929, 1930, Gross und Slaughter 1930, Eddy und Reid 1934).

Plant und Pierce (1928) sahen nach Dosen von täglich 30—230 mg/kg Morphin durch 40—330 Tage beim Absetzen Rigidität, Zuckungen und Tremor der Muskeln, allgemeine Ruhelosigkeit, Singultus, Hecheln, Speichelfluß, Erbrechen und Durchfall. Nach Tatum u. Mitarb. (1929) führen kleine tägliche Dosen (3 mg/kg) weder zu Toleranz noch zu Abstinenzerscheinungen; nach progressiv von 30 mg/kg bis 200 mg/kg steigenden Dosen traten dagegen nach dem Absetzen deutliche Abstinenzerscheinungen auf, die nach 24—72 Std. besonders ausgeprägt und durch folgende Symptome charakterisiert waren: Allgemeine „Nervosität", Tremor, Muskelsteifheit, Hecheln, Irregularitäten von Puls und Atmung, Nymphomanie bei Weibchen.

Während Scott u. Mitarb. (1946) nach chronischer *Methadon*-Verabreichung durch einige Wochen keine Abstinenzerscheinungen beobachten konnten, führt nach Wikler und Frank (1947) eine Dosierung von 4mal täglich 1—5 mg/kg Methadon nach 8 Wochen beim Absetzen zu qualitativ ähnlichen Abstinenzerscheinungen wie Morphin. Sie setzten nach 12—18 Std. ein, erreichten ihr Maximum nach 24 Std. und klangen nach 48 Std. wieder ab; sie treten früher auf, sind intensiver, dauern aber kürzer als diejenigen nach Morphin. Die objektiv nachweisbaren Abstinenzerscheinungen sind auch bei dekortizierten Hunden in unverminderter Stärke zu beobachten. Bei chronischen Spinalhunden kamen zu den allgemeinen Abstinenzerscheinungen, die oberhalb der Durchschneidungsstelle etwa den von PLANT und PIERCE (1928) sowie TATUM u. Mitarb. (1929) beschriebenen entsprachen, noch erhöhte Laufbewegungen der Hinterextremitäten hinzu. Bei diesen Tieren führte Nalorphin ebenfalls zu Abstinenzerscheinungen und zwar schon vor Erreichung der vollen Toleranz (WIKLER und CARTER 1953).

Besonders eindrucksvoll sind die an den Reflexen der Hinterextremitäten beim chronischen Spinalhund zu beobachtenden Abstinenzerscheinungen, die das Negativ zu den Morphinwirkungen am gleichen Versuchsobjekt bilden: Starke Erhöhung des gleichseitigen Extensor- und gegenseitigen Reflexorreflexes, während der Patellarreflex sowohl unter der Morphinwirkung, wie auch in der Abstinenz unbeeinflußt bleibt. Auch an diesem Versuchsmodell sind die durch Nalorphin provozierten „akuten" Abstinenzerscheinungen viel intensiver als diejenigen nach einfachem Absetzen.

Auch WINTER und FLATAKER (1949) berichteten über Abstinenzerscheinungen nach Methadon beim Hund; sie fanden ihre Intensität jedoch geringer als nach Morphin, während die Dauer etwa die gleiche war. Noch schwächer wurden die Abstinenzerscheinungen nach Phenadoxon oder Isomethadon gefunden.

BARLOW u. Mitarb. (1952) konnten bei Pethidin auch am Hund keine Abstinenzerscheinungen hervorrufen. Die verwendeten Dosierungen betrugen: 75 mg/kg p.o. täglich durch 10 Monate oder 15 mg/kg i.m. dreimal täglich durch 28 Tage oder zweistündlich 4 mg/kg i.m. durch 5 Tage.

Von theoretischem Interesse ist noch, daß eine Reihe japanischer Autoren (SEMURA 1933, SANJO 1934, SASAKI 1938, KUBO 1939) auch an Gewebskulturen nicht nur Toleranz gegenüber Morphin und Morphinderivaten erzielen konnten, sondern daß beim Überführen toleranter Gewebskulturen in giftfreies Kulturmedium eine vorübergehende Schädigung des Wachstums auftrat, die bei hochgetriebener Toleranz bis zum Absterben der Zellen führte (SASAKI 1938). HEUBNER u. Mitarb. (1952) konnten diese Beobachtungen bestätigen. Dagegen wächst nach McCORMICK u. Mitarb. (1953) Gewebe toleranter Ratten auch in giftfreiem Medium.

Tabelle 90. *Punktsystem zur Messung der Intensität des Abstinenzsyndroms*
(Nach HIMMELSBACH 1939)

Symptom	für den Tag		für die Stunde	
	Punkte	Limit	Punkte	Limit
Gähnen	1	1	1	1
Tränenfluß	1	1	1	1
Rhinorrhoe.	1	1	1	1
Schweißausbruch	1	1	1	1
Mydriasis	3	3	3	3
Tremor	3	3	3	3
Gänsehaut	3	3	3	3
Anorexie (40% Abnahme in der Calorienaufn.)	3	3		
Erbrechen (pro Brechakt)	5		5	5
Fieber (pro 0,1°C Temperaturzunahme) . . .	1		1	10
Hyperpnoe (pro Atemzug/min)	1		1	10
Blutdrucksteigerung (pro 2 mm Hg)	1	15	1	10
Gewichtsverlust (pro Pfund)	1			
Ruhelosigkeit.	5	5	5	5

Für die beim *Menschen* auftretenden objektiv nachweisbaren Abstinenzerscheinungen hat HIMMELSBACH (1939) ein Punktesystem ausgearbeitet, das es gestattet, die Intensität des gesamten Komplexes zahlenmäßig festzulegen; jedem einzelnen der Teilsymptome wird je nach seiner Schwere eine bestimmte Punktezahl zugeordnet. Die Summe der ermittelten Punkte kennzeichnet die Schwere des Zustandes: Eine Punktzahl unter 15 gilt nach ISBELL und VOGEL (1949) als nicht signifikant, von 15—20 als sehr mild, von 20—35 als mäßig stark und über 35 als schwer (Tab. 90).

Mit dieser Methode läßt sich für jeden Einzelfall und für jede Verbindung der Verlauf der Abstinenz nach Beginn, Dauer und Intensität kurvenmäßig festhalten, was für die Auswertung klinisch-experimenteller Beobachtungen große Vorteile bietet. Auf diese Weise wurde die Stärke und der zeitliche Verlauf der Abstinenzerscheinungen bei einer Reihe von mo.ä. V. an freiwilligen Versuchspersonen des Public Health Service Hospital in Lexington bestimmt. Stärke und Dauer der Abstinenzerscheinungen hängen im allgemeinen in erster Linie von der Größe der bei zunehmender Toleranz erreichten Dosen ab. ANDREWS und HIMMELSBACH (1944) haben an 127 Morphinisten, die mit Dosen von 40—500 mg/Tag „stabilisiert" waren, festgestellt, daß sich die Stärke des Abstinenzsyndroms als Funktion dieser Dosis darstellen läßt und daß eine

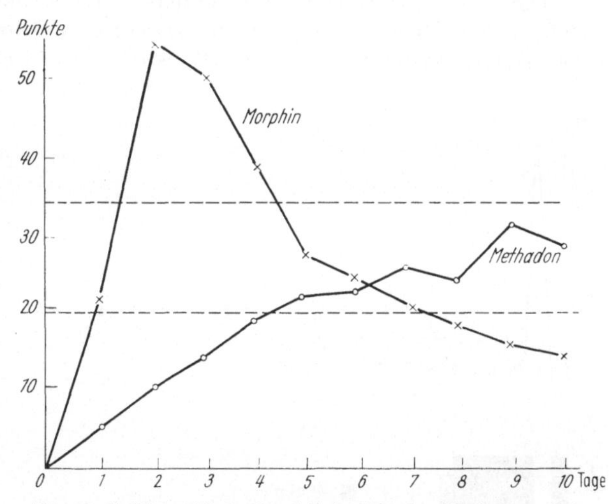

Abb. 17. Zeitlicher Verlauf und Intensität der Abstinenzerscheinungen am Menschen bei Morphin und Methadon. (Nach ISBELL und VOGEL 1949)

weitere Steigerung der Dosierung über 500 mg zu keiner weiteren Erhöhung der Intensität der Abstinenzerscheinungen führt.

Einen Vergleich der Abstinenzerscheinungen nach Morphin bzw. Methadon gibt z. B. Abb. 17 nach ISBELL und VOGEL (1949) wieder. Aus den Kurven ergibt sich, daß die Abstinenzerscheinungen nach Methadon langsamer einsetzen und länger anhalten, aber wesentlich milder sind als diejenigen nach Morphin. Beim Isomethadon entspricht der zeitliche Verlauf der Abstinenzkurve derjenigen beim Morphin, die Intensität ist jedoch etwas geringer (ISBELL und EISENMAN 1948). Nach den Versuchen von HIMMELSBACH (1942, 1943) treten beim Pethidin nach dreimonatiger Verabreichung von dreimal täglich 75 mg beim Absetzen noch keine signifikanten Abstinenzerscheinungen auf; erst nach Steigerung der Dosis durch zwei Monate auf 4 mal täglich 75 mg und anschließend durch 2 Wochen auf 8 mal täglich 75 mg konnten Abstinenzerscheinungen von ähnlichem Ausmaß und Verlauf wie nach Codein beobachtet werden. Die Abstinenz nach Ketobemidon tritt nach Versuchen von ISBELL (1949) viel rascher ein, ist viel intensiver und klingt schneller ab als nach Morphin.

Die Abstinenzerscheinungen werden durch entsprechende neuerliche Gaben der gleichen oder einer wirkungsverwandten Verbindung unterdrückt. Diese nach dem Punktsystem auch quantitativ auswertbare Wirkung wurde von HIMMELSBACH, sowie ISBELL und ihren Mitarbeitern in Lexington dazu benutzt, die „Substitutionsdosis", das ist diejenige Dosis, die für die Unterdrückung der Abstinenzerscheinungen je 50 mg Morphin gleichwertig ist, zu ermitteln. Gleichzeitig wurden die Ergebnisse dieser Untersuchungen dazu benutzt, die Eignung einer Verbindung, zu suchtmäßigem Mißbrauch zu führen ("liability to produce addiction") zu ermitteln. Jede Verbindung, die imstande ist, die Abstinenzerscheinungen zum Verschwinden zu bringen, ist ihrerseits fähig, Süchtigkeit hervorzurufen. Als Beispiel sei in Abb. 19 der Verlauf der Abstinenzkurve nach ISBELL und VOGEL (1949) bei Substitution von Morphin durch Methadon an einem Morphinisten wiedergegeben. Aus ihr ergibt sich, daß bei Methadon der vierte Teil der stabilisierenden Morphindosis genügt, um die Abstinenzerscheinungen vollkommen zu unterdrücken.

Die Tab. 91 bringt eine Übersicht, in der nach einem zusammenfassenden Referat von EDDY, HALBACH und BRAENDEN (1956) für eine Reihe von mo.ä. V. die Daten über analgetische Wirksamkeit, Substitutionsdosen und Dauer der Wirkung zusammengestellt sind. Aus dieser Übersicht geht hervor, daß analgetische Wirksamkeit und die Fähigkeit, die Abstinenzerscheinungen zu unterdrücken, parallel gehen. Die Verbindungen, bei denen die analgetische Wirksamkeit scheinbar die Wirkung gegenüber den Abstinenzerscheinungen übersteigt, sind nach dieser Zusammenstellung: Oxycodon, Acedicon, Alphaprodin, Betaprodin, das Hexamethyleniminderivat und Phenadoxon. Diese scheinbaren Ausnahmen fügen sich jedoch auch der Regel, wenn statt der an der Maus bestimmten analgetischen Wirksamkeit die klinisch am Menschen gefundene berücksichtigt wird. Ausnahmen

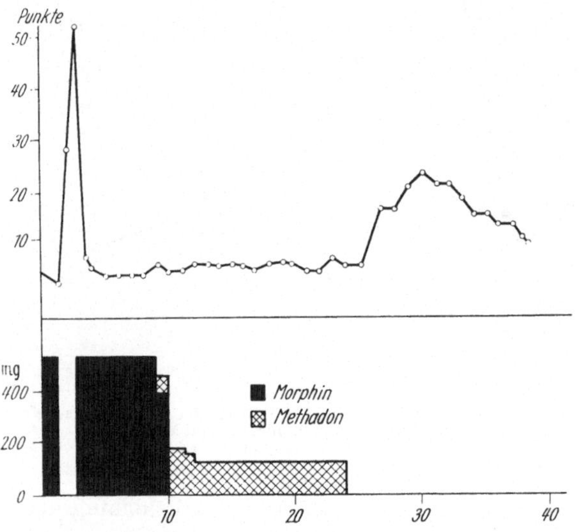

Abb. 18. Substitution von 500 mg Morphin durch 125 mg Methadon.
(Nach ISBELL und VOGEL 1949)

nach der entgegengesetzten Richtung, bei denen die Fähigkeit, die Abstinenzerscheinungen zu unterdrücken, größer erscheint als ihre analgetische Wirksamkeit, sind: Methadon, Levomethorphan und Racemethorphan. Die scheinbare Ausnahmsstellung des Methadon beruht darauf, daß hier die Wirkungsdauer als Morphinsubstitut gegenüber den Abstinenzerscheinungen viermal größer ist als diejenige des Morphin (60 Std. gegenüber 14,4 Std.). Die von den Autoren vorgenommene Reihung in der "physical dependence property" hat daher für die Gefahr, zu einer Sucht zu führen, keine praktische Bedeutung. Auch VAILLE und STERN (1956) sind der Ansicht, daß die von EDDY u. Mitarb. angeführten Ausnahmen nur scheinbare sind; derzeit wäre es besser, als allgemeine Regel anzunehmen, daß analgetische Wirkung und Suchtgefährdung parallel gehen. Über den Einfluß von Änderungen im chemischen Aufbau der mo.ä. V. auf ihre analgetische und abstinenzaufhebende Wirkung s. auch die Übersicht von EDDY, HALBACH und BRAENDEN (1956) auf Tab. 15, S. 22.

Eine besonders auffallende und evtl. bedeutsame Ausnahme wäre das Nalorphin, das nicht nur keinen Einfluß auf die Abstinenzerscheinungen hat, sondern

Tabelle 91. *Vergleich der analgetischen Wirksamkeit und der Wirksamkeit auf die Abstinenzerscheinungen an Süchtigen.* (Nach EDDY, HALBACH und BRAENDEN 1956)

Verbindung	Analgesie				Wirkung auf die Abstinenzerscheinungen				Autor
	relative Wirksamkeit Morphin = 1		Wirkungsdauer an der Maus		Substitutionsdosis für je 50 mg Morphin		Wirkungsdauer[1]		
	Maus	Mensch	Min.	Mo. = 1	mg	Morphin = 1	Std.	Mo. = 1	
Morphin	1	1	129	1	50	1	14,4	1	2, 3
Codein	0,15	0,08—0,17	67	0,5	(260)	$<$0,19	16,2	1,1	1, 4
Heroin	2,3	2—3	—	—	18	2,8	7	2	1, 5
Hydromorphon	7,0	2—5	133	1	7	7,1	7,5	0,5	1, 6
Hydrocodon	0,7	0,7	85	0,7	$>$50	$<$1	18	1,3	1, 7
Dihydrodesoxy-Morphin	11,7	5—10	103	0,8	10	5	4,5	0,3	1, 3, 8
Acedicon	1,6	1,0	89	0,7	60	0,8	24	1,7	1, 19
Oxycodon	3,5	0,7	—	—	66	0,7	14,5	1	1,9,19
Metopon	4,2	2,9	156	1,2	7	7	4,5	0,3	1, 3
Racemorphan	2,3	1—2	119	0,9	$>$15—$<$50	$>$1—$<$3	16	1,1	1, 7
Levorphan	4,2	3—4	—	—	$>$7,5—$<$25	$>$2—$<$7	—	—	1, 10
Racemetorphan	0,26	—	111	0,9	43	1,2	48	3,3	1, 10
Levomethorphan	0,7	—	—	—	21,5	2,2	48	3,3	1, 10
Pethidin	0,2	0,1—0,2	125	1	$>$120	$<$0,4	4,5	0,3	1, 11
Bemidon	0,3	—	—	—	$>$500	$<$0,1	—	—	1, 12
Ketobemidon	1,3	0,7—2	127	1	50	1	7,5	0,5	1, 12
Alphaprodin	1,1	0,2—0,7	88	0,7	$<$75	$<$0,6	—	—	1, 12
Betaprodin	3,0	—	128	1	35	$\sim$1,4	—	—	1, 12
1,3-Dimethyl-4-phenyl-4-propion-oxy-hexamethylenimin	2,1	—	103	0,8	200	0,25	$\sim$3	$\sim$0,2	1, 21
DL-Methadon	1,3	1,0	70	0,6	12	4,2	60	4,2	13, 14
L-Methadon	2,6	1,7—2,5	80	0,6	6	8,3	60	4,2	14, 15
DL-Isomethadon	0,8	0,3—0,4	97	0,8	37	1,4	16	1,1	14, 15
Pipidon	1,0	0,6	98	0,8	50	1	—	—	1, 20
Phenadoxon	1,9	0,2	48	0,4	$<$60	$>$0,8	1	0,07	16, 20
6-Dimethyl-amino-4,4-diphenylhexanon	0,8	—	54	0,4	50	1	—	—	16, 17
Äthylmethylthiambuten	0,9	0,2	97	0,8	50	1	—	—	2, 18

[1] = Zeit von der letzten verabreichten Dosis bis zur Erreichung von 50% des anfänglichen Maximums der Abstinenzerscheinungen.

Literatur: 1. EDDY u. a. (1956); 2. EDDY und LEIMBACH (1953); 3. HIMMELSBACH (1939); 4. HIMMELSBACH und ANDREWS (1940); 5. EDDY (1953); 6. HIMMELSBACH (1941); 7. FRASER und ISBELL (1950); 8. EDDY und HIMMELSBACH (1956); 9. FRASER und ISBELL (1955); 10. ISBELL und FRASER (1953); 11. HIMMELSBACH (1942); 12. ISBELL (1949); 13. ISBELL u. a. (1947); 14. LEIMBACH und EDDY (1954); 15. ISBELL und EISENMAN (1948); 16. EDDY u. a. (1950); 17. ISBELL und FRASER (1955); 18. ISBELL und FRASER (1953); 19. HIMMELSBACH unveröff. Vers., zit nach EDDY u. a. (1956); 20. ISBELL, unveröff. Vers., zit nach EDDY u. a. (1956); 21. FRASER und ISBELL, unveröff. Vers., zit. nach EDDY u. a. (1956).

durch seinen spezifischen Antagonismus gegen die mo.ä. V. bei Süchtigen sogar Abstinenzerscheinungen hervorruft, falls sich die Befunde von KEATS und TELFORD (1956) über seine dem Morphin mindestens gleichwertige analgetische Wirkung bewahrheiten sollten.

Im Blut tritt während der Abstinenz bei Ratte (MA 1933), Hund (PIERCE und PLANT 1928) und Mensch (CHARTIER und MORAT 1909, SUO 1930, RINKEL 1933) eine polynucleäre Leukocytose auf. Der Ca-Spiegel zeigt keine wesentlichen Änderungen (GROSS u. Mitarb. 1930). Der im Stadium der Toleranz bei der

Ratte und nach Barbour u. Mitarb. (1929) auch beim Hund erhöhte Wassergehalt der Organe — vor allem der Haut — sinkt in den ersten Tagen der Abstinenz bis unter die Norm ab (Thienes und Detrick 1939, Detrick und Thienes 1941). Hierauf beruht wohl auch der Gewichtsverlust während der Abstinenz, der nach Seevers (1934) beim Affen bis zu 6,4% beträgt. Nach Tachikawa (1932) führt die Abstinenz beim Hund zu einem Anstieg des Blutzuckers. Der beim Morphinisten abgesunkene Grundumsatz steigt zu Beginn der Abstinenz über die Norm (Williams und Oberst 1946). Auch der Blutdruck steigt (Himmelsbach 1934, Kolb und Himmelsbach 1938).

In der Abstinenz sinkt als Zeichen einer Steigerung der Nebennierenfunktion beim Menschen die Zahl der Eosinophilen fast bis auf Null ab und die Ausscheidung der 17-Ketosteroide steigt auf das Doppelte bis Vierfache an. Während der chronischen Morphinzufuhr ist die Aktivität von Nebennieren und Hoden gegenüber der Norm vermindert, spricht aber auf Zufuhr von ACTH oder Gonadotropin an (Eisenman u. Mitarb. 1953, 1954).

Mechanismus von Toleranz und Abstinenzerscheinungen

In der Literatur sind eine Reihe von Theorien über den Mechanismus der Entstehung dieser beiden Erscheinungen entwickelt worden. Eine solche Theorie soll nicht nur für Morphin, sondern für alle mo.ä. V. Gültigkeit haben und experimentell begründet sein; sie sollte nach Möglichkeit sowohl die Entwicklung der Toleranz, als auch die Abstinenzerscheinungen umfassen. Aus diesen Gründen haben einige ältere Theorien heute kaum mehr als historisches Interesse. Der Vollständigkeit halber seien sie aber doch kurz angeführt.

Oxydimorphin („Pseudomorphin")

Marmé (1883) führte die Toleranz gegen Morphin darauf zurück, daß es im Organismus zu Oxydimorphin oxydiert wird, das dem Morphin gegenüber antagonistisch wirken und dadurch seine Wirkung aufheben soll.

Diese Theorie ist aus folgenden Gründen abzulehnen:

1. Nachuntersuchern (Travell 1932, Cahen 1936, Fichtenberg 1952) ist es nicht gelungen, im Organismus toleranter Tiere Oxydimorphin nachzuweisen. 2. Oxydimorphin ist nach Travell (1932), sowie Schmidt und Livingston (1933) kein Antagonist des Morphin. 3. Oxydimorphin wird im Organismus sehr schnell zerstört. Während im allgemeinen die letalen Dosen bei i.v. und s.c. Injektion sich wie 1:2—3 verhalten, beträgt dieses Verhältnis bei Oxydimorphin nach Fichtenberg (1952) an der Ratte 1:6,5 und an der Maus sogar 1:23,3. 4. Die Theorie könnte höchstens für Morphin und einige seiner Derivate, aber nicht für die synthetischen mo.ä. V. Geltung haben.

Bildung eines Antitoxins

Wohl unter dem Eindruck der Entdeckung der Bakterien-Antitoxine stellte Gioffredi (1898) die These auf, daß die Morphintoleranz auf der Bildung eines Antitoxins beruhe und glaubte eine Verminderung der Toxicität des Morphin durch Injektion des Serums morphintoleranter Tiere nachweisen zu können. Kritische Nachprüfungen (Cloetta 1903, Morgenrot 1913, Pellini und Greenfield 1920, Du Mez und Kolb 1925) haben jedoch die Unhaltbarkeit dieser Theorie ergeben. Auch ist gegen sie einzuwenden, daß gerade gegenüber der Toxicität im Tierversuch die Erreichung einer Toleranz nur ausnahmsweise beobachtet wurde (s. Tab. 88, S. 213).

Vermehrte Entgiftung

Diese für die Entstehung der Toleranz bestechend klingende Erklärung wurde zuerst von FAUST (1900) gegeben und experimentell zu begründen versucht. Er konnte im Kot toleranter Hunde kein Morphin nachweisen, während er bei nichttoleranten Hunden bis zu 60% einer gegebenen Dosis wiederfand. Er führte dieses Ergebnis auf eine vermehrte Zerstörung im Organismus der toleranten Hunde zurück, da auch im Harn und in den Organen keine nennenswerten Morphinmengen wiedergefunden werden konnten.

Von älteren Nachuntersuchern glaubten einige diese erhöhte Entgiftungsfähigkeit toleranter Tiere bestätigen zu können (BABEL 1905, RÜBSAMEN 1908, TAKAYANAGI 1924, TERUUCHI und KAI 1927), während andere sie ablehnten (KAUFMANN-ASSER 1913, CLOETTA 1903, WOLFF u. Mitarb. 1933, HATCHER und GOLD 1929).

Alle diese früheren Untersuchungen sind mit einer großen Unsicherheit in der Methodik behaftet und können daher die Frage, ob die Entgiftung beim toleranten Tier rascher und in größerem Umfang erfolgt, nicht entscheiden. Das gleiche gilt auch für die mühevollen und sorgfältig durchgeführten Versuche von PLANT und PIERCE (1933) an Hunden. Sie hatten das schwer verständliche Ergebnis, daß nach 4 Std. in den Organen der toleranten Tiere etwas geringere Mengen von Morphin aufgefunden wurden, daß aber nach 24 Std. das Verhältnis umgekehrt war. Die von den Autoren zur Erklärung dieser paradoxen Ergebnisse aufgestellten Hilfshypothesen können kaum befriedigen, ganz abgesehen davon, daß wegen der großen Differenzen in den Einzelversuchen die gefundenen Unterschiede nach einer Kritik von KRUEGER u. Mitarb. (1941) nicht als signifikant anzusehen sind. Eine gewisse Erklärung für die anscheinend geringere Entgiftung bei den toleranten Tieren von der 5.—24. Std. könnte darin liegen, daß PLANT und PIERCE bei ihrer Aufarbeitungsmethode der Organe mit 4%iger Trichloressigsäure nur das freie und das leicht hydrolysierbare gekuppelte Morphin bestimmt haben, nicht aber den schwer hydrolysablen Anteil. THOMPSON und GROSS (1941) fanden nämlich, daß von einer gegebenen Morphindosis bei normalen Hunden 20% als freies Morphin, 8% als leicht hydrolysierbares und 66% als schwer hydrolysierbares Morphin ausgeschieden werden, bei toleranten Hunden die Zahlen jedoch 20% bzw. 16% bzw. 29% betragen, und daß speziell von der 7.—24. Std. von normalen Hunden fast nur schwer hydrolysierbares Konjugat, von toleranten Hunden fast nur freies Morphin ausgeschieden wird. Demnach dürften die von PLANT und PIERCE bei den normalen Hunden nach 24 Std. gefundenen Werte zu tief liegen, da das schwer hydrolysierbare Morphin nicht mitbestimmt wurde. Die Summe der einzelnen Morphinfraktionen betrug in den Versuchen von THOMPSON und GROSS (1941) bei normalen Hunden 94% der gegebenen Dosis, bei toleranten Hunden dagegen nur 65%. Diese Autoren ziehen daraus den Schluß, daß bei den toleranten Hunden wesentlich mehr Morphin in eine sich dem Nachweis entziehende Form umgewandelt wird.

In neueren diesbezüglichen Untersuchungen fanden dagegen COCHIN u. Mitarb. (1954) ebenfalls an Hunden zwischen normalen und toleranten Tieren keine Unterschiede in den im Harn ausgeschiedenen Morphinmengen. Die Zahlen für freies, gebundenes und Gesamtmorphin lauten für den Normalhund: $14\pm3\%$, $56\pm9\%$ und $70\pm11\%$, für den toleranten Hund: $14\pm3{,}9\%$, $55\pm13{,}2\%$ und $69\pm14{,}5\%$. Auch die Gesamtausscheidung im Harn + Kot zeigte für die Summe der Morphinfraktionen mit $84\pm6\%$ bzw. $90\pm10\%$ keinen signifikanten Unterschied zwischen toleranten und nicht toleranten Hunden. Das gleiche gilt nach WOODS (1954) auch für die Verteilung in den Organen bei Hunden und Ratten (vgl. Tab. 28 u. 29 auf S. 48).

Eine Abhängigkeit der Ausscheidung der Morphinfraktionen von der Dauer der chronischen Verabreichung fand ZAUDER (1952). Wie aus Tab. 92 hervorgeht, nimmt die Ausscheidung des gebundenen Morphin in der ersten Woche zu, während diejenige an freiem Morphin abnimmt. Im Laufe der nächsten 8 Wochen werden jedoch die ursprünglichen Ausscheidungsverhältnisse wieder erreicht, so daß also mit zunehmender Toleranz die Unterschiede abnehmen. Die Änderungen der Ausscheidungsverhältnisse in der ersten Woche führt ZAUDER darauf zurück, daß erst innerhalb dieser Zeit die Tiere ins Gleichgewicht kommen.

Tabelle 92. *Morphinausscheidung bei chronisch morphinisierten Ratten in Prozent der Einzeldosis*
(Nach ZAUDER 1952)

	Freies Morphin	Gepaartes Morphin	Gesamtausscheidung
Kontrollperiode	$27,5 \pm 5,5$	$36,0 \pm 4,9$	$63,5 \pm 2,8$
nach 1 Woche	$17,8 \pm 2,7$	$60,0 \pm 7,4$	$77,8 \pm 6,6$
nach 3 Wochen	$19,3 \pm 1,4$	$60,4 \pm 4,1$	$79,7 \pm 4,3$
nach 6 Wochen	$19,8 \pm 3,5$	$47,9 \pm 3,8$	$67,7 \pm 3,4$
nach 9 Wochen	$19,9 \pm 3,4$	$38,4 \pm 3,7$	$58,1 \pm 4,1$

FICHTENBERG (1950, 1952) fand den Morphingehalt toleranter Ratten 20 min nach einer Morphininjektion höher als bei normalen Tieren, nach 60 min jedoch gleich hoch. Daraus und aus der Feststellung, daß bei toleranten Ratten das Verhältnis der letalen Dosen i.v./s.c. sich wie 1/4,8, bei normalen Ratten aber wie 1/2,5 verhält, schließt die Autorin auf eine raschere Entgiftung des Morphin beim toleranten Tier. Auch die bei den toleranten Tieren in den Ausscheidungen aufgefundene geringere Morphinmenge würde in gleiche Richtung deuten. Bei toleranten Ratten ist nach SZERB und MCCURDY (1956) im Blut der Abfall des freien Morphin während der ersten 60 min nach i.v. Injektion von 75 mg/kg rascher als bei nichttoleranten Ratten, wobei die Konzentration des gebundenen Morphin entsprechend zunimmt. Diese relative Zunahme des gebundenen Morphin ist aber nach Ansicht der Autoren nicht Ursache, sondern Folge der Gewöhnung, da bei toleranten Ratten die Glykogenolyse durch Morphin geringer ist und daher mehr Glucuronsäure für die Kupplung des Morphin gebildet werden kann.

SUNG u. Mitarb. (1953) sahen beim Methadon bezüglich der Konzentration in den Geweben keinen Unterschied zwischen normalen und toleranten Ratten, doch fanden sie bei letzteren in den Exkreten eine größere Menge eines unbekannten Umwandlungsproduktes des Methadon.

Nach DORLENCOURT (1913) soll Leberbrei von Hunden (75 g Leber in 100 ml mit Chloroform gesättigtem Wasser) bei 38° in 10 Std. 15—45% vom zugesetzten Morphin zerstören, und zwar ansteigend mit zunehmender Toleranz der Tiere. Auch ZAUDER (1952) fand, daß Leberschnitte von toleranten Ratten mehr Morphin in eine gebundene Form überführen als bei normalen Tieren. Über ein entgegengesetztes Resultat berichtet dagegen FAWAZ (1948). Auch nach FICHTENBERG (1952) werden von Leberschnitten normaler Ratten 40—50% von zugesetztem Morphin in eine gebundene, durch HCl spaltbare Form umgewandelt, von Leberschnitten toleranter Ratten jedoch nur 30—40%. Leberbrei war in beiden Fällen wirkungslos. Hirnschnitte koppelten ohne Unterschied 20—30%. Nach HAGGART u. Mitarb. (1953) hat Lebergewebe von chronisch morphinisierten Ratten die Fähigkeit, Morphin zu kuppeln sogar vollständig verloren. Auch die Entgiftung des Methadon durch Leberschnitte in vitro verläuft nach SUNG u. Mitarb. (1933) bei gewöhnten Ratten langsamer. AXELROD (1956) fand die

N-Demethylierung der mo.ä. V. durch die Leber bei toleranten Ratten ebenfalls sehr stark herabgesetzt.

Auch neuere Untersuchungen lassen also die Frage offen, ob im Zustand der Toleranz eine vermehrte Entgiftung erfolgt. Dieses Problem wird sich durch derartige Untersuchungen wohl überhaupt nicht klären lassen, da diese über die am spezifischen Wirkungsort vorhandenen Mengen keinen Aufschluß geben. Es hat sich übereinstimmend gezeigt, daß gerade im ZNS im Vergleich zu anderen Organen eine zunächst naheliegende Anreicherung der mo.ä. V. nicht stattfindet. Dabei ist aber zu bedenken, daß hier die Nerven*zellen* gegenüber den Leitungsbahnen quantitativ soweit zurücktreten, daß eine evtl. Anreicherung oder quantitative Unterschiede zwischen toleranten und nichttoleranten Tieren an den spezifischen Wirkungsorten durch die große Menge des unspezifischen Gewebes vollkommen verdeckt wird.

Abnahme der cellulären Empfindlichkeit

CLOETTA (1903), der die Faustsche Theorie einer vermehrten Morphinzerstörung beim toleranten Tier ablehnte, stellte die Hypothese einer Abnahme der cellulären Empfindlichkeit auf. Auch RÜBSAMEN (1908) nimmt eine „celluläre Immunität" zumindest als Teilfaktor bei der Toleranz an, da im Organismus toleranter Ratten im Zeitpunkt, wo bei nichttoleranten Tieren der Höhepunkt der Wirkung zu erwarten wäre, noch Morphinmengen nachweisbar sind, die ein nicht tolerantes Tier schwer vergiften würden. In dieselbe Richtung weist auch die Feststellung von SZERB und McCURDY (1956), daß beim Vergleich normaler und toleranter Ratten zwischen der Konzentration des Morphin im ZNS und seiner depressiven Wirkung kein Zusammenhang besteht. Nichttolerante Ratten sind bei einer Morphinkonzentration von 4,3 γ/g noch immobil, während tolerante Ratten bei der höheren Konzentration von 6,5 γ/g hyperaktiv sind.

Für eine direkte „celluläre Toleranz" hat sich noch eine Reihe von Autoren ausgesprochen (SANTESSON 1911, VAN DONGEN 1915, KOBAJASHI 1930, HATCHER und GOLD 1929, SCHMIDT und LIVINGSTON 1933). Auch in der von SEEVERS u. Mitarb. (1953, 1954) vertretenen Theorie der zweiphasischen cellulären Wirkung des Morphins (s. unten) spielt eine Art cellulärer Toleranz eine Rolle. Schließlich wurden auch an isolierten Zellkulturen Erscheinungen von Toleranz und Abstinenz beobachtet (s. S. 215, 218). Eine celluläre Toleranz — z. B. durch Absättigung einer spezifischen „receptiven Substanz" (SANTESSON, SEEVERS u. Mitarb.) — könnte somit zumindest als eine Teilursache der allgemeinen Toleranz angesehen werden. Daß eine celluläre Toleranz möglich ist, zeigen nicht nur die Versuche an isolierten Zellen, sondern auch die alltägliche Beobachtung einer Toleranz gegenüber Geruchsreizen, für die ein anderer Mechanismus kaum in Frage kommt.

Eine Erklärung für diese celluläre Toleranz versucht AXELROD (1956b) zu geben: Die N-Demethylierung der mo.ä. V. durch ein spezifisches Enzym der Leber (AXELROD 1956a) nimmt bei toleranten Ratten in gleichem Maße wie die analgetische Wirkung ab. Sie wird durch Nalorphin ebenso gehemmt wie die analgetische Wirkung. Deshalb nimmt der Autor eine enge Beziehung zwischen den demethylierenden Enzymen und den für die analgetische Wirkung verantwortlichen Receptoren an. So wie der dauernde Kontakt diese Enzyme inaktiviert, könnten auch die Receptoren inaktiviert werden. Die Toleranz könnte daher die Folge davon sein, daß nicht mehr genügend Receptoren zur Verfügung stehen. BECKETT und CASY (1955b) stellten die Hypothese auf, daß die im Organismus durch Demethylierung entstehenden nor-Verbindungen die eigentlich wirksamen Substanzen wären. Wenn diese — allerdings mit den experimentellen Tatsachen

schwer in Einklang zu bringende — Hypothese richtig wäre, so würde die von
AXELROD gefundene verminderte Demethylierungsfähigkeit toleranter Tiere für
die Entstehung der Toleranz eine andere Deutung zulassen.

Eine Erklärung für die Abstinenzerscheinung kann eine celluläre Toleranz
jedoch keinesfalls geben.

Phasische Wirkung, chronische Vergiftung

JOEL und ETTINGER (1926) wiesen bereits auf das „zweiphasische" Vergiftungs-
bild durch Morphin bei Ratten hin; auf ein depressives Stadium folgt eine zentrale
Erregung. Bei chronischen Morphingaben kommt es zu einer „Dissoziation der
Gewöhnung". Das depressive Stadium verschwindet nach 5—15 Tagen und es
kommt sofort zur Erregung, die immer mehr in den Vordergrund tritt. Nach
TATUM u. Mitarb. (1929) kommt es im Stadium der Toleranz zu einem solchen
Überwiegen der Erregung, daß zur Erzielung einer depressiven Wirkung die
Dosen immer mehr gesteigert werden müssen. Die Abstinenzerscheinungen
würden darauf beruhen, daß die erregende Wirkung länger anhält als die dämp-
fende.

Im Prinzip ganz ähnlich ist die Theorie von AMSLER (1931b). Auch sie geht
von der „phasischen" Wirkung des Morphin aus. Die erregende Wirkung ist
eine die („dynamische") lähmende überdauernde („statische") Wirkung. Die
Toleranz ist keine Anpassungserscheinung oder Giftfestigkeit, sondern die Folge
einer chronischen Vergiftung durch die langdauernde „statische" Wirkung, die
auch für die Abstinenzerscheinungen verantwortlich ist. Diese statische Wirkung
äußert sich nach späteren Untersuchungen von AMSLER (1933) in einem Alkali-
verlust der Zellen und einer Änderung des K/Ca-Quotienten. Für letzteres führt
AMSLER (1937) an, daß ähnlich wie bei toleranten Ratten auch bei rachitischen
Ratten die analgetische Wirkung ab- und die erregende Wirkung zunimmt.

Die Theorie der zweiphasischen Wirkung wurde von SEEVERS und WOODS
(1953), sowie SEEVERS (1954) noch weiter präzisiert. Nach diesen Autoren
greifen beide Phasen der Morphinwirkung an der gleichen Zelle, im Zwischenneuron ("internuncial neuron") an. Die eine an oder nahe der Oberfläche des
Neurons (extracelluläre Phase), die zweite im Innern des Neurons (intracelluläre
Phase). Für die *extracelluläre Phase* werden folgende Charakteristika angenommen:
a) Eine schwache Bindung an die Rezeptoren, möglicherweise auf Grund physikalisch-chemischer Kräfte. b) Die Zahl der besetzten Receptoren ist innerhalb
gewisser Grenzen proportional der Konzentration der Verbindung in der umgebenden Körperflüssigkeit. c) Die Besetzung der Receptoren blockiert die
Nervenleitung; die Wirkung ist eine logarithmische Funktion der Zahl der
besetzten Receptoren. d) Die *Toleranz* beruht auf einer maximalen, aber nie
vollständigen ("maximal but never complete") Besetzung der Receptoren.
e) Das Absetzen des Präparates führt zu einem raschen Verlust der Toleranz,
der dem Abfall der Konzentration im umgebenden Medium parallel geht.

Die Charakteristika der *intracellulären Phase* sind: a) Das Morphin dringt nur
langsam und schwer in die Nervenzelle ein. b) Die intracelluläre Konzentration
ist nie hoch. c) Die Bindung an irgendeinen Zellbestandteil ist fest. d) Die
Wirkung ist eine Erregbarkeitssteigerung. e) Beim Absetzen dauert die intracelluläre Wirkung noch lange an, entweder durch irgendwelche Änderungen in
der Biochemie der Zellen, oder infolge der festen Bindung und des sehr geringen
Difusionskoeffizienten. Dies ist zusammen mit dem raschen Rückgang der
extracellulären Phase die Ursache für die *Abstinenzerscheinungen* (Abb. 19).

Auch SHIDEMAN (1946) nimmt zur Erklärung der Abstinenzerscheinung eine
diphasische Wirkung des Morphin an. Nach seiner Ansicht hat Morphin eine

periphere stoffwechselsteigernde Wirkung, deren Folgen von der kürzer anhaltenden zentralen depressiven Wirkung maskiert werden; fällt letztere weg, dann tritt die periphere Komponente als Abstinenzerscheinungen hervor.

Die Theorie der diphasischen Wirkung vermag vor allem in der von SEEVERS u. Mitarb. gebrachten Formulierung für Toleranz und Abstinenzerscheinungen eine plausible Erklärung zu geben. Sie ist jedoch reichlich hypothetisch und gibt für den eigentlichen Wirkungsmechanismus keine experimentell bewiesenen Grundlagen. ISBELL und FRASER (1950) wenden gegen diese Theorie vor allem ein, daß die Abstinenzerscheinungen von den Symptomen verschieden sind, die durch die erregenden Wirkungen der mo.ä. V. ausgelöst werden.

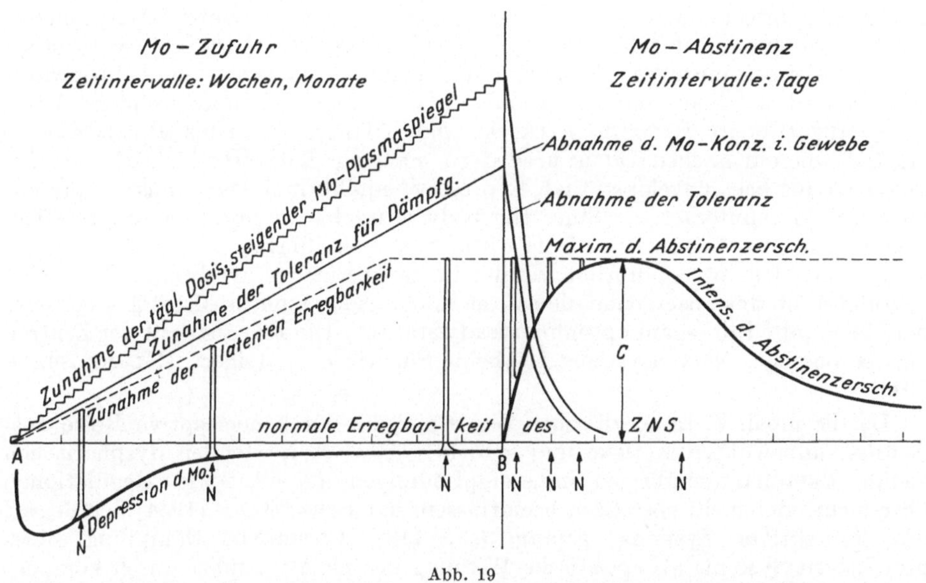

Abb. 19

Änderung des Teilungskoeffizienten

ABE (1930) maß für Morphin in vitro den Teilungskoeffizienten Organbrei zu Serum und fand, daß dieser bei zunehmender Toleranz abnahm, und zwar bei Kaninchen durch Verminderung der Bindung an den Organbrei, bei Hunden außerdem noch durch Vermehrung der Bindung an das Serum.

Gegen diese Theorie würden die im Abschnitt „vermehrte Entgiftung" referierten Angaben verschiedener Autoren sprechen, daß im Morphingehalt verschiedener Gewebe zwischen toleranten und nicht toleranten Tieren kein signifikanter Unterschied besteht.

Auswaschwirkung (exodic action)

Am isolierten, unter Morphinwirkung stehenden Kaninchenherzen erfolgt beim Übergang auf morphinfreie Lösung eine Hemmung der Herztätigkeit (KRAWKOW 1911, WADA 1928), am isolierten Darm verschiedener Tierarten (Kaninchen, Hund, Affe) eine Erregung (ABE 1930, FUJITA 1931). Da diese Auswaschwirkung am Herzen (KRAWKOW) und am Darm (ABE, FUJITA) durch erneute Morphingabe wieder rückgängig gemacht werden kann, setzt ABE sio mit den Abstinenzerscheinungen in Parallele.

Steigerung der Gegenregulationen

NISHIGISHI und SATO (1927) kamen auf Grund ihrer Untersuchungen an Morphinisten zu dem Schluß, daß sich die Haupterscheinungen des Morphinismus durch Tonusanomalien des vegetativen Nervensystems erklären lassen. Die Autoren schreiben: „Das Wesen der Morphingewöhnung ist nichts anderes als die Erwerbung des Organismus an den der Morphinwirkung entgegengesetzten Eigenschaften, wie ja Lebewesen im allgemeinen als die Summe der Reaktionen gegen häufig wirkende Stimulantien schließlich eine neue Eigenschaft gewinnen."

HIMMELSBACH (1942, 1943) präzisiert diese "homeostatic adaptations" folgendermaßen: "1. The prime function of autonomic (Hypothalamic) centers is to maintain homeostasis and to make proper adjustments in the face of stress. 2. Morphine affects homeostasis through its action on these centers. 3. Autonomic reaction to this effect takes place . . . 4. With repetition, the ability to offset the opiate effect improves (physiologic tolerance). 5. An extension of this process of improved reaction results eventually (with larger and more frequent doses) in disproportionate strength in checks and balances. 6. Thus a condition is created wherein a chemical is needed to maintain homeostasis; such reactive power having been developed that, to preserve equilibrium, there must be present an effect to counteract. 7. Since the body is unable to supply a countereffect promptly it must be furnished from without, else equilibrium will be lost temporarily. Such loss of equilibrium results in an abstinence syndrome. Following subsidence of this spectacular illness, as much as six months of total abstinence may be required to regain optimum steady states." Die Erregbarkeit der Zentren des autonomen Nervensystems ist beim Süchtigen gesteigert (HIMMELSBACH 1944).

Da die mo.ä. V. in spezifischer Weise nur die durch nociceptive Reize ausgelösten unbewußten Reflexe und subjektiv bewußt werdenden dysphorischen Gefühle dämpfen, die übrigen Sinnesempfindungen und autonomen Regulationen aber nicht oder nicht spezifisch beeinflussen, hat SCHAUMANN (1954) den Begriff des „protektiven Systems" geprägt (s. S. 119). Chronische Dämpfung dieses protektiven Systems als spezifische Wirkung des mo.ä. V. führt durch kompensatorische Funktionssteigerung desselben zur Toleranz und nach Wegfall der dämpfenden Wirkung zu den Abstinenzerscheinungen.

Die Übererregbarkeit der Funktion des protektiven Systems in seinem subjektiv erlebten Anteil führt nach SCHAUMANN (1954) zu den „psychischen" Erscheinungen der Abstinenz mit ihren außerordentlich quälenden angstgefärbten Gefühlen. Sie ist für die „psychische Hörigkeit" (psychical dependence) verantwortlich. Nur diese kann außer durch die mo.ä. V. auch durch Lobotomie beseitigt werden, während die physischen objektiv nachweisbaren Abstinenzerscheinungen auch nach Lobotomie weiter bestehen und nur durch die mo.ä. V. unterdrückt werden. Nach Lobotomie fällt auch das unbezähmbare Verlangen nach der Droge fort, ein Verhalten, das auch schizophrene Patienten zeigen (WIKLER u. Mitarb. 1952).

Für diesen kompensatorischen oder homeostatischen Mechanismus von Toleranz und Abstinenzerscheinungen als einer aktiven Leistung des Organismus und gegen eine „chronische Vergiftung" spricht nach BUCHER und DOERR (1950) die von SCHMIDT und LIVINGSTON (1933) beobachtete Durchbrechung einer bestehenden Toleranz durch toxische Dosen. Für eine gesteigerte Gegenregulation bzw. erworbene Überempfindlichkeit des protektiven Systems spricht, daß die Abstinenzerscheinungen gewissermaßen das Negativ der Wirkungen der mo.ä. V. sind.

Allgemeines zur Sucht

Nach einem Bericht des "Expert Committee on Drugs Liabel to Produce Addiction" 1952, besteht bei der Entwicklung einer Süchtigkeit ein Zusammenspiel zwischen pharmakodynamischer Wirkung und psychischer Konstitution (psychological make-up).

Es gibt Drogen, vor allem Morphin und die mo.ä. V., deren spezifische pharmakodynamische Wirkung unter je nach der Substanz verschiedener Bedingungen bezüglich Zeitdauer und Dosierung der Anwendung immer und bei jeder Person zu einem unbezähmbaren Verlangen (compulsive craving) nach der Droge, zu Süchtigkeit und Hörigkeit führen. Die Süchtigkeit wird sich bei solchen Individuen früher entwickeln, deren psychische Konstitution sie dazu führt, einen Ausweg in der pharmakodynamischen Wirkung zu suchen und zu finden. Früher oder später *muß* hier ein Zeitpunkt kommen, in welchem der Gebrauch der Droge ohne schwere Störungen — immer psychischer und manchmal auch physischer Art — nicht mehr unterbrochen werden kann. Bei diesen Drogen steht die pharmakodynamische Wirkung im Vordergrund, die psychische Konstitution wirkt unterstützend.

Daneben gibt es andere Drogen, die niemals zu einem unbezähmbaren Verlangen führen, obwohl ihre pharmakodynamischen Wirkungen für manche Individuen soweit erwünscht sind, daß sich leicht ein *gewohnheitsmäßiger Gebrauch* entwickelt. Die Anwendung dieser Drogen kann ohne schwere Störungen unterbrochen werden. Bei ihnen steht die psychische Verfassung im Vordergrund, die pharmakodynamische Wirkung ist unterstützend.

Schließlich gibt es eine Gruppe von Drogen, deren pharmakodynamische Wirkung zwischen denen der beiden obigen Gruppen steht, so daß sich unbezähmbares Verlangen, Süchtigkeit und Hörigkeit bei solchen Personen entwickeln *kann*, deren psychische Konstitution sie dazu verleitet, einen Ausweg im Gebrauch dieser Drogen zu suchen und zu finden. Bei diesen Substanzen ist das psychische "make-up" ausschlaggebend, doch spielt auch die pharmakodynamische Wirkung eine wichtige Rolle. In besonderen Fällen kann auch hier ein personeller und soziologischer Schaden entstehen.

Wie groß dieser Einfluß der psychischen Konstitution auf die Entstehung einer Süchtigkeit auch bei der ersterwähnten Gruppe der Suchtgifte ist, zu denen die mo.ä. V. gehören, geht aus einer Statistik von PESCOR (1938, 1943) über 1036 Süchtige des Public Health Service Hospital in Lexington hervor. Von diesen waren nach einer von KOLB (1925) gegebenen Charakteristik der Suchtkranken 3,8% mit „normaler psychischer Konstitution" durch therapeutischen Gebrauch süchtig geworden, 54,5% hatten eine „psychopathische Diathese" ohne ausgesprochenen Persönlichkeitsdefekt, 6,3% waren Psychoneurotiker, 11,7% Psychopathen, aber ohne Psychose, 21,9% chronische oder periodische Alkoholiker; nur in einem Fall war eine ausgesprochene Psychose vorhanden. 96,2% aller Süchtigen waren somit vorbelastet und nur in 3,8% hatte der therapeutische Gebrauch bei Personen mit normaler psychischer Konstitution zur Süchtigkeit geführt. Zu ähnlichen Ergebnissen kamen auch KOLB (1928), VOGEL u. Mitarb. (1948) und WIKLER (1948). REICHARD (1947) wies darauf hin, daß eine angstgefärbte Spannung ("anxiety", "tension"), hervorgerufen durch verschiedene körperliche Beschwerden oder Situationsprobleme, eine wichtige Ursache für die Entstehung einer Sucht ist. FARAGO (1949) stellte an 61 Suchtfällen bei 93% Störungen im Familienmilieu der Kindheit und bei 83% homosexuelle Neigungen (mit 14% aktiven Homosexuellen) fest, woraus sich ein in 85% feststellbarer latenter, aber meist ganz offenbarer Angstzustand entwickelte.

Zu dessen Zurückdrängung diente das Suchtmittel in 93% der Fälle, die sich aus
43 Alkoholikern, 15 Morphinisten, 1 Dicodidsüchtigen und 2 Pethidinsüchtigen
zusammensetzten. Eine Abtrennung der Alkoholiker hält FARAGO für sinnlos.
WIKLER (1948) schreibt: "The normal well-adjusted mature person is not likely
to become a habitual drug addict." Die Sucht wird dagegen ein Problem für das
öffentliche Gesundheitswesen bei solchen Individuen, "whose emotional need for
morphine, or drugs like it, is so strong, that it overbalances the personality
defences (e.g. 'superego'-structure) against addiction".

SCHAUMANN (1954) suchte für diese zum Mißbrauch der mo.ä. V. treibende
„psychische Abwegigkeit" eine Erklärung in einer konstitutionellen oder erwor-
benen Überfunktion des protektiven Systems, das durch seine Erregung quälende
angstvolle Gefühle auslöst, um den Organismus vor drohenden Schädigungen
eindringlich zu warnen. Es tritt normalerweise in Funktion, wenn die unbewußten
autonomen Regulationen nicht mehr ausreichen, die lebensnotwendige Konstanz
des inneren Milieu aufrechtzuerhalten (z. B. Erstickungsgefühl, Präcordialangst
usw.) oder äußere Einwirkungen das Leben der Zellen bedrohen (Schmerz).
Erworben kann eine solche Überfunktion werden, entweder als kompensatorische
Mehrleistung durch chronische Dämpfung bei langdauernder hoch dosierter
Anwendung der mo.ä.V. (Toleranz), oder im Sinne einer „Neurose" durch schwere
psychische Belastung. Eine Überempfindlichkeit des protektiven Systems wird
schon bei normaler Belastung in Form von unlustbetonten angstgefärbten
Gefühlen in Erscheinung treten. In besonders ausgeprägtem Maße ist dies als
Abstinenzerscheinungen der Fall bei einer durch langdauernden Gebrauch der
mo.ä. V. gesteigerten Empfindlichkeit des protektiven Systems.

In einem ähnlichen Sinne äußert sich auch USDIN (1956). Unter dem Reiz
einer Belastung führt der normale intelektuelle und emotionelle Mechanismus der
stabilen Persönlichkeit zu einer schließlich befriedigenden Lösung der Situation.
Beim Vorliegen eines tiefsitzenden Defektes der Persönlichkeit oder der Charakter-
struktur findet dagegen die Angst in einem hierzu unfähigen krankhaften Zustand
ihren Ausdruck, der von physischen oder auch abnormalen psychischen Mani-
festationen begleitet ist. Das Opfer einer Angstneurose kann in seinem Widerstand gegenüber den Problemen und Verantwortlichkeiten des Lebens eine Reihe
von abnormalen Reaktionen entwickeln, einschließlich excessiver Reizbarkeit,
Hyperaktivität, Aufregungszuständen, Depressionen, Phobien und hypo-
chondrischen Symptomen. Das Vorliegen von neurotischen oder sogar psycho-
tischen Tendenzen mag ein Teil des Lebensmusters mancher Patienten von einem
frühen Alter an sein; bei anderen kann das Grundübel so leicht sein, daß abnor-
male Reaktionen nur bei Vorliegen einer schweren Belastung in Erscheinung
treten. Die Verletzlichkeit eines Individuums ist z. T. durch konstitutionelle
Faktoren, über die wenig bekannt ist und z. T. durch seine emotionelle Entwicklung unter dem Einfluß der Umwelt bestimmt.

Auch MIKOREY (1956) stellt die Persönlichkeit in den Mittelpunkt des Sucht-
problems, wenn er schreibt: „Es gehört zu den typischen Lebenslügen der
modernen Kulturmenschheit, Angst, Ratlosigkeit und überhaupt jede Art von
moralischem Defizit durch einen modernisierten Schmerzzauber in psychogenen
körperlichen Schmerz zu verwandeln. ... Meistens knüpft er dabei an irgendeinen organisch bedingten, unbedeutenden und unterschwelligen Schmerz an,
der künstlich durch Autosuggestion verstärkt und hinaufgeschaukelt wird.
Angst, Reue, Zweifel, Verzweiflung und innere Leere werden so „aufgehoben"
in Migräne, Rheumatismus, Ischias, Magenkrämpfe und alle möglichen Schmerz-
zustände ... In einer solchen Konstellation sind alle Voraussetzungen für die
Entwicklung der Arzneimittelsuchten enthalten. Wer immer aus inneren Konflik-

ten und Nöten in den psychogenen Schmerz flieht, begibt sich auf den Weg zur Sucht. Er will den soeben seelisch provozierten Schmerz mit chemischen Mitteln wieder vertreiben, obwohl er in Wirklichkeit denselben gar nicht entbehren kann ... Auch hier, bei diesen modernen Formen des Schmerzzaubers mit Nachhilfe von Schmerzmitteln rückt die Pointe immer mehr in die Phase des komplementären euphorischen Rückstoßes nach der künstlichen Unterbrechung eines psychogenen Schmerzzustandes durch schmerzstillende Mittel. Diese Euphorisierung hängt also gar nicht unmittelbar chemisch an der Konstitution des verwendeten Mittels, sondern entspringt als Kontrastphänomen dem soeben verschwundenen psychogen aufgeladenen Schmerz und der damit verbundenen moralischen Entlastung der Gesamtpersönlichkeit. Alle Schmerzmittel werden erst in der Hand von Menschen, die mit Hilfe eines solchen Schmerzzaubers innere Schwierigkeiten überspringen wollen, zu Suchtmitteln ... Nicht das Suchtmittel, sondern die Lebenslüge des Süchtigen selbst, der Mensch, der mit chemischer Nachhilfe Schmerzzauber treibt, steht im Mittelpunkt der modernen Suchtproblematik."

Die „Schmerzangst" stellt auch JANZ (1955) beim Suchtproblem in den Vordergrund, wenn er schreibt: „Gespanntheit und Gehemmtheit aber sind zugleich Kennzeichen einer bei der Mehrzahl der Arzneimittelsüchtigen nachweisbaren Selbstunsicherheit, die zusammen mit Minderwertigkeitsgefühlen — dem Grundleiden des neurotischen Menschen unserer Zeit — in einer tiefgreifenden Lebensangst verwurzelt zu sein pflegt. Hieraus läßt sich verstehen, daß so viele Süchtige heute von schmerzstillenden Mitteln abhängig werden, ohne an nennenswerten Schmerzzuständen zu leiden. Denn diese Patienten suchen vor allem eine Befreiung von ihren mit unbestimmter — und keineswegs immer bewußt erlebter — Angst verbundenen inneren Spannungen oder Hemmungen ... So haben wir in den modernen Suchtphänomenen vielfach nur Maskierungen verschiedenartiger Ausprägungen der Grundangst des Gegenwartsmenschen vor uns."

Die Süchtigen sind also Kranke und bedürfen daher als solche zumindest von seiten des Arztes einer verständnisvollen Beurteilung und Behandlung; sie werden erst „kriminell", wenn sie gezwungen werden, ihren Bedarf an Suchtgift, der für sie dasselbe biologische Bedürfnis ist wie für den Hungernden und Durstenden Nahrung und Wasser (WIKLER 1948) durch gesetzwidrige Handlungen zur stillen. Sie dürfen nach SEEVERS (1948) nicht als Verbrecher klassifiziert werden, weil sie einem inhärenten psychischen Drang nachgeben, der sich ihrer Kontrolle entzieht ("classified as criminals because they yield to an inherent psychic drive not under their control").

Es wäre daher besser und richtiger, statt der ominösen Worte „Sucht" und „süchtig" die Ausdrücke „Suchtkrankheit" und „Suchtkranker" zu gebrauchen.

Das Angsterlebnis stellt auch FERVERS (1953) als beherrschenden Faktor bei den subjektiven (psychischen) Entziehungserscheinungen hin. Er studierte den Komplex der Angst an Versuchspersonen, denen eine Atemmaske mit geschlossenem Einatmungsventil, aber offenem Ausatmungsventil aufgesetzt wurde. Die Aussagen der Versuchspersonen ergaben übereinstimmend, daß in der Angst die vernunftgemäße Überlegung wegfällt: „Das Rationale wurde ausgeschaltet." „Es entstand eine lebensbedrohliche Angst; denken konnte ich nicht mehr in diesem Moment." „Das Angstgefühl war unbestimmt, nicht zu begründen; denn ich wußte ja, daß es sich um einen Versuch handelte und nichts passieren konnte." „Ein Verzweiflungsgefühl kam auf." Dieses Angstgefühl wurde noch wesentlich gesteigert und die Zeit, welche die Versuchspersonen diesen Versuch durchhielten, beträchtlich abgekürzt, wenn sie gefesselt wurden und ihnen dadurch die Möglichkeit genommen wurde, sich selbst von der Angst zu befreien. FERVERS setzt Hunger, Durst und das Erstickungsgefühl in Parallele zu den Entziehungserscheinungen.

Kennzeichnend für die Bedeutung der Angst für das Schmerzproblem sind Beobachtungen von BEECHER (1956) an Kriegsverletzten im Koreakrieg. Er konnte feststellen, daß in der zivilen Chirurgie die Angst vor dem Eingriff und seinen Folgen häufiger zu einem schweren Wundschmerz führt als in einer Situation, in der bei Einlieferung in die Geborgenheit des Lazarettes die Todesangst vor dem Feinde durch die viel geringere durch die Wunde allein verursachte Angst ersetzt wird. Der Autor kommt zu dem Schluß, daß die mo.ä. V. auf die eigentliche Schmerz*empfindung* ("original sensation") relativ wenig Einfluß haben, einen sehr großen dagegen auf die reaktive Komponente ("reaction component"), das ist das Schmerz*gefühl*, und daß die Angst ein wesentlicher Faktor bei der Schmerzentstehung ist, deren Beseitigung allein bereits einen heilsamen Einfluß haben kann. Die Unterdrückung der „Erwartungsangst" konnte auch experimentell nachgewiesen werden (HILL u. Mitarb. 1952a, b, 1954, s. S. 121).

Euphorie

Als wichtiger, zum suchtmäßigen Mißbrauch verleitender Faktor wird vielfach die „Euphorie" angesehen. Dabei herrscht aber über den Inhalt dieses Begriffes keine Übereinstimmung. SEEVERS und PFEIFFER (1936) z. B. bezeichnen als Euphorie ("sense of wellbeing") entweder eine angenehm empfundene Dämpfung einer körperlichen oder geistigen Hyperaktivität oder eine angenehm empfundene Anregung („stimulation"). REICHARD (1943) unterscheidet zwischen einer „echten" Euphorie, wenn die Ursache für ein Unbehagen beseitigt wird, und einer „falschen" Euphorie, wenn dieses Unbehagen durch eine pharmakodynamische Wirkung nur maskiert wird.

Eine Euphorie tritt als Kontrastempfindung immer ein, wenn eine Dysphorie beseitigt wird. Dies ist nach SCHAUMANN (1954) bei allen Personen der Fall, die infolge einer krankhaften Überfunktion des protektiven Systems schon bei normaler Belastung desselben von angstgefärbten dysphorischen Gefühlen gequält werden. Die Dämpfung des protektiven Systems durch die mo.ä. V. beseitigt diese Ursache der Dysphorie und führt dadurch zu einer nach der Definition von REICHARD „echten" Euphorie. Auch nach MIKOREY (1956) entspringt die Euphorie als Kontrastphänomen dem soeben verschwundenen psychogen aufgeladenen Schmerz und der damit verbundenen moralischen Entlastung der Gesamtpersönlichkeit.

Treffend bezeichnet ein Ausspruch von DE POURVOURVILLE (1908) das Verlockende der Opiumeuphorie, wobei die negativen Seiten allerdings verschwiegen werden: „Das Opium flößt allen Körperkraft, Mitgefühl, Verstandesschärfe und die dreifache Gabe ein, die allein die Menschheit beglücken kann: Vergessen der Vergangenheit, Verachten der Gegenwart und Gleichgültigkeit gegen die Zukunft".

In Lexington wird nach einer brieflichen Mitteilung von ISBELL an KEATS und BEECHER (1952) der Ausdruck „Euphorie" allerdings in folgendem Sinne gebraucht: "I think, it would be wise to exercise certain degree of care in our use of the term 'Euphoria'. We use it here in the sense of a train of effects similar to those seen after administration of morphia. This includes changes in behavior and objective signes, such as constriction of the pupil, depression of respiratory rate and volume, drop in rectal temperature usw. We do not use it in the sense of 'feeling of well-being', as this is something that I have been utterly unable to evaluate." Diese wohl dem Sinne des Wortes „Euphorie" in keiner Weise entsprechende Definition muß bei der Lektüre der aus dem Public Health Hospital stammenden zahlreichen Publikationen berücksichtigt werden.

Der „Lexington-Test"

Am Public Health Service Hospital in Lexington, Kentucky, dem Suchtkranke — vor allem solche, die wegen Vergehen gegen das Suchtgiftgesetz zu längeren Freiheitsstrafen verurteilt sind — zur Entziehung überstellt werden, haben KOLB und HIMMELSBACH (1938), sowie HIMMELSBACH (1941, 1943) an freiwilligen Versuchspersonen Methoden ausgearbeitet, um die Neigung einer Verbindung, zu Sucht zu führen, festzustellen. Hierfür kommen folgende Methoden in Frage:

1. Prüfung auf Entstehung einer „Euphorie" (s. oben) nach großen Einzeldosen an entwöhnten Suchtkranken. Diese Methode gibt nach den Autoren unsichere Resultate.

2. Direkte Erzeugung einer Hörigkeit (physical dependence) an zu einer längeren Freiheitsstrafe verurteilten, entwöhnten Süchtigen. Diese Methode gibt zwar sichere Resultate, ist aber langwierig und ethisch nicht vertretbar.

3. Wirkung von Einzeldosen auf die Abstinenzerscheinungen nach plötzlichem Entzug einer Stabilisierungsdosis von Morphin bzw. Substitution des Morphin bei Suchtkranken.

Diese letzte Methode gibt in kurzer Zeit brauchbare Resultate und ist für die Versuchspersonen mit dem geringsten Risiko und der geringsten Belästigung verbunden. Sie ist der auch für die WHO maßgende „Lexington-Test". Mit ihr wurden für eine große Zahl von mo.ä. V. die in Tab. 91 (S. 221) angeführten Substitutionsdosen im Vergleich zu Morphin gewonnen.

Somatische Folgen des chronischen Mißbrauches

LIGHT u. Mitarb. (1929, 1931) haben durch sorgfältige Untersuchungen an mehr als 100 Morphinisten während der Sucht unter dem Einfluß großer Morphingaben keine auffallenden Abweichungen der Körperfunktionen von der Norm feststellen können. Es wurden untersucht: Pulsfrequenz, Blutdruck, EKG, Atmung, alle morphologischen und chemisch-physikalischen Eigenschaften des Blutes einschließlich der Senkungsgeschwindigkeit, Funktionsprüfungen an Leber, Niere und Magen, Grundumsatz u. a. Das gleiche negative Ergebnis hatten Untersuchungen, die im Auftrag der Stadt New York angestellt wurden (LAMBERT 1929).

ISBELL und FRASER (1950) mit ihrer großen Erfahrung am Public Health Hospital in Lexington kommen zu dem Schluß, es sei noch nicht nachgewiesen worden, daß eine längerdauernde Morphinsucht zu irgendwelchen pathologischen Veränderungen führt, die nicht auf Unterernährung, Vernachlässigung der persönlichen Hygiene oder Infektionen durch unsterile Injektionen zurückgeführt werden könnten. Nur die Libido nimmt ab und der Orgasmus wird bei erhaltener Potenz verzögert. Bei der Frau sistiert die Menstruation, Schwangerschaften sind selten (ISBELL und WHITE 1953). Auch BUCHER und DOERR (1950) schreiben: „Man muß daher die alte Auffassung, wonach der Morphinismus auch zu körperlichem Zerfall führe, dahingehend modifizieren, daß dieser Zerfall nicht direkt durch eine somatische Morphinwirkung verursacht ist, sondern nur indirekt durch die meist unerfreulichen äußeren Bedingungen, die als Folge der Änderung der Persönlichkeit des Morphinisten auftreten." Daß auch letzteres nicht unbedingt der Fall sein muß, zeigt ein von Cutting (1942) veröffentlichter Fall eines 84jährigen Arztes, der seit seinem 22. Lebensjahr mit kurzen Unterbrechungen durch 62 Jahre zunächst Morphin p.o., in der späteren Zeit s.c., zuletzt mit einer Tagesdosis von 150 mg genommen hatte. Die Untersuchung ergab außer einer leichten Anämie, mäßiger Leukocytose, Untergewichtigkeit und niederem Blutdruck (100/75 mm Hg) keine pathologischen Befunde. Die geistigen Fähigkeiten lagen weit über denjenigen seiner Altersgenossen, nur die Merkfähigkeit war deutlich verringert, aber kaum stärker als sonst bei Leuten seines Alters. Er ging bis zum 81. Jahr seiner ärztlichen Praxis nach.

Auffallend ist, daß in der statistischen Zusammenstellung von Pescor (1938) über 1036 Suchtkranke des Publ. Health Serv. Hospital in Lexington (Kentucky) 99,2% an Zahnerkrankungen, vorwiegend Zahnhalskaries, litten; als mögliche Ursache wird eine Störung des Kalk-Phosphor-Stoffwechsels vermutet.

Stellung der Suchtkranken in der menschlichen Gesellschaft

Auch hier liegen von Experten auf dem Suchtgebiet Äußerungen vor, die mit der auch heute, wenigstens in Laienkreisen, noch nicht allgemein aufgegebenen Ansicht, Suchtkranke seien „Schädlinge" der menschlichen Gesellschaft, nicht übereinstimmen. Wikler (1952b) schreibt: "After administration of opiates or the newer synthetic analgetics, postaddicts are usually pleasant, cooperative even obsequious ... At least in a research setting, antisocial behavior of any sort has never been observed by the author." An anderer Stelle (Wikler und Rasor 1953): "As long as adequate amounts are administred, aggressive, antisocial behavoir is practically never observed, personal hygiene is maintened, assigned responsibilities are discharged satisfactorly, psychologic tests of performance reveal little or no impairment, and the sensorium remains quite clear." In gleichem Sinne äußern sich Isbell und White (1953): "If a sufficient supply of the drug is available, the overt behavior of the addict is not unusual and he can carry on a highly skilled, technical occupation in a fairly satisfactory manner." Nach Anslinger (1951) sind kriminelle Süchtige fast durchwegs Verbrecher bevor sie süchtig werden ("every criminal among them had committed some crime before the use of narcotics was begun. From our studies, it can definitely be concluded that drug addiction is one of the later phases of the career of the criminal addict.") Dies gilt natürlich nicht für Vergehen gegen die Suchtgiftgesetze, die aber außerhalb des freien Willens der Suchtkranken liegen.

Im Gegensatz dazu steht das ausgesprochen antisoziale Verhalten der Alkoholiker und Barbituratsüchtigen: "... Erotic urges of all sorts are enhanced, judgement capacity for useful work is impaired, and they are frequently involved in fights, sexual excesses or other types of aggressive behavior." (Wikler und Rasor 1953).

Nach Isbell und Fraser (1950) liegt der Hauptschaden für die Gesellschaft in der verminderten sozialen Produktivität ("due to a decrease in the social productivity"). Nach einer Umfrage des internationalen Arbeitsamtes vom Jahre 1936 (zit. nach Krueger u. Mitarb. 1941, S. 730) stellen in den Ländern, in denen das Opiumrauchen verbreitet ist, Arbeitnehmer Opiumraucher nicht gerne ein, da Arbeitsleistung und Verdienst gegenüber Opiumabstinenten nur etwa die Hälfte beträgt. Diese Feststellungen decken sich in dieser Hinsicht ungefähr mit der heute etwas seltsam anmutenden Ansicht von Tschirch (1910), der schreibt: „Kräftig ernährte Männer mittleren Alters pflegen die Opiumpfeife gut zu vertragen. Sie wird gefährlich bei schlechter Ernährung, sowie dadurch, daß man, einmal daran gewöhnt, schwer davon lassen kann, daß ihr Genuß viel

Geld und besonders Zeit kostet und den Raucher träg und unlustig zur Arbeit macht. Das tut aber auch das Bier unter Umständen. Ich halte den täglichen ‚Frühschoppen' für mindestens ebenso gefährlich". Auch in neuerer Zeit äußerte sich SNAPPER bezüglich des Opiumrauchens, daß eine milde Form, wie sie häufig in den besser situierten Kreisen der Chinesen vorkommt, eine „Gewohnheit" ist, bei der sich eine Entziehungskur kaum nötig erweist.

Diese etwas geringschätzige Beurteilung der Schädlichkeit des Opiumrauchens hat natürlich nur für dieses eine beschränkte Berechtigung, da mit der Opiumpfeife schon aus technischen Gründen im allgemeinen nur beschränkte Mengen von Morphin aufgenommen werden und läßt sich in keiner Weise auf die westliche Form der Injektionssucht übertragen. Der Opiumraucher verhält sich zum Morphinisten etwa wie ein Biertrinker zum Schnapssäufer. Andererseits berichtet ORLOFF (1939) über den Fall eines reichen chinesischen Händlers, der beim Opiumrauchen schließlich bei einer Menge von 350 g pro Tag anlangte.

In Indien wird das Opiumrauchen nur denjenigen Personen über 21 Jahre für Lebenszeit zugestanden, die sich bis 30. 9. 1953 freiwillig zur Registrierung gemeldet haben. Dieser Personenkreis wird durch staatlich lizensierte Stellen mit Opium versorgt. Die zugeteilte Opiummenge wird nach Möglichkeit jährlich reduziert. Die Zahl dieser „registrierten" Opiumraucher betrug im Jahre 1954 2519 (UN Publ. E/NR 1954).

Welchen Umfang das Opiumrauchen im Orient immerhin annehmen kann, geht aus einer Mitteilung des Gesundheitsministers des Iran SALEH (1956) hervor. Danach betrug die Opiumproduktion im Iran während der letzten 10 Jahre jährlich 700—1200 Tonnen, der legale Export dagegen nur 90 Tonnen. Die Zahl der Opiumsüchtigen betrug 1500000 — das ist rund 10 % der Bevölkerung — die täglich etwa 2000 kg Opium verrauchten. Das Opiumrauchen soll jährlich für 5000 Selbstmorde und den vorzeitigen Tod von 100000 Personen verantwortlich sein. Dies hat zum Verbot der Produktion und Einfuhr des Opiums und zur Schließung der Opiumkneipen durch ein Gesetz vom 30. 10. 1955 geführt.

Demgegenüber spielt in den europäischen Ländern der suchtmäßige Mißbrauch der mo.ä. V. eine wesentlich geringere Rolle. LINZ (1954) sieht in den Betäubungsmittelsuchten bei Befolgung der gesetzlichen Kontrollmaßnahmen keine große Gefährdung der Volksgesundheit, da in den durch die besonderen Verhältnisse der Kriegs- und Nachkriegszeit belasteten Jahren 1939—1951 der jährliche Neuzugang an Suchtkranken für Groß-Berlin durchschnittlich nur etwa 23 Fälle betrug (Tab. 93).

Tabelle 93. *Neuzugänge an Süchtigen in Groß-Berlin in den Jahren 1939—1951*
(Nach LINZ 1952/54)

Jahr	1939	1940	1941	1942	1943	1944	1945	1946	1947	1948	1949	1950	1951
Fälle	13	13	10	17	21	26	29	26	44	31	33	22	9

P. O. WOLFF (1947) unterscheidet zwischen dem Suchtkranken im eigentlichen Sinne und dem „chronischen Morphinpatienten" ("chronic morphine patient"). Die „Morphinkrankheit" ("morphine disease") kann bei jeder Person durch chronische Morphingaben herbeigeführt werden, weshalb diese aber keineswegs unvermeidlich auch suchtkrank werden muß. Die Entwöhnung ist beim Morphinkranken relativ leicht, da die Hauptfaktoren für die Entwicklung einer Suchtkrankheit im engeren Sinne, nämlich die „psychischen" Faktoren, fehlen. Bezüglich der Prognose ist also zwischen einem „Morphinkranken“ und einem Suchtkranken ein wesentlicher Unterschied.

Eine gesonderte Klasse nehmen nach WOLFF schließlich jene chronischen „Morphinisten“ ein, die jahrelang kleine Dosen nehmen ohne sie zu steigern. Diese Personen können jahrelang ihre Pflichten erfüllen und ein nützliches Mitglied der Gesellschaft sein. Derartige Fälle einer „benignen Sucht“ (WOLFF) dürften wohl öfters vorkommen als man nach den wenigen bekannt gewordenen Fällen (s. z. B. S. 234) schließen könnte, da die betreffenden Personen ein vollkommen normales Verhalten zeigen und daher der Aufmerksamkeit entgehen. In diesen benignen Fällen ist eine Entziehung nicht nötig, ja sogar kontraindiziert, da man nicht voraussehen kann, ob sich nicht bei einem Rückfall evtl. die „maligne“ Form der Suchtkrankheit entwickelt (WOLFF). Diese Ansicht findet ihre Bestätigung in der Stellungnahme einer maßgeblichen Stelle (Great Britain, Ministry of Health, Departmental Committee on Morphine and Heroin Addiction. London 1926, zit nach P. O. WOLFF 1947), wonach die dauernde Anwendung kleiner Dosen von Morphin in solchen Fällen sogar als legale Behandlung angesehen werden kann, in denen der Patient "while capable of leading a useful and fairly normal life so long as he takes a certain non progressive quantity, usually small, of the drug of addiction, ceases to be able to do so when the regular allowance is withdrawn".

Bei der Beurteilung der Stellung des straffällig gewordenen Suchtkranken in der Gesellschaft ist schließlich noch zu berücksichtigen, daß „das Opiumgesetz… für den schwer Süchtigen kaum eine Möglichkeit offengelassen hat, dem Konflikt mit dem Gesetz zu entgehen“ (MUELLER-HESS 1952).

Behandlung der Suchtkranken

Auf die überaus zahlreichen Vorschläge, die zur Behandlung Suchtkranker und vor allem zur Milderung der Abstinenzerscheinungen gemacht wurden, kann bei dem außerordentlichen Umfang der vorliegenden Literatur an dieser Stelle nicht eingegangen werden. Eine Bibliographie der einschlägigen Arbeiten, die 1195 Literaturstellen umfaßt, findet sich im "Bull. on Narcotics", 3 Nr. 4 (1951) und 4 Nr. 1, (1952); außerdem hat P. O. WOLFF (1947) ein ausgezeichnetes kritisches Referat über die Suchtbehandlung geschrieben.

Nach den wohl einzigartig dastehenden Erfahrungen des Public Health Service Hospital in Lexington ist eine rasche Verminderung der Dosierung im Laufe etwa einer Woche die Methode der Wahl. HIMMELSBACH (1941) empfahl folgendes Schema: 1. Tag: eine voll stabilisierende Dosis, 2. Tag: dreiviertel der stabilisierenden Dosis, 3. Tag: einmal die Hälfte und einmal ein Viertel der stabilisierenden Dosis und vom 4.—6. Tag absteigende Dosen von Codein. Diese Methode führt nur zu geringen Abstinenzerscheinungen und verlängert kaum den Zeitraum bis zum vollständigen Entzug.

Ein anderer Vorschlag (ISBELL u. Mitarb. 1947, ISBELL und VOGEL 1949) geht dahin, das Morphin zuerst durch 1 mg Methadon pro 4 mg Morphin zu ersetzen und dann das Methadon abzusetzen, da nach diesem die Abstinenzerscheinungen geringer sind. Dieses Vorgehen ist in Lexington auch heute noch die Methode der Wahl (ISBELL 1957, persönl. Mitteilung).

Ein vollständiges plötzliches Absetzen des Morphin ohne gleichzeitige palliative Maßnahmen wird von KOLB und HIMMELSBACH (1938) abgelehnt, da es grausam, gefährlich und unnötig ist und außerdem Rückfälle eher fördert ("For addicts with strong habits abrupt withdrawal is cruel, dangerous and unnecessary. Such treatment is often given in prisons and somtimes in hospitals because of a feeling that the addict does not deserve anything better. This, of course, goes along with a general hostile attitude toward the addict that is bad psychologically and lays the groundwork for relapse.''). Die Autoren sind der Ansicht, daß Todesfälle bei unsachgemäßer Entziehung häufiger vorkommen als durch Publikationen bekannt wird.

Daß eine Entziehungskur nur in einer geschlossenen Anstalt mit Spezialerfahrung durchgeführt werden kann, darüber bestehen wohl kaum Zweifel. Aber auch dann sind die Dauererfolge enttäuschend. Wie aus Tab. 94 nach Linz (1952/54) hervorgeht, sind die in den Jahren 1945 und 1946 „Entwöhnten"

Tabelle 94. *Ergebnisse der Entziehungsbehandlung.* (Nach Linz 1952/54)

	Von den im Jahre							
	1945	1946	1947	1948	1949	1950	1951	1952
	Entlassenen							
	17	26	60	79	128	155	84	41
	Süchtigen wurden rückfällig							
1945	1 6%							
1946	4 23%	3 12%						
1947	1 6%	9 34%	6 10%					
1948	5 30%	7 27%	23 38%	16 20%				
1949	4 23%	6 23%	6 10%	27 34%	18 14%			
1950	1 6%	— —	7 12%	9 12%	30 24%	21 14%		
1951	1 6%	— —	1 2%	2 3%	9 7%	30 19%	14 17%	
1952	— —	— —	— —	3 4%	5 4%	9 6%	18 22%	14 34%
nicht erwiesene Rückfälle . . .	0 —	1 4%	17 28%	22 27%	66 51%	95 61%	52 61%	27 66%
Davon Noch unter Aufsicht	—	—	—	1	4	43	33	25
unauffällig . . .	—	—	13	18	40	32	11	—
verdächtig . . .	—	—	1	—	7	5	3	2
unbekannt . . .	—	—	1	2	9	9	3	—
verstorben . . .	—	1	2	1	6	7	2	—

bis 1951 sämtliche rückfällig gewesen und auch die Dauerresultate in den späteren Jahren sind unter Berücksichtigung des kürzeren Zeitraumes und der Zahl der suchtverdächtigen oder der Nachprüfung nicht zugänglichen Personen nicht sehr ermutigend. Dabei ist noch zu bedenken, daß in den letzten Jahren die — nicht erfaßte — Barbituratsucht als Ausweichmöglichkeit stark zugenommen hat, deren Dauerfolgen für den Suchtkranken nach Isbell und Fraser (1950) noch weit schädlicher sind. ("In fact, addiction to barbiturates is far more dangerous and harmful than is addiction to morphine or other analgetic drugs.") Günstigere Ergebnisse werden von Pescor (1943), sowie Vogel (1948) vom Public Health Hospital in Lexington berichtet. Danach soll die Rückfallrate bei 4766 Süchtigen der Jahre 1936—1940 bzw. 11 041 Suchtkranken der Jahre 1935—1948 nur etwa 40% betragen. Dieses auffallend günstige Resultat ist wohl hauptsächlich auf die große Erfahrung und spezialisierte Behandlung zurückzuführen. Neben der Entwöhnung muß nämlich vor allem versucht werden, nach Möglichkeit die Ursachen auszuschalten, die zur Sucht führten. Dazu gehört außer der Ausheilung etwaiger krankhafter Prozesse eine „rehabilitative Behandlung", Beschäftigungstherapie und der Versuch einer psychotherapeutischen Behandlung.

Nach neueren Mitteilungen liegt in den USA die Quote der erfolgreich behandelten Suchtkranken derzeit allerdings nur bei etwa 15%. Dies wird z. T. darauf zurückgeführt, daß 75% der freiwillig zur Entwöhnung in die staatlichen Entziehungsanstalten von Lexington (Kentucky) und Fort Worth (Texas) gekommenen Suchtkranken die Behandlung vorzeitig abbrechen und nur 25% für die empfohlene Behandlungsdauer von mindestens $4^1/_2$ Monaten in der Anstalt verbleiben. In beiden staatlichen Anstalten, in denen 1574 Betten für Suchtkranke zur Verfügung stehen und deren Budget für 1957 mit 5328100 US-Dollar veranschlagt ist, wurden im Jahr 1955 3648 Suchtkranke aufgenommen. Während der 20 Jahre ihres Bestehens wurden über 35000 Suchtkranke behandelt (Rep. of the Committee on the Judiciary of the US, 1956. "Treatment and Rehabilitation of Narcotic Addicts", Bull. on Narcotics 8, Nr. 3, S. 3, 1956).

Der Hauptgrund für die große Rückfallquote liegt ja darin, daß nach den Feststellungen von PESCOR (1943) (s. S. 229) der größte Teil aller Suchtfälle irgendwie „psychisch" belastete Personen betrifft. SCHAUMANN (1954a, b) versucht auch dafür in seiner Theorie vom „protektiven System" (s. S. 119) eine Erklärung zu finden. „Eine Verabreichung größerer Dosen der mo.ä. V. durch längere Zeit führt — auch bei anfänglich normaler Tonuslage des protektiven Systems — zu einer kompensatorischen Überfunktion desselben, die nach Absetzen — d. h. nach Aufhören der dämpfenden Wirkung dieser Pharmaka — in den „Abstinenzerscheinungen" zutage tritt. Bei vorher normaler Tonuslage des protektiven Systems wird diese nach dem Absetzen der Präparate und dem Abklingen der Abstinenzerscheinungen wieder hergestellt und die künstlich hervorgerufene Bindung an das Mittel gelöst. Bei einer von vornherein bestehenden Hyperfunktion des protektiven Systems wird dagegen nach dem Absetzen des Präparates und dem Abklingen der Abstinenzerscheinungen die frühere quälende dysphorische seelische Spannung wiederkehren und von neuem zum Gebrauch des „Suchtgiftes" — oder eines anderen „Betäubungsmittels" — treiben. Eine einfache „Entwöhnung" wird bei diesen an einer Überfunktion des protektiven Systems Leidenden daher nicht zur dauernden Befreiung vom Suchtgift führen, was durch die Erfahrungen mit solchen Suchtkranken bestätigt wird."

Diese Theorie würde erklären, warum einerseits therapeutischer Gebrauch bei „psychisch" normalen Personen nur selten zur Süchtigkeit führt und hier dann schon einfache Entwöhnung zur Dauerheilung führt, andererseits bei einer z. B. durch seelische Belastung hervorgerufenen „Neuropathie oder Neurose des protektiven Systems" eine zusätzliche psychotherapeutische Behandlung nötig ist und manchmal erfolgreich sein kann. Bei einer angeborenen konstitutionellen Überfunktion des protektiven Systems wird allerdings auch diese Behandlung zu keinem Dauererfolg führen; diese Kranken stellen den hohen Prozentsatz der immer wieder rückfälligen Suchtkranken. Nach MUELLER-HESS (1952) ist nämlich nicht eine echte Euphorie die Haupttriebfeder für die Entstehung einer Sucht; „eine weit größere Zahl erstrebt durch Zuführung des Mittels nur, etwa eine Reaktionslage zu erreichen, die bei einem ausgeglichenen und gefestigten Menschen normalerweise gegeben ist."

Besonders schwierig ist die Frage, wie sich der Arzt einem Suchtkranken gegenüber verhalten soll, bei dem eine Einweisung in eine Entziehungsanstalt nicht möglich ist (P. O. WOLFF 1947). Muß er die Verschreibung des betreffenden Suchtmittels verweigern und das Risiko auf sich nehmen, daß in einigen Stunden schwere Abstinenzerscheinungen ohne ärztliche Überwachung auftreten, obwohl er ihre Gefahren bei plötzlichem Absetzen der Droge kennt, oder darf bzw. muß er das Suchtmittel verschreiben auf die Gefahr hin, daß er dann selbst gegenüber der überwachenden Behörde in Schwierigkeiten gerät. In den USA wurde der "clinic plan", der die legale Verabreichung von Suchtgiften an Suchtkranke an hierfür bestimmten Stellen vorsieht, als undurchführbar und den in Theorie und Praxis anerkannten medizinischen Grundsätzen widersprechend abgelehnt (Rep. of the Committee on the Judiciary of the US, 1956. "Treatment and Rehabilitation of Narcotic Addicts", Bull. on Narcotics 8, Nr. 3, S. 3, 1956).

Suchtstatistik

Statistiken über die Verbreitung der Sucht in der Bevölkerung sind mit großer Vorsicht aufzunehmen und lassen sich kaum verallgemeinern. Hierfür gibt es mehrere Ursachen: 1. Die Anfälligkeit für die Suchtkrankheit hängt sehr von der Struktur der Bevölkerung ab; sie wird z. B. in der Großstadt stets viel größer sein als bei der Landbevölkerung. 2. Eine vollständige und konforme Erfassung der Suchtfälle ist kaum durchführbar. 3. Es hängt sehr von der Einstellung der für die Registrierung der Suchtkranken zuständigen Stellen ab, wie weit der Begriff „Sucht" gefaßt wird.

Für letzteres gibt die Definition der W.H.O. nur allgemeine Richtlinien, ihre Auslegung kann sehr verschieden erfolgen. Wie soll z. B. die Grenze gezogen werden, wann der Gebrauch eines „Suchtgiftes" für das Individuum und die Allgemeinheit schädlich ist ("detrimental to the individual and to society")? Ein Suchtkranker, dessen Bedürfnis an Morphin usw. befriedigt wird, zeigt nach eingehenden Untersuchungen (s. S. 233) kaum Störungen seiner Körperfunktionen. Die Allgemeinheit wird nur durch das evtl. Absinken seiner Produktivität Schaden erleiden (ISBELL und FRASER 1950, s. S. 234). (Von diesem Gesichtspunkt aus würde z. B. ein Rheumakranker ein viel größerer „Schädling" der Gesellschaft sein.) Daß unter dem Einfluß der Suchtgifte Gewaltverbrechen begangen werden, ist eine längst widerlegte Legende (WIKLER 1952b, ANSLINGER 1951, WIKLER und RASOR 1953, ISBELL und WHITE 1953). Es ist sicher, daß der Alkohol für unendlich mehr Morde, Raubüberfälle und Gewaltverbrechen verantwortlich ist als Morphin, Heroin, Cocain, Marihuana und alle anderen Suchtgifte zusammen ("We can say, therefore, with certainty, that alcohol causes infinitely more murders, rapes, and crimes of violence, than do morphine, heroin, cocain, marihuana, and all other drugs combined." BOWMAN 1952). Suchtkranke vergehen sich als Folge ihrer Sucht im allgemeinen nur dann gegen die Gesetze, wenn sie durch die ihrer Kontrolle entzogene Notwendigkeit, die Abstinenzerscheinungen zu unterdrücken, dazu gezwungen werden.

Es ist ferner bis zu einem gewissen Grade Ansichtssache, wo die Grenze zwischen einem indizierten legalen therapeutischen Gebrauch und dem Stadium einer periodischen oder chronischen Intoxikation ("state of periodic or chronic intoxication") gezogen werden soll. Die Definition der WHO führt ferner das Bestehen einer psychischen oder physischen Hörigkeit ("psychic and sometimes a physical dependence on the effects of the drug") nur als charakteristisch, aber nicht als Vorbedingung für das Bestehen einer Süchtigkeit an. So kommt es, daß auch der über eine gewisse Zeitspanne hinaus ausgedehnte Gebrauch einer mo.ä. V. manchmal bereits als Sucht bezeichnet und registriert wird, ohne Rücksicht darauf, wie hoch die verwendete Dosis war und ob eine therapeutische Indikation für eine chronische Anwendung vorlag.

Die Definition der WHO ist wohl so auszulegen, daß eine Süchtigkeit nur dann besteht, wenn eine tatsächliche Schädigung des Suchtkranken und der Allgemeinheit besteht, die Dosierung die übliche therapeutische Maximaldosis beträchtlich überschreitet und der Zustand der Hörigkeit mit ihren psychischen und physischen Ursachen und Erscheinungen vorliegt. Das Urteil hierüber muß dem Mediziner vorbehalten bleiben; eine Krankenstatistik kann nur von einem Arzt, und zwar von einem „Facharzt", richtig geführt werden.

Unter Hinweis auf diese Einschränkungen seien im folgenden einige statistische Angaben aus neuerer Zeit gebracht, die am ehesten noch geeignet sind, ein ungefähres Bild über die Verbreitung der Suchtkrankheit in verschiedenen Ländern zu geben.

Sehr eingehende statistische Erhebungen über 1036 Suchtkranke des US Public Health Service Hospital in Lexington, Kentucky, des Jahres vom 1. Juli 1936 bis 30. Juni 1937 hat PESCOR (1938) angestellt und in ausführlichen Tabellen niedergelegt, aus denen die wichtigsten Ergebnisse in Tab. 95 auszugsweise wiedergegeben sind.

Tabelle 95. *Statistische Angaben über 1036 Suchtkranke nach* PESCOR *(1938) (auszugsweise).* Die Zahlenangaben der Tabelle bedeuten die prozentuelle Häufigkeit

Altersmäßige Verteilung

Lebensalter			Dauer der Sucht	
Jahre	Suchtbeginn %	derzeit %	Jahre	%
<19	16,5	1,4	<1	4,1
20—29	53,2	18,3	1—5	21,5
30—39	21,1	37,8	5—10	24,7
40—49	7,1	27,6	10—20	29,0
>50	1,8	14,9	>20	20,3

Mittel: 27,5 Jahre; 39,1 Jahre; 12,5 Jahre.

Längstes suchtfreies Intervall im Mittel:
Nach freiwilliger Kur: 2,2 Jahre, nach unfreiwilliger Kur: 1,8 Jahre.

Angegebener Grund	für den Suchtbeginn %	für den Rückfall %
Verführung oder Wunsch nach der Wirkung	45,8	30,9
Therapeutisch gegen Schmerzen	31,1	17,8
Alkoholmißbrauch	17,8	16,5
Belastung durch die Umwelt	3,2	6,1
Nie ohne Suchtgift gewesen	—	23,0

Rassenzugehörigkeit

Weiße Rasse: 89,6%, farbige Rassen: 10,4%.

Gesetzesübertretungen

Delikte	%
Illegaler Verkauf von Suchtgiften	37,5
Illegaler Kauf oder Besitz	26,0
Rezeptfälschungen	4,6
Andere Verletzungen des Suchtgiftgesetzes	5,4
Rückfall nach bedingter Verurteilung	4,5
'Vergehen gegen andere Gesetze	4,3
Freiwillige Patienten, keine Vergehen	17,7

Durchschnittliche Haftdauer: 2,4 Jahre.

Zusammenfassend konstruiert PESCOR den Typus eines „statistischen" Suchtkranken: Dieser ist 38 Jahre alt und wurde für den illegalen Verkauf eines Suchtgiftes zu einer zweijährigen Freiheitsstrafe verurteilt ... Um die nötigen Mittel für die Beschaffung des Suchtgiftes aufzubringen, hat er Zuflucht zu illegalen Einkommensquellen genommen. Er wurde im Alter von 27 Jahren unter dem Einfluß von Bekannten oder aus Neugierde Morphinist. Er gebrauchte mehr als ein Suchtgift, zieht aber Morphin vor, wenn es für ihn erhältlich ist. Das letztgebrauchte Suchtgift war daher meist Morphin. Die Dauer seiner Süchtigkeit beträgt etwa 10 Jahre. Er wird zumindest *eine* zwangsmäßige Entziehungskur in einer geschlossenen Anstalt zugeben, aber meist nicht länger

Pathologische klinische Befunde

Organe	%	Organe	%
Knochen und Gelenke . . .	27,0	Urogenitalsystem	21,5
Kreislauforgane	25,9	Muskel	3,6
Atmungsorgane	7,7	Nerven	5,8
Gebiß	99,9	Haut	6,1
Verdauungstrakt	11,3	Tuberkulose	5,4
Hals, Nasen, Ohren.	29,4	Tumoren (benigne und	
Augen- und Sehstörungen . .	46,5	maligne)	3,7

als 2 Jahre abstinent gewesen sein. Der Rückfall erfolgte durch den Verkehr mit anderen Süchtigen und den Wunsch nach den Wirkungen des Suchtgiftes. Seine erste Bestrafung erfolgte im Alter von 28 Jahren wegen Vergehen gegen die Suchtgiftgesetze. Vor dem Beginn der Sucht hat er kein Vergehen begangen. Er hat wahrscheinlich im ganzen 3 Jahre im Gefängnis verbracht. (Nach dem oben zitierten Report of the interdep. Committee erfolgten auf Grund der Suchtgiftgesetze in den USA im Jahr 1954 insgesamt 19 489 Verhaftungen, darunter 2 136 Jugendliche unter 21 Jahre; für 1953 betrugen diese Zahlen 23 627 bzw. 2 732.) Während des Aufenthaltes in der Anstalt hält er sich an die Vorschriften und ist ein williger Arbeiter, der sich mit seinen Schicksalsgenossen verträgt und den Aufsichtsbeamten keine Schwierigkeiten bereitet. Wenn der Zeitpunkt seiner Entlassung näher rückt, wird er versichern, daß für alle Zeiten Suchtgifte für ihn erledigt wären, da er keine Lust hätte, den Rest seines Lebens im Gefängnis zuzubringen, würde aber zugeben, daß er zwar immer noch der Ansicht ist, Suchtgifte wären wohltuend, daß aber die Strafe diese Wohltat überwiege. Hauptsächlich auf Zureden der Angestellten der Anstalt wird er beabsichtigen, bei vertrauenswürdigen Verwandten zu leben, wird aber keine Aussicht auf eine Anstellung haben. Man würde ihm eine durchschnittliche Prognose für eine Dauerheilung stellen, was aber nicht mehr heißt, als daß er wahrscheinlich doch wieder rückfällig wird.

In auffälligem Gegensatz zu den derzeitigen Verhältnissen steht die Angabe von PESCOR, daß im Jahr 1936—1937 nahezu 90% der Suchtkranken der weißen Rasse angehörten, während nach Angaben aus dem Jahr 1954 des oben zitierten interdep. Committee on Narcotics derzeit mit etwa 80% Farbigen gerade das umgekehrte Verhältnis vorliegt.

Die Ursache für diese auffällige Verschiebung dürfte nach ISBELL (1957) (persönl. Mitteilung) wahrscheinlich soziologische Gründe haben. Während des zweiten Weltkrieges wurde die Wanderung der Neger von den Südstaaten der USA nach den Nordstaaten infolge der hier reichlich gebotenen Gelegenheit, Beschäftigung zu finden, stark beschleunigt. Dabei kamen die Einwanderer in die ökonomisch am schlechtesten gestellten Viertel der großen Städte, die seit jeher

die Brutstätten der Suchten und die Quartiere des Elends und Verbrechens
waren.

LINZ (1952/54) brachte Angaben über die Verhältnisse in Groß-Berlin. Die
Tab. 96 gibt zunächst einen Überblick über die Verteilung der Süchtigkeit auf
die verschiedenen Berufsklassen. Diese Aufstellung ist in mancher Beziehung
interessant. Aus ihr ergibt sich deutlich, daß der Umgang mit Suchtgiften nicht
der alleinige Anlaß einer erhöhten Gefahr für einen suchtmäßigen Mißbrauch
bedeutet. Dies geht aus der relativ geringen Zahl suchtkranker Apotheker und
Apothekenangestellter, Zahnärzte und Tierärzte hervor. Die relativ hohe Belastung der Ärzte und des Sanitätspersonals muß daher noch andere Ursachen

Tabelle 96. *Verteilung von 381 Suchtfällen (Groß-Berlin) auf Berufe.* (Nach LINZ 1952/54)

Berufe	Zahl der Fälle	%	Berufe	Zahl der Fälle	%
Presse	4	1,0	Ärzte	106	28,0
Künstler	12	3,1	Studenten	16	4,2
Handwerker und Techniker	34	8,9	Krankenpflege	35	9,2
Arbeiter	16	4,2	Sanitätshilfspersonal	15	3,9
Gewerbetreib. u. Kaufleute	25	6,5	Ärztefrauen	17	4,5
Angestellte	26	6,8	Apotheker	2	0,5
Ehefrauen	26	6,8	Apotheken-Hilfspersonal	3	0,8
Juristen	3	0,8	Zahnärzte	7	1,8
Rentner	7	1,8	Tierärzte	1	0,3
Andere Berufe	9	2,4			
Unbekannt	17	4,5		202	53,2
	179	46,8			

haben. Sie dürfte wohl in der starken Belastung durch die große Verantwortung,
die ständige Sorge um die ihm anvertrauten Kranken und seine „nervenaufrei-
bende" Tätigkeit zu suchen sein. Nach LINZ liegt eine weitere Ursache darin,
daß der Arzt sich ein Kranksein nicht glaubt leisten zu können und daher berufs-
behindernde Beschwerden durch mo.ä. V. bekämpft. Der relativ hohe Prozentsatz an Studenten medizinischer Fächer dürfte dagegen großenteils auf der
Wißbegier bzw. Neugierde beruhen, die Wirkung dieser viel gepriesenen und viel
gelästerten Medikamente an sich selbst kennenzulernen, wozu die sensationell
aufgemachten Artikel der Laienpresse und auch der Film das ihre beitragen
dürften. PESCOR (1943), VOGEL u. Mitarb. (1948) sowie ISBELL u. Mitarb. (1947)
meinen sogar, daß Neugierde eine wesentlich häufigere Ursache für eine Sucht
ist als legaler therapeutischer Gebrauch.

Nach LINZ entfallen auf 10000 Einwohner Groß-Berlins 1,41 Süchtige
(1,73 männliche und 1,19 weibliche), auf 10000 Ärzte dagegen 213 (236 männliche
und 141 weibliche). Danach wäre der Arzt etwa 150mal anfälliger als die übrige
Bevölkerung. In der britischen Zone Deutschlands kam nach SCHMIDT (1950)
auf je 14000 Einwohner ein Suchtfall; der Anteil der Ärzte betrug hier 20%.

Die Verteilung auf die einzelnen Suchtgifte für die Jahre 1952—1954 gibt
Tab. 97 wieder. Aus dieser läßt sich ersehen, daß im allgemeinen der Anteil der
einzelnen Verbindungen sich kaum verschiebt. Nur die Unterstellung einer
neuen im Handel befindlichen Substanz unter das Suchtgiftgesetz scheint dieser
bei den Suchtkranken einen vorübergehenden Auftrieb zu geben (vgl. die Zahlen
für Polamidon, Cliradon und Dromoran im Jahr 1953).

Für die Zuführung wurde in 85% die Injektion gewählt (57% s.c., 17% i.m.
und 11% i.v.) und nur in 15% der orale Weg. Über das nach den Erhebungen
von LINZ nicht sehr befriedigende Ergebnis der Anstaltsbehandlung Sucht-

Tabelle 97. *Verteilung auf die einzelnen Suchtgifte in der Deutschen Bundesrepublik*

Suchtgift	1952[1] %	1953[2] %	1954[3] %	Suchtgift	1952[1] %	1953[3] %	1954[3] %
Polamidon	11,6	24,0	17,4	Dromoran	0,7	3,3	2,8
Dolantin	14,3	17,0	16,4	Acedicon	2,7	2,2	2,7
Morphin	19,5	15,0	21,4	Pantopon	2,1	1,4	2,1
Cliradon	3,8	9,6	4,5	Opium	1,6	0,9	2,0
Eukodal	7,1	7,3	9,8	Isophen	0,5	0,3	0,4
Pervitin	9,3	5,7	6,8	Cannabis	0,2	0,3	0,06
Dilaudid	4,0	5,3	6,4	Elastonon	—	0,3	—
Dikodid	5,2	4,3	5,3	Cocain	—	0,1	0,09
Codein	—	—	0,9	Unbekannt	17,4	3,0	—

[1] Nach DANNER (1954).
[2] Nach GEWEHR (1956).
[3] Nach UN Publ. E/NR 1954.

kranker gibt die Tab. 94 Aufschluß. Schließlich suchte LINZ unter Ausschaltung der rückfällig gewordenen Suchtkranken den jährlichen Neuzugang zu ermitteln. Aus den in Tab. 93 angeführten Zahlen ergibt sich ein durchschnittlicher Neuzugang von etwa 23 Fällen pro Jahr. Unter Berücksichtigung, daß dieser Zahl die Bevölkerung einer Großstadt unter den besonderen Verhältnissen während und nach dem Kriege zugrunde liegt, beweist sie nach der Ansicht von LINZ, „daß die Betäubungsmittelsuchten keine öffentliche Gefahr, die Art ihrer Be-

Tabelle 98. *Gründe für die Suchtentstehung (ohne Pervitin).* (Nach LINZ 1952/54)

Angegebener Grund	Insgesamt	männlich			weiblich		
		ohne Arzt	Arzt	zusammen	ohne Arzt	Arzt	zusammen
Steinleiden	8	2	—	2	6	—	6
Galle	72	22	12	34	38	—	38
Niere	26	10	4	14	11	1	12
Magen, Darm, Leber	51	23	10	33	16	2	18
Herz und Kreislauf	20	4	10	14	6	—	6
Unterleibsbeschwerden	12	—	—	—	12	—	12
Tuberkulose	12	4	3	7	5	—	5
Gelenkerkrankungen	9	5	2	7	2	—	2
Kriegsfolge I	16	15	1	16	—	—	—
Kriegsfolge II	37	25	10	35	2	—	2
Verletzung	44	33	9	42	2	—	2
Unfall	7	5	—	5	2	—	2
Trigeminus-Neuralgie	6	3	—	3	1	2	3
Neuritis	4	1	1	2	2	—	2
„Erschöpfung", Überarbeitung ...	10	—	4	4	4	2	6
Seelische Depressionen	37	7	13	20	15	2	17
Psychopathie	8	2	2	4	4	—	4
Wirtschaftliche Nöte	4	2	2	4	—	—	—
Eheverhältnisse	14	2	8	10	2	2	4
Verführung	10	3	—	3	7	—	7
Andere Gründe	42	15	11	26	14	2	16
Keine Angaben	15	7	6	13	2	—	2

handlung in der öffentlichen Presse vielmehr eine bedauerliche Sensationsmache" sind. Eine strenge Kontrolle durch die Suchtgiftgesetze ist dabei Voraussetzung. Über die Gründe für die Suchtentstehung gibt schließlich Tab. 98 Aufschluß. Selbst für die in dieser Beziehung besonders ungünstigen Verhältnisse in der Großstadt kommt nach diesen Zahlen Verführung nur für 2,6% der Fälle als Ursache in Betracht, gegenüber 45,8% nach der Statistik von PESCOR (1938)

(Tab. 95) und sogar 95% nach neueren Angaben (Bull. on Narcot. 8, Nr. 3, S. 3, 1956) in den USA.

Eine ausführliche Statistik der registrierten Suchtfälle des Jahres 1953 bringt DANNER (1954); da sie sich auf das ganze westdeutsche Bundesgebiet erstreckt, sei sie ausführlich wiedergegeben. Insgesamt wurden 4374 Personen als „rauschgiftsüchtig" erkannt, und zwar 2586 Männer und 1788 Frauen.

Tabelle 99. *Zahl der in der Bundesrepublik 1953 und 1954 erfaßten und den angegebenen Berufen angehörenden Suchtkranken.* (Nach DANNER und UN-Publikation E/NR 1954)

Berufe	männlich		weiblich		zusammen		Prozente	
	1953	1954	1953	1954	1953	1954	1953	1954
Ärzte	540	633	78	90	618	723	14,0	13,8
Zahnärzte	55	57	2	4	57	61	1,3	1,2
Tierärzte	9	9	1	1	10	10	0,2	0,2
Heilpraktiker	3	3	—	—	3	3	—	—
Apotheker	9	14	4	7	13	21	0,3	0,4
Pflegepersonal	27	28	162	149	189	177	4,3	3,4
Ärztliches Hilfspersonal . . .	14	18	44	50	58	68	1,3	1,3
Drogisten	10	5	—	1	10	6	0,2	0,1
Kaufleute	241	267	13	28	254	295	5,8	5,6
Angestellte	204	253	58	108	262	361	6,0	6,9
Arbeiter	196	266	40	48	236	314	5,4	6,0
Handwerker	262	293	21	24	283	317	6,5	6,1
Freie Berufe	204	293	46	61	250	293	5,7	5,6
Hausangestellte	2	2	29	46	31	48	0,7	0,9
Kriegsbeschädigte	273	371	6	12	279	383	6,4	7,4
Pensionäre	194	325	66	111	260	436	5,9	8,3
Hausfrauen	—	—	953	1149	953	1149	21,8	22,0
Beamte	47	56	10	11	57	67	1,3	0,8
Ohne Beruf	120	94	210	187	330	281	7,6	5,4
Beruf unbekannt	123	103	44	60	167	163	3,9	3,1
Studenten	53	48	1	4	54	52	1,2	1,0
Insgesamt	2586	3078	1788	2150	4374	5228	100	100

Durchschnitt pro 10000 Einwohner:

Bundesrepublik: Deutsches Reich:
1952: 0,78; 1953: 0,86; 1954: 1,0.   1927: 1,0 (POHLISCH 1931).

Von den 5228 Suchtkranken des Jahres 1954 bezogen 3059 das Suchtgift auf legalem Wege, 2169 zwar illegal, aber von erlaubten Quellen.

Tabelle 100. *Verteilung der Suchtfälle in der Deutschen Bundesrepublik 1953* (Nach DANNER 1954)

Heilberufe

Berufsangehörige	Anzahl	Zahl der Fälle	pro 10000
Ärzte	67000	618	92
Zahnärzte . . .	13000	57	42
Apotheker . . .	11000	13	12
Pflegepersonal . .	140000	247	17,5

Tab. 99 gibt die Verteilung auf die einzelnen Berufe wieder. Diese Zahlen müssen natürlich immer im Vergleich zur Anzahl der Angehörigen des betreffenden Berufsstandes betrachtet werden. So erklärt sich auch der anscheinend so große Anteil der Ehefrauen. Unter Berücksichtigung dieser Zahlen ergibt sich für die Anfälligkeit der Angehörigen der Heilberufe und der Gesamtbevölkerung folgende Übersicht (Tab. 100). Da POHLISCH (1931) für das Jahr 1927 für das gesamte Deutsche Reich einen Durchschnitt von 1:10000 errechnete, hat die Zahl der Suchtkranken innerhalb der letzten 25 Jahre trotz Einführung der synthetischen mo.ä. V. keine Erhöhung erfahren. Nach DANNER ist also die deutsche Bevölkerung gegenüber der Suchtgefahr „weitgehend immun". Aus der wesentlich geringeren Anfälligkeit der 20—30jährigen geht weiter hervor, daß auch keine besondere Anfälligkeit der Jugendlichen besteht.

Die Angaben von DANNER werden von ROMMENEY (1956) einer Kritik unterzogen. Da bei den Jugendlichen unter 20 Jahren keine Suchtfälle registriert worden sind, wäre für die Berechnung des Gesamtdurchschnittes nur die Bevölkerung über 20 Jahre zu berücksichtigen. In diesem Falle ergäbe sich ein Durchschnitt von 1,3:10000. Außerdem kritisiert ROMMENEY, daß nur derjenige als süchtig registriert wurde, „wer durch dauernden Betäubungsmittelgebrauch von einem Suchtmittel abhängig ist, ohne daß ein schmerzhaftes Leiden dessen Anwendung nach der Verschreibungsverordnung ärztlich begründet". Er ist der Ansicht: „Ob nun der Süchtige das Medikament mit oder ohne ärztliche Indikation nimmt, ist eine sekundäre Frage, die für die allgemeine statistische Erfassung der Süchtigen unerheblich ist. Es wäre auch eine den medizinischen Erfahrungen widersprechende Einengung des sozial-medizinischen Suchtbegriffes, wenn man solche Kranke ausnehmen würde, die im Verlaufe eines schmerzhaften Grundleidens süchtig geworden sind. Liegt doch gerade in den verhängnisvollen Wechselwirkungen zwischen dem Grundleiden und der Suchtwirkung mancher Arzneimittel die größte Gefahr. Selbst der unheilbar Erkrankte, der als letztes therapeutisches Mittel über längere Zeit überhöhte Dosen stark wirkender Medikamente bekommt, kann süchtig werden. Er wird es in der Regel auch und gehört sozialmedizinisch gesehen genauso in den Kreis der Suchtkranken wie einer, dem wir die Entziehung zumuten dürfen."

Über die Verhältnisse in Frankreich liegen Angaben von VAILLE und STERN (1954) vor. In den Jahren 1946—1949 wurden 687 Fälle (47% Männer und 53% Frauen) registriert; 57% aller Fälle entfielen auf Paris. Auf therapeutischen Gebrauch sollen 37% der Fälle zurückzuführen sein. 15% der männlichen Suchtkranken waren Ärzte. Bemerkenswert ist, daß 14% der Süchtigen Rauschgifthändler waren und 50% aller Suchtkranken ihren Bedarf am Schwarzen Markt deckten. Als Weg der Beibringung wurde in 84% die Injektion gewählt, in 7% wurde geschnupft, in 5% wurde das Suchtgift rectal, in 3% oral und in 0,7% durch Rauchen aufgenommen. Der Anteil der verschiedenen Suchtgifte betrug: Heroin 35%, Morphin 28%, Opium 9%, Eukodal 11,5%, Pethidin 7,5%. Auch hier stellten also Morphin und seine Derivate den weit überwiegenden Anteil.

Über die Situation in einigen der WHO angeschlossenen Staaten gibt Tab. 101 eine Übersicht. Die Zahlen beruhen auf den Angaben der betreffenden Regierungen.

Die außerordentlich großen Differenzen in den Angaben über die Suchtanfälligkeit könnten auf folgenden Ursachen beruhen: 1. In einer Verschiedenheit in der Auffassung des Begriffes „Sucht". 2. In einer durch die soziologische Struktur bestimmten Anfälligkeit der einzelnen Nationen. 3. In der Organisation des „Schwarzen Marktes". Die letzten beiden Punkte dürften für die hohe Quote der Suchtkranken in den USA bestimmend sein. Derzeit sind dort 80% der

Tabelle 100 (Fortsetzung)

Altersklassen

Alter Jahre	Fälle pro 10000	%
20—30	0,55	9
30—40	2,1	29
40—50	1,6	28
50—60	1,5	21
über 60	0,7	11,5
unbekannt	—	1,5
Durchschnitt der über 20jähr.	1,29	
Durchschnitt der Gesamtbevölkerung	0,86	

Tabelle 101. *Registrierte Suchtkranke im Jahr 1954*
(Nach United Nat. Publ. E./NR 1954)

Deutsche Bundesrepublik 51,5 Millionen Einwohner; 5228 Fälle = 1:9950
Nähere Angaben s. Tab. 99.

Frankreich . . . . . . 41,5 Millionen Einwohner; 93 Fälle = 1:440000
darunter 13 Ärzte. Verwendete Suchtgifte: Morphin 29%,
Pethidin 23%, Eukodal 22%, Heroin 9%.

Italien . . . . 46 Millionen Einwohner; 127 Fälle = 1:360000

Schweiz . . . . 4,6 Millionen Einwohner; 109 Fälle = 1:42000

USA . . . . 148 Millionen Einwohner; 60000 Fälle = 1:2500
Verwendete Suchtmittel: Heroin 77,8%, Morphin 9,8%, Opium
1,5%, Marihuana 4,5%, Cocain 0,07%, synthetische morphinähnlich wirkende Verbindungen 6,3%.

Kanada . . . . 14 Millionen Einwohner; innerhalb der letzten 12 Jahre
3300 Fälle.

Großbritannien . . . . 51 Millionen Einwohner; 317 Fälle = 1:160000

USSR . . . . 216 Millionen Einwohner; 650 Fälle = 1:333000

China . . . . 430 Millionen Einwohner; 825 Fälle = 1:520000

Indien . . . . 340 Millionen Einwohner; 2519 registrierte Opiumraucher
= 1:135000
sonst keine Suchten.

Japan . . . . 81 Millionen Einwohner; 999 Fälle = 1:80000
Heroin 56%, Morphin 21,8%, Thiambuten 15,1%.
Erfassung unvollständig; nicht erfaßte Suchtkranke etwa 40000.

Neuseeland . . . . . . 1,8 Millionen Einwohner; 63 Fälle = 1:29000
Morphin 52%, Pethidin 38%, Heroin 1,6%, Methadon 1,6%.

erfaßten Suchtkranken Farbige. Unter Berücksichtigung dieses Umstandes wäre die Anfälligkeit der weißen Rasse in den USA nicht größer als etwa in Deutschland. Sehr auffallend ist, daß PESCOR (1938) für die Jahre 1936—1937 gerade das umgekehrte Verhältnis angibt: 88% der Suchtkranken im Public Health Service Hospital in Lexington, Kentucky, waren damals Angehörige der weißen Rasse. Außerordentlich groß ist in den USA die „Ansteckungsgefahr" durch bereits Suchtkranke. Nach dem Report of Comm. of the Judiciary (Bull. on Narcotics 8, Nr. 3, S. 3, 1956) geben 95% der Suchtkranken an, daß sie durch „Freunde" in persönlichem Kontakt verführt wurden, die ihnen das betreffende Suchtgift gratis zur Verfügung stellten und auch später ihnen nie zu verkaufen suchten. Bemerkenswert ist noch, daß nach der Statistik von PESCOR (1938) in den USA 18% der Suchtkranken 20—30 Jahre alt sind, während nach der Statistik von DANNER (1954) in der Deutschen Bundesrepublik nur 9% dieser Altersstufe angehören. Mit dem jugendlichen Alter und wohl auch mit den „geord-neten" Lebensverhältnissen hängt wahrscheinlich zusammen, daß nach dem Report of the Interdep. Comm. on Narcot. to the President of the US (Bull. on Narcotics 8, Nr. 2, S. 4, 1956) bei den Militärpersonen die Suchtanfälligkeit zehnmal geringer ist als in der Zivilbevölkerung.

Über den Umfang des Schwarzen Marktes können die beschlagnahmten Suchtgiftmengen einen gewissen Anhaltspunkt geben. Aus den Zahlen der Tab. 102 geht klar hervor, daß in den USA der Schwarzmarkt einen bedeutenden Umfang besitzen muß, während er in der Deutschen Bundesrepublik praktisch nicht besteht (50,7 kg Heroin in den USA gegenüber 22 g in Deutschland). Da ferner Heroin legal heute nur in sehr beschränktem Maßstab produziert wird

(139 kg im Jahre 1955) muß auch eine bedeutende illegale Heroinproduktion bestehen.

Nach Angaben des "Report of the interdepartmental Committee on Narcotics to the President of the US", Bull. on Narcotics 8, Nr. 2, S. 4, 1956, betragen in den USA die wöchentlichen Ausgaben eines Suchtkranken beim Bezug des Suchtgiftes durch den Schwarzen Markt 50—75 US-Dollar. Die Schwarzmarktpreise betrugen laut UN Public E/NR/1954 im Jahre 1954 in US-Dollar pro Gramm für Morphin: Frankreich 0,71—1,0; Iran 2,13; Indonesien 3,50—4,37; Japan 5,6 bis 8,3; Korea 19,25 bis 27,50. Für Heroin: Frankreich 5,71—6,86; Japan 4,9—55,6; Korea 13,75—33,0.

Was die von ökonomisch interessierter Seite behauptete größere Suchtgefährdung durch die vollsynthetischen Analgetika betrifft, so hat SEEVERS (1956) diese Behauptung und ihre Begründung in allen ihren Teilen in überzeugender Weise zurückgewiesen.

Auch EDDY (zit. nach SEEVERS 1956) ist der Ansicht, „daß gegenwärtig die medizinischen Bedürfnisse im allgemeinen durch die synthetischen mo.ä. V. ohne Nachteil für den Patienten befriedigt werden können und daß heute bereits feststeht, daß das Risiko einer Suchterzeugung durch die Verwendung der synthetischen mo.ä. V. zumindest nicht größer ist als bei den Naturprodukten". Die Entziehung von Methadon ist für den Suchtkranken nach der Ansicht von EDDY weniger schwierig als die Entziehung von Morphin.

Das "Expert Committee on Drugs Liabel to produce Addiction" stellt in seinem Bericht vom Jahr 1956 (WHO Technical Rep. Ser. Nr. 102) fest, „daß das Risiko einer Sucht durch den Gebrauch der synthetischen Verbindungen weder größer noch kleiner ist als das mit dem Gebrauch von Morphin, verwandten Opiumalkaloiden oder davon abgeleiteten Substanzen verbundene Risiko".

Eine Statistik über 457 Fälle von Pethidinsucht, die in einem Zeitraum von 39 Monaten vom 1. 7. 1950 bis 30. 9. 1953 im Public Health Service Hospital in Lexington, Kentucky, behandelt wurden, bringen RASOR und CRECRAFT (1955). Von diesen 457 Fällen waren 288 (63%) „primäre" und 169 (37%) „sekundäre" Suchten. Für den Zeitraum eines Jahres ergäbe dies 88 primäre und 52 sekundäre Fälle. Eine „primäre" Sucht wird angenommen, wenn der Suchtkranke 1. niemals andere morphinänliche Verbindungen gebraucht hat; 2. zwar gelegentlich auch

Tabelle 102. *Im Jahr 1954 beschlagnahmte Suchtgifte in kg*
(Nach United Nat. Publ. E/NR 1954)

Suchtgifte	USA	Deutsche Bundesrepublik
Rohopium . . .	22,1	—
Rauchopium . .	96,0	8,8
med. Opium . .	0,765	0,58
Morphin	0,709	0,19
Heroin	50,7	0,022
Codein	2,5	0,047
Pethidin	0,17	0,035
Methadon . . .	0,03	0,014
Cocain	0,82	0,055

England . . 29 kg Opium.

Frankreich . 32,2 kg Opium; 0,15 kg Heroin.

Italien . . . 29,44 kg Opium; 4,61 kg Morphin; 0,54 kg Heroin; 0,57 kg Pethidin.

Österreich . 0,25 kg Opium; 273 Ampullen Morphin; 10 Ampullen Methadon.

Kanada . . 0,9 kg Heroin.

Mexiko . . 43 kg Opium; 0,36 kg Morphin; 0,077 kg Heroin.

Hongkong . 32,3 kg Opium; 19,8 kg Rauchopium; 7,36 kg Morphin 7,53 kg Heroin.

Indien . . . 5936,16 kg Rohopium; 15,23 kg Rauchopium.

Korea . . . 25,4 kg Opium; 0,25 kg Morphin; 1,26 kg Heroin.

Japan . . . 1,2 kg Opium; 8,23 kg Morphin 10,6 kg Heroin; 0,75 kg und 43878 Ampullen Thiambuten.

Australien . 77,1 kg Opium.

andere mo.ä. V., aber in nicht suchterzeugenden Dosen genommen hat; 3. mit Pethidin begonnen hat und dann auf andere mo.ä. V. übergegangen ist. Auffallend ist, daß 98% der Pethidinsüchtigen der weißen Rasse angehörten, während bei Morphin und seinen Derivaten etwa 80% der Suchtkranken Farbige sind. Von den primären Fällen kamen 91% freiwillig zur Entziehung; in dieser Gruppe machten 82% die erste und 13% die zweite Entziehungskur. Für den Beginn der primären Sucht werden von 60% der Patienten postoperative oder posttraumatische Schmerzen sowie innerliche Beschwerden als Ursache angegeben, von 24% chronischen Depression, Angstzustände, seelische Spannungen und Erschöpfungszustände, in etwa 10% Alkoholismus. Von den primären Fällen waren 18% Ärzte und 17% Krankenschwestern.

Diesen Angaben über einen Jahresdurchschnitt von 88 primären Suchtfällen durch Pethidin, die sich allerdings nur auf das Material von Lexington beschränken, steht ein legaler Jahresverbrauch von 7965 kg Pethidin, das sind rund 80 Millionen Dosen zu 100 mg, im Jahr 1952 in den USA gegenüber. Man kann allerdings RASOR und CRECRAFT, sowie RADOUCO-THOMAS (1956) darin beipflichten, daß in den USA die Indikationsstellung für Pethidin vielleicht zu weit gespannt ist; es muß aber abgelehnt werden, aus den allgemeinen statistischen Angaben festzustellen, in welchen Fällen die Anwendung von Pethidin indiziert war und in welchen nicht. Wenn RADOUCO-THOMAS meint, daß nur in 10—20% der Fälle, — das wären in der Statistik von RASOR und CRECRAFT die Fälle mit postoperativen oder posttraumatischen Schmerzen, — die Pethidinbehandlung gerechtfertigt war, so geht dies an der Tatsache vorbei, daß die mo.ä. V. eben nicht nur eine analgetische Wirkung haben.

Eine Gegenüberstellung des legalen Verbrauches von Morphin und Pethidin einerseits und der Suchtfälle andererseits nach offiziellen Angaben der WHO bringt Tab. 103. Aus ihr ergeben sich einige interessante Feststellungen: 1. Die

Tabelle 103. *Vergleich von Pethidinverbrauch, Morphinverbrauch und Suchtfällen im Jahr 1954.* [Nach Permanent Central Opium Board (Doc. E/OB 11, 1955) und Commission on Narcot. Drugs (UN. E/NR, 1954)]

Land	Jährlicher Verbrauch pro 1000 Einwohner					Suchtfälle[3]		
	Gramm		Dosen[1]		Pethidin-Anteil in %	alle Suchtgifte		Pethidin-Anteil in %
	Morphin	Pethidin	Morphin	Pethidin		absolut	pro Million Einwohner	
Frankreich . . .	1,44	5,46	96	54,6	36	93	2,2	23
Japan	1,77	0,05	118	0,5	0,4	999	12,3	
Jugoslawien . .	2,83	1,27	190	12,7	6,3			
Deutschland . .	3,08	10,35	200	103,5	34	5228	100,0	16
Neuseeland . . .	3,34	42,52	220	425,2	66	63	35,0	38
Italien	3,4	7,87	230	78,7	22	127	2,8	
Schweiz	4,45	7,9	300	79,0	26	109	24,0	
Kanada	4,61	22,05	310	220,5	42	275	19,5	
Schweden . . .	6,24	1,11	415	11,1	2,6			
Niederlande . .	6,5	4,81	435	48,1	10			
USA	7,15	44,15	475	441,5	48	60000	400,0[2]	6
Belgien	7,26	4,54	480	45,4	8,6	203	24,0	11
Australien . . .	14,02	31,94	940	319,4	22			
Großbritannien .	14,5	23,43	970	234,3	19,5	317	6,2	16
Norwegen . . .	18,87	12,09	1250	120,9	8,8	400	133,0	
Dänemark . . .	21,06	41,68	1400	416,8	23			

[1] Der Verbrauch in Gramm wurde auf äquianalgetische Dosen (15 mg Morphin bzw. 100 mg Pethidin) umgerechnet.

[2] Davon 70—80% = 320 Farbige und 20—30% = 80—120 Weiße.

[3] Diese Zahlen beziehen sich auf alle Suchtgifte und umfassen primäre und sekundäre, neue und chronische Fälle.

Zahl der gesamten registrierten Suchtfälle, wovon die Neuzugänge nur einen geringen Prozentsatz ausmachen, stehen in keiner bestimmten Relation zu der Zahl der von Morphin und Pethidin zusammen legal verabreichten Dosen (pro 1000 Einwohner: USA 916 Dosen, 0,4 Suchtfälle; Deutschland 303 bzw. 0,1; Schweiz 379 bzw. 0,02; Großbritannien 1200 bzw. 0,006). 2. Die Zahl der pro 1000 Einwohner und Jahr verabreichten Dosen zeigt zwischen den verschiedenen Nationen große Unterschiede (z. B. Dänemark 1817, USA 916, Deutschland 303, Frankreich 150). 3. In Deutschland wird noch immer doppelt so oft Morphin verwendet als Pethidin, in Kanada und den USA halten sich beide Verbindungen ungefähr die Waage, während in Neuseeland das Pethidin etwa doppelt so häufig gebraucht wird als Morphin. 4. Der Anteil des Pethidin an den Suchtfällen ist, soweit Angaben vorliegen, durchwegs geringer als sein Anteil am legalen Verbrauch. Dies gilt vor allem für die USA (6% gegen 48%) und spricht gewiß nicht für eine besondere Suchtgefährdung durch Pethidin.

Was schließlich das Methadon betrifft, so sind nach SEEVERS (1956) überhaupt nur wenige Fälle einer primären Sucht durch Methadon bekannt geworden. ("Only a few instances of primary methadone addiction are known to exist".) SEEVERS kommt bezüglich der Stellung der synthetischen mo.ä. V. im Suchtproblem zu folgendem Schluß: „Die wissenschaftlichen und medizinischen Fortschritte auf dem Gebiet der synthetischen mo.ä. V. waren so rasch, daß schon heute sehr wenige Naturprodukte unentbehrlich (indispensable) für die öffentliche Gesundheit sind. Das Zeugnis zugunsten der Synthetica ist so eindrucksvoll, wenn es einer vergleichenden Analyse unterzogen wird, daß der Autor in Versuchung kommt vorauszusagen, daß der Tag nicht weit entfernt ist, an dem die Kommission (der UNO) mit Resolutionen befaßt wird, die vorschlagen würden, für alle Zeiten die Kultivierung und Produktion von allen aus Kulturen stammenden Suchtgiften (Cultivation and production of all horticulturally derived narcotics) abzuschaffen."

Suchtkranker und Suchtgiftgesetz

Über das mangelhafte Verständnis, das die Gesetzgebung dem Problem der Suchtkrankheit entgegenbringt, äußert sich GEWEHR (1956) folgendermaßen: „Ein Gesetz zur Bekämpfung der Rauschgiftsucht, in dessen Mittelpunkt nicht das Rauschgift oder der Rechtsbrecher steht, sondern der rauschgiftsüchtige Mensch als Kranker, der der helfenden und heilenden, nicht aber der strafenden Hand des Staates bedarf, besteht nicht. Es ist notwendig, dies zu wissen. Dieser Mangel muß von allen Menschen, die sich als Ärzte oder Wissenschaftler, Richter, Verwaltungs- oder Ermittlungsbeamte mit dem Problem der Rauschgiftsucht befassen, im Interesse einer menschlich gerechten Beurteilung und Behandlung der rauschgiftsüchtigen Menschen bedauert werden. Um so mehr legt er ihnen aber die Verpflichtung auf, dem Rauschgiftsüchtigen mit großem Verständnis und hohem Verantwortungsbewußtsein gegenüberzutreten."

Diese Kritik ist vollkommen berechtigt. Ein Gesetz, das den Suchtkranken *zwingt*, zum Rechtsbrecher zu werden (WIKLER 1948, SEEVERS 1948, MUELLER-HESS 1953) und das dem Arzt keine andere Wahl läßt als entweder seine Hilfe einem Schwerkranken zu verweigern oder mit dem Gesetz in Konflikt zu kommen (P. O. WOLFF 1947), ist dringend reformbedürftig. Es ist außerdem, wie jahrzehntelange Erfahrung gezeigt hat, nicht imstande, das Problem zu lösen oder auch nur entscheidend zu bessern. Dies zeigen vor allem die statistischen Erhebungen: Die „Suchtanfälligkeit" war 1954 mit 1:10000 ebenso groß wie im Jahr 1927; 27 Jahre Suchtgiftgesetz haben die Lage keineswegs geändert.

Außerdem sind die Suchtgiftgesetze insofern parteiisch, als sie nur eine bestimmte Gruppe von Stoffen umfassen, deren Unentbehrlichkeit für die öffentliche Gesundheit allgemein anerkannt ist. Der Alkohol, demgegenüber die Anfälligkeit für eine echte Sucht mindestens 100mal größer ist (JANZ 1955), dessen Mißbrauch im Gegensatz zu den mo.ä. V. sehr häufig direkter Anlaß zu Gewaltverbrechen ist (ANSLINGER 1951, ISBELL und WHITE 1953, WIKLER und RASOR 1953) und der für die öffentliche Gesundheit nicht unentbehrlich ist, unterliegt keinen ähnlich rigorosen Gesetzen. Es hat sich hier ja auch gezeigt, daß jeder Versuch, durch gesetzgeberische Maßnahmen den Alkoholismus auszurotten, bisher gescheitert ist.

Auf der anderen Seite erscheinen die Strafen gegen den Suchtgifthändler, der sich an der Zwangslage der Suchtkranken gesetzwidrig und womöglich durch Verführung seinen Kundenkreis zu erweitern sucht, unzureichend. Auf diesem Standpunkt steht der Bericht des "Subcommittee on Narcotics" an das Repräsentantenhaus des Kongresses der USA (Bull. on Narcotics 8, Nr. 3, S. 13, 1956), der feststellt, daß ohne Ausnahme in denjenigen Staaten der USA, wo schwere Strafen verhängt werden, Suchtgifthandel und Sucht praktisch minimal sind oder überhaupt nicht existieren. Nach dem derzeit in den USA gültigen Gesetz aus dem Jahr 1951 ist für die erste Gesetzesübertretung eine Strafe von 2—5 Jahren mit evtl. Bewährungsfrist vorgesehen und erst für die zweite und die folgenden Verletzungen des Gesetzes unbedingte Strafen von 5—10 bzw. 10—20 Jahren. Dies führt nach diesem Bericht dazu, daß die zum ersten Mal — evtl. mit Bewährungsfrist — verurteilten Rauschgifthändler selbst in den Hintergrund treten und junge, meist schon auf anderen Gebieten kriminelle Leute anwerben, die das Risiko einer relativ geringen, vielleicht sogar bedingten Strafe im Hinblick auf die phantastischen Gewinne (bis zu 10000%) auf sich nehmen. Der Bericht schlägt daher vor, die Strafe für Rauschgifthändler bereits für die erste Gesetzesübertretung auf mindestens 5 Jahre ohne Gewährung einer Bewährungsfrist oder eines Strafaufschubes festzusetzen unter weiterer Verschärfung der Strafe bei Verkauf an Jugendliche. Der "Report of the Commission on the Judiciary of the US Senat on the Illicit Narcotic Trafic" (Bull. on Narcotics 8, Nr. 2, S. 11, 1956) faßt für solche Heroinhändler, die Jugendliche verführen, sogar die Todesstrafe ins Auge.

Für Europa dürften solche drastische Maßnahmen noch nicht nötig sein, da hier derzeit ein illegaler Handel praktisch nicht existiert und die Suchtkrankheit für die Volksgesundheit nicht diese schwere öffentliche Gefahr bedeutet wie in den USA.

Nachwort

In den Jahren 1938—1944 hat der Verfasser Hunderte von Verbindungen der Pethidin- und Methadonklasse im Tierversuch geprüft und die Verbindungen Höchst 8909 (Dolantin, Pethidin usw.), 10446 (Bemidon), 10600 (Phenadoxon), 10720 (Ketobemidon) und 10820 (Polamidon, Methadon usw.) zur klinischen Prüfung vergeschlagen. Auf Grund der klinischen Ergebnisse sind dann die Verbindung 8909 als „Dolantin" (EWZ) und die Verbindung 10820 als „Polamidon" (EWZ) für die Einführung in den Arzneiverkehr ausgewählt worden. Wie die immer noch steigenden Verbrauchszahlen (siehe S. 6) dieser beiden Verbindungen zeigen, war die seinerzeit getroffene Auswahl richtig.

Der Verfasser glaubt sich daher berechtigt, abschließend zu einigen Fragen der Pharmakologie der mo.ä. V. seine persönliche Ansicht äußern zu dürfen, auch wenn für sie endgültige Beweise noch nicht vorliegen. Obwohl über die Wirkungen dieser aus der Therapie nicht wegzudenkenden Verbindungen schätzungsweise über 15000 Arbeiten geschrieben worden sind, herrscht über manche Frage nämlich weder Einigkeit noch Klarheit.

Therapeutische Breite

Die meisten Autoren ziehen aus dem Verhältnis von analgetischer Wirksamkeit zu der am Tier — meistens der Maus — bestimmten Toxicität Rückschlüsse auf die Sicherheit der therapeutischen Anwendung am Menschen. Dieser Schluß ist in der Reihe der mo.ä. V. unberechtigt und führt zu falschen Ergebnissen, da beim Menschen die spezifische, mit der analgetischen Wirkung parallel gehende depressive Wirkung auf die Atmung in erster Linie die Toxicität bestimmt, beim Tier dagegen meist die unspezifische, zum Tod im Krampfanfall führende, zentral erregende Wirkung. Wie aus den Zahlen für analgetische Wirksamkeit (S. 113) und Toxicität (S. 199) hervorgeht, ist z. B. das Pethidin etwa fünfmal weniger analgetisch wirksam als Morphin, aber doppelt so toxisch; sein „therapeutischer Index" wäre demnach zehnmal schlechter als derjenige des Morphin. Ähnlich liegen die Verhältnisse bei einem Vergleich zwischen Methadon und Phenadoxon: Die „therapeutische Breite" des Methadon wäre nach dieser Art der Berechnung durch seine fünfmal größere Toxicität bei nur halber analgetischer Wirkungsstärke zehnmal schlechter als diejenige des Phenadoxon.

Die klinische Praxis hat gerade das Gegenteil der Theorie ergeben: Pethidin ist in seiner Anwendung sicherer als Morphin und Methadon sicherer als Phenadoxon. Dieses Ergebnis ist nicht so widerspruchsvoll, wie es auf den ersten Blick erscheinen möchte, da die beim Tier die Toxicität bestimmende zentrale Erregung beim Menschen der depressiven Wirkung auf die Atmung entgegenwirkt. Man könnte daher bei den mo.ä. V. das Schlagwort prägen: Je schlechter die therapeutische Breite im Tierversuch, desto ungefährlicher die Anwendung am Menschen (SCHAUMANN 1956). Der Ausdruck „therapeutische Breite" in eingangs erwähntem Sinne ist daher hier falsch und irreführend.

„Atemlähmende" Wirkung

Bei Versuchen, durch i. v. Injektion großer Dosen von Bemidon eine für Operationen ausreichende Allgemeinanalgesie bei erhaltenem Bewußtsein zu erreichen (MARSCHIK 1943), wurde die Beobachtung gemacht, daß in vereinzelten Fällen die Patienten infolge Verflachung der Atmung cyanotisch wurden, ohne daß die ansprechbaren Patienten ihres Zustandes gewahr wurden. Aufforderung, tiefer zu atmen, genügte, um die Anoxie zu beseitigen. Es fehlte in diesen Fällen das warnende Gefühl vor der Kohlensäureüberladung des Blutes, die sicher vor der Anoxie eingetreten war. Es ist daher nicht unwahrscheinlich, daß in den Versuchen mit Einatmung eines Kohlensäure-Luftgemisches am Menschen das Fehlen des subjektiven Gefühls der Dyspnoe an der Depression der Atmung durch mo.ä. V. beteiligt ist.

Die in manche Lehrbücher übergegangene Legende von der tödlichen Wirkung eines einzigen Tropfens Opiumtinktur beim Kleinstkind dürfte heute kaum mehr als Ausrede für andere Fehler gelten. Aber auch bezüglich der angeblichen Gefährdung des Neugeborenen durch Gaben der mo.ä. V. an die Mutter während der Geburt dürfte der Ansicht von SCHUTE und DAVIS (1933) beizupflichten sein, daß sie meist bei schweren Geburten angewendet werden und die Asphyxie des Neugeborenen daher eher eine Folge des Geburtstraumas als einer depressiven Wirkung der an die Mutter verabreichten mo.ä. V. auf die Atmung ist. Dies zeigen vor allem die ausgezeichneten Ergebnisse von SKAMNAKIS (1943) sowie LOUROS

(1956) bei Anwendung relativ hoher Pethidindosen in Kombination mit Oxytocin zur Erleichterung und Beschleunigung des Geburtsverlaufes.

Analgetische-antiprotektive Wirkung

Während die Analgesimetrie im Tierversuch bei Auswahl einer geeigneten Methode und geeigneter Versuchstiere bei der Mehrzahl der Autoren recht gut übereinstimmende Resultate ergibt, ist dies bei Übertragung auf den Menschen keineswegs der Fall. Das ist auch verständlich, da im Tierversuch der unbewußte Schmerz*reflex* als Kriterium genommen wird, während das bewußte Schmerz*gefühl* beim Menschen unvermeidlich stark subjektiv beeinflußbar ist. Außerdem würde eine direkte Übertragung des Tierexperimentes auf den Menschen zu Dosierungen führen, die bereits im toxischen Bereich liegen. So beträgt die „analgetische" Dosis für Morphin im Tierversuch durchschnittlich etwa 3 mg/kg; für den Menschen ergäbe dies eine für experimentelle Zwecke nicht verantwortbare Dosis von etwa 200 mg; die in klinischen Versuchen zur vergleichenden Prüfung der mo.ä. V. verwendbaren Dosen liegen mindestens um eine Zehnerpotenz tiefer. Eine mit Sicherheit nachweisbare und meßbare Erhöhung der Schwelle der Schmerzempfindung ist von einer solchen Dosierung nicht zu erwarten und auch nicht gefunden worden (DODDS u. Mitarb 1945, THORP 1946, SONNENSCHEIN u. IVY 1949, WHYTE 1951, KUHN u. BROMILEY 1951). Die Versuche einer experimentellen Analgesimetrie am gesunden Menschen sind daher von vornherein mit einem allzu großen Unsicherheitsfaktor belastet und praktisch gescheitert.

Die andere klinische Methode, die therapeutische Wertigkeit der mo.ä. V. nach dem subjektiven Urteil von Patienten mit postoperativen Schmerzen oder anderen chronischen schmerzhaften Zuständen zu bestimmen, ist mühevoll und schwierig. Es bedarf einer großen Vertrautheit mit der Methodik, einer genau eingehaltenen Versuchsplanung, ausgedehnter Versuchsreihen und Bearbeitung durch einen Statistiker vom Fach, um hier Resultate zu erarbeiten, die einer strengen Kritik standhalten (BEECHER 1957). Trotzdem können durch Nichtbeachtung irgendeines Faktors in dem komplexen Schmerzgeschehen Fehlurteile gefällt und daraus weitreichende unrichtige Folgerungen gezogen werden.

So scheinen z. B. Zweifel an dem im klinischen Versuch im Gegensatz zum Tierversuch gefundenen Resultate nicht unberechtigt, daß das Nalorphin eine morphinähnliche Wirkung von gleicher Stärke wie das Morphin besitzt (KEATS und TELFORD 1955). Es wäre nämlich durchaus möglich, daß die starken Nebenwirkungen des Nalorphin so wie andere überwertige Eindrücke das Schmerzgefühl so weit zurückdrängen, daß bei den Versuchspersonen der Eindruck einer direkten Verminderung der Schmerzen entstand. Die aus diesem Ergebnis gezogene weitgehende Schlußfolgerung, daß es dem Morphin therapeutisch gleichwertige Verbindungen geben müßte, die ebenso wie das Nalorphin nicht suchtgefährdet wären, erscheint daher ebenfalls nicht genügend gesichert.

Alle diese Versuche gehen von der Annahme aus, in den mo.ä. V. auch im klinischen Dosierungsbereich in erster Linie „Analgetica" zu sehen, d. h. Verbindungen, die in besonders ausgeprägter Weise die Schmerzempfindung unterdrücken. Daß dies nicht der Fall ist, darauf wurde schon im Abschnitt über das protektive System (s. S. 119) hingewiesen. Durch klinische Dosen wird in erster Linie das „Erleiden" und erst in zweiter Linie das „Empfinden" des Schmerzes gedämpft. Bezeichnend für diese Situation, für den Unterschied zwischen der Unterdrückung der Schmerzempfindung und des Schmerzerlebnisses, ist, daß durch die Lobotomie zwar die erlebnismäßige „Registrierung" des Schmerzes ausgeschaltet, die Schwelle der Schmerz*empfindung* jedoch nicht erhöht wird (CHAPMAN u. Mitarb. 1948).

Die klinisch wichtige Hauptwirkung der mo.ä. V. ist ihre antiprotektive Wirkung; diese löscht nicht nur das Schmerzerlebnis, sondern überhaupt alle quälenden, angstvoll erlebten Gefühle einer Erregung des protektiven Systems aus. Dadurch wird auch die ergotrope Alarmreaktion mit ihrer starken Beanspruchung des Organismus gebremst. Beides zusammen bedeutet neben einer psychischen auch eine physische Schonung des Organismus. Die Gesamtwirkung der mo.ä. V. geht daher beträchtlich über diejenige eines einfachen „Analgeticum" hinaus.

Ihre Verwendung z. B. vor, während und nach schweren operativen Eingriffen nimmt die Erwartungsangst, erleichtert die Belastung des Organismus während des Eingriffes und beschleunigt die Erholung von den unmittelbaren Operationsfolgen, wobei für letztere die Dämpfung „postoperativer Schmerzen" nicht die Hauptursache ist. Die antiprotektive Wirkung ist wohl auch der Grund, weshalb im „Cocktail lytique" die reichliche Dosierung des Pethidin unerläßlich ist, während die Phenothiazine nur unterstützend wirken und anscheinend durch Hydergin ersetzt werden können [HUGUENARD, P.: Anesth. et Analg. 11, 583 (1954). CAMPAN, L., und G. LAZORTHES: Anesth. et Analg. 11, 598 (1954)].

Ein Ausweg, um doch zu einer brauchbaren vergleichenden Prüfung am Menschen zu kommen, wäre, eine andere spezifische antiprotektive Wirkung der mo.ä. V. heranzuziehen. Als solche käme z. B. die Unterdrückung des Gefühls einer pathologisch oder durch künstliche Kohlensäureanhäufung bedingten Dyspnoe in Frage. So könnte man als Maß der Wirksamkeit die Zeitspanne nehmen, während der die Einatmung einer hohen CO_2-Konzentration (vgl. den Selbstversuch von CUSHNY, S. 146) oder einfaches Anhalten des Atems ertragen wird. Eine zweite umfassendere Methode zur Messung der antiprotektiven Wirkung wäre, ihre Fähigkeit zu prüfen, ein übererregtes protektives System wieder zur normalen Empfindlichkeit zurückzubringen, wie dies im „Lexington-Test" an Suchtkranken im Stadium der Abstinenz durchgeführt wird. Dabei kann neben der Wirkungsstärke auch die Wirkungsdauer in objektiver Weise bestimmt werden. Wie die ausgedehnten Untersuchungen von ISBELL und seinen Mitarbeitern gezeigt haben, geht dieser Test erwartungsgemäß mit der therapeutischen Wertigkeit parallel (siehe S. 221).

Eine weitere segensreiche Folge der antiprotektiven Wirkung der mo.ä. V., bei der eine analgetische Wirkung nur eine, mitunter allerdings wichtige, Beigabe ist, wäre die Erleichterung des Todeskampfes.

Beim „physiologischen" Tod ist die primäre Ursache das allmähliche Versagen der energieliefernden Stoffwechselprozesse, das sekundär zum Verlust des Bewußtseins und allmählichen Versagen des Kreislaufs führt. Bei diesem „Erlöschen" des Lebens, bei dem gleichzeitig auch die Kohlensäureproduktion zurückgeht, kommt es zu keiner Erregung des protektiven Systems und daher auch zu keinem quälenden, angstvoll erlebten Gefühl; es stellt sich eher ein euphorisches Gefühl ein, ähnlich wie beim Tod durch Verbluten oder beim Höhentod des Fliegers, der unter der Wirkung reinen Sauerstoffmangels ohne CO_2-Anhäufung ebenfalls das Gefühl für die unmittelbar drohende Lebensgefahr verliert.

Ganz anders der qualvolle Todeskampf, wenn bei erhaltenem Stoffwechselfeuer die Abatmung der Kohlensäure durch Behinderung des Gasaustausches in der Lunge oder durch primäres Versagen des Kreislaufs bei einer Herzinsuffizienz erschwert ist. Hier führt maximale Erregung des protektiven Systems zu dem qualvollen Erlebnis von Erstickungsgefühl und Todesangst. Hier kann die antiprotektive Wirkung der mo.ä. V. durch Ausschaltung des protektiven Systems den Todeskampf in den friedlichen physiologischen Tod überleiten, wobei in entsprechenden Fällen noch die Erlösung vom Schmerzerlebnis hinzukommt.

Zu diesem viel umstrittenen und oft mißdeuteten Problem der Erleichterung des Todeskampfes hat der Präsident des 9. Kongresses der „Italienischen Gesellschaft für Anästhesiologie" im Oktober 1956 der höchsten kirchlichen Autorität folgende Frage mit der Bitte um Entscheidung vorgelegt: „Ist die Anwendung von Narcotica bei Sterbenden oder Kranken in Todesgefahr erlaubt, vorausgesetzt, daß es dafür eine medizinische Indikation gibt? Darf man sie auch dann anwenden, wenn zugleich mit der Linderung der Schmerzen wahrscheinlich eine Verkürzung des Lebens eintritt?"

Papst Pius XII. hat im Februar 1957 in einer persönlichen Ansprache an die Teilnehmer einer internationalen Ärztetagung in Rom, in der er über „religiöse und moralische Fragen in bezug auf die Betäubung von Schmerzen" grundlegende Ausführungen machte, „über die Verwendung von Analgetica bei Sterbenden" ausführlich Stellung genommen. Wegen der fundamentalen Bedeutung dieser Entscheidung für Arzt und Patient seien im folgenden einige Stellen der Ansprache wörtlich angeführt.

„Daß Sterbende mehr als andere durch die natürliche Moral verpflichtet wären, den Schmerz anzunehmen und seine Linderung auszuschlagen, geht weder aus der Natur der Sache, noch aus der Offenbarung hervor. ... Es wäre offenkundig unerlaubt, die Anaesthesie gegen den ausdrücklichen Willen des Sterbenden durchzuführen (wenn er „sui juris" ist). ... Wenn Sterbende dem Leiden als Mittel zur Sühne und Quelle von Verdiensten zustimmen, um in der Liebe Gottes unter Hingabe des eigenen Willens fortzuschreiten, zwinge man sie nicht zur Anaesthesie; man helfe ihnen vielmehr, ihren eigenen Weg zu gehen. Im umgekehrten Fall wäre es aber nicht gut, den Sterbenden die erwähnten asketischen Betrachtungen zu suggerieren, und man soll daran denken, daß der Schmerz auch, anstatt daß er zur Sühne und zum Verdienst beiträgt, Anlaß zu neuen Fehlern werden kann.

Fügen wir noch einige Worte über die Ausschaltung des Bewußtseins bei Sterbenden hinzu im Maße dies nicht durch den Schmerz bedingt ist. Da der Herr den Tod bei vollem Bewußtsein hat erleiden wollen, wünscht der Christ auch hier ihn nachzuahmen. ... So gibt die Kirche zu verstehen, daß man einen Sterbenden nicht ohne ernste Gründe des Bewußtseins berauben darf. ... Die beim Herannahen des Todes angewendete Anaesthesie, nur um dem Kranken ein bewußtes Ende zu ersparen, wäre nicht mehr eine beachtenswerte Errungenschaft der modernen Therapie, sondern eine wirklich bedauernswerte Praktik.

Ihre Frage setzte dagegen eher eine ernsthafte klinische Indikation (z. B. heftige Schmerzen, krankhafte Depressionszustände und Ängste) voraus. Der Sterbende kann nicht erlauben und noch weniger vom Arzt verlangen, ihm Bewußtlosigkeit zu verschaffen, wenn er dadurch außerstande gesetzt wird, ernste moralische Pflichten zu erfüllen, z. B. wichtige Angelegenheiten zu regeln, sein Testament zu machen, zu beichten. ... Aber wenn der Sterbende alle seine Verpflichtungen erfüllt und die Sterbesakramente empfangen hat, wenn eindeutige ärztliche Indikation zur Anaesthesie rät, wenn bei der Festsetzung der Dosis das erlaubte Quantum nicht überschritten wird, wenn deren Wirksamkeit und Dauer sorgfältig gemessen wird und der Patient zustimmt, dann steht dem nichts im Wege: Die Anaesthesie ist moralisch erlaubt.

Müßte man darauf verzichten, wenn gerade die Anwendung der Narcotica die Lebensdauer verkürzte? Zunächst ist jede Form von direkter Euthanasie, d. h. die Verabreichung von Narcotica, um den Tod herbeizuführen oder zu beschleu-

nigen, verboten, weil man sich dann anmaßt, direkt über das Leben zu verfügen.
... Unter den Bedingungen, die Sie im Auge haben, handelt es sich aber allein
darum, dem Patienten unerträgliche Schmerzen zu ersparen, z. B. bei nicht
operierbarem Krebs oder unheilbaren Krankheiten.

Wenn zwischen der Narkose und der Verkürzung des Lebens kein unmittelbarer Kausalzusammenhang besteht, der auf dem Willen der Interessierten
beruht oder in der Natur der Sache liegt (was der Fall wäre, wenn die Unterdrük-
kung des Schmerzes nur durch die Verkürzung des Lebens bewirkt werden könnte)
und wenn vielmehr die Verwendung von Narcotica an sich zweierlei verschiedene
Folgen nach sich zieht, einerseits die Erleichterung des Schmerzes und andererseits die Verkürzung des Lebens, so ist sie erlaubt; man muß allerdings auch noch
zusehen, ob zwischen diesen beiden Wirkungen ein vernünftiges Verhältnis
besteht und ob die Vorteile der einen die Nachteile der anderen aufwiegen. Es ist
auch wichtig, sich vorher noch zu fragen, ob der gegenwärtige Stand der Wissen-
schaft es nicht erlaubt, dasselbe Ergebnis mit anderen Mitteln zu erreichen, und
dann bei der Verwendung der Betäubungsmittel die praktisch notwendigen
Höchstgrenzen nicht zu überschreiten.

Kurz zusammengefaßt fragen Sie uns: „Ist die Ausschaltung des Schmerzes
und des Bewußtseins durch Narcotica (wenn die medizinische Indikation sie
verlangt) von seiten der Religion und der Moral dem Arzt und dem Patienten
erlaubt (auch beim Herannahen des Todes und wenn sich vorhersehen läßt, daß
die Anwendung von Narcotica das Leben verkürzen wird)?" Man muß darauf
antworten: „Wenn es keine anderen Mittel gibt und unter bestimmten Umständen
nicht die Erfüllung anderer religiöser oder moralischer Pflichten verhindert wird:
Ja." [Übersetzung des französischen Originaltextes in: Orbis cath. 11, 372 (1957)].

Der Arzt ist daher bei seiner Aufgabe, Leiden zu lindern, berechtigt, dem Tod-
geweihten zwecklose Qualen zu ersparen, selbst wenn durch dieses Abbrechen eines
aussichtslosen Kampfes ein mit Sicherheit verlorenes Leben um eine kleine Spanne
verkürzt werden sollte.

Zur Frage der *schmerzlosen Geburt* wiederholte Papst Pius XII. in der gleichen
Ansprache seine 1956 [Orbis cath. 10, 224 (1956)] geäußerte positive Stellungnahme: „Man fragte damals, ob die Mutter im Hinblick auf den Schrifttext: ,Du
sollst Deine Kinder in Schmerzen gebären' verpflichtet sei, alle Schmerzen anzunehmen und die Schmerzlosigkeit durch natürliche oder künstliche Mittel abzulehnen. Wir haben geantwortet, daß keine derartige Pflicht bestehe. Der Mensch
behält auch nach dem Sturz das Recht, die Kräfte der Natur zu beherrschen, sie
zu seinem Dienst zu nutzen und daher alle Hilfsmittel auszuschöpfen, die sie ihm
bietet, um den physischen Schmerz zu vermeiden oder auszuschalten." Auch
hier sind also moralische oder religiöse Bedenken von seiten des Arztes oder des
Patienten nicht gegeben, wie sich der Papst überhaupt zu der Frage der Schmerz-
bekämpfung durchaus positiv äußerte: „Welche Gründe gestatten es gegebenen-
falls, physischen Schmerz zu meiden, ohne mit einer schweren Verpflichtung oder
mit dem Ideal des christlichen Lebens in Konflikt zu geraten? Man könnte deren
eine große Zahl aufzählen; aber trotz ihrer Verschiedenheit kommen sie schließlich
alle auf die Tatsache heraus, daß der Schmerz auf die Dauer die Erlangung
höherer Güter und Interessen verhindert. Es kann vorkommen, daß er für eine
bestimmte Person und in einer bestimmten konkreten Form vorzuziehen ist. Aber
im allgemeinen zwingen die Schäden, die er hervorruft, die Menschen, sich gegen
ihn zu verteidigen; zweifellos wird man ihn in der Menschheit nie völlig zum
Verschwinden bringen können; aber man kann seine schädlichen Wirkungen in
engen Grenzen halten."

Therapeutisch induzierte Suchtkrankheit

Trotz der umfangreichen statistischen Erhebungen lassen sich über die tatsächliche Gefahr einer primären Suchtentstehung durch ärztlich geleiteten therapeutischen Gebrauch der mo.ä. V. keine konkreten Angaben machen, da gerade diesbezüglich die Angaben lückenhaft sind oder ganz fehlen. Und doch wäre gerade eine klare Beantwortung dieser Frage für die Beurteilung ausschlaggebend, ob und in welchem Maße die therapeutische Verwendung eine Gefahr für die Allgemeinheit bedeutet.

Selbstverständlich kann eine einfache Registrierung, auch wenn sie sich auf die Fälle einer primären, therapeutisch induzierten Sucht bezieht, über den Grad der Gefährdung keinen Aufschluß geben und zu einer falschen Beurteilung führen, wenn die Zahl der primären Suchtfälle nicht gleichzeitig zu der Zahl der behandelten Fälle oder wenigstens zur Zahl der legal verbrauchten Dosen in Beziehung gebracht wird. Unter Berücksichtigung dieser Voraussetzungen dürfte sich ergeben, daß die Gefährdung der öffentlichen Gesundheit durch die therapeutische Verwendung der mo.ä. V. geringer ist als durch manche andere, nicht so rigorosen Bestimmungen unterworfene Medikamente.

Eine solche spezielle Statistik über therapeutisch induzierte primäre Suchtfälle wäre außerdem nach den verordneten mo.ä. V. zu gliedern, um einen Überblick über die Suchtgefährdung durch die verschiedenen Verbindungen bei therapeutischem Gebrauch zu erhalten. Über diesen wichtigen Punkt kann die Ermittlung der Substitutionsdosis im Lexington-Test an bereits Suchtkranken keine Auskunft geben. Nach diesem Test wäre z. B. das Methadon bezüglich seiner Suchtgefährlichkeit noch vor dem Heroin einzureihen (siehe S. 220), während sich SEEVERS (1956) — allerdings nur summarisch — äußert, daß nur wenige primäre Suchtfälle durch Methadon bekannt geworden sind.

Zur Entwicklung einer Toleranz und einer Hörigkeit (physical dependence) ist nach experimentellen Erfahrungen am Tier und am Menschen die pausenlose Verabreichung steigender Dosen über längere Zeit nötig. Bei schmerzhaften chronischen Erkrankungen mit längerer Lebenserwartung wird sich daher die dauernde alleinige Verwendung der mo.ä. V. verbieten, vor allem, wenn sich Anzeichen einer beginnenden Toleranz zeigen. Diese wird sich vermeiden oder hinausschieben lassen, wenn die orale Verabreichung gewählt wird, wenn die Dosen so klein wie möglich gehalten werden und wenn eine Verbindung gewählt wird, die bei therapeutischer Verwendung nur sehr langsam zu einer Toleranzsteigerung (Gewöhnung) führt. Diese Bedingungen scheint bisher am besten das Methadon zu erfüllen (COCHIN u. Mitarb. 1948). Die Ansicht, daß das Morphin zumindest in dieser Hinsicht mit Vorteil durch Methadon ersetzt werden könnte, wird heute von maßgeblichen Experten auf dem Suchtgebiet geteilt (SEEVERS 1956, EDDY, pers. Mitteilung 1957).

Auch beim Pethidin scheint die Gefahr, durch therapeutischen Gebrauch Toleranz und Hörigkeit herbeizuführen, wesentlich geringer als beim Morphin. Während Patienten, die chronisch Morphin erhalten, mit wenigen Ausnahmen binnen 3—4 Wochen in den Zustand der Hörigkeit kommen, konnte an 47 Patienten durch Wochen und Monate, in einigen Fällen über ein Jahr, ununterbrochen oral und parenteral Pethidin gegeben werden, ohne Zeichen von Abstinenzerscheinungen. ("This is in accord with clinical experience that patients receiving morphine for a chronic illness will, with rare exeption, develop physical dependence to the drug within two to four weeks of therapy. . . . The addiction liability of the new analgesic drugs in terms of duration of administration to achieve physical dependence in a similar group of patients is very low. In reference to Demerol, I was able to follow 47 patients on continuous administration both orally and parenterally for many weeks or months, and in a few instances for over a year, without noting any signs or symptoms of abstinence upon withholding the drug." BATTERMAN 1948.) Dies schließt natürlich nicht aus, daß vereinzelte, entsprechend vorbelastete Fälle am Präparat hängen bleiben. Doch pflegen solche Personen, wohl wegen der unangenehmen und der Umgebung auffallenden zentralen Erregungswirkung großer Pethidindosen (v. BRÜCKE 1940, ANDREWS 1942 b, POLONIO 1947), gegen die eine Toleranz nicht eintritt, sich fast durchwegs freiwillig einer Entziehungskur zu unterwerfen (CRECRAFT und RASOR 1956).

Eine weitere Verminderung der Suchtgefahr durch therapeutische Verwendung bei schweren chronischen Schmerzzuständen dürfte dadurch möglich sein, daß die antiprotektive Wirkung der mo.ä. V. mit der analgetischen Wirkung von Verbindungen aus der Reihe der Antipyretika-Analgetika kombiniert wird. Dieses Prinzip ist schon seit langem in der Kombination des Codein mit Antipyreticis mit Erfolg in Anwendung, wie die große Zahl derartiger „Spezialitäten" und ihre Beliebtheit bei den Patienten zeigen. Ein Ersatz des sehr schwach morphinähnlich wirksamen Codein durch eine stark wirksame mo.ä. V. dürfte es ermöglichen, die Dosis des letzteren von vornherein wesentlich niedriger zu halten, dadurch den Eintritt einer Toleranz weit hinauszuschieben und Abstinenzerscheinungen beim Absetzen zu vermeiden.

Die gesetzlichen Ausnahmebestimmungen für die Anwendung der mo.ä. V. zusammen mit zahlreichen, an dem Wesen des Problems vorbeigehenden Publikationen und der ominösen, keineswegs den wahren Charakter treffenden Bezeichnung „Rauschgifte" haben zu einer doch ungerechtfertigten Diffamierung dieser Wohltäter der Menschheit geführt, unter der nicht zu selten der Kranke im wahrsten Sinne des Wortes zu leiden hat. "However, from the viewpoint of the patient who actually requires these medications, it makes one wonder if treatment may have been inadequate because the physicians' concern is first with legal forms and second with the needs of the patient." (BATTERMAN 1948.)

SYDENHAM hat wohl auf Grund reicher Erfahrungen gesagt: „Ohne Opium möchte ich nicht Arzt sein", und es ist auch heute noch wie zu Zeiten des Hippokrates „ein göttliches Werk, Leiden zu lindern", ein Werk, zu dem die mo.ä. V. ein unentbehrliches und vorläufig auch unersetzliches Werkzeug sind.

Literatur

ABAZA, A., et M. GREGOIRE: Die Potenzierung der Analgesie durch Opiate mittels Kombination mit Prostigmin. Presse méd. **1952**, 331.

ABBOTT, W. O., and E. P. PENDERGRASS: The action of single doses of morphine upon the movement of the small intestine in man. Am. J. Med. Sci. **189**, 751 (1935); Am. J. Roentgenol. **35**, 289 (1936).

ABDERHALDEN, E., u. H. PAFFRATH: Beitrag zur Frage der Inkret-(Hormon-)Wirkung des Cholins auf die motorischen Funktionen des Verdauungskanales. Pflügers Arch. **207**, 228, 241 (1925).

ABE, K : Studies on chronic morphinism (The new theories on the chronic morphinism and its theoretical treatment). I. The new theories on the etiology of the natural and acquired tolerance to morphine. Jap. J. Med. Sci. Trans. IV. Pharmacol. **4**, 78 (1930); ref. Ber. Physiol. **63**, 217.

ABOOD, L. G., and E. KUN: In vitro oxydation of morphine by tissue homogenates. Federat. Proc. **8**, 270 (1949).

— — and E. M. K. GEILING: Phosphorylated intermediates of chronically and acutely morphinized rats. J. Pharmacol. u. Exper. Ther. **98**, 373 (1950).

ABREU, B. E., H. W. ELLIOTT, O. C. SUTHERLAND, L. MARGOLIS, G. W. LIDDLE and A. SIMON: Cerebral metabolic and circulatory effects of analgetics in man. J. Pharmacol. a. Exper. Ther. **98**, 1 (1950).

ACHOR, L. B., and E. M. K. GEILING: Effect of N-allylnormorphine on excretion of carbon[14]-labelled morphine. Proc. Soc. Exper. Biol. a. Med. **84**, 688 (1953).

ACHOR, L. B., and E. M. K. GEILING: Isolation and purification of semimicro quantities of morphine. Analyt. Chemistry 26, 1061 (1954).
ACHOR, L. B., and E. M. K. GEILING: Morphine antagonists. I. The distribution and excretion of morphine- C¹⁴ in the presence of N-allyl-normorphine and 5-aminoacridine. J. Pharmacol. a. Exper. Ther. 117, 16 (1956).
ACKERLY, R. S.: Kidney function in morphine addicts. J. Amer. Med. Assoc. 94, 79 (1930).
ADAMS, E. W.: What is addiction? Brit. J. Inebr. 33, 1 (1935); zit. nach KRUEGER (1941).
ADAMSON, D. W.: Aminoalkyl tertiary carbinols and derived products. Part II. 3-Amino-1:1-di-2'-thienyl-alkan-1-ols and -alk-1-enes. J. Chem. Soc. (London) 1950, 885.
— W. M. DUFFIN and A. F. GREEN: Dithienylbutylamine als Analgetica. Nature (London) 167, 153 (1951).
ADLER, A.: Die Störung des Wasserhaushaltes während der Morphiumentziehung und deren therapeutische Beeinflussung durch Euphyllin. Klin. Wschr. 1930, 2011.
ADLER, H. F., and A. C. IVY: Morphine-atropine antagonism on colon motility in the dog. J. Pharmacol. a. Exper. Ther. 70, 454 (1940).
ADLER, T. K.: A newly identified metabolic product of codeine: N-demethylated codeine. J. Pharmacol. a. Exper. Ther. 106, 371 (1952).
— Studies on radiocodeine metabolism in man and in the rat. J. Pharmacol. a. Exper. Ther. 110, 1 (1954).
— and L. L. EISENBRANDT: The initial uptake of C¹⁴ labelled methadone by rat tissues. Proc. Soc. Exper. Biol. a. Med. 72, 347 (1949).
— J. M. FUJIMOTO, E. LEONG WAY and E. M. BAKER: The metabolic fate of codeine in man. J. Pharmacol. a. Exper. Ther. 114, 251 (1955).
— and M. E. LATHAM: Demethylation of C¹⁴ labelled codeine in the rat. Proc. Soc. Exper. Biol. a. Med. 73, 401 (1950).
— and F. H. SHAW: The biological liberation of morphine from codeine in the rat. J. Pharmacol. a. Exper. Ther. 104, 1 (1952).
ADRIAN, E. D.: Afferent impulses in the vagus and their effect on respiration. J. of Physiol. 79, 332 (1933).
ADRIANI, J., and M. KARR: Clinical experiences in the use of N-allylnormorphine (Nalline) as an antagonist to morphine and other narcoties in surgical patients. Surgery (St. Louis) 33, 731 (1953).
— and E. A. ROVENSTINE: The effect of anesthetic drugs upon bronchi and bronchioles of excised lung tissue. Anesthesiology 4, 253 (1943).
ÅGREN, G.: On the action of morphine on extracts of sea-urchin eggs. Acta pharmacol. (København.) 1, 351 (1945).
AHLGREN, G.: Über die Einwirkung des Insulins, Adrenalins, Thyroxins und Pituitrins sowie gewisser Pharmaka auf die Gewebeatmung. Klin. Wschr. 1924, 667.
— On insulin-like actions of morphine and certain morphine derivatives. Skand. Arch. Physiol. 58, 153 (1929).
AHMED, A., and R. GOSWAMI: The potentiating effect of chlorpromazine upon hypnotics and analgesics. Indian J. Med. Sci. 10, 792 (1956).
AJAZZI-MANZINI, M.: Pharmacological research on a new antispasmodic analgesic: demerol; observations on the concept of a relationship between the chemical structure and the pharmacological action. Minerva chir. (Torino) 1, 184 (1946).
AKAMATSU, T., U. OKAMATO and Y. FUJITA: On the exodic excitation in the excised organ tissues of normal and morphine-habituated animals. Jap. J. Med. Sci. Trans. IV. Pharmacol. 5, 38 (1931); ref. Ber. Physiol. 61, 602.
ALBERT, A.: Selective toxicity. p. 175. New York: John Wiley and Sons 1951.
ALBRICHT, J. C.: Über eine experimentelle quantitative Untersuchung der schmerzstillenden Wirkung verschiedener Analgetika. Acta physiol. et pharmacol. neerl. (Amsterd.) 9, 109 (1939).
ALDOUS, J. D., and M. G. WHILLIAMS: A new method for measuring the analgesic power of drugs in human subjects. Proc. Nov. Scotian Inst. Science 1950, 42.
ALEXANDER, G. H., and R. L. RAMOS: The source of glucose in the hyperglycemia of morphine narcosis. Yale J. Biol. a. Med. 4, 114 (1931).
ALLEN, C. R., M. A. MURPHY and W. J. MECK: The action of morphine in slowing the heart rate of unconditioned dogs. Anesthesiology 6, 149 (1945).
ALLEN, W. J.: Studies on the level of anesthesia for the olfactory and trigeminal respiratory reflexes in dogs and rabbits. Amer. J. Physiol. 115, 579 (1936).
ALLES, A., and H. ELLIS: A comparative study of the pharmacology of certain cryptopine alkaloids. J. Pharmacol. a. Exper. Ther. 104, 253 (1952).
ALT, K.: Untersuchungen über die Ausscheidung des subcutan injizierten Morphiums durch den Magen. Berl. klin. Wschr. 1889, 560.

AMADON, R. S., and A. H. CRAIGE: The action of morphine on the horse. Univ. Penns. Bull. **36**, 1 (1935).

AMBACHE, N.: (1) Interaction of drugs and the effect of cooling on the isolated mammalian intestine. J. of Physiol. **104**, 266 (1946); (2) The nicotinic action of substances supposed to be purely smooth-muscle stimulating. (B) Effect of $BaCl_2$ and pilocarpine on the superior cervical ganglion. J. of Physiol. **110**, 164 (1949).

— and A. W. LESSIN: Classification of intestinomotor drugs by means of Type D botulinus toxin. J. of Physiol. **127**, 449 (1955).

AMMAN, K.: Polamivet, ein Analgeticum mit narkoseähnlicher Wirkung und dessen Anwendung beim Hund. Schweiz. Arch. Tierheilk. **94**, 806 (1952); ref. chem. Zbl. **1953**, 3915.

AMMON, R.: (1) Die Hemmung der Cholinesterase durch Novocain und Lerocain. Klin. Wschr. **1941**, 696, 1176. — (2) Die fermentative Spaltung des Acetylcholins. Pflügers Arch. **233**, 486 (1932).

— u. H. KWIATKOWSKY: Die Bildung von Acetylcholin in Serum und Embryonalextrakt. Pflügers Arch. **234**, 269 (1934).

D'AMOUR, F. E., and D. L. SMITH: A method for determining loss of pain sensation. J. Pharmacol. a. Exper. Ther. **72**, 74 (1941).

AMSLER, C.: Sind Schrei- und Abwehrbewegungen nach Schmerzreizen beim normalen Tier Zeichen empfundenen Schmerzes oder nur reflektorische Erscheinungen? Arch. exper. Path. u. Pharmakol. **90**, 257 (1921).

— Beiträge zur Pharmakologie des Gehirns. Arch. exper. Path. u. Pharmakol. **97**, 1 (1923).

— Schmerz und Pupille. Arch. exper. Path. u. Pharmakol. **103**, 138 (1924).

— Die Morphinmiose. I. Mitteilung: Über den Angriffspunkt des Morphins und den Mechanismus der Miose. Arch. exper. Path. u. Pharmakol. **122**, 61 (1927).

— Zur Pathogenese der Gewöhnung an Morphin. Arch. exper. Path. u. Pharmakol. **161**, 233 (1931).

— Zur Pharmakologie und Pathogenese der Entzündung. I. Mitteilung: Über die durch Vergiftung mit Morphin erhöhte Entzündungsbereitschaft. Arch. exper. Path. u. Pharmakol. **166**, 295 (1932).

— Zur Pharmakologie und Pathogenese der Entzündung. II. Mitteilung. Vom Mechanismus der Herabsetzung bzw. Erhöhung der Entzündungsbereitschaft durch Morphin. Zugleich ein weiterer Beitrag zur Gewöhnung daran. Arch. exper. Path. u. Pharmakol. **169**, 246 (1933).

— Veränderte Wirkung des Morphins bei Rachitis. Arch. exper. Path. u. Pharmakol. **185**, 263 (1937).

ANAN, SH.: Über den Einfluß der Opiumalkaloide auf den Calciumgehalt des Blutes. Nagasaki Igakkai Zasshi **6**, 517 (1928).

— Über den Einfluß des Thyroxins auf die Giftwirkung der Opiumalkaloide bei den weißen Mäusen. Jap. J. Med. Sci. u. Biol. IV. Pharm. **2**, 66 (1928).

— Über den Einfluß des Schilddrüsenhormons auf die Giftwirkung von verschiedenen Opiumalkaloiden. Jap. J. Med. Sci. a. Biol. IV. **5**, 7 (1931).

ANDERES, E.: Über Morphinwirkung auf die Zirkulation. Arch. exper. Path. u. Pharmakol. **72**, 331 (1913).

ANDERSON, H. H.: Effect of morphine sulphate by mouth on oxygen consumption in normal humans. Proc. Soc. Exp. Biol. a. Med. **27**, 102 (1929); ref. Ber. Physiol. **55**, 409.

ANDRELL, P. O.: Cutaneous pain elicited in man by thermal radiation: dependence of the threshold intensity on stimulation time, skin temperature and analgesics. Acta pharmacol. (Københ.) **10**, 30 (1954).

ANDREWS, H. L.: Effects on the electroencephalogram of certain drugs chemically related to morphine. J. Pharmacol. a. Exper. Ther. **69**, 275 (1940).

— Brain potentials and morphine addiction. Psychosomatic Med. **3**, 399 (1941).

— The development of tolerance to demerol. J. Pharmacol. a. Exper. Ther. **75**, 338 (1942)

— Cortical effects of demerol and morphin. J. Pharmacol. a. Exper. Ther. **76**, 89 (1942).

— The effect of morphine and prostigmine methylsulfate. J. Amer. Med. Assoc. **120**, 525. (1942).

— Changes in the electroencephalogram during a cycle of morphine addiction. Psychosomatic Med. **5**, 143 (1943).

— and C. K. HIMMELSBACH: Relation of the intensity of the morphine abstinence syndrome to dosage. J. Pharmacol. a. Exper. Ther. **81**, 288 (1944).

— and W. WORKMAN: Pain threshold measurements in the dog. J. Pharmacol. a. Exper. Ther. **73**, 99 (1941).

ANGIBEAUD, P., L. BUCHEL et J. LÉVY: Sur quelques phénomènes de synergie. I. Associations d'analgésiques et d'un spasmolytique considéré comme leur analogue structural. C. r. Soc. Biol. (Paris) **149**, 258 (1955).

— — — Sur quelques phénomènes de synergie. III. Associations d'analgésiques et de quelques types d'analogues structuraux doués de propriétés spasmolytiques plus ou moins importantes. C. r. Soc. Biol. (Paris) **149**, 323 (1955).

ANSLINGER, H. J.: Relationship between addiction to narcotic drugs and crime. Bull. on Narcotics 3, No. 2, 1 (1951).
ANTON, G.: Über den Einfluß der Azidose und der Alkalose auf die Atemlähmung des mit Morphin behandelten Kaninchens. Arch. exper. Path. u. Pharmacol. 161, 104 (1931).
— Blutzuckeruntersuchungen im Tierexperiment nach Morphindarreichung und die theoretischen Grundlagen der Insulin-Traubenzuckerbehandlung des Morphinismus. Arch. exper. Path. u. Pharmacol. 161, 646 (1931).
— u. F. BERNHARD: Zur Pathologie des Morphins. IV. Die Degenerationsbereitschaft der Leberzellen des morphingewöhnten Kaninchens nach Choledochusunterbindung, ein weiterer Beitrag zum Problem der Leberschädigung beim Morphinismus. Arch. exper. Path. u. Pharmakol. 176, 341 (1934).
— u. E. BIRK: Über Stoffwechselveränderungen unter chronischer Morphinwirkung. IV. Mitteilung: Zur Pathologie des Morphins. Arch. exper. Path. u. Pharmakol. 177, 226 (1935).
ARAI, K.: Cholingehalt des Magendarmkanales im Hunger und nach Morphin. Pflügers Arch. 195, 390 (1922).
ARIMA, K.: Über den Einfluß des Thymusdrüsenhormons auf die Giftwirkung von einigen Opiumalkaloiden. Fol. pharmacol. jap. 21, 41 (1935); ref. Ber. Physiol. 93, 217.
ARKEL, C. G. v., u. P. v. D. WIELEN: Über die Morphinbestimmung im Opium. Pharmac. Weekbl. 1931, 309; ref. Ber. Physiol. 62, 267.
ARKIN, A.: The influence of strychnin, caffein, chloral, antipyrin, cholesterol and lactic acid on phagocytosis. J. Inf. Dis. 13, 408 (1913).
ARNETH: Über insulinresistente Diabetiker. Klin. Wschr. 1925, 1169.
ARNOLD, E. F.: On the uses of opium in shock-reaction and inflammations. Amer. J. Med. Sci. 51, 212 (1866).
ARSDEL III, W. C. VAN, and N. A. DAVID: Effects of L-isomethadone and DL-alpha-acetylmethadol on intestinal motility in the rat and rabbit. Federat. Proc. 12, 375 (1953).
— — Constipative effects of hydergine (CCK-179) and analgesic compounds on the rabbit. Amer. Soc. Pharmacol. exper. Ther. Inc., Fall meeting, New Haven 1953.
ATANACKOVICS, D., and D. K. DE JONGH: Action of methadone on blood pressure regulating mechanism. Arch. internat. Pharmakodynamie 82, 494 (1950).
ATKINSON, H. V., and H. N. ETS: Chemical changes of the blood under the influence of drugs. II. Morphine. J. Labor. a. Clin. Med. 8, 170 (1922); ref. Ber. Physiol. 17, 495.
ATTENBURROW, J., J. ELKS, B. HEMS and C. N. SPEYR: Analgesics. Part II. The synthesis of amidone and some of its analogues. J. Chem. Soc. (London) 1949, 510.
AVERBUCK, S. H.: Über den Einfluß der Hypnotika auf den Brechakt bei Tauben. Arch. exper. Path. u. Pharmakol. 157, 342 (1930).
AVISON, A. W. D., and A. L. MORRISON: Synthetic analgesics. Part VI. The synthesis of ketobemidone. J. Chem. Soc. (London) 1950, 1469; Synthetic analgesics. Part VIII. Further attempts to prepare 3-Phenylpiperidine derivatives. J. Chem. Soc. (London) 1950, 1474.
— — Synthetic analgesics. Part VII. Metadine and related 3-Phenylpiperidine derivatives. J. Chem. Soc. (London) 1950, 1471.
AWE, W.: Über die Strukturformel der Morphinalkaloide und die genetischen Beziehungen der Opiumalkaloide zueinander. Arch. Pharmaz. 272, 466 (1934).
— u. J. REINECKE: Zur Kenntnis der Morphinbestimmung nach MANNICH. Arzneimittel-Forschg. 1, 417 (1951).
AXELROD, J.: The enzymatic N-demethylation of narcotic drugs. J. Pharmacol. a. Exper. Ther. 117, 322 (1956a).
— Possible mechanism of tolerance to narcotic drugs. Science (Lancaster, Pa.) 124, 263 (1956b).
— J. REICHENTHAL u. B. B. BRODIE: Mechanism. of the potentiating action of β-Diethylaminoethyl-diphenyl-propylacetate. J. Pharmacol. a. Exper. Ther. 112, 49 (1954).
— and J. COCHIN: Inhibitory action of N-allylnormorphine on enzymatic demethylation of narcotic drugs. Federat. Proc. 15, 395 (1956).
BAAS, K. H.: Über die Resorption von Jodkalium im menschlichen und tierischen Magen und über den hemmenden Einfluß des Morphins auf die Magenentleerung. Dtsch. Arch. klin. Med. 81, 455 (1904).
BABEL, A.: Über das Verhalten des Morphiums und seiner Derivate im Tierkörper. Arch. exper. Path. u. Pharmakol. 52, 262 (1905).
BACHELOR, A. L., and H. W. ELLIOT: The action of methadon upon the respiration of rat diaphragm and liver and kidney cortex slices. Federat. Proc. 7, 203 (1948).
BACHEM, C.: Über Resorption von Arzneimitteln in der Mundhöhle. Arch. exper. Path. u. Pharmakol. 101, 132 (1924).
BACQ, Z. M., et P. J. FISCHER: Influence de la morphine sur les modifications surrénaliennes après irradiation totale du rat. Arch. internat. Pharmacodynamie 107, 120 (1956).

BAETJER, A., and S. JOARDAR: Effects of environmental temperature on susceptibility of mice to toxic agents. XX. Internat. Physiol. Congr. Brüssel, 1956, Abstr. Commun. S. 53.

BAGGESGAARD-RASMUSSEN, H., u. F. REIMERS: Die Löslichkeit des Morphins in verschiedenen Lösungsmitteln. Arch. Pharmaz. **273**, 129 (1935).

BAHN, C., ISERBECK u. LINDEMANN: Untersuchungen über den Einfluß des Morphins auf die Diurese. Z. Exper. Med. **71**, 156 (30).

BALÁZS, Z.: Morphinvergiftungen, subcutane (Selbstmordversuche). Slg. seltener klin. Fälle **3**, 289 (1932).

BALLATORE, C.: L'azione della morfina sull'alcolemia provocata in soggetti normali. Boll. Soc. ital. Biol. sper. **13**, 152 (1938); ref. Ber. Physiol **107**, 329 (1938).

BALLS, A. K., and W. A. WOLFF: The determination of morphine. J. of Biol. Chem. **80**, 379 (1928).

BALTACEANO, G., et C. VASILIU: Action de la diacétyl morphine (heroine) sur le foie. C. r. Soc. Biol. (Paris) **120**, 229 (1935); ref. Ber. Physiol. **92**, 168.

— — Les alcaloides du groupe phénantrénique. I. La méthylisation du noyau de la morphine; action sur la sécrétion biliaire; ref. Ber. Physiol. **114**, 167 (1939).

— — et S. VASILESCU: L'action de la morphine sur la sécrétion biliaire. C. r. Soc. Biol. (Paris) **116**, 1180 (1934); ref. Ber. Physiol. **84**, 156.

BANCROFT, W. D., R. S. GUTSELL and J. E. RUTZLER: The colloid chemistry of the nervous system. III. J. Physic. Chem. **36**, 2011 (1932); ref. Ber. Physiol. **69**, 791.

— and J. E. RUTZLER: The colloid chemistry of the nervous system. II. J. Physic. Chem. **35**, 1185 (1931); ref. Ber. Physiol. **64**, 398.

BÁRÁNY, E. H.: A theoretical note concerning the action of drugs on the central nervous system. Arch. internat. Pharmacodynamie **75**, 222 (1948).

BARBERA, A. G.: Influenza di alcuni alkaloidi sull'absorbimento gastroenterico. Boll. Sci. med. Bologna **2**, 7 (1900).

BARBOUR, H. G.: Morphin and scopolamin action upon the intact uterus. J. Pharmacol. a. Exper. Ther. **7**, 547 (1915).

— and J. ANDREWS: Morphine as a metabolic stimulant. J. Pharmacol. a. Exper. Ther. **54**, 137 (1935).

— and N. H. COPENHAVER: The response of the surviving uterus to morphine and scopolamin. J. Pharmacol. a. Exper. Ther. **7**, 529 (1915).

— D. E. GREGG and L. G. HUNTER: Changes in metabolic rate, fuel and water balance on withdrawal of dogs from morphine. J. of Biol. Chem. **87**, 45 (1930).

— L. G. HUNTER and C. H. RICHEY: Water metabolism and related changes in fat fed and fat-free dogs under morphin addiction and acute withdrawal. J. Pharmacol. a. Exper. Ther. **36**, 251 (1929).

— and L. L. MAURER: Tyramine as a morphine antagonist. J. Pharmacol. a. Exper. Ther. **15**, 305 (1920).

— J. A. PORTER and J. M. SEELYE: Morphine as a metabolic stimulant. J. Pharmacol. a. Exper. Ther. **65**, 332 (1939).

— B. E. RUSSELL, S. H. FLOWERS, E. S. DUNHAM and L. G. HUNTER: The significant redistribution of water between internal and surface tissues and the blood at the height of morphine withdrawal. Amer. J. Physiol. **90**, 273 (1929); ref. Ber. Physiol. **54**, 125.

BARCROFT, J., and F. R. STEGGEROTH: Observations on the proximal portion of the exteriorized colon. J. of Physiol. **76**, 460 (1932).

BARDIER, E., et DE FURSAC: Action de la morphine sur les échanges respiratoires du chien. C. r. Soc. Biol. (Paris) **50**, 546 (1898).

BARGETON, D., C. KRUMM-HELLER and M. EON: Action de la morphine sur le débit respiratoire du lapin intact. Arch. internat. Pharmacodynamie **98**, 228 (1954).

BARLOW, O. W.: The pre-anesthetic value of scopolamine and mixtures of scopolamine and morphine in relation to nitrous oxide anesthesia in the rat. J. Pharmacol. a. Exper. Ther. **46**, 131 (1932).

— A comparison of the effects of morphine, pantopon, codeine, narcotine, and papaverine on the respiration of rats and rabbits. J. Labor. a. Clin. Med. **18**, 785 (1933).

— D. R. CLIMENKO and E. HOMBURGER: Comparative potentiating effects of certain therapeutic agents on sodium evipal hypnosis. Proc. Soc. Exper. Biol. a. Med. **49**, 11 (1942).

— and J. T. DUNCAN: The influence of morphine on the premedication value of tribromethanol (avertin) and tribromethanol fluid (avertin fluid) in relation to nitrous oxide anesthesia in the rat. J. Pharmacol. a. Exper. Ther. **49**, 50 (1933).

— and J. R. LEWIS: Toxicology and addiction liability of meperidine (Demerol) in experimental animals. J. Pharmacol. a. Exper. Ther. **103**, 147 (1951).

— and M. F. STORMONT: The premedication values of morphine, codeine, papaverine, narcotine, and pantopon in relation to nitrous oxide anesthesia. J. Pharmacol. a. Exper. Ther. **46**, 141 (1932).

BARNES, R. W.: The influence of scopolamine-morphine narcosis on renal function. Urol. a. cutan. review **29**, 459 (1925); ref. Ber. Physiol. **35**, 909.

BARNES, W. H., and H. M. SHEPPARD: Physical methods for the identification of narcotics. Part II B. X-ray diffraction powder data for eighty-three narcotics. Bull. on Narcot. **6**, No 2, 26 (1955).

BARRE, J. LA: L'intervention des substances excitoperistaltiques dans l'action des alcaloides de l'opium sur l'intestine. Arch. internat. Pharmacodynamie **29**, 179 (1924); ref. Ber. Physiol. **29**, 313.

BARTON, D. H. R., and N. J. HOLNERS: Triterpenoids. Part V. Some relative configurations in rings C, D, and E of the β-Amyrin and the lupeol groups of triterpenoids. J. Chem. Soc. (London) **1952**, 78.

BASIL, B., N. D. EDGE and G. F. SOMERS: The pharmacology of Phenadoxone or DL-6-Morpholino-4:4-diphenyl-heptan-3-one hydrochloride. Brit. J. Pharmacol. **5**, 125 (1950).

BASS, A.: Über eine Wirkung des Adrenalins auf das Gehirn. Neur. **26**, 600 (1914).

BASS, W. B., and M. J. VANDERBROOK: A note on an improved method of analgetic evaluation. J. Amer. Pharmac. Assoc., Scient. Ed. **41**, 569 (1952).

BATTERMAN, R. C.: Clinical effectiveness and safety of a new synthetic analgesic drug, Demerol. Arch. Int. Med. **71**, 345 (1943).

— The importance of addiction to the newer synthetic analgesies in human therapy. Ann. New York Acad. Sci. **51**, 123 (1948).

— Clinical aspects of the evaluation of analgesic agents. J. Amer. Med. Assoc. **155**, 965 (1954).

— and C. K. HIMMELSBACH: Demerol, — a new synthetic analgesic. J. Amer. Med. Assoc. **122**, 222 (1943).

— and A. M. OSHLAG: The effectiveness and toxicity of Methadon. Federat. Proc. **7**, 206 (1948).

BAUER R. O. and K. G. PEARSON: The effects of morphine-nalorphine mixtures on psychomotor performance. J. Pharmacol. a. Exper. Ther. **117**, 258 (1956).

BAUMGARTEN G.: Über die Extrahierbarkeit des Morphins aus Opium nach der Kalkmethode. Arch. exper. Path. u. Pharmakol. **271**, 216 (1933).

BAUR M.: Studien zur Frage einer einheitlichen Reaktion des Dünndarmes verschiedener Säugetiere auf darmwirksame Alkaloide. Z. exper. Med. **44**, 540 (1925).

— Studien über die Dünndarmperistaltik. IV. Mitteilung: Die physiologische Koordination der Bewegungen von Längs- und Ringmuskulatur während der Peristaltik und ihre Änderung durch darmwirksame Pharmaka Barium und Pilokarpin. Arch. exper. Path. u. Pharmakol. **112**, 205 (1926).

— Studien über die Dünndarmperistaltik. VI. Mitteilung: Die physiologische Koordination der Bewegungen von Längs- und Ringmuskulatur während der Peristaltik und ihre Änderung durch Physostigmin. Arch. exper. Path. u. Pharmakol. **131**, 233 (1928).

— Versuche am Amnion von Huhn und Gans. Arch. exper. Path. u. Pharmakol. **134**, 49 (1928).

BAYLISS, W. M., and E. H. STARLING: (1) The movements and innervation of the small intestine. J. of Physiol. **24**, 99 (1899). — (2) The movements and innervation of the large intestine. J. of Physiol. **26**, 107 (1900).

BAYO, J. M., W. WILBRANDT u. H. LAUENER: Differenzierende Registrierung rhythmischer und peristaltischer Darmbewegung in vivo. Helvet. physiol. Acta **6** 875 (1948).

BEBIN J. K. SCHARENBERG S. IRWIN and M. H. SEEVERS: Neuropathological changes in the monkey following acute and chronic administration of morphine-like analgesics. J. Pharmacol. a. Exper. Ther. **110**, 4 (1954).

BECKER A. M.: Zur Suchtfrage bei neuen Analgeticis (6-Dimethylamino-4 4-diphenyl-3-heptanon „Heptadon"). Wien. med. Wschr. **1951**, 50.

BECKER, R.: Die Wirkung von Alkaloiden auf Feldheuschrecken (Acrididen). Arch. exper. Path. u. Pharmakol. **100**, 334 (1923).

BECKETT, A. H.: Analgesics — a general survey. J. Pharmacy a. Pharmacol. **4**, 425 (1952).

— and A. F. CASY: Configurational studies in synthetic analgeties. J. Chem. Soc. (London) **1955 a**, 900.

— — Stereoisomerism and biological action. J. Pharmacy a. Pharmacol. **7**, 433 (1955 b).

— — and N. J. HARPER: Analgesics and their antagonists: some steric and chemical considerations. Part III. The influence of the basic group on the biological response. J. of Pharmacy a. Pharmacol. **8**, 874 (1956).

— and W. H. LINNEL: Studies in synthetic analgesics. Part I. J. Pharmacy a. Pharmacol. **2**, 418 (1950).

— and J. WALKER: The configuration of alphaprodine and betaprodine. J. Pharmacy a. Pharmacol. **7**, 1039 (1955).

BECKURTS, H. u. W. MÜLLER: Löslichkeit der wichtigsten Alkaloide in Wasser (u. anderen Lösungsmitteln). Dtsch. Apotheker-Ztg. **1903**, 208.

BEECHER, H. K.: Study of analgesics. Bull. on Narcot. 3, 9 (1951).
— Experimental pharmacology and measurement of subjective response. Science (Lancaster, Pa.) 116, 157 (1952).
— A method for quantifying the intensity of pain. J. Pharmacol. a. Exper. Ther. 106, 372 (1952).
— A method for quantifying the intensity of pain. Science (Lancaster Pa.) 118, 322 (1953).
— Analgesic power and the question of "acute tolerance" to narcotics in man. J. Pharmacol. a. Exper. Ther. 108 158 (1953).
— Relationship of significance of wound to pain experienced. J. Amer. Med. Assoc. 161, 1609 (1956).
— Subjective response and reactions to sensation: reaction phase as effective site for drug action. Amer. J. Med. 20, 107 (1956).
— The measurement of pain. Pharmacol. Rev. 9, 59 (1957).
— P. A. DEFFER, F. E. FINK and D. B. SULLIVAN: Field use of methadone and levo-iso-methadone in a combat zone (Hamburg-Hungnam, North Korea). U.S. Armed Force Med. J. 2, 1269 (1951).
— A. S. KEATS, F. MOSTELLER and L. LASAGNA: The effectiveness of oral analgesics (morphine, codeine, acetylsalicylic acid) and the problem of placebo "reactors" and "non-reactors". J. Pharmacol. a. Exper. Ther. 109, 393 (1953).
— and L. LASAGNA: The analgesic effectiveness of nalorphine and nalorphine-morphine mixtures in man. J. Pharmacol. a. Exper. Ther. 113, 4 (1954).
BEHRENS, B., W. NONNENBRUCH, E. RISCHAWY, C. CLEMENS u. H. WIELAND: Zur Chemie, Pharmakologie und klinischen Anwendung des Acedicons. Dtsch. med. Wschr. 1929, 302.
BEIN, H. J., u. K. BUCHER: Anästhetische Wirkung an Lungendehnungsrezeptoren und anderen nervösen Substraten (Zur Pharmakologie des Thessalon). Helvet. physiol. Acta 15, 55 (1957).
— H. J., u. H. HELMICH: Über afferente Vagusfasern. Helvet. physiol. Acta 7, 40 (1949).
— u. R. MEIER: Pharmakologische Untersuchungen über Pendiomid, eine neuartige Substanz mit ganglienblockierender Wirkung. Schweiz. med. Wschr. 1951, 446.
BELFORD, J., and F. F. KAO: Central action of N-allylnormorphine in pentobarbital respiratory depression. Federat. Proc. 13, 336 (1954).
BELLE, A. LA, u. J. A. TORNABEN: Wirkungen verschiedener Analgetica auf das entzündliche Ödem nach Silbernitratinjektion. Science (Lancaster, Pa.) 114, 187 (1951); ref. Chem. Zbl. 1952, 3696.
BENCZUR, G. v.: Beiträge zur Kenntnis der Peristaltik des Dünndarms. Int. Beitr. Path. u. Therap. d. Ernährung 1, 5 (1910).
BENNETT, J. L., and R. O. BURGESS: Acute morphine poisoning with manifestations of pancreatitis. J. Amer. Med. Assoc. 148, 938 (1952).
BENSON, W. M., D. J. CUNNINGHAM, D. L. HANE and S. VAN WINKLE: Analgesic activity and toxicity of Ro 2-7113. Arch. internat. Pharmacodynamie 109, 171 (1957).
— — and J. D. HARDY: Influence of skin temperature in the assessment of analgesic activity in the rat. XX. Internat. Physiol. Congr. Brüssel, 1956, Abstracts of Commun. S. 83.
— E. O'GAVA and S. V. WINKLE: Respiratory and analgesic antagonism of Dromoran by 3-hydroxy-N-allyl morphinan. J. Pharmacol. a. Exper. Ther. 106, 373 (1952).
— P. L. STEFKO and L. O. RANDALL: Comparative pharmacology of levorphan, racemorphan and dextrorphan and related methyl ethers. J. Pharmacol. a. Exper. Ther. 109, 189 (1953).
BENTE, D.: Zur Wirkung des Phenothiazinkörpers Atosil auf das Schmerzgeschehen. Arch. exper. Path. u. Pharmakol. 222, 71 (1954).
BENZINGER, TH.: Neuere Anschauungen über die Regulierung der Ventilationsgröße. Klin. Wschr. 1940, 457, 489.
BERCZELLER, L., u. M. SEINER: Über die Oberflächenspannung von Alkaloidlösungen. Biochem. Z. 84, 80 (1917).
BERGE, E., u. H. MÜLLER: Narkose mit Polamidon bei Hunden. Tierärztl. Umsch. 4, 372 (1949).
BERGEL, F.: Some aspects of the relationship between chemical constitution and physiological activity. Chem. a. Ind. 1949, S. 407.
— N. C. HINDLEY, A. L. MORRISON and H. RINDERKNECHT: Synthetische Analgetica. 4. Mitt. Synthese von 3-substituierten Piperidinen und Pyreolidinen. J. Chem. Soc. (London) 1944, 269.
— A. L. MORRISON and H. RINDERKNECHT: Synthetische Analgetica. 2. Mitt. Eine neue Synthese von Pethidin und ähnlichen Verbindungen. J. Chem. Soc. (London) 1944, 265.
— — — A. D. MACDONALD and G. WOOLFE: Analgesic action of pethidine derivatives and related compounds. Brit. J. Pharmacol. 1, 4 (1946).
— M. W. PARKES et P. SACRA: Comparaison des effets des narcotiques et de la scopolamine sur le phénomène de Straub. Extrait du Mécanisme de la Narcose 1951, 151.
BERGER, H.: Über das Elektrencephalogramm des Menschen. Arch. f. Psychiatr. u. Z. Neur. 101, 452 (1933).

BERGGREN, A., and C. O. BJÖRING: The adsorption analysis of alcaloids. J. of Pharmacy a. Pharmacol. **5**, 615 (1953).

BERNARD, Cl.: Recherches expérimentales sur l'opium et ses alcaloides. C. r. Acad. Sci. (Paris) **59**, 406 (1864).

BERNARDO, A. E. DI: Antagonisme physiologique de l'atropine et de la morphine. J. de Thérap. **1**, 235 (1874); zit. nach KRUEGER, EDDY u. SUMWALT (1941).

BERNHEIM, F., and M. BERNHEIM: Action of drugs on the choline esterase of the brain. J. Pharmacol. a. Exper. Ther. **57**, 427 (1936).

— and M. L. C. BERNHEIM: Oxydation in vitro of morphine by rat-livers slices. J. Pharmacol. a. Exper. Ther. **81**, 374 (1944).

— — Inactivation of morphine by liver. J. Pharmacol. a. Exper. Ther. **83**, 85 (1945).

— — Hydrolysis of demerol by liver in vitro. J. Pharmacol. a. Exper. Ther. **85**, 74 (1945).

BERTSCHIK, G.: Über Wiederherstellung der infolge von Gewöhnung an Morphin aufgehobenen Cocainanästhesie der Hornhaut bzw. über Aufhebung derselben bei nicht morphingewöhnten Tieren durch Milch. Arch. exper. Path. u. Pharmakol. **177**, 56 (1934).

BEZOLD, A. V.: Über die Wirkungen des Morphium und Atropin. Würzb. med. Z. **7**, Sitzgsbr. d. phys.-med. Ges. Februar 1866.

BIANCHI, C., and J. FRANCESCHINI: Experimental observations on Haffner's method for testing analgesic drugs. Brit. J. Pharmacol. **9**, 280 (1954).

BIBER, W. A., u. S. M. FARBMANN: Die biologische Aktivität stereoisomerer Säuren. Chem. Zbl. **1951** II, 1297.

BICKEL, A., u. L. PINCUSSOHN: Über den Einfluß des Opiums und Morphiums auf die Magen- und Pankreassaftsekretion. Sitzber. dtsch. Akad. Wiss. Berlin, math.-naturwiss. Kl. **1**, 217 (1907).

BICKERMAN, H. A., and A. L. BARACH: The experimental production of cough in human subjects induced by citric acid aerosols. Preliminary studies on the evaluation of antitussive agents. Amer. J. Med. Sci. **228**, 156 (1954).

BIEDERMANN, W.: Studien zur vergleichenden Physiologie der peristaltischen Bewegungen. Pflügers Arch. **102**, 475 (1904).

BIETER, R. N., and S. A. HIRSH: Methadone in internal medicine. Ann. New York Acad. Sci. **51**, 137 (1948).

BIGELELOW, N., and J. HARRISON: General analgesic effects of procaine. J. Pharmacol. a. Exper. Ther. **81**, 368 (1944).

BIGGS, A. J.: The spectrophotometric identification and estimation of strychnine, brucine and morphine in viscera extracts. J. of Pharmacy a. Pharmacol. **4**, 547 (1952).

BILLS, CH. E., and D. MACHT: A quantitative protozoocidal comparison of some opium alkaloids. J. Pharmacol. a. Exper. Ther. **23**, 261 (1924); ref. Ber. Physiol. **29**, 497.

BINET, L., et M. V. STRUMZA: Morphin und Atmung. Presse méd. **1938** I, 769.

BJÖRN, H.: Electrical exication of teeth. Sv. Tandläk. Tidskr. **39**, Suppl. (1946).

BLUME, W.: Über die Wirkung des Morphins auf das Rückenmark der dekaptierten Katze. Arch. exper. Path. u. Pharmakol. **119**, 24 (1926).

— Vergleichende Untersuchungen über die erregende Wirkung einiger Narkotika am Atemzentrum. Arch. exper. Path. u. Pharmakol. **133**, 202 (1928).

— Studien zur vergleichenden Pharmakologie des Zentralnervemsystems. Arch. exper. Path. u. Pharmakol. **149**, 129 (1930).

— Über die Wirkung des Morphins auf die Atmung der weißen Maus. Arch. exper. Path. u. Pharmakol. **200**, 389 (1942).

BOCKMÜHL, M., G. EHRHART u. O. SCHAUMANN: Über eine neue Klasse von spasmolytisch und analgetisch wirkenden Verbindungen. Liebigs Ann. **561**, 52 (1948).

BODO, R. C. DE: The antidiuretic action of morphine, and its mechanism. J. Pharmacol. a. Exper. Ther. **82**, 74 (1944).

— McCHENDER, M. BROOKS: The effects of morphine on blood sugar and reflex activity in the chronic spinal cat. J. Pharmacol. a. Exper. Ther. **61**, 82 (1937).

— F. W. Co TUI and A. E. BENAGLIA: Studies on the mechanism of morphine hyperglycemia. The role of the adrenal glands. J. Pharmacol. a. Exper. Ther. **61**, 48 (1937).

— — — Studies on the mechanism of morphine hyperplycemia. The role of the sympathetic nervous system. J. Pharmacol. a. Exper. Ther. **62**, 88 (1938).

— and K. F. PRESCOTT: The antidiuretic action of barbiturates (Phenobarbital, Amytal, Pentobarbital) and the mechanism involved in this action. J. Pharmacol. a. Exper. Ther. **85**, 222 (1945).

BÖCK, H. V.: Untersuchungen über die Zersetzung des Eiweißes unter dem Einfluß von Morphium, Chinin und arseniger Säure. Z. Biol. **7**, 418 (1871).

— u. J. BAUER: Über den Einfluß einiger Arzneimittel auf den Gasaustausch bei Tieren. Z. Biol. **10**, 336 (1874).

Böhme. H., u. R. Strohecker: Eine chromatographische Methode zur Bestimmung des Morphins in Opium. Arzneimittel-Forschg. **3**, 468 (1953).

Boer, B. de, and H. K. Foster: Respiratory depression in rabbits following administration of Nu 2206, morphine sulfate and piperidine analgesics. J. Pharmacol. a. Exper. Ther. **98**, 6 (1950).

Bogoch, A., J. L. Roth and H. J. Bockus: The effects of morphine on serum amylase and lipase. Gastroenterology **26**, 697 (1954).

Bokorny, Th.: Vergleichende Studien über die Giftwirkung verschiedener chemischer Substanzen bei Algen und Infusorien. Pflügers Arch. **64**, 262 (1896).

Bolland, H. L., and E. G. Gross: Federat. Proc. **7**, 227 (1948).

Bonanno, A. M.: Il comportamento della glicemia dopo iniezione di morfina. Fisiol. e. Med. **2**, 358 (1930), ref. Ber. Physiol. **63**, 217.

Bongers, P.: Über die Ausscheidung körperfremder Stoffe in den Magen. Arch. exper. Path. u. Pharmakol. **35**, 415 (1895).

Bonnycastle, D. D., L. Cook and J. Ipsen: The action of some analgesic drugs in intact and chronic spinal rats. Acta pharmacol. (København.) **9**, 332 (1953).

— and C. W. Della: Effect of hepatectomy upon the analgetic action of l-methadone. Proc. **74**, 589 (1950).

— and J. Ipsen: A study of the qualitative differences in response to analgetic drugs. Acta pharmacol. (København.) **6**, 333 (1950).

— — and J. Molland: An examination of the synergism in the actions of codeine and acetylsalicylic acid. Acta pharmacol. (København.) **6**, 354 (1950).

— and C. S. Leonard: An estimation of the activity of analgetic materials. J. Pharmacol. a. Exper. Ther. **100**, 141 (1950).

Bonsmann, M. R.: Zur Technik der Duodenalsondierung und der Diureseversuche beim Hund. Arch. Exper. Path. u. Pharmakol. **156**, 131 (1930).

— Über Einwirkung von Opiumderivaten auf die Diurese des Hundes sowie Beobachtungen über Gewöhnung an diese. Arch. exper. Path. u. Pharmakol. **156**, 145 (1930).

— Blutdruckversuche an der Maus und Ratte mittels Photozelle. Arch. exper. Path. u. Pharmakol. **176**, 460 (1934).

— u. G. Brakhage: Diureseversuche an der Maus. IV. Mitteilung: Prüfungen auf Tachyphylaxie bei Morphium, Tonephin und Ephetonin. Arch. exper. Path. u. Pharmakol. **179**, 72 (1935).

Bonvallet, M., et J. de Beau: Action de la morphine sur les chronaxies matrices des antagonistes des pattes antérieures, chez le chien. C. r. Soc. Biol. (Paris) **116**, 970 (1934); ref. Ber. Physiol. **83**, 473.

— et Rudeanu: Action de la morphine sur la coordination des mouvements. C. r. Soc. Biol. (Paris) **107**, 966 (1931); ref. Ber. Physiol. **64**, 403.

Boothby, W., and L. G. Rowntree: Drugs and basal metabolism. J. Pharmacol. a. Exper. Ther. **22**, 99 (1923).

Boréus, L. O., and F. Sandberg: A comparative study of different algesimetric methods in animals and man. Acta pharmacol. (København.) **11**, 198 (1955).

Borison, H. L., and S. C. Wang: Physiology and pharmacology of vomiting Pharmacol Rev. **5**, 193 (1953).

Bornmann, G., L. Grosskinsky u. A. Loeser: Lösungsmittel und ihre Bedeutung für die Wirkung von Analgetica. Klin. Wschr. **1953**, 956.

Bornstein, A., u. K. Holm: Über den Einfluß von Schlafmitteln auf den normalen und auf den pathologisch erhöhten Grundumsatz. Z. exper. Med. **53**, 451 (1926).

Bornstein, M., L. Yorburg and B. Johnston: N-allylnormorphine in treatment of methorphinan (Dromoran) hydrobromide poisoning. J. Amer. Med. Assoc. **151**, 908 (1953).

Bourne, A. W., and J. H. Burn: Action on the human uterus of anaesthetics and other drugs commonly used in labour. Brit. Med. J. **2**, 87 (1930).

Bourquin, H.: Studies on diabetes insipidus. I. Amer. J. Physiol. **79**, 362 (1926).

Bowman, K. M.: The problem of drug addiction. Amer. J. Psychiatr. **108**, 791 (1952).

Boyd, E. M., A. H. Lower and J. K. Miller: Nalorphine hydrochloride versus pentobarbital sodium anesthesia and mortality in albino rats. J. Pharmacol. a. Exper. Ther. **113**, 6 (1954).

— and I. E. Millar: The lack of effect of codeinephosphate and dihydrocodeinon bitartrate upon the volume output, specific gravity, relative viscosity and chloride content of respiratory tract fluid. J. Pharmacol. a. Exper. Ther. **110**, 443 (1954).

Boyle, R.: Exercitationes circa utilitatem philosophiae naturalis experimentalis. Geneve 1694.

Braenden, O. J., N. B. Eddy and H. Halbach: Synthetic substances with morphine-like effect. Relationship between chemical structure and analgesic action. Bull. World Health Org. (Genf) **13**, 937 (1955).

BRAENDEN, O. J., and P. O. WOLFF: Synthetic substances with morphin-like effect. Chemical aspects. Bull. World Health Org. 10, 1003 (1954).
BRAGA, C.: Ricerche sulle azioné farmacologiche derivanti dall'associazione della morfina col luminale. Ateneo parm. II. 9, 161 (1937); ref. Ber. Physiol. 104, 486 (1937).
BRANDSTÄTTER, M.: Zum mikroskopischen Nachweis morphinähnlich wirkender Verbindungen. Arzneimittel-Forschg. 3, 33 (1953).
BRAUNSTEIN, E.: Zur Lehre von der Innervation der Pupillenbewegung. Wiesbaden 1894; zit. nach SCHOEN, Arch. exper. Path. u. Pharmakol. 135, 155 (1928).
BRECKENRIDGE, C. G., and H. E. HOFF: Influence of morphine on respiratory patterns. J. of Neurophysiol. 15, 57 (1952); Chem. Zbl. 1952, 5777.
— — Pharmacological analysis of the nervous control of respiration by D-dromoran. Arch. internat. pharmacodynamic 93, 1 (1953).
— — Reflex respiration. Amer. J. Physiol. 178, 521 (1954).
BREINLICH, J.: Zum mikrochemischen Nachweis einiger Analgetica, insbesondere von Polamidon und Ticarda (Hoechst), Cliradon (Ciba) und Dromoran (Roche). Arzneimittel-Forschg. 3, 93 (1953).
— Nachweis von Dromoran und Cliradon neben Morphin im Urin durch Trübungsreaktion. Arzneimittel-Forschg. 3, 212 (1953).
BREUNINGER, H., u. W. SCHMID: Über Blutdruckreaktionen auf künstliche Hypo- und Hyperthermie und ihre pharmakologische Beeinflußbarkeit. Arch. exper. Path. u. Pharmakol. 225, 251 (1955).
BRIGGS, F. N., and P. L. MUNSON: Suppression of the release of the adrenocorticotropic hormone (ACTH) by morphine. J. Pharmacol. a. Exper. Ther. 110, 7 (1954).
— — Studies on the mechanism of stimulation of ACTH secretion with the aid of morphine as a blocking agent. Endocrinology (Springfield/Ill.) 57, 205 (1955).
BRINDLEY, C. O.: Demerol and cholinesterase. Federat. Proc. 3, 5 (1944).
BROCK, N., u. H. DRUCKREY: Zur pharmakologischen Charakterisierung vegetativer Pharmaka am Gewebsstoffwechsel der Speicheldrüse. I. Spasmolytica und Ganglienblocker. Arch. exper. Path. u. Pharmakol. 223, 314 (1954).
BRODIE, B. B.: Verlängerung der Codein- und Pethidinwirkung durch SKF 525. Pharmaceutic. J. 172, 419 (1954); zit nach Dtsch. Apotheker-Ztg. 1954, 632.
— Pathways of drug metabolism. J. Pharmacy a. Pharmacol. 8, 1 (1956).
— and S. UDENFRIED: Die Bestimmung von basischen organischen Verbindungen und eine Technik zur Schätzung der Spezifität. Anwendung auf Cinchonaalkaloide. J. of Biol. Chem. 158, 705 (1945).
— — and J. E. BAER: The estimation of basic organic compounds in biological material. I. General principles. J. of Biol. Chem. 168, 299 (1947).
— — and W. DILL: The estimation of basic organic compounds in biological material. Estimation by salt formation with methylorange. J. of Biol. Chem. 168, 335 (1947).
— — and J. V. TAGGART: The estimation of basic organic compounds in biological material. IV. Estimation by coupling with diazonium salts. J. of Biol. Chem. 168, 327 (1947).
BRODIE, D. C., E. L. WAY and G. E. SMITH: Note on modification of method for evaluating salicyl-type analgetics. J. Amer Pharmaceut. Assoc. Scient. Ed. 41, 48 (1952).
BRODY, T. M., and HOSOYA: In vitro oxydation of morphine to pseudomorphine by tissue preparations. J. Pharmacol. a. Exper. Ther. 113, 8 (1954).
BROOKS, C.McC., R. GOODWIN and H. N. WILLARD: The effect of various brain lesions on morphine induced hyperglycemia and excitement in the cat. Amer. J. Physiol. (Proc.) 133, 226 (1941).
BROSSI, A., O. HÄFLIGER u. O. SCHNIDER: Oxy-morphinane. 6. Mitt. Die papierchromatographische Bestimmung von Morphinanderivaten und die Verfolgung ihrer Ausscheidung beim Hund. Arzneimittel-Forschg. 5, 62 (1955).
BROWN, W. E., R. HODGES and J. T. BRADBURY: Effects of morphine on renal clearances of para-amino hippurate and sodium thiosulfate in the human kidney. Amer. J. Med. 6, 663 (1949).
BRUCE, A. N.: Über die Beziehung der sensiblen Nervenendigungen zum Entzündungsvorgang. Arch. exper. Path. u. Pharmakol. 63, 424 (1910).
BRÜCKE, ST. V.: Über Dolantin-Abusus und einen Fall von Dolantindelirium. Wien. klin. Wschr. 1940, 854.
BRUNELLI, B.: L'influenza della morfina sul regime tensivo del grande e del piccolo circolo. Arch. ital. Sci. Farmacol. sper. 57, 78 (1934); ref. Ber. Physiol. 79, 237.
BRUNNER, H.: Dolantin bei Singultus. Wien. med. Wschr. 1940, 272.
BUCCIARDI, G., ed E. A. BERTAGNA: Influenza della morfina sulla impregnazione cromoargentica del tessuto nervosa. Riv. sper. Freniatr. 55, 789 (1931); ref. Ber. Physiol. 68, 546.
BUCHER, K.: Über den Wirkungsmechanismus des Morphins auf die Atmung. Helvet. physiol. Acta 2, 5 (1944).

BUCHER, K.: Über den Entstehungsmechanismus der pulssynchronen Atmung. Helvet. physiol. Acta **2**, 591 (1944).
— u. R. DOERR: Die Gewöhnung an nicht antigene Gifte. Wien: Springer 1950.
— u. C. JACOT: Zum Mechanismus des Hustens. Helvet. physiol. Acta **9**, 454 (1951).
BUCHHEIM: Über die Wirkung des Glaubersalzes. Arch. physiol. Heilk. **13**, 93 (1854); zit. nach TRENDELENBURG 1917.
BÜCHI, J., M. PROST, E. EICHENBERGER u. R. LIEBERHERR: Synthese und analgetische Wirkung einiger 4-Phenyl-piperidin-(4)-alkylsulfone. Helvet. chim. Acta **36**, 819—824 (1953).
BUELL, M., J. E. COPELAND and E. M. BOYD: On the mechanism of the antitussive action of amidone. Federat. Proc. **7**, 208 (1948).
BÜLBRING, E., and I. WAJDA: Biological comparison of local anaesthetics. J. Pharmacol. a. Exper. Ther. **85**, 78 (1945).
BULLOCK, T. H., H. GRUNDFEST, D. NACHMANSOHN and M. A. ROTHENBERG: Effect of di-isopropyl fluorphosphate (DF.P) on action potential and cholinesterase of nerve. J. of Neurophysiol. **10**, 63 (1947).
BUN, CH.: Über den Einfluß des Ovarialhormons auf die letale Dose des Morphins beim weiblichen Kaninchen. Nagasaki Igakkai Zassi **15**, 234 (1937); ref. Ber. Physiol. **105**, 516.
BURDI, I.: Experimentelle Untersuchungen über den Einfluß einiger Arzneimittel auf die Blutzuckerkonzentration. Zschr. exper. Med. **71**, 480 (1930).
BURGEN, A. S. V.: The mechanism of action of anticholinesterase drugs. Brit. J. Pharmacol. **4**, 219 (1949).
BURKHARDT, H., u. G. ORZECHOWSKI: Ticardasucht. Arch. Toxikol. **15**, 135 (1954).
BURN: Fine chemicals for medical use. Chem. a. Ind. **1948**, 787.
BURN, I. H., and N. K. DUTTA: The action of antagonists of acetylcholine on the vessels of the rabbit's ear. Brit. J. Pharmacol. **3**, 354 (1948).
BURRIDGE, W.: Experiments with morphine. Arch. internat. pharmacodynamic **27**, 231 (1923); ref. Ber. Physiol. **18**, 412.
BURUS, J. J., B. L. BERGER, PH. A. LIEF, A. WOLLACK, E. M. PAPPER and B. B. BRODIE: The physiological disposition and fate of meperidine (Demerol) in man and a method for its estimation in plasma. J. Pharmacol. a. Exper. Ther. **114**, 289 (1955).
BUSCAINO, V. M., and C. PERO: The adrenergic analgesia contributions to the physiopathology of pain. — L'analgesia adrenergica. Riv. Pat. Nerv. **1941**, 58, 153.
BUSCHKENS, J. PH.: Pethidine als hoestwerend middel tijdens intratracheale narcose. Nederl. Tijdschr. Geneeskunde **1953**, 331 (1953); ref. Chem. Zbl. **1954**, 3981.
BUSSE, W., J. Wolf u. L. LENDLE: Beeinflussung pharmakologischer Brechreaktionen durch Ganglienblocker, Spasmolytica, Novocain u. a. Arch. exper. Path. u. Pharmakol. **218**, 169 (1953).
BUTLER, TH. C.: The anesthetic activity of optical antipodes. II. The arabinochloraloses. J. Pharmacol. a. Exper. Ther. **69**, 229 (1940).
— Metabolic oxidation of phenolbarbital to p-hydroxyphenobarbital. Science (Lancaster, Pa.) **120**, 494 (1954).
— and H. L. DICKISON: The anesthetic activity of optical antipodes. I. The secondary butyl alcohols. J. Pharmacol. a. Exper. Ther. **69**, 225 (1940).
BUTSCH, W. L., J. M. McGOWAN and W. WALTERS: Clinical studies on the influence of certain drugs in relation to biliary pain and to the variations in intrabiliary pressure. Surg. etc. **63**, 451 (1936).
CAHEN, R.: Action compareé des médicaments antithermiques chez le lapin normal et chez le lapin accoutumé à la morphine. Action compareé des agents pyrétoguènes chez le lapin normal et chez le lapin accoutumé à la morphine. C. r. Soc. Biol. (Paris) **119**, 124, 126 (1935).
— Hyposensibilité à la morphine du centre thermorégulateur chez le lapin accoutumé. C. r. Soc. Biol. (Paris) **123**, 488 (1936); ref. Ber. Physiol. **99**, 347.
— Contribution à l'étude de l'accoutumance expérimentale à la morphine. Thesis, Paris (1936).
— Hyposensibilité cellulaire acquise vis-a-vis de la morphine. Arch. internat. Pharmacodynamie **53**, 426 (1936); ref. Ber. Physiol. **99**, 346.
— Accoutumance à la morphine chez la grenouille et hypothèses sur son mecanisme. C. r. Acad. Sci. (Paris) **211**, 661 (1940).
— et H. FEUER: Micromethode de dosage électrophotométrique de la morphine. C. r. Acad. Sci. (Paris) **208**, 1907 (1939).
CAHEN, R. H., H. J. EPSTEIN and CH. S. KREMENTZ: The evaluation of the analgesic action of methadone isomers and other analgesics by a new rapid screening method. J. Pharmacol. a. Exper. Ther. **94**, 328 (1948).
CAHEN, R. L., and A. WIKLER: Effects of morphine on cortical electrical activity of the rat. Yale J. Biol. a. Med. **16**, 240 (1944).
CALDEYRO-BARCIA, R., H. ALVAREZ and J. J. POSEIRO: Action of morphine on the contractility of the human uterus. Arch. internat. Pharmacodynamie **101**, 171 (1955).

CALDWELL, W. C., and G. HIBBARD: Action of morphine on respiration in the dog. N. Amer.
    Pract. 4, 499 (1892); zit. nach KRUEGER c. s. (1941).
CAMELES, F. DE: Eliminazione della morfina. Arch. d. Farmacol. sper. e. scienze 44, 77 u. 81
    (1927); ref. Ber. Physiol. 47, 519.
CANNON, W. B., and I. R. BURKET: The endurance of anemia by nerve cells in the myenteric
    plexus. Amer. J. Physiol. 32, 347 (1913).
CANTACUZENE, J.: Nouvelles recherches sur le mode de destruction des vibrions dans l'organis-
    me. Ann. Inst. Pasteur (Paris) 12, 273 (1898).
CASS, L. J., and W. S. FREDERICK: Evaluation of a new antitussive agent. New Engl. J. of
    Med. 249, 132 (1953).
— — u. J. B. ANDOSCA: Quantitativer Vergleich von Dextromethorphanhydrobromid und
    Codein. Amer. J. Med. Sci. 227, 291 (1954).
CATTELL, MCKEEN: The influence of morphine on the bloodpressure and alkalireserve in
    traumatic shock. Arch. Surg. 7, 96 (1923).
CAZORT, R.: Atropine-like action of α,α-diphenyl-γ-dimethylaminovaleramide. J. Pharmacol.
    a. Exper. Ther. 100, 325 (1950).
CHAHOVITCH, X., et M. VICHNJITCH: Action du chlorhydrate de morphine, de la caféine et de la
    quinine-urethane sur le métabolisme energétique. J. de Physiol. 26, 389 (1928).
CHAKRAVARTY, N. K., A. MATALLANA, R. JENSEN and H. L. BORISON: Central effects of
    antitussive drugs on cough and respiration. J. Pharmacol. a. Exper. Ther. 117, 127 (1956).
CHAMBERLIN, E. M., and M. TISHLER: α, α-Diphenyl-β-methyl-γ-(dimethylamino)-butyro-
    nitrile. U.S. Pat. 2, 607, 794 (1952).
CHANUTIN, A., and G. LUSK: The influence of morphine upon heat production in the dog.
    J. Pharmacol. a. Exper. Ther. 19, 359 (1922); ref. Ber. Physiol. 20, 79.
CHAPMAN, W. P., A. S. ROSE and H. C. SOLOMON: Measurements of heat stimulies producing
    motor withdrawal reactions in patients following frontal lobotomie. Publ. Assoc. Res.
    Nerv. a. Ment. Dis. 27, 754 (1948); zit. nach WIKLER, 1952.
CHARONNAT, R., et P. LECHAT: Verwirklichung einer Lokalanästhesie ohne Anästhetikum und
    ohne lokale Applikation. Studie über den Wirkungsmechanismus. Ann. pharmac. franç.
    11, 489 (1953).
CHARONNAT, R., et P. LECHAT: Etude des réactiones nerveuses provoquées par les injections
    intraveneuses. Rôle de l'adrénaline et de divers médiateurs. C. r. Acad. Sci. (Paris) 242,
    2551 (1956).
CHARTIER et MORAT: Les variations de la formule sanguine chez les morphinomanes et
    les héroinomanes au cours de la désintoxications rapide par la méthode de Sollier. C. r.
    Soc. Biol. (Paris) 66, 1025 (1909).
CHASE, H. F., R. S. BOYD and P. M. ANDREWS: N-allylnormorphine in treatment of dihydro-
    morphinone and methorphinan overdosage. Report of a case. J. Amer. Med. Assoc. 150,
    1103 (1952).
CHEMNITIUS, K.-H., u. H. HOFMANN: Über eine neue Methode zur Analgesiemessung an
    Mensch und Tier. Wiss. Z. Univ. Jena, Math.-naturwiss. Reihe 4, 323 (1955).
CHEN, K. K.: Pharmacology of methadone and related compounds. Ann. New York Acad.
    Sci. 51, 83 (1948).
— Newer synthetic analgesics. Med. Clin. N. Amer. 34, Nr. 2 (1950).
CHEN, M. J., and H. H. ANDERSON: Effect of codeine phosphate by mouth on oxygen con-
    sumption in normal humans. Proc. Soc. Exp. Biol. a. Med. 27, 719 (1930); ref. Ber.
    Physiol. 7, 351.
CHENEY, SMITH and BINKLEY: Ketimines and acylketimines related to amidone. J. Amer.
    Chem. Soc. 71, 53 (1949).
CHIJUN, B.: Beiträge zur Wirkung des Morphins auf das Ovarium und den Uterus des Kanin-
    chens. Nagasaki Igakkai Zassi 15, 2134 (1937); ref. Ber. Physiol. 104, 676.
CHIN, K.: The influence of morphine hydrochloride on the basal metabolism of rabbits. Fol.
    pharmacol. jap. 28, 212 (1940); ref. Ber. Physiol. 121, 553 (1940).
— The influence of Lobelin, caffein and vitacampher on the action of morphine on the basal-
    metabolism of rabbits. Fol. pharmacol. jap. 29, 2 (1940); ref. Ber. Physiol. 122, 396 (1940).
CHISTONI, A.: L'antagonismo della simpamina nelle intossicazioni da morfina e da cianogeno.
    Ref. Ber. Physiol. 125, 223 (1940).
CHO, SH.: Über den Einfluß der Opiumalkaloide auf den Katalasegehalt im Blut und in den
    Organen des Kaninchens. Jap. J. Sci. a. Biol. IV., Pharmacol. 9, 104 (36).
CHO, SHO: Einige Untersuchungen über den Blutzucker der an Opium gewöhnten Menschen.
    Jap. J. Med. Sci. a. Biol. Tr. IV., Pharmacol. 5, 47 (1931); ref. Ber. Physiol. 66, 509.
— Über den Einfluß des Morphins auf den gebundenen Blutzucker des Kaninchens. J. Med.
    Assoc. Formosa 37, 531 (1938); ref. Ber. Physiol. 108, 344.
CHOPRA, R. N., and J. P. BOSE: The action of opium in diabetes. Indian J. Med. Res. 18, 15
    (1930); ref. Ber. Physiol. 58, 199.

CHOPRA, R. N., and J. P. BOSE, Effect of opium on the blood-sugar of non-diabetics. Indian J. Med. Res. 18, 1087 (1931); ref. Ber. Physiol. 62, 441.
— and S. N. MUKHERJI: A note on the changes in the physical and chemical characteristics of the blood sera of opium addicts. Current Sci. 3, 201 (1934); ref. Ber. Physiol. 85, 213.
— and A. C. ROY: Observations on the blood-lipoid changes in opium addicts. Indian J. Med. Res. 25, 105 (1937).
CHOU, C., and K. Y. CHIU: Proc. Chin. Physiol. Soc. 2, 12 (1943); zit. nach VAN DEN HEUVEL-HEYMANS (1950).
CHRISTENSEN, E., and E. GROSS: Analgesic effects in human subjects of morphine, meperidine and methadon. J. Amer. Med. Assoc. 137, 594 (1948).
CHU, W. C., and R. L. DRIVER: Effects of some old and proposed anticonvulsants (including isonipecaine) on the threshold for electrically induced convulsions. Proc. Soc. Exper. Biol. a. Med. 64, 245 (1947).
CHUVAEV, A. K.: Der Einfluß des Morphins auf die Selbstregulation des isolierten Herzens von Rana temporaria. Ein Beitrag zur peripheren Wirkung des Morphins. Bull. Biol. et Méd. expér. USSR 6, 575 (1938); ref. Ber. Physiol. 114, 343 (1938).
CLARK, B. B.: The effect of syntropan, demerol and trasentine on gastric secretion. Federat. Proc. 6, 317 (1947).
CLARKE, W. A., and A. J. McBAY: Spectrophotometric determination of morphine and of codeine. J. Amer. Pharmac. Assoc., Scient. Ed. 43, 39 (1954).
CLIMENKO, D. R., H. BERG: The influence of demerol on the contractions of the ureter. J. of Urol. 49, 255 (1943).
CLOETTA, M.: Über das Verhalten des Morphins im Organismus und die Ursachen der Angewöhnung an dasselbe. Arch. exper. Path. u. Pharmakol. 50, 453 (1903).
— u. E. BRAUCHLI: Der Einfluß des Morphins auf den Ionengehalt des Blutplasmas. Arch. exper. Path. u. Pharmakol. 111, 254 (1925).
COCHIN, J. C., C. C. GRUHZIT, L. A. WOODS and M. H. SEEVERS: Further observations on addiction to methadon in the monkey. Proc. Soc. Exper. Biol. a. Med. 69, 430 (1948).
COCHIN, J., J. HAGGART, L. A. WOODS and M. H. SEEVERS: Plasma levels, urinary and fecal excretion of morphine in non-tolerant and tolerant dogs. J. Pharmacol. a. Exper. Ther. 111, 74 (1954).
— L. A. WOODS, E. J. FORNEFELD and M. H. SEEVERS: Estimation of morphine in biological materials. J. Pharmacol. a. Exper. Ther. 106, 377 (1952).
COENEN, H.: Über das Jahr der Morphinentdeckung Sertürners in Paderborn. Arch. Pharmaz. 287, 165 (1954).
COHEN, S. J., and H. McGUIGAN: The effect of morphine on the respiratory center. J. Pharmacol. a. Exper. Ther. 23, 145 (1924).
COHNHEIM, O., u. G. MODRAKOWSKI: Zur Wirkung des Morphins und Opiums (Pantopon) auf den Magendarmkanal. Münch. med. Wschr. 1911, 764.
COLE, E. R.: Colometric estimation of apomorphine. Proc. Roy. Soc. N. S. Wales 81, 80 (1947); zit. chem. Abstr. 42, 3532 (1948).
COLLINS, K. H., and A. L. TATUM: A conditional salivary reflex established by chronic morphine poisoning. Amer. J. Physiol. 74, 14 (1925); ref. Ber. Physiol. 37, 855.
COLLIP, J. B.: The action of the HCO_3-ion and of morphine on the respiratory centre. J. of Physiol. 54, 58 (1920); ref. Ber. Physiol. 5, 240.
COMROE, J. H., and R. D. DRIPPS: Reactions to morphine in ambulatory and bed patients. Surg. etc. 87, 221 (1948).
COOK, L., and D. D. BONNYCASTLE: An examination of some spinal and ganglionic actions of analgetic materials. J. Pharmacol. a. Exper. Ther. 109, 35 (1953).
— G. NAVIS and E. J. FELLOWS: Enhancement of the action of certain analgetic drugs by β-diethylaminoethyldiphenylpropylacetate hydrochloride. J. Pharmacol. a. Exper. Ther. 112, 473 (1954).
COOPER, J. R., J. AXELROD and B. B. BRODIE: Inhibitory effects of β-diethylaminoethyldiphenylpropylacetate on a variety of drug metabolic pathways in vitro. J. Pharmacol. a. Exper. Ther. 112, 55 (1954).
CORELLI, F.: Come abolire il brivido nell'accesso febrile. Osservazioni sul brivido e sulla febbre. Contributo alla pratica della piretoterapia. Policlinico (Sez. prat.) 48, 1747 (1941).
COSTA, P. J., and D. D. BONNYCASTLE: The effect of N-allylanalogs of levo dromeran, morphine and meperidine on the respiratory depression and analgesia produced by certain analgetics in rats. J. Pharmacol. a. Exper. Ther. 113, 12 (1955).
— — The effect of levallorphantartrate, nalorphine HCl and Win 7681 (1-allyl-4-phenyl-4-carbaethoxy piperidine) on respiratory depression and analgesia induced by some active analgetics. J. Pharmacol. a. Exper. Ther. 113, 310 (1955).
Co TUI, F.: Apomorphine tolerance and its relationship to morphine tolerance. J. Pharmacol. a. Exper. Ther. 41, 71 (1931).

COURVOISIER, S., J. FOURNEL, R. DUCROT, M. KOLSKY et P. KOTLSCHET: Propriétés pharmacodynamiques du chlorhydrate de chloro-3-(dimethylamino-3'-propyl)-10-phenothiazine (4.560 R.P.). Arch. internat. Pharmacodynamie **92**, 305 (1953).

COUZIER: Empoisonnement par l'atropin traitè per la morphine. Antagonisme de ces deux médicaments. Gaz. hebd. Méd. (Paris) **12**, 125 (1875); zit. nach EDDY (1941).

COX, J. B.: Atropia poisoning — morphia as antidote. Philad. Med. Times **14**, 142 (1883); zit. nach EDDY (1941).

CRAMER, J. S. N., and J. G. VOERMAN: Colorimetric determination of morphine. Pharmac. Weekbl. Amsterd. **84**, 129 (1949).

CRAWFORD, J. D., and B. PINKHAM: The physiology of morphine antidiuresis. J. Pharmacol. a. Exper. Ther. **113**, 431 (1955).

CREYX, M., et V. LASSALLE-SAINT-JEAN: Intoxication aiguë par le chlorhydrate de morphine chez le lapin normal. Recherche de la dose mortelle correspondant à l'injection du produit par différentes voies. C. r. Soc. Biol. (Paris) **117**, 372 (1934); ref. Ber. Physiol. **84**, 673.

CRILE, G. W., A. F. ROWLAND and S. W. WALLACE: Bio-physical studies of the effects of various drugs upon the temperature of the brain and the liver. I. Strychnine; II. morphine; III. bromides; IV. curare; V. atropine; VI. caffeine; VII. alcohol. J. Pharmacol. a. Exper. Ther. **21**, 222 (1923); ref. Ber. Physiol. **21**, 156.

CRISLER, G.: The effect of withdrawal of drinking water on the susceptibility of rats to certain drugs. Amer. J. Physiol. **86**, 552 (1928).

— Salivation is unnecessary for the establishment of the salivary conditioned reflex induced by morphine. Amer J. Physiol. **94**, 553 (1930); ref. Ber. Physiol. **58**, 759.

CROHNHEIM, G., and P. A. WARE: The determination and the urinary excretion of 6-dimethylamino-4,4-diphenyl-3-heptanone hydrochloride (amidone). J. Pharmacol. a. Exper. Ther. **92**, 98 (1948).

CROWDEN, G. P., and M. G. PEARSON: The effect of morphia on the adrenaline content of the suprarenal glands. J. of Physiol. **65**, 32 (1928); ref. Ber. Physiol. **47**, 519.

CURRY, A. S., and H. POWELL: Paper chromatographic examination of the alcaloid extract in toxicology. Nature (London) **173**, 1143 (1954).

CUSHNY, A. R.: The reversible action of adrenaline and some kindred drugs on the bronchioles. J. Pharmacol. a. Exper. Path. **4**, 363 (1913).

CUTTING, W. C.: Morphine addiction for 62 years. A case report. Stanford Med. Bull. **1**, 39 (1942).

CZAPEK, A., u. S. WASSERMANN: Die akute Harnverhaltung, eine wenig beachtete Wirkung des Morphins. Dtsch. med. Wschr. **1944**, 1567.

DANIELSON, C. G.: Importance de l'opium sur l'action hypoglycémique de l'insuline. C. r. Soc. Biol. (Paris) **95**, 1058 (1926); ref. Ber. Physiol. **39**, 456.

DANN, O., u. F. WIPPERN: Verkürzte Morphinbestimmung nach Mannich. Dtsch. Apotheker-Ztg. **1951**, 905.

DANNER: Das Ausmaß der Betäubungsmittelsucht in der Bundesrepublik. Bull. d. Presse- und Informationsamtes der Bundesregierung Nr. **223**, 2057 (1954).

DARLINGTON, C. D., and E. K. JANAKI-AMMAL: Chromosome atlas. London: Allen & Unwin 1945.

DASTUGUE, G.: Action de quelques anestésiques sur le tonus du muscle dorsal antérieur de sangsue et sa sensibilité à l'acétylcholine. C. r. Soc. Biol. (Paris) **121**, 220 (1936).

— Parallèle entre les actions sensibilisantes de la dihydrooxycodeinone et de l'ésérine sur le muscle de sangsue, vis-à-vis de l'acetylcholine. C. r. Soc. Biol. (Paris) **133**, 595 (1940).

— et P. DUPUIS: Action sensibilisante de la morphine et de ses dérivés vis-à-vis de l'acetylcholine en présence du ventricule isolé d'Helix pomatia. C. r. Soc. Biol. (Paris) **142**, 803 (1948).

DAVID, N. A.: Dilaudid and morphine effects on basal metabolism and other body functions. J. Amer. Med. Assoc. **103**, 474 (1934)

— and H. J. SEMLER: Clinical trial of alpha acetylmethcdol (DL-6-dimethylamino-4,4-diphenyl-3-acetoxyheptane) as an analgesic. J. Pharmacol. a. Exper. Ther. **106**, 380 (1952).

DAVIES, D.: Clinical testing of analgesics. Acta pharmacol. (Københ.) **10**, 113 (1954).

DAVIES, O. J., J. RAVENTOS and A. L. WALPOLE: A method for the evaluation of analgesic activity using rats. Brit. J. Pharmacol. **1**, 255 (1946).

DECKERT, W.: Ein neues, leicht ausführbares Schnellverfahren zur quantitativen Bestimmung kleinster Mengen von Morphin in Harn, Blut und anderem biologischem Material. Z. anal. Chem. **112**, 241 (1938); Klin. Wschr. **1936 I**, 714; Arch. exper. Path. u. Pharmakol. **180**, 656, 671 (1936).

DECRISTOFORO, J., u. S. WELTER: Unmittelbare Kreislaufwirkungen des Apomorphins. Arch. exper. Path. u. Pharmakol. **204**, 76 (1944).

DELAVILLE, M.: Wirkung von Morphininjektionen auf den Lecithingehalt der Leber und des Gehirns von Ratten. C. r. Acad. Sci. (Paris) **207**, 94 (1938).

DELLEPIANE, G.: Pharmacological action of opium alkaloids on the muscular fibres of the uterus. Boll. Soc. ital. Biol. sperim. **6**, 291 (1931).

DEMONCEAU, J.: Beitrag zur analytischen Prüfung von Methadon. J. Pharmacie Belg. N. S. **7**, 36 (1952).

DENEAU, G. A., and C. W. GOWDEY: Method of measuring mild analgesia in man. Federat. Proc. **11**, 338 (1952).

— J. KISSEL and M. H. SEEVERS: Influence of frequency of administration on development of physical dependence to analgetics in monkey. Federat. Proc. **13**, 347 (1954).

— R. A. WAUD and C. W. GOWDEY: A method for the determination of the effects of drugs on the pain threshold of human subjects. Canad. J. Med. Sci. **31**, 387 (1953).

DÉNIGÉS, G. D.: Nouvelle réaction de la morphine C. r. Acad. Sci. (Paris) **151**, 1062 (1910).

DENTON, J. E., and H. K. BEECHER: II. A clinical appraisal of the narcotic power of methadone and its isomers. J. Amer. Med. Assoc. **141**, 1146 (1949).

— — New analgesics. II. A clinical appraisal of the narcotic power of methadone and its isomers. J. Amer. Med. Assoc. **141**, 1051 (1949).

— O. H. STRAUS, W. E. WADDELL and H. K. BEECHER: Federat. Proc. **7**, 214 (1948).

DENYS, A., et J. LEVY: Inhibiteurs de la cholinestérase spécifique et de la pseudocholinestérase. C. r. Soc. Biol. (Paris) **141**, 653 (1947).

DEROSNE, CH.: Ann. de Chim. biol. **45**, 257 (1803).

DETRICK, L., u. C. H. THIENES: Tissue hydration during morphine addiction and withdrawal in rats on low calcium diet and on high calcium diet with parathyroid hormone injections. Arch. internat. Pharmacodynamie **66**, 130 (1941).

DIETRICH, H.: Klinische Erfahrungen mit einem neuen synthetischen Spasmolytikum und Analgetikum. Dtsch. med. Wschr. **1939**, 969.

DODEL, P., G. DASTUGUE et A. BRESSON: Action de la morphine, de ses dérivés et, plus particulièrement, de la dihydro-oxycodéinone sur la sensibilité du muscle de sangsue (éseriné ou non éseriné) à l'acétylcholine. C. r. Soc. Biol. (Paris) **132**, 267 (1939).

DODDS, E., W. LAWSON, S. SIMPSON and P. WILLIAMS: Testing diphenylethylamine compounds for analgesic action. J. of Physiol. **104**, 47 (1945).

DÖBELI, E.: Über die Verwendung von Opiaten im Kindesalter. Mschr. Kinderheilk. **11**, 439 (1913).

DÖNCH, I.: Versuche zur quantitativen Bestimmung des Morphins auf biologischem Wege. Diss. Tübingen 1935.

DÖRSCHEL, H.: Erfahrungen mit Megaphen. Med. Klin. **1954**, 342.

DOMENJOZ, R.: Zur Auswertung hustenstillender Arzneimittel. Arch. exper. Path. u. Pharmacol. **215**, 19 (1952).

— Pharmakotherapeutische Weiterentwicklung der Antipyretica-Analgetica. Arch. exper. Path. u. Pharmakol. **225**, 14 (1955).

DONATH, J.: Das Schicksal des Morphins im Organismus. Pflügers Arch. **38**, 528 (1886).

DONGEN, K. VAN: Beiträge zur Frage der Morphingewöhnung. Pflügers Arch. **162**, 54 (1915).

DONGEN, K., and H. LEUSINK: The action of opium-alkaloids and expectorants on the ciliary movements in the air passages. Arch. internat. Pharmacodynamie **93**, 261 (1953).

DONNINI, A.: L'istofisiologia della tiroide nel morfinismo sperimentale. Atti Accad. Fisiocritici Siena, Soc. Med.-Fis. XI, 5, 67 (1937); ref. Ber. Physiol. **103**, 155; **103**, 671.

— Modificazioni ematologiche da morfine e da atossimorfina nei conigli a diverso equilibrio tiroideo. Boll. Soc. ital. Biol. sperim. **12**, 376 (1937).

— La sensibilità alla morfina in rapporto alla funzione tiroidea. Boll. Soc. ital. Biol. sperim. **12**, 378 (1937); ref. Ber. Physiol. **103**, 509; **104**, 677.

DOOLEY, M. S., and G. B. ANDREWS: Some effects of morphine upon respiratory reflexes. Proc. Soc. Exper. Biol. a. Med **20**, 300 (1923); ref. Ber. Physiol. **19**, 425.

DORLENCOURT, H.: Etude sur la destruction »in vitro« du chlorhydrate de morphine par les organes d'animaux accoutumés et non accoutumés. C. r. Soc. Biol. (Paris) **74**, 895 (1913).

DOUGLAS, D. M.: The decrease in frequency of contraction of the jejunum after transplantation to the ileum. J. of Physiol. **110**, 66 (1949).

DOUGLAS, W. W., W. FELDBERG, W. D. M. PATON and M. SCHACHTER: Distribution of Histamine and substance P in the wall of the dog's digestive tract. J. of Physiol. **115**, 163 (1951).

DOWNS, A. W., and N. B. EDDY: Morphine tolerance. II. The susceptibility of morphine-tolerant dogs to codeine, heroin, and scopolamine. J. Labor. a. Clin. Med. **13**, 745 (1928); ref. Ber. Physiol. **46**, 827.

— — and J. P. QUIGLEY: Morphine tolerance. III. The effect of cocaine upon dogs before, during, and after habituation to morphine. J. Labor. a. Clin. Med. **13**, 839 (1928); ref. Ber. Physiol. **47**, 842.

DOWZARD, E., T. K. THOMAS and M. RUSSO: An immiscible solvent method for the determination of morphine in opium. J. Amer. Pharmaceut. Assoc., Scient. Ed. **26**, 615 (1937).

DOYON.: Mécanisme de l'action de la morphine sur la coagulabilité du sang. C. r. Acad. Sci. (Paris) **171**, 1236 (1920); zit. nach FINNEGAN c. s. 1948.

DRAGSTEDT, C. A., R. B. MULLENIX, J. E. KEARNS, W. W. WEBB and C. J. WILEN: An experiment for demonstrating the elective action of morphine and strychnine. J. of. Pharmacol. **41**, 379 (1931); ref. Ber. Physiol. **61**, 826.

DRESER, H.: Pharmakologisches über einige Morphinderivate Therap. Mh. **12**, 509 (1898).

DRESSLER, G.: Quantitative Untersuchungen über die CO_2-Wirkung am normalen und morphinisierten Atmungszentrum. Arch. exper. Path. u. Pharmakol. **160**, 238 (1931).

DREVON, B.: A propos de la réaction vanilline-chlorhydrique de la morphine. Action différentielle de quelques aldéhydes aromatiques sur la morphine et sur l'oxydimorphine. J. Pharmacie Belg. VIII., **26**, 292 (1937).

DREW, J. H., R. D. DRIPPS and J. H. COMROE: Clinical studies on morphine. II. The effect of morphine upon the circulation of man upon the circulatory and respiratory responses to tilting. Anesthesiology **7**, 44 (1946).

DREYER, N. B.: Some effects of morphine and other opium alkaloids on intestinal motility of different animals. Arch. internat. Pharmacodynamie **45**, 397 (1933); ref. Ber. Physiol. **75**, 768.

DRUCKREY, H., P. DANNEBERG u. D. SCHMÄHL: Zellteilungshemmende Gifte. Arzneimittel-Forschg. **3**, 151 (1953).

DSIKOWSKY, W.: Einfluß der Opiumalkaloide auf den Wasserhaushalt des Organismus. I. Mitteilung: Einfluß der Opiumderivate auf die Diurese beim Hund. Arch. internat. Pharmacodynamie **53**, 457 (1936).

— Einfluß der Opiumalkaloide auf den Wasserhaushalt des Organismus. II. Mitteilung: Untersuchungen über den Einfluß des Morphiums auf die zentrale Regulation der Wasserdiurese. Arch. internat. Pharmacodynamie **53**, 476 (1936).

DUGUID, A. M. E., and R. A. HEATHCOTE: The pharmacological action of ethyl-methylphenylpiperidinecarboxylate. J. of Pharmacy a. Pharmacol. **13**, 318 (1940).

DUKE, H. N., M. PICKFORD and J. A. WATT: The immediate and delayed effects of Diisopropylfluorphosphate injected into the supraoptic nuclei of dogs. J. of Physiol. **111**, 81 (1930).

— — — The antidiuretic action of morphine: its site and mode of action in the hypothalamus of the dog. Quart. J. Exp. Physiol. **36**, 149 (1951).

DUPRÉ, D. J., J. ELKS, B. A. HEMS, B. N. SPEYER and R. M. EVANS: Analgesics. Part I. Esters and ketones derived from α-amino-ω-cyano-ωω-diaryl alkanes. J. Chem. Soc. **1949**, 500.

DUTTA N. H.: The action of substances which antagonize acetylcholine on the body temperature of mice, before and after adrenalectomy. Brit. J. Pharmacol. **3**, 246 (1948).

— Some pharmacological properties common to atropine. pethidine, procaine, and quinidine. Brit. J. Pharmacol. **4**, 197 (1949).

DUZEN, R. E. VAN, D. SLAUGHTER and I. C. WINTER: Effect of trasentin and morphine on urinary bladder of unanesthetized dog. J. of Urol. **44**, 667 (1940).

DVORAK, H. J., H. A. CARLSON, T. C. ERICKSON, V. D. SMITH and O. H. WANGENSTEEN: Influence of morphine on intestinal activity in experimental obstruction. Proc. Soc. Exp. Biol. a. Med. **28**, 434 (1931); ref. Ber. Physiol. **61**, 603.

DYKE, H. B. v.: New analgesic drugs. Bull. New York Acad. Med. **25**, 152 (1949).

DYNES, J. B., and J. L. POPPEN: Lobotomy for intractable pain. J. Amer. Med. Assoc. **140**, 15 (1948).

EADIE, G. S., F. BERNHEIM and D. B. FITZ-GERALD: The inhibition of the cholinesterase of rat brain by methadon. J. Pharmacol. a. Exp. Therap. **94**, 19 (1948).

EASTON, N. R., M. L. EVANICK, J. J. GARDNER and J. R. STEVENS: Einige Isomere von Amidon und verwandten Verbindungen. J. Amer. Chem. Soc. **70**, 76 (1948).

— J. J. GARDNER and J. R. STEVENS: Einige Isomere von Amidon und verwandte Verbindungen. J. Amer. Chem. Soc. **69**, 976 (1947).

EBBECKE, U.: Der Schmerz als Reflexempfindung und Affekt. Naturwiss. **34**, 336 (1947).

ECKENHOFF, G. E., and L. W. FUNDERBURG: Observations on the use of the opiate antagonists nalorphine and levallorphan. Amer. J. Med. Sci. **228**, 546 (1954).

ECKENHOFF, J. E., J. D. ELDES and B. D. KING: N-allyl-normorphine in the treatment of morphine or demerol narcosis. Amer. J. Med. Sci. **223**, 191 (1952); ref. Chem. Zbl. **1952**, 5611.

— M. HELRICH, M. J. HEGE and R. E. JONES: The combination of opiate antagonists and opiates for the prevention of respiratory depression. J. Pharmacol. a. Exper. Ther. **113**, 332 (1955).

ECKHARD, C.: Über den Morphindiabetes. Beitr. Anat. 8, 49 (1879); zit. nach STARKENSTEIN.

EDDY, N. B.: Studies of morphine, codeine and their derivatives. I. General methods. J. Pharmacol. a. Exper. Ther. **45**, 339 (1932 b).

EDDY, N. B.: Morphine, codeine, and their derivatives. II. Isomers of codein. J. Pharmacol. a. Exper. Ther. **45**, 361 (1932c).
— Studies of morphine, codeine and their derivatives. III. Morphine methochloride and codeine methochloride. J. Pharmacol. a. Exper. Ther. **49**, 319 (1933).
— Studies of morphine, codeine and their derivatives. IV. Hydrogenated codeine isomers. J. Pharmacol. a. Exper. Ther. **51**, 35 (1934a)
— Studies of phenanthrene derivatives. II. Monosubstitution products, first variantion: The effect of muzzling the hydroxy group of 2- or 3-hydroxylphenanthrene. J. Pharmacol. a. Exper. Ther. **51**, 75 (1934b).
— Studies of morphine, codeine, and their derivatives. XII. The isomers of morphine and dihydromorphine. J. Pharmacol. a. Exper. Ther. **56**, 419 (1936a).
— Studies of phenanthrene derivatives. VII. A comparison of analagous phenanthrene and dibenzofuran derivatives. J. Pharmacol. a. Exper. Ther. **58**, 159 (1936b).
— Studies of morphine, codeine, and their derivatives. XIV. The variation with age in the toxic effects of morphine, codeine, and some of their derivatives. J. Pharmacol. a. Exper. Ther. **66**, 182 (1939).
— (1941) in H. KRUEGER, N. B. EDDY and M. SUMWALD. The Pharmacology of the Opium alkaloids.
— C. FUHRMEISTER, TOUCHBERRY and J. C. LIEBERMAN: Synthetic analgesics. I. Methadon isomers and derivatives. J. Pharmacol a. Exper. Ther. **98**, 121 (1950).
— H. HALBACH and O. J. BRAENDEN: Synthetic substances with morphine-like effect. Relationship between analgesic action and addiction liability, with a discussion of the chemical structure of addiction-producing substances. Bull. World Health Org. **14**, 353 (1956).
— and C. K. HIMMELSBACH: Experiments on the tolerance and addiction potentialities of dihydrodesoxymorphine-D ("desomorphine"). Publ. Health Rep. Suppl. 118 (1936).
— and H. A. HOWES: Studies of morphine, codeine, and their derivatives. VIII. Mono-acetyl- and diacetyl-morphine and their hydrogenated derivatives. J. Pharmacol. a. Exper. Ther. **53**, 430 (1935).
— u. D. LEIMBACH: Synthetische Analgesics. II. Dithenylbutenyl- and Dithenylbutylamine. J. Pharmacol a. Exper. Ther. **107**, 385 (1953).
— E. L. MAY and MOSETTIG: Chemistry and pharmacology of the methadols and acetyl-methadols. J. org. Chem. **17**, 312 (1952).
— and J. G. REID: Studies of morphine, codeine, and their derivatives. VII. Dihydro-morphine (paramorphan), dihydromorphinone (dilaudid), and dihydrocodeinone (dicodide). J. Pharmacol. a. Exper. Ther. **52**, 468 (1934c).
— and A. K. SIMON: The measurement of the depressant action of codeine isomers and related substances by the use of maze-trained rats. J. Pharmacol. a. Exper. Ther. **45**, 257 (1932).
— and M. SUMWALT: Studies of morphine, codeine and their derivatives. XV. 2,4-dinitro-phenylmorphine. J. Pharmacol. a. Exper. Ther. **67**, 127 (1939).
EDER, R., and E. WÄCKERLIN: The determination of morphine in opium. Quart. J. Pharmacy **10**, 680, (1937); ref. Ber. Physiol. **106**, 151.
Editorial: Morphine as an antidote to atropine. Brit. Med. J. **1**, 1440 (1890); zit. nach EDDY (1941).
EDMUNDS, CH. W., and G. B. ROTH: The point of attack of certain drugs acting on the periphery. I. Action on the bladder. J. Pharmacol. a. Exper. Ther. **15**, 189 (1920a); II. Action on the retractor penis muscle of the dog. J. Pharmacol. a. Exper. Ther. **15**, 201 (1920b)
EECKHOUT, A. VAN DEN: Au sujet des effects de la morphine appliquée en injections intra-artérielles chez le cheval. C. r. Soc. Biol. (Paris) **88**, 965 (1923); ref. Ber. Physiol. **20**, 524.
EGGLESTON, C., and R. A. HATCHER: The seat of the emetic action of various drugs. J. Pharmacol. a. Exper. Ther. **7**, 225 (1915).
EGMOND, A. J. VAN: Über die Wirkung des Morphins auf das Herz. Arch. exper. Path. u. Pharmakol. **65**, 197 (1911).
EHRHART, G.: DRP Anm. Kl. I, Nr. 73939, 28. 12. 1942.
— Analgetisch wirksame Verbindungen. DBP 833.043 Kl. 12q vom 2. 10. 1948.
— u. M. BOCKMÜHL: Verfahren zur Darstellung von basischen Estern. DRP. 711 069, 11. 9. 1938.
— Verfahren zur Herstellung von basischen Ketonen. DRP 865.314, 5. 8. 1941.
EHRLICH, F.: Über die Vegetation von Hefen und Schimmelpilzen auf heterocyklischen Stickstoffverbindungen und Alkaloiden. Biochem. Z. **79**, 152 (1916).
EICHHOLTZ, F.: Über die atmungslähmende Wirkung der Opiate. Dtsch. med. Wschr. **1940**, 792.
— u. W. KRAUTH: Über das Zusammenwirken von Cocain und Opiumalkaloiden. Arch. exper. u. Path. u. Pharmakol. **184**, 667 (1936).

EICHLER, O., u. A. SMIATEK: Versuche zur Auswertung von Mitteln zur Bekämpfung des Reizhustens. Arch. exper. Path. u. Pharmakol. **194**, 621 (1940).
— u. G. SPEDA: Versuche über die Abhängigkeit des Histamingehaltes im Blutplasma von der Atmung. Arch. exper. Path. u. Pharmakol. **195**, 152 (1940).
EINTHOVEN, W.: Neuere Ergebnisse auf dem Gebiete der tierischen Elektrizität. Verh. Ges. Naturforsch. u. Ärzte **83**, 80 (1911).
— u. J. H. WIERINGER: Ungleichartige Vaguswirkungen auf das Herz, elektrokardiographisch untersucht. Pflügers Arch. **149**, 48 (1912).
EISENBRAND, J.: Neue Fortschritte in der Absorptions-Spektralanalyse gelöster Substanzen. Pharmaz. Ztg. **71**, 716 (1926).
EISENBRANDT, L. L., I. A. ABDOU and T. K. ADLER: Biliary excretion and intestinal reabsorption of C^{14}-labelled methadone-hydrochlorid. Federat. Proc. **8**, 288 (1949).
— K. ADLER, H. W. ELLIOTT and I. A. ABDOU: The role of the gastro-intestinal tract in the excretion of C^{14}-labelled methadon by rats. J. Pharmacol. a. Exper. Ther. **98**, 200 (1950).
— H.W. ELLIOTT: Comparative in vivo and in vitro effect of methadone upon the QO_2 of rat liver, kidney and jejunum. J. Pharmacol. a. Exper. Ther. **97**, 120 (1949).
EISENMAN, A., H. F. FRASER and J. W. BROOKS: Plasma and urinary corticoids during a cycle of morphine addiction. Noch nicht veröffentlicht (1957).
— — and H. ISBELL: Effects of ACTH and gonadotropin during a cycle of morphine addiction. Federat. Proc. **13**, Nr. 1 (1954).
— H. ISBELL, H. F. FRASER and J. SLOAN: 17-ketosteroid excretion in an cycle of morphine addiction and withdrawal. Federat. Proc. **12**, Nr. 1 (1953).
EISENMAN, A. J.: Effect of addiction to morphine on excretion of water and electrolytes. Federat. Proc. **10**, 180 (1951).
EISLEB, O.: DRP 679281 vom 8. 8. 1937. Med. u. Chemie **4**, 213 (1942).
— u. O. SCHAUMANN: Dolantin, ein neuartiges Spasmolytikum und Analgetikum. Dtsch. med. Wschr. **1939**, 967.
ELIASSOW, W.W.: Beiträge zur Lehre von dem Schicksal des Morphins im lebenden Organismus. Diss. Königsberg 1882; zit. nach STARKENSTEIN.
ELLINGER, PH., u. H. SEEGER: Die quantitative Morphinbestimmung in Exkreten, Sekreten und Geweben. Arch. exper. Path. u. Pharmakol. **174**, 160 (1933).
— — Wird Morphin bei parenteraler Zufuhr in den Magen ausgeschieden Arch. exper. Path. u. Pharmakol. **174**, 168 (1933).
ELLIOTT, H. W.: Comparative effects of 1,1-diphenyl-1-(dimethylamino-isopropyl)-butenone-2 (10820) demerol and morphine on the respiration of rat cerebral cortex slices. Federat. Proc. **6** /II, 327 (1947).
— F. CHANG, I. A. ABDOU and H. H. ANDERSON: The distribution of radioactivity in rats after administration of C^{14}-labelled methadone. J. Pharmacol. a. Exper. Ther. **95**, 494 (1949)
— V. C. SUTHERLAND: Influence of methadone on oxygen uptake and glycogenolysis of rat liver slices. Proc. Soc. Exper. Biol. a. Med. **75**, 242 (1950).
— — L. MARGOLIS and A. SIMON: Federat. Proc. **8**, 270 (1949).
— — and E. B. BOLDREY: Respiration of human brain slices and the effects of morphine on oxygen uptake. Federat. Proc. **8**, 288 (1949).
— B. M. TOLBERT, T. K. ADLER and H. H. ANDERSON: Studies with $N\text{-}C^{14}H_3$-labeled morphine in man. J. Pharmacol. a. Exper. Ther. **106**, 383 (1952).
— — — — Excretion of carbon-14 by man after administration of morphine-N-methyl-C^{14}. Proc. Soc. Exper. Biol. a. Med. **85**, 77 (1953).
— A. E. WARRENS and H. P. JAMES: Some effects of 1-methyl-4-phenyl-ethylisonipecotate (demerol) and 6-dimethylamino-4,4-diphenyl-3-heptanone (amidone) upon the metabolism of rat brain tissue in vitro. J. Pharmacol. a. Exper. Ther. **91**, 98 (1947).
ELLIOTT, K. A. C., and N. HENDERSON: Factors affecting acetylcholine found in excised rat brain. Amer. J. Physiol. **165**, 365 (1951).
ELLIOTT, T. R.: The control of the suprarenal glands by the splanchnic nerves. J. of Physiol. **44**, 374 (1912).
EMDE: Über Diasteromerie. VI. Konfiguration der Morphinalkaloide. Helvet. chim. Acta **13**, 1035 (1930).
EMDE, H.: Zur Biogenese des Morphiums. Naturwiss. **18**, 539 (1930).
EMERSON, G. A.: Quantitative colorimetric estimation of morphine in biological fluids by the iodoxybenzoate method. Proc. Soc. Exper. Biol. a. Med. **31**, 1004 (1934).
— and C. R. MOODEY: Action of dilaudid on the gut. Proc. Soc. Exper. Biol. a. Med. **32**, 637 (1935).
EMILSSON, B.: On the action of the optical isomers of adrianol, Corbasil, sympatol and ephedrine on isolated intestine. Acta physiol. scand. (Stockh.) **3**, 275 (1942).

EMMELIN, N., and W. FELDBERG: The smooth muscle contracting effects of various substances supposed to act on nervous structures in the intestinal wall. J. of Physiol. 106, 482 (1947).
— and R. STRÖMBLAD: Adrenaline and noradrenaline content of the suprarenals of cats in chloralose and morphine-ether anesthesia. Acta physiol. scand. (Stockh.) 24, 261 (1951).
ENDERS, A.: Die Erzeugung von Atemstörungen durch Morphin. Klin. Wschr. 1952, 910.
— u. L. SCHMIDT: Die Atmungsstörungen durch Morphin und ihre Abhängigkeit von der gleichzeitigen Narkose. Arzneimittelforschg. 2, 155 (1952).
ENDRES, G.: Die Wirkung des Morphins auf das Atemzentrum und auf die Atmungsregulation. Z. exper. Med. 41, 601 (1924).
ERBSEN, H.: Untersuchungen zur Funktion der extrahepatischen Gallenwege. Z. exper. Med. 61, 316 (1928).
ERCOLI, N., and M. N. LEWIS: Studies on analgesics. I. The time-action curves of morphine, codeine, dilaudid and demerol by various methods of administration. II. Analgesic acticity of acetylsalicylic acid and aminopyrine. J. Pharmacol. a. Exper. Ther. 84, 301 (1945).
ERDMANN, W. D., u. H. F. HENNE: Über spasmolytische Wirkungen am Sphincter Odii. Arch. exper. Path. u. Pharmakol. 218, 462 (1953).
ERNST, A. M.: Pharmakologische Untersuchungen und Wertbestimmung von hustenstillenden Mitteln. Arch. internat. Pharmacodynamie 58, 363 (1938).
— Morphin, Kodein und Hustenreiz. Arch. internat. Pharmacodynamie 61, 73 (1939).
ESCAMILLA, R. F., u. G. S. GORDAN: Die Wirksamkeit von sublingual verabfolgten Testosteronverbindungen bei Eunuchoiden. Chem. Zbl. 1951 I, 3211.
ESVELD, W. VAN: Verhalten der vom Auerbachschen Plexus befreiten Darmmuskulatur. Verh. pharm. Ges. Düsseldorf 1926.
EVANS, A. G., P. A. NASMYTH and H. C. STEWART: The fall of bloodpressure caused by intravenous morphine in the rat and the cat. Brit. J. Pharmacol. 7, 542 (1952).
EVERETT, F. G.: The local anesthetic properties of amidone (Dolophine). Anesthesiology 9, 115 (1948).
Expert committee on drugs liable to produce addiction. Report on the second session. World Health Org. techn. Rep. Ser. 1950 Nr. 21.
EYSTER, J. A., and W. J. MEEK: Cardiac irregularities in morphine poisoning in the dog. Heart 4, 59 (1912).
FABER, J. I.: Colorimetrische Bepaling van Methadon. Pharm. Weekbl. 85, 719 (1950).
FALLS, F. H., J. E. LACKNER and L. KROHN: Effect of progestin and estrogenic substance on human uterine contractions. J. Amer. Med. Assoc. 106, 271 (1936).
FANTONI, A.: Ulteriori osservazioni sui rapporti tra morfina ed apparato endocrino. Ateneo parm. II. 8, 285 (1936); ref. Ber. Phys. 96, 634.
FARAGO, I.: Zur Frage der Entstehung von Suchtkrankheiten. Mschr. Psychiatr. 117/2, 98 (1949).
FARMILO, C. G.: The physical methods for the identification of narcotics. Part III A. The ultraviolet spectrophotometric method. Bull. on Narcot. 6, Nr. 3, 18 (1954).
— L. LEVI, M. OESTREICHER and R. J. ROSS: Studies on the identification of narcotics. III. Microcrystal and colour tests for the new synthetic narcotics. Bull. on Narcot. 4, 4, 16 (1952).
— P. M. OESTREICHER and L. LEVI: The physical methods for the identification of narcotics. Part I B. The common physical constants for identification of ninety-five narcotics and related compounds. Bull. on Narcot. 6, Nr. 1, 7 (1954).
— H. L. RHODES, H. R. HART and H. TAYLOR: Detection of morphine in papaver setigerum. Bull. on Narcot. 5, 1, 26 (1953).
FAUST, E. ST.: Über die Ursachen der Gewöhnung an Morphin. Arch. exper. Path. u. Pharmakol. 44, 217 (1900).
FAVARGER, P.: La teneur du cerveau au morphine et en dérivés barbituriques dans des cas d'intoxication. Arch. internat. Pharmacodynamie 64, 427 (1940).
FAWAZ, G.: Role of liver in tolerance to morphine in rat. Proc. Soc. Exper. Biol. a. Med. 68, 262 (1948).
FEE, A. R.: The renal excretion of chlorides and water. J. Pharmacol. a. Exper. Ther. 34, 305 (1928).
— Studies on water diuresis. Part I. The effect of decerebration, anaesthesia, and morphia upon water diuresis. J. of Physiol. 68, 39 (1929); ref. Ber. Physiol. 55, 697.
FELDBERG, W.: Gegenwärtige Probleme auf dem Gebiet der chemischen Übertragung von Nervenwirkungen. Arch. exper. Path. u. Pharmakol. 212, 64 (1950).
— Effects of ganglion-blocking substances on the small intestine. J. of Physiol. 113, 483 (1951).
— Pattern of excitation and inhibition produced by injection of substances into the cerebral ventricle of the conscious cat. 20. internat. Physiol. Kongr. Brüssel 1956, Abstr. of Rev. 18.

FELDBERG, W. and C. D. HEBB: Effect of magnesium ions on the enzymic formation of acetylcholine. J. of Physiol. 104, 42 (1945).
— and R. C. Y. LIN: The action of local anaesthetics and D-tubocurarine on the isolated intestine of the rabbit and guinea-pig. Brit. J. Pharmacol. 4, 33 (1949).
— — Synthesis of acetylcholine in the wall of the digestive tract. J. of Physiol. 111, 96 (1950).
— and T. MANN: Formation of acetylcholine in cell-free extracts from brain. J. of Physiol. 104, 8 (1945).
FELLOWS, E. J., and G. E. ULLYOT: Analgesics: aralkylamines. Med. Chem. 1, 390 (1951); in: Medicinal Chemistry, Bd. 1, S. 390. New York: J. Wiley and Sons 1951.
FERRER, M. I., and L. SOKOLOFF: The antidiuretic effect of morphin and demerol in congestive heart failure. Amer. J. Med. Sci. 214, 372 (1947).
FERVERS, J.: Experimentell-psychologische Untersuchungen über das Angsterlebnis in der Sucht; ein Beitrag über den Ursprung der Sucht. Z. Psychother. 3, 178 (1953).
FERVERS-PIRIG, A.: Psychische Veränderungen nach subkutaner und intravenöser Morphium-Applikation. Arch. f. Psychol. 95, 394 (1936); ref. Ber. Physiol. 95, 381.
FEUERSTEIN, G.: Suchtgiftbekämpfung, Ziele und Wege. Berlin: Neuland Verlagsges. 1944.
FICHTENBERG, D. G.: Sort de la morphine chez le rat accoutumé. Thérapie 5, 277 (1950).
— Study of experimental habituation to morphine, Part I. Bull. on Narcot. 3, Nr. 3, 19 (1951).
— Study of experimental habituation to morphine. Bull. on Narcot. 3, 4, 16 (1951).
— et J. LÉVI: Sur le dosage de faibles quantités de morphine. C. r. Soc. Biol. (Paris) 130, 312 (1939).
FILEHNE, W.: Über die Einwirkung des Morphins auf die Atmung. Arch. exper. Path. u. Pharmakol. 11, 45 (1879).
— u. H. KIONKA: Über die Blutgase Normaler und Morphinisierter und über die Bedeutung des Lungenvagus in den centripetalen Muskelnerven für den Arterialisationsgrad des Aortenblutes. Pflügers Arch. 62, 201 (1896).
FINESINGER, J. E., and ST. COBB: The cerebral circulation. XXXIV. The action of narcotic drugs on the pial vessels. J. Pharmacol. a. Exper. Ther. 53, 1 (1935).
FINK, L. D., and J. AKIYAMA: Response of the excised guinea pig tracheal muscle to morphine and meperidine. Arch. internat. Pharmacodynamie 91, 322 (1952).
FINNEGAN, I. K., H. B. HAAG, P. S. LARSON and M. L. DREYFUSS: Observations on the comparative pharmacologic actions of 6-dimethylamino-4,4-diphenyl-3-heptanone (amidone) and morphine. J. Pharmacol. a. Exper. Ther. 92, 269 (1948).
FISCHER, H.: Über vollsynthetische Analgetika mit morphinähnlicher Wirkung. Ärztl. Mh. 1949, H. 3.
FISCHER, R., u. K. FOLBERTH: Zur Morphinbestimmung im Opium. Arzneimittel-Forschg. 5, 66 (1955).
— u. M. S. KARAWIA: Zum Nachweis von Analgeticis und Alkaloiden mittels Tetraphenyl-bornatrium (Kalignost) und Nitrokörpern. Mikrochim. Acta 1953, 366.
FISCHLEWITZ, J.: Über den Angriffspunkt des Morphins am Atmungszentrum. Helvet. phys. Acta 6, 455 (1948).
— u. K. BUCHER: Über den Angriffspunkt des Morphins am Atmungszentrum. Experientia (Basel) 4, 196 (1948).
FISHER, A. L., and J. P. LONG: The absorption and excretion of dromoran. J. Pharmacol. a. Exper. Ther. 106, 386 (1952).
— — The absorption and excretion of dromoran. J. Pharmacol. a. Exper. Ther. 107, 241 (1954).
FITZUGH, O. G.: The effect of vitamin B_1 on morphine abstinence symptoms. J. Pharmacol. a. Exper. Ther. 67, 423 (1939).
FLASKAMP, G.: Über den Antagonismus des N-allyl-nor-Morphin gegen Morphin und morphinähnlich wirkende Analgetika. Diss. Innsbruck 1956.
FLEISCH, A., u. M. DOLIVO: Auswertung der Analgetika im Tierversuch. Helvet. physiol. et pharmacol. Acta 11, 305 (1953).
FLEISCHMANN, P.: Über den quantitativen Mikronachweis des Morphins. I. Mitteilung: Morphinbestimmung in reiner Lösung. II. Mitteilung: Morphinbestimmung in Blutserum und Vollblut. Biochem. Z. 208, 368, 392 (1929).
— Über den Morphingehalt des Blutes und Gehirns nach Morphinzufuhr bei normalen und vorbehandelten Tieren. Biochem. Z. 241, 233 (1931).
FLINTAN, P., and C. A. KEELE: Clinical trial of some analgesic dithienylalkenylamines. J. Pharmacol. a. Exper. Ther. 110, 18 (1954).
— — Analgesic and other actions of some dithienylbutenylamine compounds in man. Brit. J. Pharmacol. 9, 106 (1954).
FLODMARK, S., and TH. WRAMNER: The analgetic action of morphine, eserine and prostigmine studied by a modified Hardy-Wolff-Goodell method. Acta physiol. scand. (Stockh.) 9, 88, (1945).

FLOREY, E.: Vorkommen und Funktion sensibler Erregungssubstanzen und sie abbauender Fermente im Tierreich. Z. vgl. Physiol. **33**, 327 (1951).

FLOWERS, S. H., E. S. DUNHAM and H. G. BARBOUR: Addiction edema and withdrawal edema in morphinezed rats. Proc. Soc. Exper. Biol. a. Med. **26**, 572 (1929); ref. Ber. Physiol. **51**, 370.

FOLIN, O., u. W. DENIS: Phosphorwolframsäure-Phosphormolybdänsäureverbindungen als Farbreagenzien. J. of Biol. Chem. **12**, 239 (1912).

FORMENTI, A.: Ricerche sull'azione antiacidotica della morfina nell'anestesia generale. Atti Soc. med. chir. Padova **15**, 255 (1937); ref. Ber. Physiol. **105**, 516 (1937).

FORMIGGINI, M.: Azione antagonistica nell'avvelenamento acuto di adrenalina della morfina. Boll. Soc. med. chir. Modena **12**, 27 (1910).

FORST, A. W.: Morphin und Dihydrodesoxymorphin, verglichen mittels einer neuen Methode der Motilitätsmessung. Arch. exper. Path. u. Pharmakol. **192**, 257 (1939).

— u. R. DEININGER: Eine neue Methode zum spezifischen biologischen Nachweis von Morphin im Harn an der Mäusepupille. Arch. exper. Path. u. Pharmakol. **206**, 416 (1948).

FORSTER, A.: Versuche über den Einfluß des Kokains und des Morphiums auf den Vaginalzyklus der Ratte. Endokrinologie **2**, 401 (1928).

FORSTER, A. C.: Production of hyper- and hypomotility of musculature of small bowel in human; exp. studies on normal peristaltic activity, effect of morphine; effect of atropine. Ann. Surg. **112**, 370 (1940); ref. Ber. Physiol. **123**, 69.

FOSTER, G. E., and C. F. HALL: The melting point of amidone picrolonate. J. of Pharmacy a. Pharmacol. **4**, 1088 (1952).

FOSTER, R. H. K.: The effect of codeine, dihydrocodeine and their isomers on blood pressure in unanaesthetized dogs. J. Pharmacol a. Exper. Ther. **51**, 153 (1934).

— The effect of codeine, dihydrocodeine and their isomers on blood pressure of unanaesthetized cats. **51**, 170 (1934).

— and A. J. CARMAN: Studies in analgesia: Piperidine derivatives with morphine-like activity. J. Pharmacol. a. Exper. Ther. **91**, 195 (1947).

FRÄNKEL, A.: Münch. med. Wschr. **1899**, 1767.

FRAENKEL, S.: Stereochemische Konfiguration und physiologische Wirkung. Erg. Physiol. **3**, 290 (1904).

FRANK, A.: Über eine Methode der verbesserten postoperativen Schmerzstillung Thoraxoperierter. Wien. klin. Wschr. **1951**, 30.

FRANK, N., u. J. FÖRSTER: Untersuchungen über Glykogengehalt der Leber. 1. Das Verhalten des Blutzuckers und Leberglykogens unter Einwirkung des Morphins. Biochem. Z. **159**, 48 (1925).

FRASER, H. F., and H. ISBELL: Addiction potentialities of isomers of 6-dimethylamino-4,4-diphenyl-3- acetoxyheptane (acetylmethadol). J. Pharmacol. a. Exper. Ther. **101**, 12 (1951).

— — Actions and addiction liabilities of D-acetylmethadol in man. J. Pharmacol. a. Exper. Ther. **105**, 458 (1952).

— — Comparative effects of 20 mgm of morphine sulfate on non-addicts and former morphine addicts. J. Pharmacol. a. Exper. Ther. **105**, 498 (1952).

— — G. V. VANHORN and T. L. NASH: Use of measurements of miotic effects in evaluating analgesic drugs in man. J. Pharmacol. a. Exper. Ther. **110**, 19 (1954).

— and M. ISBELL: Addiction liabilities of morphinan, 6-methyldihydromorphine and dihydrocodeinone. J. Pharmacol. a. Exper. Ther. **100**, 128 (1950).

— T. L. NASH, G. D. VANHORN and H. ISBELL: Use of miotic effect in evaluating analgesic drugs in man. Arch. internat. Pharmacodynamie **98**, 443 (1954).

— A. WIKLER, A. J. EISENMAN and H. ISBELL: N-allylnormorphine in treatment of methadone poisoning in man. Report of two cases. Federat. Proc. **11**, 346 (1952).

FRENKEL, B.: Über das Verhalten des Morphins im Froschorganismus. Arch. exper. Path. u. Pharmakol. **63**, 331 (1910).

FREUND, H.: Wärmeregulation und Eiweißumsatz. Arch. exper. Path. u. Pharmakol. **88**, 216 (1920).

FREY, E.: Die Hinderung der Wasserdiurese durch die Narkose. Pflügers Arch. **120**, 66, 137 (1907).

FREY, W., u. K. KUMPIESS: Beeinflussung der Diurese durch Narkotica. Untersuchungen an einem Kranken mit Diabetes insipidus und beim Normalen. Z. exper. Med. **2**, 65 (1914).

FRIEBEL, H, u. C. REICHLE: Zur analgetischen und analgesieverstärkenden Wirkung von Chlorpromazin. Arch. exper. Path. u. Pharmakol. **226**, 551 (1955).

— — Versuchstierart und Testergebnis bei Prüfung schmerz- und hustenstillender Arzneimittel. Arch. exper. Path. u. Pharmakol. **229**, 400 (1956).

— — u. A. v. GRAEVENITZ: Zur Hemmung des Hustenreflexes durch zentral angreifende Arzneimittel. Arch. exper. Path. u. Pharmakol. **224**, 384 (1955).

FRIEND, F. J., and S. C. HARRIS: The effect of adrenalectomy on morphine analgesia in rats. J. Pharmacol. a. Exper. Ther. **93**, 161 (1948).

FRÖHLICH, A., u. E. P. PICK: Untersuchungen über die Giftfestigkeit des Reizleitungssystems und der Kammerautomatie. Arch. exper. Path. u. Pharmakol. **84**, 250 (1919).

— u. E. ZAK: Theophyllin und seine Gewebswirkung als Mittel zur Potenzierung von Giften und Arzneien. Arch. exper. Path. u. Pharmakol. **121**, 108 (1926).

FRÖHLICH, R.: Über einige Modifikationen des Geruchssinnes. Sitzgsber. Dtsch. Akad. Wiss. Berlin, Math.-naturwiss. Kl. **6**, 322 (1851).

FRÖHNER: Untersuchungen über das Codein und Opocodein als Ersatzmittel des Morphiums und Apomorphins nebst einigen Beiträgen zur Toxicologie des Morphins. Mschr. prakt. Tierheilk. **4**, 249 (1893).

FROLA, G.: Ricerche sulla idiosincrasia del bambino verso la morfina: L'azione esercitata dalla morfina nel timo di giovani animali. Arch. ital. Pediatr. **5**, 224 (1937); ref. Ber. Physiol. **105**, 516.

FROMHERZ, K.: Sedative Wirkungen im Tierversuch. Arch. exper. Path. u. Pharmakol. **121**, 273 (1927).

— Pharmacological effects of 3-hydroxy-N-methylmorphinan. Arch. internat. Pharmacodynamie **85**, 387 (1951).

— u. B. PELLMONT: Morphinantagonisten. Arch. exper. Path. u. Pharmakol. **218**, 136 (1953).

— — Morphinantagonisten. Experientia (Basel) **8**, 394 (1952).

FROMMEL, E., et F. VALETTE: De la potentialisation de l'effet analgésique de la morphine de la dihydromorphinone par le salicylate d'ésréine. Arch. Sci. physiol. **4**, 128 (1951).

FUBINI, S.: Über den Einfluß der Alkaloide des Opiums auf den Chemismus der Athmung. Unters. Naturlehre, Mensch u. Tiere **12**, 563 (1881); zit. nach KRUEGER (1941).

— u. G. B. BONO: Über die Höhe der tödlichen Gaben einiger Opium-Alkaloide und den Einfluß solcher Gaben auf die Körpertemperatur beim Meerschweinchen. Unters. Naturlehre Mensch u. Tiere **13**, 116 (1888).

FUJIMOTO, J. M., E. LEONG WAY and CH. H. HINE: A rapid method for the estimation of morphine. J. Labor. a. Clin. Med. **44**, 627 (1954).

FUJIMURA, H., and K. NAKAJIMA: The potentiating effects of various drugs upon the action of hypnotics and analgesics. Bull. Inst. Chem. Res. Kijoto Univ. **29**, 23 (1952).

FUJITA, S., M. YASUHARA and K. OGIU: Studies on sites of action of analgesics. I. The effect of analgesics on afferent pathways of several nerves. Jap. J. Pharmacol. **3**, 27 (1953).

— — S. YAMAMOTO and K. OGIU: Studies on sites of action of analgesics. II. The effect of analgesics on afferent pathways of pain. Jap. J. Pharmacol. **4**, 41 (1954).

FUJITA, Y.: On the excitation in excised organ tissues of various species of experimental animals. Jap. J. Med. Sci. IV. Pharmacol. **5**, 39 (1931).

FUJITANI, J.: Einige Versuche am isolierten Froschmagen. Arch. exper. Path. u. Pharmakol. **62**, 118 (1910).

FUKUI, K.: Über die antagonistische Wirkung zwischen den Pharmaka der Morphingruppe und dem Strychnin bei Gewebskulturen. Fol. pharmacol. jap. **30**, 207 (1940); ref. Ber. Physiol. **124**, 112.

FULTON, CH. C.: The principal chemical tests for morphine. Amer. J. Pharmacy **109**, 219 (1937).

FULTON, J. F.: Physiol. of the nervous system. Oxford Univ. Press. **1943**, 198 n. 229.

FUNKE, A., J. JACOB et K. V. DÄNIKEN: Propriétés analgésiques et anticholinestérasiques du dichlorhydrate et du diiodométhylate de la bis-(pipéridinométhylcoumaranyl-5)cétone. C. r. Acad. Sci. (Paris) **236**, 149 (1953).

FURCHGOTT, R. F.: The effect of sodium fluoroacetate on the contractility and metabolism of intestinal smooth muscle. J. Pharmacol. a. Exper. Ther. **99**, 1 (1950).

GAENSLER, E. A.: Quantitative determination of the visceral pain threshold in man. J. Clin. Invest. **30**, 406 (1951).

— I. M. MCGOWAN and F. F. HENDERSON: A comparative study of the action of demerol and opium alkaloids in relation to biliary spasm. Surgery (St. Louis) **23**, 211 (1948).

GAGEL, O.: Zur Funktion des Nucleus gigantocellularis der Substantia reticularis. Z. Neur. **176**, 522 (1943).

GAISBÖCK, F.: Dtsch. Arch. Klin. Med. **121**, 339 (1917).

— Berichte über Krankheitsfälle und Behandlungsverfahren. Med. Klin. **1913**, 405.

GALLOTTI, M., e G. TACCHINARDI: Su un nuovo metodo d'estrazione della morfina. Atti Ist. bot. ecc. Pavia **9**, 3 (1937); ref. Ber. Physiol. **107**, 328.

GANTER, G.: Über die Wirkung des Morphins auf die glattmuskeligen Hohlorgane des Menschen. Verh. dtsch. pharmakol. Ges. **1925**, 63.

GARCIA DE JALON, P.: Die pharmakologische Wirkung des Morphins auf die Atemzentren. Rev. españ. Farmacol. y Terapeut. **2**, 1173 (1941); ref. Ber. Physiol. **130**, 326.

GARRY, R. C.: Versuche zur Frage der Morphinwirkung auf die Darmperistaltik. Arch. exper. Path. u. Pharmakol. **120**, 345 (1926).

GASSER, H. S.: Plexus-free preparations of the small intestine. A study of their rhythmicity and of their response to drugs. J. Pharmacol. a. Exper. Ther. **27**, 395 (1926).
GATES, M., and G. TSCHUDI: The synthesis of morphine (a letter). J. Amer. Chem. Soc. **74**, 1109 (1952).
— R. B. WOODWARD, W. F. NEWHALL and R. KÜNZLI: The synthesis of ring systems related to morphine. IV. N-methylisomorphinane. J. Amer. Chem. Soc. **72**, 1141 (1950).
GAUSS, H.: A colorimetric method for the estimation of morphine in colloidal mixtures and tissues. J. Labor. a. Clin. Med. **6**, 699 (1921).
— The effect of morphine upon the alkali reserve of the blood of man and certain animals. J. Pharmacol. a. Exper. Ther. **16**, 475 (1921).
GAUTRELET, J., et H. SCHEINER: Détermination du pouvoir anticholinestérasique de différentes substances par la méthode de la décontraction du muscle droit de l'abdomen de la grenouille contracté par l'acétylcholine. C. r. Soc. Biol. (Paris) **131**, 738 (1939).
GAYDA: Beiträge zur Physiologie des überlebenden Dünndarms an Säugetieren. Pflügers Arch. **151**, 407 (1913).
GAYER, H.: Die Wirkung natkotischer Gifte auf den Drehreflex des Frosches. Arch. exper. Path. u. Pharmakol. **121**, 259 (1926).
GEIGER, A. J.: Recent advances in the treatment of acute mycocardial infarction. Rhode Island Med. J. **28**, 793 (1945).
GEORGE, R., and E. LEONG WAY: The effect of hypothalamic lesions on pituitary adrenal activation by morphine and aspirin. XX. Internat. Physiol. Congr. Brüssel, 1956 Abstracts of commun S. 336.
— and E. LEONG WAY: Studies on the mechanism of pituitary-adrenal activation by morphine. Brit. J. Pharmacol. **10**, 260 (1955).
GERCHOW, J.: Straf- und zivilrechtliche Komplikationen der „iatrogenen" Rauschgiftsucht. Arch. Toxikol. **14**, 150 (1952).
GERO, A.: Steric considerations on the chemical structure and physiological activity of methadone and related compounds. Science (Lancaster, Pa.) **119**, 112 (1954).
GETTLER, A. O., and J. SUNSHINE: Alcaloids in tissues, colorimetric determination by methylorange. Analyt. Chemistry **23**, 779 (1951).
GEWEHR: Die gesetzlichen Grundlagen der Bundesopiumstelle und ihr Aufgabenbereich. Dtsch. Apotheker-Z. **96**, 366 (1956).
GIARMAN, N. J., and G. A. CONDOURIS: The antidiuretic action of morphine and some of its analogs. Arch. internat. Pharmacodynamie **97**, 28 (1954).
— L. R. MATTIE and W. F. STEPHENSON: Studies on the antidiuretic action of morphine. Science (Lancaster, Pa.) **117**, 225 (1953).
GIBBS, F. A., and G. L. MALTBY: Effect on the electrical activity of the cortex of certain depressant and stimulant drugs-barbiturates, morphine, caffeine, benzedrine and adrenalin. J. Pharmacol. a. Exper. Ther. **78**, 1 (1943).
GIBBS, O., and A. BOBB: The toxicity of morphine on the new born rat. J. Pharmacol. a. Exper. Ther. **63**, 10 (1938).
GIBSON, R. D., T. S. MIYA and L. D. EDWARDS: A biological method for the evaluation of the nonnarcotic analgesics. J. Amer. Pharm. Assoc. Sci. Ed. **44**, 605 (1955).
GINSBERG, H., and J. M. MILLER: Physiologic observations on a segment of normal human jejunum. Gastroenterology **24**, 307 (1953).
GINSBERG, W.: Diureseversuche. Arch. exper. Path. u. Pharmakol. **69**, 381 (1912).
GINSBURG, D.: Stereochemistry of morphine. Bull. on Narcot. **5**, 4, 32 (1953).
— The application of conformational analysis to morphine derivatives. Bull. on Narcot. **6**, Nr. 1, 32 (1954).
GIOFFREDI, C.: L'immunité arteficielle par les alcaloides. Arch. ital. de Biol. **28**, 402 (1898).
— Recherches ultérieures sur l'immunisation pour la morphine. Arch. ital. de Biol. **31**, 398 (1899).
GIORDANO, G. B.: Ureopoiesi e morfinismo sperimentale. Arch. internat. Pharmacodynamie. **46**, 410 (1933).
— Glicurogenesi e morfinismo sperimentale. Arch. internat. Pharmacodynamie **46**, 446 (1933 b); ref. Ber. Physiol. **78**, 350.
— Sul potere desaminativo del fegato nel morfinismo sperimentale. Arch. ital. Sci. farmacol. **2**, 321 (1933).
— Azione della morfina sulla permeabilità del tessuto nervoso degli animali teofillinizzati per il ferrocianuro di sodio. Boll. Soc. ital. Biol. sperim. **9**, 932 (1934); ref. Ber. Physiol. **84**, 510.
GIRNDT, O.: Die Wirkung des Morphins auf das extrapyramidale System. Arch. exper. Path. u. Pharmakol. **181**, 142 (1936).
— u. A. EVERS: Über den Einfluß ein- und doppelseitiger Abtragung der Großhirnrinde auf die Wirkungsstärke einiger pupillenerweiternder Mittel. Arch. exper. Path. u. Pharmakol. **195**, 280 (1940).

GIRNDT, O. u. R. HUESGEN: Zur Frage der Abhängigkeit der Morphinempfindlichkeit vom Lebensalter. Mschr. Kinderheilk. **71**, 153 (1937); ref. Ber. Physiol. **104**, 498.
— u. W. LIPSCHITZ: Über die Wirkung des Morphins auf die Körpertemperatur. Arch. exper. Path. u. Pharmakol. **159**, 249 (1930).
GLANZMANN, S.: Acción de la morfina sobre la sensibilidad del musculo esquelético de la rana a la acetilcolina y al potasio. Farmacother. Actual (Madrid) **6**, 23 (1949).
GLASS, A.: Über den Wasserwechsel des Säugetiermuskels unter verschiedenen experimentellen Eingriffen. Arch. exper. Path. u. Pharmakol. **136**, 72 (1928).
GLAUBACH, S., u. E. P. PICK: Über die Beeinflussung der Temperaturregulierung durch Thyroxin. Arch. exper. Path. u. Pharmakol. **151**, 341 (1930).
GLAZEBROOK, A. J., and A. W. BRANWOOD: Clinical trials of pethidine derivatives and related compounds. Lancet **1945**, 528.
GLENN, H. J., and B. W. HORROM: Von Tetrahydroacenaphthonen abgeleitete Analgetika. J. Amer. Chem. Soc. **76**, 3640 (1954).
GÖDEKE, R.: Med. Mschr. **6**, 214 (1952).
GÖING, H., u. W. SCHAUMANN: Zum Nachweis reflektorisch von der Darmschleimhaut aus wirksamer Abführmittel. Arzneimittelforschg. **5**, 282 (1955).
GOETZL, F. R., D. Y. BURRILL and A. C. IVY: A critical analysis of algesimetric methods with suggestions for a useful procedure. Quart. Bull. N. W. Univ. Med. School **17**, 280 (1943).
— — — The analgesic effect of morphine alone and in combination with dextro-amphetamine. Proc. Exper. Biol. a. Med. **55**, 248 (1944).
GOLD, H.: On morphine habituation: Tolerance to the stimulant action of morphine. J. Pharmacol. a. Exper. Ther. **35**, 355 (1929).
— GRYZWACZ, PATRICK and V. A. NOWICKI: Electrocardiographic studies on the actions of drugs. I. The vagus in ether anaesthesia. Amer. Heart J. **4**, 336 (1929).
GOLDBAUM, L. R., and L. KAZYAK: The determination of morphine in urine using paper ionophoresis. J. Pharmacol. a. Exper. Ther. **106**, 388 (1952).
GORDONOFF, T.: Über die Wirkung der Morphium-Codeinkombination auf den Magen-Darmkanal. Arch. exper. Path. u. Pharmakol. **106**, 287 (1925).
GORIS, A.: Préparation de la morphine à partir des capsules sèches du pavot. Bull. Sci. pharmacol. **45**, 265 (1938); ref. Ber. Physiol. **123**, 183 (1939).
GOTO u. KITASATO: Oxydimorphin. Ann. **481**, 81 (1930).
GOTTLIEB, R.: Experimentelle Untersuchungen über die Wirkungsweise temperaturherabsetzender Mittel. Arch. exper. Path. u. Pharmakol. **26**, 419 (1890).
— Experimentelles zur Theorie des Morbus Basedowii. Dtsch. med. Wschr. **37**, 2205 (1911).
— Pharmakologische Untersuchungen über die Stereoisomerie der Kokaine. Arch. exper. Path. u. Pharmakol. **97**, 113 (1923).
— Vergleichende Messungen über die Gewöhnung des Atemzentrums an Morphin, Dicodid und Dilaudid. Münch. med. Wschr. **1926**, 595.
— A. VAN DEN EECKHOUT: Ein Beitrag zum Vergleich der Opium- und Morphinwirkung. Arch. exper. Path. u. Pharmakol., Schmiedeberg-Festschr. 235 (1908).
— O. STEPPUHN: Ein Beitrag zur quantitativen Bestimmung des Morphins. Arch. exper. Path. u. Pharmakol. **64**, 54 (1910).
GRÄNICHER, O. F.: Über die Bestimmung des Morphins im Opium. Diss. Zürich 1936.
GRAHAM, W. D., R. SLINGER and H. TEED: Polyvinylpyrrolidone as a drug retardant. J. Pharmacy a. Pharmacol. **6**, 115 (1954).
GRANT, E. W., and W. W. HILTY: The separation of morphine from codeine by means of ion exchange. J. Amer. Pharmaceut. Assoc. Sci. Ed. **42**, 150 (1953).
GRAVENSTEIN, J. S., u. H. K. BEECHER: Ein Beitrag zur Auswertung hustendämpfender Substanzen am Menschen. Arzneimittelforschg. **5**, 364 (1955).
— R. A. DEVLOD and H. K. BEECHER: Effect of antitussive agents on experimental and pathological cough in man. J. Appl. Physiol. **7**, 119 (1954).
Great Britain, Min. of Health, Departmental Committee. Report on Morphine and Heroine Addiction, London 1926; zit. nach P. O. WOLFF, The treatment of drug addicts. Bull. World Health Org. **12**, 455 (1947).
GREEFF, K., u. P. HOLTZ: Untersuchungen am isolierten Vagus-Magenpräparat. Arch. exper. Path. u. Pharmakol. **227**, 427 (1956).
— — u. W. RICHTER: Über die Darmwirkung des Novocains. Arch. exper. Path. u. Pharmakol. **216**, 167 (1952).
GREEN, A. F.: Analgesic and other properties of 3:3-dithienylalkenylamines. Brit. J. Pharmacol. **8**, 2 (1953).
— G. K. RUFFELL and E. WALTON: Morphine derivatives with antianalgesic action. J. Pharmacy a. Pharmacol. **6**, 390 (1954).
— and N. B. WARD: The action of analgesics and nalorphine on the cough reflex. Brit. J. Pharmacol. **10**, 418 (1955).

GREEN, A. F. and N. B. WARD: Analgesic and other properties of morpholino-ethylnorpethidine. Brit. J. Pharmacol. 11, 32 (1956).
— A. F., P. A. YOUNG and E. I. GODFREY: A comparison of heat and pressure analgesiometric methods in rats. Brit. J. Pharmacol. 6, 572 (1951).
— D. E.: Currents in Biochemical Research, p. 399. Interscience Publishers New York 1946.
GREEN, H. D., N. D. NICKERSON, R. N. LEWIS and B. L. BROFMAN: Consecutive changes in cutaneous blood flow, temperature, metabolism and hematocrit readings during prolonged anesthesia with morphine and barbital. J. Amer. Physiol. 140, 177 (1943).
GREGG, E. G.: Physical basis of pain threshold measurements in man. J. Appl. Physiol. 4, 351 (1951/1952).
GRÉHANT: Influence de la section des nerfs pneumogastriques sur l'exhalation de l'acide carbonique par les poumons. Influence de la morphine sur cette function. C. r. Soc. Biol. (Paris) 34, 221 (1882).
GREIG, M. E.: The inhibition of hexokinase by amidone (2-dimethylamino-4,4-diphenyl-heptanone-5-hydrochloride). Arch. of Biochem. 17, 129 (1948).
— and W. C. HOLLAND: Effect of the D- and L-isomers of isoamidone on the permeability of dog erythrocytes. Proc. Soc. Exper. Biol. a. Med. 71, 189 (1949).
— — and P. E. LINDVIG: The anaesthetization of the rabbits cornea by non-surface anaesthetics. Brit. J. Pharmacol. 5, 461 (1950).
— and R. S. HOWELL: Comparison of effects of D- and L-isomers of amidone and isoamidone on cholinesterase. Proc. Soc. Exper. Biol. a. Med. 68, 352 (1948).
— — The inhibition by amidone 1,3 of pyruvate and succinate oxidation by rat brain and the reversal of the inhibition by boiled yeast extract. Arch. of Biochem. 19, 441 (1948).
— and TH. MAYBERRY: The relationship between cholinesterase activity and brain permeability. J. Pharmacol. a. Exper. Ther. 102, 1 (1951).
GREMELS, H.: Über die Einwirkung einiger zentral-erregender Mittel auf Atmung und Kreislauf. Arch. exper. Path. u. Pharmakol. 162, 29 (1931).
GREWAL, R. SINGH: A method for testing analgesics in mice. Brit. J. Pharmacol. 7, 433 (1952)
GREWE, R.: Das Problem der Morphin-Synthese. Naturwiss. 33, 333 (1946)
— Synthetische Arzneimittel mit Morphin-Wirkung. Angew. Chem. 59, H. 7/8 (1947).
— R. HAMANN, G. JACOBSEN, E. NOLTE u. K. RIECKE: Die Darstellung von Oktahydroisochinolinderivaten durch Ringschluß. Liebigs Ann. 581, 85 (1953).
GRIEBEL, C.: Mikrochemischer Nachweis von Dolantin. Pharmaz. Ztg. 85, 757 (1949).
GRIFFITH J. G. A. u. H. K. WHALLEY: Fortschritte in der Untersuchung giftiger Drogen und in der spektroskopischen Analyse. Chem. a. Ind. 59, 765 (1940).
GRIFFITHS, H.: Pethidin-Empfindlichkeit. Brit. Med. J. 1951 I, 250.
GRIMBERT, L., et LECLÈRE: Sur une réaction extrêmement sensible de l'apomorphine. J. Pharm. chim. 11, 23 (1913).
GROSFELD-NIR, I., S. GASSNER and E. WEISSENBERG: A quantitative method for the isolation and determination of morphine in opium and medicinal preparations. Bull. on Narcot. 6/2, 23 (1954).
GROSS, E. G.: Effect of liver damage on urinary morphine excretion. Proc. Soc. Exper. Biol. a. Med. 51, 61 (1942).
— E. M. CHRISTENSEN, H. HOLLAND and H. R. CARTER: The role of epinephrine in analgesia. Anesthesiology 9, 459 (1948).
— and W. K. HAMILTON: Preliminary observations on the effect of levallorphan on respiratory depression and analgesia of levorphan in man. J. Labor. a. Clin. Med. 43, 938 (1954).
— and I. H. PIERCE: Effect of morphine on the oxygen consumption of brain tissue in the rat. J. Pharmacol. a. Exper. Ther. 53, 156 (1935).
— O. H. PLANT and V. THOMPSON: Urinary excretion of morphine after liver injury by chloroform, in tolerant and nontolerant dogs. J. Pharmacol. a. Exper. Ther. 63, 13 (1938).
— and D. H. SLAUGHTER: Blood calcium in dogs during withdrawal after long continued administration of morphine. J. Pharmacol. a. Exper. Ther. 39, 266 (1930).
— and V. THOMPSON: The excretion of a combined form of morphine in tolerant and nontolerant dogs. J. Pharmacol. a. Exper. Ther. 68, 413 (1939).
GROSS, F.: Eine einfache Methode zur quantitativen Analgesieprüfung. Helvet. physiol. Acta 5, C 31 (1947).
— Unspezifische Beeinflussung entzündlicher Reaktionen. Schweiz. med. Wschr. 1950, 697.
— u. H. KAUFMANN: Hemmung der analgetischen Wirkung von Morphin und Cliradon durch verschiedene Zucker und Zuckerabbauprodukte. Helvet. physiol. Acta 12, 284 (1954).
— u. R. MEIER: 1-Methyl-4-m-oxyphenyl-piperidin-4-äthylketon (Cliradon), ein neues synthetisches Analgeticum mit morphinähnlicher Wirkung. Schweiz. med. Wschr. 1949, 1154.

GROSS, J. B., M. W. COMFORT and D. R. MATHIESON: Elevated values for serum amylase and lipase following the administration of opiates. A preliminary report. Proc. Staff Meet. Mayo Clin. **26**, 81 (1951).

GRUBER, C. M.: Über die Einwirkung des Morphins und des Papaverins auf die peristaltischen und antiperistaltischen Kontraktionen des Ureters. J. Pharmacol. a. Exper. Ther. **33**, 191 (1928).

— Relative actions of dihydromorphinone hydrochloride and morphine sulphate on the excised ureter and Bell's muscle. Proc. Soc. Exper. Biol. a. Med. **33**, 532 (1936).

— The effects of anesthetic doses of sodium thiopentobarbital, sodium ethamyl and pentothal sodium upon the respiratory system, the heart and blood pressure in experimental animals. J. Pharmacol. a. Exper. Ther. **60**, 143 (1937).

— KWANG SOO LEE and CH. M. GRUBER: A comparison of the actions of meperidine Nu-1196, methadone, morphine, Nu-2206, and metopon upon the intestine and uterus. J. Pharmacol. a. Exper. Ther. **99**, 317 (1950).

— and J. T. BRUNDAGE: A comparative study of the actions of morphine and dilaudid (dihydromorphinone hydrochloride) on the intact small intestine of the dog. J. Pharmacol. a. Exper. Ther. **53**, 120 (1935).

— W. T. BRYAN and L. K. RICHARDSON: The response of intact intestine in nonanesthetized dogs to cathartic agents as influenced by morphine, atropine and strychnine. J. Pharmacol. a. Exper. Ther. **45**, 299 (1932).

— W. W. GREENE, C. S. DRAYER and W. M. CRAWFORD: Further studies on the effect of morphine sulphate, atropine sulfate, and hyoscine hydrobromide upon the intact intestine in unanesthetized dogs. J. Pharmacol. a. Exper. Ther. **38**, 389 (1930).

— and G. PIPKIN: Further observations on the effect of pituitary extract and morphine sulphate upon excised dog's intestine. J. Pharmacol. a. Exper. Ther. **38**, 401 (1930).

— and P. I. ROBINSON: The intestinal activity in unanesthetized dogs as influenced by morphine and by papaverine. J. Pharmacol. a. Exper. Ther. **37**, 101 (1929).

— — Studies on the influence of morphine, papaverine and quinidine upon the heart. J. Pharmacol. a. Exper. Ther. **37**, 429 (1929).

— J. E. THOMAS, J. O. CAIDER and J. T. BRUNDAGE: The effect of morphine sulphate and of dihydromorphinone hydrochloride upon the antrum, pyloric sphincter, and duodenum in non-anesthetized dogs. J. Pharmacol. a. Exper. Ther. **57**, 170 (1936).

GRUBER, CH. jun., J. T. BRUNDAGE, A. DE NOTE and R. HEILIGMAN: A comparison of the actions of dilaudid hydrochloride and morphine sulfate upon segments of excised intestine and uterus. J. Pharmacol. a. Exper. Ther. **55**, 430 (1936).

— The effect of N-allylnormorphine upon the toxicity of morphine. J. Pharmacol. a. Exper. Ther. **111**, 404 (1954).

— The effect of N-allylnormorphine upon the toxicity of morphine. J. Pharmacol. a. Exper. Ther. **112**, 404 (1954a).

— The effect of N-allylnormorphine in the presence of secobarbital. J. Pharmacol a. Exper. Ther. **111**, 409 (1954b).

— Effect of levallorphan tartrate upon the toxicity of morphine. Proc. Soc. Exper. Biol. a. Med. **88**, 189 (1955).

— and CH. M. GRUBER: N-allylnormorphine as an antagonist to the intestinal spasm produced by the addicting analgesics. J. Pharmacol. a. Exper. Ther. **109**, 157 (1953).

— KWANG SOO LEE, Z. T. LASZICZENKO and CH. M. GRUBER: Comparison of actions of dromoran (Nu-2206) and morphine in production of vomiting (19225). Proc. Soc. Exper. Biol. a. Med. **78**, 803 (1950).

GRÜNER, O.: Ein kombiniertes Morphin-Nachweis-Verfahren zur quantitativen Erfassung kleiner Morphinmengen im Urin. Arch. f. Toxikol. **14**, 110 (1951).

— Über den qualitativen und quantitativen Morphinnachweis mittels Deckertscher Probe. Dtsch. Z. gerichtl. Med. **43**, 259 (1954).

GRÜNINGER, U.: Die Wirkung einmaliger und verteilter Morphingaben auf die Atmung des Kaninchens. Arch. exper. Path. u. Pharmakol. **126**, 77 (1927).

GRÜNTHAL, E.: Untersuchungen über Gewöhnung und Entziehungserscheinungen bei Morphin und dessen Derivaten sowie über die Beeinflussung des Schmerzsinnes durch das vegetative Nervensystem. Mschr. f. Psychiatr. **126**, 284 (1953).

GRÜTER, M.: Über die Zerstörung von Morphin und Morphinderivaten bei der Entwicklung von Hühnerembryonen. Arch. exper. Path. u. Pharmakol. **79**, 337 (1916).

GSCHEIDLEN, R.: Über die physiologischen Wirkungen des essigsauren Morphiums. Unters. phys. Inst. Würzburg **2**, 4 (1869).

GUARINO, S.: Bull. Soc. Chim. biol. **29**, 1106 (1947).

GUBER, A.: Adrenalin (Suprarenin) als physiologisches Gegengift für Morphin. Arch. exper. Path. u. Pharmakol. **75**, 333 (1914).

GÜNTHER, K. D.: Über die Verwendbarkeit des isolierten Pferdedarmes zur Prüfung von Spasmolytika. Diss. Hannover 1951.

GUGGISBERG, H.: Schweiz. med. Wschr. **1944**, 1211.

GUGISBERG, W.: Beitrag zur Schmerzlinderung unter der Geburt. Gynaecologia (Basel) **137**, 265 (1954).

GUILHENN, P., A. PONTONNIER, R. BAUX, P. BOURBON u. P. BENNET: Die Wirkungen von Pethidin auf das Neugeborene bei der Anwendung als geburtshilfliches Spasmolyticum. Gynecol. et Obstétr. **52**, 196 (1953).

GUILLEBEAU, A., u. B. LUCHESINGER: Fortgesetzte Studien zu einer allgemeinen Physiologie der irritablen Substanzen. Pflügers Arch. **28**, 1 (1882).

GUINARD, L.: La morphine chez les bovines. La morphine chez les solipèdes. J. Méd. vét. **18**, 167, 262 (1893).

— Recherches expérimentales sur l'éther diacetique de la morphine. J. Physiol. et Path. gén. **1**, 964 (1899).

— Détermination du pouvoir toxique de l'éther diacétique de la morphine. C. r. Soc. Biol. (Paris) **51**, 679 (1899).

— La morphine chez la marmotte à l'état de veille. C. r. Soc. Biol. (Paris) **52**, 727 (1900).

— La morphine et l'apomorphine; étude expérimentale de pharmacodynamie comparée. Paris 1898; zit. nach KRÜGER u. Mitarb. (1940).

GULLAND, J. M., and R. ROBINSON: Die Morphingruppe. I. Eine Diskussion des Konstitutionsproblems. J. Chem. Soc. **1923** 980; s. a. Mem. Proc. Manchester, Lit. philosoph. Soc. **69**, No. 10 (1924/25).

GULLIKSEN, D. P.: Changes in the basal metabolic rate accompanying the conditionel state induced by morphine. Amer. J. Physiol. **98**, 25 (1931); ref. Ber. Physiol. **64**, 201.

GUNDERSEN, F. O., R. HEIZ and R. KLEVSTRAND: The quantitative determination of alkaloidal salts using the strongly basic anion exchange dowex 2 and its application in the assay of tablets. J. Pharmacy a. Pharmacol. **5**, 608 (1953).

GUNS, P.: La lobéline après morphine ou héroine et dans la narcose. Arch. internat. Pharmacodynamie **32**, 173 (1926); ref. Ber. Physiol. **43**, 317.

GUTNER, L. B., W. J. GOULD and R. C. BATTERMAN: Effects of potent analgesics upon vestibular functions. Federat. Proc. **10**, 304 (1951).

GUYTON, A. C., and G. L. MILLER: Apparatus for producing quantitative ischemia in the limbs of animals. J. Labor. a. Clin. Med. **33**, 1450 (1948).

GWATHMEY, J. T.: Synergistic colonic analgesia. J. Amer. Med. Assoc. **76**, 222 (1921).

GYÖRGY, L., u. J. PÉRSZÁSZ: Beiträge zur adrenolytischen Wirkung der Parasympatholytica. Acta physiol. hung. (Budapest) **5**, 181 (1954).

GYOKU, H.: Über die Wirkung der Opiumalkaloide auf den Blutzucker des Kaninchens. Fol. pharmacol. jap. **16**, 337 (1935).

— Über den Mechanismus der Morphinhyperglykämie. I. Mitteilung: Über den Einfluß der Opiumalkaloidwirkung auf die Atembewegung beim normalen Kaninchen. Jap. J. Med. Sci. IV., Pharmacol. **8**, 109 (1953).

— Über den Mechanismus der Morphinhyperglykämie. II. Mitteilung. Über die Wirkung der Opiumalkaloide auf die Gesamtkohlensäure und die Alkalireserve im Blutplasma des Kaninchens. Jap. J. Med. Sci. IV. Pharmacol. **8**, 110 (1935).

HAAS, H.: Vergleichende Untersuchungen mit Analgetika. Arch. exper. Path. u. Pharmakol. **212**, 162 (1950).

— Über die Beeinflussung der Senföl- und Crotonolentzündung durch Cocain. Klin. Wschr. **1950**, 306.

— Vergleichende Untersuchungen über Analgetika. Arch. exper. Path. u. Pharmakol. **225**, 442 (1955).

— E. HOHAGEN u. G. KOLLMANNSPERGER: Vergleichende Untersuchungen mit Analgeticis. Arzneimittel-Forschg. **3**, 238 (1953).

HAASE, J., E. BLOCK, W. KOLL u. B. MÜHLBERG: Selektive Wirkung kleiner Dosen von Morphin auf die durch afferente Delta- und C-Fasern-Impulse ausgelösten nociceptiven Reflexentladungen der Spinalkatze. XX. Internat. Physiol. Kongreß **1956** 8, 382.

HAFFNER, F.: Experimentelle Prüfung schmerzstillender Mittel. Dtsch. med. Wschr. **1929**, 731.

— u. F. WIND: Über Gewöhnung an Narkotika. Arch. exper. Path. u. Pharmakol. **116**, 125 (1926).

HAGGART, J., L. A. WOODS and M. H. SEEVERS: A new compound obtained by the partial oxidation of morphine. III. Acute vascular tolerance in the barbitalized dog. J. Pharmacol. a. Exper. Ther. **106**, 392 (1952).

— — — Studies on the antagonism of morphine hypotension in the dog. J. Pharmacol a. Exper. Ther. **110**, 23 (1954).

HAKU, K.: Beiträge zur pharmakologischen Kenntnis des Morphins. II. Mitteilung. Über die Wirkung des Morphins und Digitoxins sowie der Gifte des autonomen Systems auf die an Morphin gewöhnten Krötenherzen. Med. Assoc. 29, 67 (1939); ref. Ber. Physiol. 116, 667.

HALE, W.: The action of the alkaloids of the papaveraceae upon the isolated frog's heart. Amer. J. Physiol. 23, 389 (1909).

HAMBOURGER, W. E.: The excitant action of morphine on the cat. J. Pharmacol. a. Exper. Ther. 69, 287 (1940).

HAMBURGER, W.: Beobachtungen über das Auftreten von Cliradonsucht. Münch. med. Wschr. 1952, 939.

HAMILOW, E. E., H. G. DE KAY and E. RAMSTAD: A study of the behavior of morphine on ion exchange resins. J. Amer. Pharmac. Assoc. Sci. Ed. 43, 460 (1954).

HAMILTON, F. E., and J. G. HAYES: Prefrontal lobotomy in the management of intractable pain. Arch. Surg. 58, 731 (1949).

HAMILTON, W. F., and J. W. REMINGTON: Measurement of stroke volume from pressure pulse. Amer. J. Physiol. 148, 14 (1947).

HANČ, A.: Experimentelle Studien über den Reflexmechanismus der Harnblase. Arch. ges. Physiol. 73, 453 (1898).

HANDLEY, C. A., and A. D. KELLER: Changes in renal function produced by morphine in normal dogs with diabetes insipidus. J. Pharmacol. a. Exper. Ther. 99, 33 (1950).

— and J. H. MOYER: The mechanism of the renal effects of morphine. Arch. internat. Pharmacodynamie 90, 185 (1952).

HANZLIK, P. J.: The effects of various agents on superficial hemorrhage and the efficiency of local hemostatics. J. Pharmacol. a. Exper. Ther. 12, 71 (1918).

— Comparative effects of morphin and alkaloids of the benzylisoquinolin group on cardiac muscle. J. Pharmacol. a. Exper. Ther. 17. 445 (1921).

HARAGUCHI, S.: Über die Beziehung zwischen Morphinmiosis, Morphinbradykardie und Harnversperrung durch Morphin einerseits und Zwischenhirn andererseits. Nagasaki Igakkai Zassi 11, 193 (1933); ref. Ber. Physiol. 74, 179.

HARDY, J. D., H. G. WOLFF and H. GOODELL: Studies on pain. A new method for measuring pain threshold. Observations on spatial summation of pain. J. Clin. Invest. 19, 649 (1940); 26, 1152 (1947).

HARMON, P. M., and C. M. McFALL: The effect of morphine upon the denervated heart and upon the secretion of adrenin. J. of Pharmacol. 37, 147 (1929); ref. Ber. Physiol. 53, 427.

HARNED, B. K., and H. E. CURL: The effects of dilaudid and morphine on the passage of a basium meal in the dog. J. Pharmacol. a. Exper. Ther. 57, 126 (1936).

HARRIS, S. C., and L. E. BLOCKUS: The Reliability and validity of tooth pulp algesimetry. J. Pharmacol. a. Exper. Ther. 104, 135 (1952).

HARRISON, T. R., CH. P. WILSON and A. BLALVETH: The effects of change in hydrogen ion concentration on the blood flow of morphinized dogs. J. Clin. Invest. 1, 547 (1925).

HART, E. R.: N-allyl-norcodeine and N-allyl-normorphine, two antagonists to morphine. J. Pharmacol. a. Exper. Ther. 72, 19 (1941).

— and E. L. McCAWLEY: The pharmacology of N-allylnormorphine as compared with morphine. J. Pharmacol. a. Exper. Ther. 82, 339 (1944).

HARTLEY, W. N.: The absorption spectra of alkaloids. Phil. Trans. Roy. Soc. 176, II, 471, 516 (1885).

HASAMA, BUN-ICHI: Pharmakologische Studien über den bioelektrischen Strom am isolierten Harnleiter. II. Mitteilung. Über die vegetative Beeinflussung der bioelektrischen Vorgänge des Harnleiters. Arch. exper. Path. u. Pharmakol. 164, 271 (1932).

HASE, T.: Über die Darmwirkung des Morphins. Fol. pharmacol. jap. 28, 1 (1940); ref. Ber. Physiol. 120, 330.

HASHIMOTO, M.: Fieberstudien. II. Mitteilung. Über den Einfluß unmittelbarer Erwärmung und Abkühlung des Wärmezentrums auf die Temperaturwirkungen von verschiedenen pyrogenen und antipyretischen Substanzen. Arch. Exper. Path. a. Ther. 78, 394 (1915).

HATCHER, R. A.: Scopolamine and morphine in narcosis and in childbirth. J. Amer. Med. Assoc. 54, 446, 516 (1910).

— and D. DAVIS: The excretion of morphin into the stomach. J. Pharmacol. a. Exper. Ther. 26, 49 (1926).

— and C EGGLESTON: Studies on the absorption of drugs J. Amer. Med. Assoc. 63, 469 (1914).

— and H. GOLD: The mechanism of morphine habituation. J. Pharmacol. a. Exper. Ther. 35, 257 (1929).

— and S. WEISS: Studies on vomiting. J. Pharmacol. a. Exper. Ther. 22, 139 (1923).

HAUSMANN, W.: Zur Kenntnis der chronischen Morphinvergiftung. Arch. exper. Path. u. Pharmakol. 52, 315 (1905).

HAYAMA, T.: Die Bedeutung der Nebenniere für die darmberuhigende Wirkung des Morphins. I. Untersuchungen am Kaninchendarm in situ. Fol. pharmacol. jap. 7, 128 (1928); ref. Ber. Physiol. 46, 284.

HAYASHI, A.: Nerve-centre poisoning by morphine. Part I. Experiments on rabbits. J. of Orient. Med. 20, 28 (1934); ref. Ber. Physiol. 79, 237.

— Pathological and histological study of nerve-centre in morphinism. Part 2. Experiments with cats. J. of Orient. Med. 21, 27 (1934); ref. Ber. Physiol. 84, 335.

HAZARD, R., et CH. VAILLE: Recherches sur le mécanisme de l'hyperglycémie morphinique chez le lapin. Arch. internat. Pharmacodynamie 51, 229 (1935); ref. Ber. Physiol. 90, 425.

— — Chlorémie du lapin et ses variations et celles de la réserve alcaline sous influence de la morphine. Arch. internat. Pharmacodynamie 52, 142 (1936).

— — Chlorémie du lapin ses variations et celles de la réserve alcaline sous l'influence de la morphine. Arch. internat. Pharmacodynamie 52, 171 (1936); ref. Ber. Physiol. 92, 666.

HAZELTON, L. W., and TH. KOPPANYI: The effect of central stimulants in experimental morphine poisoning in rabbits. J. Pharmacol. a. Exper. Ther. 69, 290 (1940).

HEADLEE, C. P., H. W. COPPOCK and J. R. NICHOLS: Apparatus and technique involved in a laboratory method of detecting the addictiveness of drugs. J. Amer. Pharmaceut. Assoc. 44, 229 (1955).

HEATHCOTE, R. A.: The pharmacological action of cryptopine. J. Pharmacol. a. Exper. Ther. 25, 35 (1925).

HEBB, C. O., and H. KONZETT: Difference between morphine and synthetic analgesics in their actions on ganglionic transmission. Nature (London) 163, 720 (1949).

HECHT, A. F.: Pharmakodynamische Untersuchungen an der lebenden Haut. IV. Die pharmakodynamische Cutanreaktion. Z. exper. Med. 38, 113 (1923); ref. Ber. Physiol. 28, 158.

HECHT, K.: Untersuchungen über Konzentration und Wirkung der Narkotika am isolierten Darm. Arch. exper. Path. u. Pharmakol. 113, 321 (1926).

HEGER, M.: Action de la morphine dans l'asphyxie. Bull. Acad. roy. Méd. belg. 14, 137 (1900a).

— Action de la morphine sur les éxchanges respiratoires. Bull. Soc. Sci. méd. nat. Bruxelles 58, 68 (1900b).

HEIM, F.: Zur Wirkungsweise intravenös gegebenen Novocains und verwandter Verbindungen. Arch. exper. Path. u. Pharmakol. 212, 277 (1951).

HEIMANN, H.: Pharmakologische Untersuchung über Nor-Morphinderivate. Z. exper. Path. u. Ther. 17, 342 (1915).

HEINEKAMP, W. J. R.: The action of adrenalin on the heart. II. Modification of the action of adrenalin by morphin. J. Pharmacol. a. Exper. Ther. 14, 327 (1920).

— The mechanism of the Straub biologic test for morphine. J. Pharmacol. a. Exper. Ther. 20, 107 (1922); ref. Ber. Physiol. 20, 524.

— The action of morphine, codeine, and apomorphine as shown by perfusion of the medulla of the terrapin (pseudomys troosti). J. Labor. a. Clin. Med. 8, 165 (1923); ref. Ber. Physiol. 18, 410.

HEINROTH, H.: Über die Wirkung verschiedener Arzneimittel auf die Schmerzempfindlichkeit der Zahnpulpa. Arch. exper. Path. u. Pharmakol. 116, 245 (1926).

HELAERS, E.: Contribution â l'étude de divers analeptiques respiratoires chez le lapin normal ou intoxiqué par la morphine ou le somnifène. Arch. internat. Pharmacodynamie 35, 221 (1929).

HELLAUER, H. F., u. K. UMRATH: Über die Aktionssubstanz der sensiblen Nerven. Pflügers Arch. 249, 619 (1948).

HEMINGWAY, A.: The effect of morphine on the skin and rectal temperatures of dogs as related to thermal polypnea. J. Pharmacol. a. Exper. Ther. 63, 414 (1938).

HENDERSON, F. G., E. B. ROBBINS and K. K. CHEN: Action and toxicity of methadone in various animals. Arch. internat. Pharmacodynamie 79, 282 (1949).

HENDERSON, V., and H. V. RICE: The action of certain drugs on respiratory reflexes. J. Pharmacol. a. Exper. Ther. 66, 336 (1939).

HENDERSON, V. E., and R. W. GRAHAM: Morphine miosis. J. Pharmacol. a. Exper. Ther. 26, 469 (1926).

HENDERSON, Y., and H. W. HAGGARD: Respiratory regulation of the CO_2 capacity of the blood. I. High levels of CO_2 and alkali. J. of Biol. Chem. 33, 333 (1918).

HENECKA, H.: Neue Synthesen in der Morphinanreihe. Liebigs Ann. 583, 110 (1953).

HENSEN, H.: Über den Einfluß des Morphiums und des Aethers auf die Wehentätigkeit des Uterus. Arch. Gynäk. 55, 129 (1898).

HEPBURN, J.: Pethidine in asthma. Brit. Med. J. 3, 174 (1945).

HERKEN, H., W. HOFFMANN u. D. MAIBAUER: Aufhebung der Gewöhnung an Morphin und 3-oxy-N-methylmorphinan durch den Phenyldiallylossigsäureester des Diaethylaminoaethanols. Nature (London) 43, 302 (1956).

HERR, F., J. BORSI u. GY. PATAKY: Wirkung der Umwelttemperatur auf die Toxicität der Analgetika. Acta physiol. hungar. (Budapest) **4**, 363 (1953).
— — — Wirkung der Umwelttemperatur auf die Toxicität der Analgetika. Arch. exper. Path. u. Pharmakol. **223**, 56 (1954).
— M. NYIRI and J. VENULET: Studies on the mode of analgesic action of morphine and morphine derivatives. Acta physiol. hung ar. **3**, 199 (1951).
— u. J. PÓRSZÁSZ: Eine neue Methode zur Untersuchung der schmerzstillenden Wirkung. Arch. exper. Path. u. Pharmakol. **210**, 289 (1950).
— — Über die Wirkung einiger Derivate des Polamidons (2-Dimethylamino-4,4-diphenyl-heptan-5-on). Arch. exper. Path. u. Pharmakol. **210**, 294 (1950).
— L. TARDOS u. J. PÓRSZÁSZ: Messung der analgetischen Wirkung. II. Spezifität der Methode; Lokalisation der Schmerzreaktion bedeutenden Bewegung im Zentralnervensystem. Acta physiol. hung. (Budapest) **4**, 123 (1953).
HERRMANN, G. R.: Adrenal and electrocardiographic study of paroxysmal ventricular tachycardia and its management. Ann. Entomol. Med. **28**, 989 (1948).
HERRMANN, O.: Eine biologische Nachweismethode des Morphins. Biochem. Z. **39**, 216 (1912).
HERSCHFUS, J. A., A. SALOMON and M. S. SEGAL: The use of demerol in patients with bronchial asthma. Ann. Int. Med. **40**, 506 (1954).
HERTLE, F., O. SCHANNE u. I. STAIB: Zur Methodik der Prüfung der Analgesie am Kaninchen. Arzneimittel-Forschg. **7**, 311 (1957).
HERXHEIMER, H. u. R. KOST: Der Sauerstoffverbrauch bei Muskelarbeit unter verschieden starker Ventilation. Z. klin. Med. **116**, 103 (1931).
— — Die Wirkung des Morphins auf die Atmung Gesunder und Herzkranker bei Grundumsatzverhältnissen und CO_2-Atmung. Arch. exper. Path. u. Pharmakol. **165**, 114 (1932).
HESSE, E.: Zur biologischen Wertbestimmung der Analgetika und ihrer Kombinationen. I. Mitteilung. Arch. exper. Path. u. Pharmakol. **158**, 233 (1930).
— G. ROESLER u. F. BÜHLER: Zur biologischen Wertbestimmung der Analgetika und ihrer Kombinationen. II. Mitteilung. Arch. exper. Path. u. Pharmakol. **158**, 247 (1930).
HEUBACH, H.: Antagonismus zwischen Morphin und Atropin. Arch. exper. Path. u. Pharmakol. **8**, 31 (1878).
HEUBNER, W.: Welche Morphindosis ist gefährlich für Säuglinge? Slg. Verg. Fällen **6**, 63 (1935).
— M. ALBRECHT, E. BAROCKE u. H. KEWITZ: Gewöhnungsversuch an Fibroblastenkulturen. J. Mt. Sinai Hosp. **19**, 47 (1952).
— u. W. SILBER: Studien über die Prüfung antipyretischer Mittel nebst Vergleich eines optisch aktiven Antipyrinderivates mit seinem Razemat. Arch. exper. Path. u. Pharmakol. **169** (530 (1933).
HEUVEL, G. VAN DEN: Effect of morphine on blood sugar. Arch. internat. Pharmacodynamie **81**, 385 (1949).
HEUVEL-HEYMANS, G. VAN DEN: Mécanisme de l'action hyperglycémiante de l'acétylcholine, de la morphine et de la nicotine. Arch. internat. Pharmacodynamie **83**, 386 (1950).
HEWER A. J., and C. A. KEELE: Miadone. An analgesic drug. Lancet **1947**, 281; A method of testing analgetics in man. **1948**, 683.
HEYDNER, W.: Erfahrungen mit dem Spasmo-Analgetikum Dolantin bei Herzkranken. Fortschr. Therap. **16**, 33 (1940).
HEYMANS: Toxicité de la morphine chez les jeunes animaux (d'après les expériences de M. E. MARCHAL). Bull. Acad. roy. Méd Belg. **15**, 816 (1901).
HEYMANS, C.: Modifications du volume respiratoire et de l'élimination carbonique par les anesthésiques et par les hypnotiques. Arch. internat. Pharmacodynamie **25**, 493 (1921).
— et F. BAYLESS: Influences de l'anesthésie par la morphine-pernoctone ou par la chloralosane sur la pression artérielle et sur les réflexes vasomoteurs de la régulation proprioceptive de la pression artérielle. Arch. internat. Pharmacodynamie **56**, 419 (1937).
— et J. BOUCKAERT: Enervation des zones vasosensibles cardioaortiques et sino-carotidiennes. Influence sur les réflexes conditionelles. C. r. Soc. Biol. (Paris) **112**, 711 (1933).
— — et L. DAUTREBANDE: Au sujet du mécanisme de la bradycardie provoquée par la nicotine, la lobéline, le cyanure, le sulfure de sodium, les nitrites et la morphine, et de la bradycardie asphyxique. Arch. internat. Pharmacodynamie **41**, 261 (1931).
HICKS, C. S., u. F. H. SMIRK: Die Beziehungen zwischen Diurese und Blutkonzentration unter dem Einfluß von Chloreton und Morphin. Arch. exper. Path. u. Pharmakol. **156**, 105 (1930).
HIGGINS, H. L., and J. H. MEANS: The effect of certain drugs on the respiration and gaseous metabolism in normal human subjects. J. Pharmacol. a. Exper. Ther. **7**, 1 (1915).
HILDEBRANDT, F.: Über Veränderungen des Stoffwechsels nach chronischer Mo-Zufuhr. Arch. exper. Path. u. Pharmakol. **92**, 68 (1922).
— Die Prüfung der Analgetica im Tierexperiment mittels einer neuen Methode. Arch. exper. Path. u. Pharmacol. **174**, 405 (1933).

HILDEBRANDT, F. u. E. MATTHÄY: Die Wirkung der starken Analgetica Polamidon, Polamidon C (Polamivet) und Dromoran auf die Darmmotilität. Arch. exper. Path. u. Pharmakol. **221**, 399 (1954).

HILL, H. E., R. E. BELLEVILLE and A. WIKLER: Anxiety reduction as a measure of the analgesic effectiveness of drugs. Science (Lancaster, Pa.) **120**, 153 (1954).

— — — Reduction of pain-conditioned anxiety by analgesic doses of morphine in rats. Proc. Soc. Exp. Biol. a. Med. **86**, 881 (1954).

— — — Studies on anxiety associated with anticipation of pain. II. Comparative effects of pentobarbital and morphine. Arch. of Neur. **73**, 602 (1955).

— C. H. KORNETSKY, H. G. FLANARY and A. WIKLER: Effects of anxiety and morphine on discrimination of painful stimuli. Federat. Proc. **10**, 309 (1951).

— — — — Studies on anxiety associated with anticipation of pain. I. Effects of morphine. Arch. of Neur. **67**, 612 (1952a).

— — — — Effects of anxiety and morphine on discrimination of intensities of painful stimuli. J. Clin. Invest. **31**, 473 (1952b).

HILLEMAND, P., et M. LECOEUR: La mégasplanchnie digestive chez les toxicomanes. Bull. Soc. méd. Hôp. Paris **65**, 143 (1949).

HILLIS, B. R.: Die Beurteilung von hustenunterdrückenden Arzneimitteln. Lancet **262**, 1230 (1952).

HIMMELSBACH, C.K.: Clinical studies of drug addiction. I. The absence of addiction liability in "perparin". Publ. Health Rep. Suppl. **122**, 1—4 (1937).

— Studies of certain addiction characteristics of a) dihydromorphine ("paramorphan"), b) dihydrodesoxymorphine-D ("desomorphine"), c) dihydrodesoxycodeine-D ("desocodeine") and d) methyldihydromorphinone ("metopon"). J. Pharmacol. a. Exper. Ther. **67**, 239 (1939).

— The effects of certain chemical changes on the addiction characteristics of drugs of the morphine, codeine series. J. Pharmacol. a. Exper. Ther. **71**, 42 (1941).

— The morphine abstinence syndrome, its nature and treatment. Ann. Int. Med. **15**, 829 (1941).

— Clinical studies of drug addiction. Physical dependence, withdrawal and recovery. Arch. Int. Med. **69**, 766 (1942).

— Studies of the addiction liability of "demerol" (D 140). J. of Pharmacol. **75**, 64 (1942).

— With reference to physical dependence. Federat. Proc. **2**, 201 (1943).

— Further studies of the addiction liability of demerol. J. Pharmacol. a. Exper. Ther. **79**, 5 (1943).

— Studies on the relation of drug addiction to the autonomic nervous system; results of tests of peripheral blood flow. J. Pharmacol. a. Exper. Ther. **80**, 343 (1944).

— Treatment of the morphine abstinence syndrome with a synthetic cannabislike compound. J. South. Med. Assoc. **37**, 26 (1944).

— and H. L. ANDREWS: Studies on modification of the morphine abstinence syndrom by drugs. J. Pharmacol a. Exper. Ther. **77**, Nr. 1 (1943).

— G. H. GERLACH and E. J. STANTON: A method for testing addiction, tolerance, and abstinence in the rat. J. Pharmacol. a. Exper. Ther. **53**, 179 (1935).

— OBERST, BROWN and WILLIAMS: Studies of the influence of prostigmine on morphine addiction. J. Pharmacol. a. Exper. Ther. **76**, Nr. 1 (1942).

— and L. F. SMALL: Clinical studies of drug addiction. II. "Rossium" treatment of drug addiction. Publ. Health Rep. Suppl. No. 125 (1937).

HIRANO, SH.: Über die Wirkung des Morphins auf die Harnblase des Kaninchens. I. Mitteilung. Eine Methode zur Messung der durch Morphium erzeugten Retentio urinae. II. Mitteilung. Über den Einfluß der Morphinmenge auf die Blasenbewegungen des Kaninchens in situ. Keijo J. Med. **4**, 300, 306 (1933); ref. Ber. Physiol. **76**, 375.

— Über die Wirkung des Morphins auf die Harnblase des Kaninchens. III. Mitteilung. Über den Wirkungsmechanismus des Morphins auf die Blasenbewegungen des Kaninchens in situ. Keijo J. Med. **5**, 267 (1934).

HIRSCHLAFF, L.: Ein Heilserum zur Bekämpfung der Morphium-Vergiftung und ähnlicher Intoxikationen. Dtsch. med. Wschr. **1902**, 337.

HIRZ, O.: Untersuchungen am überlebenden Darm mit besonderer Berücksichtigung des Uzaron. Arch. exper. Path. u. Pharmakol. **74**, 318 (1913).

HITATI, S.: Über die Wirkung des Morphins auf die Harnblase. Tôhoku J. Exper. Med. **34**, 72 (1938); ref. Ber. Physiol. **110**, 673.

HITZIG, E.: Untersuchungen zur Physiologie des Gehirns. Arch. anat. Physiol. **1873**, 397.

— Morphium, Abstinenzerscheinungen und Magen. Berl. klin. Wschr. **1892**, 1237.

HJORT, A. M., and F. A. TAYLOR: The effect of morphine upon the alkali reserve of the blood of dogs gassed with fatal concentrations of chlorine. J. Pharmacol. a. Exper. Ther. **13**, 107 (1919).

HOEFER, P.: Über die Beeinflussung der Hautsinnesqualitäten durch Morphin und ähnliche Präparate, zugleich ein Beitrag zur Kenntnis des Morphinismus. Z. Biol. **89**, 21 (1929); ref. Ber. Physiol. **51**, 784.

HOEFER, P. A., u. E. HERZFELD: Versuche über den Einfluß der Proteinkörpertherapie auf Vergiftungen. Arch. exper. Path. u. Pharmakol. **99**, 380 (1923).

HÖGLUND, N. J., and M. MICHAELSSON: A method for determining the cough threshold with some preliminary experiments on the effect of codeine. Acta physiol. scand. (Stockh.) **21**, 168 (1950).

HOENIGHAUS, L.: Über die Wirkung einiger Hypnotika auf Blutzucker und Blutmilchsäure. Arch. exper. Path. u. Pharmakol. **168**, 561 (1932).

HOFFMAN, H. R., I. C. SHERMAN, F. KREVITSKY and F. WILLIAMS: Teen-age drug addicts arraigned in the narcotic court of Chicago. J. Amer. Med. Assoc. **149**, 655 (1951).

HOFFMANN, G., u. D. KEMPE: Zur Frage der spasmolytischen Wirksamkeit einiger Analgetika auf die glatte Muskulatur von Darm und Gefäßen. Klin. Wschr. **1951**, 349.

HOFFMANN, W.: Die Analytik des Polamidon (analysis of polamidon). Arzneimittelforschg. **3**, 364 (1953).

— 1956 s. H. HERKEN.

HOFMANN, A.: Die intravenöse Dolantin-Evipan-Na-Narkose. Chirurg **21**, 65 (1950).

HOFMANN, H.: Über die pharmakologische Beeinflussung der Senfölentzündung. Arch. exper. Path. u. Pharmakol. **196**, 87 (1940).

— H. J. GRÄFE u. K. OPITZ: Über pharmakologische Untersuchungen neuer Kombinations-analgetica. Pharmazie 8, 1005 (1953).

HOLLAND, H., and E. G. GROSS: Two new analgesics. Federat. Proc. **7**, 227 (1948).

HOLLÓ, J., J. A. PATAC u. E. KOLTA: Über die Wirkung des Morphins auf das Säure-Basen-gleichgewicht des Menschen. Arch. exper. Path. u. Pharmakol. **107**, 162 (1925).

HOLM, K.: Zur Wirkung des Morphiums auf die Zusammensetzung des Blutes und den Kohlehydratstoffwechsel. Z. exper. Med. **37**, 81 (1923); ref. Ber. Physiol. **24**, 286.

HOLUBEK, J.: Polarographische Morphinbestimmung in Mohnkapseln. Pharmaz. Z.-halle Dtschld **94**, 347 (1955).

HOPPE, J. O., and L. C. MILLER: Federat. Proc. **7**, 213 (1948).

— — A comparison of the toxicity of methadon and some related compounds. Federat. Proc. **7**, 228 (1948).

HORÁKOVÁ, Z., u. Z. VOTAVA: Vergleich analgetischer Wirkungen von Mo., Dolsin und Mecodin bei verschiedenen Applikationsarten. Československ. farm. **4**, 131 (1955); zit. Pharmaz. Z.-halle Dtschld **94**, 459 (1955).

HORIKOSHI, S.: Über den Mechanismus der erregenden Wirkung des Morphins auf die Uterus-bewegung des Kaninchens in situ. I. Die Beziehung zwischen dem parasympathischen Nervensystem und der Morphinwirkung auf die Uterusbewegung. Jap. J. Med. Sci. Tr. IV. Pharmacol. 8, 107 (1934); ref. Ber. Physiol. **84**, 674.

HORNING, E. S.: Cytopathological studies of morphine poisoning and chronic morphinism in the albino rat, with reference to subsequent lecithin treatment. Amer. J. Path. **10**, 219 (1934); ref. Ber. Physiol. **80**, 541.

HOSHI, T.: Über die Wirkung des Morphins auf die Atmung des Kaninchens. Tôhoku J. Exper. Med. **19**, 566 (1932); ref. Ber. Physiol. **71**, 311; zit. nach BUCHER, Helvet. phys. Acta **2**, 5 (1944).

HOSOYA. E., and T. M. BRODY: Studies on the in vitro degradation of morphine. J. Pharmacol. a. Exper. Ther. **110**, 26 (1954).

HOTTA, SH.: On the cause of morphine habituation. Jap. J. Med. Sci. Trans. IV. Pharmacol. **6**, 115 (1932); ref. Ber. Physiol. **71**, 473.

HOUDE, R. W., M. H. SEEVERS, F. PURCELL and S. IRWIN: Effects of morphine, meperidine, and methadone on reflex reaction time of spine animals (abstract). J. Pharmacol. a. Exper. Ther. **98**, 14 (1950).

— and S. L. WALLENSTEIN: Method of screening analgetics in cancer patients. Federat. Proc. **12**, 332 (1953).

— — Clinical studies of morphine-nalorphine combinations. Federat. Proc. **15**, 440 (1956).

— and A. WIKLER: Delineation of the skin-twitch response in dogs and the effects thereon of morphine, thiopental, and mephenesin. J. Pharmacol. a. Exper. Ther. **103**, 236 (1951).

— — and S. IRWIN: Comparative effects of morphine, mephenesin, and thiopental on skin-twitch and hindlimb reflexes in spinal dogs. J. Pharmacol. a. Exper. Ther. **101**, 18 (1951).

— — — Comparative actions of analgesics, hypnotics, and paralytic agents in hindlimb reflexes in chronic spinal dogs. J. Pharmacol. a. Exper. Ther. **103**, 243 (1951).

HOUGS, W., and A. SKOUBY: The analgesic actions of analgetics, antihistaminics, and chlor-promazine in volunteers. XX. Internat. Physiol. Congr. 1956, Brüssel, Abstracts of Commun. S. 444.

HOUGS-OLSEN, W.: Comparative investigation into the analgesic effects of morphine and δ, 1-6-dimethylamino-4,4-diphenyl-3-heptanone hydrochloride. Acta pharmacol. (København) 5, 33 (1949).

HOUSSAY, B. A., et I. T. LEWIS: Etudes sur les hyperglycémies expérimentales. Mécanisme nerveux de l'action de la morphine. C. r. Soc. Biol. (Paris) 89, 1120 (1923); ref. Ber. Physiol. 25, 78.

— — E. A. MOLINELLI et A. D. MARENZI: Etudes sur l'hyperglycémie consécutive à l'injection de morphine. Rôle des surrénales. C. r. Soc. Biol. (Paris) 99, 1406, 1408 (1928); ref. Ber. Physiol. 51, 370.

HOWE, E. E., and M. SLETZINGER: Resolution of DL-methadon and DL-isomethadon. J. Amer. Chem. Soc. 71, 2935 (1949).

HUBACH, C. E., and F. T. JONES: Methadone hydrochloride: optical properties, microchemical reactions and X-ray diffraction data. Analyt. Chem. 22, 595 (1950).

HUBER, K. J.: Über die Ausscheidung subkutan einverleibter Alkaloide durch die Magenschleimhaut und die Speicheldrüsen. Arch. exper. Path. u. Pharmakol. 94, 327 (1922).

HUGGINS, R. A., W. G. GLASS and A. R. BRYAN: The cardiovascular effects of some narcotics. Arch. internat. Pharmacodynamie 86, 112 (1950).

— — — Protective action of N-allyl-normorphine against respiratory depression produced by some compounds. Proc. Soc. Exper. Biol. a. Med. 75, 540 (1950).

— — — Protective action of N-allyl-normorphine against the respiratory depression produced by some compounds related to morphine. J. Pharmacol. a. Exper. Ther. 101, 19 (1951).

— C. A. HANDLEY and M. LA FORGE: Effects of morphine, codeine, and dilaudid on blood flow. J. Pharmacol. a. Exper. Ther. 95, 318 (1949).

— and J. H. MOYER: Some effects of N-allylnormorphine on normal subjects and review of literature. Anesthesiology 16, 82 (1955).

HUNT, R., A. SEIDELL: Studies on thyroid. Bull. U. S. Hygien. Lab. No. 47, 115 (1908); zit. nach KRUEGER c. s. 1940.

HURLBUT, D. B., and J. M. DILLE: The effect of nisentil upon the intra-uterine respiratory movements of the rabbit fetus. Anesthesiology 13, 71 (1952); ref. Chem. Zbl. 1953, 3271.

HUXLEY, A. F., u. R. STÄMPFLI: Beweis der saltatorischen Erregungsleitung in markhaltigen peripheren Nerven. Acta physiol. Helvet. 6, C$_{22}$ (1948).

— — Evidence for saltatory conduction in peripheral myelinated nerve fibres. J. of Physiol. 108, 315 (1949).

IKEDA, Y.: The effect of drugs on inflammation of the frogs mesentery. J. Pharmacol. a. Exper. Ther. 8, 137 (1916).

IKESHIMA, SH.: Über die Morphinverteilung auf Gehirn und Blut in den normalen und den an Morphin gewöhnten Hunden. Jap. J. Med. Sci. Trans. IV. Pharmacol. 8, 91 (1934); ref. Ber. Physiol. 84, 334.

IKOMA, T.: Experimentelle Analyse des durch Morphium erzeugten Blasen-Sphinkterkrampfes. Arch. exper. Path. u. Pharmakol. 102, 145 (1924).

INGELFINGER, F. J., and R. F. MOSS: Activity of the descending duodenum during nausea. Amer. J. Physiol. 136, 561 (1942).

Interdepartmental Committee in Narcotics: Report to the President of the United States. Bull. on Narcot. 8, No. 2, 4 (1956).

INOUE, T.: On morphine destructing ability of liver tissues of various animal species. Jap. J. Med. Sci. a. Pharmacol. 12 (1940).

International Labour Office of the League of Nations: Opium and labour. Editorial Brit. Med. J. 1936/1, 929.

IPSEN, J.: Biometric analysis of graded response with incomplete measurements in assays of analgetic drugs. Acta pharmacol. (København) 5, 321 (1949).

IRISH, H. E.: Dosage of camphorated tincture of opium and morphine for infants. Dis. Childr. 49, 1503 (1935).

IRWIN, S., R. W. HOUDE, D. R. BENETT, L. C. HENDERSHOT and M. H. SEEVERS: The effects of morphine, methadone and meperidine on some reflex responses of spinal animals to nociceptive stimulation. J. Pharmacol. a. Exper. Ther. 101, 132 (1951).

— and M. H. SEEVERS: Comparative study of regular and N-allyl-normorphine induced withdrawal in monkeys addicted to morphine, 6-methyldihydromorphine, dromoran, methadone and ketohemidone. J. Pharmacol. a. Exper. Ther. 106, 397 (1952).

— — Neurological changes in the monkey following acute and chronic administration of morphinelike analgesics. J. Pharmacol. a. Exper. Ther. 110, 27 (1954).

ISBELL, H.: The effect of morphine addiction on blood, plasma and extracellular fluid volumes in man. Publ. Health. Rep. 62, 1499 (1947).

— The effects of single doses of 6-dimethyl-amino-4-4-diphenyl-3- heptanone (amidone, methadon or '10820') on human subjects. J. Pharmacol. a. Exper. Ther. 92, 83 (1948).

— Arch. Int. Med. 82, 362 (1948).

ISBELL, H.: The addiction liability of some derivatives of meperidine. J. Pharmacol. a. Exper. Ther. **97**, 182 (1949).
— Manifestations and treatment of addiction to narcotic drugs and barbiturates. Med. Clin. of N. Amer. **34**, No. 2 (1950).
— Briefl. Mitteilung. Zit. bei A. KEATS u. H. K. BEECHER, J. Pharmacol. a. Exper. Ther. **105**, 210 (1952).
— Methods and results of studying experimental human addiction to the newer synthetic analgesics. Amer. N. Y. Acad. Sci. **51**, 108 (1951).
— and A. J. EISENMAN: The addiction liability of some drugs of the methadon series. J. Pharmacol. a. Exper. Ther. **93**, 305 (1948).
— — A. WIKLER and K. FRANK: The effects of single doses of 6-dimethylamino-4-diphenyl-3-heptanone (amidone, methadon or 10820) on human subjects. J. Pharmacol. a. Exper. Ther. **92**, 83 (1948).
— — — M. DAINGERFIELD and K. FRANK: Experimental addiction to 10820 (4-4-diphenyl-6-dimethylamino-heptanone-3). Federat. Proc. **6**, 264 (1947).
— — — — — Treatment of the morphine abstinence syndrome with 10820 (4-4-diphenyl-6-dimethylamino-heptanone-3). Federat. Proc. **6**, 340 (1947).
— — — — — Experimental addiction to 10820 (4-4-diphenyl-6-dimethylamino-heptanone-3) in man. Federat. Proc. **6**, No. 1 (1947).
— and H. F. FRASER: Addiction to analgesics and barbiturates. J. Pharmacol. a. Exper. Ther. **99**, II, 355 (1950).
— — Effects and addiction liabilities of the isomers of the 3-methyl ether of dromoran. J. Pharmacol. a. Exper. Ther. **106**, 397 (1952).
— — Actions and addiction liabilities of dromoran derivatives in man. J. Pharmacol. a. Exper. Ther. **107**, 524 (1953).
— — Actions and addiction liability of dithienylbutylamines in man. J. Pharmacol. a. Exper. Ther. **109**, 417 (1953).
— and V. VOGEL: The addiction liability of methadon (amidone, dolophine, 10820) and its use in the treatment of the morphine abstinence syndrome. Amer. J. Psychiatr. **105**, 909 (1949).
— and W. H. WHITE: Clinical characteristics of addiction. Amer. J. Med. **14**, 558 (1953).
— A. WIKLER, N. B. EDDY, J. L. WILSONN and C. F. MORAN: Tolerance and addiction liability of 6-dimethylamino-4-4-diphenyl-heptanone-3-(methadon). J. Amer. Med. Assoc. **135**, 888 (1947).
— — A. EISENMAN and K. FRANK: Effect of single doses of 10820 (4,4-diphenyl-6-dimethyl-amino-heptanone-3) on man. Federat. Proc. **6**, 341 (1947b).
ISENSCHMID, R.: Über die Wirkung der die Körpertemperatur beeinflussenden Gifte auf Tiere ohne Wärmeregulation. I. Mitteilung: Natrium salicylicum, Antipyrin, Chinin, Morphin. Arch. exper. Path. u. Pharmakol. **75**, 10 (1914).
ISSEKUTZ, B. v.: Über die Wirkung des Morphins, Codeins, Dionins und Heroins auf die Atmung. Pflügers Arch. **142**, 255 (1911).
— Über den Antagonismus zwischen den Opiumalkaloiden und dem Apomorphin. Pflügers Arch. **145**, 440 (1912).
— u. J. GERGELY: Wirkung der Morphin-Scopolaminnarkose auf den Stoffwechsel. Arch. exper. Path. u. Pharmakol. **205**, 399 (1948).
— u. A. MURANGI: Über die Wirkung der Morphin-Scopolaminnarkose auf die zentral- und peripher bedingte Stoffwechselsteigerung. Arch. exper. Path. u. Pharmakol. **205**, 406 (1943).
— u. M. VARADY: Wie lange dauert die Wirkung des Morphins im angewöhnten Organismus? Arch. exper. Path. u. Pharmakol. **176**, 35 (1934).
ITO, R.: Colorimetric quantitative determination of morphine and heroin. J. orient. Med. **24**, 1 (1936).
IVY, A. C., F. R. GOETZL and D. Y. BURRILL: Morphine-dextroamphetamine analgesia. War Med. **6**, 67 (1944).
— — F. R. HARRIS and D. Y. BURRILL: The analgesic effect of intracarotid and intravenous injection of epinephrine in dogs and of subcutaneous injection in man. Quart. Bull. Northw. Univ. Med. School **18**, 298 (1944).
IWANAGA, Y.: Nähere Untersuchungen über den Einfluß der Narkotika auf die Zucker-ausscheidungsschwelle. J. of Biochem. **16**, 417 (1932).
IWASE, M.: Bindungsvermögen der Kaninchenleber und der Niere Morphin gegenüber. Mitt. med. Kioto **10**, 751 (1934); ref. Ber. Physiol. **80**, 167.
JACKSON, D. E.: The action of certain drugs on the branchioles. J. Pharmacol. a. Exper. Ther. **5**, 479 (1914).
— A note on the pharmacological action of opium alcaloids. J. Pharmacol. a. Exper. Ther. **6**, 57 (1914).

JACKSON, C. HOLMES and EWING: Immediate and subsequent effects of anaesthesia, low blood pressure, and handling of the intestines upon reflex cardio-inhibition. Amer. J. Physiol. **33**, XXX. (1914).

JACKSON, H.: The evaluation of analgesic potency of drugs using thermal stimulation in the rat. Brit. J. Pharmacol. **7**, 196 (1952).

— The effect of analgesic drugs on the sensation of thermal pain in man. Brit. J. Pharmacol. **7**, 204 (1952).

JACOB, J., et J. C. SZERB: Sur les propriétés thermoanalgésiques de la cortisone et de l'adrénocorticotrophine et les modifications de la réactivité à la douleur causées par la bichlorhydrate d'histamine, le refroidissement et le formol. Arch. internat. Pharmacodynamie **90**, 301 (1952).

JACOBSOHN, K.-P., et F. B. PEREIRA: Action des alcaloides sur la fumarase. Influence de la morphine. C. r. Soc. Biol. (Paris) **113**, 505 (1933); ref. Ber. Physiol. **76**, 148.

JACOBY, C.: Beiträge zur physiologischen und pharmakologischen Kenntnis der Darmbewegungen mit besonderer Berücksichtigung der Beziehung der Nebenniere zu denselben. Arch. exper. Path. u. Pharmakol. **29**, 171 (1892).

JANSCH, H.: The distribution of morphine in an acute case of poisoning. Beitr. ger. Med. **5**, 48 (1923); ref. Ber. Physiol. **19**, 550.

JANSSEN, P. A. J.: Eine neue Reihe wirksamer Analgetika. J. Amer. Chem. Soc **78**, 3862 1956).

— and A. JAGENAU: Mydriatic activity of analgetics in mice. Experientia (Basel) **12**, 293 (1956).

— — A new series of potent analgesics: Dextro 2,2-diphenyl-3-methyl-4-morpholino-butyrylpyrrolidine and related Amides. Part I. Chemical structure and pharmacological activity. J. Pharmacy a. Pharmacol. **9**, 381 (1957).

JANUSCHKE, H.: Über Entzündungshemmung. Wien. klin. Wschr. **1913**, 869.

JANZ, H. W.: Häufigkeit, Entstehungsweise und Bekämpfung der Suchten. Med. heute **4**, 45 (1955).

JATZKEWITZ, H.: Ein klinisches Verfahren zur Bestimmung von basischen Suchtmitteln im Harn. Hoppe-Seylers Z. **292**, 94 (1953).

— Überprüfung und Anwendung eines klinischen Verfahrens zur Bestimmung von Suchtmitteln im Harn. Dtsch. med. Wschr. **1954**, 541.

JENNEY, E. A., and C. C. PFEIFFER: Comparative analgesic and toxic effects of the optical isomers of methadon and isomethadon. Federat. Proc. **7**, 231 (1948).

JENSEN, K. A., F. LUNDQUIST, E. RECKLING u. C. G. WOLFFBRANDT: Ein neuer Typus von Piperidinderivaten mit analgetischer und spasmolytischer Wirkung. Dansk. Tidskr. Farm. **17**, 173 (1943).

JESSEN, H.: Dolantin bei Singultus. Dtsch. med. Wschr. **1941**, 821.

JINDRA, A.: Modern ion exchangers in the analysis of narcotics and alkaloids. Bull. on Narcot. **7**, 20 (1955).

JOB, C., O. SCHAUMANN u. H. SCHMIDT: Die Wirkung der Anoxie auf den isolierten Meerschweinchendarm. Arch. exper. Path. u. Pharmakol. **226**, 130 (1955).

JOËL, E.: Experimenteller Beitrag zur Behandlung der akuten Morphinvergiftung. Arch. exper. Path. u. Pharmakol. **132**, 63 (1928).

— u. F. ARNDTS: Beiträge zur Pharmakologie der Körperstellung und der Labyrinthreflexe. 19. Morphin. Pflügers Arch. **210**, 280 (1925).

— u. A. ETTINGER: Zur Pathologie der Gewöhnung. III. Mitteilung: Experimentelle Studien über Morphingewöhnung. Arch. exper. Path. u. Pharmakol. **115**, 334 (1926).

— F. FRÄNKEL: Zur Pathologie der Gewöhnung. II. Mitteilung. Über Gewohnheit und psychische Gewöhnung. Ther. Gegenw. **67**, 60 (1926).

JOHNSON, W. J., and J. H. QUASTEL: Narcotics and biological acetylations. Nature (London) **171**, 602 (1953).

JONA, J. L., and H. FLECKER: Pyeloscopy — radioscopy of the kidney pelvis. Surg. etc. **51**, 50 (1930).

JONGH, D. K. DE: Effect of atropin on the reaction threshold towards thermal radiations in guinea pigs. Acta physiol. et pharmacol. neerl. (Amsterdam) **2**, 540 (1951/52).

— Remarks on the mechanism of analgesic action of morphine. Acta physiol. et pharmacol. neerl. (Amsterdam) **3**, 164 (1954).

JOUNG, D. C., R. M. VAN DER PLOEG, R. M. FEATHERSTONE and E. G. GROSS: The interrelationships among the central peripheral and anticholinesterase effects of some morphinan derivatives. J. Pharmacol. a. Exper. Ther. **114**, 33 (1955).

JUKATA TERNUCHI and SOTAROKAI: On the fate of morphine which has been injected into the animal body. J. Pharmacol. a. Exper. Ther. **31**, 177 (1927).

JUNKMANN, K.: Über die pharmakologische Beeinflussung der Dynamik des Froschherzens. Arch. exper. Path. u. Pharmakol. **105**, 169 (1925a).

JUNKMANN, K.: Beiträge zur Physiologie und Pharmakologie der Erregbarkeit des Froschherzens. I. Mitteilung: Versuche am isolierten Ventrikel. 313: II. Mitteilung. Arch. exper. Path. u. Pharmakol. 108, 149, 313 (1925).

JUUL, A.: Über die Möglichkeit die Straub-Hermannsche Mäuseschwanzreaktion zum quantitativen Nachweis von Morphin bei gerichtlich chemischen Untersuchungen zu verwenden. Arch. internat. Pharmacodynamie 62, 69 (1939).

KABASAWA, I.: Über die Ursachen der Mo-Gewöhnung. Jap. J. Med. Sci. Trans IV. Pharmacol. 8, 95 (1934).

— Quantitativer Mo-Nachweis im Gehirn. Jap. J. Med. Sci. Trans IV., Pharmacol. 8, 97 (1934).

KABAZAWA, I.: Experimentelle Untersuchungen über die Mo-Gewöhnung. Jap. J. Med. Sci. Trans IV., Pharmacol. 7, 41 (1933).

KADOKURA, T.: On the influence of morphine-scopolamine anesthesia upon the blood oxygen. I. Clinical observations. Mitt. med. Ges. Tokyo 53, 14 (1939); ref. Ber. Physiol. 112, 495 (1939).

KÄGI, H., u. K. MIESCHER: Über eine neue Synthese morphinähnlich wirkender 4-Phenyl-piperidin-4-alkylketone und verwandter Verbindungen. Helvet. chim. Acta 32, 2489 (1949).

KÄRBER, G., u. L. LENDLE: Untersuchungen über kombinierte Narkosen. V. Mitteilung: Über die Konzentrationswirkungskurve des Avertins am Atemzentrum des Kaninchens und über die kombinierte Avertin-Morphinwirkung auf die Atmung. Arch. exper. Path. u. Pharmakol. 143, 88 (1929).

KAHANE, E., et J. LÉVY: Inhibition de l'hydrolyse de l'acétylcholine par le sérum. C. r. Soc. Biol. (Paris) 121, 1596 (1936).

— — Influence de la morphine sur la contraction du muscle de sangue par les dérives de la choline. C. r. Soc. Biol. (Paris) 130, 309 (1939).

KAISER, H., u. H. JORI: Papierchromatographischer Nachweis von Dromoran. Pharmaz. Ztg. Nachr. 88, 963 (1952).

— — Beiträge zum toxikologischen Nachweis von Dromoran „Roche", Morphin, Dilaudid, Cardiazol, Coramin und Atropin mit Hilfe der Papierchromatographie. Arch. Pharmaz. 287, 224 (1954).

KAMAKURA, K., W. KAIJO and A. MORIKAWA: Effects of subnarcotic doses of ethylurethane on resistance to severe anoxia in rats. Jap. J. Physiol. 5, 16 (1955); ref. Ber. Physiol. 179, 101.

KANAN, M. A.: Action of morphine sulphate on intestinal motility and its modification by atropine sulphate. Proc. Soc. Exper. Biol. a. Med. 36, 506 (1937).

KARR, N. W.: Effects of 6-dimethylamino-4,4-diphenyl-3-heptanone (dolophin) on intestinal motility. Federat. Proc. 6, 343 (1947).

KARR, W. G., A. B. LIGHT and E. G. TORRANCE: Opium addiction. IV. The blood of the human addict during the administration of morphine. Arch. Int. Med. 43, 684 (1929).

KASE, J.: New methods of estimating cough depressing action. Jap. J. Pharmacol. 2, 7 (1952).

KASHOKU, KIN: The relation between the chemical structure of the opium alkaloids and their effect upon the movement of the intestines of rabbits in situ. Keijo J. Med. 3, 501 (1932).

KATAGI, R.: Vergleichende Untersuchungen über die Giftigkeit der Morphingruppe, abgesehen von ihrer tetanischen Wirkung. Jap. J. Med. Sci. IV. 2, 58 (1928).

KATSCH, G.: Beiträge zum Studium der Darmbewegungen. III. Pharmakologische Einflüsse auf den Darm. Z. exper. Path. u. Ther. 12, 253 (1912).

KAUFMANN-ASSER, u. W. v RITTER: Über die Ausscheidung des Morphins im Harn. Biochem. Z. 54, 161 (1913).

KAWA, M.: Untersuchungen über Morphingewöhnung bei Hunden. Rozpr. biol. 16, 158 (1938); ref. Ber. Physiol. 116, 326 (1938).

KAYMAKCALAN, SUBRU, and L. A. WOODS: Nalorphine induced abstinence-syndrome in morphine-tolerant albino rats. J. Pharmacol. a. Exper. Ther. 117, 112 (1956).

KEATS, A. S.: Effect of nalorphine and morphine on cerebrospinal fluid pressure in man. Federat. Proc. 13, 374 (1954).

— and H. K. BEECHER: Pain relief with hypnotic doses of barbiturates and a hypothesis. J. Pharmacol. a. Exper. Ther. 100, 1 (1950).

— — Analgesic activity and toxic effects of acetyl methadol isomers in man. J. Pharmacol. a. Exper. Ther. 105, 210 (1952).

— — Analgesic potency and side action liability in man of heptazone, WIN 1161-2, 6-methyl-dihydromorphine, metopon, levo-isomethadone and pentobarbital sodium, as a further effect to refine methods of evaluation of analgesic drugs. J. Pharmacol. a. Exper. Ther. 105, 109 (1952).

— and J. C. MITHOEFER: Nature of antagonism of nalorphine to respiratory depression induced by morphine in man. Federat. Proc. 14, 356 (1955).

KEATS, A. S.: and J. TELFORD: Nalorphine, a potent analgesic in man. J. Pharmacol. a. Exper. Ther. **117**, 190 (1956).
— — Subjective effects of nalorphine in hospitalized patients. J. Pharmacol. a. Exper. Ther. **119**, 370 (1957).
KEE, F. E., and E. R. KIRCH: J. Amer. Pharmac. Assoc. Sci. Ed. **42**, 146 (1953).
KEELE, C. A.: Prüfung von analgetischen Mitteln beim Menschen. Analyst **77**, 111 (1952); Chem. Zbl. **1953**, 3759.
KEESER, E.: Morphin und Fermente I. Arch. exper. Path. u. Pharmakol. **167**, 267 (1932).
— Morphin und Fermente, II. Arch. exper. Path. u. Pharmakol. **171**, 311 (1933).
— u. J. KEESER: Über den Nachweis von Coffein, Morphin und Barbitursäurederivaten im Gehirn. Arch. exper. Path. u. Pharmakol. **127**, 230 (1928).
— H. A. OELKERS u. W. RAETZ: Über das Schicksal des Morphins im Tierkörper. Arch. exper. Path. u. Pharmakol. **173**, 622 (1933).
KEIEN, K.: The influence of opium alkaloids on the sexual cycle of female mice. Ber. Physiol. **81**, 553 (1934).
KEIL, W., u. G. HEPP: Über die Verstärkung der Lokalanästhesie durch Morphium. Arch. exper. Path. u. Pharmakol. **179**, 420 (1935).
— u. A. KLUGE: Über die Anwendung des Mäuseschwanzphänomens zur Auswertung von Morphin und Skopolaminderivaten. Arch. exper. Path. u. Pharmakol. **174**, 493 (1933).
— u. F. H. PÖHLS: Über Analgesie und Atemwirkung der Morphingruppe. Arch. exper. Path. u. Pharmakol. **181**, 285 (1936).
KEITH, E. F. jr., and B. DE BOER: The effect of N-allylnormorphine on narcotic-induced hyperglycemia. Arch. internat. Pharmacodynamie **101**, 481 (1955).
KELEMEN, E., u. S. J. PATAKY: Reaktion zwischen Morphium und Blutserum. Chem. Zbl. **1952**, 4006.
KELLY, P. A.: Methods for prolonging the action of morphine. Amer. J. Pharmacy **123**, 254 (1951).
KEMPE, H. D.: Untersuchungen zur Frage der strukturchemischen Verwandtschaft von Morphin und Papaverin mit Hilfe des Nalorphin-Antagonismus. Arch. exper. Path. u. Pharmakol. **223**, 541 (1954).
KENSLER, J., P. MATCHETT and D. T. BRADLY: The influence of beta-diethylaminoethyl-diphenylpropyl acetate HCl (SKF 525 A) on the enzymatic activity of rat liver. J. Pharmacol. a. Exper. Ther. **110**, 28 (1954).
KEWITZ, H., H. REMMER u. H. ENGELHARDT: Die Wirkung von Morphin, Dolantin und Polamidon auf den Dünndarm des Menschen. Klin. Wschr. **1951**, 570.
KIESSIG, H. J.: Über die Wirkungsteigerung des Morphins durch Narcotinzusatz. Schmerz, Nark., Anaesth. **13**, 86 (1940).
— u. G. ORZECHOWSKI: Über die analgetische Wirkung des „Dolantins". Schmerz, Nark., Anaesth. **13**, 49 (1940).
— — Untersuchungen über die Wirkungsweise der Sympathicomimetica. VIII. Über die Beeinflussung der Schmerzempfindlichkeit durch Sympathicomimetica. Arch. exper. Path. u. Pharmakol. **197**, 391 (1941).
KILLIAN, H., u. G. SCHWÖRER: Die Kombination von Morphin mit einigen Lokalanästhetika zur Prüfung des Anteiles der analgetischen Komponente des Morphins an der Gesamtanästhesie. Arch. exper. Path. u. Pharmakol. **173**, 242 (1933).
KIMOTO, E.: Surface chemical studies on the mode of action of drugs. I. The interaction between dissolved alkaloids and cholesterol monolayers. Kyushu Memoirs Med Sci. **4**, 35 (1953); II. Molecular interaction between dissolved alkaloids and monolayers. **4**, 165 (1953).
KIMURA, K. K., and B. DE BOER: Effect of analgesic compounds on blood sugar (abstract.). J. Pharmacol. a. Exper. Ther. **101**, 20 (1951).
KING, H.: Stereoisomerism and local anaesthetic action in the β-eucaine group. Resolution of β- and iso-β-eucaine. J. Chem. Soc. **125**, 41 (1924).
KINUKAWA, CH.: Über den Einfluß des Morphins auf die Kaninchenpupille. Tôhoku J. Exper. Med. **22**, 174 (1933); ref. Ber. Physiol. **78**, 173.
KIPP, A.: Some observations in treating acute morphine poisoning. Amer. Pract. and News **37**, 135 (1904); zit nach KRUEGER c. s. (1941).
KITASATO, Z.: Beiträge zur Kenntnis der Isochinolin-Alkaloide. Acta phytochim. **2**, 175 (1927).
KLEE, W.: Thebain in Papaver orientale. Arch. Pharmaz. **252**, 211 (1914).
KLEIDERER, E. C., and H. A. SHONLE: Studies on some optically active barbituric acids. J. Amer. Chem. Soc. **56**, 1772 (1934).
— u. J. B. RICE and V. CONQUEST: Pharmaceutical activities of the I.G.Farbenindustrie Plant, Höchst/Main. Office of the Publ. Board. Dept. Commerce Rep. **981**, Washington 1945.
KLEINER, I. S., and S. J. MELTZER: The influence of morphine upon the elimination of intravenously injected dextrose. Proc. Soc. Exper. Biol. a. Med. **13**, 142 (1916).

KLEITMAN, N.: The onset of sleep during morphine conditioned salivation. Amer. J. Physiol.
90, 411 (1929); ref. Ber. Physiol. 54, 688.
— and D. PALMER: Spontaneous extinction of morphine salivary conditioned response in
dog. Proc. Soc. Exper. Biol. a. Med. 26, 168 (1928); ref. Ber. Physiol. 49, 838.
KLEMT, E.: Diureseversuche an der Maus. III. Mitteilung: Quantitative Untersuchungen
über die Wirkungen antidiuretischer Mittel. Arch. exper. Path. u. Pharmakol. 175, 328
(1934).
KLENK, M. M., C. M. SUTER and S. ARCHER: Die Darstellung und Eigenschaften einiger
Benzhydrylsulfone. J. Amer. Chem. Soc. 70, 3846 (1948).
KLERKER: Beitrag zur Kenntnis der Opiumwirkung beim Diabetes insipidus. Dtsch. Arch.
klin. Med. 118, 85 (1916).
KLJATSCHKINA, B.,u. E. STUBER: Eine neue Methode zur Bestimmung des Morphins, ins-
besondere kleiner Mengen desselben. Arch. Pharmaz. 271, 217 (1933).
KLOSA, J.: Über eine zentralerregende morphinartige Wirkung einiger Spasmolytika. Arch.
Pharmaz. 286, 218 (1953).
— Neue Zentralanalgetika als Derivate der α,-αDiphenyl-α-oxy-essigsäure. Arch. Pharmaz.
287, 321 (1954).
KNAFFL-LENZ, E.: Causes of the chronic abuse of narcotic drugs. Bull. on Narcot. 4, No. 4,
1 (1952).
— Über Genußmittel und Rauschgifte. Vortr. z. Verbr. naturw. Kenntn., Wien 74, Nov. 1933.
KNOBLAUCH, G., u. D. KRAUSE: Experimentelle und klinische Untersuchungen über die
Wirkung des Polamidon beim Hund. Tierärztl. Umschau, 5, 134 (1950); Chem ZBl. 1950
II, 438.
KNOLL, J., u. E. KOMLOS: Die analgetische Wirkung des Atropins und sein Synergismus mit
Morphin und Prostigmin. Acta physiol. (Budapest) 2, 57 (1951).
— — Einfluß des Peptons auf die Wirkung der Analgetika und Parasympathomimetika.
Acta physiol. (Budapest) 3, 127 (1952).
— — u. L. TARDOS: Über die Rolle der Eiweißbindung im Synergismus der Analgetika und
Parasympathomimetika. Acta physiol. (Budapest) 4, 131 (1953).
KO, CH.: The influence of some opium alkaloids on the amount of blood adrenaline in morphi-
nized rabbits. Jap. J. Med. Sci. IV. Pharmacol. 9, 119 (1936).
KOBAYASHI, A.: Über die Morphingewöhnung und die dabei beobachtete erregende Wirkung des
Morphins. Jap. J. Med. Sci., Trans IV., Pharmacol. 4, 189 (1930); ref. Ber. Physiol. 57, 505.
KOCH: Atropin bei akuter Morphiumvergiftung. Klin. therap. Wschr. 14, 737 (1907)
KOCHMANN, M.: Zur Pharmakologie der Expektorantien. Wirkung auf die Flimmerbewegung.
Arch. exper. Path. u. Pharmakol. 150, 23 (1930).
— u. A. W. HURTZ: Über die lokalanaesthetische Wirkung der Opiumalkaloide.   Arch. exper.
Path u. Pharmakol. 96, 372 (1923).
KOCHNEVA, N. P.: The action of insulin, adrenaline and morphine upon the distribution of
sugar in the organism during digestion in angiostomatized dogs. Chem. Abstr. 24, 4860
(1930).
KOELLE, G. B.: The histochemical differentiation of types of cholinesterases and their locali-
zations in tissues of the rat. J. Pharmacol. a. Exper. Ther. 100, 158 (1950).
— The elimination of enzymatic diffusion artifacts in the histochemical localization of cholin-
esterases and a survey of their cellular distributions. J. Pharmacol. a. Exper. Ther. 103,
153 (1951).
KÖNIGSTEIN, H.: Über Lokalisationsversuche des durch Morphium ausgelösten „Kratz-
werkes" im Centralnervensystem. Arch. internat. Pharmacodynamie 62, 1 (1939).
KOETSCHAU, K.: Die Wirkung einiger Opiumalkaloide auf die glatte Muskulatur des Blutegels
und ihre Abhängigkeit von der H-Ionenkonzentration und der Oberflächenspannung. Z.
Exper. Med. 63, 747 (1928).
KOFLER, L., u. A. KOFLER: Über die Schmelzpunkte und Kristallformen des Morphins. Arch.
Pharmaz. 271, 387 (1933).
— — Thermo-Mikromethoden. Innsbruck: Wagner 1954.
KOH, M.: A new theory of the physiological basis of morphinism and the symptoms after
deprivation. Jap. J. Med. Sci. IV. 8, 26 (1935).
KOLB, L.: Types and characteristics of drug addicts. Ment. Hyg. 9, 300 (1925).
— Drug addiction: A study of some medical cases. Arch. Neurol. a. Psych. 20, 171 (1928).
— and A. G. DU MEZ: Experimental addiction of animals to opiates. Pub. Health. Rep. 46,
698 (1931).
— Pleasure and detoriation from narcotic addiction. Nat. Comm. Ment. Hyg. Repr. No. 211;
zit. nach Federat. Proc. 2, 192 (1943).
— and HIMMELSBACH: Clinical studies of drug addiction. III. A critical review of the withdrawal treatments with method of evaluating abstinence syndromes. Publ. Health Rep..
Suppl. No. 128 (1938); Amer. J. Psychiatr. 94, No. 4 (1938).

KOLL, W., u. G. FLEISCHMANN: Messungen der analgetischen Wirksamkeit einiger Antipyretica am Hund. Arch. exper. Path. u. Pharmakol. **198**, 390 (1941)
— u. H. REFFERT: Eine neue Methode zur Messung analgetischer Wirkungen im Tierversuch. Arch. exper. Path. u. Pharmakol. **190**, 687 (1938).
KOLTHOFF, I. M.: Die Dissoziationskonstante, das Löslichkeitsprodukt und die Titrierbarkeit von Alkaloiden. Biochem. Z. **162**, 289 (1925).
KOMANT, W.: Über die Darmwirkung des Coffeins. Arch. exper. Path. u. Pharmakol. **163**, 635 (1932).
KOMLÓS, E., u. J. FÖLDES: Ausbildung bedingter Reflexe während Morphingewöhnung. Arch. exper. Path. u. Pharmakol. **229**, 463 (1956).
— u. J. KNOLL: Synergismus der Analgetika mit Cholin. Acta physiol. (Budapest) **3**, 123 (1952).
— u. V. KOMLÓS-SZÁSZ: Die Rolle der Leber im Synergismus der Analgetika und Parasympathomimetika. I. Acta physiol. (Budapest) **6**, 443 (1954).
— — Die Rolle der Leber im Synergismus der Analgetika und Parasympathomimetika. II. Acta physiol. (Budapest) **6**, 451 (1954).
— J. PORSZASZ and J. KNOLL: Morphin-prostigmin synergismus. Acta physiol. hung. **1**, 77 (1950).
KONZETT, H., u. E. ROTHLIN: Zur Wirkung von Narkotin auf den Hustenreflex und auf die Bronchialmusculatur. Experientia (Basel) **10**, 472 (1954).
KOOPMAN, S.: Studies in morphinism. Arch. internat. Pharmacodynamie **29**, 19 (1924).
KOPERA, J., and A. K. ARMITAGE: Comparison of pharmacology of chlorpromazine, promethazine and pethidine. Brit. J. Pharmacol. **9**, 392 (1954).
KOPPANYI, TH., and A. G. KARZMAR: Contribution to the study of the mechanism of action of cholinesterase inhibitions. J. Pharmacol. a. Exper. Ther. **101**, 327 (1951).
— — Nature of antagonism between N-allylnormorphine (nalline) and morphine. Federat. Proc. **12**, 337 (1953).
— and W. S. MURPHY: The effect of morphine on the anal sphincters. Science (Lancaster, Pa.) **78**, 14 (1933).
KORENTSCHEWSKY, W.: Vergleichende pharmakologische Untersuchungen über die Wirkung von Giften auf einzellige Organismen. Arch. exper. Path. u. Pharmakol. **49**, 7 (1903).
KORNMÜLLER, A. E.: Zur allgemeinen Morphologie und Physiologie der Synapsen und der Ganglienzellen. Naturwiss. **33**, 274 (1946).
KOSMEHL, E.: Betäubungsmittelsuchten und Statistik. Arch. Toxikol., Fühner-Wielands Slg. Verg.fällen **15**, 67 (1954).
KOSTERLITZ, H. W., and J. A. ROBINSON: Mechanism of the contraction of the longitudinal muscle of the isolated guinea-pig ileum, caused by raising the pressure in the lumen. J. of Physiol. **129**, 18P (1955).
KOTSCHNEFF, N.: Morphiumwirkung auf die Zuckerverteilung im Intermediärgebiet während der Verdauungsperiode. (Nach Versuchen mit angiostomierten Hunden.) Arch. exper. Path. u. Pharmakol. **147**, 168 (1929).
KRAEPELIN, E.: Über die Beeinflussung einfacher psychischer Vorgänge durch einige Arzneimittel. Jena 1892.
KRAFT, A., and N. M. LEITCH: The action of drugs in infection. I. The influence of morphine in experimental septicemia. J. Pharmacol. a. Exper. Ther. **17**, 377 (1921).
KRATSCHMER: Über Zucker- und Harnstoffausscheidung beim Diabetes mellitus unter dem Einfluß von Opium, kohlensaurem und schwefelsaurem Natron. Sitzgsber. Dtsch. Akad. Wiss. Berlin, Math.-naturwiss. Kl. **63**, 3. Abt. 265 (1871).
KRAUSE, D., u. D. RUHNAU: Systemwirkungen des Polamidons. Arch. exper. Path. u. Pharmakol. **216**, 541 (1952).
KRAUSHAAR, A.: Zur Wirkungsanalyse analgetischer Substanzen. Arzneimittelforschg. **3**, 247 (1953).
KRAUSHAAR, O. F., J. T. BRADBURY, Y. K. WANG and W. E. BROWN: Morphine suppression of urinary output in pregnant and nonpregnant women. Amer. J. Gynecol. a. Obstetr. **57**, 302 (1949).
KRAWKOW: Die verschiedenen Phasen der Wirkung von Giften auf das isolierte Herz. Russk. Vrach. **10**, 1565 (1911); zit. nach KRUEGER c. s. The Pharmacology of the opium alkaloids, 1941.
KREBS, O. S., G. L. WULFF and H. C. WASSERMANN: Scopolamine-morphine seminarcosis with modifications. J. Amer. Med. Assoc. **107**, 1707 (1936).
KREUDER, E.: Über die Wirkung von Morphin, Pernocton, Evipan und Eunarcon auf den respiratorischen Gaswechsel des Kaninchens. Arch. exper. Path. u. Pharmakol. **191**, 670 (1938).
KROEPELI, P.: Über das Verhalten einiger Atmungsgrößen beim Husten. I. Mitteilung über den Hustenmechanismus. Helvet. physiol. Acta **8**, 33 (1950).

KRUEGER, H.: The effect of morphine on intestinal peristalsis. J. Pharmacol. a. Exper. Ther. 48, 280 (1933a).
— The effect of morphine on the pressure developed by the intestine. 48, 281 (1933b).
— The effects of morphine and its derivatives on intestinal movements. I. Morphine and the codeine isomers. J. Pharmacol. a. Exper. Ther. 50, 254 (1934a).
— The effects of morphine and its derivatives on intestinal movements. 2. The effect of morphine on the pressures developed by the intestinal musculature. J. Pharmacol. a. Exper. Ther. 51, 85 (1934b).
— The effect of morphine and its derivatives on intestinal movements. III. Peristalsis. J. Pharmacol. a. Exper. Ther. 51, 440 (1934c).
— The action of morphine on the digestive tract. Physiologic. Rev. 17, 618 (1937).
— M. BLOCK and P. RAGUE: The effect of morphine on rhytmic contractions. J. Pharmacol. a. Exper. Ther. 63, 20 (1938).
— and N. EDDY: A study of the effects of codeine and its isomers on the movements of the small intestine. J. Pharmacol. a. Exper. Ther. 45, 266 (1932).
— — and M. SUMWALT: The pharmacology of the opium alkaloids. Public. Health Reports. Suppl. 165, 1941.
— H. HOWES and H. GAY: The effects of morphine and its derivatives on intestinal movements. IV. Dihydropseudocodeine and dihydroallopseudocodeine. J. Pharmacol. a. Exper. Ther. 55, 288 (1935b).
— I. LAMPE and J. G. REID: The effects of morphine and its derivatives on intestinal movements. V. Contributions to the analysis of intestinal records. J. Pharmacol. a. Exper. Ther. 56, 327 (1936a).
— — — and H. A. HOWES: Contributions to the analysis of records obtained from balloons within Thiry-Vella loops of the dog's ileum. J. Pharmacol. a. Exper. Ther. 54, 149 (1935a).
— and M. SUMWALT: The effect of morphine on the activity of the dog's ileum at various distending pressures. J. Pharmacol. a. Exper. Ther. 57, 131 (1936b).
KÜSSNER, W.: Über den Alkaloidgehalt der Mohnkapseln. Mercks Jber. 54, 29 (1941).
KUBO, T.: The adaptation of tissue cultures to opium alkaloids and to their withdrawal. Arch. exper. Zellforsch. 23, 253 (1939); The sudden as well as the gradual withdrawal of opium alkaloids from tissue cultures adapted to them. 23, 269 (1939).
KUBOTA, K.: Die Funktion des vegetativen Nervensystems von an Opium gewöhnten Personen. Jap. J. Med. Sci. IV. Pharmakol. 8, 51 (1935); ref. Ber. Physiol. 78, 522.
KUHN, H. H., and D. SURLES: The action of various members of the morphine series and emetine on the choline esterase of the brain. Arch. internat. Pharmacodynamie 58, 88 (1938).
— R. A., and R. B. BROMILEY: Human pain thresholds determined by the radiant heat technique and the effect upon them of acetylsalicylic acid, morphine sulfate and sodium phenobarbital. J. Pharmacol. a. Exper. Ther. 101, 47 (1951).
KUN, E., and I. G. ABOOD: "In vivo" action of morphine, urethane and phenobarbital on the glycogen synthesis form glucose in the rat liver. Arch. internat. Pharmacodynamie 85 I, 51 (1949).
KUNTZ and SACCOMANNO: Reflex inhibition of intestinal motility mediated through decentralized prevertebral ganglia. J. Neurophysiol. 7, 163 (1944).
KWIATIKOWSKI: Histamine in nervous tissue. J. of Physiol. 102, 32 (1943).
KYO, S.: The influence of morphine on the blood content of acetone bodies. Jap. J. Pharmacol. 1, 79 (1952).
KYU, K.: Histologische Studien der endokrinen Organe der mit Opium-Alkaloiden dauernd vergifteten Tiere. Jap. J. Med. Sci. Trans. IV., Pharmacol. 8, 44 (1953); ref. Ber. Physiol. 93, 218.
LAMBERT, A.: Report of the Mayor's Committee on drug addiction. J. Amer. Med. Assoc. 93, 1487 (1929).
LAMBRUSCHINI, C.: Influence de la température sur les doses mortelles de morphine, de strychnine et de digitoxine pour Bufo arenarum. C. r. Soc. Biol. (Paris) 129, 1213 (1938).
LÁNCZOS, A.: Über die Wirkung des Paraffinöls auf den Darm. Arch. exper. Path. u. Pharmakol. 112, 365 (1926).
LANDGREN, S., G. LILJESTRAND and J. ZOTTERMAN: The effect of certain autonomic drugs on the action potentials of the sinus nerve. Acta physiol. scand. (Stockh.) 26, 264 (1952).
LANDMESSER, CH. M., S. COBB and J. G. CONVERSE: Effects of N-allyl-normorphine upon the respiratory depression due to morphine in anesthetized man with studies on the respiratory response to carbon dioxide. Anesthesiology 14, 535 (1953).
— P. F. FORMEL and J. G. CONVERSE: Comparative effects of a new narcotic antagonist (levallorphan tartrate) upon the respiratory responses to carbon dioxide during narcotic and barbiturate depression in anesthetized man. Anesthesiology 16, 520 (1955).
LANDSBERG, E.: Untersuchungen über das Schicksal des Morphins im lebenden Organismus. Pflügers Arch. 23, 413 (1880).

LANG, S.: Die Beeinflussung der Darmmotilität durch Abführ- und Stopfmittel. Erg. inn. Med. **13**, 250 (1914).

LANGER, H.: Über Heroinausscheidung und -gewöhnung. Biochem. Z. **45**, 221 (1912).

LARRABEE, RAMOS and BULBRING: Do anesthetics depress nerve cells by depressing oxygen consumption? Federat. Proc. **9**, 75 (1950).

LARSELL, J. G., and G. E. BURGET: The effects of mechanical and chemical stimulation of the tracheobronchial mucous membrane. Amer. J. Physiol. **70**, 311 (1924).

LASAGNA, L., and H. K. BEECHER: The analgesic effectiveness of codeine and meperidine (Demerol). J. Pharmacol. a. Exper. Ther. **112**, 306 (1954).

— — The analgesic effectiveness of nalorphine and nalorphine-morphine combinations in man. J. Pharmacol. a. Exper. Ther. **112**, 356 (1954).

LATHAM, M. E., and H. W. ELLIOTT: Some aspects of the metabolism of codeine in the rat. J. Pharmacol. a. Exper. Ther. **101**, 259 (1951).

LAUNOY, L., et P. NICOLLE: Etats apnéiques graves provoqués par la morphine chez le lapin en narcose. C. r. Soc. Biol. (Paris) **104**, 1238 (1930); ref. Ber. Physiol. **58**, 827.

LAURENCE, J. Z.: The antiphlogistic powers of morphia, illustrated by its use in the treatment of acute inflammations of the sclerotic and iris. Amer. J. Med. Sci. **39**, 553 (1860); zit. nach KRUEGER c. s. (1941).

LAUTENSCHLÄGER, C. L.: Die Diazoreaktion des Morphiums. Arch. Pharmaz. **257**, 13 (1919).

LEAKE, C. D.: The action of morphine on the vomiting center in the dog. J. Pharmacol. a. Exper. Ther. **20**, 359 (1923).

— and A. E. KOEHLER: Blood reaction under morphine. Arch. internat. Pharmacodynamie **27**, 221 (1922).

LEE, H. M.: Nicht veröffentlicht; zit. nach Chem. Ann. N. Y. Acad. Sci. **51**, 83 (1948).

— J.: Medicinal Chemistry Bd. 1, S. 438. New York: John Wiley 1951.

— R. E., and A. K. HASEGAWA: Human analgesic testing of experimental drugs: Nisentil (NU-1196) and NU-2206. J. Pharmacol. a. Exper. Ther. **98**, 20 (1950).

LEERSUM, E. C. v.: Essai d'explication de la réaction de Herrmann-Straub (réaction biologique de la morphine). Arch. néerl. Physiol. **2**, 689 (1918).

LÉGER, E.: Suche nach einer exakten Bestimmung des Morphins im Opium. Bull. Sci. pharmacol. **45**, 214 (1938).

LEHMAN, and AITKEN: The determination of demerol in urine with preliminary observations on its excretion in man. J. Lab. a. Clin. Med. **28**, 787 (1942)

— R. A., H. S. KUPPERMAN and J. PHILLIPS: Studies on the relationship between chemical constitution and analgesic activity. Federat. Proc. **7**, 237 (1948).

LEIMBACH, D. G., and N. B. EDDY: Synthetic analgesics: IV. Methadols, isomethadols, and their acylderivatives. J. Pharmacol. a. Exper. Ther. **110**, 135 (1954).

LEIMDORFER, A.: An electroencephalographic analysis of the action of amidone, morphine and strychnine on the central nervous system. Arch. internat. Pharmacodynamie **76**, 153 (1948).

— Influence of amidone, morphine and strychnine on the Straub-Tail-Test of white mice. Federat. Proc. **7**, 239 (1948).

— The action of sympathomimetic amines on the central nervous system and the blood sugar: mechanism of action. J. Pharmacol. a. Exper. Ther. **98**, 62 (1950).

— Prevention and abolition of cardiac arrhythmias by codeine and morphine. Federat. Proc. **13**, 86 (1954).

— The action of codeine and morphine on cardiac arrhythmias. Arch. internat. Pharmacodynamie **101**, 333 (1955).

LEINEWEBER, K.: Über Elimination subcutan applicierter Arzneimittel durch die Magenschleimhaut. Diss. Göttingen 1883.

LEINZINGER, E.: Der Schmerztest und sein Wert für die Prüfung des analgetischen Effektes von Arzneimitteln. Wien. klin. Wschr. **1953**, 120.

LENDLE, L.: Vergleichende Untersuchungen über die Wirkungsbedingungen von Cardiazol und Coramin im Tierversuch. Arch. exper. Path. u. Pharmakol. **181**, 408 (1936).

— Pharmakologie der Rauschgifte und Betäubungsmittel. Oeff. Gesundheitsdienst **12**, 372 (1950).

— Spezifische Behandlung von Vergiftungen mit Morphin und synthetischen Opiaten durch Nalorphine. Dtsch. med. Wschr. **1953**, 1140.

LEONARD, F., and I. EHRENTHAL: α-Thienylsubstituierte Aminoester mit analgetischen und spasmolytischen Eigenschaften. J. Chem. Soc. **73**, 2216 (1951).

LESPAGNOL, A., F. MEREIER, J. BERTRAND et J. MEREIER: Recherches dans la série des analgésiques. Ann. pharmac. franç. **8**, 241 (1950).

LEUBUSCHER, G.: Untersuchungen über den Einfluß der Opiumalkaloide auf die Darmbewegungen. Dtsch. med. Wschr. **1892**, 179.

LEULIER, A., et B. DREVON: Action du sérum sanguin sur le chlorhydrate de morphine en présence d'eau oxygénée. C. r. Acad. Sci. (Paris) **192**, 1129 (1931); ref. Ber. Physiol. **62**, 707.

Leusden, F. P., u. O. Riesser: Untersuchungen über die elektrische Reizung des überlebenden Kaninchendünndarms. Arch. exper. Path. u. Pharmakol. 120, 77 (1926).

Leuwen, van, W. Storm: On sensitiveness to drugs in animals and men. J. Pharmacol. a. Exper. Ther. 24, 13 (1924).

— and A. v. Szent Györgyi: On scopolamine-morphine narcosis. 18, 449 (1921).

— — Über Scopolamin-morphin. Ber. Physiol. 9, 476 (1921).

Levi, C., Ch. Hubley and R. A. Hinge: Infrared spectra of narcotics and related alkaloids. Bull. on Narcot. 7, No. 1, 42 (1955).

Levine, V.: Studies in toxicologic chemistry. I. The detection of the opium alkaloids by selenious-sulphuric acid. The specificity of this reagent for the phenolic group. J. Labor. a. Clin. Med. 11, 809 (1926).

Lévy, J., et R. Cahen: Sur l'accoutumance à la morphine. Action de la morphine sur l'intestine isolé de cobaye après accoutumance à la morphine, in vivo et in vitro. C. r. Soc. Biol. (Paris) 112, 167 (1933); ref. Ber. Physiol. 72, 755.

— et E. Michel: Utilisation des propriétés excito-ganglionnaires de l'iodométhylate de β-diméthylaminoéthoxybenzène (phénoxycholine) sur l'intestin isolé de mammifères pour l'étude quantitative des ganglioplégiques. C. r. Soc. Biol. (Paris) 146, 1659 (1952).

— J. R.: Action of 1-methyl-4-(3-hydroxyphenyl)-4-piperidyl-ethylketone on the gastrointestinal tract. Proc. Soc. Exper. Biol. a. Med. 71, 300 (1949).

— Development of tolerance in rats to some new synthetic analgesics. J. Pharmacol. a. Exper. Ther. 96, 31 (1949).

Lewis, J. T.: Les surrénales et l'intoxication par la morphine. C. r. Soc. Biol. (Paris) 85, 1214 (1921).

Liaci, L.: Contributo allo studio dell'eleminazione della morfina. Arch. Farm. sper. 72, 38 (1941); ref. Ber. Physiol. 130, 326.

Lieb, C. C., and J. E. McWhorter: Action of drugs on the isolated gallbladder. J. Pharmacol. a. Exper. Ther. 7, 83 (1915).

Liebig, H.: Untersuchungen über den Kohlehydratstoffwechsel des Herzens. II. Experimentelle Untersuchungen. Der Einfluß von Thyroxin, Insulin, Morphium, Chloroform, Traubenzucker und Fieber auf den Kohlehydratgehalt des Herzens. Z. exper. Med. 109, 715 (1941).

Lief, P. A., J. J. Burns, E. M. Papper, B. L. Berger, A. Wollack and B. B. Brodie: Physiological disposition of meperidine (Demerol) in man. Federat. Proc. 11, 369 (1952).

Light, A. B.: Physiologic aspects of opium addiction. J. Amer. Med. Assoc. 96, 823 (1931).

— and E. G. Torrance: Opium addiction. III. The circulation and respiration of human addicts during the administration of morphine. Arch. Int. Med. 43, 556 (1929).

— — Opium addiction. V. Miscellaneous observations on human addicts during the administration of morphine. Arch. Int. Med. 43, 878 (1929).

Liljestrand, G., M. van der Madl u. W. Storm van Leuwen: Über den Synergismus von Arzneimitteln. 4. Skopolamin-Morphin. Pflügers Arch. 177, 276 (1919).

Linder, F., u. J. Vollmar: Klinische Erfahrungen mit dem synthetischen Analgeticum Cliradon (Ciba 7115) mit vergleichenden Untersuchungen über seine Wirkung auf Atmung, Kreislauf u. Wärmehaushalt. Klin. Wschr. 1950, 675.

Lindgren, I.: Aufbau und Funktionsprinzip des vegetativen Nervensystems. Nord. Med. 29, 523 (1946); zit. nach Rothlin, Ärztl. Mh. 5, 865 (1953).

Linz, A.: Die neueren Betäubungsmittel. Pharmaz. Ztg.-Nachr. 88, 419 (1952); Chem. Zbl. 1953, 3603.

— Betäubungsmittelsuchten und Statistik. Arch. Toxikol. 14, 288 (1952/54); Sammlg. v. Vergiftungsf. Arch. Toxikol. 14, 280 (1953).

Lipman, F.: The detection of activated carboxyl groups with hydroxylamine as interceptor. J. of Biol. Chem. 161, 415 (1945).

Lipton: On the mechanism of the anaerobic synthesis of acetylcholine. J. of Biol. Chem. 166, 367 (1946).

Liu, S. K., u. R. Krüger: Die Wirkung verschiedener Medikamente auf die Wasserstoffionenkonzentration im Blut. Z. exper. Med. 56, 660 (1927).

Ljvraga, P.: Ricerche sul meccanismo dell'iperglicemia postmorfinica. Arch. ital. Sci. farmacol. 6, 225 (1937); ref. Ber. Physiol. 102, 664.

Löfgren, N., and C. Tegnér: Studies on analgesics. I. Synthesis of ethyl 4-(N-morpholinyl)-1,1-di(α-thienyl)-butyrate and its pharmacological properties. Acta chem. scand. (Stockh.) 6, 1020 (1952).

Loeschke, H. H., A. Sweel, R. H. Kough and C. J. Lambertsen: The effect of morphine and of meperidine (dolantin, demerol) upon the respiratory response of normal men to low concentrations of inspired carbon dioxide. J. Pharmacol. a. Exper. Ther. 108, 376 (1953).

— u. H. Wendel: Die Wirkung von Morphin, von Scopolamin und ihrer Kombination auf die Lungenbelüftung beim Menschen. Arch. exper. Path. u. Pharmakol. 215, 241 (1952).

Loew, E. R., M. E. Kaiser and V. Moore: Effect of drugs on asthma produced in guinea pigs by exposure to atomized histamine. J. Pharmacol. a. Exper. Ther. 86, 1 (1946).

Löw, O.: Über die Giftwirkung des Hydroxylamins verglichen mit der von anderen Substanzen. Pflügers Arch. 35, 516 (1885); 40, 441 (1887).

Loewe, S.: Influence of chlorpromazine, reserpine, dibenzyline and desoxycorticosterone upon morphine-inclused mania. Arch. internat. Pharmacodynamie 108, 453 (1956).

Longo, V. G., e L. Napolitano: Farmacologia del riflesso vestibolo-oculare. Nota I. — Azione degli analgesici, barbiturici, convulsivanti e farmaci del sistema nervoso vegetativo sul nistagmo postrotario del coniglio. Arch. internat. Pharmacodynamie 92, 177 (1952).

— — Action of analgesic drugs (morphine, meperidine, methadone) on rotatory nystagmus in the rabbit. J. Pharmacol. a. Exper. Ther. 107, 154 (1953).

Loomis, T. A.: Morphine: Response of duodenum. Proc. Soc. Exper. Biol. a. Med. 69,146(1948).

Lorente de No: Analysis of the activity of the chains of internuncial neurons. J. Neurophysiol. 1, 207 (1938).

Louros, N. C.: Schmerzlose beschleunigte Geburtsführung. Dtsch. med. Wschr. 1955, 217.

Lubarsch, O.: Virchows Entzündungslehre und ihre Weiterentwicklung bis zur Gegenwart. Virchows Arch. 235 (1923).

Luckhardt, A. B., and C. A. Johnson: Studies on the knee jerk. IV. The effect of moderate doses of morphine sulphate on the knee jerk of the cat. Amer. J. Physiol. 83, 634 (1928).

— — Studies on the knee jerk. II. The effect of moderate doses of morphine sulphate on the reflex excitability of the spinal cord. Amer. J. Physiol. 83, 653 (1928).

Luckner, H., u. R. Magun: Eine Methode zur quantitativen Prüfung analgetischer Wirkungen im Tierversuch. Z. exper. Med. 117, 133 (1951).

Luduena, F. P.: Federat. Proc. 7, 241 (1948).

— and E. Ananenko: The pharmacodynamic effects of some new analgesics. Arch. internat. Pharmacodynamie 81, 259 (1950).

Luisada, A.: Neue Untersuchungen über die Wirkung des Morphiums auf Blutgefäße, besonders Lungengefäße. Arch. exper. Path. u. Pharmakol. 132, 296 (1928).

— Beitrag zur Pathogenese und Therapie des Lungenödems und des Asthma cardiale. Arch. exper. Path. u. Pharmakol. 132, 313 (1928).

Luzatto, R.: Über die Natur und die Ursache der Morphinglykosurie. Arch. exper. Path. u. Pharmakol. 52, 95 (1905).

Ma, W. A.: A cytopathological study of acute and chronic morphinism in the albino rat. Chinese. J. Physiol. 5, 251 (1931); ref. Ber. Physiol. 64, 616.

— W. Ch.: Blood changes during intoxication and detoxication in the chronically morphinized rat. I. Changes in red cells and platelets. Chinese J. Physiol. 6, 359 (1932); ref. Ber. Physiol. 73, 189.

— Blood changes during intoxication and detoxication in the chronically morphinized rat. II. Changes in white cells. Chinese J. Physiol. 7, 287 (1933).

— Changes in the Nissl bodies of spinal ganglion cells of the acutely and chronically morphinized rat. Psychiatr. Bl. 38, 638, (1934); ref. Ber. Physiol. 84, 156.

— Blood changes during intoxication and detoxication in the chronically morphinized rat. III. Changes in the blood forming cells of the bone marrow. Chinese J. Physiol. 10, 599 (1936); ref. Ber. Physiol. 99, 610.

Mac s. a. Mc.

MacDonald, A. D.: Some thoughts of a pharmacologist on the problems of drug addiction. Brit. J. Addiction 51, 21 (1954).

MacKay, E. M., and L. L. MacKay: Susceptibility of adrenalectomized rats to morphine intoxication. J. of Pharmacol. 35, 67 (1929); ref. Ber. Physiol. 50, 461.

— — The relation of natural morphine tolerance to age and sex and the weight of the adrenal glands. Arch. internat. Pharmacodynamie 52, 363 (1936); ref. Ber. Physiol. 93, 665.

Macht, D.: Action of the opium alkaloids, individually and in combination with each other on the respiration. J. Pharmacol. a. Exper. Ther. 7, 339 (1915).

— Action of opium alcaloids and their combinations on the vomiting center. J. Amer. Med. Assoc. 66, 2004 (1916).

— Actions of opium alkaloids on the ducts of the testis. J. Pharmacol. a. Exper. Ther. 9, 121 (1916).

— On the comparative toxicity of morphin and morphine-narcotin (narcophin). Amer. J. Med. Sci. 152, 16 (1916).

— On the pharmacology of the ureter. III. Action of the opium alkaloids. J. Pharmacol. a. Exper. Ther. 9, 197 (1916).

— On the comparative influence of morphin and total opium alkaloids on renal colic. J. of Urol. 1 201 (1917).

— On the absorption of drugs and poisons through the vagina. J. Pharmacol. a. Exper. Ther. 10, 509 (1917).

MACHT, D.: On the relation of the chemical structure of the opium alkaloids to their action on smooth muscle. J. Pharmacol. a. Exper. Ther. 11, 389 (1918).
— A pharmacodynamic analysis of Straub's morphine reaction. Proc. Soc. Exper. Biol. a. Med. 17, 100 (1920); ref. Ber. Physiol. 6, 316.
— A pharmacodynamic analysis of Straub's morphine reaction. J. Pharmacol. a. Exper. Ther. 15, 243 (1920).
— Influence of some narcotics and sedatives on blood coagulation. Arch. internat. Pharmacodynamie 93, 325 (1953).
— and H. G. FISCHER: On the toxic action of opium alkaloids individually and in combination with each other on paramecia. J. Pharmacol. a. Exper. Ther. 10, 95 (1917).
— N. B. HERMAN and C. S. LEVY: A quantitative study of the analgesia produced by opium alkaloids, individually and in combination with each other, in normal man. J. Pharmacol. a. Exper. Ther. 8, 1 (1916).
— S. L. JOHNSON and H. I. BOLLINGER: On the peripheral action of the opium alkaloids. Effect on the sensory nerve terminals. J. Pharmacol. a. Exper. Ther. 8, 451 (1916).
— and M. MACHT: Comparison of effects of cobra venom and opiates on vision. Amer. J. Physiol. 126, 573 (1939).
— and M. B. MACHT: Influence of cobra venom and morphine on muscle work. Amer. J. Physiol. 126, 575 (1939).
— — Quantitative studies on pain threshold after administration of various drugs. J. Amer. Pharmaceut. Assoc. 29, 193 (1940).
— and C. F. MORA: Effect of opium alkaloids on the behavior of rats in the circular maze. J. Pharmacol. a. Exper. Ther. 16, 219 (1920).
— and G. TING: A study of antispasmodic drugs on the bronchus. J. Pharmacol. a. Exper. Ther. 18, 373 (1921).
MADELUNG, W.: Über Mischnarkose und kombinierte Narkose. Arch. exper. Path. u. Pharmakol. 62, 409 (1910).
MAEDA, K.: Horary changes in the glycogen content of rabbits liver due to morphine injections and their pathological significance. J. Orient. Med. 21, 110 (1934); zit. nach Ber. Physiol. 86, 347.
MAGNUS, P.: Pharmakologische Untersuchungen an Lipunculus nudus. Arch. exper. Path. u. Pharmakol. 50, 86 (1903).
MAGNUS, R.: Pharmakologie der Magen- und Darmbewegungen. Erg. Physiol. 2, 637 (1903); Die Bewegungen des Verdauungskanals. 7, 27 (1908).
— Versuche am überlebenden Dünndarm von Säugetieren. Pflügers Arch. 102, 123 (1904).
— Die stopfende Wirkung des Morphins. Pflügers Arch. 115, 316 (1906).
— Die stopfende Wirkung des Morphins. Pflügers Arch. 122, 210 (1908a).
— Der Einfluß des Sennainfuses auf die Verdauungsbewegungen. Pflügers Arch. 122, 251 (1908b).
— Der Einfluß des Ricinusöles auf die Verdauungsbewegungen. Pflügers Arch. 122, 261 (1908c).
MAIER, L.: Quantitative Morphinbestimmung mit Hilfe des biologischen Versuchs. Arch. exper. Path. u. Pharmakol. 161, 163 (1931).
MALONEY, A. H.: Studies on respiratory stimulants and depressants. J. Pharmacol. a. Exper. Ther. 39, 264 (1930).
MALORNY, G.: Zur Wirkungsweise spezifischer Morphinantagonisten. 1. Mitteilung: Die Beeinflussung der zentral erregenden Wirkung von Morphin-Verwandten und N-methylmorphinanderivaten an der Maus. Arzneimittelforschg. 5, 252 (1955).
MANNERING, G. J., A. C. DIXON E. M. BAKER and T. J. ASAMI: The in vivo liberation of morphine from codeine in man. J. Pharmacol. a. Exper. Ther. 111, 142 (1954).
— — N. V. CAROLL and O. B. COPE: Paper chromatography applied to the detection of opium alkaloids in urine and tissues. J. Labor. a. Clin. Med. 44, 292 (1954).
MANNICH, C.: Eine neue Methode zur Bestimmung des Morphins, insbesondere im Opium. Arch. Pharmaz. 273, 97 (1935).
MANNING, G. W., and G. C. CAUDWELL: The effect of demerol, ergotamine and dihydroergotamine on mortality after coronary occlusion in dogs. Brit. Heart J. 9, 85 (1947).
MANNING, J. J.: Pressed bromide methods of infrared spectrographic analysis of narcotics. Bull. on Narcot. 7, No. 1, 85 (1955).
MANSFELD, G.: Inanition und Narkose. Arch. internat. Pharmacodynamie 15, 467 (1905).
MARCH, C. H., and H. W. ELLIOTT: Biological studies with radioactive morphine. Federat. Proc. 11, 373 (1952).
— — Distribution and excretion of radioactivity after administration of morphine-N-methyl C^{14} to rats. Proc. 86, 494 (1954); ref. Ber. Physiol. 173, 157.
MARCO, R. DE: Azione della morfina sui pesci. Boll. Soc. ital. Biol. sperm. 7, 1002 (1932); ref. Ber. Physiol. 71, 312.

MARCO, R. DE: Sulla «secrezione salivare spontanea» riflesso condizionato dei cani morfinizzati. Arch. di Fisiol. **37**, 377 (1937); ref. Ber. Physiol. **104**, 677.

MARENZI, A.: Action de la morphine sur la glycémie et le pH du sang des chiens normaux ou dont les nerfs sympathiques ont été sectionnés. C. r. Soc. Biol. (Paris) **95**, 1171 (1926); ref. Ber. Physiol. **39**, 895.

MARIANI, A., S. GUARINO and O. M. MARELLI: Colorimetric determination of morphine in opium. Zit. J. of Pharmacy a. Pharmacol. **4**, 328 (1952).

MARIKOVSZKY, G.: Serotherapeutische und Immunisations-Versuche gegenüber dem Morphium Zbl. Bakter. **43**, 494 (1907).

MARMÉ, W.: Untersuchungen zur acuten und chronischen Morphinvergiftung. Dtsch. med. Wschr. **1843**, 197.

MARQUARDT, P., u. G. VOGG: Vorkommen, Eigenschaften und chemische Konstitution des cholinergischen Faktors im Honig. Arzneimittelforschg. **2**, 205 (1952).

MARQUIS, E.: Über den Verbleib des Mo. im tierischen Organismus. Inaug.-Diss. Dorpat 1896.
— Arb. Pharmakol.-Inst.-Dorpat **14**, 117 (1896).

MARRI, R., et W. H. HAUSS: Sinus carotidien et réflexes respiratoires. Influence de l'hypoxémie, de l'hypercapnie, de la saignée, de l'hyperthermie, de l'ésérine, de la morphine, du véronal et de l'évipan sur les réflexes respiratoires déclenchés par les variations de la pression sanguine au niveau du sinus carotidien. Arch. internat. Pharmacodynamie **63**, 449 (1939).

MASCHERPA, P.: Die Giftwirkung des Morphins und seine gastrointestinale Ausscheidung. Arch. exper. Path. u. Pharmakol. **127**, 17 (1928).
— Può la ghiandola timo avere importanza per sensibilizzare l'organismo all'azione della morfina? Boll. Soc. ital. Biol. sperm. **11**, 680 (1936); ref. Ber. Physiol. **98**, 632.

MARSCHIK, H.: Über ein neues Analgeticum und seine Verwertung in der Hals-, Nasen- und Ohrenheilkunde. Wien. klin. Wschr. **1943**, 365.

MARSHALL, E. K., and M. ROSENFELD: Depression of respiration by oxygen. J. Pharmacol. a. Exper. Ther. **57**, 437 (1936).
— — Pyruvic acid cyanohydrin as a respiratory stimulant. J. Pharmacol. a. Exper. Ther. **59**, 222 (1937).

MASON, T. H., and W. B. HAMBY: Relief of morphine addiction by prefrontal lobotomy. J. Amer. Med. Assoc. **136**, 1039 (1948).

MASSERMAN, J. H.: An automatic apparatus for the central conditioning of small animals. J. Comp. Psychol. **28**, 201 (1939a); zit. nach WIKLER 1950.
— Effects of morphine sulphate on hypothalamus of the cat. Proc. Soc. Exper. Biol. a. Med. **42**, 315 (1939).

MATSCHULAN, G.: Jahresrhythmen in Entwicklung und Verlauf von Morphingewöhnung und -entwöhnung. Arch. exper. Path. u. Pharmakol. **186**, 113 (1937).
— Abhängigkeit von Morphingewöhnung und -entwöhnung von der Ernährung. Arch. exper. Path. u. Pharmakol. **187**, 230 (1937).
— u. C. AMSLER: Verlängerung der örtlich anästhesierenden Wirkung von Morphium-Kokain durch Calcium. Arch. exper. Path. u. Pharmakol. **182**, 87 (1936).
— — Verlängerung der örtlich anästhesierenden Wirkung einiger Cocainersatzmittel in Verbindung mit Morphin und Hühnereiweiß. Arch. exper. Path. u. Pharmakol. **190**, 560 (1938).

MATSUOKA, K.: Influence of morphin upon the blood. J. Orient. Med. **15**, 29 (1931).

MATTEI, P. DI: Su di un riflesso salivare condizionato per injezioni ripetute di morfina. Boll. Soc. ital. Biol. sperim. **3**, 810 (1928); zit. nach KRUEGER c. s. (1940).

MATTHES, K.: Über den Mechanismus der Pulsverlangsamung durch Morphin. Arch. exper. Path. u. Pharmakol. **145**, 225 (1929).

MAURER, H.: Die hustenstillende Wirkung von Verbindungen der Dromoranreihe. Dtsch. med. Wschr. **1955**, 351.

MAY, A. J., and J. G. WIDDICOMBE: Depression of the cough reflex by pentobarbitone and some opium derivatives. Brit. J. Pharmacol. **9**, 335 (1954).

MAY, E. L., u. E. MOSETTIG: Einige Reaktionen des Amidons. J. org. Chem. **13**, 459 (1948).
— — Some reactions of isoamidone. J. org. Chem. **13**, 665 (1948).

MAYER, P.: Über die Ausscheidung und den Nachweis der Glykuronsäure im Harn. Berl. klin. Wschr. **1899**, 591, 617.

MAYOR, A.: Les dérivés de la morphine utilisés en thérapeutique. Etude pharmacodynamique. Rev. méd. Suisse rom. **21**, 668, 705 (1901).
— Über die Behandlung der akuten Opium- und Morphiumvergiftungen mit Kaliumpermanganat. Therap. Mh. **17**, 562 (1903).
— and B. WIKI: La chloréthyl-morphine et l'isopropyl-morphine comparées à la morphine et a ses dérivés usuels. Arch. internat. Pharmacodynamie **21**, 477 (1911).

MAZOUÉ, H.: Modifications des lois de sommation sous l'influence d'applications de morphine sur la moelle. C. r. Soc. Biol. (Paris) **97**, 465 (1927); ref. Ber. Physiol. **44**, 473.

Mc. s. a. Mac

McCawley, E. L., E. R. Hart and D. F. Marsh: The preparation of N-allylnormorphine. J. Amer. Chem. Soc. **63**, 314 (1941).

McCoubrey, A.: Some morphine-like properties of ($\pm$)-cyclohexyloxy-alpha-phenylethyl-amines. Brit. J. Pharmacol. **8**, 22 (1953).

— Antagonism of analgesia by p-cyclohexyloxy-α-phenylaethyl-allylamine and some observations on hyperalgesia. Brit. J. Pharmacol. **9**, 289 (1954).

— and D. M. Zausmer: Antagonism of analgesia by p-cyclohexyloxy-α-phenylethylallyl-amine and some observations on hyperalgesia. Brit. J. Pharmacol. **9**, 289 (1954).

McCrea, F. D., G. S. Eadie and J. E. Morgan: The mechanism of morphine miosis. J. Pharmacol. a. Exper. Ther. **74**, 239 (1942).

— and W. J. Meek: The action of morphin in slowing the pulse. J. Pharmacol. a. Exper. Ther. **28**, 361 (1926).

McCrum, W. R., and W. R. Ingram: The effect of morphine on cats with hypothalamic lesions. J. of Neuropath. **10**, 190 (1951).

McDonald: Analgesics: Some developments. J. Pharmacy a. Pharmacol. **1**, 569 (1949).

— G. Woolfe, F. Bergel, Morrison and Rinderknecht: Analgesic action of pethidine derivatives and related compounds. Brit. J. Pharmac. **1**, 4 (1945).

McKay, E.: The relation of acquired morphine tolerance to the adrenal cortex. J. Pharmacol. a. Exper. Ther. **43**, 51 (1931).

McKay, E. M., and L. L. McKay: Resistance to morphine in experimental uremia. J. of Pharmacol. **40**, 207 (1930); ref. Ber. Physiol. **58**, 826.

McLennan, H., and K. A. C. Elliott: Effects of convulsant and narcotic drugs on acetylcholine synthesis. J. Pharmacol. a. Exper. Ther. **103**, 35 (1951).

Méhes, G.: Action of morphine and scopolamine on decerebrated animals. Magyar orvosi Arch. **28**, 485 (1927); ref. Ber. Physiol. **43**, 494.

— and J. Lusztig: Influence of morphine on cats deprived of cortex cerebri majoris. Arb. ung. biol. Forsch. inst. **4**, 495 (1931); ref. Ber. Physiol. **66**, 510.

Méhes, Y.: Studien über den Skopolaminschlaf und seine Verstärkung durch Morphium. Arch. exper. Path. u. Pharmakol. **142**, 309 (1929).

— Experimentelle Untersuchungen über den Juckreflex am Tier. II. Mitteilung: Auslösen heftiger Juckanfälle bei der Katze durch intracisternale Injektionen von Morphium und einiger seiner Derivate. Arch. exper. Path. u. Pharmakol. **188**, 650 (1938).

Mei, Ch., u. S. Matsuo: Über das Verhalten des Blutzuckers beim Morphinismus. J. Chosen Med. Assoc. **27**, 73 (1937).

Meidinger, F.: Action comparée du chlorhydrate d'éphédrine gauche, droite et racémique sur la fibre nerveuse. Anesth. et Analg. **5**, 273 (1939).

— Action comparée sur la diurèse du chlorhydrate de morphine et du chlorhydrate de l'ester éthylique de l'acide 1-méthyl-4-phénylpipéridine-carbonique (dolosal). C. r. Soc. Biol. (Paris) **139**, 396 (1945).

Meier, R., u. H. J. Bein: Neuere Befunde über die organisationsspezifischen Wirkungen am autonomen Nervensystem. Bull. schweiz. Akad. med. Wiss. **6**, 209 (1950).

Meinert, S.: Über den Einfluß von Morphin, Kodein, Apomorphin auf den Phosphatstoffwechsel im Gewebe. Diss. Münster 1933.

Meissner, R.: Über Beeinflussung der Morphinwirkung durch die Nebenalkaloide des Opiums. Biochem. Z. **54**, 395 (1913); **67**, 502 (1914).

— Pharmakologische Versuche am überlebenden Darm. Biochem. Z. **73**, 236 (1916).

— Über atmungserregende Heilmittel. Z. exper. Med. **31**, 159 (1923).

Mellett, L. B., and L. A. Woods: The distribution and fate of morphine in the non-tolerant and tolerant monkey. J. Pharmacol. a. Exper. Ther. **116**, 1 (1956).

Meltzer. H., u. M. Steuber: Der Einfluß der Vagusdurchschneidung sowie des Morphins auf den respiratorischen Gasaustausch. Arch. exper. Path. u. Pharmakol. **134**, 259 (1928).

— S. J. On the causes of the orderly progress of the peristaltic movements in the oesophagus. Amer. J. Physiol. **2**, 266 (1899).

Menniti, I.: Azione antitissica degli aminoacidi di midolla spinale negli animali inoculati con morfina. Ann. Int. Maragliano **4**, 104 (1934); ref. Ber. Physiol. **81**, 554.

Mercier, F., et P. Etzensperger: Potentialisation, par la spartéine, de l'activité analgésique expérimentale. C. r. Soc. Biol. (Paris) **148**, 1431 (1954a).

— et P. Marinacca: Influence exercée par un ester du diéthylaminoethanol sur l'activité expérimentale de quelques analgésiques centraux. C. r. Soc. Biol. (Paris) **145**, 1340 (1951).

— — et L. Richaud: Action analgésique expérimentale de la papavérine et de quelques-uns de ses dérivés. C. r. Soc. Biol. (Paris) **146**, 1757 (1952).

— J. Mercier, P. Etzensperger et D. Rouillon: Renforcement, par les ganglioplégiques, des activités analgésique et anesthésique locale expérimentales. C. r. Soc. Biol. (Paris) **148**, 1448 (1954b).

MERCIER, F., J. MERCIER et M. R. SESTIER: Influence exercée par quelques analgésiques centraux synthétiques sur la motricité de la région pylorique chez le chien chloralosé. C.r. Soc. Biol. (Paris) 144, 1536 (1950).

— J. CAIN, J. EXTREMET et M. SESTIER: Influence de l'accoutumance à la morphine et du scorage sur l'apprentissage discriminatif du rat albinos. C. r. Soc. Biol. (Paris) 148, 118 (1954).

— P. JAQUENOUD et M. R. SESTIER: Etude de quelques propriétés pharmacodynamiques de la N-allylnormorphine (nalorphine-nalline). Anesth. et analg. 12, 256 (1955).

MERENDINO, K. A.: Pharmacological aspects of gastric secretion; effect of opium alkaloids and "allied" drug demerol on pouch secretions in dogs. Gastroenterology 10, 504 (1948).

— Pharmacologic aspects of gastric secretion; effects of opium alkaloids and "allied" drug demerol on gastric secretion in man. Gastroenterology 10, 522 (1948).

MERING, J. v.: Physiological and therapeutical investigations on the action of some morphia derivatives. Mercks Jber. 1, 5 (1898).

METTLER, F. A., and E. CULLER: Action of drugs on the chronic decorticate preparation. J. Pharmacol. a. Exper. Ther. 52, 366 (1934).

MEZ, A. G. DU, and L. KOLB: Absence of transferable immunizing substances in the blood of morphine and heroin addicts. Publ. Health Rep. 40, 548 (1925).

MEZEY, K., u. H. STAUB: Giftwirkungen am isolierten Herzkammerstreifen des Frosches. II. Mitteilung: Wirkung von Alkaloiden und ihrer Stammsubstanzen. Arch. exper. Path. u. Pharmakol. 182, 183 (1936).

MILLAR, R. A., and R. P. STEPHENSON: Analgesic action in a series of N-substituted ethyl-4-phenylpiperidine-4-carboxylates. Brit. J. Pharmacol. 11, 27 (1956).

MILLER, G. H., and O. H. PLANT: Effect of morphine and some other opium alkaloids on the muscular activity of the alimentary canal. II. Influence of continued administration of morphine and of withdrawal on the contractions of small intestines of dogs. J. Pharmacol. a. Exper. Ther. 28, 241 (1926).

MILLER, J. W., and H. H. ANDERSON: The effect of N-demethylation on certain pharmacologic actions of morphine, codeine and meperidine in the mouse. J. Pharmacol. a. Exper. Ther. 112, 191 (1954).

— and H. ELLIOTT: Rat tissue levels of C^{14}-labelled analgetics as related to pharmacological activity. J. Pharmacol. a. Exper. Ther. 113, 283 (1955).

— and H. W. ELLIOTT: In vitro studies on the diphasic action of methadone. J. Pharmacol. a. Exper. Ther. 110, 106 (1954).

— R. GEORGE, H. W. ELLIOTT, C. Y. SUNG and E. L. WAY: The influence of the adrenal medulla in morphine analgesia. J. Pharmacol. a. Exper. Ther. 114, 43 (1955).

— TH. M. GILFOIL and F. E. SHIDEMAN: The effects of levallorphan tartrate (levo-3-hydroxy-N-allylmorphinan tartrate) on the respiration of rabbits given morphine. J. Pharmacol. a. Exper. Ther. 115, 350 (1955).

MILLER, L. C.: A critique of analgesic testing methods. Ann. N. Y. Acad. Sci. 51, 34 (1948).

MILOS, C.: Determination of demerol and its separation from opium alkaloids. Amer. J. Pharmacy 117, 343 (1945).

MILOŠEVIČ, M. P.: The action of sympathomimetic amines on intravenous anesthesia in rats. Arch. internat. Pharmacodynamie 106, 437 (1956).

MINGOLA, QU., e E. BIOTTA: Un nuovo metodo di preparazione delle azoproteine. Anticorpi alla morfina e alla stricnina. Ref. Ber. Physiol. 130, 240 (1941).

MINTSCHEFF, P.: Über die durch Morphin bedingten oculopupillaren Symptome beim Pferd. Arch. exper. Path. u. Pharmakol. 185, 85 (1937).

MITCHELL, H. S., and J. D. DEJONG: The effect of morphine on bronchial muscle. J. of Allergy 25, 302 (1954).

— Y. B., and B. K. HARNED: Observations on the effects of dihydromorphinonehydrochloride (dilaudid) on intestinal activity of unanesthetized dogs. J. Pharmacol. a. Exper. Ther. 53, 331 (1935).

— and D. S. PANKRATZ: Observations on the effects of dihydromorphinone-hydrochloride (dilaudid) on the intact uterus of animals anesthetized by cerebral anemia. J. Pharmacol. a. Exper. Ther. 56, 69 (1936).

MITSUYOSHI, T.: Über den Einfluß der Strychnin-, Morphin- und Chloralose auf den Preyerschen Ohrmuschelreflex. Ausz. Z. Otol. 43, 65 (1937); ref. Ber. Physiol 111, 449 (1937).

MIZUGAKI, K.: Über die Gewöhnung der Fibroblastenkulturen an Heroin und die Abstinenzerscheinungen bei ihnen. Fol. pharmacol. japon. 25, 211 (1938); ref. Ber. Physiol. 108, 344.

MIZUNO, T.: The influence of morphine-scopolamine anesthesia upon the oxygen of the blood in the peripheral and the splanchnic area. Mitt. med. Ges. Tokyo 54, 317 (1940); ref. Ber. Physiol. 122, 131 (1940).

MOHRKE, W.: Über die Wirkung einiger Arzneimittel auf die Schmerzempfindung. Arch. exper. Path. u. Pharmakol. 90, 180 (1921).

MOLITOR, H.: The use of bulbocapnine in preanesthetic medication. J. Pharmacol. a. Exper. Ther. **56**, 85 (1936).
— and M. KNIAZUK: A new bloodless method for continous recording of peripheral circulatory changes. J. Pharmacol. a. Exper. Ther. **57**, 6 (1936).
— and A. LATVEN: A biological micro-method for the assay of analgesics. Anesth. et analg. **16**, 127 (1937).
MÖLLER, K. O.: Death due to therapeutic doses of morphine or morphine-scopolamine in patients under influence of alcohol or barbituric acid. Ugeskr. f. Laeg. **114**, 1785 (1952).
— The pharmacological background of the treatment of barbituric acid poisoning. Texas Rep. Biol. a. Med. **12**, 313 (1954).
MONACO, G. LO: La glicolisi del sangue incoagulabile da morfina. Arch. Farmacol. sperim. **45**, 1 (1928).
MOORHOFF, C. F.: Die colorimetrische Morphinbestimmung in Mohnkapseln. Pharmaz. Weekbl. **87**, 593 (1952).
MOOS: Science (Lancaster, Pa.) **112**, 16 (1950).
MORGENROTH, J.: Zur Frage des Antimorphinserums. Berl. klin. Wschr. **1903**, 471.
MORGULIS, S., and V. E. LEVINE: A simplified method for the detection and estimation of the distribution of morphine. J. Labor. a. Clin. Med. **5**, 321 (1920).
MORIMOTO, H.: Relation between the action of morphine on the rabbit uterus in situ and the suprarenal capsule. Jap. J. Obstetr. **15**, 437 (1932); ref. Ber. Physiol. **73**, 377.
MORITA, G.: Entzündungshemmung durch Pharmaka. Jap. J. Med. Sci. IV. Pharmacol. **2**, 50 (1928a).
— Entzündungshemmung durch Nervendurchschneidung. Jap. J. Med. Sci. IV. Pharmacol. **2**, 51 (1928b).
MORRISON, A. L., and H. RINDERKNECHT: Synthetic analgesics. Part V. Compounds related to pethidine. J. Chem. Soc. **1950**, 1467.
— — Part X. Tertiary carbinols and derivatives from Mannich bases. J. Chem. Soc. **1950**, 1510.
— — Synthetic analgesics. Part IX. Synthesis of compounds related to amidone. J. Chem. Soc. **1950**, 1478.
MOSHER, H. S., and J. E. TESSIERI: Heterocyclische basische Verbindungen. 14. Mitteilung. 4-Phenyl-4-pyridyl-(3)-6-dimethylaminohexanon-(3). J. Amer. Chem. Soc. **73**, 49, 525 (1951).
MOYER, J. H., G. R. PONTIUS et G. C. MORRIS: The effects of chlorpromazine, morphine and N-allylnormorphine on cerebral hemosynamics and cerebral oxygen metabolism in man. XX. Internat. Physiol. Congr. Brüssel 1956. Abstracts of Commun. S. 663.
MÜHLAU, M.: Zur Frage der Polamidonsucht, vom gerichtsmedizinischen Standpunkt. Ärztl. Wschr. **1951**, 779.
MUEHLENBECK, H. E., and L. A. WOODS: Plasma levels and urinary excretion of nalorphine in the dog. J. Pharmacol. a. Exper. Ther. **113**, 40 (1955).
MUELLER-HESS, V.: Gesetzliche Bestimmungen zur Bekämpfung der Rauschgiftsucht und deren Reformbedürftigkeit. Dtsch. Z. gerichtl. Med. **41**, 345 (1952).
MÜLLER-LIMMROTH, H.-W., u. H. MASSMANN: Der Einfluß des Polamidon auf das Elektroencephalogramm des Menschen. Klin. Wschr. **1952**, 943.
MULLIN, F. G., and LUCKHARDT: Effects of certain analgesic drugs on cutaneous, tactile and pain sensitivity. Amer. J. Physiol. **113**, 100 (1935).
MUNIER, R., et H. HACHEBOEUF: Bull. Soc. chim. biol. **31**, 1146 (1949).
MUNRO, A. F.: Variation in the adrenaline motor response of the isolated terminal ileum of the guinea-pig with body weight and exposure to anticholinesterase drugs and atropine. J. of Physiol. **112**, 20 (1951).
MURALT, A. v.: Über die Bedeutung der Quermembran der markhaltigen Nerven für die saltatorische Fortpflanzung der Erregungswelle. Helvet. physiol. Acta **5**, C 45 (1947).
MYERS, G. N.: Die Wirkungen von Morphin, Diacetylmorphin und einigen verwandten Alkaloiden auf den Verdauungstrakt. I. Magen und Pylorus. J. of Hyg. **39**, 375 (1939).
— Die Wirkungen von Morphin, Diacetylmorphin und einigen verwandten Alkaloiden auf den Verdauungstrakt. II. Dünndarm und Sphincter ileocolicus. J. of Hyg. **39**, 391 (1939).
— and S. W. DAVIDSON: Über die Wirkung einiger Substitutionsprodukte des Morphins und Heroins auf die Nahrungspassage im menschlischen Verdauungstrakt. J. of Hyg. **38**, 432 (1938).
MYERS, H. B.: The effect of chronic morphine poisoning upon growth, the oestrous cycle and fertility of the white rat. J. Pharmacol. a. Exper. Ther. **41**, 317 (1931).
NACHMANSOHN, D., S. HESTRIN and H. VORIPAIEFF: Presence of choline acetylase in striated and cardiac muscle. J. of Biol. Chem. **167**, 295 (1947).
— — — Enzymatic synthesis of a compound with acetyl-choline-like biological activity. J. of Biol. Chem. **180**, 875 (1949).

NAEVE, W. S., u. K. F. KÖRNER: Tod durch Polamidonüberdosierung bei einem Kleinkinde. Arch. Toxikol. 15, 96 (1954).

NAKAZAWA, Y.: On the influence of the blood-plasma of the chicken habituated to morphine and to heroin upon the tissue cultures accustomed to these drugs. Fol. pharmacol. jap. 26, 1 (1938); ref. Ber. Physiol. 110, 171.

NARIYUKI, H. zit. nach J. SANO u. H. KAJITA: Vortrag auf der wissenschaftlichen Versammlung der kriminalen chemischen Nachforschung (Japan) 1955. Klin. Wschr. 1955, 958.

NASMYTH, P. A.: Factors influencing the effect of morphine sulfate on the ascorbic acid content of rats adrenal glands. Brit. J. Pharmacol. 9, 95 (1954).

— and H. C. STEWART: The release of histamine by opium alkaloids. J. of Physiol. 111, 19 (1950).

NATHAN, P. W.: Newer synthetic analgesic drugs. Brit. Med. J. 1952, 903.

NAUNYN, B.: Der Diabetes mellitus. 2. Aufl. 1906, S. 433; zit. nach AHLGREEN, Biochem. Z. 206, 99 (1929).

NEDZEL, A. J.: Variations in the toxicity of morphine sulphate. J. Labor. a. Clin. Med. 22, 1031 (1937).

NICOLLE, P.: Différents types d'apnées périodiques provoquées par la morphine chez les lapino uréthanisés. C. r. Soc. Biol. (Paris) 129, 836 (1938).

— Effet protecteur des solutions isotoniques et hypertoniques de chlorure de sodium vis-à-vis de l'action apnéisante de la morphine sur le lapin uréthanisé. C. r. Soc. Biol. (Paris) 135, 201 (1941).

NICOLOSI, G.: Azione dell'estratto di tiroide sulla glicemia nel morfinismo sperimentale e nell'astinenza. Boll. Soc. ital. Biol. sper. 17, 122 (1942); ref. Ber. Physiol. 131, 140 (1942).

NIEUWENHUYSE, P.: Over krampverwekkende werking van morphine. Nederl. Tijdschr. Geneesk. 1934, 78, 717; ref. Ber. Physiol. 79, 711.

NISHIGISHI, S.: Studien über den Morphinismus. 6. Mitteilung. Der Eiweißstoffwechsel. Ber. Physiol. 43, 734 (1928).

— u. K. SATO: Studien über den Morphinismus. V. Mitteilung. Über die Beziehung zwischen dem vegetativen Nervensystem und dem Symptomenkomplex beim Morphinisten. J. Orient. Med. 6, 57 (1927); ref. Ber. Physiol. 43, 734.

NISHIMURA, Y., u. K. SATO: Pharmakologie der Gehirngefäße. X. Mitteilung: Die Wirkung von Morphin und Papaverin. Jap. J. Med. Sci., Trans IV Pharmacol. 5, 100 (1931); ref. Ber. Physiol. 65, 160.

NISISITA, M.: Über die Kombination von Morphin-Scopolamin. Ber. Physiol. 36, 910 (1926).

— Über den Einfluß der größeren Dosen Morphin auf die Atmung. Jap. J. Med. Sci. IV. Pharmacology 2, 61 (1928).

NITO, G. DE: La stimolazione elettrica dei vaghi potenzia la azione narcotica del magnesio e del veronal. Boll. Soc. ital. Biol. sperim. 15, 1072 (1940); ref. Ber. Physiol. 124, 391.

NOORDEN, C. V.: Die Zuckerkrankheit und ihre Behandlung. 7. Aufl. 1917, S. 374; zit. nach AHLGREEN, Biochem. Z. 206, 99 (1929).

NORDHORN, H.: Über die Brauchbarkeit des isolierten Hundedarmes zur Auswertung von Spasmolytika. Diss. Hannover 1951.

NORDQUIST, P.: The action of histamine on procaine block in frog nerves. Acta pharmacol. (Københ.) 8, 183 (1952).

NOTHNAGEL: Über die Wirkungen des Morphins auf den Darm. Virchows Arch. 89, 1 (1882).

NOVELLI, D., N. O. KAPLAN and F. LIPMAN: The liberation of pantothenic acid from coenzyme A. J. of Biol. Chem. 177, 97 (1949).

OBERST, F. W.: The determination of morphine in the urine of morphine addicts. J. Labor. a. Clin. Med. 24, 318 (1938).

— Free and bound morphine in the urine of morphine addicts. J. Pharmacol. a. Exper. Ther. 69, 240 (1940).

— Relationship of the chemical structure of morphine derivatives to their urinary excretion in free and bound form. J. Pharmacol. a. Exper. Ther. 73, 401 (1941).

— Studies on the fate of morphine. J. Pharmacol. a. Exper. Ther. 74, 37 (1942).

— Symposium: Can the euphoric, analgetic and physical dependence effects of drugs be separated? Federat. Proc. 2, 187 (1943).

— P. W.: A method for the determination of demerol in urine and results of its application. J. Pharmacol. a. Exper. Ther. 79, 10 (1943).

OCHSNER, A., I. M. GAGE and R. A. CUTTING: Effects of morphine on obstructed intestine. Arch. Surg. 28, 406 (1934); ref. Ber. Physiol. 78, 710.

OCKERBLAD, N. F., H. E. CARLSON and J. F. SIMON: The effect of morphine upon the human ureter. J. of Urol. 33, 356 (1935).

OELKERS, H.-A.: Vergleichende Untersuchungen über die Wirkungsstärke des Morphins und seiner Derivate. I. Mitteilung. Arch. exper. Path. u. Pharmakol. 194, 296 (1940).

— u. H. FIEDLER: Vergleichende Untersuchungen über die Wirkungsstärke des Morphins und seiner Derivate. II. Mitteilung. Arch. exper. Path. u. Pharmakol. 197, 636 (1941).

OESTREICHER, P. M., C. G. FARMILO and L. LEVI: Ultraviolet spectral data for ninety narcotics and related compounds. Bull. on Narcot. 6 No. 3, 42 (1954).

OETTEL, H.: Untersuchungen am normalen Dünndarm des Hundes (I. Methodik). Arch. exper. Path. u. Pharmakol. 175, 588 (1934a).
— Untersuchungen am normalen Dünndarm des Hundes. II. Mitteilung: Narkose, Laparatomie und Dünndarmarbeit. Arch. exper. Path. u. Pharmakol. 177, 317 (1934b).

OHKAWA, J.: Einige Versuche über den Kohlehydratstoffwechsel beim morphingewohnten Kaninchen. Mitt. med. Akad. Kioto 28, 895 (1940); ref. Ber. Physiol. 121, 429 (1940).

OHLSON, L.: Algesimetric studies by the hot plate method in mice. Acta pharmacol. (Københ.) 9, 322 (1953).

OKUDA, S.: Vergleichende Untersuchungen der verschiedenen Arzneimittel der Morphingruppe hinsichtlich der Schwanzreaktion bei Mäusen. Jap. J. Med. Sci. IV. Pharmacol. 5, 16 (1931).
— Über den Einfluß einiger Schlafmittel auf das Auftreten der Schwanzreaktion der Mäuse durch Morphin. Fol. pharmacol. jap. 14, 3 (1932); ref. Ber. Physiol. 67, 600.
— Über den Einfluß einiger Pharmaca der Morphingruppe auf die Wanderung sowie das histologische Bild der kultivierten Hühnerleukocyten. Fol. pharmacol. jap. 16, 17 (1933a); ref. Ber. Physiol. 76, 567.
— Experimentelle Studien über die Morphingewöhnung an den Kulturen von Hühnerleukocyten. Fol. pharmacol. jap. 17, 7 104 (1933b); ref. Ber. Physiol. 77, 543.

OKUTA, M.: Die „entgiftende Funktion" der Leber gegen Morphin und Avertin. Mitt. med. Ges. Tokio 47, 890 (1933); ref. Ber. Physiol. 77, 714.

OLIVERIO, A.: L'acido stifnico e l'acido picrico nella ricerca microchimica degli alcaloidi. Ann. Chim. appl. 28, 353 (1938); 29, 63 (1939); ref. Ber. Physiol. 117, 668 (1939).

ONO, H.: Über den Einfluß von Morphin auf die experimentelle Anaphylaxie. Okayama Igakkaifasshi 52, 325 (1940); ref. Ber. Physiol. 120, 333 (1940).
— K.: Beiträge zur Kenntnis der Wirkung des Morphins. Ber. Physiol. 46, 520 (1928).

OPFER-SCHAUM, R.: Zum mikrochemischen Nachweis des Dolantins. Dtsch. Apotheker-Ztg. 6, 543 (1952).

OPITZ, E., u. M. SCHNEIDER: Über die Sauerstoffversorgung des Gehirns und den Mechanismus von Mangelwirkungen. Erg. Physiol. 46, 126 (1950).

ORAHOVATS, P., L. FLATAKER, E. G. LEHMAN and J. T. LEHMAN: Studies on the pharmacology of N-allylnormorphine. J. Pharmacol. a. Exper. Ther. 111, 152 (1954).
— P. D., C. A. WINTER and E. G. LEHMANN: The effect of N-allylnormorphine upon the development of tolerance to morphine in the albion rat. J. Pharmacol. a. Exper. Ther. 190, 413 (1953).
— — — Pharmacological studies of mixtures of narcotics and N-allylnormorphine. J. Pharmacol. a. Exper. Ther. 112, 246 (1954).
— — — and L. FLATAKER: Comparative studies of 6-substituted delta^6-desoxymorphines and morphine with special reference to 6-methyl-delta^6-desoxymorphine. J. Pharmacol. a. Exper. Ther. 114, 100 (1955).
— u. E. G. LEHMAN: Potentiating effects of Quinine. I. Analgesics and hypnotics. Arch. internat. Pharmacodynamie 110, 245 (1957).

ORLOFF, N. F.: Verbrechen und Narkomanie nach Beobachtungen in Harbin und Shanghai. Beitr. ger. Med. 15, 75 (1939).

ORR, TH. G., and H. E. CARLSON: Effect of morphine on the movements of the small intestine and sphincter muscles. Arch. Surg. 27, 296 (1933).

ORT, J. M., and W. G. CHRISTIANSEN: The influence of certain salts on morphine toxicity and narcosis in mice and rats. J. Amer. Pharmac. Assoc. 25, 593 (1936); ref. Ber. Physiol. 97, 512.

OSTERMANN, G.: Ricerche fisiologiche e tossicologiche sulle vorticelle. Arch. di Fisiol. 1, 1 (1903); zit. nach STARKENSTEIN.

OSTERWALD, K. H.: Zwei Beobachtungen von Atemlähmung nach Polamidonmißbrauch. Arch. Toxikol. 14, 349 (1953).

OUTSCHOORN, A. S.: The hormones of the adrenal medulla and their release. Brit. J. Pharmacol. 7, 605 (1952).

OWEN, L. N.: Thiambutene and barbiturate anaesthesia in the dog. J. Pharmacy a. Pharmacol. 7, 533 (1955).

PADTBERG, J. H.: Der Einfluß des Magnesiumsulfats auf die Verdauungsbewegungen. Pflügers Arch. 129, 476 (1909).
— Über die Stopfwirkung von Morphin und Opium bei Koloquinthen-Durchfällen. Pflügers Arch. 139, 318 (1911).

PAIK, SH.-M.: Beiträge zur pharmakologischen Kenntnis des Morphins. Jap. J. Med. Sci., Tr. IV. Pharmacol. 8, 102 (1934); ref. Ber. Physiol. 84, 336.

Pal, J.: Über eine typische Wirkung der Körper der Morphingruppe. Zbl. Physiol. **16**, 68 (1902); Dtsch. med. Wschr. **1914**, 164.
— Die Wirkung des Opiums, seiner Komponenten und Ersatzpräparate. Dtsch. med. Wschr. **1913**, 395.
— u. J. E. Berggrün: Über die Wirkung des Opiums auf den Dünndarm. Arb. Inst. allg. u. exper. Path. Wien **1890**, 38.
Pancoast, H. K., and A. H. Hopkins: Effect of moderate doses of opium derivatives on gastro-intestinal tract. J. Amer. Med. Assoc. **65**, 1581 (1915).
Pannella, P.: Influenza della morfina sugli organi ematopoietici, sulla glicemia e sul glicogeno epatico. Arch. di. Fisiol. **27**, 493 (1929); ref. Ber. Physiol. **54**, 398.
Parrot, J.-L., et J. Thouvenot: La double contraction du muscle longitudinal de l'intestin. XX. Internat. Physiol. Congr. Brüssel 1956. Abstracts of commun. p. 704.
Paterson, S. J., and F. Prescott: Nalorphine in the prevention of neonatal asphyxia due to maternal sedation with pethidine. Lancet **266**, 490 (1954).
Paton, W. D. M.: The pharmacology of curare and curarising substances. J. Pharmacy a. Pharmacol. **1**, 273 (1949).
— The response of the guinea-pig ileum to electrical stimulation by coaxial electrodes. J. of Physiol. **127**, 40 (1955).
— The responses of, and release of acetylcholine by guinea-pig small intestine in response to coaxial electrical stimulation. XX. Internat. Physiol. Congr. Brüssel 1956, Abstracts of commun. p. 708.
— The action of morphine and related substances on contraction and on acetylcholine output of coaxially stimulated guinea-pig ileum. Brit. J. Pharmacol. **12**, 119 (1957).
— and E. J. Zaimis: Die pharmakologische Wirkung von Polymethylenbistrimethyl-ammoniumsalzen. Brit. J. Pharmacol. **4**, 381 (1949); **6**, 155 (1951).
Pavel, J., S. Milco et J. Radvan: Action de la morphine sur la sécrétion hépatique. C. r. Soc. Biol. (Paris) **100**, 913 (1929); ref. Ber. Physiol. **53**, 427.
— St. Milco et L. Radvan: Action de la morphine sur le foie. C. r. Soc. Biol. (Paris) **102**, 131 (1929); ref. Ber. Physiol. **56**, 296.
Pawlov, J.: Wie die Muschel ihre Schaale öffnet. Versuche und Fragen zur allgemeinen Muskel- und Nervenphysiologie. Pflügers Arch. **37**, 6 (1885).
Payne, J. P.: Die Wirkungen des N-Allylnormorphins auf gesunde Personen, die mit Morphin vorbehandelt worden waren. Brit. J. Anaesth. **26**, 22 (1954); Chem. Zbl. **1954**, 9335.
Peczenik, O., and G. B. West: Actions of local anaesthetics. J. Pharmacy a. Pharmacol. **3**, 36 (1951).
Pellini, E. J., and A. D. Greenfield: Narcotic drug addiction. I. The formation of protective substances against morphin. Arch. Int. Med. **26**, 279 (1920); ref. Ber. Physiol. **4**, 575.
Pellmont, B.: The influence of different drugs on the analgesic activity of levorphan. J. Pharmacol. a. Exper. Ther. **110**, 42 (1954).
— u. H. Bächtold: Pharmakologie des „Romilar" Roche, einer hustenhemmenden Substanz mit zentralem Angriffspunkt. Schweiz. med. Wschr. **1954**, 1368.
Pennetti, G.: L'azione della morfina sul cuore isolato di animali morfinisti ed astinenti. Riv. di Pat. sperim. **1**, 289 (1926); ref. Ber. Physiol. **38**, 759.
Pero, C.: Stimolazoni ed anestesie intradermiche e percutanee nella terapia del dolore. Mecanismo d'azione. Giorn. ital. Anest. **5**, 128 (1939).
Perutz, A., u. E. Taigner: Beiträge zur experimentellen Pharmakologie des männlichen Genitales. I. Mitteilung: Die Wirkung des Opiums und seiner Alkaloide auf den über-lebenden Samenstrang. Wien. med. Wschr. **1920**, 1366.
Pescor, M. J.: The Kolb classification of drug addicts. Publ. Health Rep. Suppl. No. 155 (1939).
— A statistical analysis of the clinical records of hospitalized drug addicts. Publ. Health Rep. Suppl. **143**, 1 (1943).
Pesez, M.: Sur une nouvelle réaction chromatique de la morphine et des alcaloïdes dérivés. J. of Pharmacie VIII., **25**, 504 (1937); **27**, 255 (1938).
Petersen, I.: Differences in sensivity to anaesthetics of motor centres in the cervical and lumbar region of the spinal cord. Acta physiol. scand. (Stockh.) **26**, Suppl. **96** (1952).
Petersen, P. V.: Studies on a new spasmolytic compound 1,1-diphenyl-3-di-methylamino-butene-1 (A 29), related to methadone, and on the combined use of this compound and a potent analgesic, ketobemidone (A 21). Acta pharmacol. (Københ.) **7**, 51 (1951).
Pfeffer, R. B. H. E. Stephenson jr. and J. W. Hinton: The effect of morphine, demerol and codeine on serum amylase values in man. Gastroenterology **23**, 482 (1953).
Pfeifer, S., u. W. Keller: Polarographische Morphinbestimmung in Mohnkapseln. Pharmaz. Z.-halle Dtschld **95**, 189 (1956).

PFEIFFER, C. C., and M. H. SEEVERS: A comparative study of analgesia produced in normal subjects by morphine, codein, heroine and dilaudid. J. Pharmacol. a. Exper. Ther. **54**, 156 (1935).
— J. SEMTOS, MARTINEZ and TH. R. SHEEROD: The nature of the prosthetic groups of analgesics and their possible action as blocking agents. Federat. Proc. **7**, 248 (1948).
PHATAK, N. M., and N. A. DAVID: Besondere Wirkungen einiger Methadonanalgetica und von α-Acetylmethadol, bestimmt durch ihre hyperglykämischen Reaktionen bei Kaninchen. Current Res. Anesth. Analges. **32**, 242 (1953).
— — Effects of hydergine (CCK No. 179) on the modification of tolerance to morphine on L-isomethadone hyperglycemia in rabbits. J. Pharmacol. a. Exper. Ther. **109**, 139 (1953).
— TH. T. NITTA and N. A. DAVID: Blockade of morphine hyperglycemia by ergot alkaloids in normal and addicted rabbits. J. Pharmacol. a. Exper. Ther. **103**, 358 (1951).
PICCININI, G. M.: Influenza della morfina e de'suoi derivati sopra l'amilolisi pancreatica sperimentale. Nota ricerche. I. Sperimentale. La morfina, la codeina, l'eroina, la dionina e la peronina aumentano l'attività dell'amilosina. Biochem. e terap. sperim. **11**, 439 (1924).
PICHLER: Vorläufige Mitteilungen über unsere Erfahrungen in der Geburtsleitung mit Dolantin-Hypophysin. Zbl. Gynäk. **69**, 700 (1947).
PICK, E. P., u. R. WASICKY: Über die Wirkung des Papaverins und Emetins auf Protozoen. Wien. klin. Wschr. **28**, 590 (1915).
PICKERING, R. W., B. E. ABREU, D. F. BOHR and W. F. REYNOLDS: Some effects of meperidine on gastroenteric, extra-hepatic biliary, and cardiovascular activity. J. Amer. Pharmac. Assoc. **38**, 188 (1949).
PIERCE, I. H., and O. H. PLANT: Studies in chronic morphine poisoning in dogs. II. Changes in blood cells and hemoglobin during addiction and withdrawal. J. Pharmacol. a. Exper. Ther. **33**, 359 (1928).
— — Studies in chronic morphine poisoning in dogs. III. Blood sugar during tolerance and withdrawal. J. Pharmacol. a. Exper. Ther. **33**, 371 (1928).
— — Studies of chronic morphine poisoning in dogs. IV. Excretion of morphine in tolerant and non-tolerant animals. J. Pharmacol. a. Exper. Ther. **46**, 201 (1932).
PILCHER, I. D., and T. SOLLMANN: The morphine skin reaction. J. Pharmacol. a. Exper. Ther. **23**, 144 (1923).
PINXTEREN, S. A. C. v., and M. A. G. SMEETS: The determination of the morphine content of opium. Pharmaz. Weekbl. **85**, 1 (1950).
PITTINGER, C. B., E. G. GROSS and O. M. RICHARDSON: The effect of nalorphine, levallorphan and analogues of levallorphan upon the hyperglycemic response of dogs to levorphan. J. Pharmacol. a. Exper. Ther. **114**, 439 (1955).
PIUTTI: C. r. Acad. Sci. (Paris) **103**, 134 (1886).
PJATNICKIJ, N., u. P. FEDOROV: Zur Frage über den Einfluß chronischer Morphiuminjektionen auf den N-Stoffwechsel bei Hunden. Z. eksper. Biol. i. Med. **11**, 54 (1929); ref. Ber. Physiol. **53**, 426.
PLANELLES, J.: Mutterkornstudien. I. Über das Zusammenwirken von Ergotamin und Adrenalin am Meerschweinchendarm. Arch. exper. Path. u. Pharmakol. **105**, 38 (1925).
PLANT, O. H., and G. H. MILLER: Effect of morphine and other opium alkaloids on the muscular movements of the alimentary canal. Preliminary report. J. Pharmacol. a. Exper. Ther. **21**, 202 (1923).
— — Effects of morphine and some other opium alkaloids on the muscular activity of the alimentary canal. I. Action on the small intestine in unanesthetized dogs and man. J. Pharmacol. a. Exper. Ther. **27**, 361 (1926).
— — The effect of morphine and some of the other opium alkaloids on the muscular activity of the alimentary canal. III. Action on the stomach in unanesthetized dogs. J. Pharmacol. a. Exper. Ther. **32**, 413 (1928).
— — The effect of morphine and some of the other opium alkaloids on the muscular activity of the alimentary canal. IV. Action of morphine on the colon of unanesthetized dogs and man. J. Pharmacol. a. Exper. Ther. **32**, 437 (1928).
— and S. H. PIERCE: General symptoms and behavior of dogs during morphine tolerance and withdrawal. J. Pharmacol. a. Exper. Ther. **31**, 212 (1927).
— — Studies of chronic morphine poisoning in dogs. I. General symptoms and behavior during addiction and withdrawal. J. Pharmacol. a. Exper. Ther. **33**, 329 (1928).
— — Studies of chronic morphine poisoning in dogs. V. Recovery of morphine from the tissues of tolerant and non-tolerant animals. J. Pharmacol. a. Exper. Ther. **49**, 432 (1933).
— and D. SLAUGHTER: Studies of chronic morphine poisoning. VI. Effect of increasing tissue oxidations by dinitrophenol on the excretion of morphine in tolerant and non-tolerant dogs. J. Pharmacol. a. Exper. Ther. **58**, 417 (1936).

PLANT, O. H. and D. SLAUGHTER: Studies of chronic morphine poisoning in dogs. VII. Effect of thyreoid feeding on the excretion of morphine in tolerant and non-tolerant dogs. J. Pharmacol. a. Exper. Ther. **62**, 106 (1938).

PLOTNIKOFF, N.: Distribution and excretion of radiomeperidine in the albino rat. J. Pharmacol. a. Exper. Ther. **101**, 31 (1951).

— Metabolic fate of meperidine in the rat and man. J. Pharmacol. a. Exper. Ther. **113**, 44 (1954).

— H. W. ELLIOTT and E. LEONG WAY: The metabolism of $N\text{-}C^{14}H_3$ labeled meperidine. J. Pharmacol. a. Exper. Ther. **104**, 377 (1952).

— E. LEONG WAY and H. W. ELLIOTT: Biotransformation products of meperidine excreted in the urine of man. J. Pharmacol. a. Exper. Ther. **117**, 414 (1956).

POE, CH. F., and P. S. STEHLEY: A study of Fröhde's test for morphine. J. Labor. a. Clin. Med. **18**, 375 (1933).

POENITZ, K.: Die sozial-ärztliche Beurteilung und Betreuung der Süchtigen. Psychiatr., Neurol. u. med. Psychol. **5**, 47 (1953).

POHL, J.: Über Darmbewegungen und ihre Beeinflussung durch Gifte. Arch. exper. Path. u. Pharmakol. **34**, 87 (1894).

— Über das N-Allylnorcodein, einen Antagonisten des Morphins. Z. Exper. Path. u. Ther. **17**, 370 (1915).

— Über den Purinstoffwechsel nach Giften. Biochem. Z. **78**, 212 (1916).

POHLAND, A., F. J. MARSHALL and F. P. CARNEY: Optically active compounds related to methadon. J. Amer. Chem. Soc. **71**, 460 (1949).

POHLE, K., u. W. SPIEKERMANN: Vergleichende Untersuchungen über die analgetische Breite verschiedener Antipyretika bei Kombination mit Schlafmitteln. Arch. exper. Path. u. Pharmakol. **162**, 685 (1931).

POHLISCH, K.: Die Verbreitung des chronischen Opiummißbrauchs in Deutschland. Psych. u. neurol. Wschr. **1931**, Nr. 40.

POLK, C. G.: Atropia poisoning—morphia its remedy. Virginia Med. Monthly **6**, 304 (1879); zit. nach EDDY (1940).

POLONIO: Pethidine addiction. Lancet **1947 I**, 592.

POOS, FR.: Pharmakologische und physiologische Untersuchungen an den isolierten Irismuskeln. Arch. exper. Path. u. Pharmakol. **127**, 307 (1927).

POPPER, E.: Über einen Unterschied in der Wirkung des Morphins und des Opiums auf den Darm. Dtsch. med. Wschr. **1912**, 308.

— Über die Empfindlichkeit des überlebenden Darmes auf Einwirkung der Opiumalkaloide und des Pantopons. Pflügers Arch. **153**, 574 (1913).

PORCHER, M. P.: Quelques réflexions après mille morphines (méthode personnelle d'exploration gastro-duodénale). Arch. des Mal. Appar. digest. **35**, 59 (1946).

— L'hyperkinésie gastrique provoquée. Technique nouvelle de l'exploration complémentaire de l'estomac et du bulbe duodénal. J. Radiol. et d'Electrol. **27**, 393 (1946).

PORRU, E.: Influenza della morfina e di alcuni suoi derivati sulla secrezione urinaria. Clin. med. ital. **56**, 493 (1925).

PÓRSZÁSZ, J., L. TARDOS, F. HERR u. M. NYIRI: Prüfung der analgetischen Wirkung und der gekreuzten Gewöhnung an die Analgetika bei Ratten. Acta physiol. (Budapest) **4**, 107 (1953).

— J. VENULET u. K. GIBISZER-PÓRSZÁSZ: Untersuchungen über die Synergisierbarkeit der Analgetika: Wirkung des Doryls und Physostigmins auf die Verteilung des Dolantins im Organismus. Acta physiol. Acad. Sci. hung. **5**, 509 (1954).

PORTER, C. C., and R. H. SILBER: A micromodification of the dye method for the determination of basic drugs in blood plasma. J. of Biol. Chem. **182**, 109 (1950).

POULSEN, T.: Experimental investigation into the effects of morphine and aprobarbital on carbon-dioxide provoked pulmonary oedema in mice. Acta pharmacol. (København.) **10**, 246 (1954).

POURVOURVILLE, DE: China und das Opium. 1908; zit. nach TSCHIRCH (1910).

PRESCOTT, A. B.: Note on Froehde's reagent as a test for morphia. Amer. J. Pharmac. **48**, 59 (1876).

PRESCOTT, F., S. G. RANSOM, R. H. THORP and A. WILSON: Effect of analgesics on respiratory response to carbon dioxide in man. Lancet **1949**, 340.

PREUSS, F. R.: Über die elektrodialytische Bestimmung kleinster Alkaloidmengen im Blut. Arch. Pharmaz. **288**, 195, 220 (1955).

PRIDE, R. R. A., and E. S. STERN: A specific method for the determination of morphine. J. Pharmacy a. Pharmacol. **6**, 590 (1954).

Publication Board: Pharmaceutical activities in the I.G.-Farbenindustrie. Dep. of Commerce Washington D. C. Rep. 981.

PUGLIESE, A.: Sull'azione anticoagulante della morfina. Ricerche sperimentali. Boll. sci. Med. Bologna **11**, 833 (1900).

PULEWKA, P.: Der Wirkungscharakter des Morphins an der weißen Maus. Arch. exper. Path. u. Pharmakol. **123**, 259 (1927).
— D. BERKAN u. SCH. KAYMAKTSCHALAN: Erklärung der Temperaturabhängigkeit der resorptiven toxischen Wirkung des Novocains. Arch. exper. Path. u. Pharmakol. **222**, 293 (1954).
QUASTEL, I. H., and M. TENNENBAUM: The action of morphine and its derivatives on contractions of leech muscle due to acetyl-choline, choline and nicotine. J. Pharmacol. a. Exper. Ther. **60**, 228 (1937).
— — and A. H. M. WHEATLEY: Choline ester formation in, and choline esterase activities of, tissues in vitro. Biochemic. J. **30**, 1668 (1936).
QUIGLEY, J. P., W. H. HIGHSTONE and A. C. IVY: Action of morphine, papaverine, atropine, pilocarpine, pituitrin, pitocin and pitressin on intestinal propulsive activity determined in the unanaesthetized dog by the bolus method. J. Pharmacol. a. Exper. Ther. **51**, 308 (1934).
RABBONI, F., and GRAMIGNANI: The endoveinous use of morphine in thoracis pre-anesthesia and surgery. Sicilia med. (Palermo) **6**, 296 (1949).
RADOFF, L. M., and S. E. HUGGINS: Protective action of N-allylmorphine against demerol. Proc. Soc. Exper. Biol. a. Med. **78**, 879 (1951).
RADOUCO-THOMAS, C.: Morphinomimétiques et morphinoblocants en anesthésie générale. Anaesthesist **6**, 109 (1957).
— u. E. LE BRETON: Über die Wirkung des nor-Adrenalin und des Reserpins auf die Analgesie im Tierversuch. 23. Tagung d. Dtsch. Pharmkol. Ges., Freiburg i. Br. 1957.
— S. RADOUCO-THOMAS et N. GILLIANE: Psycho-neuroses expérimentales engendrées par la morphine et les morphinomimétiques. Effet des morphinoblocants, de la médication psychotonique et psychoplégique (barbituriques, chlorpromazine, réserpine et bénactyzine). XX. Internat. Physiol. Congr. Brüssel 1956. Abstracts of Commun. p. 747.
— — and GL. NOSAL: Experimental evaluation of analgesia. 1. New algesimetric method. 2. Comparative study of the analgesic action of morphine, pethidine, L-methadone and levorphanol. Bull. on Narcot. 8, No. 4, 14 (1956).
RAI, K.: Über die Widerstandsfähigkeit des neugeborenen Kaninchens und Meerschweinchens von einem an Morphin gewöhnten Muttertier gegen das Gift. J. Med. Assoc. Formosa **36**, 1962 (1937); ref. Ber. Physiol. **104**, 498.
RAIFORD, TH. S., and M. G. MULINOS: On the motility of the colon of the dog. J. Pharmacol. a. Exper. Ther. **51**, 128 (1934).
RAJSKINA, M. E.: Über den Einfluß von Morphin und Morphin-Hexenalnarkose auf das Herz beim Hund. Farmakol. u. Toksikol. **16**, 43, 15 (1953); zit. nach Ber. Physiol. **168**, 137.
RAKIETEN, N., H. E. HIMWICH and D. DU BOIS: Morphine acidosis. J. Pharmacol. a. Exper. Ther. **52**, 437 (1934).
RANDALL, L. O.: Spasmolytic activity of synthetic drugs. J. Amer. Pharmac. Assoc. Pract. Pharm. Ed. IX., 536 (1948).
— J. KRUGER, C. CONROY, B. KAPPELL and W. M. BENSON: Peripheral effects of the optical antipodes of 3-hydroxy-N-methyl-morphinan and some of their derivatives. Arch. exper. Path. u. Pharmakol. **220**, 26 (1953).
— and G. LEHMANN: Pharmacological studies on analgesic piperidine derivatives. J. Pharmacol. a. Exper. Ther. **93**, 314 (1948).
— — Analgesic action of 3-Hydroxy-N-methyl morphinan hydrobromide (dromoran). J. Pharmacol. a. Exper. Ther. **99**, 163 (1950).
RAPOPORT, H., and G. B. PAYNE: Stereochemische Untersuchungen in der Morphinreihe. Die relative Konfiguration an den Kohlenstoffatomen 5 und 6. J. org. Chem. **15**, 1093—1102 (1950).
RAPP, G. W.: Inhibition of creatine phosphate and acetylcholine breakdown in nerve extracts by procaine. Arch. of Biochem. **12**, 13 (1947).
RASOR, R. W., and H. J. CRECRAFT: Addiction to meperidine hydrochloride. J. Amer. Med. Assoc. **157**, 654 (1955).
RAYMOND-HAMET, M.: Sur un antagoniste de l'action dépresso-respiratoire de la morphine. Bull. Acad. Med. Paris III. **126**, 154 (1942); ref. Ber. Physiol. **130**, 533 (1942).
REACH, F.: Zur Kenntnis der chronischen Morphinwirkung. Z. exper. Path. u. Therap. **16**, 321 (1914).
— — Der Schließmuskel des Ductus choledochus in funktioneller Beziehung. Arch. exper. Path. u. Pharmakol. **85**, 178 (1919).
RÉGNIER, J., et S. LAMBIN: Essais de mesure de l'action exercée par la morphine, administrée par voie veineuse ou souscutanée sur le réflexe oculo-palpébral. C. r. Soc. Biol. (Paris) **127**, 39 (1938).
— — De l'influence de l'acide combiné à la morphine sur la rapidité et l'ampleur de l'élimination urinaire de cet alcaloïde. C. r. Soc. Biol. (Paris) **127**, 294 (1938).

RÉGNIER, J., et A. QUEVAUVILLER: 1. Différence d'action de deux sels de morphine (chlorhydrate et phénylpropionate) sur l'excitabilité du tronc nerveux moteur, en milieu privé d'électrolytes. Action comparée du chlorhydrate, dans ces conditions, et en liquide de Ringer. C. r. Soc. Biol. (Paris) 124, 623 (1937); Ber. Physiol. 102, 511; 2. Des actions exercées sur le nerf, en milieu privé d'électrolytes, par le citrate de la base novocaine et le citrate de morphine. Comportement qualitatif différent selon les concentrations. 125, 627 (1937) Ber. Physiol. 103, 154.

Regular Correspondent: A death from pethidine in England. J. Amer. Med. Assoc. 134, 973 (1947).

REICHARD, J. D.: Symposium: Can the euphoric, analgetic and physical dependence effects of drugs be separated? 1. With reference to euphoria. Federat. Proc. 2, 188 (1943).

— Addiction: Some theoretical considerations as to its nature, cause, prevention and treatment. Amer. J. Psychiatr. 103, 721 (1947).

REICHELT, J.: Papierchromatographie von Opiumalkaloiden. Pharmazie 11, 234 (1955).

REICHLE, C., u. H. FRIEBEL: Zur Hemmung des Hustenreflexes durch zentral angreifende Arzneimittel. Arch. exper. Path. u. Pharmakol. 226, 558 (1955).

REISER, M.: Über die Darmwirkung von Pervitin und Benzedrin. Arch. exper. Path. u. Pharmakol. 195, 603 (1940).

REITH, I. F., u. A. W. INDEMANS: Die Bestimmung von Morphin in den Kapseln von Schlafmohnsamen. Chem. Zbl. 1952, 3375.

REMY, D.: Klinische Erfahrungen mit „Polamidon" (Hoechst 10820). Dtsch. med. Wschr. 1949, 872.

— Über den Einfluß des Polamidon (Hoechst 10820) auf die Ventilationssteigerung nach CO_2-Atmung. Klin. Wschr. 1950, 319.

— u. H. WOLSKY: Der Einfluß von Polamidon (Hoechst 10820) im Vergleich zu Morphin und Dolantin auf die Ventilationsgröße unter Kohlensäureatmung. Ther. Gegenw. 1950, 41; Chem. Zbl. 1950 II, 316.

RENTZ, E.: Die Verlangsamung der Herztätigkeit durch Morphin. Arch. exper. Path. u. Pharmakol. 125, 352 (1927).

— Über den Einfluß der Vagusreizung auf die Bewegungen des Dickdarms. Arch. exper. Path. u. Pharmakol. 191, 172 (1938).

— u. D. N. KESARBANI: Gewöhnung des Meerschweinchendarms an Morphin. Arch. exper. Path. u. Pharmakol. 198, 107 (1941).

Report of the Committee on the Judiciary: Treatment and rehabilitation of narcotic addicts. Bull. on Narcot. 8, No. 3, 3 (1956).

REYNOLDS, L.: The influence of narcotics on phagocytosis. Lancet 1, 569 (1910).

RHODE, H.: Über Hämolyse durch Morphin und seine Homologen. Biochem. Z. 131, 560 (1922).
— Zur Frage der Spasmolyse und der Analgesie. Fortschr. Ther. 19, 189 (1943).

RHODE, X. H.: Untersuchungen über lokalanästhetische Wirksamkeit bei Antipyrecitis, Opiumalkaloiden und Salzen. Arch. exper. Path. u. Pharmakol. 91, 173 (1921).

RI, T.: Changes in coagulating time and clot retractility after morphine has been added in vitro to the blood of rabbits. Jap. J. Med. Sci. IV. Pharmacol. 10, 182 (1937).

RICKARDS, J. C., G. E. BOXER and C. C. SMITH: Studies on the distribution and metabolism of methadone in normal and tolerant rats by a new colorimetric method. J. Pharmacol. a. Exper. Ther. 98, 380 (1950).

RICKENBACH, K., u. R. MEIER: Analyse der Atemwirkung des Morphins und des Diäthylaminoäthyltetrahydrofluoranthens auf die vagale Atmungssteuerung durch differenzierte Reizung vagaler Substrate. Helvet. physiol. Acta 6, 863 (1948).

RIEBELING, C.: Bemerkungen zur Polamidontherapie. Dtsch. med. Wschr. 1950, 946.

RIEGEL, F.: Über den Einfluß des Morphins auf die Magensaftssekretion. Z. klin. Med. 40, 347 (1900).

RIKL, A.: Über das Zusammenwirken der Opiumalkaloide am Atemzentrum. Arch. exper. Path. u. Pharmakol. 127, 173 (1928).

RINKEL, M.: Das Blutbild des Morphinisten. Arch. f. Psychiatr. 100, 1 (1933).

RIZZOTTI, G.: Influenza degli alcaloidi dell'oppio sul tasso glicemico. III. Azione associata dell'eroina, della codeina e della dionina con l'insulina. Boll. Soc. ital. Biol. sperim. 9, 56 (1934); ref. Ber. Physiol. 80, 166.

ROBBINS, B. H.: Clinical observations on the use of amidones for analgesia. Anesthesiology 10, 280 (1949).

— J. H. BAXTER jr. and O. G. FITZHUGH: Studies of cyclopropane. V. The effect of morphine, barbital and amytal upon the concentration of cyclopropane in the blood required for anesthesia and respiratory arrest. J. Pharmacol. a. Exper. Ther. 65, 136 (1939).

O. G. FITZHUGH and J. H. BAXTER jr.: The action of morphine in slowing the pulse. J. Pharmacol. a. Exper. Ther. 66, 216 (1939).

ROBBINS, E. B.: The pharmacological effects of a new analgesic α-4-dimethylamino-1,2-diphenyl-3-methyl-4-propionoxy-butane. Amer. J. Pharmac. Assoc. Sci. Ed. **44**, 497 (1955).

ROBINSON, R.: An essay in correlation arising from alcaloid chemistry. Nature (London) **160**, 815 (1947).

RÖSSLER, R.: Über experimentelle Herzschädigung durch Koronargefäßverengerung und ihre Beeinflussung durch Pharmaka. Arch. exper. Path. u. Pharmakol. **153**, 1 (1930).

ROGOFF, I. M., and J. DE NECKER: The influence of adrenals on the toxicity of morphine. J. Pharmacol. a. Exper. Ther. **26**, 243 (1926).

ROJAHN, C. A., u. W. FACHMANN: Über die Morphinbestimmung in wässerigen dialysierten Auszügen unreifer Mohnköpfe (Paverisat Bürger). Arch. Pharmaz. **273**, 515 (1935).

RONA, P., C. VAN EWEYK u. M. TENNENBAUM: Über die Wirkung der Alkaloide aus der Atropin-, Cocain- und Morphingruppe auf die Hefe-Invertase. Biochem. **144**, 490 (1924); ref. Ber. Physiol. **25**, 394.

ROSENBACH, O.: Morphium als Heilmittel. Berlin 1903.

— Warum und in welchen Grenzen sind anaesthesierende Mittel bei entzüdnlichen Prozessen wirksam? Münch. med. Wschr. **1906**, 857.

ROSENTHAL, and MINARD: J. of Exper. Med. **70**, 415 (1939).

ROSENTHAL, F., u. G. WALLACH: Über den Einfluß der Schlafmittel auf Pikrotoxin, ein Beitrag zur Frage des Kühlzentrums. Arch. exper. Path. u. Pharmakol. **181**, 219 (1936).

ROTHKEPER, E.: Anesthesiology **13**, 281 (1952).

ROUSSAK, N. J.: Lethal effect of morphine in chronic cor pulmonale. Lancet **1**, 1156 (1951).

ROWLANDS, E. N., W. P. CHAPMAN A. TAYLOR and C. M. JONES: Multiple balloon kymograph recording of comparative action of morphine and placebos on motility of upper small intestine in man. Surg. etc. **91**, 129 (1950).

RUBIN, A., and J. WINSTON: The role of the vestibular apparatus in the production of nausea and vomiting following the administration of morphine to man. Clinical and experimental data including the effects of dramamine and benzedrine. J. Clin. Invest. **29**, 1261 (1950).

RUCKSTUHL, K.: Diss. Bern 1939.

RUDDY, A. W., and J. S. BUCKLEY jr.: Antispasmodics. N-(3-Phenylpropyl)-amines and 3-amino-1-phenyl-1-propanols. J. Amer. Chem. Soc. **72**, 718 (1950).

RÜBSAMEN, W.: Experimentelle Untersuchungen über die Gewöhnung an Morphin. Arch. exper. Path. u. Pharmakol. **59**, 227 (1908).

RUICKOLDT, E.: Beiträge zur Kenntnis der Wirkung des Urotropins. II. Mitteilung: Die Wirkung des Urotropins auf die Blasenentleerung. Arch. exper. Path. u. Pharmakol. **171**, 215 (1933).

RUSTING, N.: Über die quantitative Bestimmung des Morphins in Opium. Arch. Pharmaz. **269**, 609 (1931); Pharmaz. Weekbl. **1932**, 433; **1934**, 333.

SABATHIE, L. G.: On the intravenous use of morphine in the treatment of paroxysmal ventricular tachycardia. Amer. Heart J. **33**, 719 (1947).

SADOO, M. S.: Chlorpromazine and narcotics in the management of pain of malignant lesions. J. Amer. Med. Assoc. **155**, 626 (1954).

SAITO, K.: Über die Morphin- und Heroingewöhnung gezüchteter Gewebe sowie über die Spezifität dieser Gewöhnung hinsichtlich der Opiumalkaloide. Fol. pharmacol. jap. **22**, 183 (1936); ref. Ber. Physiol. **96**, 491.

SAKAMOTU, K.: Über den Einfluß verschiedener Narkotica auf den Blutzuckerspiegel des Kaninchens. Jap. J. Med. Sci. Pharmacol. **8**, 127 (1935).

SALEH, J. S.: Iran supresses opium production. Bull. on Narcot. **8**, No. 3, 1 (1956).

SALM, H.: Beobachtungen bei Polamidonsüchtigen, insbesondere über psychische Veränderungen nach Polamidonmißbrauch. Nervenarzt **24**, 143 (1953).

SALVESEN, B., u. A. PAULSEN: Papierchromatographische Trennung und Identifizierung einiger mit Morphin verwandter Analgetika. Medd. norsk. farmac. Selsk. **15**, 33 (1953).

SAMUELS, S. S.: Gangrene of the heel. Angiology **1**, No. 1, 46 (1950).

SAMUELSSON, S.: Danger of using morphine in cor pulmonale. Cardiologia (Basel) **21**, 773 (1952).

SANCHEZ, J. A.: Studie über den Aufbau des Morphins. Eine neue Farbreaktion des Morphins und seiner Derivate mit sekundärer Alkoholgruppe. J. Pharm. Chim. VIII. **25**, 346 (1937).

SANDER, M.: Basische 1,1-Diphenylalkanderivate, ihr Chemismus und ihre Bedeutung als Analgetica. Arzneimittelforschg. **4**, 183, 257, 375 (1954).

SANFILIPPO, G.: Influenza di alcune ghiandole a secrezione interna sul morfinismo sperimentale e sui fenomeni di astinenza Ricerche prelim. Boll. Soc. med. chir. Catania **6**, 33 (1938); ref. Ber. Physiol. **106**, 245 (1938).

— Prime osservazioni sul morfinismo sperimentale nel cane giovane. Arch. ital. Sci. farmacol. **8**, 161 (1939); ref. Ber. Physiol. **117**, 143 (1939).

SANFILIPPO, G.: Senescenza e farmaci. 1. Sull'iperglicemia postmorfinica del cane in rapporto alle dose e alla età dell'animale. Boll. Soc. ital. Biol. sper. **16**, 521 (1941) ref. Ber. Physiol. **129**, 55 (1941).

SANJO, K.: Experimentelle Untersuchungen über die Gewöhnung der Irisepithelkulturen an Morphin. Fol. pharmacol. jap. **17** 219 (1934); ref. Ber. Physiol. **80** 167.

SANO, I. u. H. KAJITA: Nachweis von Suchtmitteln im Darm mit Hilfe der Hochspannungs-elektrophorese. Klin. Wschr. **1955**, 956.

SANTESSON, C. G.: Kurze Betrachtungen über Toleranz, Giftsucht und Abstinenzsymptome. Skand. Arch. Physiol. **25**, 29, 331 (1911).

SASAKI, M.: Studies on the phenomena of morphine abstinence of cultures in vitro of fibro-blasts, and on the curative effect of morphine and its derivatives on them. Arch. exper. Zellforschg. **21**, 289 (1938).

SATO, H., T. DEGTI and Y. SATOW: Action of morphine on the epinephrine output and the blood sugar content in dogs, anaesthetized with avertin. Tôhoku J. Exper. Med. **25**, 107 (1935); ref. Ber. Physiol. **86**, 669.

— and F. OHMI: Action of morphine on the epinephrin output, blood sugar content, and blood pressure in dogs. Tôhoku J. Exper. Med. **21**, 411 (1933); ref. Ber. Physiol. **76**, 768.

SATO, M.: Über die stopfende Wirkung des Morphins. Jap. J. Med. Sci. Trans IV. Pharmacol. **8**, 104 (1934); ref. Ber. Physiol. **84**, 336.

— Über den Mechanismus der Morphinverstopfung. Tôhoku J. of Exper. Med. **26**, 83 (1935).

SATO, SH.: Variation of diastase content in rabbits urine on administration of morphium hydrochloricum. Contribution to repressive secretory centre of external secretion of pancreas. Tôhoku J. Exper. Med. **38**, 205 (1940); ref. Ber. Physiol. **122**, 337.

SATTES, H.: Über Polamidonsucht. Dtsch. med. Wschr. **1950**, 638.

— Zur Polamidonsucht. Dtsch. med. Wschr. **1951**, 929.

SAUVEGRAIN, J.: Utilisation systématique de modificateurs de comportement en radiologie gastro-duodenale. Thèse Paris **1946**, No. 223 IV.

SCARFF, J. E.: Unilateral prefrontal lobotomy for the relief of intractable pain and termination of narcotic addiction. Surg. etc. **89**, 385 (1949).

SCHACHTER, M.: Pethidine hypersensitivity and histamine. Brit. Med. J. **1952** I, 324.

— The realease of histamine by pethidine, atropine, quinine and other drugs. Brit. J. Pharmacol. **7**, 646 (1952).

SCHADER, H. E.: Zur Verwendung von Polamidon in der Morphinentziehung. Med. Klin. **1950**, 1369.

SCHÄFER, H.: Elektrophysiologie I. Wien: Deuticke 1940.

SCHAEFER, H.: Elektrophysiologie der Herznerven. Erg. Physiol. **46**, 117 (1950).

SCHÄFER, G. L.: Amer. J. Pharmacy **85**, 439 (1913); zit. nach Handb. d. exp. Pharmakol. II, 2, 824.

SCHALLEK, W., and D. WALZ: Cardiovascular and central nervous system effects of the morphinan series. Proc. Soc. Exper. Biol. a. Med. **87**, 233 (1954).

SCHAUMANN, O.: Über eine neue Klasse von Verbindungen mit spasmolytischer und zentral-analgetischer Wirksamkeit unter besonderer Berücksichtigung des 1-Methyl-4-phenyl-piperidin-4-carbonsäure-aethylesters (Dolantin). Arch. exper. Path. u Pharmakol. **196**, 109 (1940).

— 1941—1944; zit nach USA Publ. Board Dep. Commerce Rep. No. P.B. 981.

— Disskussionsbemerkung. Wien. klin. Wschr. **56**, 367 (1943).

— Die neuen synthetischen Analgetika. Arch. exper. Path. u. Pharmakol. **216**, 48 (1952a).

— Optische Aktivität und pharmacodynamische Wirkung. Scientia pharmac. **21**, 342 (1953c).

— Analgetika und protektives System. Naturwiss. **41**, 96 (1954a); Dtsch. med. Wschr. **1954b**, 1571.

— Die Wirkungsspezifität der morphinähnlichen Analgetika. Arzneimittelforschg. **4**, 115 (1954c).

— Some new aspects of the action of morphine-like analgesics. Brit. Med. J. **1956**, 2, 1091.

— The antiprotective action of morphine-like analgesics and their addiction liability. XX. internat. Physiol. Kongr. Brüssel **1956**. Abstr. of Commun. p. 799.

— u. FLASKAMP, G.: Unveröff. Versuche 1955.

— M. GIOVANNINI u. K. JOCHUM: Morphinähnlich wirkende Analgetika und Darmmotorik. I. Spasmolyse und Peristaltik. Arch. exper. Path. u. Pharmakol. **215**, 460 (1952b).

— — K. JOCHUM and W. SCHAUMANN: Analgetika und Darmmotorik. II. Wirkung auf den Längsmuskeltonus. J. Pharmacol. a. Exper. Ther. **217**, 360 (1953a).

— — u. H. SCHMIDT: Analgetika und Darmmotorik. III. Zum Mechanismus der Peristaltik. Arch. exper. Path. u. Pharmakol. **219**, 302 (1953b).

— u. E. LINDNER: Neue synthetische Verbindungen der „Polamidonreihe" mit para-sympathicolytischer Wirkung. Arch. exper. Path. u. Pharmakol. **214**, 93 (1951).

— H. MAISS u. K. MOSLER: unveröffentliche Versuche (1956).

SCHAUMANN, O. u. W. SCHMIDT: Nichtveröffentlichte Versuche 1954d.

SCHAUMANN, W.: Unveröffentlichte Versuche 1951.

— Zur Wirkung der morphinähnlich wirkenden Analgetica auf den Meerschweinchendünn-darm in situ. Arch. exper. Path. u. Pharmakol. **223**, 348 (1954).

— The paralysing action of morphine on the guinea-pig ileum. Brit. J. Pharmacol. **10**, 456 (1955).

— Verminderung des Wirksamkeitsunterschiedes optischer Isomere mit steigender Konzentration. Arch. exper. Path. u. Pharmakol. **229**, 41 (1956a).

— Pharmakologische Beeinflussung der Erregungsleitung am Darm. Arch. exper. Path. u. Pharmakol. **229**, 432 (1956b).

— Influence of atropine and morphine on the liberation of acetylcholine from the guinea-pig's intestine. Nature (London) **178**, 1121 (1956c).

— Inhibition by morphine of the release of acetylcholine from the interttine of the guinea-pig. Brit. J. Pharmacol. **12**, 115 (1957).

— Zusammenhänge zwischen der Wirkung der Analgetika und der Sympathicomimetika auf den Meerschweinchen-Dünndarm. (1957 i. Druck).

SCHEIBE, E.: Zum chemischen Nachweis von Suchtgiften. Psychiatr., Neurol. u. med. Psychol. **4**, 22 (1952).

SCHIFF: Lehrbuch der Physiologie. S. 105, 1858.

SCHLOSSMANN, H. A.: The relationship between age and the action of atropine and morphine. J. Pharmacol. a. Exper. Ther. **60**, 14 (1937).

SCHMID, F.: L'évolution de la glycémie chez le chien morphinisé chroniquement. C. r. Soc. Biol. (Paris) **147**, 129 (1953).

SCHMID, J.: Ticarda als Suchtmittel. Dtsch. med. Wschr. **1954**, 1191.

SCHMIDT, C. F.: The action of morphine, heroine and codeine on respiration. Proc. Soc. Exper. Biol. a. Med. **21**, 262 (1924a).

— The action of respiratory stimulants in morphine and heroin poisoning. Proc. Soc. Exper. Biol. a. Med. **21**, 264 (1924b).

— The intrinsic regulation of the circulation in the hypothalamus of the cat. Amer. J. Physiol. **110**, 137 (1934).

— The intrinsic regulation of the circulation in the parietal cortex of the cat. Amer. J. Physiol. **114**, 572 (1936).

— and W. B. HARER: The action of certain drugs on respiration. J. Pharmacol. a. Exper. Ther. **19**, 269 (1923).

— — The action of drugs on respiration. I. The morphine series. J. of Exper. Med. **37**, 47 (1923); ref. Ber. Physiol. **17**, 542.

— and A. E. LIVINGSTON: Influence of size of dosage upon development of tolerance to morphine in dogs. Amer. J. Physiol. **90**, 506 (1924); ref. Ber. Physiol. **54**, 125.

— — Reactions of the circulation to morphine. J. of Pharmacol **33**, 284 (1928); ref. Ber. Physiol. **47**, 841.

— — The action of morphine on the mammalian circulation. J. Pharmacol. a. Exper. Ther. **47**, 411 (1933a).

— — The relation of dosage to the development of tolerance to morphine in dogs. J. Pharmacol. a. Exper. Ther. **47**, 443 (1933).

— — A note concerning the actions of pseudomorphine. J. Pharmacol. a. Exper. Ther. **47**, 473 (1933).

— and J. C. PIERSON: The intrinsic regulation of the blood vessels of the medulla oblongata. Amer. J. Physiol. **108**, 486 (1934).

SCHMIDT, G.: Zur Frage der letalen Dosis und des Nachweises von Polamidon. Zugleich ein Fall von tödlicher medizinischer Polamidonvergiftung. Arch. Toxikol. **15**, 178 (1955).

SCHMIDT, K. F., F. HILDEBRANDT u. L. KREHL: Über „Cardiazol", ein in wässriger Lösung s.c. injizierbares neues Analepticum. Klin. Wschr. **1925**, 1678.

SCHMIDT, O.: Gerichtliche Begutachtung der Suchten. Öfftl. Gesundheitsdienst **12**, 386 (1950).

SCHNEIDER, J. A.: Antagonism of the reserpine to morphin analgesia in mice. Proc. **87**, 614 1954).

— and M. McARTHUR: Potentiation action of ibogaine on morphine analgesia. Experientia (Basel) **12**, 323 (1956).

SCHNELER, F. W.: J. Amer. Pharmac. Assoc., Scient Ed. **38**, 74 (1949).

— E. G. GROSS and H. HOLLAND: J. Amer. Pharmac. Assoc. **38**, 74 (1949) Scient. Ed.

SCHNIEDEN, H., and E. K. BLACKMORE: The effect of nalorphine on the antidiuretic action of morphine in rats and men. Brit. J. Pharmacol. **10**, 45 (1955).

SCHNIDER, O., A. BROSSI and K. VOGLER: Oxy-morphinane. 5. Mitteilung: Optisch aktive Benzyl-octahydro-isochinoline. Helvet. chim. Acta **37**, 710 (1954).

— u. A. GRÜSSNER: Synthese von Oxy-morphinanen (Oxy-morphinan synthesis). Helvet. chim. Acta **32**, 821 (1949).

— u. J. HELLERBACH: Synthese von Morphinanen. Helvet. chim. Acta **33**, 1437 (1950).

Schoen, R.: Zur Kenntnis der Morphinwirkung beim Menschen. Arch. exper. Path. u. Pharmakol. **101**, 365 (1924).
— Zur Kenntnis der Morphinwirkung beim Menschen. II. Mitteilung: Die Veränderungen des Grundumsatzes und der Einfluß mäßiger Gewöhnung auf Grundumsatz, Blutreaktion und Atmung. Arch. exper. Path. u. Pharmakol. **102**, 205 (1924).
— Untersuchungen über die zerebrale Innervation der Atmung. I. Mitteilung: Atmung nach Extirpation übergeordneter Hirnteile und Angriffsorte erregender und lähmender Mittel, insbesondere des Morphins. Arch. exper. Path. u. Pharmakol. **135**, 155 (1928).
— Untersuchungen über die zerebrale Innervation der Atmung. II. Mitteilung: Über die periodische Atmung und Apnoë. Arch. exper. Path. u. Pharmakol. **138**, 339 (1928).
— Vergleichende Untersuchungen über die Wirkung von Morphin und Dilaudid auf das Zentralnervensystem von Kaninchen und über den Eintritt von Gewöhnung. Arch. exper. Path. u. Pharmakol. **146**, 84 (1929).
— u. E. Derra: Über zerebrale Angriffsorte des α-Lobelins. Arch. exper. Path. u. Pharmakol. **133**, 255 (1928).
— u. J. Hempel: Über schlaffe und gespannte Apnoe. Arch. exper. Path. u. Pharmakol. **171**, 403 (1933).
Schoepf, C.: Zur Frage der Biogenese der Morphiumalkaloide. Naturwiss. **39**, 241 (1952).
Schoetensack, W. ,u. J. Hann: Zum Angriffspunkt von Narkotika. Arch. exper. Path. u. Pharmakol. **212**, 159 (1950).
Scholz, M.: Löslichkeit von Morphin. Arch. pharmac. franç. **250**, 418 (1912); zit. nach Heffter Handbuch d. exp. Pharmakol. II/2, 824.
Schrenk-Colshorn, A.: Nil nocere! der Morphinismus ein Laster? Münch. med. Wschr. **1953**, 339.
Schroeder, H.: Über die pharmakologische Beeinflussung des Sphincter pylori. Arch. exper. Path. u. Pharmakol. **170**, 359 (1933).
— Über die Pharmakologie des Sphincter ileocolicus. Arch. exper. Path. u. Pharmakol. **170**, 370 (1933).
Schroeder, W. v.: Untersuchungen über die pharmakologische Gruppe des Morphins. Arch. exper. Path. u. Pharmakol. **17**, 96 (1883).
— Über die Wirkung einiger Gifte auf Askariden. Arch. exper. Path. u. Pharmakol. **19**, 290 (1885).
Schübel, K.: Stoffwechselversuche an Hunden während der Gewöhnung an Morphin und während des Morphinhungers. Arch. exper. Path. u. Pharmakol. **88**, 1 (1920).
— u. W. Gehlen: Vergleichende Untersuchungen über atmungserregende Pharmaka an morphinvergifteten Kaninchen. Arch. exper. Path. u. Pharmakol. **133**, 295 (1928).
Schueller, F.: Über die Wirkungsweise und den Angriffspunkt des Novokains am Dünndarm. Arch. exper. Path. u. Pharmakol. **108**, 78 (1925).
Schuldiner, J. A.: Identification of amidone. Analyt. Chem. **21**, 298 (1949).
Schumann, W. R.: Demerol (S-140) and scopolamine in labor. A study of 1000 cases. Amer. J. Obstetr. **47**, 93 (1944).
Schwaiger, M., u. R. Bach: Das neue Analgetikum Polamidon (Hoechst 10820). Klin. Wschr. **1949**, 375.
Schwenter, J.: Über Verdauungsversuche mit Opium, Morphium, Pantopon und morphinfreiem Pantopon. Fortschr. Röntgenstr. **19**, 1 (1912).
Scott, C. C., and K. K. Chen: The action of 1,1-diphenyl-1-(dimethyl-aminoisopropyl)-butanone-2, a potent analgesic agent. J. Pharmacol. a. Exper. Ther. **87**, 63 (1946).
— — K. G. Kohlstaedt, E. B. Robbins and F. W. Israel: Further observations on the pharmacology of dolophine (methadon, Lilly). J. Pharmacol. a. Exper. Ther. **91**, 147 (1946).
— K. C. Kohlstaedt and K. K. Chen: Comparison of the pharmacologic properties of some new analgesic substances. Anaest. a. Analg. **26**, 12 (1947).
— E. Robbins and K. K. Chen: Pharmacologic comparison of the optical isomers of methadon. J. Pharmacol. a. Exper. Ther. **93**, 282 (1948).
Scott, W. J.: The influence of the adrenal glands on resistance. I. The susceptibility of adrenalectomized rats to morphine. J. of Exper. Med. **38**, 543; ref. Ber. Physiol. **24**, 248 (1923).
Scremin, L.: Esperimenti sull'abitudine dei gatti all'eroina. Boll. Soc. ital. Biol. sperim. **8**, 522 (1933); ref. Ber. Physiol. **75**, 379.
Seevers, M. H.: Addiction potentialities of morphine, codeine, heroine and dilaudid in the monkey. J. Pharmacol. a. Exper. Ther. **51**, 141 (1934).
— Opiate addiction in the monkey. I. Methods of study. J. Pharmacol. a. Exper. Ther. **56**, 147 (1936).
— Animal experimentation in studying addiction to the newer synthetic analgesics. Ann. N. Y. Acad. Sci. **51**, 98 (1948).
— Adaptation to narcotics. Federat. Proc. **13**, 672 (1954).

SEEVERS, M. H.: Medical perspectives on international control of synthetic narcotics. Bull.
on Narcot. 8, No. 2, 26 (1956).
— and C. C. PFEIFFER: A study of the analgesia, subjective depression and euphoria produced
by morphine, heroine, dilaudid and codeine in the normal human subject. J. Pharmacol.
a. Exper. Ther. 56, 166 (1936).
— and F. E. SHIDEMAN: Effects of morphine and its derivatives on intermediary metabolism.
I. The influence of morphine, codein and thebaine on the activity of several dehydro-
genases and on the respiration of rat cerebrum. J. Pharmacol. a. Exper. Ther. 71, 373
(1941).
— — Proc. Soc. Exp. Biol. a. Med. 71, 38 (1949).
— and L. A. WOODS: The phenomena of tolerance. Amer. J. Med. 14, 546 (1953).
SÉGUIN, A.: Matière végéto-animale toute particulière. Ann. de Chimie 92, 225 (1814); vor-
getragen 24. 12. 1804.
SEIBERT, R. A., and R. A. HUGGINS: Conjugation of N-allylnormorphine by liver slices. Proc.
Soc. Exper. Biol. a. Med. 82, 518 (1953).
— C. E. WILLIAMS and R. A. HUGGINS: The isolation and identification of "bound" morphine.
Science (Lancaster, Pa.) 120, 222 (1954).
SEIFERT, P., u. G. GELDMACHER: Zur papierchromatographischen Analytik von aus alkali-
schem Milieu extrahierbaren organischen Giften. Arch. Toxikol. 15, 305 (1955).
SEIFTER, J., D. K. ECKFELD, J. LETCHAK, E. M. GORE and J. M. GLASSMAN: Synthetic
substances with morphine-like effect. Federat. Proc. 13, 403 (1954); zit. nach O. J.
BRAENDEN, N. B. EDDY and H. HALBACH, Comm. on narcotic drugs, Rep. 10 v.
30. 3. 1955.
SEMLER, H. J., and N. A. DAVID: Effects of adrenergic blocking agents on the analgesic
activity of morphine sulfate and levoisomethadone in the rat. J. Pharmacol. a. Exper.
Ther. 106, 414 (1952).
— — Effects of hydergine (CCK No. 179)-L-isomethadone combinations on respiration and
temperature in the rabbit. J. Pharmacol. a. Exper. Ther. 110, 46 (1954).
SEMURA, S.: Über den Einfluß verschiedener Pharmaka der Morphingruppe auf das Wachstum
der in-vitro-Kulturen von Fibroblasten. Arch. exper. Zellforschg. 11, 545 (1930).
— Experimentelle Studien auf die Morphingewöhnung mittels gezüchteter Gewebe. Fol.
pharmacol. jap. 17, 34 (1933); ref. Ber. Physiol. 77, 713.
SERIANNI, E.: L'azione della morfina sulla curva alcoolemica provocata nell'uomo normale.
Atti Accad. naz. Lincei VI., 24, 485 (1937); ref. Ber. Physiol. 100, 341.
SERMET: The effects on the cat of addictive morphine derivatives and synthetic drugs (Mayor's
law). [Bull. on Narcot. 4, 10 (1952)].
SERTÜRNER, F. A.: 1. Darstellung der reinen Mohnsäure (Opiumsäure) nebst einer chemischen
Untersuchung des Opiums mit vorzüglicher Hinsicht auf einen darin neu entdeckten Stoff
und die dahin gehörigen Bemerkungen. Trommsdorffs J. Pharmacie 14, 47 (1806); 2. 20,
99 (1811); 3. Über das Morphium, eine neue salzfähige Grundlage und die Mekonsäure, als
Hauptbestandteile des Opiums. Gilberts Ann. Physik 55, 56 (1817).
SHAW, F. H., and G. BENTLEY: Morphine antagonism. Nature (London) 169, 712 (1952).
— and A. SHULMAN: Morphine antagonists. Nature (London) 175, 388 (1955).
SHAW, W. H. C., and J. P. JEFFERIES: The determination of phenadoxone. J. Pharmacy a.
Pharmacol. 3, 823 (1951).
SHEN, P. T.: Experimental studies on morphine hyperglycemia. J. of Biochem. 21, 173 (1935).
SHERROD: Methadon derivatives of pharmacological interest. Federat. Proc. 7, 255 (1948).
SHIDEMAN, F. E.: Effects of morphine and its derivatives on intermediary metabolism.
IV. The influence of chronic morphine and heroin poisoning in the oxygen consumption of
dog, rat, and mouse skeletal muscle. J. Pharmacol. a. Exper. Ther. 86, 242 (1946).
— Influence of chronic morphine poisoning on growth and metabolism of the albino rat.
Proc. Soc. Exper. Biol. a. Med. 71, 38 (1949).
— and H. T. JOHNSON: Acute vascular tolerance to morphine, isonipecaine (demerol) and
methadon (amidone) in the dog. J. Pharmacol. a. Exper. Ther. 92, 414 (1948).
— and A. R. KELLY: Adaptation of the silicomolybdic acid method for the estimation of
morphine to the photoelectric colorimeter. Science (Lancaster, Pa.) 106, 298 (1947).
— and M. H. SEEVERS: Effects of morphine and its derivative on intermediary metabolism.
II. The influence of thiamin deficiency on the respiration of skeletal muscle and cocarboxylase content of tissues of normal and chronically morphinized rats. J. Pharmacol.
a. Exper. Ther. 71, 383 (1941a).
— — The influence of chronic morphine poisoning on the oxygen consumption of rat skeletal
muscle. J. Pharmacol. a. Exper. Ther. 74, 88 (1942).
— — Effects of morphine and its derivatives on intermediary metabolism. III. The influence
of chronic morphine poisoning on the oxygen consumption of rat skeletal muscle. J.
Pharmacol. a. Exper. Ther. 74, 88 (1942).

SHIDEMAN, F. I. STAVE and M. H. SEEVERS: Certain effects of morphine and its derivatives on "in vitro" oxidations. J. Pharmacol. a. Exper. Ther. **66**, 32 (1939).
SHIRLEY, R. L., M. A. JETER, J. P. FEASTER, J. T. McCALL, J. T. OUTLER and C. K. DAVIS: Placental transfer of Mo^{99} and Ca^{45} in swine. J. Nutrit. **54**, 59 (1954).
SHORE, P. A., J. AXELROD, C. A. HOGBEN and B. B. BRODIE: Observations on the fate of dromoran in the dog and its secretion into the gastric juice. J. Pharmacol. a. Exper. Ther. **113**, 192 (1955).
SHUTE, E., and M. E. DAVIS: The resuscitation of newborn babies showing narcosis. Canad. Med. Assoc. J. **28**, 326 (1933); zit. nach KRUEGER (1941).
SIEGEL, B. M., D. P. BLOCH, I. PITESKY and J. H. LAST: Comparative study of morphine and dromoran as antidiuretic agents in the dog. Proc. Soc. Exper. Biol. a. Med **74**, 809 (1950).
SIESS, M.: Vergleichende Versuche über Hemmung von Histamin, Acetylcholin und Anaphylaxie durch peripher und zentral wirkende Pharmaka. Arzneimittelforschg. **3**, 112 (1953).
SIGMUND, W.: Über die Einwirkung von Stoffwechselendprodukten auf die Pflanzen. I. Einwirkung N-haltiger pflanzlicher Stoffwechselendprodukte auf die Keimung von Samen (Alkaloide). Biochem. Z. **62**, 299 (1914).
SIKER, E. S., M. SWERDLOW and F. F. FOLDES: Ein Ohrläppchen-Algesimeter: Eine einfache Methode zur Bestimmung der Schmerzschwelle am Menschen. Science (Lancaster, Pa.) **120**, 273 (1954).
SILVER, S.: Über die Schmerzüberempfindlichkeit durch Schlafmittel und ihre Beeinflussung. Ein Beitrag zum Mechanismus der Morphiumwirkung. Arch. exper. Path. u. Pharmakol. **158**, 219 (1930); ref. Ber. Physiol. **60**, 815.
SIMON, A. K., and N. B. EDDY: Studies of morphine, codeine and their derivatives. V. The use of mazetrained rats to study the effect on the central nervous system of morphine and related substances. Amer. J. Psychol. **47**, 597 (1935).
SIMONNET, H.: Contribution à l'étude du sort de la morphine dans l'organisme animal. C. r. Acad. Sci (Paris) **204**, 1371 (1937); ref. Ber. Physiol. **102**, 327.
SIVADJAN, J.: Antipyrétiques et analgésiques. Arch. internat. Pharmacodynamie **52**, 142 (1935).
SJÖQUIST, O.: Studien am überlebenden menschlichen Darm unter besonderer Berücksichtigung der Wirkung von Morphin und Opiumalkaloiden auf denselben. Skand. Arch. Physiol. **68**, 215 (1934).
SKAMNAKKIS, ST.: Eine neue Methode zur Einleitung der Geburt, Linderung des Geburtsschmerzes und Verkürzung der Geburtsdauer. Zbl. Gynäk. **67**, 1397 (1943).
SKOWRONSKI, V.: Über den Einfluß von Schlaf- und Fiebermitteln auf das β-Tetrahydrofieber. Arch. exper. Path. u. Pharmakol. **146**, 1 (1929).
SLAUGHTER, D.: Neostigmine and opiate analgesia. Arch. internat. Pharmacodynamie **83**, 143 (1953).
— and E. G. GROSS: The action of morphine on the contractions of the non-pregnant uterus in unanesthetized dogs and rabbits. J. Pharmacol. a. Exper. Ther. **59**, 350 (1937).
— — Some new aspects of morphin action. J. Pharmacol. a. Exper. Ther. **63**, 34 (1938).
— — Some new aspects of morphine action. Effect on intestine and blood pressure: Toxicity studies. J. Pharmacol. a. Exper. Ther. **68**, 96 (1940).
— and R. W. LACKEY: Effect of morphine sulfate on serum cholinesterase. Proc. Soc. Exper. Biol. a. Med. **45**, 8 (1940).
— and D. W. MUNSELL: New aspects of morphine action. II. Cholinergic effects on pain. J. Pharmacol. a. Exper. Ther. **66**, 33 (1939).
— — Some new aspects of morphine action. Effects on pain. J. Pharmacol. a. Exper. Ther. **68**, 104 (1940).
SLOMKA, M. B., and E. G. GROSS: An evaluation of the analgetic activity of the dromoran isomers. Proc. Soc. Exper. Biol. a. Med. **81**, 548 (1952).
— and F. W. SCHNELER: Chemical constitution and analgetic action. J. Amer. Pharmaz. Assoc. Sci. Ed. **41**, 618 (1952).
— and C. K. SLEETH: Analgetic activity of optical isomers of 3-hydroxy-N-methylmorphinan and 6-dimethylamino-4,4-diphenyl-3-heptanone. Proc. Soc. Exper. Biol. a. Med. **84**, 532 (1953).
SMALL, L. F., N. B. EDDY, E. MOSETTIG and C. K. HIMMELSBACH: Studies on drug addiction, with special reference to chemical structure of opium derivatives and allied synthetic substances and their physiological action. Publ. Health Rep., Suppl. 138 (1938) US Govern. Print. Off. Washington.
SMILGA, J.: Verlängerung der lokalanaesthesierenden Wirkung alter und neuer Kokainersatzmittel auf die Hornhaut nach subkutaner Einverleibung von Morphin. Arch. exper. Path. u. Pharmakol. **170**, 303 (1933).

Smirnow, A., u. V. Sirokij: Einfluß des Morphiums auf die Magensaftsekretion bei nüchternen Hunden. Z. exper. Med. 57, 324 (1927); ref. Ber. Physiol. 41, 72; 43, 793.

Smith, C. C., and E. G. Lehman: Analgesics. I. Effects of analgesic combinations on reaction time in rats. J. Pharmacol. a. Exper. Ther. 108, 336 (1953).

— — and J. L. Gillfillan: Antagonistic action of N-allylmorphine upon the analgetic and toxic effects of morphine, methadon derivatives and isonipecaine. Federat. Proc. 10, 335 (1951).

Smith, M. I.: The pharmacology of drug addiction. Annual Rev. Physiol. 4, 599 (1942).

— W. T. McClosky and E. G. Hendrick: The influence of vitamine deficiencies on susceptibility to certain poisons. Publ. Health Rep. 41, 767 (1926).

Smythe, Ch. M., and J. P. Gilmore: The effect of morphine on hepatic blood flow in the normal anesthetized dog. J. Pharmacol. a. Exper. Ther. 114, 221 (1955).

Snapper, I.: Persönliche Mitteilung an P. O. Wolff; zit. nach P. O. Wolff (1947).

Snyder, F. F., and K. T. Lim: Effect of morphine on labor. Proc. Soc. Exper. Biol. a. Med. 48, 119 (1941).

Soehring, K., et F. Becher: Über die Messung analgetischer Wirkungen im Tierversuch. Arch. internat. Pharmacodynamie 79, 45 (1949).

— u. M. Frahm: Über den Morphinnachweis im Harn in Gegenwart von Polamidon. Klin. Wschr. 1949, 513.

— u. Loehr: Experimentelle Beiträge zum Nachweis von Polamidon (Hoechst 10820) im Harn. Pharmazie 5, 569 (1950).

Sollmann, T.: Studies of chronic intoxications on albino rats. VII. Local anesthetics; morphine group; chloral. J. Pharmacol. a. Exper. Ther. 23, 449 (1924).

— and I. D. Pilcher: Endermic reactions. J. Pharmacol. a. Exper. Ther. 9, 309 (1917).

Sonnenschein, R., and A. C. Ivy: Failure of oral antipyretic drugs to alter normal human pain threshold. J. Pharmacol. a. Exper. Ther. 97, 308 (1949).

Specter, M. E., L. C. Cheney and S. B. Binkley: Halogen containing ketones, esters and carbinols related to methadon. J. Amer. Chem. Soc. 72, 1659 (1950).

Speranskaja-Stepanowa, E. N.: Über die Wirkung von Morphium auf die Harnausscheidung. Z. exper. Med. 88, 612 (1933).

Spiess, G.: Die Bedeutung der Anaesthesie in der Entzündungsbehandlung. Münch. med. Wschr. 53, 345 (1906).

Spinelli, A.: Esperienze farmacologiche sulla tossicità delle associazioni scopolamino-morfiniche. Atti Soc. Lomb. Chir. 5, 480 (1937); ref. Ber. Physiol. 104, 486 (1937).

Spragg, S. D.-S.: Morphine addiction in chimpanzees. Comp. Psychol. Monogr. 15, 1—132 (1940).

Staemmler, M.: Die Funktion des Nebennierenmarkes und ihr biologischer Ausdruck. Beitr. path. Anat. 91, 30 (1933).

Stahnke, H. L.: Demerol as an antiscorpion therapeutic agent. Arizona Med. 11, 51 (1954).

Stamm, W.: Die Abspaltung freier Phosphorsäure aus überlebendem Gehirnbrei und ihre Beeinflussung durch Pharmaka. Arch. exper. Path. u. Pharmakol. 111, 133 (1925).

Stanton, E. J.: Dihydromorphinone hydrochloride (dilaudid): Its tranquilizing potency, respiratory depressant effects and addiction liability, as tested on the rat. J. Pharmacol. a. Exper. Ther. 56, 252 (1936).

— Insulin treatment of morphine abstinence symptoms. An experimental evaluation. J. Pharmacol. a. Exper. Ther. 60, 387 (1937).

Stark, M.: Effect of some of the preoperative drugs on oxygen consumption. Anesth. a. Analg. 8, 307 (1929).

Starkenstein, E.: Opiumalkaloide. Handbuch der Pharmakologie 2/2, S. 821 (1924).

— E.: Gibt es erregende Wirkungen des Morphins? Prager Arch. Tier med. 6, 61 1926); ref. Ber. Physiol. 36, 910.

— Zur Methodik schmerzstillender Mittel im Tierreich. Arch. exper. Path. u. Pharmakol. 165, 325 (1932).

— Die Differenzierung der durch die Phenanthrenderivate des Opiums und durch Apomorphin auslösbaren Krämpfe hinsichtlich ihrer Abhängigkeit von zentralen Hemmungen. Arch. internat. Pharmacodynamie 65, 329 (1941).

— u. F. Zettl: Die Bedingungen der Zerstörbarkeit des Morphins im Opium und im Opium-extrakt. Arch. exper. Path. u. Pharmakol. 187, 259 (1937).

Stater, W. J.: The action of benzyl benzoate and morphine on the vesical sphincter. J. of Urol. 8, 239 (1922).

Stedman, E., and E. Stedman: The mechanism of the biological synthesis of acetyl-choline. I. The isolation of acetylcholine produced by brain tissue in vitro. Biochemic. J. 31, 817 (1937); The mechanism of the biological synthesis of acetylcholine. II. Biochemic. J. 33, 811 (1939).

STEELE, C. W.: A comparison of the antidiuretic effect of demerol and of methadon diuresis in congestive heart failure; a case report. J. Amer. Assoc. **40**, 277 (1949).

STEFKO, P. L., and W. M. BENSON: A method for the evaluation of antitussive agents in the unanesthetized dog. J. Pharmacol. a. Exper. Ther. **103**, 363 (1951); **108**, 217 (1953).

STEGGERDA, F. R.: Persönliche Mitteilung; zit. nach YORNKMAN (1948).

STEHLE, R. L., and W. BOURNE: The effects of morphine and ether on the function of the kidneys. Arch. Int. Med. **42**, 248 (1928).

STEINMETZER, K.: Die Opiumwirkung auf den Magen-Darmkanal des Huhnes. Arch. exper. Path. u. Pharmakol. **103**, 380 (1924).

STENDER, O.: Wirkt Morphin vom Blut aus auf periphersensible Nerven? Arch. exper. Path. u. Pharmakol. **160**, 189 (1931).

— Über Morphin als erregendes Gift. I. Mitteilung: Die Wirkung der Kombination Morphin-Strychnin bei der weißen Maus. Arch. exper. Path. u. Pharmakol. **175**, 396 (1934).

— u. C. AMSLER: Beiträge zur Kenntnis der Morphingewöhnung. Arch. exper. Path. u. Pharmakol. **160**, 195 (1931).

STEPHANY, A., u. G. MATSCHULAN: Hochgradige Verlängerung der Cocainanästhesie der Hornhaut des Auges durch gleichzeitige Verabfolgung von Cocaïn, Morphin und Hühnereiweiß. Arch. exper. Path. u. Pharmakol. **187**, 234 (1937).

STEPHENS, R. L.: The colorimetric determination of morphine and diamorphine. J. Pharmacy a. Pharmacol. **3**, 815 (1951).

STEWART, G. N., and J. M. ROGOFF: The action of drugs on the output of epinephrin from the adrenals. VIII. Morphine. J. Pharmacol. a. Exper. Ther. **19**, 59 (1922a).

— — The influence of morphine on normal cats and on cats deprived of the greater part of the adrenals, with special reference to body temperature, pulse, and respiratory and blood sugar content. J. Pharmacol. a. Exper. Ther. **19**, 97 (1922b).

— — Morphine hyperglycaemia and the adrenals. Amer. J. Physiol. **62**, 93 (1922).

— — The effect of insulin upon morphine hyperglycaemia. Amer. J. Physiol. **65**, 331 (1923).

STICHNEY, J. CL., D. W. NORTHUP and E. J. VAN LIERE: The effect of the alkaloids: nicotine, papaverine, morphine and N-allylnormorphine and of carbachol on propulsive mobility of the small intestine. Arch. internat. Pharmacodynamie **101**, 469 (1955).

STÖCKLI, H. W., u. K. FROMHERZ: Pharmakologische Wirkungen des Dihydrodesoxymorphin-D (Permonid-Roche) im Vergleich zu Morphin. Helvet. physiol. Acta **3**, 335 (1945).

STOLNIKOW: Über die Bedeutung der Hydroxylgruppe (OH) in einigen Giften. Z. physiol. Chem. **8**, 235 (1884).

STRAIT, L. A., W. D. KUMLER, P. P. SAH, E. L. ALPEN and F. N. CHANG: The ultraviolett spectra and the structures of isomeric amidones. J. Opt. Soc. Amer. **38**, 1098 (1948).

STRAUB, W.: Die pharmakodynamische Wirkung des Narkotins im Opium. Biochem. Z. **41**, 419 (1912).

— u. M. OZAKI: Studien über Darmmotilität. VI. Mitteilung: Totalanalyse der Alkaloide der Morphingruppe. Arch. exper. Path. u. Pharmakol. **173**, 374 (1933).

— u. F. MUNOZ-FERNANDEZ: Studien über Darmmotilität. V. Mitteilung: Totalanalyse der Alkaloide der Atropingruppe. Arch. exper. Path. u. Pharmakol. **170**, 26 (1933).

— u. K. STEFANSSON: Wirkungsbedingungen des Acetylcholins am Darm. Arch. exper. Path. u. Pharmakol. **185**, 435 (1937).

— — Über den Einfluß der Vagusreizung auf die Peristaltik des Meerschweinchendünndarms. Arch. exper. Path. u. Pharmakol. **185**, 450 (1937).

— u. E. TRIENDL: Peristaltik und Wasserresorption im Katzendarm. Arch. exper. Path. u. Pharmakol. **175**, 518 (1934).

— — Über die Messung analgetisch-sedativer Wirkungen am Tier und die Übertragbarkeit der Messungsresultate auf den Menschen. Arch. exper. Path. u. Pharmakol. **195**, 481 (1940).

— u. P. VIAUD: Studien über Darmmotilität. I. Methodik. Arch. exper. Path. u. Pharmakol. **169**, 1 (1933).

STRAUS, E.: Zur Pathogenese des chronischen Morphinismus. Mschr. Psychiatr. u. Neurol. **46**, 1 (1919).

STRAUSS, E. B.: Bemerkungen zum Schmerzproblem. Dtsch. med. Wschr. **1950**, 161.

SUNG, CH. J., and E. L. WAY: The effect of liver on the metabolism of DL-methadone in vitro and in vivo. J. Pharmacol. a. Exper. Ther. **98**, 72 (1950).

— — Studies on the fate of D, L-methadone in rats made tolerant to the compound. J. Pharmacol. a. Exper. Ther. **101**, 34 (1951).

— — The effect of altered thyroid function on the actions and fate of D, L-methadone. J. Pharmacol. a. Exper. Ther. **108**, 1 (1953).

— — The metabolic fate of the optical isomers of methadone. J. Pharmacol. a. Exper. Ther. **109**, 244 (1953c).

— — The fate of optical isomers of alpha acetylmethadol. J. Pharmacol. a. Exper. Ther. **110**, 260 (1954).

Sung, Ch. J., E. L. Way and K. G. Scott: Studies on the relationship of the metabolic fate and hormonal effects of D, L-methadone to the development of drug tolerance. J. Pharmacol. a. Exper. Ther. **107**, 12 (1953a).

Suo, M.: Studien zur chronischen Morphinvergiftung. II. Mitteilung: Die Senkungsreaktion der Blutkörperchen bei den Morphinisten und den an Morphin gewöhnten Hunden. Fol. pharmacol. jap. **11**, 193 (1930); ref. Ber. Physiol. **59**, 672.

— Über den Einfluß von Morphin auf die Darmbewegung des Kaninchens. I. Mitteilung: Abweichende Morphinwirkung. Fol. pharmacol. jap. **14**, 113 (1932).

— Über die Morphinwirkung auf die Darmbewegung des Kaninchens in situ; über die Verschiedenheit der Morphinwirkung auf die Darmbewegung. Keijo J. Med. **3**, 187 (1932).

Supniewski, J. V., and D. I. Macht: The action of opium and related alcaloids on nerve and muscle preparations. Arch. internat. Pharmacodynamie **32**, 352 (1926); ref. Ber. Physiol. **40**, 744.

Svendsen, A. B.: Danske Tidskr. Farm. **22**, 131 (1948); Pharmaceut. Acta Helvet. **26**, 323 (1951).

— and E. D. Aarnes: Determination of morphine in opium. Sci. Pharm. **23**, 18 (1955).

Swanson, E. E., and R. K. Webster: The action of ephedrine, pseudophedrine and epinephrine on the bronchiolar muscle of the isolated lung. J. Pharmacol. a. Exper. Ther. **38**, 327 (1930).

Szabolcs, L.: Colorimetric method for quantitative determination of morphine. Hungar. J. Chem. **59**, 67 (1953).

Szent-Györgyi, D., u. M.Bekes: Die Wirkung des Luminals und Morphinscopolamins auf die Wasserdiurese der Ratten. Acta physiolog. Acad. Scient. Hung. **2**, 175 (1951).

Szerb, J. C.: The response of circulating eosinophile cells to morphine and related substances. Canad. J. Med. Sci. **31**, 8 (1953).

— Interaction of cholinesterase inhibitors with morphine and levallorphan. XX. Internat. Physiol. Congr. Brüssel 1956. Abstracts of Commun. p. 870.

— and D. H. McCurdy: Concentration of morphine in blood and brain after intravenous injection of morphine in non-tolerant, tolerant and neostigmine-treated rats. J. Pharmacol. a. Exper. Ther. **118**, 446 (1956).

— D. P. McLevel, F. Moya and D. H. McCurdy: Determination of morphine in blood and tissues. Arch. internat. Pharmacodynamie **109**, 99 (1957).

Szirmai, E., E. Bajusz u. I. Nyiri: Die Wirkung des neuen schmerzlindernden Mittels „Depridol" auf das Schmerzgefühl, auf die Dauer des Geburtsaktes und auf die Wehentätigkeit. (Polarographische, tokographische und myotonographische Registrierungen.) Pharmazie **9**, 116 (1954).

Tachikawa, Y.: Effect of morphine injections on blood-sugar and adrenalin in dogs. J. Orient. Med. **17**, 37 (1932); ref. Ber. Physiol. **71**, 159.

Tada, H.: Effect of morphine upon the blood sugar content of rabbits deprived of either splanchnic nerves or suprarenals. Tôhoku J. Exper. Med. **19**, 405 (1932); ref. Ber. Physiol. **70**, 743.

Tainter, N. L., E. G. Tainter, W. S. Lawrence E. N. Neura, R. W. Lackey, F. P. Ludnea, H. B. Kirland and R. I. Gonzalez: Influence of various drugs on the threshold for electrical convulsions. J. Pharmacol. a. Exper. Ther. **79**, 42 (1943).

Takagi, H., M. Matsumura, A. Yanai and K. Ogiu: The effect of analgesics on the spinal reflex activity of the cat. Jap. J. Pharmacol. **4**, 176 (1955).

Takagi, K., and Sh. Iwamoto: Test method for analgetic activity. I. J. Pharmaceut. Soc. Japan **72**, 787 (1952).

Takahasi, M.: Quantitative experimentell-therapeutische Versuche zur Ermittlung der stopfenden Bestandteile im Opium. Pflügers Arch. **159**, 327 (1914).

Takayanagi, T.: Eine Methode zur quantitativen Bestimmung des Morphins in Körperflüssigkeiten und Organen. Arch. exper. Path. u. Pharmakol. **102**, 67 (1924).

— Über das Schicksal des Morphins im Tierkörper. I. Mitteilung: Über die Ausscheidung des Morphins beim Warmblüter. Arch. exper. Path. u. Pharmakol. **102**, 76 (1924).

— Über das Schicksal des Morphins im Tierkörper. II. Mitteilung: Über die Zerstörung des Morphins im Körper gewöhnter und ungewöhnter Ratten. Arch. exper. Path. u. Pharmakol. **102**, 183 (1924).

Tangl, F., u. F. Verzár: Über die Wirkung von Curare und verschiedener Narcotica auf den Gaswechsel. Biochem. Z. **92**, 318 (1918).

Tappeiner, H.: Über die Einwirkung des Morphins auf die Harnentleerung. Münch. med. Wschr. **46**, 876 (1899).

Tatum, A. L.: Epinephrine hyperglycemia. J. Pharmacol. a. Exper. Ther. **17**, 395 (1921).

— M. H. Seevers and K. H. Collins: Morphine addiction and its physiological interpretation based on experimental evidences. J. Pharmacol. a. Exper. Ther. **36**, 447 (1929).

TATUM, H. J., D. E. NELSON and F. L. KOZELKA: A study of the effects of morphine and carbon tetrachloride on the rate of disappearence of ethylisoamyl barbituric acid. J. Pharmacol. a. Exper. Ther. 72, 113 (1941).

TAVERNER, D.: The action of alpha-beta-dihydroxy-gamma-(2-methylphenoxy)-propane (myanesin) on the spinal cord of the cat. Brit. J. Pharmacol. 7, 655 (1952).

TEARE, F. W., and M. J. HUSTON: Effect of certain drugs on skeletal muscle Arch. internat. Pharmacodynamie 95, 437 (1953).

TEMPLETON, R. D., and H. F. ADLER: Influence of morphine on transportation in colon of dog. Amer. J. Physiol. 131, 428 (1940).

— E. A. GALAPEAUX and H. F. ADLER: Reaction of dog's colon to subcutaneous injections of morphine. Proc. 45, 98 (1940).

TENNEY, S. M., and J. C. MITHOEFER: Respiratory depressant action of N-allylnormorphine in normal subject and in patients with respiratory acidosis secondary to pulmonary emphysema. New-England J. Med. 249, 886 (1953).

TERADA, B., and M. HONDA: Pharmacological action of opium (alkaloids) as observed in the tail-raising action. J. Orient. Med. 22, 677 (1935); ref. Ber. Physiol. 88, 150.

TERRUUCHI, and S. KAI: On the fate of morphine which has been injected into the animal body. J. Pharmacol. a. Exper. Ther. 31, 177 (1927).

TEWES, H., u. H. RUPPRECHT: Polamidonmißbrauch. Münch. med. Wschr. 1950, 785.

THAUER, R., u. K. WEZLER: Die Kreislaufwirkung der gebräuchlichsten tierexperimentellen Narkotica. Arch. exper. Path. u. Pharmakol. 200, 84 (1942).

THEOBALD, W.: Vergleichende Untersuchung anti-inflammatorischer Wirkstoffe am Formalin-oedem. Arch. internat. Pharmacodynamie 103, 17 (1955).

THIENES, C. H., and L. E. DETRICK: Morphine addiction and withdrawal: Effect of calcium therapy on symptoms and tissue hydration. J. Pharmacol. a. Exper. Ther. 66, 36 (1939).

THIGPEN, F. B., C. H. THIGPEN and H. M. CLECKLEY: Use of electric-convulsive therapy in morphine, meperidine, and related alkaloid addictions. Arch. Neurol. a. Psych. 70, 452 (1953).

THOMAS, D. V., and S. M. TENNEY: Effect of levorphan and levallorphan on the respiratory mechanism of normal man. J. Pharmacol. a. Exper. Ther. 113, 250 (1955).

THOMAS, J. E.: A further study of the nervous control of the pyloric sphincter. Amer. J. Physiol. 88, 498 (1929).

THOMAS, R.: Über das Brechzentrum und über die Wirkung einiger pharmakologischer Mittel auf dasselbe. Virchows Arch. 123, 44 (1891).

THOMPSON, V., and E. G. GROSS: Excretion of combined morphine in the tolerant and non-tolerant dog. J. Pharmacol. a. Exper. Ther. 72, 138 (1941).

THORP, R. H.: The assessment of analgesic activity in new synthetic drugs. Brit. J. Pharmac. 1, 113 (1946).

— The pharmacology of the optical isomers of amidone (2-dimethylamino-4,4-diphenyl-heptan-5-one). Brit. J. Pharmac. 4, 98 (1949).

— and E. WALTON: Search for new analgesics. Part II. Further homologues of pethidine and the pharmacology of these and other components. J. Chem. Soc. 1948, 559.

— — and P. OFNER: Optical isomers of amidone, with a note on isoamidone. Nature (London) 160, 605 (1947).

TOFT, H. I.: Über die Mäuseschwanzreaktion nach Straub-Herrman zum Nachweis von Morphin. Arch. internat. Pharmacodynamie 70, 370 (1945).

TOKITA, N.: The influence of various narcotics on cerebral circulation. Tôhoku J. Exper. Med. 59, 149 (1953).

TOMONO, M.: Über die Wirkungen des Morphins und der Gifte des autonomen Nervensystems auf die peripheren Organe morphingewöhnter Kaninchen. Jap. J. Med. Sci. IV. Pharmacol. 4, 75 (1930).

— Über die Wirkungen des Morphins und der autonomen Gifte auf die periphren Organe morphingewöhnter Kaninchen. II. Mitteilung. Mitt. med. Ges. Tokio 44, 944 (1930); Jap. J. med. Sci., Trans IV. Pharm. 5, 84 (1930); ref. Ber. Physiol. 59, 174; 61, 603.

TONER, J. J., and E. MACKO: Pharmacology studies on bis-(1-(carbo-β-diethyl-aminoethoxy)-1-phenylcyclopentane)-ethane disulfate. J. Pharmacol. a. Exper. Ther. 106, 246 (1952).

TORINO, A., and J. T. LEWIS: Morphine intoxication in adrenalectomized rats. Amer. J. Physiol. 81, 405 (1927).

TOWN, B. W., E. D. WILLS, E. J. WILSON and A. WORMALL: Untersuchungen über Suramin. 8. Mitteilung: Die Wirkung des Chemotherapeuticums auf Enzyme und einige andere Proteine. Allgemeine Betrachtungen. Biochemic. J. 47, 149 (1950).

TRAVELL, J.: A contribution to the pharmacology of pseudomorphine. J. Pharmacol. a. Exper. Ther. 44, 123 (1932).

TREMONTI, P.: Di un metodo biologico per il dosaggio di piccole quantità di morfina. Boll. Soc. ital. Biol. sperim. 3, 393 (1928); ref. Ber. Physiol. 48, 711.

TRENDELENBURG, P.: Physiologische und pharmakologische Untersuchungen an der Bronchial-muskulatur. Arch. exper. Path. u. Pharmakol. 69, 79 (1912).
— Physiologische und pharmakologische Versuche über die Dünndarmperistaltik. Arch. exper. Path. u. Pharmakol. 81, 55 (1917).
— Adrenalin und adrenalinverwandte Substanzen. Handbuch der experimentellen Pharma-kologie II/2, 1261 (1924).
— Pharmakologie der Magen- und Darmbewegung. X. Opiumalkaloide. Handbuch der norm. path. Physiologie Bd. 3, S. 536, 1927.
— Verh. Ges. Verdauungskrkh., 9. Tagung Okt. 1929, S. 40.
TRENDELENBURG, U.: Über die Wirkung einiger Hustenmittel auf Hustenreizschwelle und Atmung. Acta physiol. scand. (Stockh.) 21, 174 (1950).
— Persönliche Mitteilung, 1956.
— The action of morphine on the superior cervical ganglion and on the nictitating membrane of the cat. Brit. J. Pharmacol. 12, 79 (1957).
TRIPOD, I., u. F. GROSS: Unterschiedliche Beeinflussung der analgetischen und der erregenden Wirkung von Morphin durch zentral dämpfende Pharmaka. Helvet. physiol. Acta 15, 105 (1957).
TSCHERKESS, A.: Zum Mechanismus der Morphinwirkung auf den isolierten Dünndarm. Z. exper. Med. 48, 731 (1926); ref. Ber. Physiol. 25, 909.
TSCHIRCH, A.: Handbuch der Pharmakognosie I/2, S. 1052, 1910.
— Handbuch der Pharmakognosie III, S. 644, 1924.
TUENNERHOFF, F. K., u. H. K. SCHWABE: Untersuchungen zur Frage der Verwendbarkeit synthetischer Methoxy-methyl-morphinane; Beitrag zur Therapie der verschiedenen Hustenformen bei Lungentuberkulose. Klin. Wschr. 1955, 576.
TULLAR, P. E.: Measurement of analgesia in rats. Federat. Proc. 10, 341 (1951).
TULLAR, B. F., W. WETTERAU and S. ARCHER: The resolution of ethyl 1,1-diphenyl-3-dimethyla-minobutyl sulfone. J. Amer. Chem. Soc. 70, 3959 (1948).
TURPEINEN, E.: Acta chir. scand. (Stockh.) 90, Suppl. 87 (1944).
UCHIGAKI, SH.: On the influence of various drugs on the internal pressure of the urinary bladder. Ber. Biol. Abt. B. 45, 813 (1927); Jap. J. Med. Sci. IV. Pharmacol. 3, 155 (1929).
UCHIYAMA, J., A. C. KIRCHHOF and N. A. DAVID: Spasmolytic action of dolophine (amidone). Proc. 66, 417 (1947).
UEXKULL, TH. V.: Untersuchungen über das Phänomen der „Stimmung" mit einer Analyse der Nausea nach Apomorphingaben verschiedener Größe. Z. klin. Med. 149, 132 (1952).
UHLMANN, F.: Über Coramin. Eine neue campherähnlich wirkende Substanz. Z. exper. Med. 43, 556 (1924).
— u. J. ABELIN: Beiträge zum Opiumproblem. Z. exper. Path. u. Ther. 21, 58 (1920); ref. Ber. Physiol. 2, 619.
ULLYOT, G. E., J. J. STEHLE, CH. L. ZIRKLE, R. L. SHRINER u. F. J. WOLF: Analgetica. I. Mitteilung: Aminophthalidylalkane. J. org. Chem. 10, 429 (1945).
UNDERHILL, F. D., N. L. BLATHERWICK and S. GOLDSCHMIDT: The influence of subcutaneous injections of morphine upon the hydrogen ion concentration of the urine in the dog and rabbit. Proc. Soc. Exper. Biol. a. Med. 14, 83 (1917).
United Nation Publ. E/NR 1954, Comm. on. narcot. drugs: Summary of annual reports of governments related to opium and other narcotic drugs.
UNNA, K.: Antagonistic effect of N-allyl-normorphine upon morphine. J. Pharmacol. a. Exper. Ther. 79, 27 (1943).
UNTERHARNSCHEIDT, F.: Morphin-Antagonisten. Arzneimittelforschg. 5, 630 (1955).
VAILLE, C., and G. STERN: Drug addiction in France. Bull. on Narcot. VI, No. 2, 1 (1954).
VALENTI, A.: Sur l'élimination de la morphine à travers le tube gastro-entérique. Arch. ital. de Biol. 62, 104 (1914).
— Experimentelle Untersuchungen über den chronischen Morphinismus. Kreislaufstörungen hervorgerufen durch das Serum morphinistischer Tiere in der Abstinenzperiode. Arch. exper. Path. u. Pharmakol. 75, 437 (1914).
VALENTIN, G.: Eudiometrisch-toxikologische Untersuchungen. VIII. Morphin und Opium. Arch. exper. Path. u. Pharmakol. 11, 65 (1879).
VEACH, H. O.: The antagonistic action of morphine and atropine on the human stomach. J. Pharmacol. a. Exper. Ther. 61, 230 (1937).
VERCAUTEREN, E.: Recherches sur la pharmacologie des réflexes vasomoteurs du sinus carotidien. Arch. internat. Pharmacodynamie 42, 339 (1932).
VIDIC, E.: Nachweis und quantitative Bestimmung des Dromoran sowie seine Unterscheidung von anderen stark wirkenden Analgetica in biologischem Material. Arzneimittelforschg. 3, 34, 428 (1953); Arch. exper. Path. u. Pharmakol. 212, 339.
— Die Anwendung papierchromatographischer Methoden beim forensischen Suchtmittel-nachweis. Arzneimittelforschg. 5, 291 (1955).

VILLINGER, W.: Behandlung der Suchten. Öfftl. Gesundheitsdienst 12, 363 (1950).

VINCI, G.: Action of morphine and some of its derivatives on the isolated heart of mammifers. Arch. internat. Pharmacodynamie 17, 5 (1907).

VIVANTE, A., F. F. KAO and J. BELFORD: The effect of nalorphine on the respiration of dogs anesthetized with pentobarbital sodium. J. Pharmacol. a. Exper. Ther. 111, 436 (1954).

VÖLKER, R.: Untersuchungen über stark wirkende Analgetika. XV. Internat. Tierärztl. Kongreß Stockholm 1953, Teil I, Bd. 2, S. 1012.

VOGEL, H., H. ISBELL and K. W. CHAPMAN: Present status of narcotic addiction: With particular reference to medical indications and comparative addiction liability of the newer and older analgesic drugs. J. Amer. med. Assoc. 138, 1019 (1948).

VOGELENZANG, E. H.: Morphin und Ersatzmittel. Chem. Zbl. 1952, 4019; Pharmac. Weekbl. 1951, 497.

VOGT, H., u. I. HEEMAN: Die Bestimmung moderner Analgetica mit Reinecke-Salz. Pharmaz. Z.-halle Dtschld. 91, 311 (1952).

VOGT, M.: Die Verteilung pharmakologisch aktiver Substanzen im Zentralnervensystem. Klin. Wschr. 1952, 907.

— The concentration of sympathin in different parts of the central nervous system under normal conditions and after the administration of drugs. J. of Physiol. 123, 451 (1954).

VOLLAND: Noch etwas gegen die behinderte Nasenatmung und für die Kampferbehandlung der Phthisiker. Therap. Mh. 25, 594 (1911).

VOLLMER, H.: Versuche über die Giftempfindlichkeit weißer Mäuse nach Vorbehandlung mit Caseosan, Sufrogel und Alkohol. Arch. exper. Path. u. Pharmakol. 155, 160 (1930).

WACHSMUTH, H.: Bull. Soc. Chim. biol. 20, 1419 (1938).

— Une réaction très sensible de la diacétylmorphine. J. Pharmacie belg. 35, 569 (1953).

WACHTEL, C.: Nachweis und Bestimmung des Morphins und anderer Alkaloide in tierischen Ausscheidungen und Organen. Biochem. Z. 120, 265 (1921).

WADA, A.: On the exodic action of morphine. Jap. J. Med. Sci. IV. Pharmacol. 2, 68 (1928).

— The action of morphine on the excised smooth muscle organs of the rabbit. Jap. J. Med. Sci. IV. Pharmacol. 2, 68 (1928).

— H. TANAKA, T. HIRANO and Y. TANEITI: The effect of morphine administration upon the output rate of epinephrine, blood sugar level and blood pressure in normal and tolerant dogs. Tôhoku J. Exper. Med. 34, 52 (1938); ref. Ber. Physiol. 111, 676.

WAGNER, G.: Zur Papierchromatographie und Papierionophorese einiger dem Morphin verwandten Analgetica. Pharmazie 10, 470 (1955).

WAGNER, W.: Neue Methoden und Denkweisen im Hinblick auf die Morphinsucht. Dtsch. med. Wschr. 1954, 537.

WALLENSTEIN, S. L., and R. W. HOUDE: Changes in pain intensity as a means of estimating analgetic power. Federat. Proc. 12, 377 (1953).

WALLINGFORD, V. H., and A. H. HOMEYER: Evaluation of lime methods for determining morphine in opium. J. Amer. Pharm. Assoc. Scient. Ed. 25, 402 (1936).

WALTON, E., P. OFNER and R. H. THORP: Search for new analgesics. Part III. Homologues of amidone, iso-amidone, and some related compounds. J. Chem. Soc. 1949, 648.

WALTON, R. P., and C. F. LACEY: A comparison of the motor effects of morphine, codeine and dihydromorphinone hydrochloride (dilaudid) on Thiry fistulae. J. Pharmacol. a. Exper. Ther. 54, 53 (1935a).

— — Absorption of drugs through the oral mucosa. J. Pharmacol. a. Exper. Ther. 54, 61 (1935b).

WALTON, E., and P. OFNER: Optical isomers of amidone, with a note on isoamidone. Nature (London) 160, 605 (1947).

WANG, J. R. H., and J. A. BAIN: The interactionof morphine with coenzyme I and cytochrome C. J. Pharmacol. a. Exper. Ther. 106, 422 (1952).

— and J. A. BAIN: Analgesics and enzymes of the cytochrome chain. J. Pharmacol. a. Exper. Ther. 108, 354 (1953).

— and V. GLAVIANO: Locus of emetic action actions of morphine and hydergine in dogs. Federat. Proc. 12, 378 (1953); J. Pharmacol. a. Exper. Ther. 111, 329 (1954).

WANG, K., J. PROHASKA and W. PALMER: Studies on the effect of therapeutic doses of morphine upon gastric secretions. Amer. J. Digest Dis. 3, 519 (1936).

WAPSHAW, H.: The pancreatic side effects of morphine. Brit. Med. J. 1953, 373.

WASENIUS, H.: Experimentelle Untersuchungen über die Uterusconcentrationen bei der Geburt, sowie über den Einfluß des Aethers und des Morphiums auf dieselben. Arch. Gynäkol. 84, 539 (1908).

WATANABE, M.: On the relation between the natural tolerance to heroin and the partition coefficient of the drug for the central nervous system. Jap. J. Med. Sci. IV. Pharmacology 7, 32 (1933).

WATERS, R. M., J. H. BENNET and M. D. LEIGH: Effects upon human subjects of morphine and scopolamine alone and combined. J. Pharmacol. a. Exper. Ther. **63**, 38 (1938).

WATTS, D. T.: Isomers of methadon and isomethadon and respiration of brain homogenates. Federat. Proc. **8**, 343 (1949).

— Inhibition of succinic oxidase system by meperidine, methadon, morphine and codeine. J. Pharmacol. a. Exper. Ther. **95**, 117 (1949).

— Die Wirkung der Methadon-Isomeren auf die Atmung von Rattenhirnbrei. Chem. Zbl. **1951 I**, 1485; Arch. of Biochem. **25**, 201 (1950).

— The effect of methadone isomers, morphine, and pentobarbital on the blood glucose of dogs. J. Pharmacol. a. Exper. Ther. **102**, 269 (1951).

WATSON, R. C., and M. I. BOWMAN: Microchemical identification of amidone. J. Pharmacy a. Pharmacol. **2**, 179 (1950).

WAY, LEONG, E.: Barbiturate antagonism of isonipecaine convulsions and isonipecaine potentiation of barbiturate depression. J. Pharmacol. a. Exper. Ther. **87**, 265 (1946).

— Studies on the local anesthetic properties of isonipecaine. J. Amer. Pharm. Assoc. Scient. Ed. **35**, No. 2 (1946).

— R. C. GRUBBS and R. SWANSON: Federat. Proc. **6**, 389 (1947).

— and C. J. SUNG: The effects of thiouracil and thyroid feeding on the actions of D, L-methadone. J. Pharmacol. a. Exper. Ther. **103**, 365 (1951).

— A. J. GIMBLE, W. P. MCKELWAY, CH. Y. SUNG and H. ELLSWORTH: The absorption, distribution and excretion of isonipecaine (demerol). J. Pharmacol. a. Exper. Ther. **96**, 477 (1949a).

— R. C. GRUBBS and R. SWANSON: The effects of isonipecaine (demerol) on auricular fibrillation. Federat. Proc. **6**, 382 (1947).

— and W. LIGON: Some cardiac effects of isonipecaine (demerol). J. Amer. Pharmac. Assoc. Scient. Ed. **35**, Nr. 4 (1946).

— and P. F. D. VAN PEENEN: The effect of chemical blocking agents on hypothalamo pituitary adrenal activation. XX. Internat. Physiol. Congr. Brüssel 1956. Abstracts of Commun. p. 949.

— B. T. SIGNOROTTI and C. H. MARCH: Countercurrent studies on excreta after D, L-methadone administration. J. Pharmacol. a. Exper. Ther. **98**, 34 (1950).

— — — and C. T. PENG: Studies on the urinary, fecal and biliary excretion of D, L-methadone by countercurrent distribution. J. Pharmacol. a. Exper. Ther. **101**, 249 (1951).

— CH.-J.-SUNG and J. M. FUJEMOTO: The effect of adrenalectomy on the development of tolerance to morphine and methadone. J. Pharmacol. a. Exper. Ther. **110**, 51 (1954).

— — and W. P. MCKELWAY: The absorption distribution and excretion of D, L-methadone. J. Pharmacol. a. Exper. Ther. **97**, 222 (1949).

— R. SWANSON and A. GIMBLE: Studies in vitro and in vivo on the influence of the liver on isonipecaine (demerol) activity. J. Pharmacol. a. Exper. Ther. **91**, 178 (1947).

— A. E. TAKEMORI, G. E. SMITH, H. HAMILTON, ANDERSON and D. C. BRODIE: The toxicity and analgetic activity of some congeners of salicylamide. J. Pharmacy a. Exp. Ther. **108**, 450 (1953).

WEBER, H.: Über Anästhesie durch Adrenalin. Verh. Kongr. inn. Med. **21**, 616 (1904).

WEBSTER, M. D.: The quantitative action of acetylcholine and histamine on the guinea-pig uterus. J. Pharmacol. a. Exper. Ther. **53**, 340 (1935).

WEGER, P., u. C. AMSLER: Beschleunigung der Gewöhnung an Morphin bzw. Verzögerung der Entwöhnung davon durch Vitamin-D-Mangel. Arch. exper. Path. u. Pharmakol. **183**, 9 (1936a).

— — Weiteres zum Problem der Gewöhnung an Morphin. Arch. exper. Path. u. Pharmakol. **181**, 489 (1936b).

WEGNER, E.: Die Morphinverteilung in der Mohnpflanze und ihre Veränderungen im Laufe der Vegetationsperiode als Beitrag zur Physiologie dieses Alkaloids. Pharmazie **6**, 420 (1951).

WEIDNER, K.: Schlaftherapie innerer Krankheiten. Klin. Wschr. **1948**, 441.

WEIGMANN, R., u. C. WÖHLER: Zur Prüfung von Analgetica mit Hilfe der von Frey'schen Reizborste. Arzneimittelforschg. **2**, 218 (1952).

WEISS, A.: Über die Wirkungsbedingungen des Novokains. Arch. exper. Path. u. Pharmakol. **167**, 177 (1932).

— Inaug.-Diss. Heidelberg 1935.

WEISEL, W., W. B. JOUMAND and W. H. CASSELS: Effect on intestinal motility of cyclopropane anesthesia alone and after morphine-scopolamine premedications. J. Pharmacol. a. Exper. Ther. **63**, 391 (1938).

WEITZ, W., u. W. VOLLERS: Über die Beeinflussung der Bewegungen des Magens und Darms durch Opium. Z. exper. Med. **54**, 161 (1927); ref. Ber. Physiol. **40**, 679.

WENDEL, H., and CH. J. LAMBERTSEN: The effect and mechanism of action of N-allyl-normorphine in morphine-induced respiratory depression in man. J. Pharmacol. a. Exper. Ther. (1957) (im Druck).

WENDELL, H. W., and CH. J. LAMBERTSEN: Morphine and meperidine as respiratory depressants in man. Federat. Proc. 1957 (im Druck).

WHYTE, H. W.: The effect of aspirin and morphine on heat pain. Clin. Sci. 10, 333 (1951); Chem. Zbl. 1952 I, 3207.

WICHELS, P.: Das schlagend überlebende Herzstreifenpräparat. III. Mitteilung: Der propriozeptive Tonusreflex des Froschherzens und seine Sensibilisierung durch Herzglykoside. Pflügers Arch. 179, 219 (1920).

WIDDICOMBE, J. G.: Respiratory reflexes from the trachea and bronchi of the cat. J. of Physiol. 123, 55, 71 (1954).

WIELAND, H., u. R. MAYER: Pharmakologische Untersuchungen am Atemzentrum. Arch. exper. Path. u. Pharmakol. 92, 195 (1922).

— u. R. SCHOEN: Die Beziehungen zwischen Pupillenweite und Kohlensäurespannung des Blutes. Arch. exper. Path. u. Pharmakol. 100, 190 (1923).

WIKI, B.: De l'influence, exercée par quelques succédanés de la morphine, sur l'air courant du lapin. Rev. méd. Suisse rom. 55, 173 (1935).

WIKLER, A.: Studies on the action of morphine on the central nervous system of the cat. J. Pharmacol. a. Exper. Ther. 80, 176 (1944).

— Effects of morphine on somatic motor components of "sham rage" in chronic decorticated cats and dogs. Federat. Proc. 4, 141 (1945).

— Effects of morphine on responses of the nictitating membrane of the cat. Federat. Proc. 4, 140 (1945a).

— Reactions of chronic decorticated dogs during a cycle of addiction to methadon. Federat. Proc. 7, 265 (1948).

— Recent progress in research on the neurophysiologic basis of morphine addiction. Amer. J. Psychiatr. 105, 329 (1948a).

— Sites and mechanism of action of morphine and related drugs in the central nervous system. J. Pharmacol. a. Exper. Ther. II, 2, 435 (1950).

— Effects of large doses of N-allylnormorphine on man. Federat. Proc. 10, 345 (1951).

— Pharmacologic dissociation of behavior and EEG "sleep patterns" in dogs: Morphine, N-allylnormorphine, and atropine. Proc. Soc. Exp. Biol. a. Med. 79, 261 (1952).

— Reactions of dogs without neocortex during cycles of addiction to morphine and methadone. Arch. Neurol. a. Psych. 67, 672 (1952).

— Mechanism of action of drugs that modify personality function. Amer. J. Psych. 108, 590 (1952 b).

— Opiate addiction. Springfield (Ill.): C. C. Thomas 1953.

— and S. ALTSCHUL: Effects of methadone and morphine on the electro-encephalogram of the dog. J. Pharmacol. a. Exper. Ther. 98, 437 (1950).

— and R. L. CARTER: Effects of single doses of N-allylnormorphine on hindlimb reflexes of chronic spinal dogs during cycles of morphin addiction. J. Pharmacol. a. Exper. Ther. 109, 92 (1953).

— — H. F. FRASER and H. ISBELL: Precipitation of "abstinence syndromes" by single doses of N-allylnormorphine in addicts (motion picture). Federat. Proc. 11, 402 (1952).

— and K. FRANK: Hindlimb reflexes of chronic spinal dogs during cycles of addiction to morphine and methadone. J. Pharmacol. a. Exper. Ther. 94, 382 (1948).

— K. FRANCK and A. I. EISENMAN: Effects of single doses of 10820 (4,4-diphenyl-6-dimethylamino-heptanone-3) on the nervous system of dogs and cats. Federat. Proc. 6, 384 (1947).

— H. F. FRASER and H. ISBELL: N-allylnormorphine: Effects of single doses and precipitation of acute "abstinence syndromes" during addiction to morphine, methadone or heroin in man (post-addicts). J. Pharmacol. a. Exper. Ther. 109, 8 (1953).

— H. GOODELL and H. WOLFF: Pain. — Effects of analgesic agents on sensations other than pain. J. Pharmacol. a. Exper. Ther. 83, 294 (1945).

— and R. W. HOUDE: Comparative effects of morphine, methadone, pentothal, nembutal, myanesin and bezimidiazole on hindlimb reflexes of chronic spinal dogs. Zit. nach WIKLER (1950).

— and J. H. MASSERMAN: Effects of morphine on learned adaptive responses and experimental neuroses in cats. Arch. Neurol. a. Psychiatr. 50, 401 (1943).

— M. J. PESCOR, E. P. KALBAUCH and R. J. ANGELUCCI: Effects of frontal lobotomy on the morphine abstinence syndrome in man; an experimental study. Arch. Neurol. a. Psych. 67, 510 (1952).

— H. G. WOLFF and GOODELL: Studies on pain. The effects of analgesic agents on sensations other then pain. J. Pharmacol. a. Exper. Ther. 83, 294 (1945).

WILBRANDT, W., u. J. L. DE LA CUADRA: Die Prüfung der Lokalanaesthetica am peripheren Nervenstamm und der Mechanismus der Wirkungsverstärkung durch Coffein. Helvet. physiol. Acta 5, 265 (1947).

WILHELMI, G.: Über die pharmakologischen Eigenschaften von Irgapyrin, einem neuen Präparat aus der Pyrazolreihe. Schweiz. med. Wschr. 1949, 577.

— Über die Retardwirkung von Dioxodiphenylbutyl-Pyrazolidin (Butazolidin) auf verschiedene Pharmaca, insbesondere Analgetica. Helvet. physiol. Acta 10, C 33 (1952).

WILLIAMS, E. G.: Blood concentration in morphine addicts. J. Pharmacol. a. Exper. Ther. 67, 290 (1939).

— and F. W. OBERST: A cycle of morphine addiction. Part I. Biological investigations. Publ. Health Rep. 61 1 (1946).

WILLIAMS, VAUGHAM E. M.: The action of morphine, pethidine, and amidone upon the intestinal motility of conscious dogs. Brit. J. Pharmacol. 5, 584 (1950).

— The mode of action of drugs upon intestinal motility. Pharmacol. Rev. 6, 159 (1954).

— and D. H. P. STREETEN: Relief of postoperative pain and intestinal motility. Lancet 1950, 213.

— — The mode of action of morphine upon the intestine. Brit. J. Pharmacol. 6, 263 (1951).

— — The action of posterior pituitary extracts upon propulsion in the small intestine. Brit. J. Pharmacol. 7, 47 (1952).

WILSON, W. M., and R. B. HUNTER: "C.B.11": A new analgesic drug. Preliminary communication. Brit. Med. J. 1948, 553.

WINDER, C. V.: Quantitative evaluation of analgetic action in guinea-pigs; morphine, ethyl, 1-methyl-4-phenylpiperidine-4-carboxylate (demerol), and acetyl-salicylic acid. Arch. internat. Pharmacodynamie 74, 219 (1947).

— C. C. PFEIFFER and G. L. MAISON: The nociceptive contraction of the cutaneous muscle of the guinea-pig as elicited by radiant heat. Arch. internat. Pharmacodynamie 72, 329 (1946).

— and C. E. ROSIERE: Comparative antitussive bioassay of four morphine derivatives and methadone employing ammonia in unanesthetized dogs with tracheal side-tubus. J. Pharmacol. a. Exper. Ther. 113, 54 (1954).

WINIWARTER, F.: Über die Wirkung von Schlafmitteln, Antipyreticis und Analepticis auf normale und großhirnlose Tauben. Arch. exper. Path. u. Pharmakol. 185, 95 (1937).

WINTER, CH., and L. F. FLATAKER: Studies on heptazone (6-morpholino-4,4-diphenyl-3-heptanone hydrochloride) in comparison with other analgesic drugs. J. Pharmacol. a. Exper. Ther. 98, 305 (1950).

WINTER, CH. A., and L. FLATAKER: The effect of cortisone, desoxycorticocosterone, and adrenocorticotrophic hormone upon the responses of animals to analgesic drugs. J. Pharmacol. a. Exper. Ther. 103, 93 (1951).

— — Antitussive action of D-isomethadone and D-methadone in dogs. Proc. Soc. Exper. Biol. a. Med. 81, 463 (1952).

— — The relation between skin temperature and the effect of morphine upon the response to thermal stimuli in the albino rat and the dog. J. Pharmacol. a. Exper. Ther. 109, 183 (1953).

— — Antitussive compounds: Testing methods and results. J. Pharmacol. a. Exper. Ther. 112, 99 (1954).

— C. E. GAFFNEY, E. GAFFNEY and L. FLATAKER: The effect of N-allylnormorphine upon the antidiuretic action of morphine. J. Pharmacol. a. Exper. Ther. 111, 360 (1954).

— — The effect of N-allylnormorphine upon the antidiuretic action of morphine. J. Pharmacol. a. Exper. Ther. 110, 53 (1954).

— P. D. ORAHOVATS, L. FLATAKER, E. G. LEHMAN and J. T. LEHMAN: Studies on the Pharmacology of N-allylnormorphine. J. Pharmacol. a. Exper. Ther. 111, 152 (1954a).

WINTER, I. C.: The action of morphine on the urinary bladder of the unanesthetized dog: A comparison with the action of parasympathomimetic drugs. J. of. Urol. 45, 388 (1941); ref. Ber. Physiol. 129, 107.

WINTERFELD, K., E. DÖRLE u. C. RAUCH: Über eine verbesserte Kalkmethode zur Bestimmung des Morphins im Opium und seinen Präparaten. Arch. Pharmaz. 275, 445 (1937).

WINTERSTEIN, E.: Ein Beitrag zur quantitativen Bestimmung des Morphins. Arch. exper. Path. u. Pharmakol. 62, 139 (1910).

WIRTH, W.: Versuche zur kombinierten Wirkung von Megaphen mit stark wirksamen Analgeticis. Arch. exper. Path. u. Pharmakol. 222, 75 (1954).

— Methoden der Analgesieprüfung am Tier. Arch. exper. Path. u. Pharmakol. 216, 77 (1952).

WITKOWSKI, L.: Über die Morphiumwirkung. Arch. exper. Path. u. Pharmakol. 7, 247 (1877).

WOLFF, G., J. D. HARDY and H. GOODELL: Studies on pain. Measurement of the effects of morphine, codeine, and other opiates in the pain threshold and on analysis of their relation to the pain experience. J. Clin. Invest. 19, 659 (1940).

WOLFF, H.: Untersuchungen am Atemzentrum über Synergismus und Antagonismus von Giften. Arch. exper. Path. u. Pharmakol. 74, 298 (1913).

Wolff, H. G.: Schmerzmechanismen und Kopfschmerz. Triangel 2 (1955).

Wolff, P. O.: The treatment of drug addicts. A critical survey. Bull. Health. Org. Leag. nat. 12, 453 (1945/1946).

— On pethidine and methadone derivatives. Bull. World Health Org. 2, 193 (1949).

— Some aspects of drug addiction. J. Pharmacy a. Pharmacol. 3, 1 (1951).

— The activities of the world health organization in drug addiction. Brit. J. Addict. 50, No. 1 (1952).

— Aperçu sur divers problèmes de la toxicomanie. J. Suisse Méd. 83, 932 (1953).

— Aus der Tätigkeit der Weltgesundheitsorganisation auf dem Gebiete der Suchtgifte. Dtsch. med. Wschr. 1953, 1194.

— Aktuelles über Suchtgifte. Dtsch. med. Wschr. 1956, 57.

Wolff, W. A., C. Riegel and E. G. Fry: The excretion of morphine by normal and tolerant dogs. J. Pharmacol. a. Exper. Ther. 47, 391 (1933).

Wolpert, A., E. B. Truitt, F. K. Bell and J. C. Krantz jr.: The effect of certain narcotics on oxydative phosphorylation. J. Pharmacol. a. Exper. Ther. 117, 358 (1956).

Wood, H. C., and D. Cerna: The effects of drugs and other agencies upon the respiratory movements. J. of Physiol. 13, 87d (1892).

Woodbury, R. A., G. P. Child, R. Torpin, M. J. Smith and J. S. Brown: The influence of morphine sulfate upon the responses to distention of the human gravid and non-gravid uterus. J. Pharmacol. a. Exper. Ther. 106, 425 (1952).

Woods, L. A.: Distribution and fate of morphine in non-tolerant and tolerant dogs and rats. J. Pharmacol. a. Exper. Ther. 112, 158 (1954).

— The pharmacology of nalorphine (N-allylnormorphine). Pharmacol. Rev. 8, 175 (1956).

— J. Cochin, E. G. Fornefeld and M. H. Seevers: Estimation of morphine in biological materials. J. Pharmacol. a. Exper. Ther. 111, 64 (1954).

— and H. E. Mühlenbeck: Urinary excretion of codein and its metabolite(s) in the dog. J. Pharmacol. a. Exper. Ther. 110, 54 (1954).

— — and L. B. Mellett: Plasma levels and excretion of codeine and metabolites in the dog and monkey. J. Pharmacol. a. Exper. Ther. 117, 117 (1956).

— J. B. Wyngarden and M. H. Seevers: Addiction potentialities of 1,1-diphenyl-1-(3-dimethylaminopropyl)-butanone-2-hydrochloride (amidone) in the monkey. Proc. Soc. Exp. Biol. a. Med. 65, 113 (1947).

Woolfe, G., u. McDonald: J. Pharmacol. a. Exper. Ther. 80, 300 (1944).

Wramner, T.: The potentiating effect of neostigmine and eserine on the action of morphine as measured by the Straub-Hermann reactions. Acta physiol. scand. (København.) 9, 336 (1945).

Wright, Ch. J.: The respiratory effects of morphine, codeine and related substances. I. The effect of codeine, isocodeine, allopseudocodeine and pseudocodeine on the respiration of the rabbit. J. Pharmacol. a. Exper. Ther. 51, 327, 343 (1934).

— The enzymatic deacetylation of heroin and related morphine derivatives by blood serum. J. Pharmacol. a. Exper. Ther. 71, 164 (1941).

— and F. A. Barbour: The respiratory effects of morphine, codeine, and related substances. III. The effect of morphine, dihydromorphine, dihydromorphinone (dilaudid) and dihydrocodeinone (dicodid) on the respiratory activity of the rabbit. J. Pharmacol. a. Exper. Ther. 53, 34 (1935).

— — The respiratory effects of morphine, codeine, and related substances. V. The effect of α, β, γ, dihydro-α-, dihydro-β- and dihydro-γ-isomorphine on the respiration of the rabbit. J. Pharmacol. a. Exper. Ther. 56, 39 (1936).

— — The respiratory effects of morphine, codeine, and related substances. VI. Compounds derived from morphine and dihydromorphine by substitution in the 6-carbon position. J. Pharmacol. a. Exper. Ther. 61, 422 (1937).

Wright, E. B.: Mode of action of certain central nervous system depressants. Amer. J. Physiol. 171, 780 (1952).

Wright, E. I.: Inactivation of cholinesterase by morphine. J. Pharmacol. a. Exper. Ther. 78, 375 (1943).

Wright, J.: The inactivation of cholinesterase by morphine and derivatives. J. Pharmacol. a. Exper. Ther. 72, 45 (1941).

Wulfsohn, N. L.: Intravenous pethidine for hiccup. Lancet 267, 289 (1954).

Yamaguchi, Ch: Über die Ursache der Morphinhyperglykämie. Jap. J. Med. Sci. Pharmacol. 6, 14 (1932).

Yamakita, M.: The gaseous metabolism and blood flow of the brain. I. Under narcosis and hypnosis. Tôhoku J. Exper. Med. 3, 414 (1922).

Yamao, E.: Pharmacologic studies on movement of the rabbits stomach in situ. 2. The importance of the suprarenal glands upon the relaxation produced by morphine. Fol. pharmacol. jap. 28, 117 (1940); ref. Ber. Physiol. 122, 270 (1940).

YAMAWAKI, S.: Schlafmittelstudien. I. Mitteilung: Über die Ursache der Weckwirkung der Kalksalze bei der Magnesiumnarkose. Arch. exper. Path. u. Pharmakol. **136**, 1 (1928).

YASUDA, H.: Über den Einfluß der Analgetica und Narcotica auf den experimentellen Nystagmus. Fukuoka Acta med. **31**, 101 (1938); ref. Ber. Physiol. **109**, 666.

YONKMAN, F. F.: The actions of demerol and morphine on gastrointestinal musculature. Anesth. a. Analges. **23**, 207 (1944).

— Pharmacology of demerol and its analogues. Ann. N. Y. Acad. Sci. **51**, 59 (1948).

— J. M. HIEBERT and H. SINGH: Morphine and intestinal activity. New England J. Med. **214**, 507 (1936).

YOUNG, D. C., R. A. V. PLOEG, R. M. FEATHERSTONE and E. G. GROSS: The interrelationships among the central, peripheral and anticholinesterase effects of some morphinan derivatives. J. Pharmacol. a. Exper. Ther. **114**, 33 (1955).

ZAGANI, V.: Effetti dell'azione combinata della morfina e del l'insulina. Boll. Accad. med. Roma **57**, 358 (1931); ref. Ber. Physiol. **65**, 806.

ZAGER C. S.: Observations on the use of a new analgesic, NU-2206 (3-hydroxy-N-methyl-morphinan hydrobromide). J. Labor. a. Clin. Med. **34**, 1530 (1949).

ZANDA, G. B.: Wirkung einiger Alkaloide auf die Harnstoffbildung. Arch. Farm. Sper. Sci. Aff. **12**, 418 (1912).

ZAUDER, H. L.: The effect of certain analgesic drugs and adrenal cortical hormones on the brain of normal and hypophysectomized rats as measured by the thiobarbituric acid reagent. J. Pharmacol. a. Exper. Ther. **101**, 40 (1951).

— Antagonistic effect of N-allyl-normorphine on morphine induced hyperglycemia. Federat. Proc. **11**, 405 (1952).

— The effect of prolonged morphine administration on the in vivo and in vitro conjugation of morphine by rats. J. Pharmacol. a. Exper. Ther. **104**, 14 (1952).

ZEEHUISEN, H.: Beiträge zur Lehre der Immunität und Idiosynkrasie. I. Über den Einfluß der Körpertemperatur auf die Wirkung einiger Gifte an Tauben. Arch. exper. Path. u. Pharmakol. **35**, 375 (1895).

— Beiträge zur Lehre von der Immunität und Idiosynkrasie. Arch. exper. Path. u. Pharmakol. **45**, 130 (1900).

ZEHBE, M.: Über den Einfluß des Opiums und seiner Drivate auf die motorische Funktion des normalen menschlichen Magendarmkanals. Ther. Mh. **27**, 406 (1912).

ZEIGEN: Therap. Mh. **1904**.

ZIERING, A., L. BERGER, ST. D. HEINEMAN and J. LEE: Piperidine derivatives. Part III. 4-arylpiperidines. J. org. Chem. **12**, 894 (1947).

ZIPF, H. F.: Zur Ausschaltung der Herzsensibilität durch Lokalanaesthetica in der Herzchirurgie. Klin. Wschr. **1953**, 97.

— u. H. OEHLER: Die Trachealverschlußreaktion nach Head, eine Hilfsmethode zum Nachweis endoanaesthetischer Wirkungen. Arch. exper. Path. u. Pharmakol. **226**, 363 (1955).

ZIPF, K.: Der Schmerz und seine Bekämpfung. Schr. Königsbg. Gelehrten Ges. naturwiss. Kl. **18**, 1 (1942).

ZIPPEL, L., u. H. RADMANN: Zwei „Ticarda"-Vergiftungen im Kindesalter. Arch. Toxikol **14**, 401 (1953).

ZIRPOLO, G.: Studi sulla bioluminescenza batterica azione degli ipnotici. Riv. d. Biol. **2**, 52 (1920); Chem. Zbl. **1920 III**, 747; ref. Ber. Physiol. **2**, 596.

ZOBOLI, P.: Azione della morfina e sostanze simili sul volume di massa sanguigna totale. Sperimentale Sez. Chim. biol. **3**, 96 (1952).

ZUNZ, E., et A. DELCORDE: Recherches sur l'action de la codéine sur la digestion de la viande chez le chien. Arch. internat. Pharmacodynamie **27**, 23 (1922).

— et P. GYÖRGY: A propos de l'action de la morphine sur l'intestin. Arch. Int. Physiol. **14**, 221 (1914).

ZUTT, J.: Über das Wesen der Sucht nach den Erfahrungen und vom Standpunkt des Psychiaters. Studium gen. **1**, H. 5 (1948).

Namenverzeichnis

Kursive Seitenzahlen beziehen sich auf das Literaturverzeichnis

Aarnes, E. D. 35
— s. Svendsen, A. B. *320*
Abaza, A., u. M. Gregoire *257*
Abbott, W. O. 171, 181, 182
— u. E. P. Pendergrass *257*
Abderhalden, E., u. H. Paffrath *257*
Abdou, I. A. 57, 58
— s. Eisenbrandt, L. L. *274*
— s. Elliott, H. W. 56, 63, 80, 124, *274*
Abe, K. 227, *257*
Abelin, J. 170, 176, 177
— s. Uhlmann, F. *322*
Abood, L. G. 51, 77
— u. E. Kun *257*
— s. Kun, E. *296*
Abreu, B. E. 80
— H. W. Elliott, O. C. Sutherland, L. Margolis, G. W. Liddle u. A. Simon *257*
— s. Pickering, R.W. 174, *308*
Achor, L. B. 35, 130
— u. E. M. K. Geiling *257*, *258*
Ackerly, R. S. *258*
Adams, E. W. 209, *258*
Adamson, D. W. 3, 19, *258*
— W. M. Duffin u. A. F. Green *258*
Adler, A. *258*
— H. F. 183
— u. A. C. Jvy *258*
— s. Templeton, R. D. *321*
— K. s. Eisenbrandt, L. L. *274*
— T. K. 39, 40, 51, 58, *258*
— u. L. L. Eisenbrandt *258*
— J. M. Fujimoto, E. Leong Way u. E. M. Baker 52, *258*
— u. M. E. Latham *258*
— u. F. H. Shaw *258*
— s. Eisenbrandt, L. L. *274*
— s. Elliott, H. W. 49, *274*
Adrian, E. D. 151, *258*
Adriani, J. 193
— u. M. Karr *258*
— u. E. A. Rovenstine *258*
Agren, G. *258*
Ahlgren, G. 63, 75, *258*
Ahmed, A., u. R. Goswami *258*

Aitken 36, 54, 58
— s. Lehman *297*
Ajazzi-Manzini, M. *258*
Akamatsu, T., U. Okamato u. Y. Fujita 217, *258*
Akiyama, J. 193, 195
— s. Fink, L. D. *276*
Albert, A. 132, *258*
Albrecht, M. s. Heubner, W. 65, 215, 218, *286*
Albricht, J. C. *258*
Aldous, J. D. 98, 102
— u. M. G. Whilliams *258*
Alexander, G. H. 77
— u. R. L. Ramos *258*
Allen, C. R., M. A. Murphy u. W. J. Meck 161, *258*
— W. J. 90, *258*
Alles, A. u. H. Ellis *258*
Alpen, E. L. s. Strait, L. A. 40, *319*
Alt, K. *258*
Altschul, S. 84
— s. Wikler, A. *325*
Alvarez, H. s. Caldeyro- Barcia, R. 191, *267*
Amadon, R. S. 181
— u. A. H. Craige *259*
Ambache, N. 187, *259*
— u. A. W. Lessin *259*
Amman, K. *259*
Ammon, R. *259*
— u. H. Kwiatowsky *259*
Amsler, C. 91, 92, 93, 96, 119, 122, 123, 137, 211, 213, 214
— s. Matschulan, G. *301*
— s. Stender, O. *319*
— s. Weger, P. *324*
Anan, Sh. 200, 201, *259*
Ananenko, E. 82, 165
— s. Luduena, F. P. *299*
Anderes, E. 161, *259*
Anderson s. Way, E. Leong *325*
— H. H. 57, 80, 127, 147, *259*
— s. Chen, M. J. *268*
— s. Elliott, H. W. 49, 56, 63, 80, 124, *274*
— s. Miller, J. W. 131, *303*
Andosca, J. B. s. Cass, L. J. *268*
Andrell, P. O. 97, 101, *259*

Andrews, G. B. 151
— s. Dooley, M. S. *271*
— H. L. 85, 90, 97, 101, 135, 151, 208, 214, 216, 219, 221, 257, *259*
— u. C. K. Himmelsbach *259*
— u. W. Workman 124, *259*
— s. Himmelsbach, C. K. *287*
— J. s. Barbour, H. G. *261*
— P. M. s. Boyd, R. S. *268*
Angelucci, R. J. s. Wikler, A. *325*
Angibeaud, P., L. Buchel u. J. Lévy 137, *259*
Anslinger, H. J. 234, 239, 250, *260*
Anton, G. 76, 77, 148, 150, 203, *260*
— u. F. Bernhard *260*
— u. E. Birk *260*
Arai, K. 186, *260*
Archer, S. s. Klenk, M. M. 18, *294*
— s. Tullar, B. F. *322*
Arima, K. *260*
Arkel, C. G. v. u. P. v. d. Wielen *260*
Arkin. A. 67, *260*
Armitage, A. K. 195
— s. Kopera, J. 133, *295*
Arndts, F. 81, 83, 196
— s. Joël, E. *291*
Arneth, 75, *260*
Arnold, E. F. 95, *260*
Arnsperger 171
Arsdel, III. W. C. van 184
— u. N. A. David *260*
Asami, T. J. s. Mannering, G. J. *300*
Atanackovics, D. 166
— u. D. K. de Jongh *260*
Atkinson, H. V. 67, 148
— u. H. N. Ets 69, *260*
Attenburrow, J., J. Elks, B. Hems u. C. N. Speyr *260*
Averbuck, S. H. 85, *260*
Avison, A. W. D. u. A. L. Morrison *260*
Awe, W. 8, 9, 31, *260*
— u. J. Reinecke *260*
Axelrod, J. 51, 52, 55, 59, 60, 132, 224, 225, 226, *260*

Axelrod, J., u. J. Cochin 260
— J. Reichenthal u. B. B. Brodie 138, *260*
— s. Cooper, J. R. 138, *269*
— s. Shore, P. A. 53, *317*

Baas, K. H. 171, *260*
Babel, A. 43, 223, *260*
Bachelor, A. L., u. H. W. Elliot *260*
Bachem, C. 43, *260*
Bacq, Z. M., u. P. J. Fischer *260*
Bächthold, H. s. Pellmont, B. 158, *307*
Baehr 193
Baer, J. E. s. Brodie, B. B. 36, *266*
Baetjer, A., u. S. Joardar *261*
Baggesgaard-Rasmussen, H. 9, 10, 39
— u. F. Reimers *261*
Bahn, C. 70
— Iserbeck u. Lindemann*261*
Bain, J. A. 63
— s. Wang, J. R. H. *323*
Bajusz, E. s. Szirmai, E. *320*
Baker, E. M. 52
— s. Adler, T. K. 52, *258*
— s. Mannering, G. J. *300*
Bakman 74
Balázs, Z. 206, *261*
Ballatore, C. *261*
Balls, A. K. 46
— u. W. A. Wolff *261*
Baltaceano, G., u. S. Vasilescu 168, *261*
— u. C. Vasiliu 168, *261*
Bancroft, W. D., R. S. Gutsell u. J. E. Rutzler 139, *261*
— u. J. E. Rutzler *261*
Barach, A. L. 156
— s. Bickerman, H. A. *264*
Bárány, E. H. 120, *261*
Barbera, A. G. 75, *261*
Barbour, F. A. s. Wright, Ch. J. 143, *327*
— H. G. 140, 141, 142, 144, 146, 162, 190, *261*
— u. J. Andrews *261*
— u. N. H. Copenhaver *261*
— D. E. Gregg u. L. G. Hunter 69, 80, *261*
— L. G. Hunter u. C. H. Richey 69, 80, 217, 222, *261*
— u. L. L. Maurer 149, 217, *261*
— J. A. Porter u. J. M. Seelye 69, 80, *261*
— B. E. Russell, S. H. Flowers, E. S. Dunham u. L. G. Hunter *261*
— s. Flowers, S. H. 73, *277*

Barcroft, J. 182
— u. F. R. Steggeroth *261*
Bardier, E., u. de Fursac 147, *261*
Bargeton, D., C. Krumm-Heller u. M. Eon 141, *261*
Barlow, O. W. 133, 140, 196, 203, 214, 218, *261*
— D. R. Climenko u. E. Homburger *261*
— u. J. T. Duncan *261*
— u. J. R. Lewis 200, *261*
— u. M. F. Stormont *261*
Barnes, R. W. *262*
— W. H. 39
— u. H. M. Sheppard *262*
Barocke, E. s. Heubner, W. 65, 215, 218, *286*
Barre, J. la 186, *262*
Bartlet 5
Barton, D. H. R. 8
— u. N. J. Holners *262*
Basil, B., N. D. Edge u. G. F. Somers 60, 70, 94, 115, 142, 160, 162, 164, 165, 177, 190, 194, 200, *262*
Bass, A. 124, *262*
— W. B. 98, 102
— u. M. J. Vanderbrook 113, 114, *262*
Batterman, R. C. 86, 92, 182, 183, 207, 257, *262*
— u. C. K. Himmelsbach 113, *262*
— u. A. M. Oshlag *262*
— s. Gutner, L. B. *283*
Bauer, J. 80, 147
— s. Böck, H. v. *264*
Bauer, R. O. 82
— u. K. G. Pearson *262*
Baumgarten, G. *262*
Baur, M. 176, 177, 179, 193, *262*
Baux, R. s. Giulhenn, P. *283*
Baxter jr., J. H. s. Robbins, B. H. 133, 161, *311*
Bayless, F. 166
— s. Heymans, C. *286*
Bayliss, W. M. 186, 187
— u. E. H. Starling *262*
Bayo, J. M., W. Wilbrandt u. H. Lauener *262*
Beau, J. de 89
— s. Bonvallet, M. *265*
Bebin, J., K. Scharenberg, S. Irwin u. M. H. Seevers 203, *262*
Becher, F. 97, 100
— s. Soehring, K. *318*
Becker, A. M. *262*
— R. 64, *262*
Beckett, A. H. 15, 18, 20, 225, *262*
— u. A. F. Casy *262*

Beckett, A. H., A. F. Casy u. N. J. Harper *262*
— u. W. H. Linnel *262*
— u. J. Walker *262*
Beckurts, H. 10
— u. W. Müller *262*
Beecher, H. K. 18, 43, 60, 97, 108, 109, 128, 131, 132, 215, 232, 252, *263*
— P. A. Deffer, F. E. Fink u. D. B. Sullivan *263*
— A. S. Keats, F. Mosteller u. L. Lasagna *263*
— u. L. Lasagna *263*
— s. Denton, J. E. 115, *271*
— s. Gravenstein, J. S. 156, 159, *280*
— s. Keats, A. S. *292*
— s. Lasagna, L. *297*
Behrens, B., W. Nonnenbruch, E. Rischawy, C. Clemens u. H. Wieland 200, *263*
Bein, H. J. 151
— u. K. Bucher *263*
— u. H. Helmich *263*
— s. Meier, R. *302*
Bekes, M. s. Szent-Györgyi, D. *320*
Belford, J. u., F. F. Kao 132, *263*
— s. Vivante, A. 132, *323*
Bell, F. K. s. Wolpert, A. 63, *327*
Belle, A. la 96
— u. J. A. Tornaben *263*
Belleville, R. E. 98, 104
— s. Hill, H. E. 121, 215, 232, *287*
Benaglia 76
— s. Bodo, R. C. de 88, *264*
Benczur, G. v. 172, *263*
Bennet, J. H. s. Waters, R. M. 136, 150, *324*
— s. Guilhenn, P. P. *283*
Benett, D. R. s. Irwin, S. 119, *289*
Bennett, J. L. 207
— u. R. O. Burgess 205, *263*
Benson, W. M. 112, 156, 159, 163
— D. J. Cunningham, D. L. Hane u. S. van Winkle 15, *263*
— — u. J. D. Hardy 108, *263*
— E. O'Gava u. S. v. Winkle 126, 127, 131, *263*
— P. L. Stefko u. L. O. Randall 158, 200, *263*
— s. Randall, L. O. *310*
— s. Stefko, P. L. *319*
Bente, D. *263*
Bentley, G. 139
— s. Shaw, F. H. *316*
Benzinger, Th. *263*
Berczeller, L., u. M. Seiner *263*

Berg, H. 191
— s. Climenko, D. R. *269*
Berge, E. 82
— u. H. Müller *263*
Bergel, F. 20, *263*
— N. C. Hindley, A. L. Morrison u. H. Rinderknecht 13, 15, *263*
— A. L. Morrison u. H. Rinderknecht 13, 15, *263*
— — — A. D. McDonald u. G. Woolfe *263*
— M. W. Parkes u. P. Sacra *263*
— s. McDonald *302*
Berger, B. L. s. Burus, J. J. *267*
— s. Lief, P. A. *298*
— H. *263*
— L. s. Ziering, A. *328*
Berggren, A. 35
— u. C. O. Björing *264*
Berggrün, J. E. 186
— u. J. Pal *307*
Bernard, Claude 196, *264*
Bernardo, A. E. di *264*
Bernhard, F. 203
— s. Anton, G. *260*
Bernheim, F. 32, 50, 54, 60
— u. M. Bernheim *264*
— u. M. L. C. Bernheim *264*
— s. Eadie, G. S. 62, *272*
— M. 32, 54, 60
— s. Bernheim, F. *264*
— M. L. C. s. Bernheim, F. *264*
Bertagna, E. A. s. Bucciardi, G. 122, *266*
Bertrand, J. 98, 102
— s. Lespagnol, A. 110, 113, *297*
Bertschik, G. *264*
Bezold, A. v. 151, *264*
Bianchi, C. 97, 99, 211
— u. J. Franceschini 106, 109, 110, 113, 114, 115, 200, 214, *264*
Biber, W. A. u. S. M. Farbmann *264*
Bickel, A., u. L. Pincussohn 168, *264*
Bickerman, H. A. 156
— u. A. L. Barach *264*
Biedermann, W. *264*
Bieter, R. N. 208
— u. S. A. Hirsh *264*
Bigelelow, N., u. J. Harrison *264*
Biggs, A. J. 40, *264*
Bills, Ch. E. 64
— u. D. Macht *264*
Binet, L., u. M. V. Strumza 142, *264*
Binkley 18
— s. Cheney *268*
— S. B. s. Specter, M. E. *318*

Biotta, E. s. Qu. Mingola 139, *303*
Birk, E. s. Anton, G. *260*
Björing, C. O. 35
— s. Berggren, A. *264*
Björn, H. 97, 100, *264*
Blackmore, E. K. s. Schnieden, H. 128, *314*
Blalveth, A. s. Harrison, T. R. 148, *284*
Blatherwick, N. L. s. Underhill, F. D. 73, *322*
Bloch, D. P. s. Siegel, B. M. *317*
Block, E. s. Haase, J. 121, *283*
— M. s. Krueger, H. *296*
Blockus, L. E. s. Harris, S. C. *284*
Blume, W. 88, 90, 141, 151, *264*
Bobb, A. 200
— s. Gibbs, O. *279*
Bockmühl, M. 3, 18, 19
— G. Ehrhart u. O. Schaumann *264*
— s. Ehrhart, G. *273*
Bockus, H. J. s. Bogoch, A. 69, *265*
Bodo, R. C. de 70, 71, 72, 74, 76, *264*
— McChender u. M. Brooks 88, *264*
— F. W. Co Tui u. A. E. Benaglia 88, *264*
— u. K. F. Prescott *264*
Böck, H. V. 80, 147, *264*
— u. J. Bauer *264*
Böhme, H. 35
— u. R. Strohecker *265*
Boer, B. de 74
— u. H. K. Foster 143, *265*
— s. Keith jr., E. F. 128, *293*
— s. Kimura, K. K. *293*
Bogoch, A., J. L. Roth u. H. J. Bockus 69, *265*
Bohr, D. F. s. Pickering, R. W. 174, *308*
Bokai 176
Bokorny, Th. 64, *265*
Boldrey, E. B. 63
— s. Elliott, H. W. 56, 63, 80, 124, *274*
Bolland, H. L. u., E. G. Gross *265*
Bollinger, H. J. s. Macht, D. *300*
Bonanno, A. M. 79, *265*
Bongers, P. *265*
Bonnycastle, D. D. 59, 89, 98, 102
— L. Cook u. J. Ipsen 120, *265*
— u. C. W. Della 110, 111, 113, 114, 133, *265*

Bonnycastle, D. D. u. J. Ipsen 110, 111, 113, 114, 133, *265*
— — u. J. Molland 110, 111, 113, 114, 133, *265*
— u. C. S. Leonard 110, 111, 113, 114, 133, *265*
— s. Cook, L. *269*
— s. Costa, P. J. 126, 127, *269*
Bono, G. B. s. Fubini, S. *278*
Bonsmann, M. R. 70, 72, 165, 212, 213, 216, *265*
— u. G. Brakhage *265*
Bonvallet M. 89,
— u. J. de Beau *265*
— u. Rudeanu *265*
Boothby, W. 147
— u. L. G. Rowntree *265*
Boréus, L. O. 105
— u. F. Sandberg *265*
Borison, H. L. 86
— u. S. C. Wang *265*
— s. Chakravarty, N. K. *268*
Bornmann, G., L. Großkinsky u. A. Loeser 139, *265*
Bornstein, A., u. K. Holm 143, 147, *265*
— L. Yorburg u. B. Johnston 129, *265*
Borst, J. s. Herr, F. 87, 200, 201, *286*
Bose, J. P. s. Chopra, R. N. *268*, *269*
Bouckaert, J. 86
— s. Heymans, C. 161, *286*
Bourbon, P. s. Guilhenn, P. *283*
Bourne, A. W. 191
— u. J. H. Burn *265*
— W. s. Stehle, R. L. *319*
Bourquin, H. *265*
Bowman, K. M. 239, *265*
— M. I. s. Watson, R. C. *324*
Boxer, G. E. 37, 56, 57, 58
— s. Rickards, J. C. 59, *311*
Boyd, E. M., A. H. Lower u. J. K. Miller 131, 159, *265*
— u. I. E. Millar 131, 159, *265*
— s. Buell, M. 159, *267*
— R. S. s. Chase, H. F. *268*
Boyle, R. 2, *265*
Bradbury, J. T. s. Brown, W. E. 71, *266*
— s. Kraushaar, O. F. *295*
Bradley, D. T. s. Kensler, J. 138, *293*
Braenden, O. J. 20, 21, 220, 221
— N. B. Eddy u. H. Halbach 15, *265*
— u. P. O. Wolff 15, *266*
— s. Eddy, N. B. 22, 111, 112, 113, 114, 116, 200, *273*
— s. Seifter, J. *316*

Braga, C. 133, *266*
Brakhage, G. 70, 72
— s. Bonsmann, M. R. *265*
Brandstätter, M. 30, *265*
Branwood, A. W. s. Glaze-
    brook, A. J. 97, *280*
Brauchli, E. s. Cloetta, M. *269*
Braun, v. 125
Braunstein, E. *266*
Breckenridge, C. G. 150, 153
— u. H. E. Hoff *266*
Breinlich, J. 29, 31, *266*
Bresson, A. s. Dodel, G. 62,
    194, *271*
Breuninger, H., u. W. Schmid
    266
Briggs, F. N. 169
— u. P. L. Munson *266*
Brindley, C. O. 62, *266*
Brock, N. 168
— u. H. Druckrey *266*
Brockmann 35
Brodie 193
— B. B. 33, 56, *266*
— u. S. Üdenfried 36, *266*
— — u. J. E. Baer 36, *266*
— — u. W. Dill 36, *266*
— — u. J. V. Taggart 36, *266*
— s. Axelrod, J. 138, *260*
— s. Burus, J. J. *267*
— s. Cooper, J. R. 138, *269*
— s. Lief, P. A. *298*
— s. Shore, P. A. 53, *317*
— D. C. 56, 97, 99
— E. L. Way u. G. E. Smith
    266
— s. Way, E. Leong *324*
Brody, T. M. 50, 51
— u. Hosoya *266*
— s. Hosoya, E. *288*
Brofman, B. L. s. Green,
    H. D. *281*
Bromiley, R. B. 107, 252
— s. Kuhn, R. A. *296*
Brooks, C. McC. 74
— R. Goodwin u. H. N.
    Willard 76, 83, *266*
— J. W. s. Eisenman, A. *274*
— M. s. Bodo, R. C. de 88,
    264
Brossi, A. 38, 39, 53
— O. Häfliger u. O. Schnider
    266
— s. Schnider, O. *314*
Brown s. Himmelsbach, C. K.
    287
— J. S. s. Woodbury, R. A.
    191, *327*
— W. E., R. Hodges u. J. T.
    Bradbury 71, *266*
— s. Kraushaar, O. F. *295*
Bruce, A. N. 96, *266*
Brücke, St. v. 208, 257, *266*
Brundage, J. T. s. Gruber jr.,
    Ch. 173, *282*

Brundage, J. T. s. Gruber, C.
    M. 173, 177, 190, *282*
Brunelli, B. 160, 163, 165, *266*
Brunner, H. *266*
Bryan, H. R. s. Huggins, R. A
    126, 127, 130, 164, *289*
— W. T. s. Gruber, C. M. 174,
    282
Bucciardi, G. u., E. A.
    Bertagna 122, *266*
Buchel, L. s. Angibeaud, P.
    137, *259*
Bucher, K. 150, 152, 154, 155,
    159, 163, 228, 233, *266, 267*
— u. R. Doerr *267*
— u. C. Jacot *267*
— s. Bein, H. J. *263*
— s. Fischlewitz, J. *276*
Buchheim 181, *267*
Buckley jr., J. S. s. Ruddy,
    A. W. *312*
Büchi, J., M. Prost, E. Ei-
    chenberger u. R. Lieber-
    herr 15, *267*
Bühler, F. 97
— s. Hesse, E. 200, *286*
Buell, M., J. E. Copeland
    u. E. M. Boyd 159, *267*
Bugliese 65
Bulbring s. Larrabee *297*
— E., u. J. Wajda *267*
Bullock, T. H., H. Grundfest,
    D. Nachmansohn u. M. A.
    Rothenberg *267*
Bun, Ch. 202, *267*
Burdi, I. 74, *267*
Burgen, A. S. V. *267*
Burgess, R. O. 207
— s. Bennett, J. L. 205, *263*
Burget, G. E. 155
— s. Larsell, J. G. *297*
Burket, J. R. s. Cannon,
    W. B. *268*
Burkhardt, H., u. G. Or-
    zechowski *267*
Burn *267*
— I. H. 164, 191
— u. N. K. Dutta *267*
— J. H. 191
— s. Bourne, A. W. *265*
Burns, J. J. s. Lief, P. A. *298*
Burridge, W. 160, *267*
Burrill, D. Y. 97, 100, 107
— s. Goetzl, F. R. 138, *280*
— s. Ivy, A. C. 124, *290*
Burus, J. J., B. L. Berger,
    Ph. A. Lief, A. Wollack,
    E. M. Papper u. B. B.
    Brodie 55, *267*
Buscaino, V. M. 124
— u. C. Pero *267*
Buchkens, J. Ph. *267*
Bush 162
Busse, W., J. Wolf u. L.
    Lendle *267*

Butler, Th. C. *267*
— u. H. L. Dickison *267*
Butsch, W. L., J. M.
    McGowan u. W. Walters
    193, *267*

Cahen, R. 33, 69, 87, 134,
    212, 213, 222, *267*
— u. H. Feuer *267*
— s. Lévy, J. *298*
— R. H. 98, 102
— H. J. Epstein u. Ch. S.
    Krementz 110, 111, 113,
    114, 115, *267*
— R. L. 85
— u. A. Wikler *267*
Caider, J. O. s. Gruber, C. M.
    282
Cain, J. s. Mercier, F. *303*
Caldeyro-Barcia, R., H. Al-
    varez u. J. J. Poseiro 191,
    267
Caldwell, W. C. 150
— u. G. Hibbard *268*
Cameles, F. de *268*
Campan, L. 253
Canan 174
Cannon, W. B. 170
— u. I. R. Burket *268*
Cantacuzene, J. 67, *268*
Carlson, H. E. 171, 173, 174
— s. Dvorak, H. J. 173, 181,
    272
— s. Ockerblad, N. F. 191,
    305
— s. Orr, Th. G. *306*
Carman, A. J. 15
— s. Foster, R. H. K. 200,
    277
Carney, F. P. 18
— s. Pohland, A. 115, 116,
    309
Caroll, N. V., s. G. J. Man-
    nering 38, *300*
Carter, H. R., s. Gross, E. G.
    281
— R. L. 218
— s. Wikler, A. 128, 130, 131,
    228, *325*
Cass, L. J., u. W. S. Fre-
    derick 158, *268*
— W. S. Frederick u. J. B.
    Andosca *268*
Cassels, W. H. s. Weisel, W.
    174, *324*
Casy, A. F. 18, 20, 225
— s. Beckett, A. H. *262*
Cattell, McKeen 146, *268*
Caudwell, G. C. 162
— s. Manning G. W. *300*
Cazort, R. *268*
Celsus 1
Cerna, D. 142, 150
— s. Wood, H. C. *327*

Chahovitch, X., u. M. Vichnjitch 87, *268*
Chakravarty, N. K., A. Matallana, R. Jensen u. H. L. Borison *268*
Chamberlin, E. M. 18
— u. M. Tishler *268*
Chang, F. 57
— s. Elliott, H. W. 56, 63, 80, 124, *274*
— s. Strait, L. A. 40, *319*
Chanutin, A. 80
— u. G. Lusk 147, *268*
Chapman, K. W. s. Vogel, H. 229, 242, *323*
— W. P., A. S. Rose u. H. C. Solomon 108, 253, *268*
— s. Rowlands, E. N. 182, 188, *312*
Charonnat, R. 93, 124, *268*
— u. P. Lechat *268*
Chartier 66, 221
— u. Morat *268*
Chase, H. F., R. S. Boyd u. P. M. Andrews 127, 129, *268*
Chauchard 84
Chemnitius, K.-H. 97
— u. H. Hofmann *268*
Chen, K. K. 58, 66, 81, 85, 94, 162, 165, 200, 203, 211, 212, 214, *268*
— s. Henderson, F. G. 201, *285*
— s. Scott, C. C. 115, 174, 184, 189, 217, *315*
— M. J. 80
— u. H. H. Anderson *268*
Cheney 18
— Smith u. Binkley *268*
— L. C. s. Specter, M. E. *318*
Chijun, B. 169, *268*
Child, G. P. s. Woodbury, R. A. 191, *327*
Chin, K. 80, *268*
Chistoni, A. 149, *268*
Chiu, K. Y. 74, 130
— s. Chou, C. *269*
Cho, Sh. 69, *268*
— Sho *268*
Chopra, R. N. 67, 75
— u. J. P. Bose *268*, *269*
— u. S. N. Mukherji *269*
— u. A. C. Roy *269*
Chou, C. 74, 130
— u. K. Y. Chiu *269*
Christensen, E. u. E. Gross 111, 113, 114, 135, 136, *269*
— E. M. s. Gross, E. G. *281*
Christiansen, W. G. s. Ort, J. M. 139, *306*
Chu, W. C. 84
— u. R. L. Driver *269*
Chuvaev, A. K. 62, *269*
Clark, B. B. 40, 168, *269*

Clarke, W. A., u. A. J. McBay *269*
Cleckley, H. M. s. Thigpen, F. B. *321*
Clemens, C. s. Behrens, B. 200, *263*
Climenko, D. R. 191
— u. H. Berg *269*
— s. Barlow, O. W. *261*
Cloetta, M. 43, 66, 222, 223, 225, *269*
— u. E. Brauchli *269*
Co 212
Cobb, S. s. Landmesser, Ch. M. 129, *296*
— 164
— s. Finesinger, J. E. *276*
Cochin, J. 132
— J. Haggart, L. A. Woods, M. H. Seevers 50, 223, *269*
— L. H. Woods, E. J. Fornefeld u. M. H. Seevers 33, *269*
— s. Axelrod, J. *260*
— s. Woods, L. A. *327*
— J. C., C. C. Gruhzit, L. A. Woods u. M. H. Seevers 214, 217, 256, *269*
Coenen, H. 1, *269*
Cohen, S. J. 152, 154
— u. H. McGuigan *269*
Cohnheim, O. 167, 168, 171
— u. G. Modrakowski *269*
Cole, E. R. 32, *269*
Collins, K. H. 85, 167
— u. A. L. Tatum *269*
— s. Tatum, A. L. 196, 209, 210, 211, 212, 213, 214, 217, 218, 228, *320*
Collip, J. B. 150, *269*
Comfort, M. W. s. Gross, J. B. 47, 62, 69, *282*
Comroe, J. H. 43, 86, 143
— u. R. D. Dripps *269*
— s. Drew, J. H. 166, *272*
Condouris, G. A. 72
— s. Giarman, N. J. *279*
Conquest, V. s. Kleiderer, E. C. *293*
Conroy, C. s. Randall, L. O. 163, *310*
Converse, J. G. s. Landmesser Ch. M. 129, *296*
Cook, L. 89
— u. D. D. Bonnycastle *269*
— G. Navis u. E. J. Fellows 137, *269*
— s. Bonnycastle, D. D. 120, *265*
Cooper, J. R., J. Axelrod u. B. B. Brodie 138, *269*
Cope, O. B., s. Mannering, G. F. 38, *300*
Copeland, J. E. s. Buell, M. 159, *267*

Copenhaver, N. H. 190
— s. Barbour, H. G. *261*
Coppock, H. W. s. Headlee, C. P. *285*
Corelli, F. 88, *269*
Costa, P. J. u. D. D. Bonnycastle 126, 127, *269*
Co Tui, F. 76, *269*
— F. W. s. Bodo, R. C. de 88, *264*
Courvoisier, S. 134
— J. Fournel, R. Ducrot, M. Kolsky u. P. Kotlschet 133, *270*
Couzier *270*
Cox, J. B. *270*
Craige, A. H. 181
Cramer, J. S. N. 32
— u. J. G. Voerman *270*
Crawford, J. D. 71
— u. B. Pinkham *270*
— W. M. s. Gruber, C. M. *282*
Crecraft, H. J. 247, 248, 257
— s. Rasor, R. W. *310*
Creyx, M. u. V. Lassalle-Saint-Jean 200, *270*
Crile, G. W., A. F. Rowland u. S. W. Wallace *270*
Crisler, G. 85, 167, 201, *270*
Crohnheim, G. 36, 37, 56, 58, 59
— u. P. A. Ware *270*
Crowden, G. P. 77
— u. M. G. Pearson *270*
Cuadra, J. L. de la s. Wilbrandt, W. *326*
Culler, E. 84
s. Mettler, F. A. *303*
Curl, H. E. 171, 212
— s. Harned, B. K. *284*
Curry, A. S. 38
— u. H. Powell *270*
Cushing 156
Cushny, A. R. 141, 144, 146, 151, 155, 253, *270*
Cutting, R. A. s. Ochsner, A. 173, *305*
— W. C. 234, *270*
Cuvier 2
Czapek, A. 192
— u. S. Wassermann *270*

Däniken, K. v. s. Funke, A. *278*
Daingerfield, M. s. Isbell, H. 85, 236, 242, *290*
D'Amour, F. E. 98, 101, 102, 131
— u. D. L. Smith *259*
Danielson, C. G. 74, *270*
Dann, O. 31
— u. F. Wippern *270*
Danneberg, P. 65
— s. Druckrey, H. *272*

Danner 243, 244, 245, 246, 270
Darlington, C. D. 7
— u. E. K. Janaki-Ammal 270
Dastugue, G. 61, 62, 160, 270
— u. P. Dupuis 270
— s. Dodel, P. 62, 194, 271
Dautrebande, L. s. Heymans, C. 161, 286
David, N. A. 74, 79, 80, 90, 136, 147, 270
— u. H. J. Semler 270
— s. Arsdel, III, W. C. van 260
— s. Phatak, N. M. 308
— s. Semler, H. J. 316
— s. Uchijama, J. 195, 322
Davidson, S. W. 171
— s. Myers, G. N. 304
Davies, D. 270
— O. J. 98, 102
— J. Raventos u. A. L. Walpole 110, 113, 270
Davis, C. K. s. R. L. Shirley 317
— D. 143, 149, 151
— s. Hatcher, R. A. 284
— M. E. 144, 251
— s. Shute, E. 317
Deckert, W. 30, 31, 37, 270
Decristoforo, J. u. S. Welter 270
Deffer, P. A. s. Beecher, H. K. 263
Degti, T. s. Sato, H. 313
Deininger, R. 42
— s. Forst, A. W. 277
Dejong, J. D. s. Mitchell, H. S. 303
Delcorde, A. s. Zunz, E. 328
Della, C. W. 59
— s. Bonnycastle, D. D. 110, 111, 113, 114, 133, 265
Delaville, M. 79, 270
Dellepiane, G. 190, 271
Demonceau, J. 271
Deneau, G. A. 98, 103
— u. C. W. Gowdey 271
— J. Kissel u. M. H. Seevers 217, 271
— R. A. Waud u. C. W. Gowdey 271
Dénigés, G. D. 271
Denton, J. E. 132
— u. H. K. Beecher 271
— O. H. Straus, W. E. Waddell u. H. K. Beecher 115, 271
Denis 32
— W. s. Folin, O. 277
Denys, A. 61
— u. J. Levy 271
Derosne, Ch. 1, 2, 271
Derra, E. s. Schoen, R. 150, 315

Detrick, L. 73
— u. C. H. Thienes 271
— L. E. s. Thienes, C. H. 321
Devlod, R. A. s. Gravenstein, J. S. 156, 159, 280
Dickison, H. L. s. Butler, Th. C. 267
Dietrich, H. 163, 271
Dill, W. s. Brodie, B. B. 36, 266
Dille, J. M. 144
— s. Hurlbut, D. B. 289
Dixon, A. C. 52, 193
— s. Mannering, G. J. 38, 300
Dörle, E. 33
— s. Winterfeld K. 326
Dodel, P., G. Dastugue u. A. Bresson 62, 194, 271
Dodds, E. 97, 107
— W. Lawson, S. Simpson u. P. Williams 100, 121, 252, 271
Döbeli, E. 206, 271
Dönch, I. 42, 271
Doerr, R. 228, 233
— s. Bucher, K. 267
Dörschel, H. 271
Dolivo, M. 97, 100
— s. Fleisch, A. 276
Domenjoz, R. 96, 156, 157, 169, 271
Donath, J. 45, 271
Dongen, K. van 91, 159, 211, 212, 213, 255, 271
— K. u. H. Leusink 271
Donnini, A. 66, 168, 271
Dooley, M. S. 151
— u. G. B. Andrews 271
Dorlencourt, H. 45, 50, 224, 271
Douglas, D. M. 173, 271
— W. W., W. Feldberg, W. D. M. Paton u. M. Schachter 271
Downs, A. W. 212, 213, 215, 221
— u. N. B. Eddy 271
— — u. J. P. Quigley 271
Dowzard, E. 11
— T. K. Thomas u. M. Russo 271
Doyon 65, 272
Dragstedt, C. A., R. B. Mullenix, J. E. Kearns, W. W. Webb u. C. J. Wilen 152, 272
Drayer, C. S. s. Gruber, C. M. 282
Dreser, H. 200, 272
Dressler, G. 144, 145, 272
Drevon, B. 51, 272
— s. Leulier, A. 297
Drew, J. H., R. D. Dripps u. J. H. Comroe 166, 272
Dreyer, N. B. 176, 177, 180, 181, 272

Dreyfuß, M. L. s. Finnegan, I. K. 65, 74, 200, 203, 212, 276
Dripps, R. D. 43, 86, 143
— s. Comroe, J. H. 269
— s. Drew, J. H. 166, 272
Driver, R. L. 84
— s. Chu, W. C. 269
Druckrey, H. 65, 168
— P. Danneberg u. D. Schmähl 272
— s. Brock, N. 266
Dsikowsky, W. 70, 212, 272
Du Bois, D. 68
— s. Rakieten N. 67, 148, 310
Ducrot, R. s. Courvoisier, S. 133, 270
Duffin, W. M. s. Adamson, D. W. 258
Duguid, A. M. E. 66, 160, 200
— u. R. A. Heathcote 194, 195, 272
Duke, H. N. 71, 72
— M. Pickford u. J. A. Watt 72, 272
Du Mez, A. G. s. Kolb, L. 294
Duncan, J. T. s. Barlow, O. W. 261
Dunham, E. S. s. Barbour, H. G. 261
— s. Flowers, S. H. 73, 277
Dupré, D. J., J. Elks, B. A. Hems, B. N. Speyer u. R. M. Evans 272
Dupuis, P. 62, 160
— s. Dastugue, G. 270
Dutta, N. H. 88, 94, 95, 195, 272
— N. K. 164
— s. Barn, I. H. 267
Duzen, R. E. van 192
— D. Slaughter u. I. C. Winter 272
Dvorak, H. J., H. E. Carlson, T. C. Erickson, V. D. Smith u. O. H. Wangensteen 173, 181, 272
Dyke, H. B. v. 272
Dynes, J. B. u. J. L. Poppen 272

Eadie, G. S., F. Bernheim u.
— D. B. Fitz-Gerald 62, 272
— s. McCrea, F. D. 91, 302
Easton, N. R., M. L. Evanick, J. J. Gardner u. J. R. Stevens 272
Ebbecke, U. 272
Eckenhoff, J. E., J. D. Eldes u. B. D. King 129, 272
— u. L. W. Funderburg 129, 272
— M. Helrich, M. J. Hege u. R. E. Jones 128, 272

Eckfeld, D. K. s. Seifter, J. 316
Eckhard, C. 73, 76, 272
Eddy, N. B. 18, 19, 20, 21, 60, 81, 92, 97, 98, 99, 102, 106, 110, 111, 120, 150, 156, 162, 184, 196, 200, 204, 205, 206, 207, 208, 211, 212, 213, 216, 217, 220, 221, 247, 256, 273
— C. Fuhrmeister, Touchberry u. J. C. Lieberman 115, 200, 272
— H. Halbach u. O. J. Braenden 22, 111, 112,113, 114, 116, 220, 273
— u. C. K. Himmelsbach 273
— u. H. A. Howes 273
— u. D. Leimbach 56, 273
— E. L. May u. Mosettig 273
— u. J. G. Reid 273
— u. A. K. Simon 273
— u. M. Sumwalt 273
— s. Braenden, O. J. 15, 265
— s. Downs, A. W. 271
— s. Isbell, H. 290
— s. Krueger, H. 136, 141,
— 142, 146, 147, 223, 234, 296
— s. Leimbach, D. G. 297
— s. Seifter, J. 316
— s. Small, L. F. 200, 317
Eder, R. u. E. Wäckerlin 273
Edge, N. D. 18
— s. Basil, B. 60, 70, 94, 115, 142, 160, 162, 164, 165, 177, 190, 194, 200, 262
Edmunds, Ch. W. 192, 193
— u. G. B. Roth 192, 273
Edwards, L. D. s. Gibson, R. D. 279
Eeckhout, A. van den 176, 273
— s. Gottlieb, R. 280
Eggleston, C. 85
— u. R. A. Hatcher 273
— s. Hatcher, R. A. 200, 284
Egmond, A. J. van 161, 211, 212, 213, 273
Ehrhart, G. 3, 13, 18, 19, 273
— u. M. Bockmühl 273
— s. Bockmühl, M. 264
Ehrlich, F. 64, 273
Eichenberger, E. s. Büchi, J. 15, 267
Eichholtz, F. 134, 143, 273
— u. W. Krauth 273
Eichler, O. 68, 69, 156, 188
— u. A. Smiatek 188, 274
— u. G. Speda 188, 274
Einthoven, W. 274
— u. J. H. Wieringer 161, 274
Eisenbrand, J. 40, 274
Eisenbrandt, L. L. 56, 58, 63
— I. A. Abdou u. T. K. Adler 274

Eisenbrandt, L. L. K. Adler, H. W. Elliott u. I. A. Abdou 274
— u. H. W. Elliott 274
Eisenman, A. 219, 221
— H. F. Fraser u. J. W. Brooks 274
— H. F. Fraser u. H. Isbell 222, 274
— H. Isbell, H. F. Fraser u. J. Sloan 169, 274
— A. J. 73, 274
— s. Fraser, H. F. 129, 277
— s. Isbell, H. 73, 74, 85, 115, 236, 242, 290
— s. A. Wikler 88, 325
Eisleb, O. 2, 3, 13, 15, 274
— u. O. Schaumann 274
Eliassow, W. W. 45, 274
Eldes, J. D. s. Eckenhoff, J. E. 129, 272
Elks, J. s. Attenburrow, J. 260
— s. Dupré, D. J. 272
— u. H. Seeger 167, 274
Ellinger, Ph. 32
Elliott, H. 53, 58
— s. Miller, J. W. 303
Eliott, H. W. (46, 49, 51, 53, 57, 58, 59, 63, 77, 274
— F. Chang, I. A. Abdou u. H. H. Anderson 56, 63, 80, 124, 274
— u. V. C. Sutherland 274
— V. C. Sutherland u. E. B. Boldrey 56, 63, 80, 124, 274
— V. C. Sutherland, L. Margolis u. A. Simon 56, 63, 80, 124, 274
— B. M. Tolbert, T. K. Adler u. H. H. Anderson 49, 274
— A. E. Warrens u. H. P. James 63, 274
— s. Abreu, B. E. 257
— s. Eisenbrandt, L. L. 274
— s. Latham, E. 297
— s. March, C. H. 300
— s. Miller, J. W. 59, 63, 104, 111, 125, 132, 142, 303
— s. Plotnikoff, N. 309
— K. A. C. u. N. Henderson 274
— s. McLennan, H. 302
— T. R. 274
Ellis, H. s. Alles, A. 258
Ellsworth, H. s. Way, E. Leong 54, 324
Elvidge 40
Emde 274
— H. 274
Emerson, G. A. 85, 184, 274
— u. C. R. Moodey 274
Emilsson, B. 274

Emmelin, N. 77
— u. W. Feldberg 275
— u. R. Strömblad 275
Enders, A. 149
— u. L. Schmidt 275
Endres, G. 67, 73, 79, 149, 154, 275
Engelhardt, H. s. Kewitz, H. 181, 293
Eon, M. s. Bargeton, D. 261
Epstein, H. J. 98, 102
— s. Cahen, R. H. 110, 111, 113, 114, 115, 267
Erbsen, H. 193, 275
Ercoli, N. 98, 101, 102,
— u. M. N. Lewis 113, 200, 275
Erdmann, W. D. 193
— u. H. F. Henne 275
Erickson, T. C. s. Dvorak, H. J. 173, 181, 272
Ernst, A. M. 156, 157, 159, 275
Escamilla, R. F. u. G. S. Gordan 275
Esveld, W. van 275
Ets, H. N. 67, 148
— s. Atkinson, H. V. 69, 260
Ettinger, A. 84, 196, 211, 213, 215, 216, 226
s. Joël, E. 291
Etzensperger, P. s. Mercier, F. 302
Evanick, M. L. s. Easton, N. R. 272
Evans, A. G., P. A. Nasmyth u. H. C. Stewart 79, 165, 275
— R. M. s. Dupré, D. J. 272
Everett, F. G. 94, 275
Evers, A. s. Girndt, O. 91, 279
Eweyk, C. van 63
— s. Rona, P. 312
Ewing 95
— s. Jackson 291
Extrement, J. s. Mercier, F. 303
Eyster, J. A. 161
— u. W. J. Meek 275

Faber, J. I. 37, 275
Fachmann, W. s. Rojahn, C. A. 312
Falls, F. H., J. E. Lackner u. L. Krohn 191, 275
Fantoni, A. 202, 275
Farago, I. 229, 230, 275
Farbmann, S. M. s. Biber, W. A. 264
Farmilo, C. G. 5, 7, 11, 12, 40, 275
— L. Levi, M. Oestreicher u. R. J. Ross 17, 27, 28, 29, 275
— P. M. Oestreicher u. L. Levi 17, 19, 275

Farmilo, C. G., H. L. Rhodes, H. R. Hart u. H. Taylor *275*
— s. Oestreicher, P. M. *306*
Faust, E. St. 44, 200, 223, *275*
Favarger, P. *275*
Fawaz, G. 224, *275*
Feaster, J. P. s. Shirley R. L. *317*
Featherstone, R. M. s. Young D. C. 185, *328*
Fedorov, P. 79
— s. Pjatnickji, N. *308*
Fee, A. R. *275*
Feldberg, W. 68 123, 124, 165, 188, *275*
— u. C. D. Hebb *276*
— u. R. C. Y. Lin *276*
— u. T. Mann *275*
— s. Douglas, W. W. *271*
— s. Emmelin, N. *274*
Fellows, E. J. u. G. E. Ullyot *276*
— s. Cook, L. 137, *269*
Ferrer, M. I. 73
— u. L. Sokoloff *276*
Fervers, J. 231, 232, *276*
— Pirig, A. 90, 195, *276*
Feuer, H. 33
— s. Cahen, R. 267
Feuerstein, G. *276*
Fichtenberg, D. G. 41, 42, 45, 50, 189, 200, 211, 213, 222, 224, *276*
— u. J. Lévi *276*
Fiedler, H. 97
— s. Oelkers, H. A. *305*
Filehne, W. 144, 148, *276*
— u. H. Kionka *276*
Finesinger, J. E. 164
— u. St. Cobb *276*
Fink, F. E. s. Beecher, H. K. *263*
— L. D. 193, 195
— u. J. Akiyama *276*
Finnegan, I. K., H. B. Haag, P. S. Larson u. M. L. Dreyfuß 65, 74, 200, 203, 212, *276*
Fischer, H. *276*
— H. G. s. Macht, D. *300*
— P. J. s. Bacq, Z. M. *260*
— R. 28, 35
— u. K. Folberth *276*
— u. M. S. Karawia *276*
Fischlewitz, J. 153, *276*
— u. K. Bucher *276*
Fisher, A. L. 33, 37, 52
— u. J. P. Long *276*
Fitz-Gerald, D. B. s. Eadie, G. S. 62, *272*
Fitzhugh, O. G. *276*
Fitzhugh, O. G. s. Robbins, B. H. 133, 161, *311*
Flanary, H. G. s. Hill, H. E. 82, 91, 232, *287*

Flaskamp, G. 74, 84, 87, 126, 128, 129, 130, 134, 212, 216, *276*
— s. Schaumann, O. *313*
Flataker, 18, 88, 98, 108, 110, 138, 156, 157, 218
—L. s. Orahovats, P. *306*
— s. Orahovats, P. D. 111, 115, 127, 138, *306*
— s. Winter, Ch. A. 127, 131, 200, *326*
— L. F. s. Winter, Ch. 114, *326*
Fleckenstein, 94
Flecker, H. 191
— s. Jona, J. L. *291*
Fleisch, A. 97, 100
— u. M. Dolivo *276*
Fleischmann, G. s. Koll, W. *295*
— P. 32, 43, 45, 100, *276*
Flintan, P. 20, 142, 143
— u. C. A. Keele *276*
Flodmark, S. 97, 101
— u. Th. Wramner 135, *276*
Florey, E. *277*
Flowers, S. H., E. S. Dunham u. H. G. Barbour 73, *277*
— s. Barbour, H. G. *261*
Flückiger 28, 29
Fluri 200
Földes, J. 86, 213, 215, 217
— s. Komlós, E. *295*
Förster, J. 77
— s. Frank, N. *277*
Folberth, K. 35
— s. Fischer, R. *276*
Foldes, F. F. 97, 100
— s. Siker, E. S. *317*
Folin, O. 32
— u. W. Denis *277*
Formel, P. F. s. Landmesser, Ch. M. *296*
Formenti, A. 67, *277*
Formiggini, M. 168, *277*
Fornefeld, E. G. s. Woods, L. A. *327*
— E. J. s. Cochin, J. 33, *269*
Forst, A. W. 31, 42, 82, 97, *277*
— u. R. Deininger *277*
Forster, A. *277*
— A. C. 169, 182, *277*
Foster, G. E. u. C. F. Hall *277*
— H. K. s. Boer, B. de 143, *265*
— R. H. K. 15, 165, *277*
— u. A. J. Carman 200, *277*
Fournel, J. s. Courvoisier, S. 133, *270*
Fränkel, A. 140, *277*
— F. 210
— s. Joël, E. *291*
Fraenkel, S. *277*
Frahm, M. 31
— s. Soehring, K. *318*

Franceschini, J. 97, 99
— s. Bianchi, C. 106, 109, 110, 113, 114, 115, 200, 214, *264*
Franck, K. 211, 213, 217
— s. Isbell, H. 73, 74, 85, 115, 236, 242, *290*
— s. Wikler, A. 88, *325*
Frank, A. *277*
— N. 77
— u. J. Förster *277*
Fraser, H. F. 43, 98, 103, 208, 209, 221, 227, 233, 234, 237, 239
— u. H. Isbell 129, *277*
— — G. V. Vanhorn u. T. L. Nash *277*
— u. M. Isbell *277*
— T. L. Nash, G. D. Vanhorn u. H. Isbell *277*
— A. Wikler, A. J. Eisenmann u. H. Isbell 129, *277*
— s. Eisenman, A. 169, 222, *274*
— s. Isbell, H. *290*
— s. Wikler A. 128, 130, 131, 228, *325*
Frederick, W. S. s. Cass, L. J. 158, *268*
Frenkel, B. *277*
Freund, H. 79, *277*
Frey, E. *277*
— W. 70
— u. K. Kumpiess *277*
Friebel, H. u. C. Reichle 98, 106, 110, 111, 112, 113, 114, 115, 116, 137, 156, 157, *277*
— C. Reichle u. A. v. Graevenitz 98, 112, 157, *277*
— s. Reichle, C. 106, *311*
Friend, F. J. u. S. C. Harris *278*
Fröde 28, 29, 31
Fröhlich, A. 90, 136, 160
— u. E. P. Pick *278*
— u. E. Zak *278*
— R. *278*
Fröhner 181, 184, *278*
Frola, G. 168, *278*
Fromherz, K. 81, 126, 177, 178, 200, *278*
— u. B. Pellmont 112, 126, 127, 128, *278*
Frommel, E. u. F. Valette 134, *278*
Fry, E. G. s. Wolff, W. A. 44, 46, 223, *327*
Fubini, S. 146, 147, 200, *278*
— u. G. B. Bono *278*
Fuhrmeister, C. s. Eddy, N. B. 115, 200, *272*
Fujimoto, J. M., E. Leong Way u. Ch. H. Hine 32, *278*
— s. Adler, T. K. 52, *258*

Fujimoto, J.M. s. Way, E. Leong E. *324*
Fujimura, H. u. K. Nakajima 134, *278*
Fujita, S., M. Yasuhara u. K. Ogiu 89, 94, 120, 121, *278*
— M. Yasuhara, S. Yamamoto u. K. Ogiu 89, *278*
Fujita, Y. 176, 227, *278*
— s. Akamatsu, T. 217, *258*
Fujitani, J. 172, *278*
Fukui, K. 139, *278*
Fulton, Ch. C. 21, 24, *278*
— J. F. *278*
Funderburg, L. W. s. Eckenhoff, G. E. 129, *272*
Funke, A., J. Jacob u. K. v. Däniken *278*
Furchgott, R. F. *278*
Fursac, de s. Bardier, E. 147, *261*

Gaensler, E. A. 98, 103, *278*
— I. M. McGowan u. F. F. Henderson 181, 193, *278*
Gaffney, C. E. s. Winter, Ch. A. 127, *326*
— E. s. Winter, Ch. A. 127, *326*
Gage, I. M. s. Ochsner, A. 173, *305*
Gagel, O. 122, 203, *278*
Gaisböck, F. 124, *278*
Galapeaux, E. A. s. Templeton, R. D. *321*
Gallotti, M., u. G. Tacchinardi *278*
Ganter, G. 163, 181, 188, *278*
Garcia de Jalon, P. *278*
Gardner, J. J. s. Easton, N. R. *272*
Garry, R. C. 179, *278*
Gasser, H. S. *279*
Gassner, S. s. Grosfeld-Nir, I. 34, *281*
Gates, M. 2, 4, 8
— u. G. Tschudi *279*
— R. B. Woodward, W. F. Newhall u. R. Künzli *279*
Gauss, H. 32, 67, 148, *279*
Gautrelet, J. 61
— u. H. Scheiner *279*
Gay, H. s. Krueger, H. 174, 175, *296*
Gayda *279*
Gayer, H. 81, *279*
Gay-Lussac 2
Gehlen, W. s. Schübel, K. 149, *315*
Geiger, A. J. 163, *279*
Geiling, E. M. K. 35, 51, 77, 130
— s. Achor, L. B. *257*

Geldmacher, G. s. Seifert, P. *316*
George, R. 169
— u. E. Leong Way 200, *279*
— s. Miller, J. W. *303*
Gerchow, J. *279*
Gergely, J. 94
— s. Issekutz, B. v. *290*
Gerlach, G. H. s. Himmelsbach, C. K. *287*
Gero, A. 20, *279*
Gettler, A. O. u., J. Sunshine *279*
Gewehr 209, 243, 249, *279*
Giarman, N. J., u. G. A. Condouris *279*
— L. R. Mattie u. W. F. Stephenson 70, 72, *279*
Gibbs, F. A. 84
— u. G. L. Maltby *279*
— O. 200
— u. A. Bobb *279*
Gibson, R. D., T. S. Miya u. L. D. Edwards 97, *279*
Gilfoil, Th. M. s. Miller, J. W. 104, 111, 125, 132, 142, *303*
Gillfillan, J. L. s. Smith, C. C. 127, 130, 131, *318*
Gilliane, N. s. Radouco-Thomas, C. *310*
Gilmore, J. P. 80
— s. Smythe, Ch. M. *318*
Gimble, A. J. 54
— s. Way, E. Leong 54, *324*
Ginsberg, H. 182
— u. J. M. Miller *279*
— W. 70, *279*
Ginsburg, D. 8, *279*
Gioffredi, C. 222, *279*
Giordano, G. B. 79, *279*
Giovannini, M. 184, 189
— s. Schaumann, O. 112, 122, 132, 179, 181, 185, 186, 194, *313*
Girndt, O. 83, 87, 120, 200, *279*
— u. A. Evers 91, *279*
— u. R. Huesgen 200, *280*
— u. W. Lipschitz *280*
Gjörgy, P. 171, 186
— s. Zunz, E. *328*
Glanzmann, S. *280*
Glass, H. 73, *280*
— W. G. s. Huggins, R. A. 126, 127, 130, 164, *289*
Glassman, J. M. s. Seifter, J. *316*
Glaubach, S. 201
— u. E. P. Pick *280*
Glaviano, V. 86
— s. Wang, J. R. H. *323*
Glazebrook, A. J. u., A. W. Branwood 97, *280*
Glenn, H. J., u. B. W. Horrom *280*

Godfrey, E. I. s. Young, P. A. 104, 106, 113, 114, *281*
Gödeke, R. *280*
Göing, H. 183
— u. W. Schaumann *280*
Goetzl, F. R. 97, 100, 107
— D. Y. Burrill u. A. C. Ivy 138, *280*
— s. Ivy, A. C. 124, *290*
Gold, H. 45, 49, 212, 213, 223, 225, *280*
— Gryzwacz, Patrick u. V. A. Nowicki 161, *280*
— s. Hatcher, R. A. *284*
Goldbaum, L. R. 40
— u. L. Kazyak *280*
Goldschmidt, S. s. Underhill, F. D. 73, *322*
Gonzalez, R. I. s. Tainter, N. L. *320*
Goodell, H. 97, 101, 107
— s. Hardy, I. D. 101, 107, *284*
— s. Wikler, A. 90, *325*
— s. Wolff, W. 121, *326*
Goodwin, R. s. Brooks, C. McC. 76, 83, *266*
Gordan, G. S. s. Escamilla, R. F. *275*
Gordonoff, T. 171, 174, *280*
Gore, E. M. s. Seifter, J. *316*
Goris, A. *280*
Goswami, R. s. Ahmed, A. *258*
Goto 13
— u. Kitasato *280*
Gottlieb, R. 87, 88, 170, 172, 176, 201, 202, 212, *280*
— u. A. van den Eeckhout *280*
— u. O. Steppuhn *280*
Gould, W. J. 86
— s. Gutner, L. B. *283*
Gowdey, C. W. 98, 103
— s. Deneau, G. A. *271*
Gräfe, H. J. 97, 100
— s. Hofmann, H. *288*
Gränicher, O. F. 33, *280*
Graevenitz, A. v. s. Friebel, H. 98, 112, 157, *277*
Graham, W. D., R. Slinger u. H. Teed 139, *280*
— R. W. s. Henderson, V. E. 91, 148, *285*
Gramignani s. Rabboni, F. *310*
Grant, E. W. 34
— u. W. W. Hilty *280*
Grassi-Gialdroni 98
Gravenstein, J. S., u. H. K. Beecher 156, 159, *280*
— R. A. Devlod u. H. K. Beecher 156, 158, *280*
Greeff, K. 187
— u. P. Holtz *280*
— — u. W. Richter *280*

Green, A. F. 15, 19, 97, 99, 110, 200, *280*
— G. K. Ruffell u. E. Walton 125, *280*
— u. N. B. Ward 126, 127, 128, 157, 158, *280*
— P. A. Young u. E. I. Godfrey 104, 106, 113, 114, *281*
— s. Adamson, D. W. *258*
— D. E. *281*
— H. D., D. N. Nickerson, R. N. Lewis u. B. L. Brofman 65, *281*
Greene, W. W. 3
— s. Gruber, C. M. *282*
Greenfield, A. D. 222
— s. Pellini, E. J. *307*
Gregg, D. E. s. Barbour, H. G. 69, 80, *261*
— E. G. 108, *281*
Gregoire, M. s. Abaza, A. *257*
Gréhant 142, 147, *281*
Greig, M. E. 61, 62, 63, 66, *281*
— u. W. C. Holland *281*
— — u. P. E. Lindvig 136, *281*
— u. R. S. Howell *281*
— u. Th. Mayberry *281*
Gremels, H. 162, *281*
Grewal, R. Singh 97, 110, 113, 114, *281*
Grewe, R. 2, 13, *281*
— R. Hamann, G. Jacobsen, E. Nolte u. K. Riecke *281*
Griebel, C. *281*
Griffith, J. G. A. 33
— u. H. K. Whalley *281*
Griffiths, H. 207, *281*
Grimbert, L. 26, 33
— u. Leclère *281*
Grosfeld-Nir, I., S. Gassner u. E. Weissenberg 34, *281*
Gross, E. 135
— s. Christensen, E. 111, 113, 114, 135, 136, *269*
— E. G. 15, 44, 165, 185, 190, 213, 217, 223, *281*
— E. M. Christensen, H. Holland u. H. R. Carter *281*
— u. W. K. Hamilton 129, *281*
— u. I. H. Pierce *281*
— O. H. Plant u. V. Thompson 50, *281*
— u. D. H. Slaughter 221, *281*
— s. Bolland, H. L. *265*
— s. Holland, H. *288*
— s. Pittinger, C. B. 128, *308*
— s. Schneler, F. W. 20, *314*
— s. Slaughter, D. 135, *317*
— E. G. s. Slomka, M. B. *317*

Gross, s. Thompson, V. *321*
— s. Young, D. C. 185, *328*
— F. 95, 98, 102, 138, 139, 151, 160, 163, 164, 166, 176, 177, 194, *281*
— u. H. Kaufmann *281*
— u. R. Meier 113, 124, 200, *281*
— s. Tripod, I. *322*
— J. B., M. W. Comfort u. D. R. Mathieson 47, 62, 69, *282*
Grosskinsky, L. s. Bornmann, G. *265*
Grubbs, R. C. s. Way, Leong E. *324*
Gruber, C. M. 160, 162, 176, 191, 192, *282*
— u. J. T. Brundage 173, 177, 190, *282*
— W. T. Bryan u. L. K. Richardson 174, *282*
— W. W. Greene, C. S. Drayer u. W. M. Crawford *282*
— Kwang Soo Lee u. Ch. M. Gruber 183, 184, *282*
— u. G. Pipkin *282*
— u. P. J. Robinson *282*
— J. E. Thomas, J. O. Caider u. J. T. Brundage *282*
— jr., Ch. 126, 128, 131
— J. T. Brundage, A. de Note u. R. Heiligman 173, *282*
— u. Ch. M. Gruber *282*
— Kwang Soo Lee, Z. T. Lasziczenko u. Ch. M. Gruber 183, 184, *282*
— Ch. M. s. Gruber, C. M. 183, 184, *282*
— s. Gruber jr., Ch. 183, 184, *282*
Grüner, O. 31, *282*
Grüninger, U. 140, 141, 166, *282*
Grünthal, E. 93, 97, 100, *282*
Grüter, M. 51, 65, *282*
Gruhzit, C. C. s. Cochin, J. C. 214, 217, 256, *269*
Grundfest, H. s. Bullock, T. H. *267*
Grussner, A. s. Schnider, O. *314*
Gryzwacz s. Gold, H. 161, *280*
Gscheidlen, R. 151, *282*
Guarino, S. 32, *282*
Guber, A. 149, *282*
Günther, K. D. 194, *283*
Guggisberg, H. 191, *283*
Gugisberg, W. *283*
Guilhenn, P., A. Pontonnier, R. Baux, P. Bourbon u. P. Bennet *283*

Guillebeau, A. u., B. Luchesinger *283*
Guinard, L. 148, 167, 184, 196, 200, *283*
Guirino, S. 32
— s. Mariani, A. *301*
Gulland, J. M. 2, 7
— u. R. Robinson *283*
Gulliksen, D. P. *283*
Gundersen, F. O., R. Heiz u. R. Klevstrand 35, *283*
Guns, P. 150, *283*
Gutner, L. B. 86
— W. J. Gould u. R. C. Batterman *283*
Gutsell, R. S. s. Bancroft, W. D. 139, *261*
Guyton, A. C., u. G. L. Miller *283*
Gwathmey, J. T. *283*
György, L. 164
— u. J. Pórszász *283*
Gyoku, H. *283*

Haag 179
— H. B. s. Finnegan, I. K. 65, 74, 200, 203, 212, *276*
Haas, H. 97, 114, 143, 157, 158, *283*
— E. Hohagen u. G. Kollmannsperger 62, 82, 96, 98, 100, 104, 110, 111, 112, 113, 114, 143, 180, 194, 200, *283*
Haase, J., E. Block, W. Koll u. B. Mühlberg 121, *283*
Hacheboeuf, H. 38
— s. Munier, R. *304*
Häfliger, O. 38, 53
— s. Brossi, A. *266*
Haffner, F. 97, 98, 109, 110, *283*
— u. F. Wind *283*
Haggard, H. W. s. Henderson, Y. *285*
Haggart, J., L. A. Woods u. M. H. Seevers 224, *283*
— s. Cochin, J. 50, 223, *269*
Haku, K. *284*
Halbach, H. 20, 21, 220, 221
— s. Braenden, O. J. 15, *265*
— s. Eddy, N. B. 22, 111, 112, 113, 114, 116, 220, *273*
s. Seifter, J. *316*
Hale, W. 160, *284*
Hall, C. F. s. Foster, G. E. *277*
Hamann, R. s. Grewe, R. *281*
Hambourger, W. E. 83, *284*
Hamburger, W. *284*
Hamby, W. B. s. Mason, T. H. *301*
Hamilow, E. E., H. G. de Kay u. E. Ramstad 34, *284*

Hamilton, H. s. Way, E.
Leong 324
— W. F. u. J. W. Remington
284
— W. K. s. Gross, E. G. 129,
281
Hanč, A. 192, 193, 284
Handley, C. A. 71, 86
— u. A. D. Keller 71, 72, 284
— u. J. H. Moyer 71, 72, 284
— s. Huggins, R. A. 166, 289
Hann, J. s. Schoetensack, W.
315
Hanzlik, P. J. 160, 163, 284
Haraguchi, S. 91, 161, 186,
284
Hardy, J. D. 97, 101, 107,
108
— H. G. Wolff u. H. Goodell
101, 107, 284
— s. Wolff, G. 121, 326
Harer, W. B. 141, 155
— s. Schmidt, C. F. 154, 314
Harmon, P. M. u. C. M.
McFall 284
Harned, B. K. 171, 173, 212
— u. H. E. Curl 284
— s. Mitchell, Y. B. 173, 303
Harper, N. J. s. Beckett,
A. H. 262
Harries 124
Harris, F. R. s. Ivy, A. C.
124, 290
— S. C. u. L. E. Blockus 284
— s. Friend, F. J. 278
Harrison, J. s. Bigelelow, N.
264
— T. R., Ch. P. Wilson u.
A. Blalveth 148, 284
Hart, E. R. 284
— u. E. L. McCawley 131,
200, 284
— s. McCawley, E. L. 126,
302
— H. R. s. Farmilo, C. G.
275
Hartley, W. N. 40, 284
Hasama, Bun-Ichi 284
Hase, T. 186, 284
Hasegawa, A. K. s. Lee, R. E.
297
Hashimoto, M 87, 284
Hatcher, R. A. 45, 49, 85, 86,
150, 223, 225, 284
— u. D. Davis 284
— u. C. Eggleston 200, 284
— u. H. Gold 284
— u. S. Weiss 284
— s. Eggleston, C. 273
Hausmann, W. 201, 284
Hauss, W. H. 151
— s. Marri, R. 301
Hayama, T. 177, 186, 285
Hayashi, A. 122, 285
Hazard, R. 67, 68, 76, 148

Hazard, R. u. Ch. Vaille 285
Hazelton, L. W. 162, 202
— u. Th. Koppanyi 285
Headlee, C. P., H. W. Cop-
pock u. J. R. Nichols 285
Heathcote, R. A. 64, 66, 160,
285
— s. Duguid, A. M. E. 194,
195, 272
Hebb, C. D. s. Feldberg, W.
276
— C. O. 95, 121
— u. H. Konzett 285
Hecht, A. F. 285
— K. 285
Heeman, I. s. Vogt, H. 323
Hege, M. J. s. Eckenhoff, J.
E. 128, 272
Heger, M. 142, 285
Heiligman, R. s. Gruber, Ch.
jun. 173, 282
Heim, F. 285
Heimann, H. 285
Heinekamp, W. J. R. 90, 95,
161, 285
Heineman, St. D. s. Ziering,
A. 328
Heinroth, H. 97, 100, 285
Heiz, R. s. Gundersen, F. O.
35, 283
Helaers, E. 150, 285
Helfrich 88
Hellauer, H. F. 123
— u. K. Umrath 285
Hellerbach, J. s. Schnider, O.
314
Helmich, H. 151
— s. Bein, H. J. 263
Helrich, M. s. Eckenhoff,
J. E. 128, 272
Hemingway, A. 87, 285
Hempel, I. 152
— s. Schoen, R. 315
Hems, B. s. Attenburrow, J.
260
— B. A. s. Dupré, D. J. 272
Hendershot, L. C. s. Irwin, S.
119, 289
Henderson, F. F. s. Gaensler,
E. A. 181, 193, 278
— F. G., E. B. Robbins u.
K. K. Chen 201, 285
— N. s. Elliott, K. A. C. 274
— V. 151, 154, 155
— u. H. V. Rice 285
— V. E. u. R. W. Graham
91, 148, 285
— Y. u. W. Haggard 285
Hendrick, E. G. s. Smith,
M. I. 201, 318
Henecka, H. 13, 285
Henne, H. F. 193
— s. Erdmann, W. D. 275
Hensen, H. 190, 285
Hepburn, J. 195, 285

Hepp, G. 97
— s. Keil, W. 293
Hering 161
Herken, H., W. Hoffmann u.
D. Maibauer 285
Herman, N. B. 97, 99
— s. Macht, D. 92, 300
Herold 93, 118, 122
Herr, F. 98, 102
— J. Borst u. Gy. Pataky 87,
200, 201, 286
— M. Nyiri u. J. Venulet 120,
286
— u. J. Pórszász 110, 113,
114, 166, 286
L. Tardos u. J. Pórszász
88, 286
Herrmann, G. R. 163, 286
— O. 213, 286
Herschfus, J. A., A. Salomon
u. M. S. Segal 195, 286
Hertle, F. 97
— O. Schanne u. I. Staib 286
Herzfeld, E. s. Hoefer, P. A.
288
Herxheimer, H. 143, 147, 154
— u. R. Kost 286
Hesse, E. 97, 99, 133, 286
— G. Roesler u. F. Bühler
200, 286
Hestrin, S. s. Nachmansohn,
D. 304
Heubach, H. 286
Heubner, W. 205, 206, 286
— M. Albrecht, E. Barocke u.
H. Kewitz, 65, 215, 218 286
— u. W. Silber 286
Heuvel, G. van den 76, 286
Heuvel-Heymans, G. van den
74, 130, 286
Hewer, A. J. 98, 103
— u. C. A. Keele 286
Heydner, W. 163, 286
Heymans 200, 286
— C. 86, 146, 166, 286
— u. F. Bayless 286
— u. J. Bouckaert 286
— — u. L. Dautrebande 161,
286
Hibbard, G. 150
— s. Caldwell, W. C. 268
Hicks, C. S. 70
— u. F. H. Smirk 286
Hiebert, J. M. s. Yonkman,
F. F. 328
Higgins, H. L. 80, 143
— u. J. H. Means 286
Highstone, W. H. s. Quigley,
J. P. 310
Hildebrandt, F. 150
— 98, 101, 102, 178, 179, 201
286
— u. E. Matthäy 287
— s. Schmidt, K. F. 150, 151,
314

Hill, H. E. 98, 104
— R. E. Belleville u. A. Wikler 121, 215, 232, 287
— C. H. Kornetsky, H. G. Flanary u. A. Wikler 82, 91, 232, 287
Hillemand, P. 181, 182, 183
— u. M. Lecoeur 287
Hillis, B. R. 156, 159, 287
Hilty, W. W. 34
— s. Grant, E. W. 280
Himmelsbach, C. K. 94, 164, 166, 210, 211, 212, 213, 218, 219, 221, 222, 228, 233, 236, 287
— u. H. L. Andrews 287
— G. H. Gerlach u. E. J. Stanton 287
— Oberst, Brown u. Williams 287
— u. L. F. Small 287
— s. Andrews, H. L. 259
— s. Batterman, R. C. 113, 262
— s. Eddy, N. B. 273
— s. Small, L. F. 200, 317
Himwich, H. E. 68
— s. Rakieten, N. 67, 68, 148, 310
Hindley, N. C. s. Bergel, F. 13, 15, 263
Hine, Ch. H. s. Fujimoto, J. M. 32, 278
Hinge, R. A. 40
— s. Levi, C. 298
Hinton, J. W. s. Pfeffer, R. B. 307
Hippokrates 1
Hirano, Sh. 192, 287
— T. s. Wada, A. 79, 323
Hirsch 171
Hirschlaff, L. 200, 287
Hirsh, S. A. 208
— s. Bieter, R. N. 264
Hirz, O. 177, 287
Hitati, S. 192, 287
Hitzig, E. 81, 84, 287
Hjort, H. M. 67, 148
— u. F. A. Taylor 287
Hodges, R. s. Brown, W. E. 71, 266
Hoefer, P 100
— 90, 288
— P. A. u. E. Herzfeld 288
Höglund, N. J. 156
— u. M. Michaelsson 288
Hoenighaus, L. 68, 77, 288
Hoff, H. E. 150, 153
— s. Breckenridge, C. G. 266
Hoffmann, G. 164
— u. D. Kempe 288
— H. R., I. C. Sherman, F. Krevitsky u. F. Williams 288
— W. 29, 288
— s. Herken, H. 285

Hofmann, A. 133, 288
— H. 96, 97, 100, 288
— H. J. Gräfe u. K. Opitz 288
— s. Chemnitius, K.-H. 268
Hogben, C. A. s. Shore, P. A. 53, 317
Hohagen, E. 97
— s. Haas, H. 62, 82, 96, 98, 100, 104, 110, 111, 112, 113, 114, 143, 180, 194, 200, 283
Holland, A. s. Schneler, F. W. 20, 314
— H. 15
— u. E. G. Gross 288
— s. Gross, E. G. 281
— W. C. 63, 66
— s. Greig, M. E. 136, 281
Holló, J., J. A. Patac u. E. Kolta 68, 288
Holm, K. 66, 75, 143, 147, 288
— s. Bornstein, A. 143, 147, 265
Holmes, C. s. Jackson 291
Holners, N. J. 8
— s. Barton, D. H. R. 262
Holtz, P. 187
— s. Greeff, K. 280
Holubek, J. 39, 288
Homburger, E. s. Barlow, O. W. 261
Homeyer, A. H. s. Wallingford, V. H. 323
Honda, M. s. Terada, B. 321
Hopkins, A. H. 171, 182, 183
— s. Pancoast, H. K. 307
Hoppe, J. O. u. L. C. Miller 200, 288
Horáková, Z. u. Z. Votava 106, 288
Horikoshi, S. 190, 288
Horning, E. S. 203, 288
Horrom, B. W. s. Glenn, H. J. 280
Hoshi, T. 152, 288
Hosoya, E. 50, 51
— u. T. M. Brody 288
— s. Brody, T. M. 266
Hotta, Sh. 212, 213, 288
Houde, R. W. 88, 108, 109, 129
— M. H. Seevers, F. Purcell u. S. Irwin 119, 288
— u. S. Wallenstein 288
— u. A. Wikler 119, 288
— — u. S. Irwin 119, 288
— s. Irwin, S. 119, 289
— s. Wallenstein, S. L. 323
— s. Wikler, A. 325
Hougs, W. u. A. Skouby 288
Hougs-Olsen, W. 97, 101, 110, 114, 289

Houssay, B. A. u. I. T. Lewis 289
— — E. A. Molinelli u. A. D. Marenzi 76, 289
Howe, E. E. u. M. Sletzinger 289
Howell, R. S. 61, 62, 63
— s. Greig, M. E. 281
Howes, H. s. Krueger, H. 174, 175, 296
— H. A. s. Eddy, N. B. 273
Hubach, C. E. 40
— u. F. T. Jones 289
Huber, K. J. 289
Hubley, Ch. 40
— s. Levi, C. 298
Huesgen, R. 200
— s. Girndt, O. 280
Huggins, R. A. 50, 86, 129, 131
— W. G. Glass u. A. R. Bryan 126, 127, 130, 164, 289
— C. A. Handley u. M. La Forge 166, 289
— u. J. H. Moyer 289
— s. Seibert, R. A. 38, 49, 316
— S. E. s. Radoff, L. M.
Huguenard, P. 253
Hunt, R. 201
— u. A. Seidell 289
Hunter, L. G. s. Barbour, H. G. 69, 80, 217, 222, 261
— R. B. s. Wilson, W. M. 326
Hurlbut, D. B. 144
— u. J. M. Dille 289
Hurtz, A. W. 92
— s. Kochmann, M. 294
Huston, M. J. 195
— s. Teare, F. W. 321
Huxley, A. F. u. R. Stämpfli 289

Ikeda, Y. 95, 289
Ikeshima, Sh. 289
Ikoma, T. 191, 192, 193, 213, 289
Indemans, A. W. s. Reith, I. F. 311
Ingelfinger, F. J. 86
— u. R. F. Moss 289
Ingram, W. R. 83
— s. McCrum 302
Inoue, T. 289
Ipsen, J. 289
— s. Bonnycastle, D. D. 110, 111, 113, 114, 120, 133, 265
Irish, H. E. 206, 289
Irwin, S. 81, 88, 89, 108, 204, 217
— R. W. Houde, D. R. Benett, L. C. Hendershot u. M. H. Seevers 119, 289

Irwin, S. u. M. H. Seevers *289*
— s. Bebin, J. 203, *262*
— s. Houde, R. W. 119, *288*
Isbell, H. 43, 98, 103, 130, 211, 219, 220, 221, 227, 232, 233, 234, 236, 237, 239, 241, 250, 253, *289*, *290*
— u. A. J. Eisenman 85, *290*
— A. J. Eisenman, A. Wikler u. K. Franck 74, 115, *290*
— A. J. Eisenman, A. Wikler M. Daingerfield u. K. Franck 85, 236, 242, *290*
— u. H. F. Fraser *290*
— u. V. Vogel *290*
— u. W. H. White *290*
— A. Wikler, N. B. Eddy, J. L. Wilsonn u. C. F. Moran *290*
— — A. Eisenman u. K. Franck 73, *290*
— s. Eisenman, A. 169, 222, *274*
— s. Fraser, H. F. 129, *277*
— s. Vogel, H. 229, 243, *323*
— s. Wikler, A. 128, 130, 131, 228, *325*
— M. s. Fraser, H. F. *277*
Isenschmid, R. 80, *290*
Iserbeck, 70
— s. Bahn, C. *261*
Israel, F. W. s. Scott, C. C. 115, 174, 184, 189, 217, *315*
Issekutz, B. v. 85, 94, 151, *290*
— u. J. Gergely *290*
— u. A. Murangi *290*
— u. M. Varady 123, *290*
Ito, R. *290*
Ivy, A. C. 97, 100, 107, 138, 183
— F. R. Goetzl u. D. Y. Burrill 124, *290*
— F. R. Goetzl, F. R. Harris u. D. Y. Burrill 124, *290*
— s. Adler, H. F. *258*
— s. Goetzl, F. R. 138, *280*
— s. Quigley, J. P. *310*
— s. Sonnenschein, R. 121, 252, *318*
Iwamoto, Sh. 98, 102
— s. Takagi, K. *320*
Iwanaga, Y. 79, *290*
Iwase, M. *290*

Jackson 95, 98
— C. Holmes u. Ewing *291*
— D. E. *290*
— H. 102, 108, 110, 111, 113, 115, 200, *291*
Jacob, J. 98, 110
— u. J. C. Szerb 114, 124, *291*

Jacob, J. s. Funke, A. *278*
Jacobsen, G. s. Grewe, R. *281*
Jacobsohn, K.-P. 64
— u. F. B. Pereira *291*
Jacoby, C. 185, *291*
Jacot, C. 155
— s. Bucher, K. *267*
Jagenau, A. 42, 92
— s. Janssen, P. A. J. 110, 111, 113, 114, *291*
James, H. P. s. Elliott, H. W. 63, *274*
Janaki-Ammal, E. K. s. Darlington, C. D. *270*
Jansch, H. *291*
Janssen, P. A. J. 19, 42, 92, 112, 115, *291*
— u. A. Jagenau, 110, 111, 113, 114, *291*
Januschke, H. 96, *291*
Janz, H. W. 231, 250, *291*
Jaquenoud, P. s. Mercier, F. *303*
Jatzkewitz, H. 37, 38, 59, *291*
Jefferies, J. P. 40
— s. Shaw, W. H. C. *316*
Jenney, E. A. u. C. C. Pfeiffer 115, *291*
Jensen, K. A. 15
— F. Lundquist, E. Reckling u. C. G. Wolfbrandt *291*
— R. s. Chakravarty, N. K. *268*
Jessen, H. *291*
Jeter, M. A. s. Shirley, R. L. *317*
Jindra, A. 35, *291*
Joardar, S. s. Baetjer, A. *261*
Job, C. 176, 180, 188
— O. Schaumann u. H. Schmidt *291*
Jochum, K. 58
— s. Schaumann, O. 112, 122, 132, 179, 181, 185, 186, 189, 194, *313*
Joël, E. 81, 83, 84, 150, 196, 200, 210, 211, 213, 215, 216, 226, *291*
— u. F. Arndts *291*
— u. A. Ettinger *291*
— u. F. Fränkel *291*
Johnson, C. A. 89
— s. Luckhardt, A. B. *299*
— H. T. 165, 166
— s. Shideman, F. E. *316*
— S. L. s. Macht, D. *300*
— W. J. u. J. H. Quastel *291*
Johnston, B. s. Bornstein, M. 129, *265*
Jona, J. L. 191,
— u. H. Flecker *291*
Jones, C. M. s. Rowlands, J. E. N. 182, 188, *312*

Jones, F. T. 40
— s. Hubach, C. E. *289*
— R. E. s. Eckenhoff, J. E. 128, *272*
Jongh, D. K. de 135, 137, 166, *291*
— s. Atanackovics, D. *260*
Jori, H. 37, 38
— s. Kaiser, H. *292*
Joumand, W. B. s. Weisel W. 174, *324*
Jukata Ternuchi u. Sotarokai *291*
Junkmann, K. 160, *291*, *292*
Juul, A. 41, 90, *292*

Kabasawa, I. *292*
Kabazawa, I. *292*
Kadokura, T. 80, *292*
Kägi, H. 13
— u. K. Miescher *292*
Kaeien 169
Kärber, G. 140, 141, 149
— u. L. Lendle *292*
Kahane, E. 61, 62
— u. J. Lévy *292*
Kahlson 179
Kai, S. 44, 223
— s. Teruuchi *321*
Kaijo, W. s. Kamakura, K. 147, *292*
Kaiser, H. 37, 38
— u. H. Jori *292*
— M. E. s. Loew, E. R. 195, *299*
Kajita, H. s. Sano, J. *313*
Kalbauch, E. P. s. Wikler, A. *325*
Kamakura, K., W. Kaijo u. A. Morikawa 147, *292*
Kanan, M. A. *292*
Kao, F. F. s. Belford, J. *263*
— s. Vivante, A. 132, *323*
Kaplan, N. O. s. Novelli, D. *305*
Kappell, B. s. Randall, L. O. 163, *310*
Karawia, M. S. 28, 29
— s. Fischer, R. *276*
Karr, M. s. Adriani, J. *258*
— N. W. 180, 184, *292*
— W. G., A. B. Light u. E. G. Torrance *292*
Karzmar, A. G. s. Koppanyi, Th. 126, 127, *295*
Kase, J. *292*
Kashoku, Kin *292*
Katagi, R. 202, *292*
Kato 76
Katsch, G. 163, 170, 176, 183, *292*
Kaufmann-Asser 44, 223
— u. W. v. Ritter *292*
Kaufmann, H. 138, 139
— s. Gross, F. *281*

Kawa, M. *292*
Kay, H. G. de s. Hamilow,
  E. E. 34, *284*
Kaymakcalan, Subru 215,
  217
— u. L. A., Woods *292*
Kazyak, L. 40
— s. Goldbaum, L. R. *280*
Kearns, J. E. s. Mullenix,
  R. B. 152, *272*
Keats, A. S. 18, 60, 92, 129,
  130, 131, 221, 232, 252,
  292
— u. H. K. Beecher *292*
— u. J. C. Mithoefer *292*
— u. J. Telford *293*
— s. Beecher, H. K. *263*
Kee, F. E. 34
— u. E. R. Kirch *293*
Keele, C. A. 20, 98, 103, 142,
  143, *293*
— s. Flintan, P. *276*
— s. Hewer, A. J. *286*
Keeser, E. 46, 64, 69, *293*
— u. J. Keeser *293*
— H. A. Oelkers u. W. Raetz
  43, 45, *293*
— J. 46
— s. Keeser, E. *293*
Keien, K. *293*
Keil, W. 41, 90, 97, 135, 137,
  143, 150
— u. G. Hepp *293*
— u. A. Kluge *293*
— u. F. H. Pöhls *293*
Keith, E. F. jr. u. B. de Boer
  128, *293*
Kelemen, E. u. S. J. Pataky
  293
Keller, A. D. 71
— s. Handley, C. A. 71, 72,
  284
Kelly, A. R. 32
— s. F. E. Shideman *316*
— P. A. 139, *293*
Kempe, D. 164
— s. Hoffmann, G. *288*
— H. D. 130, *293*
Kempel, J. s. Schoen, R. *315*
Kensler, J., P. Matchett u.
  D. T. Bradley 138 *293*
Kesarbani, D. N. 187, 213
— s. Rentz, E. *311*
Kewitz, H., H. Remmer u.
  H. Engelhardt 181, *293*
— s. Heubner, W. 65, 215,
  218, *286*
Kiessig, H. J. 97, 100, 124,
  133, *293*
— u. G. Orzechowski *293*
Killian, H. u. G. Schwörer
  293
Kimoto, E. *293*
Kimura, K. K. 74
— u. B. de Boer *293*

Kin 177
King 37, 39
— B. D. s. Eckenhoff, J. E.
  129, *272*
— H. *293*
Kinukawa, Ch. 91, *293*
Kionka, H. 148
— s. Filehne, W. *276*
Kipp, A. 205, *293*
Kirch, E. R. 34
— s. Kee, F. E. *293*
Kirchhof, A. C. s. Uchijama,
  J. 195, *322*
Kirland, H. B. s. Tainter,
  N. L. *320*
Kisch 161
Kissel, J. s. Deneau, G. A.
  217, *271*
Kitasato 13
— s. Goto *280*
— Z. 40, *293*
Klee, W. 7, *293*
Kleiderer, E. C., J. B. Rice
  u. V. Conquest *293*
— u. H. A. Shonle *293*
Kleiner, I. S. 74
— u. S. J. Meltzer *293*
Kleitman, N. 85, *294*
— u. D. Palmer 167, *294*
Klemt, E. 70, 200, *294*
Klenk, M. M., C. M. Suter u.
  S. Archer 18, *294*
Klerker 75, 294
Klevstrand, R. s. Gundersen,
  F. O. 35, *283*
Kljatschkina, B. 11
— u. E. Stuber *294*
Klosa, J. 90, *294*
Kluge, A. 41, 90, 135, 137
— s. Keil, W. *293*
Knaffl-Lenz, E. *294*
Kniazuk, M. 98
— s. Molitor, S. H. 163, 200,
  304
Knicker 215
Knoblauch, G. 174, 178, 181,
  185
— u. D. Krause *294*
Knoll, J. u. E. Komlós 135,
  137, *294*
— E. Komlós u. L. Tardos
  294
Knoll, J. s. Komlós, E. 134,
  135, 200, *295*
Ko, Ch. 215, *294*
Kobayashi, A. 176, 211, 212,
  213, 225, *294*
Koch, 150, 206, *294*
Kochmann, M. 92, 159, *294*
— u. A. W. Hurtz *294*
Kochneva, N. P. 77, *294*
Koehler, A. E. 67, 68, 148
— s. Leake, C. D. 142, *297*
Koelle, G. B. *294*
Königstein, H. 84, *294*

Körner, K. F. 208
— s. Naeve, W. S. *305*
Koetschau, K. 193, *294*
Kofler, A. 9, 30
— s. Kofler, L. *294*
— L. 9, 30
— u. A. Kofler *294*
Koh, M. 201, *294*
Kohlstaedt, K. G. s. Scott,
  C. C. 115, 174, 184, 189,
  217, *315*
Kolb, L. 200, 215, 216, 222,
  229, 233, 236, *294*
— u. Himmelsbach *294*
— u. A. G. Du Mez *294*
Koll, W. 97, 100, 110
— u. G. Fleischmann *295*
— u. H. Reffert 111, *295*
— s. Haase, J. 121, *283*
Kollmannsperger, G. 97
— s. Haas, H. 62, 82, 96, 98,
  100, 104, 110, 111, 112,
  113, 114, 143, 180, 194,
  200, *283*
Kolsky, M. s. Courvoisier, S.
  133, *270*
Kolta, E. s. Holló, J. 68, *288*
Kolthoff, I. M. 10, *295*
Komant, W. 139, 179, *295*
Komlós, E. 86, 135, 213, 215,
  217
— u. J. Földes *295*
— u. J. Knoll *295*
— u. V. Komlós-Szász 136,
  295
— J. Porszász u. J. Knoll
  134, 135, 200, *295*
— s. Knoll, J. 135, 137, *294*
Komlós-Szász, V. s. Komlós,
  E. 136, *295*
Konzett, H. 95, 121, 156, 158,
  195
— u. E. Rothlin *295*
— s. Hebb, C. Q. *285*
Koopman, S. 67, 75, *295*
Kopera, J. 195
— u. A. K. Armitage 133,
  295
Koppanyi, Th. 162, 202
— u. A. G. Karzmar 126,
  127, *295*
— u. W. S. Murphy *295*
— s. Hazelton, L. W. *285*
Korentschewsky, W. *295*
Kornetsky, C. H. s. Hill, H.
  E. 82, 91, 232, *287*
Kornmüller, A. E. *295*
Kosmehl, E. *295*
Kost, R. 143, 147, 154
— s. Herxheimer, H. *286*
Kosterlitz, H. W. u. J. A.
  Robinson *295*
Kotlschet, P. s. Courvoisier,
  S. 133, *270*
Kotschneff, N. 75, 77, *295*

Kough, R. H. s. Loeschke, H. H. 143, 145, 146, *298*
Kozelka, F. L. s. Tatum, H. J. *321*
Kraepelin, E. 90, *295*
Kraft, A. 67
— u. N. M. Leitch *295*
Krantz, J. C. jr. s. Wolpert, A. 63, *327*
Kratschmer 75, *295*
Krause, D. 94, 164, 166, 174, 181, 185, 188
— u. D. Ruhnau *295*
— s. Knoblauch, G. *294*
Kraushaar, A. 97, 98, 100, 102, 104, 110, 111, 112, 113, 114, *295*
— O. F., J. T. Bradbury, Y. K. Wang u. W. E. Brown *295*
Kraut, W. s. Eichholtz, F. *273*
Krawkow 160, 227, *295*
Krebs, O. S., G. L. Wulff u. H. C. Wassermann 150, *295*
Krehl, L. 150
— s. Schmidt, K. F. 150, 151, *314*
Krementz, Ch. S. 98, 102
— s. Cahen, R. H. 110, 111, 113, 114, 115, *267*
Kreuder, E. 80, 146, *295*
Krevitzky, F. s. Hoffman, H. R. *288*
Kroepfli, P. 156, *295*
Krohn, L. s. Falls, F. H. 191, *275*
Krueger, H. 147, 154, 170, 173, 174, 175, 187, 189, 204, 208, 213, *296*
— M. Block u. P. Rague *296*
— u. N. Eddy *296*
— N. Eddy, u. M. Sumwalt 136, 141, 142, 146, 147, 223, 234, *296*
— H. Howes u. H. Gay 174, 175, *296*
— I. Lampe u. J. G. Reid *296*
— —, — u. H. A. Howes *296*
— u. M. Sumwalt *296*
Krüger, R. 148
— s. Liu, S. K. *298*
Kruger, J. s. Randall, L. O. 163, *310*
Krumm-Heller, C. s. Bargeton, D. 141, *261*
Kubo, T. 215, 218, *296*
Kubota, K. *296*
Künzli, R. s. Gates, M. *279*
Küssner, W. 11, *296*
Kuhn, H. H. 61
— u. D. Surles *296*
— R. A. 107, 252
— u. R. B. Bromiley 121, *296*

Kumler, W. D. s. Strait, L. A. 40, *319*
Kumpiess, K. 70
— s. Frey, W. *277*
Kun, E. 51, 77
— u. L. G. Abood *296*
— s. Abood, L. G. *257*
Kuntz u. Saccomanno *296*
Kupperman, H. S. s. Lehman, R. A. *297*
Kwang Soo Lee s. Gruber, C. M. 183, 184, *282*
— s. Gruber, Ch. jun. 183, 814, *282*
Kwiatikowski 123, *296*
— H. s. Ammon, R. *259*
Kyo, S. 77, *296*
Kyu, K. 169 *296*

Lacey, C. F., 43, 62, 173
— s. Walton, R. P. *323*
Lackey, R. W., 61, 69
— s. Slaughter, D. *317*
— s. Tainter, N. L. *320*
Lackner, J. E. s. Falls, F. H. 191, *275*
LaForge, M. s. Huggins, R. A. 166, *289*
Lambert, A. 233, *296*
Lambertsen, C. J. s. Loeschke, H. H. 143, 145, 146, 298
— Ch. J. 129, 131, 132
— s. Wendel, H. *325*
— s. Wendell, H. W., *325*
Lambin, S. s. Régnier, J. 92, *310*
Lambruschini, C. 201, *296*
Lampe, I. s. Krueger, H. *296*
Lánczos, A. *296*
Landgren, S., G. Liljestrand u. J. Zotterman 161, 166, *296*
Landmesser, Ch. M., S. Cobb u. J. G. Converse 129, *296*
— P. F. Formel u. J. G. Converse *296*
Landsberg, E. 44, *296*
Lang, S. 170, 189 *297*
Langer, H. 200, *297*
Larrabee, Ramos u. Bulbring *297*
Larsell, J. G. 155
— u. G. E. Burget *297*
Larson, P. S. s. Finnegan, I. K. 65, 74, 200, 203, 212, *276*
Lasagna, L. 128, 131
— u. H. K. Beecher *297*
— s. Beecher, H. K. *263*
Lassalle-Saint-Jean s. Creyx, M. 200, *270*
Last, J. H. s. Siegel B. M. *317*

Lasziczenko, Z. T. s. Gruber, Ch. jun. 183, 184, *282*
Latham, E. 51
— u. H. W. Elliott *297*
— M. E. 51
s. Adler, T. K. *258*
Latven, A. 97, 99, 110
s. Molitor, H. *304*
Lauener, H. s. Bayo, J. M. *262*
Launoy, L. 149
— u. P. Nicolle *297*
Laurence, J. Z. 95, *297*
Lautenschläger, C. L. 32, *297*
Lawrence, W. S. s. Tainter, N. L. *320*
Lawson, W. 97, 107
— s. Dodds, E. 100, 121, 252, *271*
Lazorthes, G. s. L. Campan 253
Leake, C. D. 67, 68, 85, 148, *297*
— u. A. E. Koehler 142, *297*
LeBreton, E. s. Radouco-Thomas, C. 124, 138, *310*
Lechat, P. 93, 124
— s. Charonnat, R. *268*
Leclère 26, 33
— s. Grimbert, L. *281*
Lecoeur, M. 181, 182, 183
— s. Hillemand, P *287*
Lee, H. M. 191, *297*
— J. 15, 86, *297*
— s. Ziering, A. *328*
— R. E. u. A. K. Hasegawa *297*
Leersum, E. C. v. 192, *297*
Leforge, 86
Léger, E. *297*
Legros 172, 173
Lehman 36, 54, 58
— u. Aitken *297*
— E. G. 37, 56, 57, 58, 110, 127, 130, 131, 132, 133
— s. Orahovats, P. D. 111, 115, 127, 131, 214, *306*
— s. Orahovats, P. *306*
— s. Smith, C. C. 115, *318*
— s. Winter Ch. A. 131, 200, *326*
— G. 61, 62, 110, 166, 175
— s. Randall, L. O., 112, 166, 200, *310*
— J. T., s. Orahovats, P. *306*
— s. Winter, Ch. A. 131, 200, *326*
— R. A., H. S. Kupperman u. J. Phillips *297*
Lehnartz 196
Leigh, M. D. s. Waters, R. M. 136, 150, *324*
Leimbach, D. 20, 60, 98, 102, 106, 221

Leimbach, D. s. Eddy, N. B. 273
— D. G. u. N. B. Eddy 297
Leimdorfer, A. 85, 90, 123, 163, 168, 297
Leineweber, K. 297
Leinzinger, E. 297
Leitch, N. M. 67
— s. Kraft, A. 295
Lendle, L. 84, 129, 140, 141, 149, 297
— s. Busse, W. 267
— s. Kärber, G. 292
Leo 177
Leonard, C. S. 98, 102
— s. Bonnycastle, D. D. 110, 111, 113, 114, 133, 265
— F. u. I. Ehrenthal 297
Lespagnol, A. 98, 102, 297
— F. Mercier, J. Bertrand u. J. Mercier 110, 113 297
Lessin, A. W. s. Ambache, N. 259
Letschak, J. s. Seifter, J. 316
Leubuscher, G. 176, 297
Leulier, A. 51
— u. B. Drevon 297
Leusden, F. P. 187
— u. O. Riesser 298
Leusink, H. 159
— s. Dongen, K 271
Leuwen, van W. Storm 135, 136, 298
— u. A. v. Szent-Györgyi 298
— s. Liljestrand, G. 136, 150, 298
Levi, C., Ch. Hubley u. R. A. Hinge 298
— J. s. Fichtenberg, D. G. 276
Levi, L. 40
— s. Farmilo, C. G. 17, 19 27, 28, 29, 275
— s. Östreicher, P. M. 306
Levine, V. 298
— V. E. s. Morgulis, S. 304
Levis 110
Levy, C. S. 97, 99
— s. D. Macht 92, 300
Lévy, J. 61, 62, 213
— u. E. Michel 298
— s. Angibeaud, P. 137, 259
— u. R. Cahen 298
— s. Denys, A. 271
— s. Kahane, E. 292
— J. R. 298
Lewis 69, 172, 175, 194, 211
— M. N. 98, 101, 102
— s. Ercoli, N. 113, 200, 275
— I. T. s. Houssay, B. A. 76, 289
— I. R. 196, 203, 214
— s. Barlow, O. W. 200, 261
— J. T. 76, 202, 298

Lewis, J. T. s. Torino, A. 321
— R. N. s. Green, H. D. 281
Liaci, L. 298
Liddle, G. W. s. Abreu, B. E. 257
Lieb, C. C. u. J. E. McWhorter 298
Lieberherr, R. s. Büchi, J. 15, 267
Liebermann, J. C. 98
— s. Eddy, N. B. 115, 200, 272
Liebig, H 77, 298
Lief, P. A., J. J. Burns, E. M. Papper, B. L. Berger, A. Wollack u. B. B. Brodie 298
— Ph. A. s. Burus, J. J. 267
Liere, E. J. van s. Stichney, J. Cl. 173, 319
Light, A. B. 207, 298
— u. E. G. Torrance 233, 298
— s. Karr, W. G. 292
Ligon, W. 94, 160
— s. Way, Leong E. 324
Liljestrand, G., M. van der Madl u. W. Storm van Leuwen 136, 150, 298
s. Landgreen, S. 161, 166, 296
Lim, K. T. 144, 190
— s. Snyder, F. F. 318
Lin, R. C. Y s. Feldberg, W. 276
Lindemann 70
— s. Bahn, C. 261
Linder, F. u. J. Vollmar 298
Lindgren, I. 163, 298
Lindner, E. 19
— s. Schaumann, O. 313
Lindvig, P. E. s. Greig, M. E. 136, 281
Linnel, W. H. s. Beckett, A. H. 262
Linz, A. 235, 237, 242, 298
Lipman, F. 298
— s. Novelli, D. 305
Lipschitz, W. 64, 87
— s. Girndt, O. 280
Lipton 298
Liu, S. K. 148
— u. R. Krüger 298
Livingston, A. E. 13, 160, 163, 164, 165, 212, 213, 214, 215, 222, 225, 228
— s. Schmidt, C. F. 314
Livraga, P. 77, 298
Löfgren, N. u. C. Tegnér 298
Loehr 36
— s. Soehring, K. 318
Loeschke, H. H. 150
— A. Sweel, R. H. Kough u. C. J. Lambertsen 143, 145, 146, 298
— u. H. Wendel 298

Loew, E. R., M. E. Kaiser u. V. Moore 195, 299
Löw, O. 299
Loewe, S. 299
Long, J. P. 33, 37, 52
— s. Fisher, A. L. 276
Longo, V. G. 86
u. L. Napolitano 299
Loomis, T. A. 174, 299
Lorente de No 89, 299
Losser, A. s. Bornmann, G. 265
Louros, N. C. 191, 251, 299
Lower, A. H. s. Boyd, E. M. 265
Lubarsch, O. 95, 299
Luchesinger, B. s. Guillebeau, A. 283
Luckhardt s. Mullin, F. G. 304
— A. B. 89, 90, 97
— u. C. A. Johnson 299
Luckner, H. 97, 100
— u. R. Magun 299
Luduena, F. P. 82, 115, 162, 165, 299
— u. E. Ananenko 299
— s. Tainter, N. L. 320
Lürmann 193
Luisada, A. 151, 160, 163, 168, 299
Lundquist, F. s. Jensen, K. A. 291
Lusk, G. 80
— s. Chanutin, A. 147, 268
Lusztig, J. 83
— s. Méhes, G. 302
Luzatto, R. 73, 79, 299

Ma, W. A. 299
— W. Ch. 66, 203, 221, 299
Macht, D. 43, 64, 65, 85, 90, 99, 100, 142, 146, 190, 191, 192, 193, 195, 200, 299
— u. H. G. Fischer 300
— N. B. Herman u. C. S. Levy 92, 99, 300
— S. L. Johnson u. H. I. Bollinger 300
— u. M. Macht 300
— u. M. B. Macht 97, 300
— u. C. F. Mora 300
— u. G. Ting 300
— s. Bills, Ch. E. 264
— D. I. s. Supniewski, J. V. 320
— M. 90, 195
— s. Macht, D. 300
— M. B. 81, 100, 195
Macko, E. s. Toner, J. J. 321
Madelung, W. 133, 300
Madl, M. van der s. Liljestrand, G. 136, 150, 298
Maeda, K. 76, 300

Magnus, P. *300*
— R. 95. 170. 171, 175, 176, 177, 182, 186, *300*
Magun, R. 89, 100
— s. Luckner, H. *299*
Mahlo 171
Maibauer, D. s. Herken, H. *285*
Maier, L. 41, *300*
Maison, G. L. s. Winder, C. V. 137, *326*
Maiss, H. 58
— s. Schaumann, O. *313*
Maloney, A. H. *300*
Malorny, G. 82, 84, 126, 128, *300*
Maltby, G. L. 84
— s. Gibbs, F. A. *279*
Mann, T. s. Feldberg, W. *275*
Mannering, G. J. 52
— A. C. Dixon, E. M. Backer u. T. J. Asami *300*
— — N. V. Caroll u. O. B. Cope 38, *300*
Mannich, C. 30, 31, 33, 34, 35, *300*
Manning, G. W. 162
— u. G. C. Caudwell *300*
— J. J. 40, *300*
Mansfeld, G. 201, *300*
March, C. H. 49, 58
— u. H. W. Elliott *300*
— s. Way, E. Leong *324*
Marco, R. de 85, 167, 200, *300, 301*
Margolis, L. s. Abreu, B. E. *257*
— s. Elliott, H. W. 56, 63, 80, 124, *274*
Marelli, O. M. 32
— s. Mariani, A. *301*
Marenzi, A. 68, 76, *301*
— A. D. s. Houssay, B. A. 76, *289*
Mariani, A. 32
— S. Guarino u. O. M. Marelli *301*
Marikovszky, G. 200, *301*
Marinacca, P. s. Mercier, F. *302*
Marmé, W. 45, 222, *301*
Marmross 32
Marquardt, P., u. G. Vogg *301*
Marquis, E. 28, 29, 31, 32, 44, 45, *301*
Marri, R. 151
— u. W. H. Hauss *301*
Marschik, H. 251, *301*
Marsh, D. F. s McCawley, E. L. 126, *302*
Marshall, E. K. 142
— u. M. Rosenfeld *301*
— F. J. 18
— s. Pohland, A. 115, 116, *309*

Mascherpa, P. 138, 202, *301*
Mason, T. H. 97, 101
— u. W. B. Hamby *301*
Masserman, J. H. 82, 83, 84, 120, 121, *301*
— s. Wikler, A. *325*
Massmann, H. s. Müller-Limmroth, H. W. *304*
Matallana, A. s. Chakravarty, N. K. *268*
Matchett, P. s. Kensler, J. 138, *293*
Mathieson, D. R. s. Gross, J. B. 47, 62, 69, *282*
Matschulan, G. 137, 216, *301*
— u. C. Amsler *301*
— s. Stephany, A. *319*
Matsumura, M. s. Takagi, H. 89, 120, 121, 124, 138, *320*
Matsuo, S. s. Mei, Ch. *302*
Matsuoka, K. 66, *301*
Mattei, P. di 85, 167, *301*
Matthäy 178, 179
— E. s. Hildebrandt, F. *287*
Matthes, K. 67, 148, 161, *301*
Mattie, L. R. s. Giarman, N. J. 70, 72, *279*
Maurer, H. *301*
— L. L. s. Barbour, H. G. 149, 217, *261*
May, A. J. 152, 155
— u. J. G. Widdicombe 157, *301*
— E. L. 18
— u. E. Mosettig *301*
— s. Eddy, N. B. *273*
Mayberry, Th. s. Greig, M. E. *281*
Mayer, P. 44, 49, *301*
— R. 150
— s. Wieland, H. *325*
Mayor, A. 140, 200, *301*
— u. B. Wiki 200, *301*
Mazoué, H. 89, *301*
McArthur, M. s. Schneider, J. A. *314*
McBay, A. J. 40
— s. Clarke, W. A. *269*
McCall, J. T. s. Shirley, R. L. *317*
McCawley, E. L., E. R. Hart u. D. F. Marsh 126, *302*
— s. Hart, E. R. 131, 200, *284*
McChender s. Bodo, R. C. de 88, *264*
McClosky, W. T. s. Smith, M. I. 201, *318*
McCormick 215, 218
McCoubrey, A. 139, *302*
— u. D. M. Zausmer *302*
McCrea, F. D. 161
— G. S. Eadie u. J. E. Morgan 91, *302*
— u. W. J. Meek *302*
McCrum, W. R. 83

McCrum, W. R. u. W. R. Ingram *302*
McCurdy, D. H. 50, 136, 224, 225
— s. Szerb, J. C. *320*
McDonald 98, 102, *302*
— G. Woolfe, F. Bergel, Morrison u. Rinderknecht 15, 113, *302*
— s. Woolfe, G. 113, *327*
— A. D. s. Bergel, F. *263*
McFall, C. M. s. Harmon, P. M. *284*
McGowan, I. M. s. Gaensler, E. A. 181, 193, *278*
— J. M. s. Butsch, W. L. 193, *267*
McGuigan, H. 152, 154
— s. Cohen, S. J. *269*
McKay, E. 169, 181, 202, *302*
— E. M. u., L. L. McKay *302*
— L. L. s. McKay, E. M. *302*
McKelway, W. P. 56, 58
— s. Way, E. Leong 54, *324*
McLennan, H., u. K. A. C. Elliott *302*
McLevel, D. P. s. Szerb, J. C. *320*
McWhorter, J. E. s. Lieb, C. C. *298*
Means, J. H. 80, 143
— s. Higgins, H. L. *286*
Mecke 28
Meek, W. J. 161
— s. Allen, C. R. 161, *258*
— s. Eyster, J. A. *275*
— s. McCrea, F. D. *302*
Méhes, G. 83
— u. J. Lusztig *302*
— Y. 84, 137, *302*
Mei, Ch., u. S. Matsuo *302*
Meidinger, F. 70, 73, *302*
Meier, R. 95, 151, 153, 160, 163, 164, 166, 176
— u. H. J. Bein *302*
— s. Gross, F. 113, 124, 200, *281*
— s. Rickenbach, K. *311*
Meinert, S. 62, *302*
Meissner, R. 133, 149, 177, *302*
Mellett, L. B. 50
— u. L. A. Woods *302*
— s. Woods, L. A. *327*
Meltzer, H. 80, 87, 147
— u. M. Steuber 142, *302*
— S. J. 74, 170, *302*
— s. Kleiner, I. S. *293*
Menniti, I. *302*
Mercier, F. 98, 102
— u. P. Etzensperger *302*
— J. Cain, J. Extrement u. M. Sestier 138, 214, *303*
— P. Jaquenoud u. M. R. Sestier *303*
— u. P. Marinacca 137, *302*

Mercier, F., J. Mercier, P. Etzensperger u. D. Rouillon *302*
— J. Mercier u. M. R. Sestier *303*
— u. L. Richaud *302*
— F. s. Lespagnol, A. 110, 113, *297*
— J. s. Lespagnol, A. 110, 113, *297*
— s. Mercier, F. *302, 303*
Merendino, K. A. 167, *303*
Mering, J. v. 200, *303*
Mettler, F. A. 84
— u. E. Culler *303*
Mez, A. G. Du 215, 216, 222
— u. L. Kolb 200, *303*
Mezey, K. 160
— u. H. Staub *303*
Michaelsson, M. 156
— s. Höglund, N. J. *288*
Michel, E. s. Levy, J. *298*
Miescher, K. 13
— s. Kägi, H. *292*
Mikorey 230, 232
Milco, S. s. Pavel, J. 168, *307*
— St. s. Pavel, J. 168, *307*
Millar, I. E. s. Boyd, E. M. *265*
— R. A. 15
— u. R. P. Stephenson *303*
Miller, G. H. 170, 171, 172, 173, 175, 181, 182, 185, 213, 217
— u. O. H. Plant *303*
— s. Plant, O. H. 170, 171, 172, 173, 175, 181, 182, 185, 213, *303, 308*
— G. L. s. Guyton, A. C. *283*
— J. K. s. Boyd, E. M. *265*
— J. M. 182
— s. Ginsberg, H. *279*
— J. W. 46, 53, 58, 59, 63, 127
— u. H. H. Anderson 131, *303*
— u. H. Elliott 131, *303*
— u. H. W. Elliott *303*
— R. George, H. W. Elliott, C. Y. Sung u. E. L. Way 104, 111, 125, 132, 142, *303*
— Th. M. Gilfoil u. F. E. Shideman 104, 111, 125, 132, 142, *303*
— L. C. 107, *303*
— s. Hoppe, J. O. 200, *288*
Milos, C. *303*
Miloševic, M. P. 138, *303*
Minard 123
— s. Rosenthal *312*
Mingola, Qu., u. E. Biotta 139, *303*
Mintscheff, P. 91, *303*
Mitchell, H. S., u. J. D. Dejong *303*

Mitchell, Y. B. 173, 190
— u. B. K. Herned *303*
— u. D. S. Pankratz *303*
Mithoefer, J. C. 129
— s. Keats, A. S. *292*
Mitsuyoshi, T. *303*
Mizugaki, K. 215, *303*
Mizuno, T. 80, *303*
Miya, T. S. s. Gibson, R. D. *279*
Modrakowski, G. 171
— s. Cohnheim, O. *269*
Möhrke, W. 97, 100, 133, *303*
Möller, K. O. 149, 206, *304*
Molinelli, E. A. s. Houssay, B. A. 76, *289*
Molitor, H. 97, 98, 99, 110, *304*
— u. M. Kniazuk 163, 200, *304*
— u. A. Lavren *304*
Monaco, G. lo *304*
Moodey, C. R. 184
— s. Emerson, G. A. *274*
Moore, V. s. Loew, E. R. 195, *299*
Moorhoff, C. F. *304*
Moos *304*
Mora, C. F. 81
— s. Macht, D. *300*
Moran, C. F. s. Isbell, H. *290*
Morat 66, 221
— s. Chartier *268*
Morgan, J. E. s. McCrea, F. D. 91, *302*
Morgenroth, J. 222, *304*
Morgulis, S., u. V. E. Levine *304*
Morikawa, A. s. Kamakura, K. 147, *292*
Morimoto, H. 190, *304*
Morita, G. 95, 96, *304*
Morris, G. C. s. Moyer, J. H. *304*
Morrison, A. L. 15, 19
— u. H. Rinderknecht *304*
— s. Avison, A. W. D. *260*
— s. Bergel, F. 13, 15, *263*
— s. McDonald *302*
Mosettig, E. 18, 210
— s. Eddy, N. B. *273*
— s. May, E. L. *301*
— s. Small, L. F. 200, *317*
Mosher, H. S., u. J. E. Tessieri *304*
Mosler, R. 58
— s. Schaumann, O. *313*
Moss, R. F. 86
— s. Ingelfinger, F. J. *289*
Mosteller, F. s. Beecher, H. K. *263*
Moya, F. s. Szerb, J. C. *320*
Moyer, J. H. 71, 80, 129
— G. R. Pontius u. G. C. Morris *304*

Moyer, J. H. s. Handley, C. A. 71, 72, *284*
— s. Huggins, R. H. *289*
Much 65
Mühlau, M. *304*
Muehlenbeck, H. E. 52
— u. L. A. Woods *304*
— s. Woods, L. A. *327*
Mühlberg, B. s. Haase, J. 121, *283*
Mueller-Hess, V. 236, 238, 249, *304*
Müller-Limmroth, H. W. 84
— H. W. u. H. Massmann *304*
Müller 171
— H. 82
— s. Berge, E. *263*
— W. 10
— s. Beckurts, H. *262*
Mukherji, S. N. 67
— s. Chopra, R. N. *269*
Mulinos, M. G. s. Raiford, Th. S. *310*
Mullenix, R. B. s. Dragstedt, C. A. 152, *272*
Mullin, F. G. 90, 97
— u. Luckhardt *304*
Munier, R. 38
— u. H. Hacheboeuf *304*
Munoz-Fernandez, F. s. Straub, W. *319*
Munro, A. F. *304*
Munsell, D. W. 134
— s. Slaughter, D. 135, *317*
Munson, P. L. 169
— s. Briggs, F. N. *266*
Muralt, A. v. *304*
Murangi, A. s. Issekutz, B. v. *290*
Murphy, M. A. s. Allen, C. R. 161, *258*
— W. S. s. Koppanyi, Th. *295*
Myers, G. N. 171, 172, 176, *304*
— u. S. W. Davidson *304*
— H. B. 169, *304*

Nachmansohn, D., S. Hestrin u. H. Voripaieff *304*
— s. Bullock, T. H. *267*
Naeve, W. S. 208
— u. K. F. Körner *305*
Nakajima, K. s. Fujimura, H. 134, *278*
Nakazawa, Y. 215, *305*
Napolitano, L. 86
— s. Longo, V. G. *299*
Nariyuki, H. 29, *305*
Nash, T. L. 98, 103
— s. Fraser, H. F. *277*
Nasmyth, P. A. 68, 169, *305*
— u. H. C. Stewart *305*
— s. Evans, A. G. 79, 165, *275*

Nathan, P. W. 18, 60, *305*
Naunyn, B. 75, *305*
Navis, G. s. Cook, L. 137, *269*
Nedzel, A. J. 42, 201, 213, *305*
Nelson, D. E. s. Tatum, H. J., *321*
Neura, E. N. s. Tainter, N. L. *320*
Newhall, W. F. s. Gates, M. *279*
Nichols, J. R. s. Headlee, C. P. *285*
Nickerson, D. N. s. Green, H. D. *281*
Nicolle, P. 149, 150, *305*
— s. Launoy, L. *297*
Nicolosi, G. *305*
Niewenhuyse, P. *305*
Nikander 1
Nishigishi, S. 228, *305*
— u. K. Sato *305*
Nishimura, Y. 164
— u. K. Sato *305*
Nisisita, M. 136, 140, 150, *305*
Nito, G. de *305*
Nitta, Th. T. s. Phatak, N. M. *308*
Noé 200, 201
Nolte, E. s. Grewe, R. *281*
Nonnenbruch, W. s. Behrens, B. 200, *263*
Noorden, C. v. 75, *305*
Nordhorn, H. 194, *305*
Nordquist, P. *305*
Northup, D. W. s. Stichney, J. Cl. 173, *319*
Nosal, Gl. s. Radouco-Thomas, C. *310*
Note, A. de s. Gruber, Ch. jun. 173, *282*
Nothnagel 170, 176, *305*
Novelli, D., N. O. Kaplan u. F. Lipman *305*
Nowicki, V. A. s. Gold, H. 161, *280*
Nyiri, I. s. Szirmai, E. *320*
— M. 98
— s. Herr, F. 120, *286*

Oberst s. Himmelsbach, C. K. *287*
— F. W. 31, 47, 49, 80, 222, *305*
— s. Williams, E. G. *326*
— P. W. 54, *305*
Ochsner, A., I. M. Gage u. R. A. Cutting 173, *305*
Ockerblad, N. F., H. E. Carlson u. J. F. Simon 191, *305*
Oehler, H. 153
— s. Zipf, H. F. *328*

Oelkers, H. A. 97, 110, 143, *305*
— u. H. Fiedler 111, 112, 200, *305*
— s. Keeser, E. 43, 45, *293*
Oestreicher, M. s. Farmilo, C. G. 17, 19, 27, 28, 29, *275*
— P. M. 40
— C. G. Farmilo u. L. Levi *306*
Oettel, H. 173, *306*
Oettingen 193
Ofner, P. 18
— s. Thorp, R. H. *321*
— s. Walton, E. 115, *323*
O'Gava, E. s. Benson, W. M. 126, 127, 131, *263*
Ogiu, H. s. Takagi, K. 89, 120, 121, 124, 138, *320*
— K. s. Fujita, S. 89, 94, 120, 121, *278*
Ohkawa, J. 212, *306*
Ohlson, L. 103, 110, 113, 114, *306*
Okamato, U. s. Akamatsu, T. 217, *258*
Okuda, S. 67, 213, *306*
Okuta, M. *306*
Oliverio, A. *306*
Onimus 172, 173
Ono, H. 194, *306*
— K. *306*
Opfer-Schaum, R. 30, *306*
Opitz, E. u. M. Schneider *306*
— K. 97, 100
— s. Hofmann, H. *288*
Orahovats, P., L. Flakater, E. G. Lehman u. J. T. Lehman *306*
— P. D., u. E. G. Lehman *306*
— C. A. Winter u. E. G. Lehmann 131, 214, *306*
— — — u. L. Flataker 111, 115, 127, 138, *306*
— s. Winter, Ch. A. 131, 200, *326*
Orloff, N. F. 235, *306*
Orr, Th. G. 171, 173, 174
— u. H. E. Carlson *306*
Ort, J. M. u. W. G. Christiansen 139, *306*
Orzechowski, G. 97, 100, 124
— s. Burkhardt, H. *267*
— s. Kiessig, H. J. *293*
Oshlag, A. M. s. Batterman, R. C. *262*
Ostermann, G. 64, *306*
Osterwald, K. H. 208, *306*
Outler, J. T. s. Shirley, R. L. *317*
Outschoorn, A. S. 168, *306*
Owen, L. N. 127, 133, *306*
Ozaki, M. 170, 177
— s. Straub, W. *319*

Padtberg, J. H. 176, *306*
Paffrath, H., s. Abderhalden, E. *257*
Page 37, 39
Paik, Sh. M. *306*
Pahl 172
Pal, J. 182, 186, 189, *307*
— u. J. E. Berggrün *307*
Palmer, D. 85
— s. Kleitman, N. 167, *294*
— W. s. Wang, K. 167, *323*
Pancoast, H. K. 138, 171, 182
— u. A. H. Hopkins *307*
Pankratz, D. S. 190
— s. Mitchell, Y. B. *303*
Pannella, P. *307*
Papper, E. M. s. Burus, J. J. *267*
— s. Lief, P. A. *298*
Parkes, M. W. s. Bergel, F. *263*
Parrot, J. L., u. J. Thouvenot *307*
Patac, J. A. s. Holló, J. 68, *288*
Pataky, Gy. s. Herr, F. 87, 200, 201, *286*
— S. J. s. Kelemen, E. *293*
Paterson, S. J., u. F. Prescott 129, *307*
Paton, W. D. M. 42, 68, 123, 165, 180, 187, 188, *307*
— u. E. J. Zaimis *307*
— s. Douglas, W. W. *271*
Patrick s. Gold, H. 161, *280*
Paulsen, A. s. Salvesen, B. *312*
Pavel, J., S. Milco u. J. Radvan 168, *307*
— St. Milco u. L. Radvan 168, *307*
Pawlov, J. 64, *307*
Payne, G. B. s. Rapoport, H. *310*
— J. P. 8, 128, 131, *307*
Pearson, K. G. s. Bauer, R. O. *262*
— M. G. 77, 82
— s. Crowden, G. P. *270*
Peczenik, O. 94
— u. G. B. West *307*
Peenen, P. F. D. van 169
— s Way, Leong, E. *324*
Pellagri 26
Pellini, E. J. 222
— u. A. D. Greenfield *307*
Pellmont, B. 126, 178, *307*
— u. H. Bächtold 158, 200, *307*
— s. Fromherz, K. *278*
Pendergrass, E. P. 171, 181, 182
— s. Abbott, W. O. *257*
Peng, C. T. 58
— s. Way, E. Leong *324*

Pennetti, G. *307*
Pereira, F. B. 64
— s. Jacobsohn, K.-P. *291*
Pero, C. 124, *307*
— s. Buscaino, V. M. *267*
Perutz, A. 193
— u. E. Taigner *307*
Pescor, M. J. 229, 234, 237, 238, 240, 241, 242, 243, 246, *307*
— s. Wikler, A. *325*
Pesez, M. 26, *307*
Petersen, I. *307*
— P. V. 110, 114, *307*
Petreius, Joh. 1
Pfeffer, R. B., H. E. Stephenson jr. u. J. W. Hinton *307*
Pfeifer, S., u. W. Keller 39, *307*
Pfeiffer, C. C. 97, 101, 232
— u. M. H. Seevers 69, 111, *308*
— J. Semtos, Martinez u. Th. R. Sherrod *308*
— s. Jenney, E. A. 115, *291*
— s. Seevers, M. H. *316*
— s. Winder, C. V. 137, *326*
Phatak, N. M. 74, 79
— u. N. A. David *308*
— Th. T. Nitta u. N. A. David *308*
Phattacharya 69
Phillips, J. a. Lehman, R. H. *297*
Piccinini, G. M. *308*
Pichler *308*
Pick, E. P. 64, 160, 193, 201
— u. R. Wasicky *308*
— s Fröhlich, A. *278*
— s. Glaubach, S. *280*
Pickering, R. W., B. E. Abreu, D. F. Bohr u. W. F. Reynolds 174, *308*
Pickford, M. 71, 72
— s. Duke, H. N. 72, *272*
Pierce, I. H. 32, 44, 46, 62, 66, 211, 212, 216, 217, 218, 221, 223
— u. O. H. Plant *308*
— s. Gross, E. G. *281*
— S. H. s. Plant, O. H. *308*
Pilcher, I. D. 68
— u. T. Sollmann *308*
Pincussohn, L. s. Bickel, H. 168, *264*
Pinkham. B. 71
— s. Crawford, J. D. *270*
Pinxteren, S. A. C. v. 35
— u. M. A. G. Smeets *308*
Pipkin, G. 176
— s. Gruber, C. M. *282*
'Pitesky, I. s. B. M. Siegel *317*
Pittinger, C. B., E. G. Gross u. O. M. Richardson 128, *308*

Piutti *308*
Pjatnickji, N. 79, 217
— u. P. Fedorov *308*
Planelles, J. *308*
Plant, O. H. 32, 44, 46, 51, 66, 147, 170, 171, 172, 173, 175, 181, 182, 185, 211, 212, 213, 217, 216, 218, 221, 223
— u. G. H. Miller *303*, *308*
— u. S. H. Pierce *308*
— u. D. Slaughter *308*, *309*
— s. Gross, E. G. 50, *281*
Ploeg, R. M. van der s. Young, D. C. 185, *328*
Plotnikoff, N. 55, *309*
— H. W. Elliott u. E. Leong Way *309*
— E. Leong Way u. H. W. Elliott *309*
Poe, Ch. F., u. P. S. Stehley *309*
Pöhls, F. H. 97, 143
— s. Keil, W. *293*
Poenitz, K. *309*
Pohl, J. 79, 125, 149, 172, 176, *309*
Pohland, A. 18
— F. J. Marshall u. F. P. Carney 115, 116, *309*
Pohle, K. 97, 101
— u. W. Spiekermann *309*
Pohlisch, K. 244, *309*
Polk, C. G. *309*
Polonio 208, 214, 257, *309*
Pontius, G. R. s. Moyer, J. H. *304*
Poos, Fr. 92, *309*
Popper, E. 177, *309*
Poppen, J. L. s. Dynes, J. B. *272*
Pontonnier, A. s. Guilhenn, P. *283*
Porcher, M. P. 172, 182, *309*
Porru, E. 200, *309*
Pórszász, J. 98, 102, 164
— L. Tardos, F. Herr u. M. Nyiri 113, 115, *309*
— J. Venulet u. K. Gibiszer-Pórszász 136, *309*
— s. György, L. *283*
— s. Herr, F. 88, 110, 113, 114, 166, *286*
— s. Komlós, E. 134, 135, 200, *295*
Porter, C. C., u. R. H. Silber *309*
— J. H. s. Barbour, H. G. 69, 80, *261*
Poseiro, J. J. s. Caldeyro-Barcia, R. 191, *267*
Poulsen, T. 151, *309*
Pourvourville, de 232, *309*
Powell, H. 38
— s. Curry, A. S. *270*

Prescott, A. B. 10, *309*
— F., S. G. Ransom, R. H. Thorp u. A. Wilson 143, 145, *309*
— s. Paterson, S. J. 129, *307*
— K. F. s. Bodo, R. C. de *264*
Preuss, F. R. 39, *309*
Pride, R. R. A. 32
— u. E. S. Stern *309*
Prohaska, J. s. Wang, K. 167, *323*
Prost, M. s. Büchi, J. 15, *267*
Pugliese, A. *309*
Pulewka, P. 91, 134, 200, *310*
— D. Berkan u. Sch. Kaymakschalan 200, *310*
Purcell, F. s. Houde, R. W. 119, *288*

Quastel, I. H. 193
— u. M. Tennenbaum *310*
— u. A. H. M. Wheatley *310*
— s. Johnson, W. J. *291*
Querauviller, A. s. Régnier, J. *311*
Quigley, J. P. 175
— W. H. Highstone u. A. C. Ivy 174, *310*
— s. Downs, H. W. *271*

Rabboni, F., u. Gramignani *310*
Radmann, H. s. Zippel, L. *328*
Radoff, L. M. 126
— u. S. E. Huggins *310*
Radouco-Thomas, C. 97, 100, 110, 113, 127, 139, 248, *310*
— S. Radouco-Thomas u. N. Gilliane *310*
— u. E. le Breton 124, 138, *310*
— S. Radouco-Thomas u. Gl. Nosal *310*
— s. Radouco-Thomas, C. *310*
Radvan, J. s. Pavel, J. 168, *307*
Raetz, W. s. Keeser, E. 43, 45, *293*
Rague, P. s. Krueger, H. *296*
Rai, K. *310*
Raiford, Th. S., u. M. G. Mulinos *310*
Rajskina, M. E. 162, *310*
Rakieten, N. 68
— H. E. Himwich u. D. Du Bois 67, 68, 148, *310*
Ramos s. Larrabee *297*
— R. L. 77
— s. Alexander, G. H. *258*
Ramstad, E. s. Hamilow, E. E. 34, *284*
Randall, L. O. 61, 62, 110, 159, 166, 175, *310*

Randall, L. O., J. Kruger, C. Conroy, B. Kappell u. W. M. Benson 163, 166, *310*
— u. G. Lehmann 112, 200, *310*
— s. Benson, W. M. 158, 200, *263*
Ransom, S. G. s. Prescott, F. 143, 145, *309*
Rapoport, H. 8
— u. G. B. Payne *310*
Rapp, G. W. *310*
Rasor 234, 239, 250
— R. W. 247, 248, 257
— u. H. J. Crecraft *310*
Rauch, C. 33
— s. Winterfeld, K. *326*
Raventos, J. 98, 102
— s. Davies, O. J. 110, 113, *270*
Raymond-Hamet, M. *310*
Reach, F. 167, 193, 212, *310*
Reckling, E. s. Jensen, K. H. *291*
Reffert, H. 97, 100, 110
— s. Koll, W. *295*
Régnier, J., u. S. Lambin 92, *310*
— u. A. Quevauviller *311*
Reichard, J. D. 229, 232, *311*
Reichelt, J. 38, *311*
Reichenthal, J. s. Axelrod, J. 138, *260*
Reichle, C. 106
— u. H. Friebel 311
— s. Friebel, H. 98, 106, 110, 111, 112, 113, 114, 115, 116, 137, 156, 157, *277*
Reid, J. G. 162, 211, 212, 213, 216, 217
— s. Eddy, N. B. *273*
— s. Krueger, H. *296*
Reimers, F. 9
— s. Baggesgaard-Rasmussen, H. *261*
Reinecke, J. 31
— s. Awe, W. *260*
Reiser, M. *311*
Reith, I. F., u. A. W. Indemans *311*
Remington, J. W. s. Hamilton, W. F. *284*
Remy, D. 145, *311*
— u. H. Wolsky *311*
Remmer, H. s. Kewitz, H. 181, *293*
Rentz, E. 187, 213, *311*
— u. D. N. Kesarbani *311*
Reynolds, L. 67, *311*
— W. F. s. Pickering, R. W. 174, *308*
Rhode, H. 66, *311*
— X. H. 90, 92, *311*
Rhodes, H. L. s. Farmilo, C. G. *275*

Ri, T. 65, *311*
Rice, H. V. 151, 154
— s. Henderson, V. *285*
— J. B. s. Kleiderer, E. C. *293*
Richardson, L. K. s. Gruber, C. M. 174, *282*
— O. M. s. Pittinger, C. B. 128, *308*
Richey, C. H. s. Barbour, H. G. 69, 80, 217, 222, *261*
Richter, W. s. Greeff, K. *280*
Richaud, L. s. Mercier, F. *302*
Rickards, J. C. 37, 56, 57, 58
— G. E. Boxer u. C. C. Smith 59, *311*
Rickenbach, K. 153
— u. R. Meier *311*
Riebeling, C. *311*
Riecke, K. s. Grewe, R. *281*
Riegel, F. 167, 168, *311*
— C. s. Wolff, W. A. 44, 46, 223, *327*
Riesser, O. 187
— s. Leusden, F. P. *298*
Rikl, A. 141, *311*
Rinderknecht s. McDonald *302*
— H. 15, 19
— s. Bergel, F. 13, 15, *263*
— s. Morrison, A. L. *304*
Rinkel, M. 221, *311*
Rischawy, E. s. Behrens, B. 200, *263*
Ritter, W. v. s. Kaufmann-Asser *292*
Rizzotti, G. 32, 75, *311*
Rizzolo 84
Robbins, B. H. *311*
— J. H. Baxter jr., u. O. G. Fitzhugh 133, 161, *311*
— E. B. *312*
— s. Scott, C. C. 115, 174, 184, 189, 217, *315*
— s. Henderson, F. G. 201, *285*
Robinson, J. A. s. Kosterlitz, H. W. *295*
— P. I. s. Gruber, C. M. *282*
— R. 2, 7, 8, *312*
— s. Gulland, J. M. *283*
Rodari 171
Roesler, G. 97
— s. Hesse, E. 200, *286*
Rössler, R. 160, 195, *312*
Rogoff, I. M., u. J. DeNecker 202, *312*
— I. M. 78, 83, 84, 88
— s. Stewart, G. N. *319*
Rojahn, C. A., u. W. Fachmann *312*
Rommeney 245
Rona, P., C. van Eweyk u. M. Tennenbaum *312*
Rose, A. S. s. Chapman, W. P. 108, 253, *268*

Rosenbach, O. 95, 96, *312*
Rosenfeld, M. 142
— s. Marshall, E. K. *301*
Rosenthal 123
— u. Minard *312*
— F. 87
— u. G. Wallach *312*
Rosiere, C. E. s. Winder, C. C *326*
Ross, R. J. s. Farmilo, C. G. 17, 27, 28, 29, *275*
Roth, G. B. s. Edmunds, Ch. W. 192, *273*
— J. L. s. Bogoch, A. 69, *265*
Rothenberg, M. A. s. Bullock, T. H. *267*
Rothkeper, E. *312*
Rothlin, E. 156, 158
— s. Konzett, H. *295*
Rouillon, D. s. Mercier, F. *302*
Roussak, N. J. 163, *312*
Rovenstine, E. A. 193
— s. Adriani, J. *258*
Rowland, H. F. s. Crile, G. W. *270*
Rowlands, E. N., W. P. Chapman, A. Taylor u. C. M. Jones 182, 188, *312*
Rowntree, L. G. 147
— s. Boothby, W. *265*
Roy, A. C. s. Chopra, R. N. *269*
Rubin, A. 86
— u. J. Winston *312*
Ruckstuhl, K. 97, 100, *312*
Ruddy, A. W., u. J. S. Buckley jr. *312*
Rudeanu 89
— s. Bonvallet, M. *265*
Rübsamen, W. 223, 225, *312*
Ruffell, G. K. s. Green, H. F. 125, *280*
Ruhnau, D. 94, 164, 166, 174, 185, 188
— s. Krause, D. *295*
Ruickoldt, E. 191, 192, *312*
Rupprecht, H. s. Tewes, H. *321*
Russell, B. E. s. Barbour, H. G. *261*
Russo, M. s. Dowzard, E. *271*
Rusting, N. 33, *312*
Rutzler, J. E. s. Bancroft, W. D. 139, *261*

Sabathie, L. G. 163, *312*
Saccomanno s. Kuntz *296*
Sacra, P. s. Bergel, F. *263*
Sadoo, M. S. *312*
Sah, P. P. s. Strait, L. A. 40, *319*
Saito, K. 215, *312*
Sakamotu, K. 76, *312*
Saleh, J. S. *312*
Salm, H. *312*

Salomon, A. s. Herschfus, J. A. 195, *286*
Salvesen, B. u. A. Paulsen *312*
Samuels, S.S. *312*
Samuelsson, S. 163, *312*
Sanchez, J. A. *312*
Sandberg, F. 105
— s. Boréus, L. O. *265*
Sander, M. *312*
Sanfilippo, G. 79, 203, *312, 313*
Sanjo, K. 215, 218, *313*
Sano, I. u. H. Kajita *39, 313*
Santesson, C. G. 225, *313*
Sasaki, M. 65, 215, 218, *313*
Sato, H., T. Degti u. Y. Satow 79, *313*
— u. F. Ohmi 79, *313*
— K 164, 228
— s. Nishigishi, S. *305*
— s. Nishimura, Y. *305*
— M. 177, 183, 186, *313*
— Sh. *313*
Satow, Y. s. Sato, H. *313*
Sattes, H. *313*
Sauvegrain, J. 172, 182, *313*
Saxl 171
Scarff, J. E. *313*
Schachter, M 68, 123, *313*
— s. Douglas, W. W. *271*
Schader, H. E *313*
Schäfer, G. L. 10, *313*
— H. *313*
Schaefer, H. *313*
Schallek, W. 163, 166
— u. D. Walz *313*
Schanne, O. s. Hertle, F. *286*
Schapiro 171, 174, 181, 189
Scharenberg, K. s. Bebin, J. 203, *262*
Schaumann, O.: 2, 3, 8, 13, 15, 19, 20, 42, 58, 59, 63, 74, 97, 98, 109, 110, 113, 114, 115, 117, 118, 122, 128, 131, 164, 167, 176, 179, 180, 184, 188, 189, 194, 195, 228, 230, 232, 251, *313*
— u. G. Flaskamp *313*
— M. Giovannini u. K. Jochum 112, 132, 181, 185, 189, 194, *313*
— — u. H. Schmidt 122, 187, *313*
— — K. Jochum u. W. Schaumann 122, 179 186, *313*
— u. E. Lindner *313*
— H. Maiss u. R. Mosler *313*
— u. W. Schmidt *314*
— s. Bockmühl, M. *264*
— s. Eisleb, O. *274*
— s. Job, C. *291*
— W. 110, 118, 122, 123, 125, 178, 179, 183, 187, 228, 230, *314*

Schaumann, W., s. Göing, H. *280*
— s. Schaumann, O. 122, 179, 186, *313*
Scheibe, E. *314*
Scheiner, H 61
s. Gautrelet, J. *279*
Schiff *314*
Schild 215
Schlossmann, H. A. 200, *314*
Schmähl, D. 65
— s. Druckrey, H. *272*
Schmid 166
— F. 74, 212, *314*
— J. 212, *314*
—, W. s. Breuninger, H. *266*
Schmidt, C. F. 13, 140, 141, 155, 160, 162, 163, 164, 165, 202, 205, 211, 212, 213, 214, 215, 222, 225, 228, *314*
— u. W. B. Harer 154, *314*
— u. A. E. Livingston *314*
— u. J. C. Pierson *314*
— G. 208, *314*
—, H. s. Job, C. *291*
— s. Schaumann, O. 122, 187, *313*
— K. F. 150
— F. Hildebrandt u. L. Krehl 151, *314*
— L. s. Enders, A. *275*
— O 242, *314*
— W. 58, 59, 176, 180, 188
— s. Schaumann, O. *314*
Schneider, J. A. 139, *314*
— u. M. McArthur *314*
Schneler, E. W. *314*
— E. G. Gross u. A. Holland *314*
— s. Slomka, M. B. *317*
Schnieden, H. u. E. K. Blackmore 128, *314*
Schnider, O 13, 38, 53
— A. Brossi u. K. Vogler *314*
— u. A. Grüssner *314*
— u. J. Hellerbach *314*
— s. Brossi, A. *266*
Schoen, R. 67, 68, 73, 80, 91, 147, 148, 149, 150, 152, 154, 155, 196, 212, *314, 315*
— u. E. Derra *315*
— u. I. Hempel *315*
— s. Wieland, H. *325*
Schöndube 193
Schoepf, C. 9, *315*
Schoetensack, W. u. J. Hann *315*
Scholz, M. 11, *315*
Schrenk-Colshorn, A. *315*
Schroeder, H. 64, 156, 171, 200, *315*
Schroeder, W. v. *315*

Schrötter 2, 8
Schübel, K. 79, 149, 217, *315*
— u. W. Gehlen *315*
Schueller, F. *315*
Schuldiner, J. A. *315*
Schumann, W. R. 136, *315*
Schwabe, H. K. s. Tuennerhoff, F. K. *322*
Schwaiger, M. u. R. Bach *315*
Schwenter, J. 171, 176, 183, *315*
Schwörer, G. s. Killian, H. *293*
Scott, C. C. 58, 66, 162, 16 5 185, 188, 203, 211, 212, 213, 214
— u. K. K. Chen 174, 184, 189, *315*
— K. C. Kohlstaedt u. K. K. Chen 113, 162, 200, 211, 213, *315*
— K. K. Chen, K. G. Kohlstaedt, E. B. Robbins u. F. W. Israel 115, 217, *315*, 174, 184, 189
— E. Robbins u. K. K. Chen *315*
— K. G. s. Sung, Ch. J. 168, *320*
— W. J. 202, *315*
Scremin, L. 211, 213, *315*
Scribonius Largus 1
Segal, M. S. s. Herschfus, J. A. 195, *286*
Seeger, H. 32
— s. Ellinger, Ph. 167, *274*
Seelye, J. M. s. Barbour, H. G. 69, 80, *261*
Seevers, M. H. 51, 63, 80, 81, 89, 97, 118, 122, 128, 204, 211, 212, 214, 216, 222, 225, 226, 227, 231, 232, 247, 249, 256, *315, 316*
— u. C. C. Pfeiffer *316*
— u. F. E. Shideman *316*
— u. L. A. Woods *316*
— s. Bebin, J. 203, *262*
— s. Cochin, J. 50, 223, *269*
— s. Cochin, J. C. 33, *269*
— s. Deneau, G. A. 217, *271*
— s. Haggart, J. 224, *283*
— s. Houde, R. W. 119, *288*
— s. Irwin, S. 119, *289*
— s. Pfeiffer, C. C. 69, 111, *380*
— s. Shideman, F. E. *316*
— s. Tatum, A. L. 196, 209, 210, 211, 212, 213, 214, 217, 218, 226, *320*
— s. Woods, L. A. *327*
Séguin, Armand 1, 2, *316*
Seibert, R. A. 50
— u. R. A. Huggins *316*
— C. E. Williams u. R. A. Huggins, 38, 49, *316*

Seidell, A. 201
— s. Hunt, R. *289*
Seifert, P. u. G. Geldmacher 38, *316*
Seifter, J., D. K. Eckfeld, J. Letschak, E. M. Gore u. J. M. Glassman 15, *316*
— O. J. Braenden, N. B. Eddy u. H. Halbach *316*
Seiner, M. s. Berczeller, L. *263*
Semler, H. J. 136
— u. N. A. David *316*
— s. David, N. A. *270*
Semtos, J. s. C. C. Pfeiffer *308*
Semura, S. 65, 215, 218, *316*
Sendrail 79
Serembe 110, 113, 114
Serianni, E. *316*
Sermet, Akad 83, *316*
Sertürner, F. W. A. 1, 2, *316*
Sestier 138, 214
— M. s. Mercier, F. *303*
— M. R. s. Mercier, F. *303*
Shaw, F. H. 39, 40, 51, 139
— u. G. Bentley *316*
— u. A. Shulman *316*
— s. Adler, T. K. *258*
— W. H. C. u. J. P. Jefferies *316*
Shen, P. T. 79, *316*
Sheppard, H. M 39
— s. Barnes, W. H. *262*
Sherman, I. C. s. Hoffman, H. R. *288*
Sherrod, Th. R. *316*
— s. C. C. Pfeiffer *308*
Shideman, F. E. 32, 51, 63, 80, 81, 165, 166, 203, 226, *316*
— u. H. T. Johnson *316*
— u. A. R. Kelly *316*
— u. M. H. Seevers *316*
— F. I. Stave u. M. H. Seevers *317*
— s. Miller, J. W. 104, 111, 125, 132, 142, *303*
Shirley, R. L., M. A. Jeter, J. P. Feaster, J. T. McCall, J. T. Outler u. C. K. Davis *317*
Shonle, H. A. s. Kleiderer, E. C. *293*
Shore, P. A., J. Axelrod, C. A Hogben u. B. B. Brodie 53, *317*
Shriner, R. L. s. Ullyot, G. E. *322*
Shulman, A. s. Shaw, F. H. *316*
Shute, E. 144, 251
— u. M. E. Davis *317*
Siegel, B. M. 70
— D. P. Bloch, I. Pitesky u. J. H. Last *317*

Siess, M. 194, *317*
Sigmund, W. 64, *317*
Signorotti, B. T. 58
— s. Way, Leong E. *324*
Siker, E. S 97, 100
— M. Swerdlow u. F. F. Foldes *317*
Silber, R. H. s. Porter, C. C. *309*
— W. s. Heubner, W. *286*
Silver, S. 119, *317*
Simon, A. s. Abreu, B. E. *257*
s. Elliott, H. W. 56, 63, 80, 124, *274*
— A. K. 81, 120
— u. N. B. Eddy *317*
— s. Eddy, N. B. *273*
— J. F. s. Ockerblad, N. F. 191, *305*
Simonnet, H. *317*
Simpson, S. 97, 107
— s. Dodds, E. 100, 121, 252, *271*
Singh Grewal 100
— H. s. Yonkman, F. F. *328*
Sirokij, V. s. Smirnow, A. *318*
Sivadjan, J. 97, 100, 110 *317*
Sjöquist, O. 182, *317*
Skamnakkis, St. 191, 251, *317*
Skouby, A. s. Hougs, W. *288*
Skowronski, V. 87, *317*
Slaughter, D. 51, 61, 62, 69, 134, 136, 165, 185, 190, *317*
— u. E. G. Gross 135, *317*
— u. R. W. Lackey *317*
— u. D. W. Munsell 135, *317*
— s. Duzen, R. E. van *272*
— s. Plant, O. H. *308*
— s. Gross, E. G. 221, *281*
Sleeth, C. K. s. Slomka, M. B. *317*
Sletzinger, M. 18
— s. Howe, E. E. *289*
Slinger, R. s. Graham, W. D. 139, *280*
Sloan, J. s. Eisenman, H. 169, 222, *274*
Slomka, M. B. u. E. G. Gross *317*
— u. F. W. Schneler 132, *317*
— u. C. K. Sleeth *317*
Small, L. F. 210
— N. B. Eddy, E. Mosettig u. C. K. Himmelsbach 200, *317*
— s. Himmelsbach, C. K. *287*
Smeets, M. A. G. 35
— s. Pinxteren, S. A. C. v. *308*
Smiatek, A. 156
— s. Eichler, O. 188, *274*
Smilga, J. 137, *317*

Smirk, F. H. 70
— s. Hicks, C. S. *286*
Smirnow, A. u. V. Sirokij 167, *318*
Smith 18, 126
— s. Cheney *268*
— C. C. 37, 56, 57, 58, 110, 130, 131, 132, 133
— u. E. G. Lehman 115, *318*
— E. G. Lehman u. J. L. Gillfillan 127, 130, 131, *318*
— s. Rickards, J. C. 59, *311*
— D. L. 98, 101, 102, 131
— s. D'Amour, F. E. *259*
— G. E. 97, 98
— s. Brodie, D. C. *266*
— s. Way, Leong E. *324*
— M. I. 208, *318*
— W. T. McClosky u. E. G. Hendrick 201, *318*
— M. I s. Woodbury, R. A. 191, *327*
— V. D. s. Dvorak, H. J. 173, 181, *272*
Smythe, Ch. M. 80
— u. J. P. Gilmore *318*
Snapper, I. 235, *318*
Snell 32
Snyder, F. F. 144, 190
— u. K. T. Lim *318*
Soehring, K. 31, 36, 97, 100
— u. F. Becher *318*
— u. M. Frahm *318*
— u. Loehr *318*
Sörensen 36
Sokoloff, L. 73
— s. Ferrer, M. I *276*
Sollmann, T. 68, 193, 202, 213, 214, *318*
— u. I. D. Pilcher *318*
— s. Pilcher, I. D. *308*
Solomon, H. C. s. Chapman, W. P. 108, 253, *268*
Somers, G. F. s. Basil, B. 60, 70, 94, 115, 142, 160, 162, 164, 165, 177, 190, 194, 200, *262*
Sonnenschein, R. 107, 252
— u. A. C. Ivy 121, *318*
Sotarokai s. Jukato Ternuchi *291*
Specter, M. E., L. C. Cheney u. S. B. Binkley *318*
Speda, G. 68, 69
s. Eichler, O. 188, *274*
Speranskaja-Stepanowa, E. N. *318*
Speyer, B. N. s. Dupré, D. J. *272*
— C. N. s. Attenburrow, J. *260*
Spiekermann, W. 97, 101
— s. Pohle, K. *309*
Spiess, G. 95, *318*

Spinelli, A. *318*
Spitzer 176
Spragg, S. D.-S. 82, 216, *318*
Staas-Otto 39
Staemmler, M. 168, *318*
Stämpfli, R. s. Huxley, A. F. *289*
Stahnke, H. L. *318*
Staib, I. s. Hertle, F. *286*
Stamm, W. 64, *318*
Stanton, E. J. 82, 140, 143, *318*
— s. Himmesbach, C. K. *287*
Stark, M. 80, 147, *318*
Starkenstein, E. 44, 83, 170, 196, *318*
— u. F. Zettl *318*
Starling, E. H. 186, 187
— s. Bayliss, W. M. *262*
Stater, W. J. 192, *318*
Staub, H. 160
— s. Mezey, K. *303*
Stauder 148
Stave, F. I. 63
— s. Shideman, F. *317*
Stedman, E. u. E. Stedman *318*
— s. Stedman, E. *318*
Steele, C. W. 73, *319*
Stefansson, K. s. Straub, W. *319*
Stefko, P. L. 156, 159
— u. W. M. Benson *319*
— s. Benson, W. M. 158, 200, *263*
Steggerda, F. R. 182, *319*
Steggeroth, F. R. s. Barcroft, J. *261*
Stehle, R. L. u. W. Bourne *319*
— J. J. s. Ullyot, G. E. *322*
Stehley, P. S. s. Poe, Ch. F. *309*
Steinmetzer, K 172, *319*
Stender, O. 83, 92, 93, 121, 123, 137, 211, 213, 214, *319*
— u. C. Amsler *319*
Stephany, A. 137
— u. G. Matschulan *319*
Stephens, R. L. *319*
Stephenson, H. E. s. R. B. Pfeffer *307*
— R. P. 15
— s. Millar, R. A. *303*
— W. F. s. Giarman, N. J. 70, 72, *279*
Steppuhn, O. s. Gottlieb, R. *280*
Stern, E. S. 32
— s. Pride, R. R. A. *309*
— G. 220, 245
— s. Vaille, C. *322*
Steuber, M. 80, 87
— s. Meltzer, H. 142, *302*
Stevens, J. R. s. Easton, N. R. *272*

Stewart, G. N. 78, 83, 84, 88
— u. J. M. Rogoff *319*
— H. C. 68
— s. Evans, A. G. 79, 165, *275*
— s. Nasmyth, P. A. *305*
Stichney, J. Cl., D. W. Northup u. E. J. van Liere 173, *319*
Stierling 174, 181, 189
Stöckli, H. W. 177
— u. K. Fromherz 111, *319*
Stolnikow 44, *319*
Stormont, M. F. 133
— s. Barlow, O. W. *261*
Straint, L. A., W. D. Kumler, P. P. Sah, E. L. Alpen u. F. N. Chang 40, *319*
Straub, W. 97, 99, 133, 170, 177, 178, 200, 215, *319*
— u. F. Munoz-Fernandez 178, *319*
— u. M. Ozaki 178, *319*
— u. K. Stefansson *319*
— u. E. Triendl *319*
— u. P. Viaud *319*
Straus, E. *319*
— O. H. s. Denton, J. E. 115, *271*
Strauss, E. B. *319*
Streeten, D. H. P. 175, 189
— s. Williams, Vaugham, E. M. *326*
Strömblad, R. 77
— s. Emmelin, N. *275*
Strohecker, R. 35
— s. Böhme, H. *265*
Strumza, M. V. s. Binet, L. 142, *264*
Stuber, E. s. Kljatschkina, B. *294*
Sullivan, D. B. s. Beecher, H. K. *263*
Sumwalt, M. 173, 204, 208
— s. Eddy, N. B. *273*
— s. Krueger, H. 136, 141, 142, 146, 147, 223, 234, *296*
Sung, Ch. J. 56, 58, 59, 60, 202
— u. E. L. Way 59, 224, *319*
— — u. K. G. Scott 168, 169, *320*
— s. Way, Leong E. *324*
— C. Y. s. Miller, J. W. 104, 111, 125, 132, 142, *303*
— Ch. Y. s. Way, Leong E. 54, *324*
Sunshine, J. s. Gettler, A. O. *279*
Suo, M. 66, 123, 177, 187, 213, 221, *320*
Supniewski, J. V. 195
— u. D. I. Macht *320*
Surles, D. 61
— s. Kuhn, H. H. *296*

Sutherland, O. C. 63
— s. Abreu, B. E. *257*
— s. Elliott, H. W. 56, 63, 80, 124, *274*
Suter, C. M. s. Klenk, M. M. 18, *294*
Svendsen, A. B. 35, *320*
— u. E. D. Aarnes *320*
Swanson, E. E. 54, *193*
— u. R. K. Webster *320*
— R. s. Way, Leong E. *324*
Sweel, A. s. Loeschke, H. H. 143, 145, 146, *298*
Swerdlow, M. 97, 100
— s. Siker, E. S. *317*
Sydenham, Thomas 1, 257
Szabolcs, L. *320*
Szent-Györgyi, v. A. 136
— s. Storm von Leuven, W. *298*
— D. u. M. Bekes *320*
Szerb, J. C. 50, 66, 123, 136, 200, 224, 225, *320*
— u. D. H. McCurdy *320*
— D. P. McLevel, F. Moya u. D. H. McCurdy *320*
— s. Jacob, J. 114, 124, *291*
Szirmai, E., E. Bajusz u. I. Nyiri *320*

Tacchinardi, G. s. Gallotti, M. *278*
Tachikawa, Y. 222, *320*
Tada, H. 76, *320*
Taggart, J. V. s. Brodie, B. B. 36, *266*
Taigner, E. 193
— s. Perutz, A. *307*
Tainter, E. G. s. Tainter, N. L. *329*
— N. L. 84
— E. G. Tainter, W. S. Lawrence, E. N. Neura, R. W. Lackey, F. P. Ludnea, H. B. Kirland u. R. I. Gonzalez *320*
Takagi, H., M. Matsumura, A. Yanai u. K. Ogiu 89, 120, 121, 124, 138, *320*
— K. 98, 102
— u. Sh. Iwamoto *320*
Takahasi, M. 176, *320*
Takayanagi, T. 31, 43, 44, 223, *320*
Takemori, A. E. s. Way, Leong E. *324*
Tanaka, H. s. Wada, A. 79, *323*
Taneiti, Y. s. Wada, A. 79, *323*
Tangl, F. u. F. Verzár 142, 147, *320*
Tappeiner, H. 191, *320*
Tardos, L. 98, 102
— s. Herr, F. 88, *286*
— s. Knoll, J. *294*

Tatum, A. L. 85, 148, 167
— M. H. Seevers u. K. H. Collins 196, 209, 210, 211, 212, 213, 214, 217, 218, 226, *320*
— s. Collins, K. H. *269*
— H. J., D. E. Nelson u. F. L. Kozelka *321*
Tauber 43, 44
Taverner, D. *321*
Taylor, A. s. Rowlands, E. N. 182, 188, *312*
— F. A. 67, 148
— s. Hjort, A. M. *287*
— H. s. Farmilo, C. G. *275*
Teare, F. W. 195
— u. M. J. Huston *321*
Teed, H. s. Graham, W. D. 139, *280*
Tegnér, C. s. Löfgren, N. *298*
Telford, J. 92, 131, 221, 252
— s. Keats, A. S. *293*
Templeton, R. D. 173
— u. H. F. Adler *321*
— E. A. Galapeaux u. H. F. Adler *321*
Tennenbaum, M. 63, 193, 194
— s. Quastel, I. H. *310*
— s. Rona, P. *312*
Tenney, S. M. u. J. C. Mithoefer 132, *321*
Terada, B. 42
— u. M. Honda *321*
Teruuchi 44, 223
— u. S. Kai *321*
Tessieri, J. E. s. Mosher, H. S. *304*
Tetzner 171
Tewes, H. u. H. Rupprecht *321*
Thauer, R. 162, 164, 165
— u. K. Wezler *321*
Theobald, W. 95, *321*
Thienes, C. H. 73, 222
— u. L. E. Detrick *321*
— s. Detrick, L. *271*
Thigpen, F. B. C. H. Thigpen u. H. M. Cleckley *321*
— C. H. s. Thigpen, F. B. *321*
Thomas, D. V. u. S. M. Tenney 127, *321*
— J. E. 171, *321*
— s. Gruber, C. M. *282*
— R. 85, 86, *321*
— T. K. s. Dowzard, E. *271*
Thompson, V. 44, 47, 223
— u. E. G. Gross *321*
— s. Gross, E. G. 50, *281*
Thorp, R. H. 18, 63, 87, 93, 107, 110, 113, 114, 115, 121, 161, 165, 252, *321*
— u. E. Walton *321*
— E. Walton u. P. Ofner *321*
— s. Prescott, F. 143, 145, 200, *309*
— s. Walton, E. 115, *323*

Thouvenot, J. s. Parrot, J. L. *307*
Thullier 100
Ting, G. 193
— s. Macht, D. *300*
— s. Macht, M. B. *300*
Tishler, M. 18
— s. Chamberlin, E. M. *268*
Toft, H. I. 41, *321*
Tokita, N. 164, *321*
Tolbert, B. M. s. Elliott, H. W. 49, *274*
Tomaszewski 161
Tomono, M. 213, *321*
Toner, J. J. u. E. Macko *321*
Torino, A. 202
— u. J. T. Lewis *321*
Torpin, R. s. Woodbury, R. A. 191, *327*
Tornaben, J. A. 96
— s. Belle, A. la *263*
Torrance, E. G. s. Light, A. B. 233, *298*
— s. Karr, W. G. *292*
Touchberry 98
— s. Eddy, N. B. 115, 200, *272*
Town, B. W., E. D. Wills, E. J. Wilson u. A. Wormall *321*
Travell, J. 13, 222
Tremonti, P. 163, *321*
Trendelenburg, P. 42, 170, 176, *322*
— U. 95, 121, 122, 156, 157, 158, 177, 179, 180, 187, 193, *322*
Triendl. E. 97, 99
— s. Straub, W. *319*
Tripod, I. u. F. Gross *322*
Truitt, E. B. s. Wolpert, A. 63, *327*
Tscherkess, A. *322*
Tschirch, A. 1, 234, *322*
Tschudi, G. 2, 4, 8
— s. Gates, M. *279*
Tuennerhoff, F. K. u. H. K. Schwabe *322*
Tullar, B. F., W. Wetterau u. S. Archer *322*
— P. E. *322*
Turpeinen, E. 133, *322*
Turold 171
Tye 110, 115

Uchigaki, Sh. 192, *322*
Uchiyama, J., A. C. Kirchhof u. N. A. David 195, *322*
Üdenfried, S. s. Brodie, B. B. 36, *266*
Uexkull, Th. v. *322*
Uhlmann, F. 150, 170, 176, 177, *322*
— u. J. Abelin *322*

Ullyot, G. E., J. J. Stehle, Ch. L. Zirkle, R. L. Shriner u. F. J. Wolf *322*
— s. Fellows, E. J. *276*
Umrath, K. *123*
— s. Hellauer, H. F. *285*
Underhill, F. D., N. L. Blatherwick u. S. Goldschmidt 73, *322*
Unna, K. 126, 127, 131, 200, *322*
Unterharnscheidt, F. 129, *322*
Usdin *230*

Vaille, C. 68, 76, 220, 245
— u. G. Stern *322*
— Ch. s. Hazard, R. *285*
Valenti, A. *322*
Valentin, G. *322*
Valerius Cordus 1
Valette, F. s. Frommel, E. 134, *278*
Vamossy 176
Vanderbrook, M. J. 98, 102
— s. Bass, W. B. 113, 114, *262*
Vanhorn, G. V. 98, 103
— s. Fraser, H. F. *277*
Varady, M. s. Issekutz, B. V. 123, *290*
Vasenius 190
Vasilescu, S. s. Baltacrona, G. 168, *261*
Vasiliu, C. s. Baltacrona, G. 168, *261*
Vassal, 79
Veach, H. O. 171, *322*
Velden v. d. 170, 171
Venulet, J. s. Herr, F. 120, *286*
Vercauteren, E. 166, *322*
Verzár, F. s. Tangl, F. 142, 147, *320*
Viaud, P. 177, 178
— s. Straub, W. *319*
Vichnjitch, M. s. Chahoritch 87, *268*
Vidic, E. 31, 36, 37, 38, *322*
Villinger, W. *323*
Vinci, G. 160, *323*
Vivante, A., F. F. Kao u. J. Belford 132, *323*
Völker, R. *323*
Voerman, J. G. 32
— s. Cramer, J. S. N. *270*
Vogel, H. 219, 220, 236, 237
— H. Isbell u. K. W. Chapman 229, 242, *323*
— V. s. Isbell, H. *290*
Vogelenzang, E. H. *323*
Vogg, G. s. Marquardt,, P. *301*
Vogler, K. s. Schnider, O. *314*
Vogt, H. u. I. Hooman *323*
— M. 78, 166, *323*

Volland 95, *323*
Vollers, W. 181
— s. Weitz, W. *324*
Vollmar, J. s. Linder, F. *298*
Vollmer, H. 201, *323*
Vongerichten 2, 8
Voripaieff, H. s. Nachman-
sohn, D. *304*
Votava, Z. 106
— s. Horáková, Z. *288*

Wachsmuth, H. 28, *323*
Wachtel, C. 31, 43, *323*
Wada, A. 160, 192, 227, *323*
— H. Tanaka, T. Hirano u.
Y. Taneiti 79, *323*
Waddell, W. E. s. Denton,
J. E. 115, *271*
Wäckerlin, E. 33
— s. Eder, R. *273*
Wagner, G. *323*
— W. *323*
Wajda, I. s. Bulbring, E. *267*
Walker, J. 15
— s. Beckett, A. H. *262*
Wallace, S. W. s. Crile, G. W.
270
Wallach, G. 88
— s. Rosenthal, F. *312*
Wallenstein, S. s. Houde, R.
W. *288*
— S. L. 129
— u. R. W. Houde *323*
Wallingford, V. H. u. A. H.
Homeyer *323*
Walpole, A. L. 98, 102
— s. Davies, O. J. 110, 113,
270
Walters, W. s. Butsch, W. L.
193, *267*
Walton, E. 18, 110
— u. P. Ofner *323*
— — u. R. H. Thorp 115, *323*
— s. Green, A. F. 125, *280*
— s. Thorp, R. H. 115, *323*
— R. P. 43, 173
— u. C. F. Lacey *323*
Walz, D. 163, 166
— s. Schallek, W. *313*
Wang, J. R. H. 63
— u. J. A. Bain *323*
— u. V. Glaviano *323*
— K., J. Prohaska u. W.
Palmer 167, *323*
— S. C. 86
— S. C. s. Borison, H. L. *265*
— Y. K. s. Kraushaar, O. F.
295
Wangensteen, O. H.
s. Dvorak, H. J. 173, 181,
272
Wapshaw, H. 69, *323*
Ward, N. B. 15
— s. Green, A. F. 126, 127,
128, 157, 158, *280*

Ware, P. A. 36, 37, 56, 58, 59
— s. Crohnheim, G. *270*
Warrens, A. E. 63
— s. Elliott, H. W. 63, *274*
Wasenius, H. *323*
Wassermann, H. C. s. Krebs,
O. S. 150, *295*
— S. 192
— s. Czapek, A. *270*
Wasicky, R. 28, 29, 64
— s. Pick, E. P. *308*
Watanabe, M. 200, *323*
Waters, R. M., J. H. Bennet
u. M. D. Leigh 136, 150,
324
Watson, R. C. u. M. I. Bow-
man *324*
Watt, J. A. s. Duke, H. N.
72, *272*
Watts, D. T. 63, 71, 72, 74,
76, *324*
Waud, R. A. 103
— s. Deneau, G. A. *271*
Way, Leong E. 36, 54, 59,
60, 93, 94, 97, 99, 134,
160, 162, 169, 202, *324*
— A. J. Gimble, W. P.
McKelway, Ch. Y. Sung
u. H. Ellsworth 54, *324*
— R. C. Grubbs u. R. Swan-
son *324*
— u. W. Ligon *324*
— P. F. D. van Peenen *324*
— B. T. Signorotti u. C. H.
March *324*
— B. I. Signorotti, C. H.
March u. C. T. Peng *324*
— u. C. J. Sung *324*
— Ch. J. Sung u. J. M.
Fujimoto *324*
— — u. W. P. McKelway *324*
— R. Swanson u. A. Gimble
324
— A. E. Takemori, G. E.
Smith, H. Hamilton,
Anderson u. D. C. Brodie
324
— s. Adler, T. K. 52, *258*
— s. George, R. 200, *279*
— s. Fujimoto, J. M. 32,
278
— s. Plotnikoff, N. *309*
— E. L. s. Brodie, D. C. *266*
— s. Miller, J. W. 104, 111,
125, 132, 142, *303*
— s. Sung, Ch. J. 168, *320*
— s. Sung, Ch. J. 59, 224, *319*
Webb, W. W. s. Dragstedt,
C. A. 152, *272*
Weber, H. 123, *324*
Webster, M. D. 193, *324*
— R. K. s. Swanson, E. E.
320
Weger, P. u. C. Amsler *324*
Wegner, E. 9, *324*

Weidner, K. *324*
Weigmann, R. 97,
— u. C. Wöhler *324*
Weisel, W., W. B. Joumand
u. W. H. Cassels 174,
324
Weiss, A. 85, 86, 97, 99, 111,
324
— S. s. Hatcher, R. A. *284*
Weissenberg, E. s. Grosfeld-
Nir, I. 34, *281*
Weitz, W. 181
— u. W. Vollers *324*
Welter, S. s. Decristoforo, J.
270
Wendel, H. 129, 131, 132
— u. Ch. J. Lambertsen *325*
— s. Loeschke, H. H. *298*
Wendell, H. W. u. Ch. J.
Lambertsen *325*
Werz, v. 92
West, G. B. 94
— s. Peczenik, O. *307*
Wetterau, W. s. Tullar, B. F.
322
Wezler, K. 162, 164, 165
— s. Thauer, R. *321*
Whalley, H. K. 33
— s. Griffith, J. G. A. *281*
Wheatley, A. H. M.
s. Quastel, I. H. *310*
Whilliams, M. G. 98, 102
— s. Aldous, J. D. *258*
White, W. H. 233, 234, 239,
250
— s. Isbell, H. *290*
Whyte, H. W. 107, 121, 252,
325
Wichels, P. *325*
Widdicombe, J. G. 152, 155,
157, 301, *325*
Wieland, H. 91, 148, 150,
154, 155
— u. R. Mayer *325*
— u. R. Schoen *325*
— s. Behrens, B. 200, *263*
Wielen, P. v. d. s. Arkel, C.
G. v. *260*
Wieringer, J. H. s. Eint-
hoven, W. 161, *274*
Wiki, B. 140, *325*
— s. Mayor, A. 200, *301*
Wikler, A. 82, 83, 84, 85, 88,
98, 104, 109, 120, 121,
208, 211, 212, 213, 217,
218, 231, 234, 239, 249,
250, *325*
— u. S. Altschul *325*
— u. R. L. Carter *325*
— — H. F. Fraser u. H.
Isbell 128, 130, 131, 228,
325
— H. F. Fraser u. H. Isbell
325

Wikler, A. u. K. Frank 325
— — u. A. I. Eisenmann 88, 325
— H. Goodell u. H. Wolff 90, 325
— u. R. W. Houde 325
— u. J. H. Masserman 325
— M. J. Pescor, E. P. Kalbauch u. R. J. Angelucci 325
— s. Cahen, R. L. 267
— s. Fraser, H. F. 129, 277
— s. Isbell, H. 73, 74, 85, 115, 236, 242, 290
— s. Hill, H. E. 82, 91, 215, 232, 287
— s. Houde, R. W. 119, 288
Wilbrandt, W. u. J. L. de la Cuadra 326
— s. Bayo, J. M. 262
Wilen, C. J. s. Dragstedt, C. A. 152, 272
Wilhelmi, G. 97, 100, 138, 326
Willard, H. N. s. Brooks, C. Mcl. 76, 83, 266
Williams s. Himmelsbach, C. K. 287
Williams, C. E. s. Seibert, R. A. 38, 49, 316
— E. G. 73, 80, 97, 107, 222, 326
— u. F. W. Oberst 326
— F. s. Hoffman, H. R. 288
— P. s. Dodds, E. 100, 121, 252, 271
— Vaugham, E. M. 175, 189, 326
— u. D. H. P. Streeten 326
Wills, E. D. s. Town, B. W. 321
— Wilson A. s. Prescott, F. 143, 145, 309
— Ch. P. s. Harrison, T. R. 148, 284
— E. J. s. Town, B. W. 321
— W. M. u. R. B. Hunter 326
Wilsonn, J. L. s. Isbell, H. 290
Wind, F. s. Haffner, F. 283
Winder, C. V. 97, 101, 110, 113, 326
— C. C. Pfeiffer u. G. L. Maison 137, 326
— u. C. E. Rosiere 326
Winiwarter, F. 89, 326
Winkle, S. v. s. Benson, W. M. 126, 127, 131, 263
Winston, J. 86
— s. Rubin, A. 312
Winter, Ch. A. 18, 88, 98, 108, 110, 138, 156, 157, 202, 218,
— s. Orahovats, P. D. 131, 214, 306

Winter, Ch. A. u. L. Flataker 326
— u. L. F. Flataker 114, 326
— C. E. Gaffney, E. Gaffney u. L. Flataker 127, 326
— P. D. Orahovats, L. Flataker, E. G. Lehman u. J. T. Lehman 131, 200, 326
— I. C. 192, 326
— s. Duzen, R. E. van 272
Winterfeld, K. 33
— E. Dörle u. C. Rauch 326
Winterstein, E. 326
Wippern, F. 31
— s. Dann, O. 270
Wirth, W. 98, 102, 111, 133, 326
Witkowski, L. 81, 326
Wöhler, C. 97
— s. Weigmann, R. 324
Wolf, F. J. s. Ullyot, G. E. 322
— J. s. Busse, W. 267
Wolfbrandt, C. G. s. Jensen, K. A. 291
Wolff, G. 97, 101, 107
— J. D. Hardy u. H. Goodell 121, 326
— H. 140, 149, 150, 152, 154, 326
— s. Wikler, A. 90, 325
— H. G. 327
— s. Hardy, J. D. 101, 107, 284
— P. O. 208, 235, 236, 238 249
— s. Braenden, O. J. 15, 266
— W. A. 46
— C. Riegel u. E. G. Fry 44 46, 223, 327
— s. Balls, A. K. 261
Wollack, A. s. Burus, J. J. 267
— s. Lief, P. A. 298
Wolpert, A., E. B. Truitt, F. K. Bell u. J. C. Krantz jr. 63, 327
Wolsky, H. 145
— s. Remy, D. 311
Wood, H. C. 142, 150
— u. D. Cerna 327
Woodbury, R. A., G. P. Child, R. Torpin, M. J. Smith u. J. S. Brown 191, 327
Woods, L. A. 33, 47, 48, 50, 52, 81, 89, 118, 122, 132, 214, 215, 216, 217, 223, 226, 327
— J. Cochin, E. G. Fornefeld u. M. H. Seevers 327
— u. H. E. Mühlenbeck 327
— — u. L. B. Mellett 327
— J. B. Wyngarden u. M. H. Seevers 200, 211, 327

Woods, L. A. s. Cochin, J. 50, 223, 269
— — J. C. 50, 214, 217, 256, 269
— s. Haggart, J. 224, 283
— s. Kaymakcalan, Subru 292
— s. Mellett, L. B. 302
— s. Muehlenbeck H. E. 304
— s. Seevers, M. H. 316
Woolfe, G. 98, 102
— u. McDonald 113, 327
— s. Bergel, F. 263
— s. McDonald 302
Woodward, R. B. s. Gates, M. 279
Workman, W. 97, 101
— s. Andrews, H. L. 124, 259
Wormall, A. s. Town, B. W. 321
Wramner, T. 135, 327
— Th. 97, 101
— s. Flodmark, S. 135, 276
Wright, Ch. J. 140, 141, 142, 144, 146, 162, 327
— u. F. A. Barbour 143, 327
— E. B. 327
— E. I. 327
— J. 51, 61, 327
Wulff, G. L. s. Krebs, O. S. 150, 295
Wulfsohn, N. L. 327
Wyngarden, J. B. s. Woods, L. A. 200, 211, 327

Yamaguchi, Ch. 79, 327
Yamakita, M. 148, 327
Yamamoto, S. s. Fujita, 5, 89, 278
Yamao, E. 186, 327
Yamawaki, S. 83, 328
Yanai, A. s. H. Takagi 89, 120, 121, 138, 320
Yasuda, H. 86, 328
Yasuhara, M. s. Fujita, S. 89, 94, 120, 121, 278
Young, D. C., R. M. van der Ploeg, R. M. Featherstone u. E. G. Gross 185, 328
— P. A. 97, 99, 110
— s. Green, A. F. 104, 106, 113, 114, 281
Yonkman, F. F. 164, 166, 167, 174, 181, 183, 328
— J. M. Hiebert u. H. Singh 328
Yorburg, L. s. Bornstein, M. 129, 265
Yoshitoshi 156

Zagani, V. 75, 328
Zager 328
Zaimis, E. J. s. Paton, W. D. M. 307
Zak, F. 136
— s. Fröhlich, A. 278

Zanda, G. B. 64, 79, *328*
Zauder, H. L. 124, 128, 169, 224, *328*
Zausmer, D. M. s. McCoubrey *302*
Zeehuisen, H. 88, 196, 200, 201, *328*
Zehbe, M. 170, 171, 181, 182, 183, *328*
Zeigen 124, *328*

Zernick 28, 29
Zette, F. s. Starkenstein, E. *318*
Ziering, A., L. Berger, St. D. Heineman u. J. Lee *328*
Zipf, H. F. 153, *328*
— u. H. Oehler *328*
— K. *328*
Zippel, L. u. H. Radmann *328*

Zirkle, Ch. L. s. Ullyot, G. E. *322*
Zirpolo, G. 64, *328*
Zoboli, P. 65, 165, *328*
Zotterman, J. s. Landgreen, S. 161, 166, *296*
Zunz, E. 171, 186
— u. A. Delcorde *328*
— u. P. György *328*
Zutt, J. *328*

Sachverzeichnis

Abstinenz, Abnahme der Eosinophilen in der 222
—, Anstieg der Ketosteroide in der 222
—, bei Gewebskulturen 218
—, Gewichtsverlust in der 222
—, Leukocytose in der 221
—, Mechanismus der 222 ff.
— und protektives System 228
—, Verhalten der Reflexe in der 218
Abstinenzerscheinungen am Affen 216
— an Hund und Ratten 217
— am Menschen 218 f.
— durch Nalorphin 130
—, Punktsystem zur Messung 218
Acedicon, analgetische Wirksamkeit 112
—, Farbreaktionen 27
—, Hustenreflex, Wirkung auf den 157
—, UV—Spektrum 40
Acetylcholin, Hemmung durch Freisetzung am Darm 123, 187
Acetylsalicylsäure, Synergismus mit Codein 133
Acidose, Antagonismus gegen die Atmungsdepression 150
— als Folge der Atemdepression 148
ACTH-Ausschüttung 169
Adrenalin, Antagonismus gegen die Atmungsdepression 149
—, Synergismus zur Analgesie 138
Adrenalinausschüttung 77, 93, 168
Adrenalingehalt der Nebennieren 168
Adrenalinvergiftung, Morphin bei 168
Adrenerger Wirkungsmechanismus 123 ff
Adrenolytica, Antagonismus am Darm 180
—, Synergismus 136
Äther, Synergismus zur Atmungsdepression 149
Affe, Abstinenzerscheinungen 216
—, Darmmotorik, Wirkung auf die 181
—, Rückenmarksreflexe, Wirkung auf die 89
—, Toxicität am 196
—, Vergiftungsbild 81, 196, 204
—, —, histologische Veränderung im ZNS 81, 203
Algesimetrie s. Analgesimetrie 97 ff.
Alkalireserve, Wirkung auf die 67, 148
Alkalose, Antagonismus gegen die Atmungsdepression 150
— als Ursache der Atemdepression 154
Alkohol, Synergismus zur Atmungsdepression 149
Alkoholismus und Kriminalität 234, 239
Allyl-nor-Morphin s. Nalorphin
Allyl-nor-Codein, Antagonismus gegen d. Atmungsdepression 125, 149

Allyl-nor-Pethidin 126
Alphaprodine s. a. Nisentil
—, analgetische Wirksamkeit 114
—, Chemie 15
Alter, Einfluß auf die Toxicität 197
Aminochinolin, Antagonismus 139
Aminophenylaethyl-nor-Pethidin, analgetische Wirksamkeit 114
Aminopyridin, Antagonismus 139
Amnion, Wirkung auf die ganglienfreien Muskelfasern des 193
Amphetamin, Synergismus 138
Analgesie 97 ff.
Analgesiebestimmung, Methoden der 97 ff.
Analgesieprüfung, Resultate der vergleichenden 109 ff.
Analgesimetrie 97 ff.
—, Einfluß der Hautdurchblutung 107
—, — der Tierart 106
— am Menschen 108, 252
—, Kritik der Methodik 104 ff.
—, Resultate 109 ff.
analgetische Wirkung, Angriffspunkt 119 ff.
— —, Wirkungsmechanismus 123 ff.
Analytik 21 ff.
Angewöhnung (s. a. "habit") 210
Angina pectoris, Pethidin bei 163
Angriffspunkt der depressiven Wirkung auf die Atmung 151 ff.
— der analgetischen Wirkung 119
Angstgefühl und Sucht 104, 121
— zur Wertbestimmung 104
—, Wirkung auf 230 f.
Antagonisten gegen die depressive Wirkung auf die Atmung 149
—, spezifische 125 ff.
—, unspezifische 139
Anticholinerge Verbindungen, Einfluß auf die Wirkung 136 ff.
Antidiuretische Wirkung 70 ff
Antiphlogistische Wirkung 95
Antiprotektive Wirkung 119, 246
Antipyretica, Synergismus mit 87
—, Kombination mit mo. ä. V. 257
Antipyrin, Steigerung der Wirkung 87
Antisera gegen Morphin 139
Antitoxinbildung als Ursache der Toleranz 222
Apomorphinerbrechen, Wirkung auf das 85
Arbeitsleistung, verminderte beim Opiumraucher 134
Arzt und Suchtkranker 238
Ascorbinsäuregehalt der Nebennieren, Wirkung auf den 169
Asthma, Pethidin bei experimentellem 195

Atemfrequenz, Wirkung auf die 140ff., 144
„atemlähmende" Wirkung und Dyspnoe 251
— — und Geburtstrauma 144, 190
Atemmechanik, Störung der 154
Atemtiefe, Wirkung auf die 140, 144, 151
Atemvolumen, Wirkung auf das 140ff.
Atemzentrum, Wirkung auf das 151, 154
Atmung, Wirkung auf die 140 ff
—, Abhängigkeit der Wirkung von der Körpertemperatur 142
— bei erhöhter CO_2-Spannung, Wirkung auf die 144
—, Dosiswirkungskurve 141
—, Gewebs-, Wirkung auf die 63
—, Wirkung auf die, beim Menschen 145, 205
—, — verschiedener mo. ä. V. auf die 143
Atmungsdepression, Angriffspunkt 151
—, antagonistisch wirkende Substanzen 149
—, Antagonismus von Schreckreizen 150, 152
—, Einfluß der Temperatur auf die 142, 154, 150
—, Nalorphinantagonismus 126ff
—, Synergismus der Narcotica 149
Atropin, Einfluß auf die Wirkung am ZNS 136
—, Antagonismus an Gewebskulturen 139
—, — gegen die Atmungsdepression 150
Aufregungserscheinungen bei Katzen 83
Ausscheidung, Methadon 57
—, Morphin 47
—, —, bei toleranten Ratten 47, 224
—, Pethidin 54
Auswaschwirkung 227
Auswertung s. Analgesimetrie, Bestimmung
Avertin, Synergismus zur Atmungsdepression 149

Basische Ester, Synergismus zur analgetischen Wirkung 137
bedingte Reflexe, Wirkung auf 81
bedingter Reflex, verminderte Darmmotorik als 86
— —, Speichelfluß als 85
Bemidon, Chemie 15
—, analgetische Wirksamkeit 113
Benadryl, Wirkung auf den Hustenreflex 157
benigne Sucht 236
Beschlagnahme von Suchtgiften 147
Bestimmung, biologische 41
—, colorimetrische 32
—, quantitative, Morphin 30ff
—, —, Methadon 36
—, —, Pethidin 36
Betaprodine, Chemie 15
—, analgetische Wirksamkeit 114
Beugereflex, Wirkung auf den homolateralen 88
Biogenese des Morphin 9
Biologische Bestimmungsmethoden 41
Biotsche Atmung 152
Blutamylase, Wirkung auf die 69
Blutbestandteile, Wirkung auf 65ff
Blutbild, Wirkung auf das 66

Blut-Cholinesterase, Wirkung auf die 69
Blutdruck, Wirkung auf den 165
Blutdrucksenkung, Mechanismus 165
Blutegel, quantitative Morphinbestimmung am 42
Blutegelmuskel, Wirkung auf den 193
Blutgase, Wirkung auf die 148
Blutgefäße, Wirkung auf die 163
Blutgerinnung, Wirkung auf die 65
Blutlipase, Wirkung auf die 69
Blutvolumen, Wirkung auf das zirkulierende 65, 164
Blutzucker, Wirkung auf den 73ff.
Blutzuckeranstieg in der Abstinenz 222
Blutzuckersenkung 74, 129
Blutzuckersteigerung s. a. Hyperglykämie
—, Nalorphinantagonismus 129
Bradykardie 161
—, Mechanismus der 161
—, zentrale Genese der 161
Brechzentrum, Wirkung auf das 86
Bronchialmuskel, Wirkung auf den 193
Bronchialsekretion, Wirkung auf die 159
Butazolidin, Synergismus 138

Cardiazol, Antagonismus gegen die Atmungsdepression 150
Carotissinus, Wirkung auf den 161, 166
Chemie der mo. ä. V. 7ff
—, Konstitution und Wirkung 20, 22
chemisch-physikalische Eigenschaften der mo. ä. V. 12
Chemorezeptoren für emetische Wirkung 86
Chloralose, Synergismus zur Atmungsdepression 149
Chlorpromazin, Synergismus 133
cholinerge Verbindungen, Synergismus 134
Cholinesterase, Wirkung auf die 62
Cholin, Synergismus 135
chromaffine Substanz, Wirkung auf die 168
Chromosomenzahl von Papaveraceen 7
Chronaxie, Wirkung auf die 92
chronische Vergiftung 202
chronischer Mißbrauch 233
Citarin s. a. Racemorphan
Cliradon s. a. Ketobemidon
Chlor-Ionen, Wirkung auf die Konzentration im Blut 68
Cocain, Steigerung der Krampfwirkung des 134
Codein, analgetische Wirksamkeit 111
—, Demethylierung 51
—, bei Extrasystolen 163
—, Farbreaktionen 27
—, Hustenreflex, Wirkung auf den 157
—, Isomere 7
—, Synergismus mit Acetylsalicylsäure 133
—, UV-Spektrum 40
Coffein, Antagonismus am Darm 139
colorimetrische Bestimmung 32, 36
competitive inhibition 125
Coramin, Antagonismus gegen die Atmungsdepression 150
Coronargefäße, Wirkung auf 160

corticaler Angriffspunkt der analgetischen Wirkung 119
Cortison, Antagonismus 138
Cytochrom C, Wirkung auf 63

Daptazol, Antagonismus gegen Atemdepression 139
Darm s. Dickdarm, Dünndarm
—, quantitative Bestimmung am 42
Darmmotorik und Abstinenz 217
Darmwirkung, Kritik 187
—, Toleranz gegen 213
Darreichungsart, Einfluß auf die Wirkung 106
decerebrierte Tiere, Wirkung des Morphin auf die Atmung 152
decorticierte Tiere, Wirkung auf 119
Defäkation, Wirkung auf die 183
degenerative Veränderungen im ZNS bei toxischen Dosen 122
Dehnungsschmerz zur Analgesimetrie 103
Dehydrasen, Wirkung auf die 63
Demerol s. Pethidin
Demethylierung, Codein 51
—, Pethidin 55
—, Hemmung durch Nalorphin 132
—, Abnahme bei Toleranz 225
Deniges Test auf Morphin 24
Dependence (s. a. Hörigkeit) 210
Depotwirkung, Morphinlösungen mit 139
Desomorphin, analgetische Wirkung 111
Desoxycorticosteron, Synergismus des 139
Detrusor vesicae, Wirkung auf den 192
Dextromethorphan, Schicksal im Organismus 53
—, Wirkung auf den Hustenreflex 159
Dextrorphan, Schicksal im Organismus 53
—, analgetische Wirksamkeit 112
—, Wirkung auf den Hustenreflex 159
Diabetes, Opium bei 75
2,5-Diamino-6-äthoxy-acridin, Antagonismus 139
2,4-Diamino-5-phenylthiazol, Antagonismus 139
Diamorphin (Heroin), analgetische Wirksamkeit 111
—, beschlagnahmte Mengen 247
—, Farbreaktionen 27
—, Weltproduktion 6
Dickdarm, Wirkung auf den 182
Dicodid s. Hydrocodon
Digitaliserbrechen, Wirkung auf das 85
Dilaudid s. Hydromorphon
6-Dimethylamino-4,4-diphenyl-hexanon s. a. Ticarda
—, analgetische Wirksamkeit 116
—, Substitutionsdosis am Suchtkranken 23, 221
Dionin, Farbreaktionen 27
diphasische Wirkung bei Toleranz und Abstinenz 226
— — bei Morphinvergiftung 196
Diphenylpropylessigsäure, Synergismus 137
Dithienylbutenylamine, analgetische Wirksamkeit 116

Dithienylbutenylamine, Atmung, Wirkung auf die 143
—, Chemie 19
—, Schicksal im Organismus 60
Diuresehemmung 70
Dolantin s. Pethidin
Dosen, tödliche, am Tier 198ff
—, —, beim Menschen 204
Dosis-Wirkungs-Kurve für Analgesie 107
— für Atemdepression 141
Dromoran s. Levorphan
Drüsen mit äußerer Sekretion, Wirkung auf 167
— mit innerer Sekretion, Wirkung auf 168
Dünndarm, Wirkung auf den 172ff.
— —, Hund 172
— —, Kaninchen 176
— —, Katze 176
— —, Meerschweinchen 177
— —, Mensch 181
— —, Ratte 180
dynamische Wirkung 226
Dyspnoe, Wirkung auf die 119, 146

Elektroencephalogramm, Wirkung auf das 84
Elektrokardiogramm, Wirkung auf das 161, 162
Elektrophorese zur Isolierung 39
Elektroschock, Wirkung auf den 84
Emetinerbrechen, Wirkung auf das 85
Emetische Wirkung 85
— und Hirndurchblutung 166
Empfindlichkeit, Abnahme der cellulären in der Toleranz 225
endokrine Organe, Wirkung auf 168
Entgiftung s. a. Schicksal im Organismus
—, vermehrte, als Ursache der Toleranz 223
Entleerungszeit des Magens, Wirkung auf die 171
Entwöhnung, Dauer der 216
Entziehung bei „benigner“ Sucht 236
Entziehungsbehandlung, Ergebnisse 237, 240
Entziehungserscheinungen s. a. Abstinenz
— s. Abstinenzerscheinungen
entzündungshemmende Wirkung 95
eosinophile Zellen, Abnahme in der Abstinenz 222
—, Wirkung auf die 66
Ephedrin, Synergismus 138
Erbrechen nach mo. ä. V. 85
— — und Hirndurchblutung 166
Erepsin, Wirkung auf das 64
Ergotamin, Antagonismus gegen Hypoglykämie 79
Ernährung, Einfluß auf Toxicität 201
Erregung bei Katzen 83, 197
— —, Angriffspunkt 121
—, zentrale, und Toleranz 213
Erwartungsangst, Wirkung auf die 104, 120
Erythrocyten, Wirkung auf die 66
Eserin, Antagonismus gegen narkotische Wirkung 139
—, Verstärkung der Mäuseschwanzreaktion 135
Eukodal s. Oxycodon

Euphorie 232
Euthanasie, Stellungnahme des Papstes 254
Exodic action 227
Exspiration, Wirkung auf die aktive 140, 150, 154
extracelluläre Phase der Morphin-Wirkung 226
extralemniskales System, Wirkung auf das 89
Extrasystolen, Codein bei 163
— nach Morphin 161

Fällungsreaktionen, Morphin 21
—, Pethidin und Methadon 27
Farbreaktionen, Morphin 24, 27
—, Morphinderivate 27
—, Pethidin und Methadon 29
Fermente, Wirkung auf 60
Fertilität, Wirkung auf die 169
Fettstoffwechsel, Wirkung auf den 79
Flimmerepithel, Wirkung auf das 159
Flückigers Reagens 25
Formatio reticularis, Hemmungszentren der 89, 120
—, histologische Veränderungen in der 123
Froehdes Reagens 24
Froschherz, Wirkung auf das 160
Fultons Reagens 24, 25
Fumarase, Wirkung auf die 64

Gallensekretion, Wirkung auf die 168
Gallenwege, Wirkung auf die 193
Ganglien, Wirkung auf 121
Ganglion cervicale superius, Wirkung auf das 95
Ganglion stellatum, Wirkung auf das 94
Gasstoffwechsel, Wirkung auf den 146f
Geburt, schmerzlose, Stellungnahme des Papstes 255
Geburtsbeschleunigung durch Pethidin 191
Geburtstrauma und Atmung 144, 190, 251
Gefäße, periphere 163
Gegenregulationen und Sucht 228
gekuppeltes Morphin 47
Gerinnungszeit, Wirkung auf die 65
Geruchssinn, Wirkung auf den 90
Gesichtsfeld, Wirkung auf das 90
Gewebsatmung, Wirkung auf die 63
Gewebskulturen, Abstinenzerscheinungen bei 218
—, Toleranz bei 215
—, Wirkung auf 65
Gewichtsverlust in der Abstinenz 218
Gewöhnung s. Toleranz
gewohnheitsmäßiger Gebrauch (s.a.''habit'') 210, 229
glattmuskelige Organe, Wirkung auf 170ff
Glukuronsäure, Bindung an Morphin 47
Glykolyse, Wirkung auf die 63
Grundumsatz, Wirkung auf den 80
Guarinos Reagens 26

''habit'', Definition der WHO 210
Hämoglobingehalt, Wirkung auf den 66
Hämolyse, Wirkung auf die 66

Harnblase, Wirkung auf die 191
Harnretention 192
Hautdurchblutung, Einfluß auf Schmerzschwelle 107
Hautmuskel-Reflex als Schmerzreaktion 108
Hautreflexe, Wirkung auf 88
Hautreiz, Antagonismus gegen die Atmungsdepression 150
Headsche Trachealverschlußreaktion 153
Heilberufe und Sucht 242, 244
Helix pomatia, Herzwirkung bei 160
Hemmungsbahnen, zentrale, als Angriffspunkt 120
Hemmungszentrum in Subst. reticularis, Wirkung auf das 89
Heptadon s. Methadon
Heptalgin s. Phenadoxon
Hering-Breuerscher Lungendehnungs-Reflex 151
Heroin s. Diamorphin
Herzinfarkt, Pethidin bei 163
Herzinsuffizienz nach großen Dosen Morphin 162
—, Morphin bei 163
Herz, isoliertes, Wirkung auf das 160ff.
— in situ, Wirkung auf das 161
Hexalgon, analgetische Wirksamkeit 115
Hexamethylenimine, analgetische Wirksamkeit 114
Hirndurchblutung, Wirkung auf die 164, 166
Histaminausschüttung 68
Histaminkrampf, Antagonismus gegen 194
Hoden, Wirkung auf den 169
Hoechst 10446 s. Bemidon
Hoechst 10582 s. 6-Dimethylamino-4,4-diphenylhexanon
Hoechst 10720 s. Ketobemidon
Hoechst 10820 s. Methadon
Hoechst 8909 s. Pethidin
Hoechst 10600 s. Phenadoxon
Hörigkeit, Definition (s. a. dependence) 210
Hörschärfe, Wirkung auf die 90
homöostatische Regulationen und Sucht 228
Hühnerembryo, Wirkung auf den 65
Hustenreflex, Ausschaltung durch Endoanaesthesie 159
—, experimentelle Methoden zur Messung des 156
—, — —, Ergebnisse 148
—, Mechanismus 155
—, Wirkung auf den 155ff
—, Wirkungsverhältnis gegenüber 158
Hydrocodon, analgetische Wirksamkeit 111
—, Farbreaktionen 27
—, Hustenreflex, Wirkung auf den 157
—, UV-Spektrum 40
—, Weltproduktion 6
Hydromorphon, analgetische Wirksamkeit 111
—, Farbreaktionen 27
—, Hustenreflex, Wirkung auf den 157
—, UV-Spektrum 40
—, Weltproduktion 6
Hydroxy-phenäthyl-nor-morphinan, analgetische Wirksamkeit 112

Hydroxyphenyläthyl-nor-Pethidin, analgetische Wirksamkeit 114
Hypalgesie 93
Hyperglykämie (s. a. Blutzuckersteigerung) 73
—, Mechanismus der 76
Hyperthermie, Wirkung auf künstliche 87
Hypothermie 87

Infrarot-Spektrometrie der mo.ä. V. 40
innersekretorische Organe, Wirkung auf 168
Inspiration, fehlende Wirkung auf die 141, 151
Insulin, Synergismus 75, 139
internationale Abkommen 208
— Kontrollorgane 208
Internuncial neurons, Wirkung auf 88
intracelluläre Phase der Mo-Wirkung 226
Invertase, Wirkung auf die 63
ischämischer Muskelschmerz zur Wertbestimmung 103
Isomere, Codein 7
—, Morphin 7
Isomethadon, Chemie 18
—, Abstinenzerscheinungen am Menschen 219
—, analgetische Wirkung 115
Isopethidin, Chemie 15
Isophenadoxon 18
Isotopenmethode 39

Jugendliche, Suchtanfälligkeit 245, 246

Kälteempfindung, Wirkung auf die 90
Kaninchenherz, isoliertes, Wirkung auf 160
Katze, Vergiftungsbild 197
Katzenherz, isoliertes, Wirkung auf das 160
Ketobemidon s. a. Cliradon
—, analgetische Wirksamkeit 113
—, antiphlogistische Wirkung 96
—, Chemie 15
—, Dünndarmwirkung 175, 179
—, Hustenreflex, Wirkung auf den 157
—, Magen, Wirkung auf den 172
—, Mikroschmelzpunkt 30
—, spasmolytische Wirksamkeit 194
—, Substitutionsdosen an Suchtkranken 221
—, Suchtstatistik 243
—, UV-Spektrum 40
Ketonkörperspiegel, Wirkung auf den 148
Ketosteroide, Ausscheidung im Harn 169
—, Zunahme in der Abstinenz 222
Klammerreflex an Tauben 89
Kleinkind, Toxicität beim 205
klinische Analgesimetrie 108, 252
koaxiale Reizung am Darm 180
Kohlenhydrat-Stoffwechsel, Wirkung auf den 73ff
—, — Wirkung auf den intermediären 78
Kohlensäuregehalt der Ausatmungsluft, Wirkung auf den 146
Kohlensäureproduktion, Wirkung auf die 80

Kohlensäureretention bei der Atemdepression 146
Kohlensäurespannung, alveoläre, Wirkung auf die 146
Koloquintendurchfall bei der Katze, Wirkung am 176
Konstitution und Wirkung 20, 22
—, psychische und Sucht 229
Kontrollorgane in der Bundesrepublik Deutschland 209
—, internationale 208
Kratzreflex bei Katzen 84
Kreislauf, Wirkung auf den 160ff
Kreislaufregulation, Wirkung auf die 166
Kreislauftod bei Morphinvergiftung 162
Kriminalität und Alkoholismus 234, 239
— bei Suchtkranken 234, 239

Labyrinth, Wirkung auf das 86
Lebensalter, Einfluß auf die Toxicität 197
Leberschnitte, Entgiftung von Methadon 59
—, — von Pethidin 54
—, Kupplung von Morphin durch 50
Lecithase, Wirkung auf die 64
Leforts Reagens 24
letale Dosen 198ff
Leukocyten, Wirkung auf die 67
Leukocytose in der Abstinenz 221
Levadone (L-Methadon) 18
Levallorphan, Antagonismus, spezifischer 125ff
—, — gegen Blutdrucksenkung 166
—, — gegen Peristaltiklähmung 130
—, Atmung, Eigenwirkung auf die 132
—, Hustenreflex, fehlende Wirkung auf den 158
Levorphan, analgetische Wirksamkeit 112
—, atemlähmende Wirkung 143
—, Blutdruckwirkung 166
—, Chemie 13
—, Defäkation und Erbrechen beim Hund 176
—, Dünndarm, Meerschweinchen 179
—, Hustenreflex, Wirkung auf den 157
—, optische Isomere, Darmwirkung 179
—, Papierchromatographie 38
—, Schicksal im Organismus 52
—, Substitutionsdosen bei Suchtkranken 221
—, UV-Spektrum 40
Lexington-Test 219, 233
— als Auswertungsmethode 253
Libido, Abnahme bei Suchtkranken 233
Lipasen, Wirkung auf die 64
Lobelin, Antagonismus gegen die Atmungsdepression 150
Lobotomie und Sucht 128
— und Schmerzschwelle 108, 252
Löslichkeit, Morphin 9
Lokalanaesthetica, Synergismus mit 137
—, Unspezifität der Wirkung 118
Lokalanaesthetische Wirksamkeit 92
Lungendehnungsreflex, Wirkung auf den 151
Lungengefäße, Wirkung auf die 163
Lungenödem, Hemmung durch Morphin 151

Mäusepupille, quantitative Bestimmung an der 42, 92
Mäuseschwanzreaktion, 41, 90
—, Scopolamin-Antagonismus 41, 137
—, Verstärkung durch Eserin und Prostigmin 135
Magen-Darm-Kanal 170 ff
—, Methodik 170
Magenmotorik, Wirkung auf die 171
Magensekretion, Wirkung auf die 167
Magnesiumsulfatdurchfall bei der Katze, Wirkung auf den 176
— beim Menschen, Wirkung auf den 181
Mandelins Reagens 25
Mannich, Morphinbestimmung nach 31, 34
Marmes Reagens 21
Marquis Reagens 25
Mayers Reagens 21
Meckes Reagens 25
Meerschweinchen, Dünndarm, Wirkung auf den 177
Menstruation und chronischer Mißbrauch 233
Meperidine s. Pethidin
Methadine 15
Methadole, Chemie 18
—, analgetische Wirkung 116
Methadol, Synergismus mit Methadon 133
Methadon, Abstinenzerscheinungen nach 217
—, analgetische Wirksamkeit 114
—, antiphlogistische Wirkung 96
—, atemhemmende Wirkung 143
—, Ausscheidung 56
—, beschlagnahmte Mengen 147
—, Bestimmung, quantitative 36
—, Blutdruckwirkung 165
—, Blutvolumen, Wirkung auf das 164
—, Chemie 17
—, chemische Konstitution und Wirkung 23
—, chemisch-physikal. Eigenschaften 19
—, Defäkation, Wirkung auf die 185
—, Dünndarm, Wirkung auf den 174 f
—, —, Meerschweinchen 179
—, —, Mensch 181
—, Gefäßwirkung 164
—, Gewöhnung 214, 256
—, Herzwirkung 160, 162
—, Hustenreflex, Wirkung auf den 159
—, Hypothermie durch 87
—, Jodspeicherung in der Schilddrüse, Wirkung nach 168
—, lokalanaesthetische Wirksamkeit 93, 94
—, Mikroschmelzpunkt 30
—, Nalorphinantagonismus 128
—, Papierchromatographie 38
—, Rückenmarksreflexe, Wirkung auf die 88
—, Schicksal im Organismus 56
—, spasmolytische Wirksamkeit 194
—, Substitutionsdosis an Suchtkranken 221
—, Sucht, primäre 256
,—, Suchtstatistik 243
—, Synergismus mit Antipyretica 87, 138
—, Synonyma 4
—, Temperatur-Regulation 83

Methadon, therapeutische Breite 251
—, therapeutisch induzierte Sucht 256
—, Toxicität 199
—, Uterus, Wirkung auf den 190
—, UV-Spektrum 40
—, Vergiftung, chronische 203
—, Verteilung im Organismus 57
—, Weltproduktion 6
1-Methyl-5-amino-acridin, Antagonismus 139
Mikrosschmelzpunkte 30
Milchdiarrhoe der Katze, Wirkung auf die 176
Miosis 91
— am Menschen zur Wertbestimmung 103
Mittelhirntiere, Wirkung des Morphin auf die Atmung 152
Morphinanderivate, Chemie 11
—, Schicksal im Organismus 52
—, Papierchromatographie 38
Morphin, Biogenese 9
—, chemisch-physikalische Eigenschaften 9
—, Löslichkeit 9
—, Salze 11
—, Strukturformeln 7
—, Vorkommen 7
Morphinderivate, Chemie 11
—, chemisch-physikalische Eigenschaften 12
Morphin-Isomere 8
Morphinkrankheit 228
Morphinvergiftung, Therapie der 206
Morpholinoaethyl-nor-Pethidin, analgetische Wirkung 114
Motilitätssteigerung am Dünndarm 172 f
— bei Mäusen 84
Multineuronale Reflexe, Wirkung auf 88
Muskelgefühl, Wirkung auf das 90
Muskel, glatter, Wirkung auf den 170, 193
—, quergestreifter, Wirkung auf den 195
Mydriasis 91
— an der Maus zur Wertbestimmung 42

Nachweis, Morphin und Morphinderivate 21 ff
—, Pethidin und Methadon 28 ff
Nallin s. Nalorphin
Nalorphin, Abstinenzerscheinungen, akute, durch 130
—, analeptische Wirkung 132
—, analgetische Wirksamkeit 131, 252
—, Antagonismus 125 ff
—, — gegen Atmungsdepression 129
—, — gegen Ascorbinsäureabnahme in den Nebennieren 169
—, — gegen Blutzuckersteigerung 74
—, — gegen Demethylierung 132
—, — gegen hustenhemmende Wirkung 158
—, — gegen Hypothermie 130
—, — gegen lokalanaesthische Wirkung der optischen Isomeren des Methadon 93, 118
—, — gegen Toxicität 126
—, Eigenwirkungen 131
—, — auf den Hustenreflex 158
—, — auf die Katze 131
—, — am entwöhnten Suchtkranken 131
—, Nebenwirkungen 131

Nalorphin, Schutz vor chronischer Morphin-
vergiftung 204
—, UV-Spektrum 40
Narcotica, Synergismus 132
—, — zur Atmungsdepression 149
—, Unspezifität der Wirkung 118
Narcotin, fehlender Synergismus 133
—, Wirkung auf den Hustenreflex 158
Nausea 85
Nebennieren, Adrenalingehalt, Wirkung auf
den 168
— und analgetische Wirkung 124
—, Ascorbinsäuregehalt, Wirkung auf den169
— und Hyperglykämie 76
—, Noradrenalingehalt, Wirkung auf den 168
— und Wirkung auf die Darmmotorik 172
Nebennierenmark, Wirkung auf das 168
Nebennierenrinde, Hypertrophie 169
Nebenwirkungen, Häufigkeit 207
Neugeborenes, Wirkung auf die Atmung 143
Neugierde als Suchtursache 242
Neurologische Symptome bei chronischer
Vergiftung 203
neurologisches Syndrom am Affen 81
Neurone, doppelter Angriffspunkt 122
Neurose, experimentelle, Wirkung auf 82
Nickelpulver, Steigerung der Toxicität durch
138
Nicotin, Antagonismus gegen die Atmungs-
depression 149
niedere Organismen, Wirkung auf 64
Nierendurchblutung, Wirkung auf die 164
Nisentil s. Alphaprodin
Noradrenalin, Ausschüttung, Wirkung auf
die 93
—, Synergismus bei Analgesie 138
Noradrenalingehalt der Nebennieren, Wir-
kung auf den 168
Nor-Morphin usw. als eigentliche Wirksub-
stanz 225
Nystagmus, Wirkung auf den 86

Obstipation 185, 189
—, spastische 185, 189
Ödem, Wirkung auf das experimentelle 96
Oesophagus, Wirkung auf den 170
Opium, Morphinbestimmung im 33ff
—, beschlagnahmte Mengen 247
Opiumabkommen, internationale 208
Opiumraucher, Registrierung der 235
—, verminderte Produktivität der 234
optische Isomere, Abnahme der Wirksam-
keitsdifferenz mit der Konz. 117
— Konzentration des Isomethadon, Wirkung
auf den Hustenreflex 157
— —, analgetische Wirkung 115
— des Methadon, analgetische Wirkung 115
— —, okalanaesthische Wirksamkeit 93
— —, Schicksal im Organismus 59
— —, Wirkung auf dem Darm 179, 185
— —, Wirkung auf den Blutzucker 74
— —, Wirkung auf das Herz 161
— —, Wirkung auf die Temperatur-Regulation 87
orthostatischer Kollaps nach Morphin 166

Ovarium, Wirkung auf das 169
Oxycodon, analgetische Wirksamkeit 112
—, UV-Spektrum 40
—, Wirkung auf den Hustenreflex 157
—, Weltproduktion 6
Oxydimorphin 12, 222
— als Ursache der Toleranz 222
Oxymorphin s. Oxydimorphin

Pankreassekretion, Wirkung auf die 168
Papaver orientale 7
— setigerum 7
Papierchromatographie als analytische
Methode 37
Papilla Vateri, Wirkung auf die 193
Paraldehyd, Synergismus zur Atmungs-
depression 149
Paramaecien, Wirkung auf die 64
Patellarreflex, Wirkung auf den 88
Pellagris Reagens 26
Pepsin, Wirkung auf das 64
peripherer Angriffspunkt der analgetischen
Wirkung 93, 121
Peristaltikhemmung, Hund 174
—, Kaninchen 176
— Meerschweinchen 177
—, Nalorphinantagonismus 131
Permonid s. Desomorphin
Pethidin, Abstinenzerscheinungen nach 217f
—, analgetische Wirksamkeit 113
—, Antagonismus von Adrenalin 138
—, — von Nalorphin 127
—, — von Reserpin 139
—, Asthma, Wirkung auf das 195
—, Atmung, Wirkung auf die 143, 145
—, Ausscheidung 54
—, Bestimmung, quantitative 36f
—, Blutdruckwirkung 166
—, Bronchialmuskel, Wirkung auf den 193
—, Chemie 13
—, chemisch-physikalische Eigenschaften 17
—, Defäkation, Wirkung auf die 185
—, Dünndarm in situ, Wirkung auf den 174
—, —, isoliert, Meerschweinchen, Wirkung
auf den 179
—, —, Mensch, Wirkung auf den 181
—, Entzündungshemmung durch 96
—, Fällungsreaktionen 31
—, Farbreaktionen 29
—, Gallenblase, Wirkung auf die 193
—, Gefäßwirkung 164
—, Geburtsbeschleunigung durch 191
— bei Herzinfarkt 163
—, Herzwirkung 162
—, Hustenreflex, Wirkung auf den 157
—, Hypothermie 88
—, lokalanaesthetische Wirksamkeit 93
—, Magenmotorik, Wirkung auf die 172
—, Mikroschmelzpunkt 30
—, Nebenwirkungen 207
—, Nierendurchblutung, Wirkung auf die 164
—, Papierchromatographie 38
—, Pupille, Wirkung auf die 92
—, Rückenmarksreflexe, Wirkung auf die 89
—, Schicksal im Organismus 54

Pethidin, Schüttelfrost, Anwendung gegen 88
—, Skelettmuskel, Wirkung auf den 195
—, spasmolytische Wirksamkeit 194
—, Substitutionsdosis an Suchtkranken 221
—, Suchtgefährdung durch 147, 256
—, Suchtstatistik 143, 246, 248
—, Synergismus mit Antipyretica 138
—, — mit Chlorpromazin 133
—, — mit Noradrenalin 138
—, Synonyma 4
—, therapeutische Breite 251
—, therapeutisch induzierte Sucht 256
—, Toxicität 199
—, Ureter, Wirkung auf den 191
—, UV-Spektrum 40
—, Verbrauch, legaler, und Suchtfälle 248
—, Vergiftung, chronische 203
—, Verteilung im Organismus 54
—, Vorhofsflimmern, Anwendung bei 156
—, Weltproduktion 6
—, Weltverbrauch 6
p_H des Blutes, Wirkung auf das 68, 148
Phagocytose, Wirkung auf die 64
Phase, extracelluläre der Morphinwirkung 226
—, intracelluläre der Morphinwirkung 226
phasische Wirkung und Toleranz 226
Phenadoxon, analgetische Wirksamkeit 115
—, Antagonismus von Nalorphin 127
—, atemhemmende Wirkung 142
—, Bestimmung, colorimetrische 37
—, Blutdruckwirkung 165
—, Chemie 18
—, Gefäßwirkung 164
—, Herzwirkung 160
—, lokalanaesthetische Wirksamkeit 94
—, Mikroschmelzpunkt 30
—, Rückenmarksreflexe, Wirkung auf die 89
—, spasmolytische Wirksamkeit 194
—, Substitutionsdosen am Suchtkranken 221
—, Synonyma 4
—, Toxicität 200
—, therapeutische Breite 251
—, UV-Spektrum 40
Phenolase, Wirkung auf die 64
Phenylisopropylamin, Antagonismus gegen die Atmungsdepression 149
— Wirkung auf den Hustenreflex 158
Philippson-Reflex, Wirkung auf den 88
Pholcodine, Wirkung auf den Hustenreflex 155
Phosphatase, Wirkung auf die 64
Physeptone, s. Methadon
physical dependence, Definition 210
physikalische Bestimmungsmethoden 39
Pikrotoxin, Steigerung der Krampfwirkung 134
Placebowirkung, analgetische 107, 252
— auf den Hustenreflex 159
Polamidon s. Methadon
polarographische Bestimmung 39
pontine Enthemmung durch Morphin 153
postganglionärer Angriffspunkt 93, 122
Produktionszahlen der mo. ä. V. 6
Produktivität und Sucht 234

Prostigmin, Hemmung des Abbaus in der Leber durch 136
—, synergistische Wirkung 134
—, Verstärkung der Mäuseschwanzreaktion 135
protektives System 119
— und Abstinenzerscheinungen 228
—, konstitutionelle Überfunktion 238
— und Suchtkrankheit 228, 238
— und Suchtrezidiv 238
Pseudomorphin s. Oxydimorphin
Pseudo-Schmerzreflex, Wirkung auf 120
psychische Konstitution und Sucht 229
Psychosen bei Pethidinvergiftung 208
Punktsystem für Entziehungserscheinungen 219
Pupille, Wirkung auf die 91
Pylorus, Wirkung auf den 171

Quecksilberdiurese, Wirkung auf die 73

Racemorphan, analgetische Wirksamkeit 112
—, Wirkung auf den Hustenreflex 159
Rasse und Sucht 241
Reaktionszeit, Wirkung auf die 82, 91
Reflex, bedingter, Wirkung auf 81
Reflexe, Rückenmarks-, Wirkung auf die 88
—, — und Abstinenz 218
Reflex, Speichelfluß als bedingter 167
Reserpin, Antagonismus 139
Resorption, Methadon 56
—, Morphin 43, 49
—, Pethidin 54
Respiratorischer Quotient, Wirkung auf den 147
Rhodanid, Antagonismus 139
Rivanol, Antagonismus 139
Rizinusdurchfall bei der Katze, Wirkung beim 139
Röntgenspektra der mo.ä. V. 39
Romilar s. Dextromethorphan
Rückenmarksreflexe, Wirkung auf 88f
— und Abstinenz 211

Salzhaushalt, Wirkung auf den 70ff
Samenblase, Wirkung auf die 193
Samenkeimung, Wirkung auf die 64
Sauerstoffdifferenz, arteriovenöse, Wirkung auf die 80, 148
Sauerstoffmangel, Morphin bei 142, 147
Sauerstoffsättigung im arteriellen Blut, Wirkung auf die 148
Sauerstoffspannung im Blut, Wirkung auf die 148
Sauerstoffverbrauch, Wirkung auf den 80, 147
Schicksal im Organismus, Codein 51
— —, Morphin 43ff
— —, in der Toleranz 48, 223
— —, Morphinanderivate 52
— —, Methadon 56ff.
— —, Pethidin 54
Schilddrüse, Wirkung auf die 168
Schmerzempfindung — Schmerzgefühl 232, 252

schmerzstillende Wirkung s. Analgesimetrie
Schmerzreiz, elektrischer 99
—, ischämischer 103
—, mechanischer 98
—, durch Wärmeleitung 102
—, durch Wärmestrahlung 101
Schmerzschwelle, Erhöhung beim Menschen 252
Schreckreiz, Antagonismus gegen die At-mungsdepression 150, 154
Schüttelfrost, Pethidin bei 88
Scopolamin, Antagonismus geg. Mäuse-schwanzreaktion 41, 137
—, Einfluß a. d. Wirkung 136
—, Wirkung auf die Atemdepression durch Morphin 150
sedative Wirkung 82
Sehschärfe, Wirkung auf die 90
Sel d'Opium 1
Senkungsgeschwindigkeit, Wirkung auf die 67
Sennadurchfall bei der Katze, Wirkung auf den 176
Sensibilisierung für Lokalanaesthetika 93
Sexualfunktion bei chronischer Vergiftung 169, 203
Sexualzyklus, Wirkung auf den 169, 203
shamrage, Wirkung auf die motorische Komponente 83
Sinnesorgane, Wirkung auf die 90
Sinus caroticus s. Carotissinus
Skelettmuskel, Wirkung auf den 195
SKF 525, Synergismus 137
skin twich s. Hautmuskel-Reflex
somatische Folgen des chronischen Miß-brauchs 233, 241
soziale Produktivität bei Sucht 234
Spartein, Synergismus 138
Spasmolytica, Synergismus 137
spasmolytische Wirkung 194
spastische Obstipation 185, 189
Speicheldrüse, Wirkung auf die 167
Speichelfluß, bedingter Reflex 85, 167
Speiseröhre, Wirkung auf die 170
Spektrometrie, Infrarot- 40
—, UV- 40
spezifische Wirkungen, Antagonisierung durch Nalorphin 126
— — der mo.ä. V. 117
Sphinkterkrampf der Harnblase 191
Sphincter Odii, Wirkung auf den 193
Spinalreflexe, Nalorphinantagonismus 130
Spinaltiere, Wirkung auf die Reflexe der 88
—, Wirkung auf 120
Splanchnicusbahnen, afferente, Wirkung auf die 94, 121
Splanchnicus-Gefäße, Wirkung auf die 163
Splanchnicusreflexe, Wirkung auf die 89
statische Wirkung 226
Stickstoff-Stoffwechsel, Wirkung auf den 79
Streckreflex, gekreuzter, Wirkung auf den 88
Strychnin, Antagonismus an Gewebskul-turen 139
Substitutionsdosen in der Abstinenz 221
Sucht (Suchtkrankheit) 208 ff.
—, altersmäßige Verteilung 240, 245

Sucht und Angstgefühl 229 ff.
—, benigne 236
— und Beruf 242, 244
—, Dauer, durchschnittliche 240
—, Definition der WHO 209
—, Entziehungsbehandlung, Ergebnisse der 237, 240
—, Gefährdung durch die synthetischen mo.ä. V. 247
— und Gegenregulationen 228
—, Gründe für die Entwicklung 243
— und Kriminalität 234, 239
—, Lobotomie bei 228
—, Nomenklatur 209
—, primäre 247
—, protektives System und 228, 238
— und psychische Konstitution 229
— und Rasse 241, 248
—, Rückfallquote 237, 240
—, somatische Folgen 233
— und soziale Produktivität 234, 239
—, Statistik 239 ff.
—, therapeutisch induzierte 256
— und vegetatives Nervensystem 228
—, Verbreitung in verschiedenen Ländern 246
—, Verteilung auf die verschiedenen Sucht-gifte 243, 246
— und Volksgesundheit 235
—, Zahnerkrankungen bei 234
Suchtgifte, beschlagnahmte Mengen 247
—, Gruppeneinteilung 229
—, Schwarzmarktpreise 247
Suchtgiftgesetze, Kritik 249
Suchtgifthändler und Gesetz 250
Suchtkranke und Arzt 238
—, Schicksal des Morphin im Organismus 49
—, Nalorphinwirkung nach Entwöhnung 131
—, Stellung in der Gesellschaft 234
—, Therapie 236
— und Suchtgiftgesetz 249
—, Durchschnittstyp 241
Suchtkrankheit s. a. Sucht 208
Suprareninvergiftung, Wirkung des Morphin auf die 168
Sympathingehalt im ZNS 78, 166
Sympathische Zentren, Wirkung auf die 94, 164, 166
Sympatholytica, Synergismus 136
—, Antagonismus gegen Hemmung der Darmmotorik 180
Synergismen 132 ff. 149 ff.
Synopen, Wirkung auf den Hustenreflex 157

Tachykardie bei der Katze 161
—, paroxysmale, Morphin bei 163
Tachyphylaxie (s. a. Toleranz, akute)
— gegen Blutdruckwirkung 165
Taoril, Wirkung auf den Hustenreflex 157
Tastempfindung 90
Teilungskoeffizient, Toleranz und 227
Temperatur, Einfluß auf die Atemdepression 150, 154
—, — auf Toxicität 201
Temperaturregulation, Wirkung auf die 87

Temperaturreiz, Antagonismus gegen die Atmungsdepression 150, 154
temperatursenkende Wirkung 87
Temperatursenkung, Nalorphinantagonismus 130
Thalamustiere, Wirkung des Morphin auf die Atmung 152
Thoraxkompression bei Atemlähmung 150
Theobromin, Antagonismus am Darm 139
Theophyllin, Antagonismus am Darm 139
Therapeutische Breite 251
Therapie der Suchtkranken 236
Thiambuten s. Dithienylbutenylamine
Thymus, Wirkung auf die 168
Thyramin, Antagonismus gegen die Atmungsdepression 149
Thiry-Vella-Schleife, Wirkungen der 170
Ticarda s. a. 6-Dimethylamino-4,4-diphenyl-hexanon, Hoechst 10582
— und Hustenreflex s. FRIEBEL 270
—, Nachweis s. BREINLICH 259
—, Suchtfälle s. BURKHARDT u. Mitarb. 260
—, Vergiftungsfälle, S. ZIPPEL u. Mitarb. 320
Todeskampf, Erleichterung des, Stellungnahme des Papstes 254
Tödliche Dosen beim Tier 198ff.
— Morphindosen beim Menschen 204
Toleranz (Gewöhnung) 211ff.
—, akute (s. a. Tachyphylaxie) 165, 215
—, gegen Blutzuckersteigerung 74
—, celluläre 225
—, Definition 210
—, Demethylierung, Abnahme der enzymatischen 225
—, diphasische Wirkung und 226
—, experimentelle 211ff.
— gegen Erregung, zentrale 213
—, gekreuzte 215
— bei Gewebskulturen 215
—, Mechanismus 222ff.
—, Morphin, Schicksal im Organismus bei 48f. 223
—, Schnelligkeit des Eintretens 214
—, Teilungskoeffizient und 227
— und Tierspecies 214
— und Toxicität 213
Tonussenkung, Dündarm 177, 182
—, Magenfundus 171
Tonussteigerung am Dünndarm 172ff.
Totgeburt und Geburtstrauma 190
Toxicität 195ff.
—, Antagonismus durch Nalorphin 126
—, Beeinflussung durch die Ernährung 201
—, — durch das Lebensalter 197
—, — durch Temperatur 201
—, chronische 202
— am Kleinkind 205
— am Menschen 204
—, Steigerung durch Prostigmin 134
—, Todesursache 162, 202
tracheale Verschlußreaktion, Wirkung auf die 153

Trachealmuskel, Wirkung auf den 193
Triggerzone für Erbrechen 86
Trypsin, Wirkung auf das 64

Unspezifische Wirkungen der mo. ä. V. 117
Unterdruckkammer, Überlebensdauer in 147
Urease, Wirkung auf die 64
Ureter, Wirkung auf den 191
Urethan, Synergismus zur Atmungsdepression 149
Uterus, Wirkung auf die Motilität des 190
UV-Spektrophotometrie 40

Vagale Lungenreflexe, Verstärkung durch Morphin 151
Vagotomie, Mo-Wirkung nach 151
Vaguszentren, Wirkung auf die 95
Vas deferens, Wirkung auf das 193
vegetatives Nervensystem, Wirkung auf das 94
— und Suchtkrankheit 228
Verbrauch, legaler und Zahl der Suchtfälle 248
— der mo.ä. V. 6
Verdauungstrakt, Wirkung auf die Drüsen des 167
Verführung als Suchtursache 246
Vergiftung s. a. Toxicität
—, chronische 202
— am Menschen 204
— —, Therapie 206
—, neurologisches Syndrom am Affen 81
Vergiftungsbild, Affe 196
—, Hund 196
—, Kaninchen 196
—, Katze 83, 197
—, Maus 197
—, Ratte 196
—, Taube 197
Veronal, Synergismus zur Atmungsdepression 149
Verteilung im Organismus, Methadon 56
— —, Morphin 41ff
— —, Pethidin 54
— — in der Toleranz 48
Volksgesundheit, Gefährdung durch Sucht 233ff
Vorderwurzeln, Wirkung auf die Aktionspotentiale 121
Vorhofflimmern, Pethidin bei 163
Vorkommen, Morphin 7

Wachstum bei chronischer Vergiftung 202
Wärmeempfindung, Wirkung auf die 90
Wärmehaushalt, Wirkung auf den 87
Wärmeregulation, Wirkung auf die 87
Wagners Reagens 21
Wasicky Reagens 25
Wasserbindung im Gewebe, Wirkung auf die 73
Wasserhaushalt, Wirkung auf den 70ff.
Wasserstoffionenkonzentration im Blut, Wirkung auf die 67, 148

Wehentätigkeit, Wirkung auf die 190
Wertbestimmung s. Analgesimetrie
Widerstand, peripherer 164
Wirkungsmechanismus, adrenerger 124
—, analgetische Wirkung 123
— am Darm 185
— der depressiven Wirkung auf die Atmung 151
—, Toleranz und Abstinenz 222

Zahnerkrankungen bei Sucht 234
Zentralnervensystem 81 ff
—, histologische Veränderungen bei chronischer Vergiftung 122, 203
—, Sympathingehalt 78, 166
—, Wirkung auf die Durchblutung 164, 166
—, Wirkung auf höhere Leistungen 82, 120
zweiphasische Wirkung 226
Zwischenneurone als Angriffspunkt 88